谨以此书纪念我们的朋友和同事 Steve Kuffler

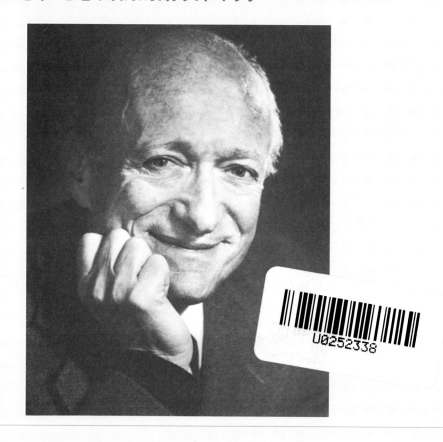

在长达 40 年的科学生涯中，斯蒂芬·库福乐（Stephen Kuffler）对若干基本的问题进行了实验研究，为未来的研究铺平了道路。他的研究工作的一个特点是能够准确地抓住问题并采用合适的标本，以其特有的方式进行处理。他对去神经现象、牵张感受器、离中控制、抑制的研究，对 γ- 氨基丁酸和肽作为神经递质的研究，对视网膜中信号整合、神经胶质细胞的研究，对突触传递的分析均为范例。他的论文以论述清晰和插图精美见长，其蕴含的激情可力透纸背。此外，他所描述的每一个实验，都是他亲自动手做的。Stephen Kuffler 的工作引入了对神经系统多学科的研究途径，堪称典范。在哈佛大学，他建立了第一个神经生物学系，把来自不同学科的、具有创新思维的科学家聚集在一起。在其友人的记忆中，他以独特的方式集宽容、坚定、善良和恒久的幽默感于一身。他曾是哈佛大学 J.F.Enders 大学讲座教授，与伍茨霍尔（Woods Hole）海洋生物实验室过从甚密。他曾获多种荣誉，包括当选为英国皇家学会国外院士。

译者名单

主译： 杨雄里

副主译： 胡志安　钟咏梅　王中峰　翁史钧　陈 蕾　蒋正尧

译者（以姓氏笔画为序）：

复旦大学

王 璐	王霄汉	邓琴琴	刘 斐	刘磊磊	李 倩	李允允
杨晓芳	吴小华	吴杭婧	汪书越	张 弓	张平平	武 懿
苗艳颖	郑 超	徐国忠	盛文龙	虞 竣		

第三军医大学

朱志茹	张 骏	陈 芳	陈全辉	胡 波	姚忠祥	夏建霞

青岛大学

马泽刚	陈文芳	周 宇	姜 宏

生命科学名著

神经生物学

从神经元到脑（原书第五版）

From Neuron to Brain (FIFTH EDITION)

〔英〕John G. Nicholls
International School for Advanced Studies, Trieste, Italy

〔美〕A. Robert Martin
Emeritus, University of Colorado School of Medicine

〔美〕Paul A. Fuchs
The Johns Hopkins University School of Medicine

〔英〕David A. Brown
University College London

〔意〕Mathew E. Diamond
International School for Advanced Studies, Trieste, Italy

〔美〕David A. Weisblat
University of California, Berkeley

著

杨雄里 等 译

科 学 出 版 社

北 京

图字：01-2013-1141 号

内 容 简 介

From Neuron to Brain 是神经生物学领域的世界级名著。本书是在近年来神经科学发展日益波澜壮阔的背景下，由权威科学家团队根据该学科的最新进展和基本原理，全面重新撰写的第 5 版。作者们通过大量生动的实例，辅以精美的插图，结合严密的逻辑组织，介绍神经细胞如何传递信号，这些信号如何整合，又如何形成脑的高级功能。本书内容简洁、紧凑，又不失系统、全面，涵盖了神经生物学的各重要方面，为读者提供了一幅这门学科的全景图。

本书文笔流畅，深入浅出，因此适合任何对神经系统工作原理好奇的人士阅读，尤其适合作为生物学、心理学和医学等专业的本科生、研究生的教学参考书，亦可为相关领域的教授、专业科研人员的研究工作提供理论参考。

图书在版编目（CIP）数据

神经生物学：从神经元到脑：原书第5版/(英)尼克尔斯(Nicholls, J. G.)等著；杨雄里等译.—北京：科学出版社，2014.10
（生命科学名著）
书名原文：From Neuron to Brain, Fifth Edition
ISBN 978-7-03-041534-9

Ⅰ.①神…　Ⅱ.①尼…　②杨…　Ⅲ.①人体生物学－神经生理学　Ⅳ.①R338

中国版本图书馆CIP数据核字（2014）第177367号

责任编辑：王　静　罗　静　刘　晶/责任校对：郑金红　李　影
责任印制：赵　博/封面设计：美光制版

科 学 出 版 社 出版
北京东黄城根北街 16 号
邮政编码：100717
http://www.sciencep.com
三河市春园印刷有限公司印刷
科学出版社发行　各地新华书店经销
*
2014年10月第　一　版　开本：787×1092 1/16
2025年2月第十二次印刷　印张：49 3/4
字数：1 141 000
定价：168.00元
（如有印装质量问题，我社负责调换）

原书作者简介

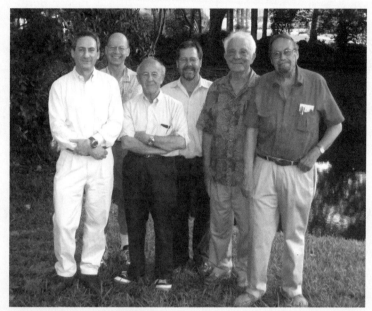

M.E. 戴蒙特，D.A. 韦斯勃拉脱，J.G. 尼克尔斯，P.A. 福克斯，A.R. 马丁，D.A. 布朗（自左至右）

J.G. 尼克尔斯（John G. Nicholls）

意大利里雅斯特国际高级研究院神经生物学和认知神经科学教授。1929 年生于伦敦，在 Charing Cross 医院获医学学位，后在伦敦大学学院生物物理系 Bernard Katz 爵士指导下进行研究，获生理学博士学位。他曾在伦敦大学学院、牛津大学、哈佛大学、耶鲁大学、斯坦福大学及瑞士巴塞尔生物研究中心工作。他与 Stephen Kuffler 一起进行了有关神经胶质细胞的实验，并撰写了本书的第一版。他是英国皇家学会会员、墨西哥医学科学院院士，曾获委内瑞拉 Andres Bello 勋章，曾在美国伍茨霍尔、冷泉港，以及亚洲、非洲、拉丁美洲的许多国家的大学中开设过神经生物学的理论和实验课程。他的研究工作专注于神经系统损伤后的再生，以及呼吸节律产生的机制。

A.R. 马丁（A. Robert Martin）

美国科罗拉多大学医学院生理系荣誉教授。1928 年生于加拿大萨斯喀彻温，在马尼托巴大学主攻数学和物理，之后在伦敦大学学院在 Bernard Katz 爵士指导下从事哺乳动物肌肉的突触传递的研究，1955 年获得博士学位。1955 ~ 1957 年，在加拿大蒙特利尔神经学研究所 Herbert Jasper 实验室从事博士后工作，进行运动皮层单细胞特性的研究。他曾任教于麦吉尔大学、犹太大学、耶鲁大学和科罗拉多大学医学院，并曾为莫纳什大学、爱丁堡大学和澳大利亚国立大学客座教授。他的研究对阐明突触传递，包括神经递质释放的机制、突触的电耦合、突触后离子通道的性质作出了贡献。

P.A. 福克斯（Paul A. Fuchs）

美国约翰·霍普金斯大学医学院耳科-头、颈部外科学 John E.Bordley 冠名教授，研究部主任，感觉生物学中心生物医学工程学教授和神经科学教授、共同主任。1951 年生于美国密苏里州圣路易，1974 年毕业于 Read 学院（生物学）。之后，在斯坦福大学，在 Donald Kennedy 和 Peter Getting 的指导下，从事螯虾神经肌肉接头的突触前抑制研究，1979 年获神经、生物行为科学博士学位。1979 ～ 1981 年在斯坦福大学 John Nicholls 实验室当博士后，研究水蛭神经元的突触形成。1981 ～ 1983 年在剑桥大学与 Robert Fettiplace 合作，研究听毛细胞的传出性抑制。曾任教于科罗拉多大学医学院和约翰·霍普金斯医学院。其研究专注于脊椎动物内耳感觉毛细胞和神经元的兴奋性及突触信号运作。

D.A. 布朗（David A. Brown）

英国伦敦大学学院神经科学、生理学和药理学系教授。1936 年生于伦敦，从伦敦大学学院获生理学学士学位，在医学院 St. Bartholomew 医院（"Barts"）Peter Quilliam 实验室从事交感神经节突触传递的研究，获博士学位（在那里他首次遇见 J. 尼克尔斯）。之后，他在芝加哥大学作为博士后协助建立了为医科研究生开设的综合神经生物学课程。在回到 Barts 后，他获得了初级教席职位，先在伦敦的药学院主掌药理学系，最后在伦敦大学学院执教。期间，他曾在美国等处的几个实验室工作过，包括在得州大学加尔维斯顿分校 A. M. Brown 的生理学和生物物理系工作过三个学期，作为美国国立健康研究院 Fogarty 常驻学者分期在 M. Brownstein，J. Axelrod 和 M. Nirenberg 实验室工作过。在得州大学加尔维斯顿分校期间，他和 P. Adams（另一位先前在 Barts 的同事）发现了 M 型钾通道，加深了对神经递质如何通过间接调节电压门控离子通道，从而改变了对神经细胞兴奋性的认识。之后他一直从事 G 蛋白耦联受体调节其他离子通道的研究，最初是关于 GABA 作用和转运的研究。他是英国皇家学会会员，Feldberg 奖得主，日本金泽大学名誉博士。

M.E. 戴蒙特（Mathew E. Diamond）

意大利里雅斯特国际高级研究院（SISSA）认知神经科学教授。1984 年在弗吉尼亚大学获工学学士学位，1989 年在北卡罗来纳大学获神经科学博士学位。之后在布朗大学 Ford Ebner 实验室当博士后，继而任范德比尔特大学助理教授。1996 年转至 SISSA 建立触觉和学习实验室。其主要兴趣是研究神经元活动和感知觉的关系。大部分研究在啮齿类触须系统进行，但某些实验试图将在触须系统所发现的原理普遍化，应用至人类触觉系统的信息处理。

D.A. 韦斯勃拉脱（David A.Weisblat）

加州大学伯克利分校分子细胞生物系细胞发育生物学教授。1949 年出生于密歇根州卡拉马祖，在哈佛大学随 Bernard Babior 攻读生物化学学位。在哈佛学院由 J. 尼克尔斯的讲座引入神经生物学领域。1976 年因随 Richard Russell 对 Ascaris 的电生理研究而获加州理工大学（Caltech）博士学位。随后在加州大学伯克利分校随 Gunther Stent 在分子生物学系研究水蛭的发育，1983 年获任动物学系教职。作为一名博士后，他开发了用胞内微量注射示踪分子来追踪细胞谱系的技术。目前的研究兴趣包括节段化机制的进化、D quadrant 特化和轴向模式化。对于进化发育生物学的研究，水蛭（Helobdella）已成为冠轮动物超门（super-phylum Lophotrochzoa）的一种易控代表种，其实验室的工作在此过程中起了作用。他协助或组织了在非洲、印度、拉丁美洲和美国马萨诸塞州伍兹霍尔的神经生物学讲座。

（杨雄里 译）

译者简介

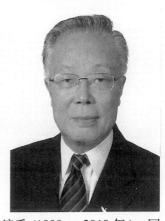

杨雄里，1941 年 10 月 14 日出生于上海。中国科学院院士（1991），发展中国家科学院（TWAS）院士（2006 年），国际学术杂志 Progress in Neurobiology 编委（2000 年～），《辞海》副总主编（2000 年～）。1963 年上海科技大学生物系毕业。1980～1982 年在日本进修期间获学术博士学位。1963～2000年在中国科学院上海生理研究所工作，1988～1999 年任所长。1985～1987 年先后在美国哈佛大学、贝勒医学院从事合作研究。复旦大学神经生物学研究所所长（2000～2010 年），脑科学研究院院长（2006～2008 年）。曾任《生理学报》主编（1988～2002 年），中国生理学会理事长（1998～2002 年），《中国神经科学杂志》主编（1998～2004 年），《中国科学》编委（1998～2010 年），国家重点基础研究发展计划（973 计划）"脑功能和脑重大疾病的基础研究"项目首席科学家（1999～2004 年），Journal of Physiological Sciences 顾问编委（2000～2010 年），亚太地区生理学联合会（FAOPS）秘书长（2006～2011 年）。

长期从事神经科学研究，专注于视网膜神经机制的研究，已发表学术论文 230 余篇，出版专著五部，译著多部。研究工作得到科技部、教育部、中国科学院、自然科学基金委、上海市科委等基金资助。曾作为 Principal Investigator（PI）和 Co-PI 分获美国国立卫生研究院（NIH）和 国际人类前沿科学计划组织（HFSPO）研究基金资助。1988 年获国家人事部"国家级有突出贡献的中青年科技专家"称号，1989 年、1996 年分获中科院自然科学一等奖、二等奖。1991 年当选为上海市十大科技精英。2001 年获何梁何利科技进步奖。2006年获教育部自然科学一等奖，上海市自然科学一等奖。

联系方式：021-64221975
电子邮箱：xlyang@fudan.edu.cn

第5版序

本书初版在1976年问世时，序言中曾这样写道，本书的目的是"描述神经细胞如何完成其信号的传递，这些信号如何整合，而脑的高级功能又是如何由这种整合产生的。本书所面向的读者对神经系统如何工作有浓厚的兴趣，但并非一定要有特殊的生物科学背景知识。我们用精选的实例来说明其要点……"。

新的第5版的撰写目的不变，但现在的情况已很不相同。本书初版问世时，神经生物学的书籍寥寥无几，只有若干杂志是专为神经系统研究的。分子生物学、遗传学和免疫学的异乎寻常的进展尚未应用于神经细胞或脑的研究，而为了搜索文献尚无互联网可敷使用。1976年以来知识的爆炸意味着，即使我们仍想要保持良好的可读性以及叙事式的风格，必须要增多加以论述的主题，篇幅也要增加。某些老的实验的论述不可避免必须放弃，即使这是些十分漂亮的实验。尽管如此，我们的论述仍然循着思路从概念引向最近的进展。就此而言，在这一版中我们既保留了对经典实验的描述，也介绍最新的发现。我们希望以这种方式，为神经生物学的研究者、教师们，以及对此领域不熟悉的读者们，展现他们感兴趣的关键的研究脉络。

在第5版中增添了新的章节，另一些章节已完全改写，而所有章节均已更新。此外，这一版与上一版还有两个明显的重要变化。首先，像初版一样，出于同样的目的，我们把关于视觉系统的论述放在书的第一部分。之所以这样做是为了突显其重要性，一开始就让读者一睹实施功能的整个"脑"的情景。经验表明，一名想要了解脑如何工作的初学者，最初通常是对脑高级功能着迷而被吸引到这个主题来的，本书的作者就是这样的情况。由于在视网膜和视皮层所做的工作十分出色，这样就有可能把神经细胞的特性和我们视知觉间的联系清晰地显示出来。此外，这种信息还能诱发对之后章节（论述神经细胞的细胞生物学、分子生物学和生物物理学特性）的好奇心。

第二个重要变化是作者人数，从2个到3个，再到4个，我们现在已增至6个。近几年产生的新信息的总量以及必须描述的新技术的数量，以前所未有的速度增加。因此，必须选择哪些内容是需要包括的，哪些是应该舍弃，而这种选择又是如此之复杂，需要全时的工作，这是两三名神经科学家不能胜任的，特别是如果他们还希望继续其研究并获得研究基金的话。尽管如此，如前一样，我们已经力图保持一种贯穿始终的流畅风格，希望会给读者这样一种感觉——全书似乎是由单一作者所撰写的。

J.G. 尼克尔斯，A.R. 马丁，P.A. 福克斯
D.A. 布朗，M.E. 戴蒙特，D.A. 韦斯勃拉脱
2011年10月
（杨雄里 译）

致　谢

我们特别感谢我们的朋友和同事 Bruce Wallace，他是本书第 3 版、第 4 版的作者。虽然他不能参与第 5 版的合作，但是他原来撰写的章节的材料已在改写和更新的新的章节中大量采用。他的工作是很重要的贡献，我们极其高兴的是能在本书保持他对关键主题所做的许多富有学识的、清晰而又有权威性的展示。

我们对许多同事深表谢意，他们给予了我们鼓励，并影响了我们的思路。我们特别感谢 Dennis Baylor，他通读了所有章节。我们对以下同事表示谢意，他们阅读了部分章节，他们是：Drs. W. Kolbinger, G. Legname, F. F. de Miguel, K. J. Muller, U. J. McMahan, L. Szczupak 和 C. Trueta。

以下各位提供了有益的讨论和建议：E. Arabzadeh, S. Bensmaïa, D. H. Jenkinson, W. B. Kristan, Jr., D.-H. Kuo, S. R. Levinson, A. Mallamaci, L. Mei, M. Ruegg, W. J. Thompson 和 D. Zoccolan。

我们尤为感谢以下各位提供原始图版，他们是：K. Briggman, A. Brown, R. Constanzo, J. Fernandez, D. Furness, M. S. Graziano, L. L. Iversen, A. Kaneko, J. Kinnamon, E. Knudsen, S. R. Levinson, A. Mallamaci, U. J. cMahan, R. Michaels, K. J. Muller, E. Newman, E. Puzuolo, R. Reed, S. Roper, M. Ruegg, M. M. Salpeter, P. Shrager, P. Sterling, M. Stryker, J. Taranda, R. Vassar, D. A. Wagenaar 和 D. Zoccolan。

我们愉快地向我们的出版商和朋友 Andy Sinauer 致谢。他出色的鉴赏力、强烈的兴趣，以及对于内容、图表和书的外观的高超的判断力，在本书制作的每一阶段都激励着我们。我们有幸得到 Sydney Carroll 的指导，他从本书发端起就和我们在一起，并对其设计、版式提供了颇有见地的建议。我们也感谢 Kathaleen Emerson, Chelsea Holabird 和 Azelie Aquadro，他们彬彬有礼，以极大的细心对全文进行了编辑加工；感谢 Chris Small, Joan Gemme 和 Marie Scavotto，他们在制作本版中起了重要的作用；感谢艺术编辑 Elizabeth Morales，她把我们的草图和图表变成了优雅的、令人赏心悦目的插图。

（杨雄里　译）

初版前言摘录

我们的目的是描述神经细胞如何完成其信号的传递、这些信号如何整合，而脑的高级功能又是如何由这种整合而产生的。本书面向的读者，对神经系统如何工作有浓厚的兴趣，但并不一定要有特殊的生物科学背景知识。我们用精选的实例来说明其重点，这些实例主要选自我们有第一手经验的研究工作。这样做会掺入明显的个人偏爱，并必定有疏漏。

我们并不试图对神经系统作全面的阐述，也并不试图在文献和背景材料方面做到完备无缺。我们宁愿采取一种有个性的因而有局限性的观点，循着由若干研究者的工作所推动的发展的脉络，来叙述过去几十年中取得的若干进展。检视本书的目录就会发现，许多重要和吸引人的领域遗漏了，如小脑、听觉系统、眼动、运动系统、胼胝体等。我们唯一的口实是，为了演示细胞水平的研究途径的有效性，通过选择几个相关的主题来提供一幅有内在联系的全景，似乎是比较合适的。

通览全书，我们所描述的，或是对单个细胞的实验，或是对神经元的简单集群的分析，实验动物范围很广。在有些情况下，分析已达到分子水平，从而能以特异的分子来讨论神经和肌肉膜的某些功能特性。幸运的是，在所有已研究的动物脑中，神经信号运作的原理存在明显的一致性，因此，在龙虾或水蛭所获得的结果，可以与我们自身的神经系统关联起来。作为生理学家，我们必须抓住这种一致性，因为我们相信，在每一个看起来极复杂、难以解决的问题的背后，总是存在一种简化的原理，使谜底得以解开。例如，人脑由数百亿个细胞组成，而其连接还要多得多，似乎很难完全了解。这种复杂性经常被误以为是杂乱无章的，但事实并非如此。我们能够显示，脑是按照一种高度有序的设计构组起来的，系由相对简单的部件所组成。为实施其功能，脑仅使用几种信号和一种定型的重复活动模式。因此，对神经细胞较少的采样，有时就能揭示连接组构的概貌，视觉系统就是这样的情况。

我们也论及前景未卜的主题，这些领域正在发展之中，因此其方向是不确定的。人们可以期待，这些主题在现时难以纳入一种清晰的框架之中，但我们希望，它们会使人们产生这样一种感觉，即研究就像一系列的探险。

"从神经元到脑"，既表达了我们的思路，也表达了我们的目的。我们主要从事关于神经元功能机制的研究。对神经系统有兴趣的学生几乎总是跟我们说，他们的好奇心源于他们渴望了解感知、意识、行为，或脑的其他高级功能。当他们知道我们主要是研究分离的神经细胞或简单神经系统的活动时，他们常常为我们本人也是怀着相似的动机起步而感到惊奇；他们对我们一直保持着那种兴趣甚至更加惊奇。事实上，我们相信，我们正在走向这一目标，而在这一方面，我们与大多数同事和前人并无二致。本书的目的在于使这种观点变得更有份量，同时，正如我们所希望的，本书的论述也将显示我们所引向的是正确的方向。

S. 库福乐，J.G. 尼克尔斯
1975 年 8 月

（杨雄里 译）

目录摘要

目　录

第1部分

神经系统导论

这篇导论为以后各章详细阐述神经信号运作、发育和功能提供了一个总体框架。对大脑感兴趣，却对神经生物学并不熟悉的读者，常常苦于不能抓住主题。例如，神经生物学的术语来自解剖学、电学、生物化学和分子生物学等众多学科，林林总总。但是，由于神经系统的结构是如此精巧，而神经信号运作又有如许专门化的特征，这种情况的出现是不可避免的。

有鉴于此，本书的前3章为第一次接触神经生物学的读者们概括介绍了关键的概念和定义。第1章将阐述神经细胞及其连接的主要形态学、生理学和分子水平的性质。视网膜结构清晰，对其信号加工处理已了解得相当清楚，我们把它作为实例加以描述，其主要优点是，从一开始，视网膜细胞所产生的电信号就能直接与感知相关起来，这使我们能在细胞水平认识我们看待世界的方式的特征。在第2章、第3章中将描述信号如何进一步从眼睛传送至大脑皮层，而沿着这条通路，通过精细的相互连接，信号又如何以一种令人惊叹的方式转换其意义。这些实验完成得十分漂亮和清晰，即使背景知识有限的读者，也有可能了解其内容，看到对脑的研究正在走向何方，并深刻理解在以后章节中所描述的细胞分子机制的细致研究为何如此引人入胜、如此重要。

在这一阶段，我们的主要目标是，使不熟悉这一领域的读者从一开始便能思考脑的高级功能，并看到高级功能如何依赖、如何相关于神经细胞所使用的细胞机制。为了达到这一目的，在阐述内容时仅介绍重要的概念和事实，其余的将在随后的章节中论及。

■ 第 1 章
信号运作和组构原理

为了描述神经细胞（神经元）的信号，并把这些信号与我们对外部世界的感知关联起来，本章我们选择了视网膜作为研究对象（参阅第 18 章）。视网膜中发生的初始过程导致视觉，它的有序结构使人们有可能将信号从神经元追踪至大脑，直至我们对外部世界的感知。本章介绍的基本信息，将为读者了解随后对信号运作感知的详细论述作好准备。

在神经细胞中，信息是通过电信号传递的。一个关键的任务是解码其传递的信号的内容。神经信号的意义取决于神经纤维是在何处产生的，又走向何处，也取决于信号本身的频率和规律性。视神经中的信号携带来自视网膜的视觉信息，指尖的一根感觉神经中相似的冲动传递的则是触觉信息，而一根运动神经中的冲动产生肌肉运动。在大脑中，单个神经细胞接受来自成千上万个其他细胞的输入。通过对这一信息的整合，神经细胞建立一种新的信号。这种新信号能传达复杂的涵义，如在视野中存在垂直的光条，或手指接触的砂纸粗糙的纹理等。

神经系统的许多区域（包括视网膜）的一种简化的特征是，具有相似特性的神经细胞成群聚在一起，或排列成层，或聚集成簇。另一种简化的特征是，大脑用来处理信息的电信号是定型的，这些信号由流过细胞膜的电流产生的电压变化所组成。神经元仅采用两类电信号：只在短距离内扩布的局部性分级电位，以及长距离迅速传导的动作电位。

在特化的接头（称为突触）处，神经元之间进行信息传递。在突触处，到达的信号释放化学递质，与靶细胞膜上的特异的化学受体分子结合，这种相互作用产生局部的分级电位，或使靶细胞兴奋，或使靶细胞抑制，取决于所参与的递质和受体。突触传递的效率为其活动、激素和药物所修饰。

在发育过程中，神经元依赖于来自其他细胞的分子信号。这些信号决定神经元的外形、位置、存活、递质，以及它与什么靶细胞相连接。一旦成熟后，大多数神经细胞不能分裂。神经元周围环境中的一些分子影响其损伤后修复的能力。

中枢神经系统 (CNS) 是活跃的细胞集群，不断接收信息、分析信息、感知信息，并作出决定。大脑也通过发动并产生协调有效的肌肉收缩而实施游泳、吞咽或歌唱等动作。在以后的各章中，我们试图以神经细胞的活动为基础来解释行为和脑的复杂功能，这是本书的首要目的。本书的第二个目的是，了解神经元信号产生的细胞和分子机制。第三个目的是，阐述作为神经系统功能基础的结构和连接在发育过程中是如何形成的，如何为经验所修饰，又如何在损伤后修复其自身。在本章中，我们将对关键的概念和基本的背景材料作一概述。

简单神经元回路中的信号运作

对执行简单反射过程中发生的事件能作详细的追踪和分析。例如，当用小锤敲击膝部的肌腱时，大腿肌肉被牵拉，电冲动通过感觉神经纤维扩布至脊髓，使那里的运动神经元兴奋，引起冲动和肌肉的收缩。其最终结果是，腿伸展，膝部伸直。这样简化的回路，对于调节肌肉收缩以控制肢体的运动有关键的意义。在类似的简单反射行为 (即一个刺激导致一种限定的输出) 中，只有两类细胞 (感觉和运动神经元) 的信号起作用，因此易于进行分析。

与高级功能相关的复杂神经元回路

分析由许多不同类型神经元参与的复杂通路中的信号运作，远比分析简单反射要困难得多。对于声、触、嗅味和视觉图像的感知，为了实现信息向大脑的传递，需要众多神经元一个接一个按序被激活。执行一种简单的随意运动，情况也一样。在分析信号运作和回路时，其难点在于，神经细胞紧密地聚集在一起，彼此间的连接非常精巧，细胞类型繁多。脑与肝脏那样的器官不同，肝脏是由定型的细胞群组成的，如果你发现了肝脏的一个区域是如何行使其功能的，你就大致了解了肝脏整体。但是，关于小脑的知识，并不能让你明白视网膜或中枢神经系统的任何其他部位的工作情况。尽管如此，对于演示和解释整个神经系统运作的基本机制，视网膜提供了一个佳例。

尽管神经系统极其复杂，但现在人们已有可能了解，神经元作为感知的构建单元进行工作的许多侧面。本书的最初 3 章显示人们如何记录自眼睛至大脑的通路中各种神经元的活动，先是跟踪特异地对光有反应的细胞的信号，然后向上一步一步追踪之后各级中继神经元的信号。当你读这一页书时，眼睛本身所发生的信号能保证黑色文字突显在白色纸页上，不管是在室内暗淡的灯光下，还是在海滩耀眼的阳光下 (海滩也许不是读此书的理想场所)。即使两眼位于头的两边，扫视的是外部世界有所不同的区域，但通过脑中特异的连接，在感知中建立起来的是单像。此外，还存在某些机制保证此像静止不动 (尽管我们的眼睛不断地在做小幅的运动)，并对纸页的距离提供准确的信息，使你能用手指来翻书。

神经细胞的连接怎样才能使这些现象发生呢？对于视觉的这些属性如何起源于眼和脑的初始中继部位，已所知甚多，这些部位的神经元回路已十分清晰，但是关于神经元特性与行为间的关系还有许多问题有待回答。新的方法，如人脑的功能性磁共振成像 (fMRI)，能揭示你阅读时活动着的结构的位置，但是仍不清楚在这些区域产生的神经元信号如何使你感知和理解你面前的词句。此外，当你阅读时，你必须保持你的身体、头和手的姿势。脑必须进一步保证通过持续分泌泪液保持眼球的湿润，使呼吸持续不断，其他一些自然的、非随意的、无意识的肌体的操作继续执行。对这种整合行为机制完备的描述超出了本书的范围，实际上也超出了现有知识的范围。

以下将讨论神经元如何组织起来、电信号如何产生、如何在神经细胞间传导和扩布，以视网膜为例来引入和解释神经系统运作的一些普遍原理。

视网膜的组构

对视觉世界的分析依赖于来自视网膜的信息，视网膜是信息处理的初始阶段。图 1.1 显示自眼至脑高级中枢的通路。由于晶状体的原因，落在视网膜上的像是倒转的，但除此之外则是外部世界的真实的表象。电信号始发于视网膜，之后经视神经传至高级中枢，那么视网膜上的像是如何通过这些电信号转译为我们的视觉经验呢？可应用于神经系统每一层次的一个关键概念是，要认识某种功能，必须了解所参与结构的解剖特点。

神经元的外形和连接

图 1.2 显示脊椎动物视网膜中各种类型的细胞及其排列。进入眼睛的光，穿过透明的细胞层到达光感受器。然后信号通过神经节细胞的视神经纤维离开眼睛，为我们整个视觉提供了所有输入。

图 1.2 系 Santiago Ramón y Cajal[1] 在 19 世纪末所绘。Ramón y Cajal 是神经系统研究最伟大的学者之一，他从范围广泛的动物中挑选实例，具有一种抓住本质的直觉。他的工作所得到的一个重要结论是，一个神经元的外形、位置及其信号在神经网络中的起点地和目的地，能对该神经元的功能提供有价值的线索。

在图 1.2 中，视网膜中的细胞，像中枢神经系统的其他部位的细胞一样，显然是密集在一起的。早年的解剖学家想要看到单个细胞，必须撕碎神经组织。浸染所有神经元的染色方法实际上是没有用的，因为像视网膜这样的结构，看起来无非是缠绕在一起的细胞和突起的墨团。Ramón y Cajal 的大多数图是用 Golgi 染色法制作的，这种方法由于一种尚不清楚的

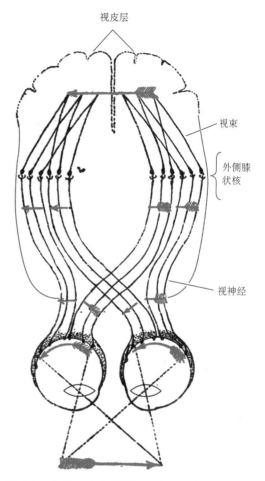

图 1.1　从眼至大脑的神经通路，经由视神经和视束。 介于之间的中继部位是外侧膝状核。箭头表明晶状体如何使像倒转，特殊的轴突的交叉如何使右侧视野表示在左脑、左侧视野表示在右脑。原图可追溯至 Ramón y Cajal 1892 年的工作 (见其 1909 ~ 1911 年的著作，1995 年英译本)[1]，已作修改。

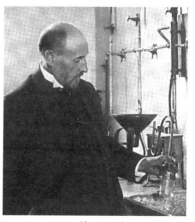

Ramón y Cajal, 约 1914 年

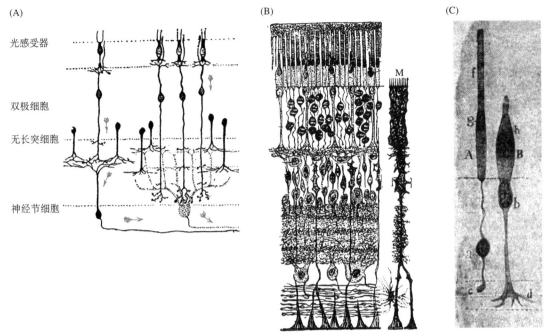

(A)

光感受器

双极细胞

无长突细胞

神经节细胞

(B)

M

(C)

图 1.2   哺乳动物视网膜中细胞的结构和连接。光感受器（视杆和视锥）与双极细胞相连接。双极细胞转而连接于神经节细胞，后者的轴突组成视神经。水平细胞（未显示）和无长突细胞形成的连接，主要是水平方向上的。(A)Ramón y Cajal 提出的模式图，显示信号从光感受器传至视神经纤维的方向。这个模式图总体上还是正确的，但自 Cajal 时代以来，已发现了若干重要的新通路和反馈细胞群。(B)Cajal 所描述的视网膜的细胞单元及其有序排列。显示在右侧的 Müller 细胞 (M) 是一种卫星型胶质细胞。(C) 由人视网膜分离的视杆（左）和视锥（右）的简图。光穿过视网膜（在这些图中是从下向上），为光感受器的外段（上部）所吸收，在那儿产生的信号扩布至光感受器终末，影响之后的细胞。借助于记录视网膜回路中每个细胞的电活动，我们能够一步一步追踪信号，并了解这些信号的意义是如何改变的。（引自 Ramón y Cajal, 1995。）

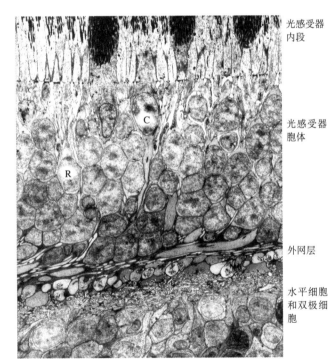

光感受器内段

光感受器胞体

外网层

水平细胞和双极细胞

图 1.3   在猕猴 (macaque) 视网膜中神经元的紧密聚集。这张电子显微镜照片显示中枢神经系统的一个特点：细胞膜是被狭窄的、充满液体的间隙分开的。光感受器及其突起可追踪至外网层，在那里，其终末与双极细胞和水平细胞相接触。一个视锥 (C) 和一个视杆 (R) 已标明。（照片承 P. Sterling 和 Y. Tsukamoto 提供。）

机制，只无规律地把整个细胞群中的某些染上了色，不过这少数细胞的染色倒是完整的。图 1.3 的电子显微镜照片显示，围绕神经元及其支持细胞的胞外空间，局限于仅约 25 nm 宽的间隙。

图 1.2 的模式图表明，视网膜神经元是有序排列的，有可能区别出光感受器、双极细胞和神经节细胞。信号自输入至输出所经的传输线，是从光感受器至神经节细胞。此外，还有两类细胞——水平细胞和无长突细胞，把上述传递通路在横向上连接起来。Cajal 图中的这些细胞是怎样使我们看到外部世界图像的呢？

细胞体、树突和轴突

显示于图 1.4 的神经节细胞，例示了整个神经系统的神经元的一些共同的特征。细胞体包含核和其他细胞器，这在非神经元细胞和神经元都是共同的。离开细胞体的长突起与靶细胞形成连接，称为轴突。树突指的是一些分支，在这些分支上传入纤维与之相连接，其功能是作为兴奋和抑制的接收站。在以后的章节中我们会看得更清楚：描述神经元结构的这些术语，特别是树突，其涵义有点模糊，但仍然是方便的，为人们广泛使用。除神经节细胞外，图 1.4 也显示了其他代表性的神经元。

并非所有神经元都符合图 1.4 所显示的细胞的这种简单模式。有些神经细胞无轴突，另一些神经细胞的轴突上有传入纤维与之相连接，还有一些细胞拥有能传导冲动的树突，

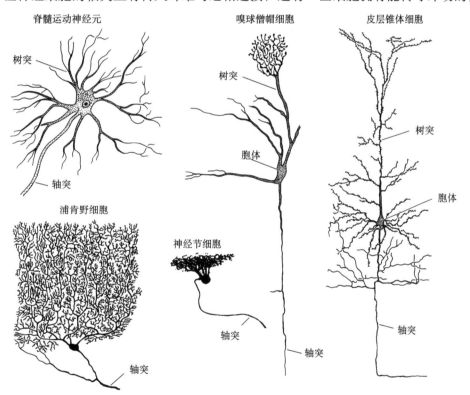

图 1.4　神经元的外形和大小。 神经元有分枝（树突）和轴突，在树突上，其他神经元形成突触，而轴突则与其他神经元形成连接。运动神经元系德国神经解剖学家 Otto Friedrich Karl Deiters 1869 年所绘，取自一种哺乳动物的脊髓。另一些用 Golgi 方法染色的细胞系 Cajal 所绘。锥体细胞取自小鼠的皮层，僧帽细胞取自大鼠的嗅球（与嗅觉有关的通路中的一个中继站），浦肯野细胞取自人的小脑，神经节细胞取自哺乳动物视网膜（动物种类未注明）。（引自 Ramón y Cajal, 1995。）

它们把冲动传递至靶细胞。在视网膜中，神经节细胞符合标准型神经元的结构模式，有树突、胞体和轴突，但其他神经元并非如此。例如，光感受器就没有轴突或明显的树突 [见图 1.2(C)]。光感受器的活动并非通过来自另一神经元的输入而产生，而是一种外部刺激（光）作用所致。

鉴定神经元和追踪其连接的技术

虽然 Golgi 在 1873 年发明的染色技术仍然得到广泛应用，但许多新的技术已使神经元和突触连接的功能鉴定变得更为容易了。一些分子能通过微电极注入细胞标记整个神经元。荧光标记物，如荧光黄 (lucifer yellow)，可扩布至一个活细胞的纤维的突起，使之跃然可见。另一方面，像辣根过氧化物酶 (HRP) 或生物胞素这样的标记物，在注入细胞后，经组织学处理，能产生一种致密的产物或明亮的荧光。神经元也能通过细胞外施加 HRP 加以染色，在这种情况下，HRP 为细胞所摄取，并转运至胞体。荧光碳青染料置于神经元近旁时，溶于细胞膜中，扩散于整个表面。这些技术对于追踪从神经系统的一个区域至另一区域的起点和目的地很有价值。

抗体通过选择性标记胞内成分或膜成分，已用于表征特异的神经元、树突、轴突和突触。图 1.5 显示由磷酸激酶 C 的一种抗体所标记的一群特异的视网膜细胞（依据其外形而命名为双极细胞）。抗体技术也为追踪发育过程中神经细胞的迁移和分化提供了有价值的工具。原位杂交是表征神经元的另一种补充方法：用特异标注的测试剂标记神经元中编码某种通道、受体、递质或结构单元的信使 RNA。在果蝇、线虫、斑马鱼、负鼠、小鼠等动物中，其细胞群或整个神经系统能通过导入标记基因而得以标记，这些标记基因由插入基因组的某些控制元件基因驱动。图 1.6 显示未成熟负鼠的大脑皮层的活体卫星胶质细胞（见后）。运用一种称为电穿孔的技术，导入特异的质粒，用转基因方法可选择性地标记这些细胞[2]（所谓电穿孔技术，是借助微弱电流使该基因组融入一个特定类型的分裂中的细胞）。另一种技术称为基因敲除或敲入技术，通过这些技术可以把基因导入卵母细胞，从而产生具有稳定转基因的新动物株。

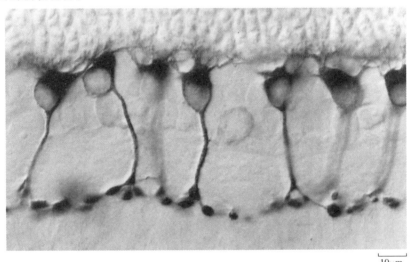

10μm

图 1.5　视杆型双极细胞群，由磷酸激酶 C 的一种抗体所染色。只有包含这种酶的双极细胞才被染色。其上方为光感受器，下方为神经节细胞。（照片承澳大利亚昆士兰大学 H.M.Young 和 D.I.Vaney 提供）。

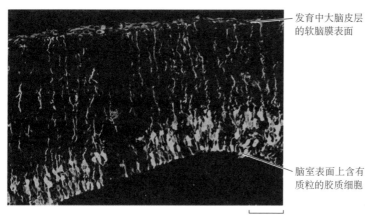

发育中大脑皮层
的软脑膜表面

脑室表面上含有
质粒的胶质细胞

100μm

图 1.6　绿色荧光蛋白选择性标记的胶质细胞。利用通道电穿孔技术将绿色荧光蛋白基因，导入负鼠发育中的大脑皮层。为了导入基因，先将质粒 DNA 注入脑室，然后使短暂的电流通过大脑。增强型绿色荧光蛋白 (EGFP) 基因处于引物微管蛋白 a-1(Ta1) 的控制之下，使放射型胶质细胞发光。这些细胞可与视网膜 Müller 细胞相类比 (见图 1.2)。(引自 Puzzolo and Mallamaci，2010；照片承他们提供)。

非神经元细胞

在图 1.2(B) 中标为 M 的、与众不同的细胞，代表一类存在于视网膜中的非神经元细胞，这种细胞称为胶质细胞 (glial cell)(见第 10 章)。与神经元不同，这些细胞无轴突或树突，与神经细胞也无特化的解剖连接点。其在整个神经系统中相当富集，数量远超于神经元。它们在神经元信号运作中起着若干作用。例如，在视神经中行走的神经节细胞轴突能快速传导冲动，因为它一旦离开眼睛即为绝缘的脂质鞘所包围，这种鞘称为髓鞘，在发育的晚期由包绕于轴突周围的胶质细胞所形成。视网膜胶质细胞称为 Müller 细胞。

细胞按功能集群

视网膜的一个引人注目的特征是 , 其细胞按功能集群 (见图 1.2)。光感受器、水平细胞、双极细胞、无长突细胞和神经节细胞，其胞体和突触均位于界线清楚的层次中。这种分层见于脑的许多区域。例如，视神经纤维终止的脑结构 (外侧膝状核) 由易于区分的 6 层细胞组成。在整个神经系统的许多区域，有相似功能的细胞聚集成界线明显的群落，称为核团 (勿与细胞核相混淆) 或神经节 (勿与视网膜的神经节细胞相混淆)。

图 1.2 的简化描述忽略了视网膜细胞组构的某些特征。存在着许多不同类型的神经节细胞、水平细胞、双极细胞和无长突细胞，每种均有其特殊的形态、递质和生理特征。例如，光感受器分为两类易于辨认的细胞 (视杆和视锥)，行使不同的功能。细长的视杆对照明微小的改变极敏感。当你读这页书时，周围环境的光对视杆来说过于明亮，而视杆只有在长时间暗适应后，才在弱光下行使功能。视锥对明亮环境中的视刺激产生反应。此外，视锥又可进一步细分为红敏、绿敏、蓝敏三类。无长突细胞是细胞类型多样性的一个极端例子——按结构和生理学特性可区分为不下 20 种。除少数例外，这种细胞亚型多样性的功能意义并不清楚。这些细胞的特性和功能将在第 20 章论述。

连接的复杂性

图 1.2(A) 中的箭头标明了从光感受器至神经节细胞的传递直通线。光照射在光感受器上，产生电信号，然后这些信号对双极细胞产生影响。信号从双极细胞传递至神经节细胞，再到脑的高级中枢，产生我们对外部世界的知觉。

实际上，情况要远为复杂。例如，自光感受器至神经节细胞，细胞数量剧减，约 1 亿个光感受器通过中间神经元，向 100 万个神经节细胞提供输入，因此，每个神经节细胞接受来自许多光感受器的输入（会聚）。同样，当单个神经节细胞的轴突到达位于外侧膝状核的下一个中继站时，它广泛分支，又支配许多靶细胞（发散）（见图 1.14）。

此外，在图 1.2(A) 中能加上另一些指向侧方的箭头，表示同一层不同细胞间的相互作用（侧向连接），甚至要指向相反的方向——例如，从水平细胞返回光感受器（返回性连接）。这种会聚性、发散性、侧向和返回性连接，也是神经系统其他部位通路的共同特征。就这样，信号简单的阶梯式的加工，受到平行和反馈性相互作用的强烈影响。

神经细胞的信号传递

所有神经细胞均有**静息电位** (resting potential)，即细胞内相对于细胞外液为负性（不到 100mV）。神经细胞产生的所有电信号均叠加于静息电位之上。有些信号使细胞膜去极化，使静息电位减小；另一些使细胞膜超极化，使静息电位增大。

神经细胞产生的电信号分为两大类。第一类是局部分级电位 (local graded potential)。这些电位由外界的物理刺激所产生，这些刺激包括：照射在眼中光感受器上的光；使耳中毛细胞发生形变的声波；压迫皮肤感觉神经末梢的触刺激；在突触部位（神经细胞及其靶细胞间的接头）的活动。关于突触，我们将在本章稍后论及。局部电位幅度因激活信号强度而异，它们通常仅从起源部位扩布一段短距离，这是因为这些电位依赖于神经细胞的被动特性。

动作电位 (action potential)（也称为神经冲动）是第二类主要电信号。当局部的分级电位达到足够大使细胞膜去极化超过某一临界水平（称为阈值）时，动作电位产生。动作电位一旦产生，便迅速地进行长距离传播。例如，从眼沿视神经中的神经节细胞轴突传至外膝核，再至视皮层，或从脊髓中的运动神经元传至腿部肌肉。与局部的分级电位不同的是，发生在神经元中的动作电位，其幅度和时程是固定不变的，就像电码中的点一样。信号通过视网膜的传送可以归纳在下列简图中：

光 ——➤ 光感受器中的局部分级信号 ——➤ 双极细胞中的分级信号 ——➤ 神经节细胞中的分级电位 ——➤ 神经节细胞中的动作电位 ——➤ 传至高级中枢

电信号的普遍性

电信号的一个重要特征是，它们在体内所有神经细胞中实际上是相同的，不管它们是传递运动的指令，或是传送关于颜色、形状或疼痛刺激的信息，还是在脑的不同区域间进行相互联系。电信号的另一个重要特征是，它们在不同种动物间是如此之相似，以至于连一名有丰富经验的研究人员也不能肯定地回答所记录的某一个动作电位是来自鲸、小鼠、猴、蚯蚓、毒蜘蛛，还是教授的神经纤维。从这层意义上讲，可以认为动作电位是一种定型的单元，它们在所有已研究过的神经系统中是信息交换的通用"钱币"。在人脑中，细胞的庞大的数字（可能为 10^{10} ~ 10^{12} 个神经元）和连接的多样性，而并非信号的类型，可以解释为何脑能承担如此复杂的任务。

1868 年德国物理学家、生物学家 Hermann von Helmholtz 曾表达过这种想法。早在我们目前所知道的事实存在之前，从基本原理出发，Helmholtz 就曾作过以下论述 [3]：

神经纤维常被比作纵横国土的电报线，这种比喻是很贴切的，它显示了其作用模式的使人惊叹的重要特点。在电报网络中，同样的铜线或铁线无处不在，传送着同样的运动，即电的流动，但在不同的接收站却产生截然不同的结果，就看它们是与哪种辅助设备相连接。在一个接收站，其效应是铃响；在另一个接收站，产生一个信号；在第三个接收站，一台记录仪器开始工作……简言之，电能产生的每一种不同作用，均可由铺设至我们所希望的任一点的电报线而引发，在电报线本身，总是同样的过程导致这些形形色色的结果……不同神经兴奋的所有差异，均仅取决于该神经相连的器官，以及它所传递的兴奋状态。

用电极记录神经元信号的技术

对于有些问题，记录单个神经元，甚至神经元细胞膜的单个通道的电活动是有用的，而对另一些问题，人们需要了解许多神经元的同时活动。以下我们对本书所讨论的记录神经元活动所需的关键技术加以概述。

在 20 世纪初，动作电位最初是将纤细的银丝置于外周神经之上记录到的。让电流流过一对银丝，刺激神经纤维，而另一对银丝置于远处，记录所发生的神经细胞活动产生的细胞外电信号。这个信号反映了许多纤维的综合动作电位（复合动作电位）。在中枢神经系统中，从一个神经元或一群神经元作记录，用的是一支**细胞外电极** (extracellular electrode)，此电极由单根绝缘金属丝(尖端暴露可导电)或充灌盐溶液的玻璃毛细管组成 [图 1.7(A)]，也能将一种电极阵列置于中枢神经系统的某一特定区域而同时记录许多单个神经

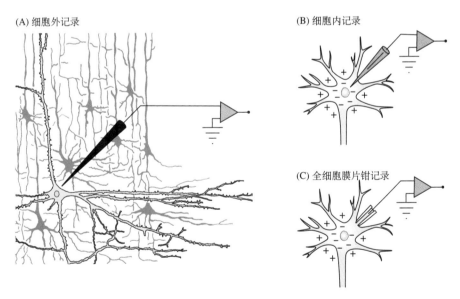

图 1.7　电记录技术。(A) 细的金属丝尖端置于皮层的一个神经细胞的近旁（除金属丝的尖端外，其余部分绝缘）。用细胞外记录法可记录单个细胞或一群细胞的电活动。(B) 细胞内记录电极用充灌液体的玻璃毛细管制成，其尖端直径小于 1 μm，跨细胞膜刺入神经元。在静息状态时，存在约 70 mV 的电位差，膜内相对于膜外为负，称为静息电位。(C) 用膜片电极作胞内记录。膜片电极的尖端比细胞内电极略大，与细胞膜形成紧密的封接。若封接完整，当膜上单个离子通道开启或关闭时，就能记录到电流；或者如图所示，使细胞膜破裂，让分子在电极和细胞内液间扩散（称为全细胞膜片钳记录）。

元的活动 (达百个量级)[4]。

应用**细胞内微电极** (intracellular microelectrode)，我们能测量神经元的静息膜电位，记录细胞膜上产生的局部电位和动作电位。这种微电极通常由玻璃管拉制而成，尖端直径在 0.1 μm 以下，充灌盐溶液，借助微操纵器刺入细胞内 [图 1.7(B)]。细胞膜在玻璃电极周围形成紧密的封接，从而保证了细胞的完整性。微电极也用于跨胞膜通电流或将分子注入胞质内。

另一种测定膜电位的方法称为全细胞膜片钳记录 (whole-cell patch recording)[图 1.7(C)]。将较粗的电极尖端磨成直径约 1 μm，和细胞表面接触，与膜融合形成紧密的封接。当电极尖端的小片膜破裂后，电极内液与细胞内液相通，成为电学上相通的单一组构。

记录和刺激神经元活动的无创伤技术

应用光学记录技术，我们能在合适的标本中追踪信号的发生和变化，把特别研制的荧光染料与细胞膜结合，这种染料的光吸收特性在有膜电位改变时发生变化。另一些染料测量神经细胞内钙水平的变化。

这些荧光染料发射光强的变化，为单个神经元或一群神经元中发生的活动情况提供了一种指标。图 1.8 显示用一种电压敏感染料记录到的乌贼大神经的活动。光学记录的信号忠实地复现了用电极记录的电压变化。借助于合适的染料、显微镜和照相机，能够同时记录在一个脑区中数百个神经细胞的活动状态。借助于遗传工程技术，现在已有可能不用染料而是导入特殊的基因，在活动的神经细胞产生光学信号。细胞所产生的光发射随活动状态而变，对于记录这样的变化，在培养皿中保持存活的离体组织上或在位中枢神经系统近表面处最易进行。埋在深部的细胞所产生的光学信号，通过覆盖其上的组织层进行观察是十分困难的，除非采用一种特殊的激光技术——双光子显微技术。

另一些无创伤技术能间接测量处于脑深部和浅表神经元层的神经元群的活动。这些技术包括正电子发射断层扫描术 (PET) 和功能性磁共振成像 (fMRI)[6]，可用于确定清醒的人的大脑中哪些区域在受到刺激、进行思维或起始运动时处于活动状态。这些技术对确定参与复杂认知功能 (如阅读、记忆或想象等) 的脑区特别重要。这些方法目前的空间分辨率限制在数百微米，时间分辨率限制在数秒，因此，对于确定活动的神经元信号的细

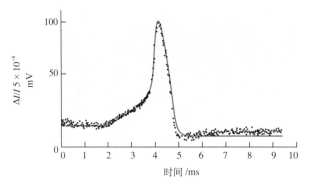

图 1.8　光学记录和电学记录的比较。乌贼巨轴突的动作电位的真实的光学记录 (点)，并与用电极所作的电学记录 (实线) 相比较。$\Delta I/I$ 表示电压敏感步花菁 (merocyanine) 染料的光吸收的变化。(引自 Homma et al.，2009。)

胞定位或产生的时间，现时的人脑成像方法尚无法提供信息，随着成像技术时间和空间分辨率逐年的改进，可望在将来得以实现。图1.9的 fMRI 图像显示在给予视觉刺激时，活动区域自眼向皮层移动的定位情况。

眼和脑的总体活动情况也能通过视网膜电图和脑电图进行观察。这些技术是将电极置于躯体表面检测整个器官的电信号，空间分辨率很低，主要用于诊断功能的紊乱，如癫痫[7]。

另一种无创伤技术称为跨颅磁刺激 (transcranial magnatic stimula-tion, TMS)，有可能刺激脑的一个区

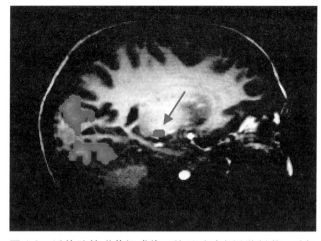

图1.9　活体脑的磁共振成像。给予受试者视觉刺激，引起脑深部外侧膝状核（用红箭头指示）（见图1.1和第20章）和视皮层的活动。颜色表示活动水平，红色相应于高活动水平，蓝色相应于低活动水平。（引自 Uğurbil et al., 1999；承 K. Uğurbil 提供图像。）

域或一支外周神经。这种技术能用于清醒的患者或动物。将强磁场通过线圈施加于颅骨表面，当刺激合适的区域时，能使受试者看到光或诱发其运动[8]。例如，我们能用 fMRI 确定一名受试者在感知计算机监视器上点的运动方向时被激活的脑区；当同一脑区为跨颅磁刺激所兴奋时，受试者则难于感知运动。以这样一种方式，成像术和 TMS 相结合能用于鉴定可能参与某种感知作业的脑区；若抑制该特定的脑区时伴有该感知阻断，则上述推论得以证明。

局部分级电位的扩布和神经元的被动电学特性

在 Cajal 的线路图中 [见图 1.2(A)] 隐含的思想是：视网膜上光强的变化影响光感受器的活动，最终影响视神经纤维的活动。要使这种影响起作用，信号必须扩布，不仅在细胞间，也必须从一个细胞的一端扩布至另一端。以双极细胞为例，在该细胞与光感受器相接触的一端产生的电信号，如何沿着其纵长达到其与神经节细胞接界的终末呢？

为了回答这一问题，最好先思考一下携带信号的相关结构组成。像双极细胞这样一种神经元，能看成是一根长的细管，充满盐溶液（解离为带正电荷和负电荷的离子）和蛋白质，借助一层绝缘膜与细胞外液分隔开。胞内和胞外溶液具有相同的渗透性，但离子组分不同。细胞膜对两边离子通透性不高，但离子能经由跨膜蛋白形成的特异的离子通道 (ion channel) 运动。电刺激和化学刺激引起各种钠通道、钾通道、钙通道和氯通道的开启与关闭。关于离子通道分子结构的详细情况，以及其通过何种方式使离子流动，将在第4、第5章描述。

视网膜或其他部位的神经元的结构，限制了其传导电信号的能力。首先，胞内液或轴浆作为电的导体，比金属线差约 10^7 倍，这是因为在胞内液中电荷载体（离子）的密度及其可动性均比金属线中自由电子的低得多。其次，若电流沿轴突作长距离运动，将因膜并非完全绝缘体而受到阻碍。沿神经纤维流动的任何电流，由于经由膜上离子通道的泄漏，

而逐渐流至胞外。

被动传导的电信号由于发生严重的衰减，只限于一小段神经纤维，至多 1 ～ 2 mm。例如，在拇指中小感觉纤维中产生的局部电位所扩布的距离，只及该信号为达到脊髓所必须传递的距离的千分之一。此外，当这种信号很短暂时，其时间进程可能发生严重的畸变，其幅度由于细胞膜的电容而进一步衰减。尽管如此，分级局部电位 (图 1.10) 对于被传播信号的发生提供了至关紧要的机制。神经纤维极小的尺寸 (在脊椎动物中直径为 1 ～ 20 μm) 进一步降低了它们能携带的电流量[9]。

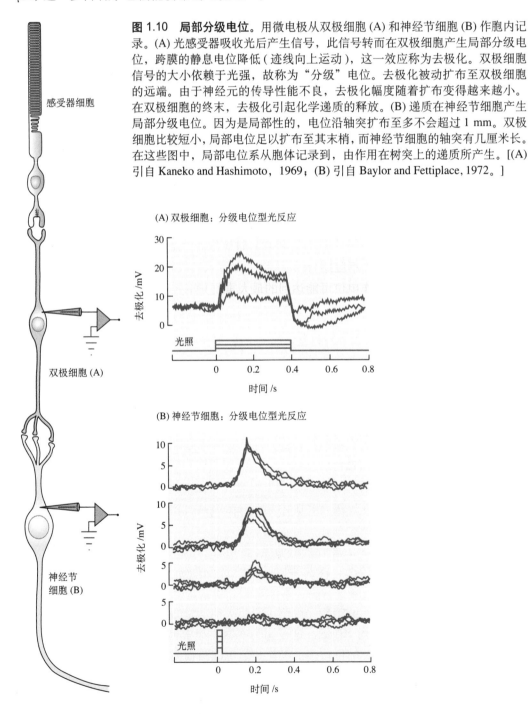

图 1.10　局部分级电位。用微电极从双极细胞 (A) 和神经节细胞 (B) 作胞内记录。(A) 光感受器吸收光后产生信号，此信号转而在双极细胞产生局部分级电位，跨膜的静息电位降低 (迹线向上运动)，这一效应称为去极化。双极细胞信号的大小依赖于光强，故称为"分级"电位。去极化被动扩布至双极细胞的远端。由于神经元的传导性能不良，去极化幅度随着扩布变得越来越小。在双极细胞的终末，去极化引起化学递质的释放。(B) 递质在神经节细胞产生局部分级电位。因为是局部性的，电位沿轴突扩布至多不会超过 1 mm。双极细胞比较短小，局部电位足以扩布至其末梢，而神经节细胞的轴突有几厘米长。在这些图中，局部电位系从胞体记录到，由作用在树突上的递质所产生。[(A) 引自 Kaneko and Hashimoto，1969；(B) 引自 Baylor and Fettiplace, 1972。]

感受器细胞

双极细胞 (A)

神经节细胞 (B)

(A) 双极细胞：分级电位型光反应

去极化 /mV

光照

时间 /s

(B) 神经节细胞：分级电位型光反应

去极化 /mV

光照

时间 /s

在双极细胞和光感受器中电位变化的扩布

由于光感受器和双极细胞是如此之短小，局部分级电位才能有效地从细胞一端扩布至另一端。光照在光感受器引起的电信号产生于视杆或视锥的外段，然后被动地沿细胞扩布至其在双极细胞上的终末。要是光感受器和双极细胞更长些，如几厘米长，甚或几毫米长，局部电位在到达终末前早就消失了，从而无法影响下一级细胞。因此，双极细胞和光感受器是普遍规则的例外情况。按照普遍规则，对于信息沿细胞纵长的传输非得有动作电位。另一方面，神经节细胞必须产生动作电位，从而沿其在视神经中长的轴突传递信号。

示于图 1.10 中的电记录是从神经元胞体处获得的。局部电位起源于远处树突上的突触电位，被动扩布至记录部位。

动作电位的特性

动作电位的一个重要特征是，它是一种触发产生的、再生性的全或无事件。来自双极细胞和无长突细胞的信号作用在神经节细胞上，倘若其效应足以使该细胞达到阈值，就会产生动作电位。动作电位一旦发生，其幅度和时程将不由刺激的幅度和时程所决定。更大的刺激电流并不产生更大的动作电位；更长的刺激时程也并不使动作电位延长。如图 1.11 所示，动作电位是一个幅度约 0.1 V 的短暂的电脉冲。在其峰值时，跨膜电位改变符号，即胞内变正。电位持续约 1 ms，沿神经纤维从一端向另一端快速运动。

只有动作电位的全部序列完成后，另一个动作电位才能在同一位置引发。在每个动作电位之后，必然有一个安静期 [**不应期** (refractory period)]，通常持续几毫秒，在此期间不能引发第二个冲动，因此，动作电位可能达到的最大重复频率受限于不应期。

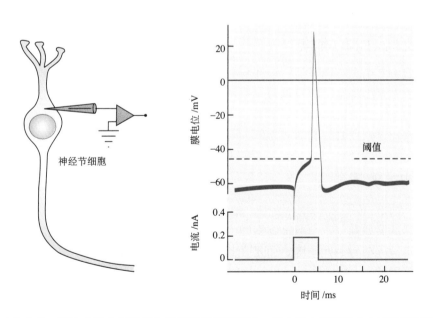

图 1.11　动作电位，用胞内微电极记录自视网膜神经节细胞。经电极向细胞注入电流进行刺激，引起去极化反应；当去极化超过阈值时，引发全或无动作电位。在动作电位期间，神经元内部变为正。动作电位沿神经节细胞轴突传播至其终末，引起递质释放。(引自 Baylor and Fettiplace, 1977。)

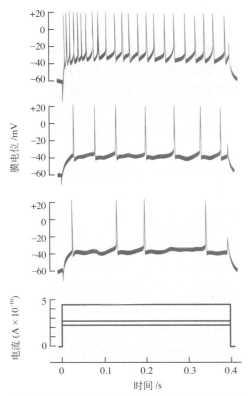

图 1.12　视网膜神经节细胞中动作电位频率是强度的函数。 经微电极通去极化电流，产生局部电位；电流越大，局部电位越大，放电频率越高。(引自 Baylor and Fettiplace，1979。)

动作电位沿神经纤维传播

冲动本身使电流被动地沿轴突向前扩布。虽然所产生的局部电位随距离的增加而急剧衰减，但仍然超过阈值。因此，动作电位对于轴突的下一个区域提供了一种电刺激。以这种方式，该冲动在沿轴突传播时不断再生从而保持不变。在人体最粗大的神经纤维中，最快的动作电位以约 120 m/s (430 km/h，或 270 mile/h) 的速度传播，因此能长距离快速传送信息，例如，对于运动纤维来说，其动作电位的传导从脊髓至脚趾超过 1 m，约需 10 ms。

动作电位作为神经密码

既然动作电位幅度是固定的，那么关于刺激强度的信息是怎样传递的呢？强度由放电的频率来编码。一种更有效的视觉刺激产生一个更大的局部电位，其结果是神经节细胞的放电频率更高 (图 1.12)。这一现象最初为 Adrian 所描述[10]。他发现，在皮肤的一条感觉神经中，动作电位的放电频率是刺激强度的一种度量。此外，Adrian 还观察到，施加于皮肤的刺激越强，会有更多的感觉纤维被激活。

突触：细胞间通讯的部位

一个细胞将其信息传递至另一个细胞的结构部位称为**突触** (synapse)。许多光感受器产生信号，传递至水平细胞、双极细胞、无长突细胞，然后通过突触相互作用影响神经节细胞，产生新的信号。突触传递的机制是现代神经生物学研究的重要主题。因为这些机制对于信号的整合和可塑性起着关键的作用，所以是许多治疗性药物的作用靶。

化学介导的突触传递

图 1.13 显示的高度有组织的结构，是一个光感受器在两个双极细胞上形成的突触连接。光感受器的**突触前**终末与双极细胞间为一间隙所分隔，间隙内包含细胞外液。光感受器所产生的电流无法穿越此间隙，而是在其终末释放储存在突触前囊泡 (vesicle) 中的一种神经递质。这种递质 (在此情况下是谷氨酸) 扩散通过间隙，与称为受体 (receptor) 的特异蛋白质分子相互作用，这些受体包埋在突触后双极细胞的膜中 [注意不要引起混淆：术语 "**受体**"(receptor)，在此处指的是一种**化学感受分子**，与对外界物理刺激产生反应的**感觉感受器** (sensory receptor) 如光感受器，不是同一概念]。神经元中的递质及其表面的受体，能用多种技术加以鉴定和观察，这些技术包括抗体标记术、**报告结构** (reporter construct)(这

些结构在表达某些转录因子的细胞产生荧光蛋白）的遗传转染术。

　　双极细胞受体分子为谷氨酸激活后，产生局部分级电位，扩布至其终末。释放的递质越多，在间隙中的浓度越高，则被激活的受体数就越多，局部电位就越大。这些事件发生迅速，在突触前终末去极化信号到达与靶细胞突触电位出现之间延迟约 1 ms。首先揭示突触传递主要特性的是 Katz、Kuffler 及其同事们[11]，他们利用肌肉上受体的反应作为一种具有极高灵敏度和时间分辨率的生物测定法来测量递质的释放。直接测量递质的现代方法包括伏安法等，伏安技术应用特殊的、覆以碳层的电极，对突触前终末释放的特定递质（如5- 羟色胺）作出反应，产生分级电信号[12]。

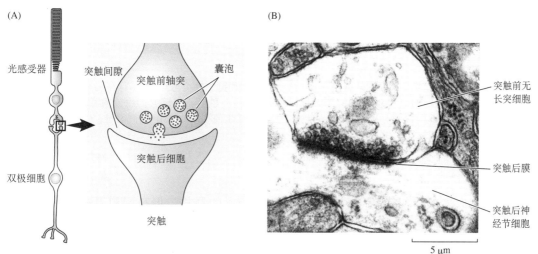

图 1.13　突触的结构。(A) 这些图显示光感受器在双极细胞上形成的突触的主要特征。(B) 这张电镜照片显示猕猴视网膜中一个典型突触的结构。储存递质的囊泡处于突触前终末；一条狭窄的间隙把突触前膜和突触后膜分开。突触后膜被深染。从突触前无长突细胞释放的递质扩散通过间隙，与突触后神经节细胞上的受体相互作用。（承 Y. Tsukamoto and P. Sterling 提供。）

兴奋和抑制

　　视网膜光感受器和双极细胞间的相互作用例示了突触传递的一个特征，即突触前终末所释放的递质能兴奋或抑制下一个细胞，是兴奋还是抑制取决于该细胞拥有的受体。例如，位于某些双极细胞的一类谷氨酸受体，在与谷氨酸结合后，引起兴奋性信号（即细胞膜去极化）。这种信号被动地扩布至处于细胞另一端的双极细胞终末，在那里引起递质的释放。另一些双极细胞包含不同的谷氨酸受体，当为谷氨酸激活时，产生符号相反的信号（即膜超极化）。同样，电信号沿双极细胞扩布，但在这种情况下它压抑递质的释放。**神经节细胞的兴奋性和抑制性突触电位**示于图 1.14。

　　在整个神经系统的神经元中，兴奋性和抑制性输入综合起来决定是否达到引发动作电位的阈值。例如，如上所述，一个神经节细胞兼接收兴奋性和抑制性输入。如果兴奋足以使细胞膜去极化超过阈值，将产生动作电位，其信息将传递至下一级中枢神经元；如果未超过，将无信号发出。再如，在脊髓的运动神经元，来自不同纤维的兴奋性和抑制性影响将决定一个手指是否弯曲。这样一个运动神经元接收的输入纤维超过 10 000 条（图 1.15），这些纤维释放递质使膜电位趋向或偏离引发冲动的阈值。小脑中单个浦肯野细胞 (Purkinje cell) 神经元接收的输入超过 100 000 条。

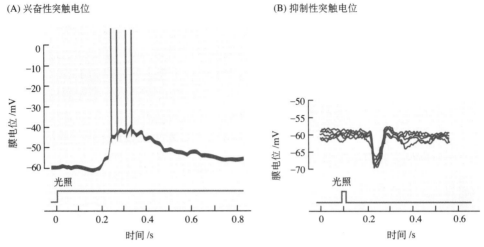

(A) 兴奋性突触电位   (B) 抑制性突触电位

图 1.14   兴奋和抑制。神经节细胞的胞内记录，显示兴奋性和抑制性突触电位。(A) 在视网膜受到光照时，兴奋性递质持续释放，引起神经节细胞去极化。如果去极化突触电位足够大，超过阈值，该细胞将产生动作电位。(B) 照射不同群的光感受器引起抑制。膜的超极化使引发动作电位更困难。(引自 Baylor and Fettiplace，1979。)

电传递

虽然在大多数神经元间突触传递包含递质分子的释放，但视网膜及神经系统其他部位中的许多细胞是通过特化的接头相联系的，在这些突触处发生的是电传递 (electrical transmission)。突触前、后膜紧密相对，经通道相联系，这些通道连接两个细胞的细胞内液。这种紧密的连接使局部电位，甚至动作电位，直接在细胞间扩布，而不需要化学递质的参与，也没有延迟。代谢物和染料也能在细胞间扩布。视网膜中的一个重要例子是水平细胞，它们就是以这种方式在电学上耦合起来的。借助于这种特性，分级的去极化或超极化电位能从一个水平细胞扩布至另一个水平细胞，对视觉信息在视网膜中的加工产生显著的影响。电突触见于脊椎动物和无脊椎动物的中枢神经系统。它们也连接机体其他组织的非神经元细胞。

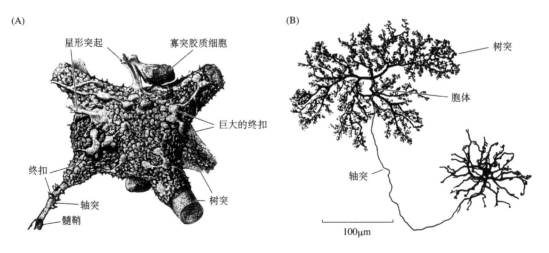

图 1.15   单个神经元的多重连接。(A) 约 10 000 根突触前轴突会聚起来形成末梢，分布于一个脊髓运动神经元的表面。此图系基于一系列电镜照片的重构图。(B) 此图显示单个水平细胞的轴突的发散情况，它广泛分支，支配许多突触后靶细胞。[(A) 引自 Poritsky，1969；(B) 引自 Fisher and Boycott，1974。]

突触效率的调制

化学介导的突触传递显示巨大的可塑性。进入突触前终末的一个动作电位或局部电位所引起的递质释放量会发生剧烈的变化。视网膜的光感受器提供了一个例子。一个视杆或视锥在对一个标准光刺激反应时，释放的递质谷氨酸的量能因水平细胞向其终末所作的反馈而增加或减少。水平细胞本身又受其他光感受器影响。这种反馈回路，在眼睛适应不同光照水平时起着关键的作用。

影响递质释放的其他机制，依赖于冲动活动以往的情况。在一串冲动期间或之后，一个神经元释放的递质量的增加或减少，取决于活动的频率和时程。突触效率的调制也可能起源于突触后。长时程和短时程可塑性是当前研究的热点。

整合机制

中枢神经系统中所有神经元都接受各种输入的影响，建立具有新的涵义的、其自身的新信号。术语"整合"（integration）是由 Sherrington 引入的[13]（他也创造了词"突触"和"感受野"）。Sherrington 当时还不可能作电记录，但他测定了肌肉收缩，通过这些实验揭示了许多渗透于现代神经生物学中的重要概念。

视网膜神经节细胞又一次提供了说明整合的佳例。Kuffler[14] 首先提出，神经节细胞对照射视网膜一个特定区域中若干光感受器的小光点或暗点反应最佳。先前，研究者们一直使用强闪光，以实现对视网膜最大限度的刺激。这类群体性刺激，当施加于视网膜、耳和其他感觉系统时，对于在正常条件下感觉信息如何被精细地加工通常能提供的数据十分有限。Kuffler 的研究显示，照射一个小区域引发一串动作电位 [图 1.16(A)]。如较大的光点

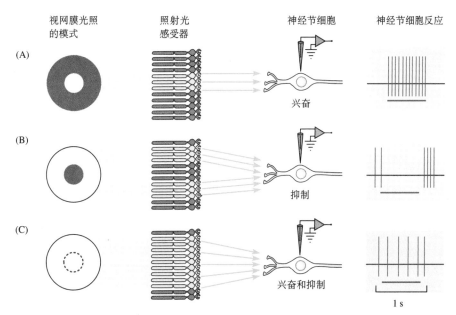

图 1.16　神经节细胞的整合。用不同模式的光照射轻度麻醉猫的眼睛，对视网膜单个神经节细胞活动作胞外记录（参见图 1.17）。(A) 小光点照射位于中心的一群光感受器，产生兴奋和一串动作电位。(B) 用光环照射周围的一群光感受器，使神经节细胞抑制，不再放电。光照终止时，抑制消除，即等价于兴奋，引起一串动作电位。(C) 同时照射两群光感受器引起兴奋和抑制的整合，动作电位发放微弱。(引自 Kuffler，1953。)

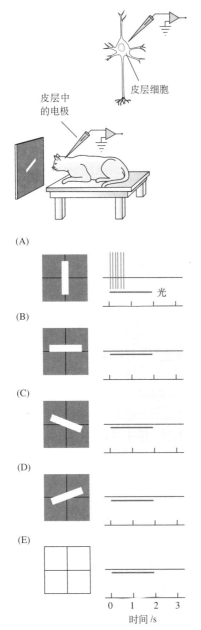

(A)

(B)

(C)

(D)

(E)

0 1 2 3

时间 /s

图 1.17 由动作电位传送的信息。在轻度麻醉的猫，对大脑皮层的一个神经元作胞外记录。该细胞在几乎是垂直的光条照射视野的一个特定部位时产生动作电位。左方的小图显示视觉刺激（不同朝向和位置的光条或边缘）如何呈示于猫的眼睛。(A) 当垂直光条照射视野的某特定部分时，该皮层细胞产生一串动作电位。(B) ~ (E) 不同朝向的光条或弥散光不能诱发动作电位。皮层细胞整合来自大群光感受器（经由中继神经元）的信息，其中某些光感受器（相应于垂直光条所照射的那些光感受器）使皮层神经元产生兴奋，另一些产生抑制。（引自 Hubel and Wiesel，1959。）

照射视网膜的同一区域，则远不如小光点有效，这是因为另有一群光感受器包围在第一群的周围，对光照的变化也产生反应，而这些光感受器对双极细胞的作用是使神经节细胞的放电受到抑制 [图 1.16(B)]。小光点的兴奋性效应和周围区域的抑制性效应综合起来，使神经节细胞对弥散光变得不十分敏感 [图 1.16(C)]。

一个神经节细胞信号的涵义因此变得更复杂：它不只是关于"明"和"暗"的信息，而是表示视野中特定区域光的对比模式的存在。这种复杂信号之所以产生，是因为影响每个神经节细胞的并不是一个光感受器，而是许多光感受器，虽然这种影响是间接的。对任何一个给定的神经节细胞而言，与水平细胞、双极细胞和无长突细胞间的特异的连接，决定了使之发放动作电位所需的光的模式（见第 20 章）。

由动作电位传送的信息的复杂性

仅经三级突触中继，视网膜信息即到达皮层神经细胞，而此处动作电位传递的关于视觉世界的信息更为复杂。Hubel 和 Wiesel 的研究显示[15]，皮层神经元并不简单地对视网膜上的明、暗有反应；它们的激活取决于视网膜上光照的模式，对于不同类皮层细胞，所需的最有效的刺激是特异的。例如，在视通路中有一类皮层细胞选择性地对具有特定朝向（垂直、倾斜或水平朝向）的光条有反应，且要求光条在视野某一特定部位，并以特定的方向运动（在图 1.17 所示的细胞是垂直方向运动）。这样的细胞的放电并不受弥散光照的影响；若光条朝向或运动方向不合适，放电也不受影响。因此，这种细胞的动作电位向脑的高级中枢提供了关于视觉刺激的精细的信息。这样，原先是定型的动作电位被赋予了更多的涵义。之所以这样，是因为低层次细胞与皮层细胞间有精细的连接，而皮层细胞通过对局部分级电位的综合，以特殊的方式对输入信号进行了整合。

信息的转换能简单地总结如下：

● 光感受器的信号表示在视野的该区域中

光强的变化；

- 神经节细胞的信号表示对比的存在；
- 皮层神经元的信号表示存在有一定朝向的光条或边缘。

在其他感觉系统也发生复杂的整合。例如，沿着一个手指尖移动的机械刺激，其位置和方向对大脑皮层触觉区中特定细胞来说是选择性刺激。小鼠用触须如同我们用手指一样频繁，它们的皮层中存在的细胞不仅能区分运动的方向，还能区分表面的粗糙程度或光滑程度。

关于神经系统的信号运作可得出两个重要结论：①神经细胞是感知的构建单元；②信号的抽象意义可以是极复杂的，取决于神经元所接收的输入的数目。来自低级单元的信息递进性的整合，显然能导致更高级中枢神经元产生高度复杂、特异的刺激需求。例如，之后将要述及的（见第 23 章），在视觉联合区存在着特异的细胞，它们对脸有选择性反应。此外，神经冲动的时间上的集群和模式能提供关于刺激性质的信息。

信号从高级中枢向低级中枢的逆向传送

在本章的讨论中所蕴涵的概念是，信息自感受器向上递进导致感知，或自运动中枢的指令导致运动。然而，如后所述，信息的转递也广泛地见于相反的方向：从脑向感觉感受器，以及从每个高级中枢返回至它所接收输入信号的较低级中枢。在若干情况下，已清楚下行信息的意义，但一般而言，其功能作用尚待阐明[16]。

脑的高级功能

尽管关于意识、学习、记忆的新的专题论文与日俱增，但是现时人们对于脑是如何建立一个具有形状、颜色、深度和运动的外部世界的完备映像，对于脑如何组织起来实施躯体复杂的整合性运动，都只有支离破碎的认识。确实，这个悬而未决的前沿问题是研究神经系统最吸引人的一个方面。我们并不知道网球运动员如何奔跑使网球准确落在网拍上合适的位置，从而使球落在对方球场的远角，我们也不知道在演奏小提琴时手指和手臂的协调运动是如何启动或实施的，更不用说我们如何思维和感觉了。

新的研究思路为阐明参与高级功能的每一步的机理提供了启示，而这些思路往往源于心理物理实验。例如，应用准确定量的刺激对正常受试者的测试已经显示，在合适的条件下，单个光量子落在光感受器上人即能察觉。通过精心设计的行为实验，能在大鼠和小鼠上产生应激和焦虑的症状，与患者身上所见类同；更进一步，就有可能分析在此类高级功能异常时何种脑结构和脑机制起着作用。这些实验除了加深我们对情绪和心智的认识外，对于开发缓解患者痛苦的新药也是十分重要的。此外，信息也从临床研究流向基础研究。临床观察，特别是对具有边界清晰的脑部损伤患者所作的观察，对于认识感知、运动和语言的机制是其他方法所难以比拟的。

神经元的细胞、分子生物学

如同其他类型的细胞一样，神经元拥有一些细胞机构，这几种机构对于合成胞内蛋白和膜蛋白的代谢活动，以及将它们分布于胞内精细的位置是必需的。

每一类神经元合成、贮存和释放有其特有的递质。特异递质的受体则位于突触前终末之下的确定的突触后位点。此外，其他的膜蛋白（称为离子泵和转运蛋白）保持细胞内外环境的恒定。视神经纤维的突触前终末（像光感受器和双极细胞一样，乃至像所有的神经元的突触前终末一样），其膜中包含特异地使钙离子通透的通道。正是钙的内流触发递质的释放，并能激活胞内酶的级联反应，调节众多其他细胞过程。

与其他类型的细胞相比，神经元具有一种重要的细胞生物学特性，这种特性起因于轴突的存在。因为轴突并没有蛋白质合成所需的细胞机构，重要的分子必须借助于称为轴浆运输 (axonal transport) 的过程，被运送至神经终末，常常跨越很长距离。保持结构和功能以及相应的膜通道所需的所有分子，都必须以这种方式自胞体运送过去；同样，在末梢摄取的分子，也由同样的机制运回细胞体。

神经元不同于大多数其他细胞的另一个方面是，除很少例外，神经元在分化后即不能分裂。因此，成年人的中枢神经系统中神经元一旦损毁后通常不能被替换。

神经系统发育的信号

在一个像视网膜这样的结构中，其高度的组织性提出了一个吸引人的问题。计算机需要大脑将它接线，而大脑必须自身建立并调整其连接。使人迷惑不解的是，脑的各个部分的固有集群组合，如何赋予大脑那样非凡的特性呢？

在成熟的视网膜，每类细胞位于确定的层次（甚至确定的亚层），与相应的靶细胞形成正确无误的连接。这种安排是其行使功能的前提。例如，对于神经节细胞发育来说，前体细胞必须分裂、迁移、分化成具有适当特性以及合适的形状，并接收特异的突触。其轴突必须跨越长距离，通过视神经，找到自己的路径，终止在下一个中继站中合适的细胞层。对于神经系统的各个分区，一定发生着相似的过程，从而形成实施功能所需的复杂结构。

像视网膜这样高度复杂的结构是如何形成的？对其机制的研究是现代神经生物学中的一个关键问题。了解了精细的接线图在发育时怎样建立的，通常能为功能特性和功能异常的发生提供启示。换言之，如果你知道一个电路是如何接线的，你就能了解其组件是干什么的，因此你就能修理它。一些特异的分子在神经元的分化、轴突生长、路径寻找、突触形成和存活中起了关键的作用。这些分子正在被鉴定，且鉴定速度与日俱增；对其作用机制正在进行研究。有意思的是，使轴突生长和连接形成的分子信号能为电信号所调节。神经元活动在决定连接模式中起着作用。

遗传学研究方法已使人们有可能鉴定控制整个器官（如眼作为一个整体）分化的基因。Gehring[117] 及其同事，对果蝇中某种称为"无眼"(eyeless) 基因（控制眼发育的一种基因）的表达进行了研究。在幼虫剔除这一基因后，其后代的眼不能再发育。小鼠和人的同源基因 [分别称为"小眼"基因和"无虹膜"(aniridia) 基因]，具有相当广泛的序列同一性，并有相似的发育功能。如果导入果蝇的"无眼"基因或哺乳动物的同源基因，并使之过度表达，蝇会在其触角、翅膀和肢上发育出多重异位眼（图 1.18）。因此，该基因能和谐地使一个完整眼在小鼠或蝇中形成，即使这些眼具有完全不同的结构和特性。

(A)　　　　　　　　　　　　　　　(B)

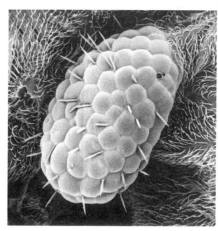

图 1.18　遗传对果蝇眼发育的影响。谓之"无眼"的基因控制果蝇眼的发育。在剔除此基因后,眼不再出现。此基因的过度表达导致异位眼的发育,这些眼在形态上是正常的。(A) 此扫描电镜显微照片显示在触角(右箭头)和翅(左箭头)上这种异位眼。(B) 翅上异位眼的高倍显示。在小鼠中存在一种很高序列同源性的基因,若插入果蝇基因组,也导致后者形成异位眼。(引自 Halder, Callaerts and Gehring,1995;承 W. Gehring 提供显微照片。)

神经系统损伤后的再生

　　神经系统不仅在发育时能自行布线,在损伤后它也能恢复某些连接(这是你的计算机做不到的!)。例如,手臂中的轴突,在神经损伤后能再长回去,使其功能恢复,手又能运动,感觉恢复。同样,在蛙、鱼或无脊椎动物(如水蛭),中枢神经系统损伤后,出现轴突的再生和功能的恢复。切断蛙或鱼的视神经后,纤维重又长回脑,动物又能看得见。但是,成年的哺乳动物的中枢神经系统中,再生不会发生。目前还不清楚是什么分子信号使之不能再生。

小结

- 神经元以高度特异的方式彼此连接。
- 在突触处,信息自一个细胞传递至另一个细胞。
- 在相对简单的回路,如视网膜的回路,有可能追踪其连接,并了解其信号的意义。
- 眼和脑中的神经元是感知的构建单元。
- 神经元的信号是高度定型的,在所有动物均相似。

- 动作电位无衰减地作长距离传导。
- 局部分级电位依赖于神经细胞的被动电特性,仅在短距离内扩布。
- 由于神经元特殊的结构,需要特化的细胞机制,把蛋白质和细胞器沿轴突在胞体和终末间转运。
- 在发育过程中,神经元迁移至其最终的目的地,并与其靶细胞相连接。
- 分子线索为生长中的轴突提供引导。

(杨雄里　译)

参 考 文 献

1 Ramón y Cajal, S. [1909-1911]1995. *Histology of the Nervous System*, 2 vols. Translated by Neely Swanson and Larry S wanson. Oxford University Press, New York.

2 Puzzolo, E., and Mallamaci, A. 2010. *Neural Development* 5: 8.

3 Helmholtz, H. von. 1889. *Popular Scientific Lectures*. Longmans, London.

4 Harris, J. A., Petersen, R. S., and Diamond, M. E. 1999. *Proc. Natl. Acad. Sci. USA* 96: 7587-7591.

5 Homma，Y. et al. 2009. *Philos. Trans. R. Soc. Lond. B Biol.Sci.* 364: 2453-2467.

6 Ward, N. S., and Frackowiak, R. S. 2004. *Cerebrovasc. Dis.* 17(Suppl. 3): 35-38.

7 Bandettini, P. A. 2009. *Ann. NY Acad. Sci.* 1156: 260-293.

8 Bestmann, S. et al. 2008. *Exp. Brain. Res.* 191: 383-402.

9 Hodgkin, A. L. 1964. *The Conduction of the Nervous Impulse*. Liverpool University Press, Liverpool, England.

10 Adrian, E. D. 1946. *The Physical Background of Perception*. Clarendon, Oxford, England.

11 Katz, B. 1971. *Science* 173: 123-126.

12 Fillenz, M. 2005. *Neurosci. Biobehav. Rev.* 29: 949-962.

13 Sherrinqton, C.S. 1906. *The Integrative Action of the Nervous System*. Reprint, Yale University Press, New Haven, CT, 1961.

14 Kuffler, S. W. 1953. *J. Neurophysiol.* 16: 37-68.

15 Hubel, D. H., and Wiesel, T. N. 1977. *Proc. R. Soc. Lond. B, Biol. Sci.* 198: 1-59.

16 Hawkins, J., and Blakeslee, S. 2004. *On Intelligence*. Times Books, New York.

17 Halder, G., Callaerts, P, and Gehring, W. J. 1995. *Science* 267: 1788-1792.

建 议 阅 读

All the experiments and concepts described in this introductory chapter are treated in more detail and fully referenced in later chapters. The following sources represent key reviews that show how essential concepts of neurobiology have developed over the years.

已出版且十分引人入胜的杰作

Hawkins, J., and Blakeslee, S. 2004. *On Intelligence*. Times Books, New York.

Hubel, D. H., and Wiesel, T. N. 2005. *Visual Perception*. Oxford University Press, Oxford.

在书店已日渐难觅其踪，但依旧让人着迷的经典参考书

Adrian, E. D. 1946. *The Physical Background of Perception*. Clarendon, Oxford, England.

Helmholtz, H. 1962/1927. *Helmholtz's Tratise on Physiological Optics*. J. P. C. Southhall (ed.). Dover, New York.

Hodgkin, A. L. 1964. *The Conduction of the Nervous Impulse*. Liverpool University Press, Liverpool, England.

Katz, B. 1966. *Nerve, Muscle, and Synapse*. McGraw-Hill, New York.

Ramón y Cajal, S. [1909-1911]1995. *Histology of the Nervous System*, 2 vols. Translated by Neely Swanson and Larry Swanson. Oxford University Press, New York.

Sherrington, C. S. 1906. *The Integrative Action of the Nervous System*. Reprint, Yale University Press, New Haven, CT, 1961.

■ 第 2 章
视觉系统的信号处理

　　由光引起的神经元信号起始于视网膜，这些信号通过神经节细胞的轴突传递至中继站外侧膝状核（外膝核，LGN），然后抵达更高级中枢，由此产生对物体、背景、运动、阴影和颜色等景象的感知。在每一层次，信号是通过神经元的感受野的方式得到最有效的分析。视觉系统中，一个感受野是指光照可增强或压抑某一细胞活动的一块视网膜表面区域（或视野的相应区域）。对于视觉系统的分析，一种有效的策略是确定每个神经元的最有效的光照模式和感受野。

　　大部分视网膜神经节细胞和外膝核神经元的感受野由视网膜上的圆形小区域组成。这些细胞对反差有反应，但对弥散光无反应。外膝核的轴突投射至初级视皮层，形成一新的视野地形图。大部分初级视皮层神经元的感受野为特定朝向的线形、条形或边缘。皮层神经元对弥散光无反应。对于一简单细胞而言，最佳刺激是具有一定朝向和一定宽度的光/暗边缘或条形，这些刺激必须精确照射视网膜的确定部位。复杂细胞也对一定朝向的条形有反应，但是能引起其放电的感受野区域比简单细胞更为宽阔。终端抑制表现为图像的长度增加时一个神经元反应的降低，它的产生对刺激有更细致的要求，如一个拐角或一条中断的线条。大多数皮层细胞对给予双眼的适当的光照均有反应。外膝核中若干具有相邻感受野中心的传入信号的会聚，形成简单细胞的感受野，而复杂细胞的反应特性则依赖于简单细胞和其他皮层细胞的输入。皮层神经元只检测在具有相反对比背景上的白色或黑色图案的边缘。光照的总体水平由特化的视网膜神经节细胞所检测，这些细胞并不投射至视皮层，而是投射至其他脑区。

　　从视网膜到复杂细胞感受野特性的递进提示，来自一个层次的视觉输入被综合起来，在下一层次产生更抽象的对光照特定的要求。视觉信息也可逆向传递，例如，从皮层到外膝核，或从皮层的这一层到另一层，再传回来。在整个视觉通路中所强调的是对比、颜色、运动、深度和边界检测，而不是对于光的检测。这个特征使得神经系统能够聚焦在对动物而言重要的信息，而摒弃视野中的无关信息。

本章将论述视觉通路上相继各级神经元的功能特性。我们首先论述眼的输出，之后是下一级中继站——外膝核，再后是初级视皮层，它是接收视觉信息的最初中枢。我们的目标旨在通过第 1 章提供的基本信息作为背景知识，揭示神经元的活动如何与更高级的功能（如视觉感知）相关联。第 3 章将详细阐述在每个层次上，结构和功能是如何紧密相关的（也参阅第 22 章）。

近年来已进行了大量有关心理物理、色觉、暗适应、视色素、光转导、递质和视网膜组构等方面的工作（见第 20 章）。这些主题中的每一个都可作为一个独立专文的基础（参阅本章末尾的"建议阅读"部分）。对于无脊椎动物、低等脊椎动物和哺乳动物视觉系统的比较研究，情况也是如此。因为在本书的范围内不可能作全面的介绍，本章选择介绍一些实验，通过这些实验将有可能为从视网膜细胞的特性至介导知觉的机制提供一个连贯的叙述。

视觉系统的通路

视觉信息加工的第一步，开始于外部世界在每侧视网膜上形成清晰的影像。清晰视觉的产生必须要满足：①通过调节晶状体的曲率对像正确聚焦（调节）；②通过调节瞳孔的直径而改变入眼光量；③双眼会聚，以确保匹配的影像落在双侧视网膜的对应点上。我们的视觉强烈地依赖于所检视的视野区域（图 2.1）。在注视的中心，即光落在中央凹的区域，我们能辨认小的印刷字符，而在周围视野则不能。这种视锐度的丢失是由于视网膜处理视觉信息的方式不同，而并非在中心区之外像的模糊或光学畸变之故。

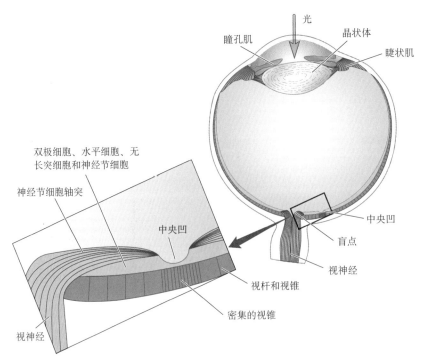

图 2.1　视网膜内的光通路和细胞排列。 眼球的横切面。光必须通过晶状体和各层细胞才能到达光感受器——视杆和视锥。中央凹是一片特化区，仅有密集排列的细长的视锥，能进行精细分辨。浅表层细胞在此向外推，使光线比视网膜其他部位更直接到达光感受器。视神经离开眼睛处无光感受器，所以形成一盲点。

图 2.2 显示从眼到大脑皮层的通路，标明了视觉系统的某些主要结构；这一解剖学信息对跟踪电信号逐级传递是必须具备的基本知识。

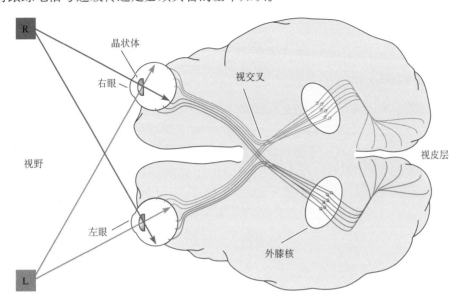

图 2.2　视觉通路。 每个视网膜的右侧被标示成绿色，它投射到右侧外膝核。因此，右侧视皮层只接收来自左半侧视野的信息。

起源于视网膜神经节细胞的视神经终止于丘脑中继站的各细胞层，该中继站就是前面提及的外膝核（"geniculate" 意为像膝盖似的屈曲）。外膝核具有 6 个主要细胞层（图 2.3），在每一层中，外部世界被映射为一侧眼（同侧眼或对侧眼）所看到的视野的一幅相关联的地域图。外膝核的轴突进而通过视放线投射到大脑皮层。视皮层的 6 层结构和地域图的排列将在第 3 章论述。对于眼下的论述而言，只需说猴的视放线终止在由细胞形成的约 2 mm 厚的折叠盘状物上就足够了（见图 2.7）。这个脑区称为初级视皮层或视区 1(也称为 V1)，它位于枕叶后部。相邻的皮层区域也与视觉有关。从初级视皮层开始，在脑中的投射逐渐变得越来越复杂，且无尽头。

图 2.2 显示从每侧视网膜来的传出纤维如何在视交叉部位分成两部分。每一视网膜的右侧投射至右侧大脑半球。由于晶状体的光学倒像作用，每一视网

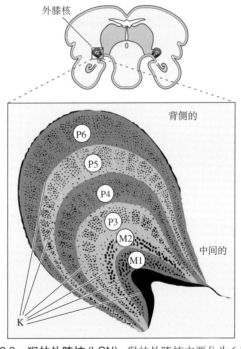

图 2.3　猴的外膝核 (LGN)。 猴的外膝核主要分为 6 层，命名为小细胞 (P) 层 (3、4、5、6 层) 和大细胞 (M) 层 (1、2 层)。P 细胞层和 M 细胞层之间被 K 细胞层所分开。猴的各个细胞层均为单眼所驱动，并且其中的细胞均有其特化的反应特性。红色和蓝色分别表示来自对侧眼和同侧眼的输入。(引自 Hendry and Calkins，1998。)

膜的右侧接收头部左侧外部世界的图像。因此，每个大脑半球看到外部世界相反的一侧。与之相应，由于创伤或疾病引起的右侧大脑半球损伤的患者，其左侧视野丧失；反之亦然。投射到中脑的其他通路在此不作描述，它们主要与调节眼球运动、瞳孔反应和昼夜节律有关（见第 17 章）。

突触连接的会聚和发散

通过对视觉通路中各种不同结构的细胞解剖学研究，人们能断定，信息不可能固定不变地从一个层次传至另一个层次（图 2.4)。在每一阶段，神经元广泛地会聚和发散，也即每个细胞接收大量细胞的输入，又和若干其他细胞相连接（见第 1 章）。正如一个神经节细胞（间接地）接受大量的视杆和视锥细胞的输入，一个外膝核神经元也接收来自许多神经节细胞的输入，转而又支配许多皮层神经元。因此，当神经冲动抵达皮层，就会在皮层内部同时产生信息的会聚和分散。从不同来源会聚的冲动，在每一级均将所有输入整合为一种全新的信号。此外，除了在神经节细胞水平，信息同时也可反向传递，如从皮层下传至外膝核[1,2]。

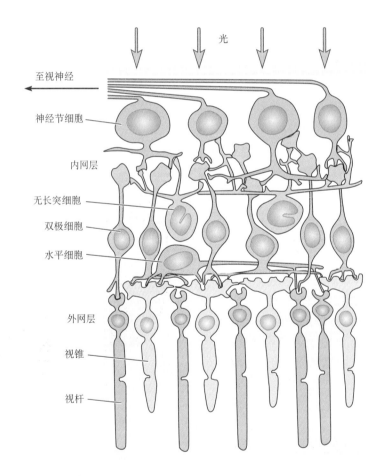

图 2.4 灵长类视网膜的主要细胞类型和连接。显示视杆和视锥至神经节细胞的通路（参阅第 20 章）。(引自 Dowling and Boycott, 1966；Daw, Jensen, and Brunken, 1990。)

神经节细胞和外膝核细胞的感受野

感受野的概念

弥散闪光对分析视觉系统的功能几乎无用处或完全无用处。但光照选定视网膜区域的技术引进了**感受野** (receptive field) 的重要概念。这一概念对于理解视网膜和皮层各相继层次信号的意义非常关键。正如先前在第 1 章所提到的，"感受野"这个术语最初是由 Sherrington 在描述反射活动时提出的 (也参阅第 21 章)，并由 Hartline 引入到视觉系统 [3]。视觉系统神经元的感受野被定义为光照视网膜能改变该神经元活动的区域 (也参阅第 20 章)。或者将感受野定义为视野中的特定区域，光照这一区域能影响特定细胞的活动。按定义，光照感受野之外对放电无影响。感受野本身可细分为不同的区域：其中的一部分将增加放电频率，而另一部分将减少放电频率。

视网膜的输出

在能进行光感受器或双极细胞电反应的记录前，一些重要的信息主要来自于对神经节细胞的记录。所以，对视网膜中信号传递的分析，最初始于它的输出阶段——突触相互作用的最终结果。它直接分析输出环节，既使问题简化，又是捷径。

正如第 1 章所述 (见图 1.16)，视网膜神经节细胞具有同心圆的"给光"和"撤光"感受野。Stephen Kuffler 最先确定了猫视觉系统的感受野组构 [4]。在形成感受野组构中起重要作用的神经节细胞接收的突触输入将在第 20 章论述。Hubel 精辟地对 Kuffler 的这项成就进行了如下的评论：

结果的出乎意料让我特别感兴趣。在 Kuffler 之前，任何人都未能猜到中心－周围感受野会存在，或视神经实际上会忽视弥散光这样的刺激 [5]。

在视觉系统的研究中，主要的创新点在于采用了在选定的视网膜区域内用离散的有界限的光点，而不是均匀弥散光照作为刺激。光照视网膜特定区域的一种常规方法是，将动物麻醉，使它面对一屏幕或电脑显示器，离开一定距离让动物眼睛处于恰当的屈光状态。当光图案照射屏幕或显示电脑控制的视频图像时，它们能良好地聚焦于视网膜的表面 (见图 1.16)。

这种实验思路得到了在简单无脊椎动物鲎眼 [3] 和蛙视网膜 [6,7] 上的先驱性工作的启发。Kuffler 很幸运地选择了猫作为实验对象。若是兔视网膜，情况会更复杂。它的神经节细胞对边缘或特定方向的运动等复杂特性的反应有精细的感受野 [8,9]。蛙和蝾螈等低等脊椎动物也同样复杂 [10]。一个普遍的规律似乎是：动物越好静，其视网膜则越精巧 (D.A. Baylor，私人通讯)。

神经节细胞和外膝核细胞的感受野组构

对视觉系统中特定细胞作记录时，首要任务是找到其感受野位置。一个显著的特点是：

即使在无光照的安静状态下，视觉系统中大多数的神经元也有放电。适宜刺激并不一定要诱发活动，也可以是调制静息放电，使得发放频率升高或减少。

图 2.5 显示在轻度麻醉状态下，猫视网膜的两种类型神经节细胞对光照的特征性反应。具有"给光"中心的神经节细胞，如图左侧所示，它对被黑暗包围的小光点反应最佳，反应方式与第 1 章介绍的神经节细胞的反应相似（见图 1.16）。图中位于右侧的细胞是"撤光"中心细胞，它对为光包围的小暗点反应最佳。对于图 2.5 中的"给光"中心的感受野，当光完全覆盖中心时，产生最强的反应，而对放电产生最有效的抑制，光则必须完全覆盖整个环形区。当撤去抑制性的光环后，神经节细胞产生最强的"撤光"反应。"撤光"中心

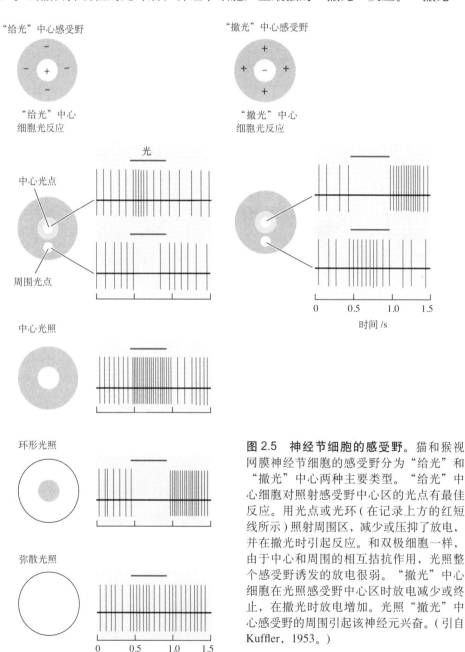

图 2.5　神经节细胞的感受野。猫和猴视网膜神经节细胞的感受野分为"给光"和"撤光"中心两种主要类型。"给光"中心细胞对照射感受野中心区的光点有最佳反应。用光点或光环（在记录上方的红短线所示）照射周围区，减少或压抑了放电，并在撤光时引起反应。和双极细胞一样，由于中心和周围的相互拮抗作用，光照整个感受野诱发的放电很弱。"撤光"中心细胞在光照感受野中心区时放电减少或终止，在撤光时放电增加。光照"撤光"中心感受野的周围引起该神经元兴奋。（引自 Kuffler，1953。）

感受野则具有相反的组构，在圆形的中心区产生抑制。对任意一种细胞，点形的中心和它的周围是相拮抗的。因此，如果对中心和周围同时给予光照，它们趋向于彼此抵消。

外膝核细胞的反应类似于视网膜神经节细胞的反应（参阅图 2.6）[11]。像在视网膜中的情况一样，一个直径约为 0.5 mm 的小光点照射感受野的一部分，远比弥散光更有效地引起细胞的兴奋。而且，同一光点能产生相反的作用，取决于该刺激在感受野中的确切位置。例如，在某一区域，光点在持续照射期间兴奋某一细胞，但只要将光点沿视网膜表面移动不超过 1 mm，就能使"给光"反应转变为抑制性"撤光"反应。与视网膜相似，外膝核细胞也具有"给光"中心和"撤光"中心两种基本的感受野类型。它们的感受野大致也呈同心圆结构。

虽然神经节细胞和外膝核细胞具有非常相似的感受野组构，但它们并不完全相同。例如，视皮层第 6 层有下行纤维投射到外膝核神经元，并调制它们的放电；然而，并没有类似的下行输入抵达神经节细胞。此外，在感受野的特性方面也存在微妙的差别，如外膝核细胞对弥散光照更不敏感。一个普遍的问题是：丘脑（包括外膝核）在将信息传递到皮层的过程中所起的确切作用仍不完全清楚[12,13]（见第 21 章）。

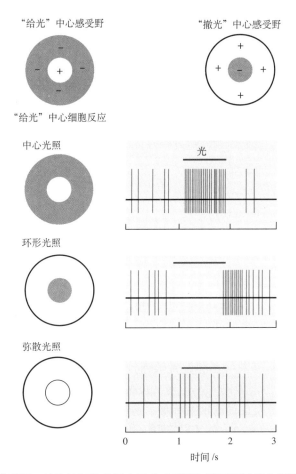

图 2.6　外膝核细胞的感受野。外膝核细胞的同心圆式感受野与视网膜神经节细胞类似，包括"给光"中心和"撤光"中心两种类型。图中所示的反应来自猫外膝核的一个"给光"中心细胞。反应上方的红短线示光刺激。由于中心区和周围区的相互拮抗作用，覆盖整个感受野的弥散光在该细胞仅引起微弱的反应（最下方的记录），比图 2.5 所示的视网膜神经节细胞的反应更弱。（引自 Hubel and Wiesel，1961。）

感受野的大小

相邻的神经节细胞从十分相似但并不完全等同的视网膜区域接受信息[14]。在视网膜上甚至 0.1 mm 直径的小光点，也覆盖许多神经节细胞和外膝核细胞的感受野。其中一些为抑制性的，另一些为兴奋性的。在整个视觉系统中，处理相关信息的神经元均聚集在一起。在感觉系统中，这意味着处理表面特定区域信息的中枢神经元，能在短距离内相互作用。这似乎是一种经济的结构安排，因为它节省了长的通讯线，并简化了连接的形成 (见第 3 和第 20 章)。因为视网膜的相邻区域与相邻的外膝核细胞建立连接，所以相邻神经元的感受野的大部分发生重叠[15]。猫视网膜的中央区 (具有小感受野中心的视网膜区域) 和猴视网膜中央凹两者均投射至外膝核各层的较大部分；通过功能性磁共振成像 (fMRI) 技术已发现在人类也具有相似的分布[16]。用于视网膜周围的皮层区域较少。中央凹在皮层的广阔的代表区反映了中央凹高密度感受器对高敏锐度的视觉是必需的。

此外，神经节细胞、外膝核细胞或皮层细胞感受野的大小，取决于它在视网膜 (或视野) 中的位置。视网膜中心区的神经节细胞，比周边区细胞有更小的感受野中心；视锐度最高的中央凹的神经节细胞感受野最小[17]。这种"侏儒型"神经节细胞感受野的"给光"和"撤光"中心区由单个视锥提供输入，因此其直径仅约 2.5 μm，对应于 0.5 min 的弧度，即比一个英文句点还小。请注意，感受野可以用视网膜上的尺寸大小来描述，也可以用对应于刺激的弧度来描述。对于人眼而言，视网膜上的 1 mm 相当于约 4°。作为参考，月亮在视网膜上的像直径为 0.125 mm，相当于 0.5° 或 30 min 的弧度。

在躯体感觉系统，对应于精细的分辨有类似的感受野大小和空间尺寸的分级。对施加在指尖皮肤的精细触刺激有反应的脑高级感觉神经元的感受野，与上肢皮肤感觉神经元的感受野相比要小得多 (第 21 章)。要辨别物体的形状，我们使用指尖和中央凹，而不是使用较低分辨率的感受器表面区域。

神经节细胞和外膝核细胞的分类

与"给光"和"撤光"中心感受野这种一般模式相重叠，猴视网膜的神经节细胞能分成 M 型和 P 型两种主要类型。这种分类兼考虑解剖和生理的标准。"M"和"P"术语，是基于这些神经元向外膝核转而向皮层的解剖投射[18](第 3 章)。P 型神经节细胞投射到外膝核背侧的 4 层小细胞 (parvocellular division，**小细胞层**)，而 M 型神经节细胞则投射至腹侧的 2 层较大细胞 (magnocellular division，**大细胞层**)。第 3 章将介绍 M 和 P 通路中神经元的特性在视觉系统的相继层次如何得以保留。简言之，P 型神经节细胞有小的感受野中心、高的空间分辨率，并对颜色和位置敏感。P 型细胞提供高对比度时精细的细节信息。M 型细胞的感受野比 P 型细胞的大，对对比度的微小变化和运动更敏感。M 型细胞发放频率较高，且冲动沿其较大直径的轴突传导，速度较快。猫没有色觉，神经节细胞的分类不同，分为 X、Y 和 W 细胞[15]。X 和 Y 细胞的特性在某些方面与 P 和 M 相对应，但仍有较大差别，两种分类不能交换使用。

神经节细胞和外膝核细胞传递何种信息？

具有同心圆感受野的神经节细胞和外膝核细胞的最显著特征是，它们携带了不同于初级感受器的信息。因为它们在不同背景光水平下有相似的反应形式，所以它们并不传递绝对照明水平的信息。它们摒弃了像照相底版或光度计一样工作的光感受器的许多信息，而是通过比较中心和周围的光照程度，测量感受野中的差异。它们似乎被设计为对同时对比进行编码，而忽略总体照明的逐渐变化。它们精细地调谐于检测这样的对比，如横贯感受野拮抗区的像的边缘。第 17 和第 20 章将介绍对弥散光照确实有反应的一类视网膜神经节细胞，但它们并不向视皮层投射，也不在形状知觉中起作用[19]。

　　Baylor、Meister 及其同事在虎蝾螈上的实验提示，神经节细胞放电的时序特性也能对空间分辨有作用[20,21]。在前面的讨论中，各神经元的脉冲串是作为分开的传输线来处理的，通过这些传输线脑对视觉输入进行分析。然而，两个细胞放电的同步也可能是另一个变量。高级中枢能利用对同步化程度的分析来获取从两个神经节细胞的各自发放中所不能得到的视网膜上的光照信息。

■专题 2.1　探索皮层的策略

　　1953 年，Stephen Kuffler 对哺乳动物视觉系统进行了开创性的实验性分析[4]，他研究了感受野的构组和猫视经信号的含义。随后，通过 Hubel 和 Wiesel 的一系列完美实验和大量创新工作，提出了一条从发出信号到产生感觉的清晰而连贯的脉络。

　　Hubel 和 Wiesel 所使用的方法是监测单个神经元的活动，这种方法对于研究由大量细胞参与的更高级的功能似乎

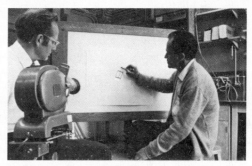

David H. Hubel(左)和 Torsten N. Wiesel 在实验中(约 1969 年)。面对屏幕的猫未显示。

并不合适。当生理学家们只是抽查了脑内数亿个神经元中一个或几个，即总数当中的微不足道的一小部分细胞时，他们有多少机会洞察脑内的复杂活动呢？由于视皮层的主要类型的细胞以重复单元井然有序的方式排列：视网膜上的相邻点投射至皮层表面的相邻点，这一特征使得视皮层的情况得以简化。可见视皮层的设计是这样的：对于监控视野中每个微小的片段都有一套相同的神经分析器。

　　Hubel 和 Wiesel 在 1958 年所面临的问题是，探索视网膜中代表小的、亮的、暗的或有颜色点的信号如何转变成携带关于物体形状、大小、颜色、运动和深度信息的信号。一些现在已成为常规的技术，如光学记录、辣根过氧化物酶注射或脑扫描，在当时尚未应用。一开始，Hubel 和 Wiesel 所面临的是一无所知的问题，为了回答这些问题，他们假设皮层的视觉中枢采用和视网膜中相似的原理来实施其信息处理，只不过在更高的水平而已。值得指出的是，在 Hubel 和 Wiesel 的研究工作开始之初，他们不仅对视皮层神经元如何运作一无所知，而且更糟的是，这一研究领域充斥着一些具有误导性或明显错误的假设，这些假设源于应用强闪光照射眼睛(参阅第 1 章)或皮层损伤的实验。例如，在 1955 年，视皮层的神经元被描述为"给光"、"撤光"、"给光 - 撤光"或 A 型神经元(其对任何刺激均无反应)。开创性工作揭示了能经受

住时间检验的崭新概念，这些工作往往并非从零开始，而是始于一堆混乱的数据。

在 Hubel 和 Wiesel 的分析中，一个关键的策略是模拟自然条件下发生的刺激。例如，用有边缘、轮廓和简单的图形刺激眼时，揭示了新的组构特征，这些特征在仅用不具形状的亮闪光刺激时不可能检测到。Hubel 和 Wiesel 成功的另一个关键是，他们并不简单地只研究什么刺激引起一个特定神经元的反应，而是研究什么才是最有效的刺激。在视觉系统中的不同层次对这一问题的探索，产生了许多意想不到的重要结果。他们早期的文章显示，初级视皮层简单细胞和复杂细胞的感受野构成了模式识别的初始阶段。

皮层感受野

皮层神经元的反应与视网膜神经节细胞以及外膝核神经元一样，发生在一种持续活动的背景上。人们总是观察到，弥散光照射视网膜并不显著地影响皮层神经元的放电。皮层神经元对弥散光近乎完全不敏感，是视网膜和外膝核中已作讨论的过程的一个更显著的特征，其原因是皮层神经元的感受野中兴奋区和抑制区的拮抗作用是完全匹配的。皮层神经元的放电速率，只有当刺激在视网膜上的位置和形状满足一定要求时才改变。由于大多数皮层神经元的感受野和视网膜、外膝核神经元有不同的构型，因此光点对其通常仅有很小的甚至没有影响。Hubel 在其诺贝尔奖获奖演说中这样描述了他和 Wiesel 首次发现这一基本特性的实验：

我们第一次的真正发现纯属意外。在整整三四个小时里，我们惶惑不已；渐渐地，在刺激周围视网膜中部某处时，我们开始诱发出一些模糊的、前后不一的反应。当我们把有黑点的玻璃片插入眼科镜的斜槽时，突然声音监控器上细胞像机枪一样响了起来。经过一阵忙乱后，我们才意识到发生了什么：细胞对一个黑点没有任何反应，但当玻璃片插入时，它的边缘在视网膜上投射产生一个微弱但轮廓鲜明的阴影，即在亮背景上的一条黑色直线。这就是引起细胞反应所需要的刺激，它要求其朝向在一个狭窄的范围内，这是前所未知的。现在很难追溯并意识到，我们究竟是如何从皮层细胞在动物的日常生活中怎样活动的已有观点摆脱出来的[22]。

循着一系列的线索，Hubel 和 Wiesel 找到了对于各种不同皮层细胞的最适宜光刺激，起先他们把这些细胞的感受野分为**简单** (simple) 和**复杂** (complex) 两类。其中每一类又包括许多亚型和对感知机制有重要意义的变量。与神经节细胞和外膝核细胞的主要区别在于，单个简单细胞和复杂细胞大多受双眼驱动。

简单细胞的反应

大多数的简单细胞位于第 4、第 6 层及第 3 层的深部（图 2.7）。所有这些层都接收来自 LGN 的直接输入（虽然如第 3 章所述，大多数输入都终止于 4C 层）。简单细胞的感受野能用静止的光点绘出，它们表现出一些变异[23～25]。一类简单细胞的感受野包括一个狭长的中心区和两侧的拮抗区。中心区既可能是兴奋性的，也可能是抑制性的。图 2.8 显示用光点绘出的纹状皮层的一个简单细胞的感受野，由于该光点仅覆盖了中心给光区的一小部分，因此它只能微弱地激活中心区。

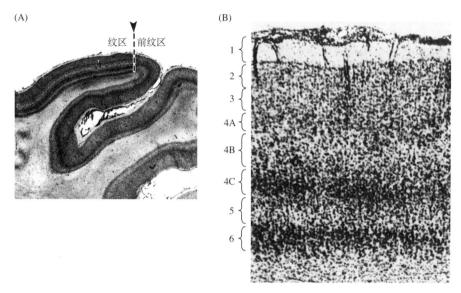

图 2.7　视皮层的构筑。(A) 显示 17 区中清晰的条纹。(B) 恒河猴纹状皮层垂直切片显示不同层细胞。Nissl 染色显示了胞体。来自 LGN 的纤维终止于 4A、4B 和 4C 层。[(A) 引自 Hubel and Wiesel，1972；(B) 引自 Gilbert and Wiesel，1979。]

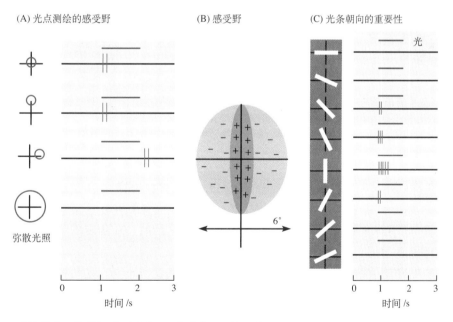

图 2.8　猫纹状皮层简单细胞对光点 (A) 和光条 (C) 的反应。其感受野 (B) 包括一个狭长的中心"给光"区 (+) 和两侧对称的拮抗性"撤光"区 (–)。该细胞的最适刺激是在感受野中心的垂直朝向的光条 [(C) 中自上而下第 5 个反应]，其他朝向的刺激不那么有效或无效。弥散光无效。(A) 和 (C) 中每一记录上方的短线示刺激时程。(引自 Hubel and Wiesel，1959。)

图 2.8(C) 显示的简单细胞对刺激有严格的要求。一个最适宜刺激需要完全覆盖中心区但不超过一定宽度的光条，并且要有一定角度的朝向。照射周围区压抑正在进行的活动，或减弱同时作中心刺激时的兴奋效率。和用光点测试所预期的一样，一条垂直朝向的光条是最有效的刺激，即使略有偏移都会导致反应减小。不同细胞的感受野所要求的朝向和位置有很大差异。当旋转刺激朝向或在视野内移动其位置时，将因此激活一群新的简单细胞。各种简单细胞感受野的侧方抑制区和兴奋区的分布可能并不对称，或者它们的感受野可能包括两个面对面的长矩形区，一个是兴奋区，另一个是抑制区。

图 2.9 所示的 4 个感受野均有共同的朝向轴，但在其感受野内部区域分布有所不同。对于图 2.9(A) 所示的感受野，假设视野相当于一个 12 点向上的钟面，那么一个 1 点到 7 点朝向上的狭窄光条刺激能诱发最佳反应。出现在相同位置的两侧明亮的暗带则压抑其自发活动。如图 2.9(B) 和图 2.9(C) 所示感受野形状的细胞，对中心区的暗带有最佳反应。一个左侧亮、右侧暗的边缘，对于图 2.9(D) 所示的感受野是最有效的"给光"刺激，而明、暗区域相反的刺激则能引起最佳的"撤光"反应。对于简单细胞，暗或亮带的适宜宽度大致相应于神经节细胞或外膝核细胞圆饼形感受野中"给光"或"撤光"中心区的直径。因此，感受野在中央凹的皮层细胞与感受野在视网膜周边区的细胞相比，能最佳地为狭窄的刺激条带所激活，相应于中央凹区神经节细胞的较小的感受野。所以，简单细胞的共同特性为：①它们对不侵占其拮抗区的、有适当朝向的刺激产生最佳反应；②静止的条带或光点能用于确定其"给光"区和"撤光"区。

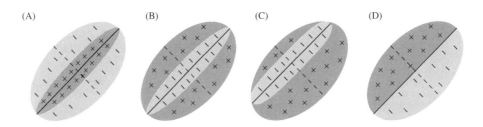

图 2.9 猫纹状皮层简单细胞的感受野。在实验中，对于每一种类的感受野，均可观察到各种可能的朝向。感受野为 (A) 的细胞的最佳刺激是在其中心区的明亮的窄条。对感受野为 (B) 和 (C) 的细胞则是暗的窄条。对感受野为 (D) 的细胞，则是左亮右暗的边缘。如 (C) 所示，感受野存在明显的不对称。(引自 Hubel and Wiesel，1962。)

除了这些特征外，大多数的简单细胞对给予任一眼的相似的视觉刺激都有反应。**双眼融合 (binocular fusion)** 在视网膜或外膝核中不可能存在，而最初在视皮层中出现。图 2.10 显示用水平朝向的光条照射猫左侧或右侧视网膜的相同区域时，在猫视皮层的一个简单细胞上所诱发的反应。

另一个重要的共同特征是，尽管其兴奋区和抑制区的比例不同，这两种作用总是严格匹配，相互抵消有效性，使得弥散光刺激整个感受野时至多引起一个很微弱的反应(图 2.8)。皮层感受野"撤光"区对暗条形刺激并非总是产生反应。对"撤光"区的光照经常只是表现为"给光"区诱发的放电的减弱，尤其是在终端抑制或下面将要描述到的更为精细的感受野的情况下。有合适朝向的运动边缘或条带能非常有效地诱发冲动。虽然皮层细胞有一种特化的机制检测差异，但神经节细胞对点状对比的表征在皮层细胞已转换并扩展为一条线或边缘。期间并未丢失分辨率，而是体现为一种更复杂的模式。

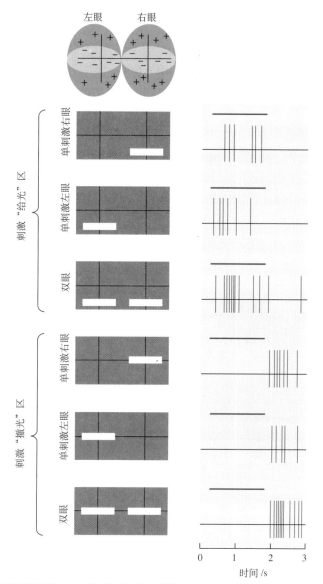

图 2.10　在双眼有相应感受野的皮层简单细胞为双眼激活。同时照射左、右眼感受野相应的"给光"区 (+) 比单刺激一侧更为有效（上 3 条记录）。同样，刺激双眼"撤光"区 (−)，相互增强"撤光"反应（下 3 条记录）。相反，用于深度感知的细胞的感受野在双眼中处于不同的视野位置。这类细胞要求刺激条带比聚焦平面更远离或更靠近眼睛。（引自 Hubel and Wiesel, 1959。）

　　对于大细胞通路的功能之一——深度感知，存在另一种感受野的双眼特化，即焦平面之外的物体成像在两侧视网膜的有差异的部位 [23,26]。在初级和联合视皮层已发现一些具有符合双眼细胞深度感知能力的特征的神经元。对于这样的细胞，最佳刺激是位于焦平面前方的（对某些细胞而言）或焦平面后方的（对另一些细胞而言）合适朝向的光条。在聚焦平面上，不管光条仅刺激一侧眼或另一侧，还是刺激双侧眼，均不能诱发冲动。这些细胞所要求的是在两侧视网膜上的位置的差异。像这样的深度感知可能产生于更高级的皮层区域。例如，在视觉联合皮层 V5 区或颞中叶 (MT，参阅第 3 和第 23 章)，已发现有相似的双眼视差偏好的成簇神经元存在 [27]。接受过训练的猴，当电刺激这样一簇神经元时，如预测的那样，深度感知会发生改变。

简单感受野的生成

1962 年，Hubel 和 Wiesel 曾提出一个组构图来解释皮层感受野的起源[24]。这一概图的优点在于，利用了已知的机制来解释一个神经细胞怎样选择性地对一种视觉图案（如激活简单细胞的有朝向的线条）作出反应。他们提出，简单细胞的行为仿佛是建立在大量外膝核细胞的感受野的基础上[24]。这一想法示于图 2.11，在图中，与一个皮层细胞相连的若干外膝核神经元的感受野以某种方式排列起来，使得适当朝向的光条通过它们中心时，能强烈地激活所有这些细胞。如果光条被拉宽，或向任何一侧略有移位，它就会落在每一个细胞的抑制周围区，从而减弱或停止细胞的兴奋性输出。来自这些外膝核神经元输入的会聚，将导致皮层神经元的最佳刺激是恰为此朝向的光条。

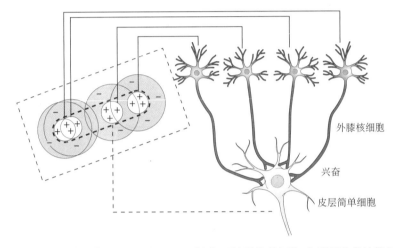

图 2.11　简单细胞感受野的形成。Hubel 和 Wiesel 提出了解释简单细胞感受野形成的假设。简单细胞的狭长感受野，由许多外膝核细胞（仅显示了 4 个）输入的会聚而形成，这些细胞的同心圆式感受野在视网膜上排列成一条直线。（引自 Hubel and Wiesel，1962。）

这样的连接是 Hubel 和 Wiesel 所假设的最简单的方式，可用以解释朝向选择性，即外膝核的神经支配模式本身决定了皮层神经元的反应特征。这组成了一种前馈机制。另一种假设为，皮层内的连接和侧向抑制导致了感受野朝向的锐化，这是由于侧向存在的刺激或不适宜的朝向刺激引起的兴奋性的压抑，也由于对反差的敏感性的低下。

Hubel 和 Wiesel 不可能直接对这两种假设进行鉴别，因为他们当时全是用细胞外电极进行记录。进行和维持胞内记录，同时不引起细胞损伤要困难得多。但胞内记录有个优点：不像胞外记录，应用胞内记录可以评估来自各种传入到达一个细胞的兴奋性和抑制性突触的效能及来源。这样就能选择性地刺激来自外膝核或皮层到一个神经元的纤维，并直接观察其效应。

Ferster 及其同事的研究更进了一大步，他们详细分析了感受野如何通过其接收的输入而形成。应用细胞内微电极，他们在单个简单细胞和复杂细胞上成功地进行了记录[28~30]。图 2.12 显示一个简单细胞对垂直方向光条的特异性反应。在这样的记录中，能观察到视刺激所诱发的突触电位，它们是由外膝核轴突以及皮层内连接的递质的释放所引起的。这些实验显示，在合适朝向刺激时，膝状核的直接输入引起的皮层兴奋性电位叠加起来，幅度增加。如果确实存在图 2.11 所示的排列，这样的情况是可以预期的。

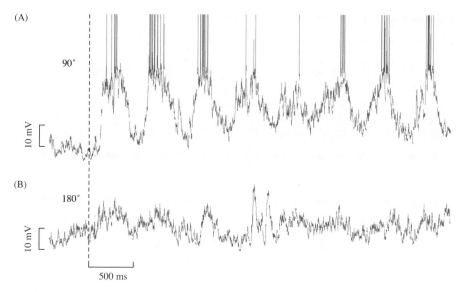

图 2.12 麻醉猫初级视皮层简单细胞的胞内记录。(A) 重复给予垂直朝向 (90°) 的视刺激，细胞显示出强烈的去极化、清晰的兴奋性突触电位和动作电位的发放。(B) 给予水平朝向相似的刺激不能使细胞产生去极化。刺激是运动光栅，在每一记录起始处虚线所代表的时间点施加运动光栅。(引自 Lampl et al., 2001。)

图 2.13 显示局部冷冻皮层的作用[31]。这种操作消除了来自皮层内连接的所有多突触的活动，而仅留下完好的来自外膝核的输入，因此只有直接的单突触的外膝核输入持续存在 (尽管其电位变慢、幅度减小)。如图 2.13(B) 所示，即使皮层内的后反应峰消失，但朝向选择性仍然存在。虽然外膝核神经元的输入模式足以引起视皮层简单细胞的朝向选择性，但皮层内兴奋性和抑制性的连接也对此提供了进一步的调制。对简单细胞的胞内记录显示，光照感受野周围的 "撤光" 区诱发抑制性突触电位，这将有助于锐化朝向选择性，并在视觉对比变化时保持朝向调谐性，但对于它们自身 "给光" 和 "撤光" 区的形成却并不重要。

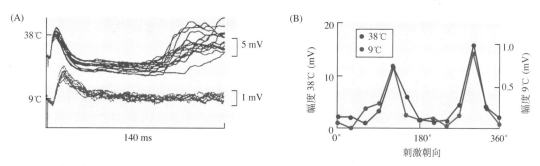

图 2.13 冷冻皮层对于简单细胞反应的作用。(A) 在 38℃时，电刺激外膝核在简单细胞引起具有短潜伏期 (单突触) 的突触电位，在 9℃时这些电位变得更小、更慢。注意，冷却消除了长潜伏期 (多突触) 信号。(B) 视刺激的朝向调谐在两种温度下是相似的，这与简单细胞感受野仅由外膝核输入决定，而不需皮层内反馈的假设是一致的。(引自 Ferster, Chung and Wheat, 1996。)

在应用小光点测出简单细胞感受野后，进行胞内记录[30] 和交互相关分析[32～34]。这些分析使人们有可能预测，一个简单细胞的感受野的组构如何使其能对特定的朝向和运动的方向作出反应 (见下文)。

复杂细胞的反应

从对视皮层各神经元的记录中发现，除简单细胞外，另有一些神经元（称为复杂细胞）的反应很不一样。它们主要分布于第 2、3、5 层，与简单细胞有两个共同的重要特点：①全视野光照是无效的；②要求明、暗界线有特异的朝向轴。复杂细胞的反应参见图 2.14。与简单细胞相同，复杂细胞在两侧视网膜的相应区域有等同的感受野（见图 2.10）。然而，在简单细胞所观察到的对刺激的精确的位置要求，在复杂细胞却并不严格。此外，用小光点刺激不再能测出明确的"给光"区和"撤光"区。只要有合适朝向的刺激落在感受野边界内，大多数的复杂细胞就会产生如图 2.14 所示的反应。在这个例子中，4 个不同位置的垂直边缘均引起近乎相等的反应，其他朝向的刺激则无效。使刺激长度超出感受野范围则没有作用。因此，复杂细胞所产生的信号的意义与简单细胞显著不同，简单细胞把一个有朝向的光条定位在感受野中的特定位置，而复杂细胞的信号所表示的是关于朝向的抽象概念，与其位置并不严格相关。

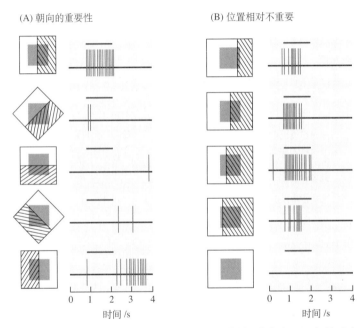

图 2.14　**猫纹状皮层复杂细胞的反应**。复杂细胞对位于其感受野（蓝色方形）中的垂直边缘有最佳反应。(A) 对于左侧亮右侧暗（斜线）的边缘，该细胞呈给光反应（第 1 个记录），相反则呈撤光反应（第 5 个记录），非垂直朝向的刺激则效果差。(B) 边界在感受野中的位置并不重要，但对整个感受野的光照并不能引起反应（最下方的记录）。（引自 Hubel and Wiesel，1962。）

对运动刺激的反应

许多简单细胞和复杂细胞都对有一定宽度和精确朝向的运动的边缘或狭条有最强的反应。某些细胞只对在一个方向上的运动有反应。如图 2.15 所示，向下运动的光条比向上运动的光条能诱发出强得多的反应；下方的记录显示，光条的朝向依然很重要。这样的方向选择性是复杂细胞中常见的共同特征。还发现了另一些对刺激有更高要求的复杂细胞，尤其在其他皮层区（参阅第 3 和第 23 章）。同样，通过胞内记录对视觉刺激诱发的突触电位的分析，可以解释这样的运动敏感性在皮层神经元是如何实现的[30]。

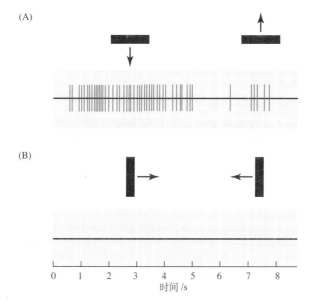

图 2.15　猫视皮层复杂细胞的运动方向选择性。(A) 细胞对水平光条的向下运动反应活跃，而对水平光条向上的运动反应很弱。(B) 垂直朝向的光条在同一细胞不能诱发动作电位的发放。(引自 Hubel and Wiesel，1962。)

对有终端的线条有反应的皮层神经元

　　某些简单细胞和复杂细胞具有另一个有意思的特征，即它们要求光条或边缘不能超越一定长度[25,35]。同样，刺激的朝向和运动的方向都很重要。图 2.16 显示一个细胞对倾斜朝向的光条有最佳反应，当拉长这一光条超过某一最佳长度时，它的刺激有效性减弱，好像其感受野 (图 2.16 虚线中部分) 两侧都存在着额外的"撤光"区，适宜图形的光落在这些区域内会压抑放电。然而，感受野外的弥散光照并不减弱反应，因此，它本身不是传统意义上的"撤光"区，这一特性称为**终端抑制或终端终止** (end inhibition or end stopping)。

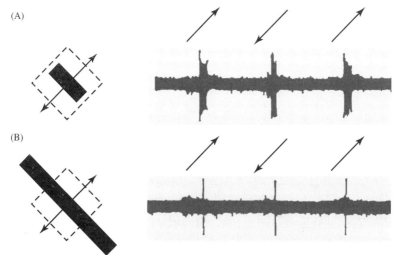

图 2.16　猫视皮层第 2 层的复杂细胞对短光条反应产生的动作电位。(A) 倾斜朝向的短光条向上或向下运动时，神经元放电。(B) 然而，当用相同朝向、在相同方向上运动的长光条时，细胞几乎无反应。因此，该细胞能辨认出有端点的边缘，这就是所谓的"终端抑制"特征。(引自 Hubel and Wiesel，1968。)

　　因此，对于这类复杂细胞，其最佳刺激应为具有一定长度、有合适朝向并在特定位置中断的光条或边缘。细胞若要有反应，则要求在视觉图像上有一些不连续的特征。需要强调的是，Hubel 和 Wiesel 的一个主要成就在于他们清楚地显示，一个特定的神经元要求有这种特别的刺激才能使之放电。

　　神经元要求有端点的线条这一特性为临床上观察称为"填空现象"(completion pheno-menon) 的患者提供了线索，这种现象发生于视网膜或皮层发生小面积损伤而产生盲区时。在这种情况下，投射到视网膜上物体的外形或形状会在视野相应于损伤的部位出现一个空白区。然而，当这样的受试者看到条纹墙纸 (图 2.17)、直线或斑马线时，他们看到的图案是连续的，在盲区并不出现空白。

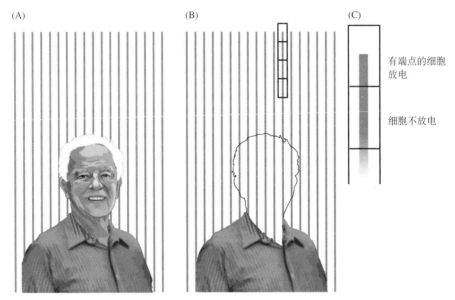

图 2.17　填空现象。(A) 一名受试者看坐在条纹墙纸前的朋友头部时的视野。(B) 发生偏头痛时，视野中出现一个小盲区，但条纹连续，盲区并不出现空白。一个可能的解释是，在细胞水平上，在正常情况下有端点神经元处于静息状态，但在视野的顶部和底部，由于线条中止，故细胞放电 (C)。

复杂细胞感受野的形成

　　与皮层简单细胞的感受野能由外膝核的传入会聚生成一样，皮层复杂细胞的感受野也可能由简单细胞的感受野综合生成 [24,36]。图 2.18 是一个假设的复杂细胞，它对落在其感受野内任何部位的垂直边缘刺激均有反应。之所以如此，是因为边缘刺激无论落在感受野的什么部位，总能穿过一个简单细胞兴奋区和抑制区的垂直边缘。而另一些简单细胞，由于其感受野的两部分均接受均匀的亮或暗的刺激，故不产生反应。覆盖整个感受野的弥散光刺激，由于等同地刺激了感受野的所有组分，所以并不引起反应。

　　我们可以假设，为了引起复杂细胞产生近于最大的反应，在任一刺激位置仅需要一个或几个简单细胞放电。与这一假设相一致，胞内记录的结果显示，复杂细胞接收很少的来自外膝核的单突触输入，而具有长潜伏期的双突触输入则占主导地位，这些双突触输入可能来自皮层简单细胞 [37]。一个有端点的复杂细胞示于模式图 2.18(B)，在图中，两个具有相反突触效应的复杂细胞综合起来，使该细胞产生了检测拐角的特性。

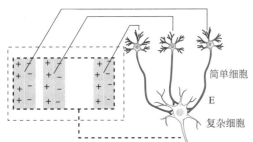
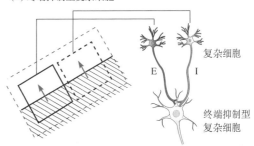

(A) 复杂细胞　　　　　　　　　　　　　　(B) 终端抑制型复杂细胞

简单细胞

E

复杂细胞

复杂细胞

E　　I

终端抑制型
复杂细胞

图 2.18　复杂细胞感受野的形成。(A) 若干对垂直朝向边缘有最佳反应，其感受野位置稍有不同的简单细胞的输入会聚至复杂细胞，使后者对垂直边缘均有良好反应，而不管其落在感受野中何处。(B) 两个复杂细胞均对一定斜度的边缘有最佳反应，但对于终端抑制型复杂细胞，其中一个细胞是兴奋性的，另一个是抑制性的，故一条覆盖两个细胞感受野的边缘 (如图中所示) 是无效的，而局限于左侧的拐角会使之兴奋；E，兴奋；I，抑制。(引自 Hubel and Wiesel，1962，1965b。)

感受野：形状知觉单元

　　所有这些结果倾向于支持等级组构学说，该学说认为，皮层细胞愈益复杂的感受野组构，是由许多适当的输入以有序的方式会聚产生的。这并不意味着，后一级更复杂的感受野仅产生于来自其前一级的综合输入。例如，复杂细胞也能接收来自 LGN 神经元的输入[38]，而且，皮层内视觉神经元之间还普遍存在大量的水平连接[39]。正如前文所提到的，皮层输入可以锐化简单细胞的朝向调谐。尽管如此，Hubel 和 Wiesel 在 1962 年提出的最初的工作假设，仍然为设计新的实验继续提供清晰、出色和合理的概念性框架。

　　表 2.1 总结了视系统相继的不同层次的感受野特征。每只眼都把从视网膜不同大小区域中采集的信息传输到脑。所强调的并不是弥散光或光感受器所吸收的绝对能量，而是视系统通过比较具有相邻感受野的细胞的活动水平，从中抽提其对比信息。在每一更高级的层次，这样的神经计算都定义出更复杂的空间特征。

表 2.1　视系统各级水平的感受野特性

细胞类型	感受野形状	最佳刺激	对弥散光刺激的反应程度	刺激朝向是否重要	感受野内有无明确的"给光"和"撤光"区	细胞是否为双眼驱动	是否选择性地对某一方向的运动有反应
光感受器	⊕	光	好	否	无	否	否
神经节细胞	⊖⊕⊖	覆盖中心的小光点或窄条	中等	否	有	否	否
外膝核细胞	⊖⊕⊖	覆盖中心的小光点或窄条	弱	否	有	否	否
简单细胞 (限于第 4 和第 6 层)		窄条或边缘 (某种端点抑制的)	无效	是	有	是 (第 4 层除外)	部分
复杂细胞 (第 4 层之外)	↑	条形或边缘	无效	是	无	是	部分
终端抑制型复杂细胞 (第 4 层之外)	↑	有端点的线或边缘；尖角或拐角	无效	是	无	是	部分

考虑一下由图 2.19 所示的方形光斑所产生的信号类型，那就容易理解上述过程。感受野在该方形光斑内的视网膜"给光"中心神经节细胞会增加放电（至少在开始时），而"撤光"中心细胞受压抑。然而，受最强刺激的是那些处在最大对比处的细胞，也就是那些感受野中心正好位于明暗区的边界邻近处的细胞，这些细胞的抑制区被激活的程度有限。LGN 的神经元以相似的方式活动。感受野完全位于方形之内或之外的皮层细胞不产生任何信号，因为弥散光对它们并不是有效的刺激。仅有那些感受野朝向与刺激方形的水平或垂直边缘相一致的简单细胞才被激活。

照射在视网膜上的光

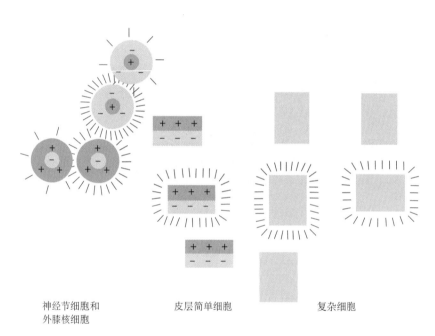

神经节细胞和　　　　　皮层简单细胞　　　　　复杂细胞
外膝核细胞

图 2.19　神经元对图形刺激的反应。 当一方形光斑刺激视网膜时，产生信号的细胞主要是感受野落在方形边界邻近处的神经节细胞和外膝核细胞，而不是落在均匀明、暗中的细胞。细胞的感受野正好位于方形的四个拐角上将产生最佳反应。有适当感受野位置（位于边缘或拐角处）和朝向选择性的简单细胞及复杂细胞也有反应，而感受野不在刺激边界上或没有适当朝向的细胞则不反应。每一感受野周围的放射线数表示活动的水平。

对于要求有适当朝向的条形或边缘的复杂细胞，也可进行相似的讨论。终端抑制型简单细胞或复杂细胞能检测方形的拐角或有端点的线条。然而，由于眼球连续作小的跳跃型眼球运动（参阅第 24 章），两者间存在一个重要的差别。这些眼动虽并不感知为运动，但对于防止眼球注视时的光感受器适应却是必不可少的。每次"微扫视"都会使具有完全相同朝向，但在感受野的位置上略有差异的一群新的简单细胞开始活动。然而，对那些"看到"方形的复杂细胞来说，有适当朝向的边界可以出现在感受野中的任何位置。因此，只要位移很小，且不超出感受野的范围，许多类似的复杂细胞在眼球运动过程中将继续放电。

如果上述考虑成立，令人惊奇的结论是，初级视皮层几乎不接收方形内均匀亮度绝对水平的信息，而仅接收那些感受野靠近边界的细胞的信号输入。这一假设得到一个易重复的心理物理实验的支持。一个由于被黑边所围而显明亮的方块，只要增加周围的亮度即可使其看上去是暗的。换言之，我们感知边界处的差异或对比，正是以此标准来判断均匀照明中心区的亮度。

这并不是说总体的亮度被神经系统完全忽略了。例如，我们确实知道房间是暗的还是亮的，并且眼睛瞳孔的直径会随周围环境光的强度而发生改变。这一反应依赖于一组特殊的神经节细胞，它们将信号输出至脑部称为视交叉上核的部位，而视交叉上核调节昼夜节律（参阅第 17 和第 20 章）。

Hubel、Wiesel 和许多其他人的工作已清楚地显示，视觉分析的总体上的第一步，是从视网膜中心 - 周围的点状感受野中构筑线条或边缘。在 V1 区，视觉系统开始从视网膜拓扑图中获取形状信息。从这些联系中，我们初步了解了脑是如何"计算"的。但是，从大脑对一条线，甚至是一个拐角的检测这样最初的步骤，到完全的视觉辨认仍有漫长的路。在完全的视觉辨认过程中，形状、颜色、大小和运动等全部综合起来，从而使我们能辨认出一辆车、一头牛或是一个朋友的脸。在第 3 章，我们将描述外膝核和皮层神经元在空间上怎样以高度有序的方式进行排列。

引用 Sherrington 在单个细胞的感受野测定前写的一段话来结束本章是合宜的，不同于 Helmholtz，Sherrington 隐晦的风格使得他那些深奥的原始论文和著作读起来很困难。然而，下面这一段话体现了他对视觉生理的诗意般的洞察力：

我们至今尚未触及所有奇迹中最主要的。这可谓是奇迹之最，虽然熟悉得甚或让人觉得枯燥。这是如此司空见惯，以至于我们总是把它给遗忘了。在清醒的整个白天，当我们看到东西时，眼睛把连续有节律的、微小的、瞬息而逝的电信号流送入脑的神经细胞和纤维的丛林中。在海绵状大脑中，这种由电位变化组成的跳动的电流，空间模式无明显的相似性，甚至在时间关系上虽有相似，但与眼球在其神经纤维转换为电活动之初所摹写的外部世界的二维倒立像也无甚相干。如此形成的电流能影响整群脑细胞。电荷本身并不携带哪怕是最微不足道的视觉单元，诸如"距离"、"右上方"、"垂直"、"水平"、"颜色"、"亮度"、"阴影"、"圆"、"方"、"轮廓"、"透明"、"混浊"、"近"、"远"或其他任何视觉的信息。但我们的大脑中却魔术般地显示出所有这些特性。当我环顾四周时，脑中的一阵微小电流流动就为我呈现出景色、高处的城堡，或我们的朋友的脸以及他离我有多远。接受了这些信息后，我走上前去，我的其他感觉证实他确实在那儿[40]。

小结

■ 视觉系统中神经元的感受野指的是视野内或视网膜的某一区域，光照这一区域能增强或抑制该神经元的信号。

■ 对于视觉系统的分析，一个重要的策略是确定每个神经元最适宜的光照刺激模式。

■ 视网膜神经节细胞和外膝核细胞，对被黑暗包围的小光点或被光亮包围的暗点形成的反差有最佳反应。

■ 神经节细胞和外膝核细胞对弥散光的反应很小。

■ 纹状皮层 V1 区的简单细胞对有朝向的亮

或暗的条带有反应。其感受野可由光点
刺激所确定，它们似乎是由外膝核相邻
的中心–周围感受野所组成的。
- 纹状皮层的复杂细胞也对有朝向的条带
或边缘有反应。复杂细胞的感受野由许
多感受野相邻的简单细胞的会聚形成，
但不能由光点来确定。

- 简单细胞和复杂细胞对运动的条带或边
缘有反应。
- 有一个附加的抑制区可确定简单细胞或
复杂细胞最适刺激的长度，此时所产生
的现象即谓之终端抑制现象。这些细胞
提供了线条在何处终止或拐角所在位置
的信息。

（郑 超 译；钟咏梅 杨雄里 校）

参 考 文 献

1　Conley, M., Penny, G. R., and Diamond, I. T.1987. *J. Comp. Neurol.* 256: 71-87.

2　Ichida, J. M., and Casagrande, V. A. 2002. *J. Comp. Neurol.* 454: 272-283.

3　Hartline, H. K. 1940. *Am. J. Physiol.* 130: 690-699.

4　Kuffler, S. W. 1953. *J. Neurophysiol.* 16: 37-68.

5　Hubel, D. H. 1988. *Eye, Brain and Vision.* Scientific American Library, New York.

6　Maturana, H. R. et al. 1960. *J. Gen, Physiol.* 43: 129-175.

7　Barlow, H. B. 1953. *J. Physiol.* 119: 69-88.

8　Barlow, H. B., Hill, R. M., and Levick, W. R. 1964. *J. Physiol.* 173: 377-407.

9　Oyster, C. W., and Barlow, H. B. 1967. *Science* 155: 841-842.

10　Baccus, S. A. et al. 2008. *J. Neurosci.* 28: 6807-6817.

11　Hubel, D. H., and Wiesel, T.N. 1961. *J. Physiol.* 155: 385-398.

12　Sherman, S. M. 2007. *Curr. Opin. Neurobiol.* 17: 417-422.

13　Guillery, R. W. 2005. *Prog. Brain Res.* 149: 235-256.

14　Borghuis, B. G. et al. 2008. *J. Neurosci.* 28: 3178-3189.

15　Yeh, C. I. et al.2009. *J. Neurophysiol.* 101: 2166-2185.

16　Kastner, S., Schneider, K. A., and Wunderlich. K. 2006. *Prog. Brain Res.* 155: 125-143.

17　Balasubramanian, V., and Sterling, P.2009. *J. Physiol.*587: 2753-2767.

18　Malpeli, J. G., Lee, D., and Baker, F.H. 1996. *J. Comp. Neurol.* 375: 363-377.

19　Fu, Y. et al. 2005. *Curr. Opin. Neurobiol.* 15: 415-422.

20　Meister, M., Lagnado, L., and Baylor, D. A. 1995.*Science* 270: 1207-1210.

21　Gollisch, T., and Meister, M. 2008. *Science* 319: 1108-1111.

22　Hubel, D. H. 1982. *Nature* 299: 515-524.

23　Hubel, D. H., and Wiesel, T.N. 1959. *J. Physiol.* 148: 574-591.

24　Hubel, D. H., and Wiesel, T.N. 1962. *J. Physiol.* 160: 106-154.

25　Hubel, D. H., and Wiesel, T.N. 1968. *J. Physiol.* 195: 215-243.

26　Barlow, H. B., Blakemore, C., and Pettigrew, J. D. 1967. *J. Physiol.* 193: 327-342.

27　DeAngelis, G. C., Cumming, B. G., and Newsome, W. T 1998. *Nature* 394: 677-680.

28　Ferster, D., Chung, S., and Wheat, H. 1996. *Nature* 380: 249-252.

29　Finn, I. M., Priebe, N. J., and Ferster, D. 2007. *Neuron* 54: 137-152.

30   Priebe, N. J., and Ferster, D. 2008. *Neuron* 57: 482-497.

31   Lampl, l. et al. 2001. *Neuron* 30: 263-274.

32   Alonso, J. M., et al. 2006. *Prog. Brain Res.* 154: 3-13.

33   Alonso, J. M. 2009. *J. Physiol.* 587: 2783-2790.

34   Alonso, J. M. 2002. *Neuroscientist* 8: 443-456.

35   Pack, C. C.et al. 2003. *Neuron* 39: 671-680.

36   Hirsch, J. A., and Martinez, L. M. 2006. *Trends Neurosci.* 29: 30-39.

37   Finn, I. M., and Ferster, D. 2007 *J. Neurosci.* 27: 9638-9648.

38   Martinez, L.M., and Alonso, J.M. 2001. *Neuron* 32: 515-525.

39   Stettler, D. D. et al. 2002. *Neuron* 36: 739-750.

40   Sherrington, C. S. 1951. *Man on His Nature*. Cambridge University Press, Cambridge.

建 议 阅 读

一般性综述

Alonso, J. M. 2009. My recollentions of Huble and Wiesel and a brief review of functional circuitry in the visual pathway. *J. Physiol.* 587: 2783-2790.

Guillery, R. W. 2005. Anatomical Pathways that link perception and action. *Prog. Brain Res.* 149: 235-256.

Hubel, D. H., and Wiesel, T. N. 2005. *Brain and Visual Perception*. Oxford University Press, NY, USA.

Priebe, N. J., and Ferster, D. 2008. Inhibition, spike threshold, and stimulus selectivity in primary visual cortex. *Neuron* 57: 482-497.

原始论文

Finn, I. M., and Ferster, D. 2007. Computational diversity in cmplex cells of cat primary visual cortex. *J. Neurosci.* 27: 9638-9648.

Hubel, D. H., and Wiesel, T. N. 1959. Receptive fields of single neurones in the cat's striate cortex *J. Physiol.* 148: 574-591.

Hubel, D. H., and Wiesel, T. N. 1968. Receptive fields and functional architecture of monkey striate cortex. *J. Physiol.* 195: 215-243.

Kuffler, S. W. 1953.Discharge patterns and functional organization of the mammalian retina. *J. Neurophysiol.* 16: 37-68.

Lampl, I., Anderson, J. S., Gillespie, D. C., and Ferster, D. 2001. Prediction of orientation selectivity from receptive field architecture in simple cells of cat visual cortex. *Neuron* 30: 263-274.

Stettler, D. D., Das, A., Bennett, J., and Gilbert, C. D. 2002. Lateral connectivity and contextual interactions in macaque primary visual cortex. *Neuron* 36: 739-750.

■ 第3章
视皮层的功能构筑

　　具有相似特性的垂直排列的神经元群，在整个视皮层的深度上，系统地组织起来。每个神经元群接收视野中一个小区域的信号输入，使视野中这一区域映射于视皮层上。然而，映射图本身并不能使我们深入了解视皮层的功能构筑，为此目的，我们还需要知道，对特定视觉刺激产生反应的那些神经元在三维空间里是如何排列的。关于视皮层结构的详细信息，对于了解大脑如何处理视觉信息至关重要。初级视皮层 (V1) 的 6 层细胞具有特异的组构特点：外膝核的传入纤维绝大部分终止在第 4 层，而在上部（第 2、3 层）和深部（第 5、6 层）的神经元，则接收来自皮层的输入，并投射至其他层或其他区域。为右眼或左眼优先驱动的神经元群组成**眼优势柱** (ocular dominance column)。对相似角度的线条和边缘有优先反应的神经元群组成**朝向柱** (orientation column)。眼优势柱和朝向柱是在用电极穿刺视皮层时，通过记录一系列皮层细胞的电活动而首先发现的。它们也可以通过显示活动脑区的光学技术在活体动物皮层直接观察到。尽管视皮层的组构呈片状（对于眼优势）或风车状（对于朝向），而非窄柱形，但是"柱"字至今仍在使用。每一个柱中的所有皮层细胞作为一个功能模块，对来自视野中某一位置的输入进行处理，并将处理后的信息传递至其他区域。在一个柱中，神经元的感受野的位置在贯穿皮层纵深是相同的。

　　具有不同特性的外膝核的神经元向视皮层的不同区域提供信号。大细胞轴突（M 通路，对运动、反差、深度敏感）比小细胞轴突（P 通路，对位置、颜色敏感）终止于第 4 层更浅表的位置。另一方面，外膝核 K 细胞轴突 (K 通路，对短波长敏感) 投射至第 4 层以外的细胞群，称为斑块 (blob)。这些结构是用细胞色素氧化酶染色法首先揭示的。虽然在视觉通路中 M 通路、P 通路和 K 通路有混合，但一些特征，如颜色和运动，是分开进行分析的。这一现象不仅为生理学记录所显示，也为脑部损伤的实验事实所证实：当损伤脑的某一区域时，会导致一种特征（如颜色）选择性地丧失，而不是视觉图像质量的整体降低。

　　在第 2 章中，我们讨论了从视网膜到初级视皮层的信息流，描述了视觉刺激对愈益高级的皮层细胞的影响。这种研究途径，为我们在细胞机制上初步分析视野内每一处的形状和运动提供了一种认识。现在我们的任务是阐明神经元在空间中是如何组织起来的，从而行使它们在视觉通路 (图 3.1) 中的功能。在本章中，我们首先研究信号如何从双眼传递到视皮层，皮层细胞如何按其生理功能分群。其次，我们将讨论视皮层以平行通道分析运动和颜色信息的证据。最后，我们介绍初级视皮层外的视觉区对视信号在更高水平上处理的几个例子，这个主题将在第 23 章中详述。

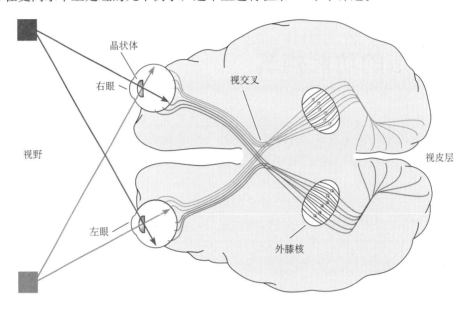

图 3.1 视觉通路。每个视网膜左侧用红色显示，投射至左侧外膝核。所以，左侧视皮层只接受视野右半部的信息输入。

从第 1 章和第 2 章中可知，有关视皮层结构的知识显然不是一种可以一撇而过的、枯燥的说教。这种知识对于了解视景的不同侧面 (如形状、颜色、深度和运动) 在视皮层中如何编码是至关重要的。本章中，我们将描述视觉结构的一个显著特征。这个关于大脑在解剖学上如何构造的显著特征，是通过在单细胞 (一次一个细胞) 上进行的一系列生理学记录而首次得到的，它是一个全新而又令人意想不到的发现。Hubel 和 Wiesel 曾回忆道："……就像要用一把指甲剪去修剪后院的草坪一样，用一维空间的武器去攻克三维空间的难题同样是一项单调乏味而又令人沮丧的工作"[1]。

我们将显示，在视网膜向视区 1(V1) 是点对点的投射：在此视网膜区域映射图 (retinotopic map) 中，两眼输入会合后进行分选，进入眼优势柱。这些功能柱由对某一侧眼 (左眼或者右眼) 产生更佳反应的神经元群组成；在功能柱中，这些神经元垂直地堆叠起来。此外，在视区 1(V1) 中还有其他重要的功能集群，包括朝向柱细胞群 (对某一特殊朝向的线条反应，如垂直的、倾斜的或水平的) 以及对颜色反应的细胞群。如同第 2 章一样，本章的不寻常之处在于不断参考早期的实验，理由是 Hubel 和 Wiesel 的研究工作为此提供了坚实的基础，他们的工作一直被其他人证实、修饰和扩展，但却从未被取代。

视网膜区域映射图

视皮层的每一个区域都有其所代表的视野，视野的这种投射是以一种有序的方式按视网膜区域映射的 [2]。视野相邻区域的图谱以镜面对称的方式取向，遍及皮质脑回 (褶皱)。

这一特点有利于信息交流[3]。在进行单细胞分析的时代之前，映射图是通过用闪光照射视网膜的各部分，用粗电极进行记录而获得的[4]。这些映射图及那些用脑成像技术 [如正电子发射断层扫描 (PET) 和功能性磁共振成像 (fMRI)] 所获得的结果都表明，代表视网膜中央凹区的皮层要比代表视网膜其余部分的脑区大得多。这是毫不奇怪的，因为形状视觉主要由中央凹和近中央凹区高密度的光感受器来实施，这与脸和手有较大的初级躯体感觉皮层的情况相似 (见第 21 章)。视网膜中央凹映射到大脑皮层的枕叶顶端，而周围区则映射至沿枕叶的内表面向前扩展 (图 3.2)[5]。由于眼睛使图像倒转，因此视野上部映射到视网膜下方，进而映射到 V1 区距状裂 (calcarine fissure) 下方；相应地，视野下部却映射到距状裂上方。

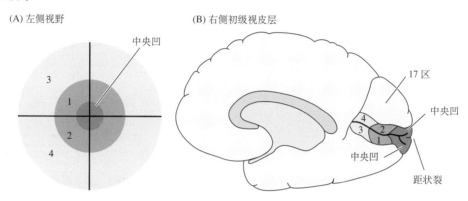

图3.2　皮层视野图谱。(A) 视野被分成中心区 (中央凹区) 和 8 个扇形区。左侧视野映射到右侧初级视皮层。(B) 人的初级视皮层 (17 区) 几乎完全占据了枕叶内面。中央凹区映射到枕叶最后部，而周围区则映射到靠前的位置。中央凹占据的初级视皮层的份额大得不成比例。

从外膝核到视皮层

视网膜到外膝核的输入分聚

外侧膝状核 (LGN)6 个主要的细胞层神经元按其结构和功能的差异而集群。在包括人在内的灵长类中 (如第 2 章中所述)，LGN 的第 6、4、1 层接收对侧眼输入，而第 5、3、2 层接收同侧眼输入[6]。电学记录和多种解剖学方法都显示，每只眼的输入完全分聚于 LGN 的不同细胞层[7,8]。如图 3.3 所示，注射辣根过氧化物酶后的单根视神经纤维，其分支特别清楚地显示了这一点：所有的终末都限定于该眼支配的细胞层，均不越过边界。

LGN 另一个主要的特征是按照神经元的大小来分聚，继而发挥不同的功能。如第 2 章中所述，LGN 中位于深层 (第 1、2 层) 的细胞比第 3、4、5、6 层的细胞大，因此被分别称为大细胞 (M 细胞，具有大的感受野) 和小细胞 (P 细胞，具有小的感受野；见图 3.3)；在第 2 章中已显示这种分类同样适用于视网膜神经节细胞。M 神经元对运动、深度和对比优先反应，而 P 神经元对位置和颜色优先反应。在每一大细胞层和小细胞层中间都存在一个由很小细胞组成的区域，称为层间细胞层或 K 细胞 (koniocellular) 层。K 细胞不同于 M 细胞和 P 细胞，为向视皮层的投射提供了第三条通道。该通道主要和短波长颜色 (蓝光) 信息的输入相关[9,10]。

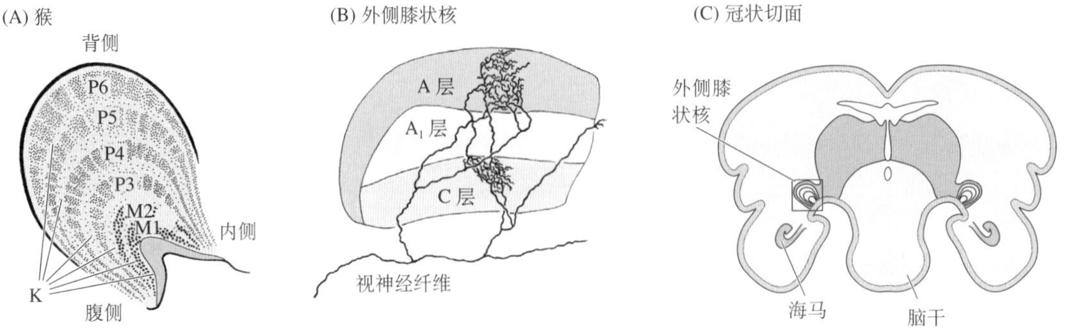

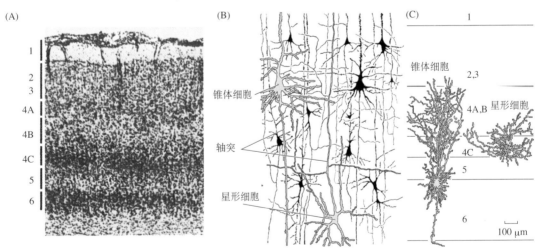

图 3.3　外侧膝状核 (LGN) 的组构。(A) 猴 LGN 主要分为 6 层，定名为小细胞 (P) 层 (第 3、4、5、6 层) 和大细胞 (M) 层 (第 1、2 层)。P 细胞层和 M 细胞层间为 K 细胞层所分开。各细胞层均为单眼所驱动，并且其细胞均有其特化的反应特性。(B) 视神经纤维在猫 LGN 的终末。猫的 LGN 主要分为 3 层。用辣根过氧化物酶注射，标记来自对侧眼的单根 "给光" 中心神经节细胞轴突，其分支终止于 A 和 C 层，而不终止于 A₁ 层。(C) 大脑冠状切面显示 LGN 在灵长类动物大脑中的位置和朝向。[(A) 引自 Hendry and Calkins, 1998；(B) 引自 Bowling and Michael, 1980。]

视皮层的细胞构筑

　　视信息从 LGN 经视放线传至皮层。猴的视放线主要 (但不完全 [11]) 终止于 V1 区。V1 区又称纹状皮层或 17 区，这些术语是基于 20 世纪初的解剖学标准来命名的。V1 区位于枕叶后部 (见图 3.2)，在横切面上能从其特征性的外表辨认出来。在 V1 区的切面上，肉眼便能看到传入纤维束形成清晰的条带 ("纹状" 由此而得名)。图 3.5 显示从外膝核投射到纹状皮层的组构。

　　在皮层的组织切片中，神经元可依据其形状来分类。两类主要的神经元被称为星形细胞和锥体细胞。这些细胞的典型形态示于图 3.4(B) [12]。锥体细胞的轴突长，下行进入白质，离开皮质；星形细胞的轴突则多终止于局部。这两类细胞还有其他方面的差别，如有无具有功能特性的树突棘。皮层还有一些命名独特的皮层神经元 (双花束细胞、枝形吊灯细胞、

图 3.4　视皮层的构筑。(A) 猕猴纹状皮层垂直切片显示不同层细胞。Nissl 染色显示了胞体。来自外膝核的纤维终止于 4A、4B 和 4C 层。(B) 猫视皮层的锥体细胞和星形细胞。用 Golgi 染色的突起大部分呈纵行走向，贯穿整个厚度，而在横向伸展的距离较短。(C) 猫皮层的一个锥体细胞和一个多棘星形细胞经胞内注射辣根过氧化物酶所显示，且在注射之前已记录了它们的光反应活动，表明二者均为简单细胞。[(A) 引自 Hubel and Wiesel, 1972；(B) 引自 Ramón y Cajal, 1955；(C) 引自 Gilbert and Wiesel, 1979。]

篮状细胞和新月细胞)以及神经胶质细胞。这些细胞的特征是，其突起大部分垂直贯穿整个皮层(与表面呈直角，也被称为"纵行走向")。初级视皮层和更高级皮层间，通过成束的轴突穿过细胞层下的白质相联系[13]。

　　皮层的其他区域(视区 2 ~ 视区 5，即 V2 ~ V5) 也和视觉相关。这些区域的确切边界不能简单地从脑的外观来界定，而需要借助若干技术来划分。这些技术包括成像技术、实验性损毁、心理物理学方法和生理学方法[14~18]。我们将说明，不同的视区彼此双向联系，对视觉的特征(如形状、颜色、深度和运动)进行不同类型的分析(见第 23 章)。

皮层的输入、输出和分层

　　正如其他脑区一样，视皮层 V1 区灰质中的神经细胞也明显分为 6 层(见图 3.4)。图 3.5

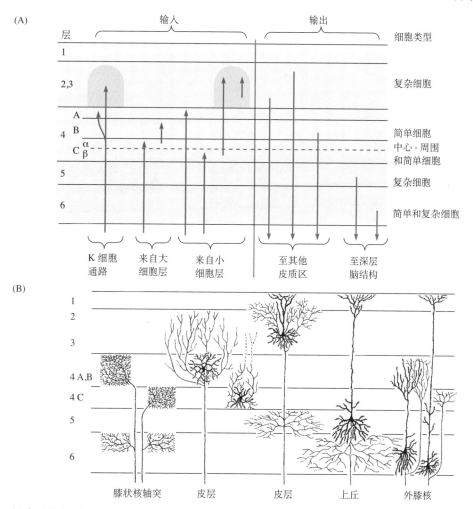

图 3.5　视皮层的连接。(A) 不同细胞层显示有不同的输入、输出和细胞类型。注意来自外膝核的输入主要终止于第 4 层。来自大细胞的输入主要终止于 4Cα 和 4B 层；小细胞层的输入则主要终止于 4A 和 4Cβ 层。简单细胞主要位于第 4、6 层；复杂细胞见于第 2、3、5、6 层，第 2、3 和 4B 层的细胞轴突投射到其他脑区；第 5、6 层的细胞投射到上丘和外膝核。K 细胞通路终止于浅层和被称为"斑块"的结构 [见图 3.11(A)]。(B) 猫外膝核轴突和皮层神经元的主要分支。除了这些垂直连接，许多细胞在一层内还有长的水平连接，走向皮层较远的区域。　[(A) 引自 Hubel, 1988 和 Sinich and Horton, 2005；(B) 引自 Gilbert and Wiesel, 1981。]

的左侧示皮层的输入。来自外膝核的传入纤维大多数终止于第 4 层，也有一些终止于第 6 层 (见下文)[19]。皮层的浅层接收来自丘脑后结节部位的输入。众多的皮层细胞，尤其是第 2 层和第 3、5 层上部的细胞接收皮层内神经元的输入。

皮层第 2、3、4、5、6 层的输出示于图 3.5 的右侧。将传出信号送出皮层的单个神经元也能介导皮层内一层与另一层之间的联系。例如，除了支配外膝核，按细胞类型不同，第 6 层细胞的轴突可终止于皮层其他若干层中的一层[20]。

由这一解剖特征产生了一种普遍模式：视网膜信号通过外膝核神经元的轴突传递至皮层细胞 (主要是第 4 层)，并在整个皮层内的神经元间相互传递，然后经贯穿白质的纤维传递至其他脑区。这样，径向的或纵向的皮层组构提示，皮层的神经元柱，作为一个计算单元处理图景的某些特征，并将之传递到其他的皮层区域。在皮层中也存在水平连接 (即与皮层表面平行)，从而使相邻区域的神经元能彼此通讯 (见下文)。此外，外膝核的输入可以直接投射到 V1 之外的皮层区，如视区 5(见下文)，这个区域与运动知觉和深度知觉相关[11]。

眼优势柱

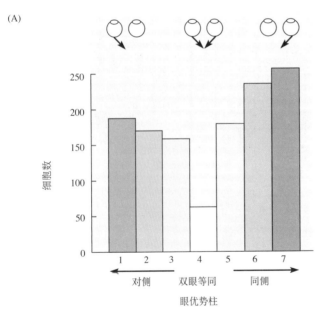

(A)

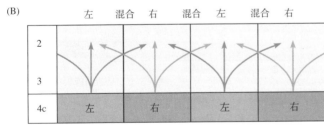

(B)

当我们用单眼或双眼看一物体时，即使该物体在双侧视网膜上投射的位置略有差异，我们仍仅看到一个像。有趣的是，早在 100 多年前，Johannes Müller 就认为，来自两眼的各神经纤维可能融合或连接到脑的同一细胞。因此，他几乎严格地预言了 Hubel 和 Wiesel 的结果 (见图 2.9)[1,21]。

Hubel 和 Wiesel 早期的实验显示，具有相似特性的皮层细胞以垂直阵列的形式聚集在一起[1]。在做任一次皮层穿刺过程中，随着电极从皮层表面穿过各层到达白质，发现所有的细胞都有某些共同的性质。这样，当电极沿着皮质柱的长轴越来越深地穿过皮层时，所有遇到的细胞均有相同的感受野位置和眼优势。例如，在一次穿刺中，每一个细胞都对某一侧 (如左眼) 的视觉刺激有更佳的反应。

图 3.6 总结了许多生理学记录的结果，显示出猴纹状皮层神经元的眼偏好 (或眼优势) 的变

图 3.6　**生理学方法显示眼优势柱**。(A)28 只恒河猴 V1 区 1116 个细胞的眼优势分布。大部分细胞 (第 2 ～ 6 组) 由双眼所驱动。(B) 图示皮层第 4 层中来自两眼的信号如何通过水平或斜向连接在更浅表的皮层综合起来，从而产生双侧视野细胞。(引自 Hubel and Wiesel, 1968；Hubel, 1988。)

异。总共 1116 个细胞被分为 7 组。第 2、3、5 和 6 组的细胞，受一眼的影响比另一眼大，而两眼对第 4 组的细胞有相同的影响。这一直方图清楚地显示，大部分细胞对单眼有优势反应。然而，第 1 和第 7 组的细胞均无例外地全部由单眼所驱动。这些单眼驱动的细胞主要存在于第 4 层，该层是外膝核输入的主要接收部位。在第 4 层之上下部，简单细胞、复杂细胞和终端抑制皮层神经元（见第 2 章）则均由双眼所驱动。

　　"眼优势柱"这一术语，是 Hubel 和 Wiesel 用来描述贯穿视皮层 V1 区的神经元按眼偏好呈垂直分聚的现象。他们遵循了 Mountcastle 为躯体感觉皮层所引入的皮层柱的初始概念[22～24]。有关猫和猴的解剖学研究证实，在 LGN 一层中的细胞，投射至第 4 层中的靶细胞群与另一侧眼所投射的相分离。这些接收不同眼输入的皮层细胞群呈现出交替的条或带。如前所述，皮层的深层或更浅表层的细胞，虽然以某侧眼的驱动占优势，但却受双眼驱动。

　　为了从组织学上证明"柱"的存在，早期应用的技术之一是，先损毁外膝核某层中的一小群细胞，而后检查皮层的退行性神经终末。结果显示，这些退行性神经终末呈现界限明显区域交替出现的特有模式[7]，这些区域则相应于投射至所损伤的 LGN 层的那只眼所驱动的皮层区。

　　之后，通过向一侧眼内注射放射性氨基酸（如亮氨酸或脯氨酸），清楚地证明了眼优势模式遍及整个视皮层。这些氨基酸在视网膜中为神经节细胞摄取，并整合入蛋白质。这些标记的蛋白质及时沿着视神经纤维从神经节细胞转运到其在外膝核中的终末。一个令人惊奇的特征是，而后这些标记蛋白竟然被转运到外膝核细胞及其皮层中的轴突终末上，揭示了（如图 3.7 所示）显著的眼优势模式[25～27]。然而，在生理情况下，是否发生了蛋白质跨突触转运？它又是怎样发生的？这些尚不清楚。

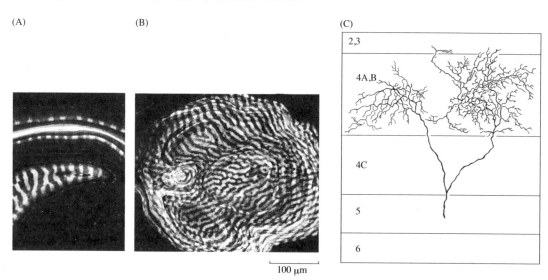

图 3.7　**眼优势柱**。(A，B) 显示受注射眼驱动的外膝核放射性轴突终末在第 4 层中的排列（放射性引起覆盖其上的感光乳胶中的银颗粒沉积，在暗视场的照片上显示为白色区）。标记区和未注射眼驱动的非标记区交错排列。由一眼驱动的眼优势区的中心间距约为 1.0 mm（为使这种模式更为直观，一种方便的途径是把第 4 层想象为巧克力蛋糕的奶油层，在切去上层蛋糕层后，自上向下看）。(C) 对小暗点有最佳反应的外膝核中的一个撤光中心细胞。通过向此细胞注射辣根过氧化物酶，显示出其终止于猫视皮层第 4 层的轴突终末。该终末分为相分离的两群，相应于注射眼驱动的优势柱，而这些柱为另一眼驱动的空白区所分隔。[放射自显影图片承 S. LeVay 提供；(C) 引自 Gilbert and Wiesel, 1979。]

在细胞水平，通过向外膝核神经元投射到皮层的单根轴突注射辣根过氧化物酶的方法，在皮层第 4 层显示了相似的眼优势模式[8]。图 3.7(C) 所示的轴突，来自一个外膝核的撤光中心细胞（见第 2 章），该细胞对运动的暗点呈瞬变反应。其轴突在第 4 层终止为清晰的两簇突起，其间被一空白区域分隔开。这一空白区的大小相应于接收另一眼输入的区域。这些形态学研究证实并进一步加深了 Hubel 和 Wiesel 在 1962 年最初描述的眼优势柱的认识。

成像技术显示眼优势柱

视皮层的眼优势柱可以在活体动物上直接观察到，在视觉刺激显示于动物时，监测其大片皮层区域的活动。该技术采用神经元活动依赖的光学信号，这种信号的产生或由于组织反射率的变化，或由于外加染料的荧光变化[28~30]。图 3.8 示例通过这种实验所检测到的眼优势柱。此实验中，把视觉刺激重复地仅施加于一眼，结果显示的条纹模式与单眼注射放射性氨基酸所得到的相似（见图 3.7）。这些表面的条纹投射贯穿整个皮层厚度，证实了把视网膜区域映射图细分为眼优势"薄片"（而不是柱）的概念。反映视野中同一位置的来自两眼的刺激信息，能被视皮层中的相邻细胞所整合 [图 3.7(B)]。图 3.8 和图 3.10 是在不使用染料的情况下获得的，它们是活动区血流和氧化作用改变的反映。Horton 及其同事运用细胞色素氧化酶染色法（见下文），在人死后（post mortem）大脑视皮层上绘出了眼优势柱的完整排列[31]。

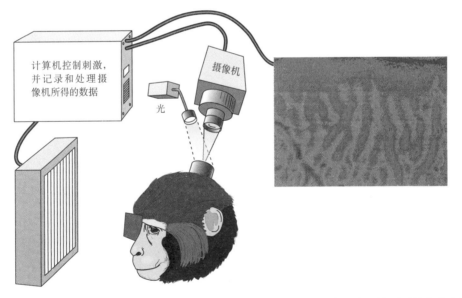

图 3.8　光学成像技术所显示的眼优势柱。在单眼活动时，一台高敏感度摄像机检测到的猴脑皮层反射光的变化。其强度变化由不同颜色显示；活动的区域呈红色。红色条带的模式与解剖学标记方法所揭示的眼优势柱相符（见图 3.7）。(引自 Ts'o et al., 1990。)

朝向柱

V1 区细胞中还有何种其他的功能集群？在第 2 章中，我们描述了简单细胞和复杂细胞的朝向选择性。我们现在要问，这种特性是否系统地发生在整个皮层？图 3.9 显示一个典型的实验，微电极在猫 V1 区垂直于皮层的表面下插[22]。每一条短线代表电极在整个皮层厚度内行进时某个细胞的位置及其感受野的偏爱朝向。在沿电极轨迹的重要位置，经电极施加电流造成小的损伤。根据这些损伤的部位和电极终止点（每一电极轨迹的终点用圆圈表示），就可重建所有记录细胞的位置。在左侧穿刺轨迹中，起始的 38 个细胞中的最佳刺激是视野中某一位置与垂直方向成 90° 的条带或边缘。在穿刺约 0.6mm 后，所记录细胞的感受野朝向轴变为约 45°。在此第一条轨迹更为倾斜（相对于皮层表面）的第二条轨迹中（右侧），连续记录到的细胞有稍微不同的感受野位置和朝向轴。在这种倾斜穿刺中，朝向轴以一种规律的方式变化，如同电极穿过具有不同朝向轴的一系列朝向柱一样。朝向柱接收输入的细胞，其感受野在视网膜表面大部分是重叠的。

　　关于猴和猫视皮层中朝向柱如何进行空间排列的信息，首先是从对视皮层的倾斜穿刺中获得的（图 3.9)[1, 23, 32]。电极沿视皮层在水平方向每前进 50 μm，感受野朝向轴就大致变化 10°，有时以有规律的顺序变化，一直到 180°。感受野朝向柱的宽度为 20 ~ 50 μm，窄于眼优势柱的宽度（为 250 ~ 500 μm)。

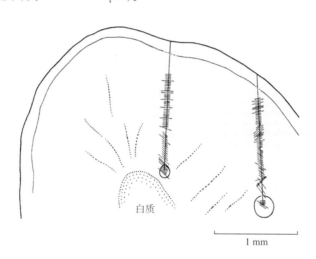

白质

1 mm

图 3.9　微电极穿刺猫皮层所记录到的神经元的感受野朝向轴。 连续记录到的细胞有相同的朝向轴（由短线与穿刺轨迹间的夹角表示）。示于右侧的穿刺较左侧更倾斜，因此，穿刺轨迹通过了这几个朝向柱。朝向轴不断地发生变化，每一细胞的位置由穿刺中的局部损伤、穿刺结束时（圆圈所示）的损伤，以及在系列脑切片上重构的电极轨迹来确定。这些实验表明，猫和猴具有相似朝向轴的细胞排列成柱，柱的走向与皮层表面成直角。（引自 Hubel and Wiesel, 1962。)

　　基于活动细胞摄取 2- 脱氧葡萄糖的特点，首先在解剖学上显示朝向柱后[33]，应用光学成像技术在活体动物上进一步研究了其组构细节[28,34 ~ 36]。一个典型的实验示于图 3.10。各种朝向的视觉刺激能导致不同皮层区的活动。不同颜色表示对不同朝向刺激的反应（黄色表示偏爱水平方向视觉刺激的细胞，蓝色表示偏爱垂直方向视觉刺激的细胞）。令人惊奇的是，朝向柱的排列彼此相关。虽然初看起来其组构似为无序，但仔细观察后便发现存在风车*样中心 (pinwheel center)，在此中心各种朝向聚焦在一起。对一特定朝向反应的

　　＊风车是用针把彩色小亮扁片经其中心钉在木棍上而制成一种玩具。风吹来时，风车就会转动起来。

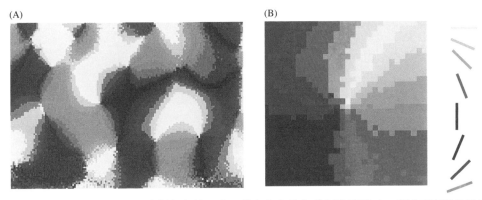

图 3.10   **用光学成像技术检测风车样朝向柱**。在用特定朝向的条带刺激单眼时，高敏感度摄像机所记录到的视皮层活动依赖性反射特性。(A) 每一朝向引起不同区域产生最大的变化，而不同朝向柱的轮廓由不同的颜色表示。虽然朝向柱的模式初看很不规则，但是仔细观察后会发现，所有的朝向轮廓聚集于中心，形成风车状，示于图 (B)。注意每一朝向仅出现一次，各朝向的顺序精确有序。这样的风车中心间距很有规律。图右侧的条带显示了 8 种不同视觉刺激的朝向，由不同的颜色表示 (例如，黄色表示水平朝向，蓝色表示垂直朝向)。(引自 Bonhoeffer and Grinvald, 1991。)

细胞，以极有规律的方式从此中心放射出去。有些"风车"系统地组织为顺时针式的渐进，另一些则呈逆时针式。因此，朝向柱是以放射方式而非直线方式在皮层表征的。每一朝向在一个循环中仅出现一次 [37]。

色觉细胞集群

在 Hebel 和 Wiesel 最初的实验中，以猫为研究对象，猫是没有色觉 (color vision) 的，因此，未预期在视皮层中会发现颜色编码细胞。然而，就连在能看见颜色的猴，视皮层中的颜色编码细胞也在早期的实验中被忽略了。在第 20 章中我们将显示，在猴和人的视网膜中，红敏、绿敏和蓝敏视锥分别主要吸收长、中和短波长范围的光。来自那些视锥的输入，会聚于颜色编码的水平细胞、神经节细胞和外膝核的小细胞群。猴视皮层中颜色敏感的小细胞，因聚集成分离的小群，故而在起初被忽略了。这些小群谓之斑点或斑块，后者在文献中一直被使用。斑块实为细胞聚集成的大致呈圆形的斑点，主要分布在第 2、3 层 (但也见于第 5、6 层)(图 3.11)。它们首先为 Wong-Riley 所发现，她应用细胞色素氧化酶 (这种酶见于高代谢活动区) 进行染色 [38]。她的实验起初是针对一个完全不同的问题，最后却揭示了皮层组构的基本特性。灵长类细胞色素氧化酶染色斑块精细地平行排列成行，间隔约 0.5 mm。它们的位置相应于眼优势柱的中心 [39,40]。

电生理记录表明，斑块内的许多细胞都是颜色敏感的，并有同心圆式的给光和撤光感受野区 [41]。这些观察导致了这样的观点：细胞色素氧化酶斑块代表一个独立的颜色通道，它们与朝向柱及眼优势柱混杂排列 [8,10,42,43]。这些斑块也接收来自 4C 层 M 亚层的输入，同时斑块内也存在 M 细胞样反应特性的神经元 [44]。因此，斑块 – 斑块间区提出了一个目前还不完全了解的大细胞、小细胞和 K 细胞通路的分类及重组的问题。我们将在第 20 章中详细描述有关色觉的各个重要方面 (包括感光色素、视网膜连接和颜色恒常性)。

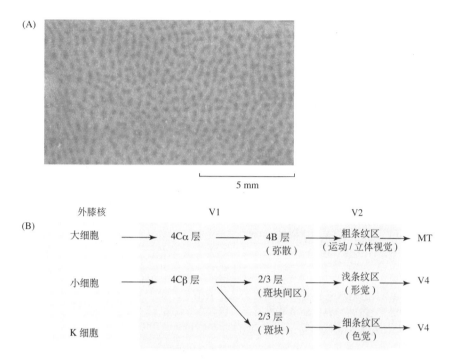

图 3.11　猕猴初级视皮层中小斑块的阵列。(A) 通过第 2、3 层的水平切面。这些小斑点在用组织化学方法显示细胞色素氧化酶的分布后变得明显。按 Hubel 所说，这些小斑点使得大脑看起来像得了麻疹一样。(B) 该图显示，外膝核大细胞、小细胞和 K 细胞纤维投射至 V1 区，随后投射至 V2 区。(引自 Sincich and Horton，2005。)

大细胞通路和小细胞通路在 V1 和视区 2(V2) 之间的连接

紧邻 V1 区的视区 2(V2，也称为 18 区)，接收来自 V1 区的输入并反馈回 V1 区 (图 3.12)。V2 区失去了纹状外观，表面能看到一些大的细胞，而深层为粗的、倾斜走向的有髓纤维。细胞色素氧化酶染色技术，使人们有可能研究柱状组构并追踪大细胞系统和小细胞系统从一个视区到另一视区的连接，而对于显示人死后大脑皮层构筑的特征也是重要的。V1 区和 V2 区之间的联系模式示于图 3.12，很显然，细胞色素氧化酶在 V2 区的着色模式不同于 V1 区 [40]。V2 区的着色呈系列宽窄不等的条纹，其间交替有酶活性较弱的暗区。这些平行的条纹与 V1 区、V2 区的边界呈直角。V1 斑块区 (小细胞) 神经元的轴突终末可摄取注入该区的辣根过氧化物酶，并作逆向转运，显示向斑块提供输入的神经元位于 V2 的细条纹区。这种连接是交互性的，在 V2 细条纹区注射辣根过氧化物酶也可标记 V1 斑块区 [38,45～48]。相反，V1 斑块间区投射到 V2 浅条纹区。V2 粗条纹区主要接收来自 4B 和 4Cα 区大细胞的信息。值得注意的是，在分子水平甚至也可区分这种功能分离，例如，单克隆抗体 Cat-301 在猴的整个视皮层都主要标记大细胞通路 [49,50]。

对深度或运动有反应的大细胞神经元大量存在于 V2 区 [14,51]。一个典型实验示于图 3.13。在实验中，将一种其发射波长随胞内钙离子浓度而变的染料，注射到猫的 V2 区。各细胞对某一个方向上的运动视觉刺激优先反应。该图显示，在活体皮层中生理活动的观察表明，其分辨率可以达到单细胞水平。

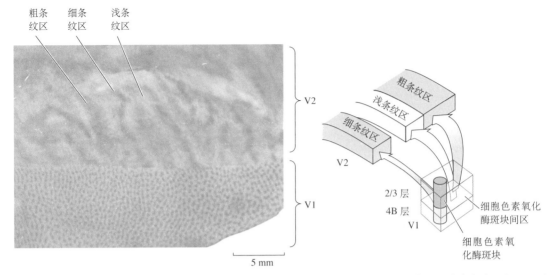

图 3.12　**经猕猴皮层 V1 区的水平切面。**细胞色素氧化酶染色，显示 V1 区斑块（也称为斑点）和 V2 区条纹的分布。V1 区和 V2 区间的边界能清楚界定，且符合 V1 区和 V2 区感受野组构的特征。在过渡区，斑块的细小阵列转变为交替的粗细条纹。（引自 Sincich and Horton, 2005。）

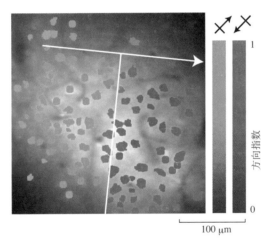

图 3.13　**钙染料成像显示猫视皮层 V2 区对运动刺激反应的神经元。**绿色细胞对斜向上的运动反应，红色细胞对相反方向的运动反应，灰色细胞对两个方向的运动均反应。在高分辨率下，细胞清晰地排列在柱中。（引自 Ohki et al., 2005。）

眼优势柱和朝向柱的关系

　　眼优势柱和朝向柱仅为视皮层神经元提供了两种功能构筑。视皮层同时还存在着运动方向、空间频率（实质是感受野大小的反映）和影像视差（深度感知的一个重要的决定因素）的功能柱[24,51~53]。问题在于，与视网膜在区域定位上相关的皮层中的每一点，是怎样处理图像分析所必需的所有信息的？图 3.14 所示的功能柱的混杂对这一问题提供了部分解释。的确，早在光学成像技术用于观察这类关系之前，Hubel 和 Wiesel 就提出了超柱 (hypercolumn) 的概念，也称为"冰块超柱"(ice-cube hypercolumn)。在超柱中，对于双眼相应视野区域中所有可能的朝向都能被表征。相邻的超柱以相似的方式分析邻近而又重叠的部分视野中的信息，直到整个视网膜在视皮层中均有表征。

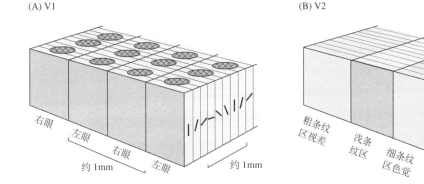

图 3.14　Hubel 和 Wiesel 提出的眼优势柱和朝向柱在 V1 区排列的模式图。(A) 在一个立方形的皮层组织 (类似一块冰块) 内，眼优势柱和朝向柱彼此呈直角排列。斑块由圆圈表示。同样，如右侧图 (B) 所示，细胞色素氧化酶染色所显示的粗细条纹也都与朝向柱正交。(引自 Ts'o et al., 2009。)

　　具有特定朝向偏好的细胞呈风车样的排列被发现后，冰块超柱模型显然是过于简化了[30]。当光学成像方法用于揭示朝向柱与眼优势柱之间的关系后，出现了一幅复杂的图景，如图 3.15 所示。在该实验中，给予眼特异刺激以及给予一系列朝向的光条刺激，用成像技术监测皮层活动。在图 3.15 中，每一种朝向轮廓由一种单独的颜色表示等朝向轮廓线 (iso-orientation contour)。眼优势区 (或柱) 用 (A) 中的黑线显示，(B) 中显示为透亮区或阴影区。各等朝向轮廓线会聚成清晰可见的朝向风车，在典型的情况下，朝向风车之间的一组朝向轮廓线与一个眼优势柱的边界呈直角交叉 (就像最初 Hubel 和 Wiesel 的超柱概念中一样)。那就是说，绝大多数朝向域分成同侧一半和对侧一半，从而使两眼都用于视觉空间的那个区域。每个风车中心倾向于出现在眼优势区的中心[30,35]。

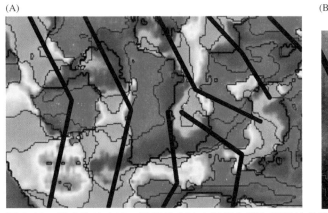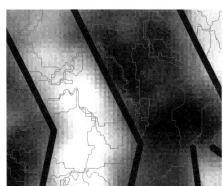

图 3.15　用成像技术显示灵长类大脑皮层朝向柱和眼优势柱的空间关系。(A) 显示宽的线形眼优势柱被粗黑线分开。像图 3.10 一样，朝向柱 (即风车) 是颜色编码的 (黄色代表对水平朝向视觉刺激反应的神经元群；蓝色代表对垂直朝向视觉刺激反应的神经元群)。(B) 深色 (左眼) 或浅色 (右眼) 表示相同的皮层区两眼的眼优势柱。(A) 图的风车中心位于眼优势柱内。它们的朝向轮廓呈钟面样辐射，倾向于与眼优势柱的边界交叉成直角。虽然该图比最初的冰块模型复杂得多，但其组构原则依然相似。(引自 Ts'o et al., 2009。)

皮层内的水平联系

　　在 V1 区，已报道还有其他的连接，说明 V1 区的组构原理已超出我们迄今所考虑的。

经典的染色技术 (如图 3.4 所述),如 Golgi 染色法,揭示了神经元突起主要在层与层间呈垂直走向,而单细胞胞内注射法表明,皮层神经元也有长的水平突起在柱与柱间横向联系 (图 3.16)[54 ~ 56]。这类连接有助于 V1 区第 6 层简单细胞狭长型感受野的形成,即第 5 层细胞的感受野综合起来,通过长的水平轴突在第 6 层简单细胞上首尾衔接。许多简单细胞和复杂细胞的长的水平投射超过 8 mm,相当于几个超柱。因此,皮层单个神经元能整合的视网膜区域的信息,要比用传统的电生理方法所测得的感受野大几倍。

最有意思的是,水平连接仅发生在具有相似朝向选择性的柱间。有两种方法为这种特异性的连接提供了证据。首先,在一个柱内注射标记的微珠后,这些微珠被转运到具有相同最优朝向的较远的超柱 [图 3.16(B)]。其次,应用互相关分析技术,对两个具有最优朝向但彼此分离较远的柱内神经元的放电模式进行分析,发现这些神经元是相互连接的。进而,在视网膜上造成损伤后,被剥夺信号输入的皮层神经元可以对其正常感受野外的远距离刺激产生反应 [41]。

(A)

(B)

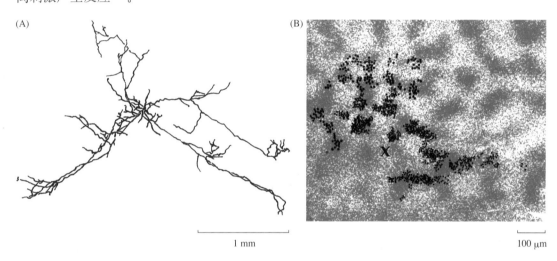

1 mm

100 μm

图 3.16 视皮层的水平连接。(A) 猫 V1 区中用辣根过氧化物酶标记的锥体细胞表面观。其突起沿皮层表面延伸近 3 mm。该神经元的几个细小分支和突触终扣,被分成间距约 800 μm 或 800 μm 以上的若干分开的簇。(B) 有垂直朝向优势细胞的脑区 (黑体 X 所示) 中注射了被标记的微珠。微珠被投射到注射部位的轴突终末摄取,并逆向转运回胞体。垂直朝向柱也在垂直朝向光条刺激时用 2- 脱氧葡萄糖标记。被标记的微珠出现在 2- 脱氧葡萄糖标记区,表明有相同朝向特异性的神经元间存在水平连接。[(A) 引自 Gilbert and Wiesel, 1983;(B) 引自 Gilbert and Wiesel, 1989;承 C. Gilbert 提供。]

尽管图 3.14 所示的最初的冰块模型并不完全,但仍然是将朝向、颜色及眼优势综合起来的最简单途径。如何把视觉分析的其他特征 (如深度知觉和运动知觉) 并入其中,从而构建出一个完备的模型,仍然是目前面临的挑战。

从两眼输入信号构建单一、统一的视野

每一侧的大脑只处理对侧视野的信息,这就引出了一个问题:要产生我们所感知世界的单一像,两侧皮层各自所代表的信息是如何紧密组合在一起的呢? 每一半皮层的接线均使之只感知外部世界的一半,而不感知另一半,这是与感知有关的双侧大脑半球具有的一般属性。不仅对于视觉是这样,对于触觉和位置感觉也同样如此。那么,在两侧大脑半球

的中间究竟发生了什么？我们的两侧大脑半球是怎样把左、右两边的世界紧密结合在一起，而不留下任何缝隙或不连续的痕迹的呢？

保持连续性的一个显而易见的策略是，把左、右视野在两侧大脑半球中线处对齐。这种相互作用会让两侧大脑半球用特异的连接使一幅完整的图像得以形成。可是，把两眼眼角以外的不同的视野联系起来并没有明显的意义，它们看的外部世界的部分相当不同。对于视野正好处于中线的神经元，已有实验表明它们通过**胼胝体** (corpus callosum) 在左右皮层间有高度特异的连接[57]。专题 3.1 中特别对这些连接加以描述。

■专题 3.1　胼胝体

Sperry、Gazzaniga、Berlucchi 和他们的同事们，对人和猴两侧大脑半球间信息传递这一普遍问题进行了研究[58~62]。他们主要研究了胼胝体 (一束连接两侧大脑半球间的纤维) 的协调作用，其结果表明，这些纤维参与了两侧大脑半球间的信息传递。这样，通过胼胝体纤维的介导，两侧视野融为一体。一些细胞的感受野跨越中线，接收来自两侧视野的信息输入。这些神经元位于 V1 和 V2 区的边界，它们通过胼胝体把来自两侧大脑半球的输入综合起来。有意思的是，这些细胞位于第 3 层，该层包括把轴突投射到其他层区的神经元。以这种方式综合起来的两侧感受野的组构和朝向均相似。通过将辣根过氧化物酶注入 V1 和 V2 皮层交界区，已在解剖学上显示了一侧大脑半球的神经细胞向另一侧的投射[63]。为神经末梢摄取的酶被转运到位于对侧半球严格相应位置的神经元胞体中。切断或冷却 (阻断传导) 胼胝体，引起视野缩小，使其仅局限于中线一侧 (皮层细胞的通常排列)。进而，胼胝体的单纤

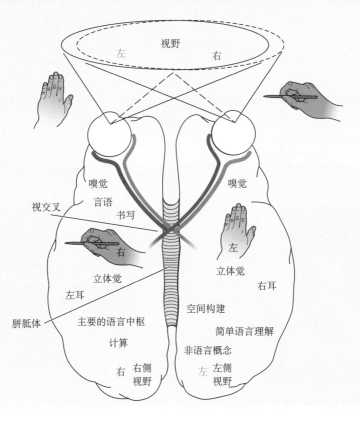

维记录显示，它们的感受野靠近中线，而不在周边。

  Berlucchi 和 Rizzolatti 的实验清楚地显示了胼胝体纤维的作用[60]。他们在视交叉处做了一个纵行切口，从而切断了所有来自对侧眼向皮层的直接联系。然而，只要保持了胼胝体的完整，皮层中一些感受野靠近中线的细胞仍能够对来自对侧眼的合适刺激产生反应。

  皮层功能的侧化概括于此图。左手和左侧视野投射到右侧半球。右手和右侧视野投射到有特化的语言功能的左侧半球。

视皮层联合区

  在第 23 章中，我们将描述心理物理测量、电记录、脑成像及对特异性脑损伤患者的研究，如何显示除 V1 区外还存在物理上独立的大脑区域 (图 3.17)，即视皮层联合区。这些区域与视觉信息分析的不同方面 (诸如深度知觉、色觉[64]、运动觉及面容感知[18]) 有关。例如，在第 23 章中将显示，一小块区域 (V4 区) 的局部损伤会导致患者的全部色觉丧失。这些患者看到的每件东西都是黑白的，但是他们的记忆 (意识或智力) 并无缺陷[13]。同样，在另一个区域 (中颞皮层或 MT 区，又称为 V5 区) 的神经元群，选择性地对特定方向的运动和深度知觉作出反应。

  MT 区是个特别令人感兴趣的区域，因为在该区进行的实验与一个迄今描述的所有实验都有关的普遍问题，那就是：对一个特定刺激 (如一条向左运动的垂直线) 作出反应的

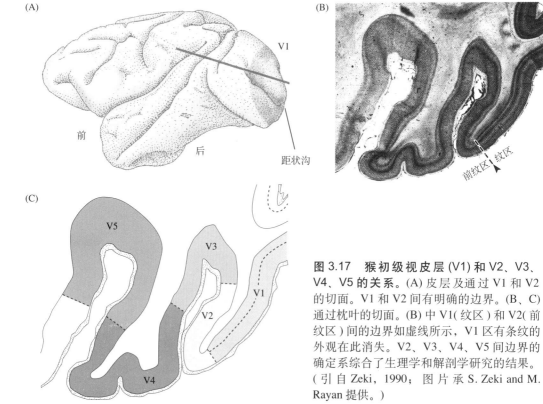

图 3.17 猴初级视皮层 (V1) 和 V2、V3、V4、V5 的关系。(A) 皮层及通过 V1 和 V2 的切面。V1 和 V2 间有明确的边界。(B、C) 通过枕叶的切面。(B) 中 V1(纹区) 和 V2(前纹区) 间的边界如虚线所示，V1 区有条纹的外观在此消失。V2、V3、V4、V5 间边界的确定系综合了生理学和解剖学研究的结果。(引自 Zeki，1990；图片承 S. Zeki and M. Rayan 提供。)

一个神经元，是真的参与了动物感知该事件的过程，还是仅仅是感觉传导通路的伴生物？通过刺激和记录单个柱，Newsome 及其同事证实单个柱和单个细胞确实直接参与一个特定方向运动的感知 [65,66]。对这些充满睿智的实验的论述需要更多的背景知识，因此将在第23 章中阐述。

我们将走向何处？

关于脑是怎样分析投射到视网膜上的视景的许多问题，长期以来无从下手，如今用实验的方法去探讨已成为可能。解剖学、生理学和心理物理学实验结果已趋于揭示出关于感知的皮质环路。从这些研究中得到的一个重要原理是，分离的通路从视网膜开始一直扩展到意识。你能够通过调节光照和透视的条件从而仅仅激活小细胞通路或大细胞通路，来误导用于估计深度（图 3.18）和用于检测运动的系统。此外，特定脑区损伤的患者可以仅丧失色觉，但其形状辨识能力却很少受到影响。

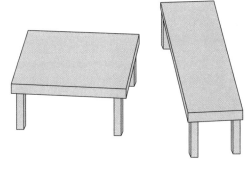

图 3.18　两桌面的尺寸虽然看起来非常不同，但事实上却是完全相同的。这是因为艺术家迫使观察者使用大细胞 M 系统来行使深度感知，其结果是忽视了形状认知。令人高兴的是，一个非常复杂的知觉事件（如此例）已经能够在细胞机制上进行解释。（引自 Shepard, 1990。）

视觉研究工作中一个令人印象深刻的方面是剔除视网膜上图像冗余特征的方法，从而在皮层中处理的是线条的不连续性、角度、阴影和颜色。

对大脑如何将我们看到的完整图像整合在一起，仍然缺乏完备的解释。在 V1 区中，有充分的证据表明等级原理是适用的，按这一原理，来自低级细胞的输入综合起来，在靶细胞内产生新的、更复杂的信息。但是初级视区仅是皮质处理信息的第一阶段，它还要将视觉输入信号向上传递作进一步分析和感知。V1 区只是在"看见"路上的一站；仅用 V1 区，你是不可能看见的。进而，视觉联合区并不单是 V1 相继的接收站，它们还将信息反馈到 V1 区，并在它们之间进行相互作用。一个发人深省的问题是：我们甚至不知道为什么有如此多的纤维从 V1 区下行到外膝核。接下来必要的一步，似乎是发展新的成像技术或记录技术，可以比简单地分析某一特定瞬间激活的区域做得更多。更准确地说，需要在有意识的动物和人类的大脑中获取在细胞水平上大量的关于单个神经元活动的信息，这些活动要一毫秒接一毫秒记录相当长时间，并在大片脑区进行。关于视觉图像如何形成的问题，尽管经常有一些吸引人的推测和书籍问世，但必须指出，我们仍然没有确凿的证据或一套完备的理论（参阅 Hawkins and Blakeslee, 2004，第 23 章）。

小结

- 来自两眼的输入在外膝核不同层次中分聚。
- 外膝核各层按视网膜区域映射对齐。每一层中的神经元功能不同，包括大细胞 - 反应类型、小细胞 - 反应类型和 K 细胞 - 反应类型。
- 初级视皮层的 6 层结构是皮层信息处理的输入、输出中继站。
- 来自双眼的外膝核传入纤维，在纹状皮层 4C 层中分聚，形成解剖和生理学上可检测的眼优势柱。
- LGN 的大细胞层和小细胞层，特异地投射到皮层 4C 层的不同亚层。
- 初级视皮层神经元是依眼优势和朝向选择性来组织的。
- 大多数的皮层神经元接收双眼视野中对应点上的输入。
- 通过大脑表面活动依赖性光学成像，可看到眼优势柱和风车样朝向柱的配置。
- 等朝向轮廓线通常与眼优势区垂直相交，

而每一朝向区为两个眼优势柱所共有。
- 从视网膜到 V1 区及之外的脑区，形成大细胞、小细胞和 K 细胞三条平行通路。
- 经细胞色素氧化酶染色显示的小区域，称为斑块，位于每一个眼优势柱的中央，编码颜色。
- 光学成像技术使人们可以绘制出初级和次级视区投射图，甚至与形状、运动、颜色和深度分析有关的更高度特异区域的投射图也可绘出。

（刘磊磊 译；钟咏梅 杨雄里 校）

参 考 文 献

1 Hubel, D. H., and Wiesel, T.N. 1977. *Proc. R. Soc. Lond. B, Biol. Sci.* 198: 1-59.
2 Talbot, S. A., and Marshall, W. H. 1941. *Am. J. Ophthalmol.* 24: 1255-1264.
3 Van Essen, D. C. 1997. *Nature* 385: 313-318.
4 Daniel, R M., and Whitteridge. D. 1961. *J. Physiol.* 159: 203-221.
5 Van Essen, D. C., and Drury, H. A. 1997. *J. Neurosci.* 17: 7079-7102.
6 Guillery, R. W. 1970. *J. Comp. Neurol.* 138: 339-368.
7 Hubel, D. H., and Wiesel, T.N. 1972. *J. Comp. Neurol.* 146: 421-450.
8 Callaway, E. M. 2005. *J. Physiol.* 566: 13-19.
9 Roy, S. et al. 2009. *Eur.J. Neurosci.* 30: 1517-1526.
10 Casagrande, V.A. et al. 2007. *Cereb.Cortex* 17: 2334-2345.
11 Sincich, L. C. et al. 2004. *Nat. Neurosci.* 7: 1123-1128.
12 Gilbert, C. D., and Wiesel, T.N. 1979. *Nature* 280: 120-125.
13 Zeki, S. 1990. *Disc. Neurosci.* 6: 1-64.
14 Hubel, D. H., and Wiesel, T.N. 1965. *J. Neurophysiol.* 28: 229-289.
15 Maunsell, J.H., and Newsome, W. T.1987. *Annu. Rev. Neurosci.* 10: 363-401.
16 Adams, D. L., and Zeki, S. 2001. *J. Neurophysiol.* 86: 2195-2203.
17 Orban, G. A., Van Essen, D., and Vanduffel, W. 2004. *Trends Cogn. Sci.* 8: 315-324.
18 Tsao, D. Y. et al. 2006. *Science* 311: 670-674.
19 Hubel, D. H. 1988. *Eye, Brain and Vision.* Scientific American Library, New York.
20 Hirsch, J. A. et al. 1998. *J. Neurosci.* 18: 8086-8094.
21 Hubel, D. H., and Wiesel, T. N. 1959. *J. Physiol.* 148: 574-591.
22 Mountcastle, V.B. 1957. *J. Neurophysiol.* 20: 408-434.
23 Hubel, D. H., and Wiesel, T.N. 1962. *J. Physiol* 160: 106-154.
24 Hubel, D. H., and Wiesel, T.N.1968. *J. Physiol.* 195: 215-243.
25 Specht, S., and Grafstein, B. 1973. *Exp. Neurol.* 41: 705-722.
26 LeVay, S., Hubel, D.H., and Wiesel, T.N. 1975. *J. Comp. Neurol.* 159: 559-576.
27 LeVay, S. et al. 1985. *J. Neurosci.* 5: 486-501.

28　Grinvald, A. et al. 1986. *Nature*. 324: 361-364.

29　Ts'o, D. Y. et al. 1990. *Science*. 249: 417-420.

30　Ts'o, D. Y, Zarella, M., and Burkitt, G. 2009. *J. Physiol*. 587: 2791-2805.

31　Adams, D. L., Sincich, L. C., and Horton, J. C. 2007. *J. Neurosci*. 27: 10391-10403.

32　Hubel, D. H., and Wiesel, T.N. 1974. *J. Comp. Neurol*. 158: 267-294.

33　Sokoloff, L. 1977. *J. Neurochem*. 29: 13-26.

34　Bonhoeffer,T., and Grinvald, A. 1991. *Nature*. 353: 429-431.

35　Hubener, M. et al. 1997. *J. Neurosci*. 17: 9270-9284.

36　Ohki, K. et al. 2006. *Nature*. 442: 925-928.

37　Swindale, N.V., Matsubara, J. A., and Cynader, M. S. 1987. *J. Neurosci*. 7: 1414-1427.

38　Wong-Riley,M. 1989. *Trends Neurosci*.12: 94-101.

39　Livingstone, M. S., and Hubel, D. H. 1984. *J. Neurosci*. 4: 309-356.

40　Sincich, L. C., and Horton, J. C. 2005. *Ann. Rev. Neurosci*. 28: 303-326.

4l　Ts'o, D. Y., and Gilbert, C. D. 1988. *J. Neurosci*. 8: 1712-1727.

42　Livingstone, M. S., and Hubel, D. 1988. *Science* 240: 740-749.

43　Lu, H. D., and Roe, A. W., 2008. *Cereb. Cortex* 18: 516-533.

44　Merigan, W. H., and Maunsell, J. H. R. 1993. *Annu. Rev. Neurosci*. 16: 369-402.

45　Livingstone, M. S., and Hubel, D. H.1987. *J. Neurosci*. 7: 3371-3377.

46　Ts'o, D. Y., Roe, A. W., and Gilbert, C. D. 2001. *Vision Res*. 41: 1333-1349.

47　Sincich, L. C., Jocson, C. M., and Horton, J. C. 2007.*Cereb. Cortex* 17: 935-941.

48　Shmuel, A. et al. 2005. *J. Neurosci*. 25: 2117-2131.

49　Preuss, T.M., and Coleman, G. Q. 2002. *Cereb. Cortex* 12: 671-691.

50　Deyoe, E. A. et al. 1990. *Vis. Neurosci*. 5: 67-81.

51　Ohki, K. et al. 2005. *Nature* 433: 597-603.

52　Barlow, H. B., Blakemore, C., and Pettigrew, J. D. 1967. *J. Physiol*. 193: 327-342.

53　Westheimer,G. 2009. *J. Physiol*. 587: 2807-2816.

54　Gilbert, C.D., and Wiesel, T.N. 1989. *J. Neurosci*. 9: 2432-2442.

55　Ts'o, D. Y., Gilbert, C. D., and Wiesel, T.N. 1986. *J. Neurosci*. 6: 1160-1170.

56　Stettler,D. D. et al. 2002. *Neuron* 36: 739-750.

57　Hubel, D. H., and Wiesel, T.N. 1967. *J. Neurophysiol*. 30: 1561-1573.

58　Sperry,R. W.1970. *Proc. Res. Assoc. Nerv. Ment. Dis*.48: 123-138.

59　Gazzaniga, M.S. 2005. *Nat. Rev. Neurosci*. 6: 653-659.

60　Berlucchi, G., and Rizzolatti, G. 1968. *Science* 159: 308-310.

61　Glickstein, M., and Berlucchi, G. 2008. *Cortex* 44: 914-927.

62　Doron, K. W., and Gazzaniga, M. S.2008.*Cortex* 44: 1023-1029.

63　Shatz, C. J.1977. *J. Comp. Neurol*. 173: 497-518.

64　Zeki, S. et al. 1991. *J. Neurosci*. 11: 641-649.

65　Cohen, M. R., and Newsome, W. T. 2004. *Curr. Opin. Neurobiol*. 14: 169-177.

66　Cohen, M. R., and Newsome, W. T. 2009. *J Neurosci*. 29: 6635-6648.

建 议 阅 读

一般性综述

Callaway, E. M. 2005. Structure and function of parallel pathways in the primate early visual system. *J. Physiol*.

566: 13-19.

Cohen, M. R., and Newsome, W. T. 2004. What electrical microstimulation has revealed about the neural basis of cognition. *Curr. Opin. Neurobiol*. 14: 169-177.

Doron, K. W., and Gazzaniga, M. S. 2008. Neuroimaging techniques offer new perspectives on callosal transfer and interhemispheric communication. *Cortex* 44: 1023-1029.

Gilbert, C. D., and Wiesel, T. N. 1979. Morphology and intracortical projections of functionally characterised neurones in the cat visual cortex. *Nature* 280: 120-125.

Glickstein, M., and Berlucchi, G. 2008. Classical disconnection studies of the corpus callosum. *Cortex* 44:914-927.

Hawkins, J., and Blakeslee, S. 2004. *On Intelligence*. Times Books, New York.

Hubel, D. H., and Wiesel, T. N. 1977. Functional architecture of macaque monkey visual cortex (Ferrier Lecture). *Proc. R. Soc. Lond. B, Biol. Sci*. 198: 1-59.

Hubel, D. H., and Wiesel, T. N. 2005. *Visual Perception*. Oxford University Press, Oxford. (This remarkable book contains all the papers by Huble and Wiesel, as well as a stylish, informative, and witty commentary on how the work was done and what was found in later years by others.)

Mountcastle, V. B. 1997. The colummar organization of the neocortex. *Brain* 120: 701-722.

Sincich, L. C., and Horton, J. C. 2005. The circuitry of V1 AND V2: Integration of color, form, and motion. *Ann. Rev. Neurosci*. 28: 303-326.

Ts'o, D. Y, Zarella, M., and Burkitt, G. 2009. Whither the hypercolumn? *J. Physiol*. 587: 2791-2805.

Van Essen, D. C. 2005. Corticocortical and thalamocortical information flow in the primate visual system. *Prog. Brain Res*. 149: 173-185.

Zeki, S. (ed.) 2005. Cerebral cartography 1905-2005. *Philos. Trans. R. Soc. Lond. B, Biol. Sci*. 360: 649-962.

原始论文

Adams, D. L., Sincich, L. C., and Horton, J. C. 2007. Complete pattern of coular dominance columns in human primary visual cortex. *J. Neurosci*. 27: 10391-10403.

Cohen, M. R., and Newsome, W. T. 2009. Estimates of the contribution of single neurons to perception depend on timescale and noise correlation. *J. Neurosci*. 29: 6635-6648.

Doron, K. W., and Gazzaniga, M. S. 2008. Neuroimaging techniques offer new perspectives on callosal transfer and interhemispheric communication. *Cortex* 44: 1023-1029.

Gilbert, C. D., and Wiesel, T. N. 1989. Columar specificity of intrinsic horizontal and corticocortical connections in cat visual cortex. *J. Neurosci*. 9: 2432-2442.

Hubel, D. H., and Wiesel, T. N. 1959. Receptive fields of single neurones in the cat's striate cortex. *J. Physiol*. 148: 574-591.

Hubel, D. H., and Wiesel, T. N. 1968. Receptive fields and functional architecture of monkey striate cortex. *J. Physiol*. 195: 215-243.

LeVay, S., Hubel, D. H., and Wiesel, T. N. 1975. The pattern of ocular dominance columns in macaque visual cortex revealed by a reduced silver stain. *J. Comp. Neurol*. 159: 559-576.

Livingstone, M. S., and Hubel, D. 1988. Segregation of form, color, movement, and depth: Anatomy, physiology, and perception. *Science* 240: 740-749.

Ohki, K., Chung, S., Ch'ng, Y. H., Kara, P., and Reid, R. C. 2005. Functional imaging with cellular resolution reveals precise micro-architecture in visual cortex. *Nature* 433: 597-603.

Ohki, K., Chung, S., Kara, P., Hübener, M., Bonhoeffer, T., and Reid, R. C. 2006. Highly ordered arrangement of single neurons in orientation pinwheels. *Nature* 442: 925-928.

Tsao, D. Y., Freiwald, W. A., Tootell, R. B., and Livingstone, M. S. 2006. A cortical region consisting entirely of face-selective cells. *Science* 311: 670-674.

第 2 部分

神经元和胶质细胞的电特性

这一部分讨论神经元能够产生并传递电信号的功能和结构特点，为下面的章节探讨神经元一旦被激活，如何将信号传递至另一神经元而产生整合的行为作铺垫。

从第 4 章开始讨论神经细胞膜离子通道的功能特点。神经元在静息或产生信号时，这些通道使离子选择性地进出细胞，从而决定神经元的电特性。第 5 章讨论离子通道的分子结构如何决定其离子选择性，以及当受到刺激时此结构如何使离子通道调节离子运动。

第 6 章讨论细胞膜的整体工作方式，阐述细胞膜总的离子选择性如何决定静息电位。第 7 章详细讨论电压门控阳离子通道，主要是 Na^+、K^+ 通道的选择性激活，如何导致动作电位的产生，这是神经系统长距离传递信号的基础。第 8 章讨论阈下"被动"信号如何在神经纤维上扩布，动作电位一旦产生如何从神经元的一点传递到另一点。

第 9 章讨论离子主动跨膜转运的机制。静息和电活动时离子持续渗漏、进出细胞，所以，这种转运对维持细胞浆离子成分的稳定是必需的。最后，第 10 章讨论胶质细胞的功能特点，在信号传递过程中胶质细胞和神经元如何相互作用。

■ 第 4 章
离子通道和信号传递

　　神经细胞的电信号是由离子流经细胞膜上的水相孔道介导的。这些水相孔道由离子通道的跨膜蛋白组成。单个通道的离子电流已能够被记录和测量。本章讨论离子通道的功能特点，如离子通道对某一离子的特异性以及它们的活动如何被调控。绝大多数的离子通道对某些阳离子或阴离子有选择性，而某些阳离子通道对单种离子（如 Na^+）有高度选择性。

　　通道变换于开放和关闭状态之间，通常具有一个特征性的开放时间。它们处于开放状态的时间长短决定了它们对跨膜电流的贡献。许多机制调控通道开放，有些是物理性的，如膜张力或膜电位的变化；有些是化学性的，包括激活的分子（配体）通道外口的位点的结合，或特定离子或分子与通道内口结合。

　　除了通道开放、关闭的动力学之外，通道一个重要的特点是开放时产生离子流。离子通过通道的一种方式是简单扩散，另一种方式是通过与内部的结合位点相互作用，随着离子通过孔道从一点跳到下一点。无论以哪一种方式，离子经通道的运动都是被动的，受跨膜浓度梯度或电位梯度所驱使。离子顺电化学梯度流过通道的能力取决于通道对该离子的通透性和通道两侧的浓度差，这两个因素决定通道的电导。

第 1 章我们讨论了在神经系统中神经细胞的两种电信号形式如何介导信息传递，这两种电信号是局限于神经细胞膜特殊部位的分级电位和动作电位，后者沿神经细胞突起的全长传导。这两种电信号叠加在一个稳态的跨膜电位，即**静息膜电位** (resting membrane potential) 之上。神经细胞的静息膜电位为 –100 ～ –30 mV，随细胞的种类而异，负号表示膜内相对于膜外为负。神经系统的信息传递由膜电位的变化所介导。例如，触觉、声音和光线等适宜刺激引起感觉感受器局部**去极化** (depolarization，膜内电位负值减小) 或**超极化** (hyperpolarization，膜内电位负值增大)。与此相似，突触处神经递质使突触后细胞去极化或超极化。**动作电位** (action potential) 是大的短暂的去极化脉冲，沿着轴突把信息从神经系统的一处带到另一处。

膜电位的所有这些变化均是由离子的跨膜运动所引起的。例如，Na^+ 的内流减少了膜内负电荷，换言之，引起去极化；相反，K^+ 的外流使膜内负电荷值增加，引起超极化，就像 Cl^- 内流所产生的情况一样。

离子如何进出细胞，又如何被调控？离子经**离子通道** (ion channel) 快速进出细胞，而通道是由跨膜蛋白形成的离子通过的孔道。通道开放和关闭的速率可调控离子电流。就这样，多种类型的膜通道使神经元能接受外界或来自其他神经元的信号，携带信号远距离传递，调制其他神经元或效应器官的活动，通过改变自己的信号特性来对体内代谢变化作出反应。所有感知的复杂性和神经信号的分析最终取决于离子通道的活动，而神经系统产生复杂的运动传出指令情况也一样。

离子通道的特性

神经细胞膜

细胞膜由液态脂质和镶嵌蛋白分子组成。如图 4.1(A) 所示，脂质分子双层排列，约

(A)　　　　　　　　　　　　　　　　(B)

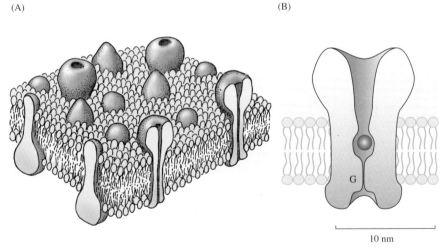

10 nm

图 4.1　细胞膜和离子通道。(A) 细胞膜由脂质双分子层和镶嵌蛋白分子组成，有的蛋白质贯穿脂质层，其中有些跨膜蛋白形成离子通道。(B) 膜通道横切面示意图，此通道具有一个中央水相孔道。通道"门 (G)"不规则地开放、关闭，其开放受膜电位、通道配体与通道的结合，或其他生物物理和生物化学因子调控。为了比较孔道和离子的相对大小，图中显示一个 Na^+，外面包着单层水分子。

6 nm 厚，其带极性的亲水的头部朝外，疏水的尾部伸向双分子层中央。脂质分子层对水通透性极小，对离子实际上不通透。镶嵌在脂质双分子层中的蛋白质分子，有的在细胞外侧，有的面向细胞质，有的贯穿细胞膜。许多跨膜蛋白形成离子通道，离子 (如 K^+、Na^+、Ca^{2+}、Cl^-) 在浓度梯度和跨膜电位的驱动下被动地进出这些通道。

　　另一组**跨膜蛋白** [如离子泵 (pump) 和转运蛋白 (transporter)] 实施转运分子 (transport molecule) 的功能，逆电化学梯度跨膜转运某些物质。通过这种转运分子的作用，把顺电化学梯度进出细胞膜的离子转运回来，保持细胞浆离子成分的稳定。此外，它们还行使跨膜转运葡萄糖、氨基酸等代谢物质的重要功能。转运分子的特性将在第 9 章讨论。

离子通道的物理特征

　　离子通道的分子组成及其在细胞膜中的构型将在随后的章节详细讨论，但在此处对离子通道的一般物理特性作一介绍是有益的。如图 4.1(B) 所示，通道蛋白跨细胞膜，有一个中央水相通道，有孔开口于细胞膜内外侧面，孔道开口侧均加宽形成壶腹腔，而膜内缩窄的一段内衬以一个负电荷环，形成对阳离子的**选择性滤过器**；相反，一个正电荷环有助于对阴离子的选择性。最后，通道有一个门，其开放、关闭控制离子经通道的运动。依据通道种类的不同，跨膜蛋白的大小变异很大，有些通道还有其他结构特点，图 4.1(B) 表示一个中等大小的通道。

通道选择性

　　膜通道的选择性差异很大：有的对阳离子通透，有的对阴离子通透；有的阳离子通道只允许某一种离子通过，例如，几乎只允许 Na^+、K^+ 或 Ca^{2+} 通过；另一些通道特异性较小，甚至允许小的有机阳离子通过。参与信号运作的阴离子通道特异性较小，之所以称它们为氯通道，是因为 Cl^- 是生物溶液的主要通透阴离子。此外，有些通道 (如 "连接子") 连接相邻细胞，允许绝大多数无机离子以及许多小的有机离子通过，这些将在第 8 章讨论。

通道的开放和关闭状态

　　为了简化起见，我们把通道蛋白分子描述为一种静态结构，但实际上它们从不静止，因为它们具有热能，所有的大分子总是处于动态之中。在室温下，化学键拉紧、松弛，并在其平衡位置扭转、波动。虽然单次分子运动幅度仅为 10^{-12} m 数量级，但因其频率高达 10^{13} Hz，这种原子振动可能是更大、更慢的构型变化的基础。其理由是，尽管排斥性相互作用会使分子保持原位，但原子众多的快速运动有时使某些基团相互滑行。这种滑行一旦发生，可持续数毫秒甚至数秒。血红蛋白是一个例子，氧和血红素的结合位点埋藏于分子内部，并不是立即可以靠近的。氧的结合和随后的解离，只有通过瞬间形成血红素袋的通路才能完成 [1]。

　　在离子通道蛋白中，分子的构型变化发生在开放和关闭状态之间，是极其迅速的。如果考查任何特定通道的行为，可发现其开放时间随机变化：有时只开放 1 ms 或更短，有时开放时间长得多 (见图 4.5)。但是，每一种通道都有其特有的**平均开放时间** (mean open time,τ)，单次开放时间在 τ 上下波动。

在静息细胞膜中有些通道频繁开放，这些通道处于开放状态的概率相对较高。这些通道中大多数是与静息电位的产生相关的 K⁺、Cl⁻ 通道。另一些通道主要处于关闭状态，其单个通道的开放频率很低，一旦适宜刺激**激活** (activate) 这类通道，开放的概率突然增加。另一方面，静息时常处于开放状态的通道却由于刺激而**去活** (deactivation)，即其开放频率减少。需要牢记的是，激活和去活是指通道开放概率的增加或减少，并不是平均开放时间的延长或缩短。

除了激活和去活以外，另有两种情况调节流过通道的电流。其一是某些通道能进入一种构型状态，在这种状态下，即使刺激依然存在，也不再能被激活。如果是那种对细胞膜去极化发生反应的通道，这种状态称为**失活** (inactivation)；如果是对化学刺激发生反应的通道，则称为**失敏** (desensitization)。其二是**开放通道阻断** (open channel block)，例如，当一种大分子（如毒素）能与通道结合时，则物理上阻断了离子孔道。另一个例子是，某些阳离子通道被 Mg^{2+} 阻断，Mg^{2+} 本身并不通过通道，而是结合于通道内口，阻断其他阳离子通过。

通道激活模式

图 4.2 总结了通道激活的模式。一些通道特异地对神经细胞膜的物理变化有反应，这一类中最重要的是**电压激活通道** (voltage-activated channel)，如电压敏感的 Na⁺ 通道，它的激活所引起的再生性去极化是动作电位上升相的基础（见第 7 章）。属于这一类的还有**牵张激活通道** (stretch-activated channel)，对细胞膜机械变形敏感，如存在于皮肤的机械感受器（见第 18 章）。

(A) 细胞膜内的物理变化激活通道

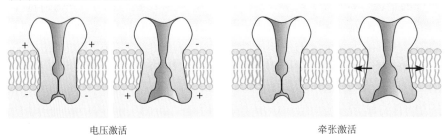

电压激活   牵张激活

(B) 配体激活通道

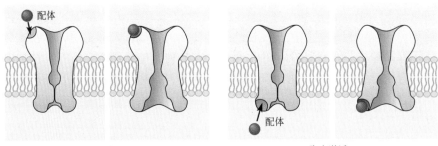

胞外激活   胞内激活

图 4.2   通道激活模式。 通道开放的概率受多种因素的影响。(A) 一些通道对膜的物理状态变化有反应，特异地对膜电位的变化（电压激活型）或膜的机械形变（牵张激活型）发生反应。(B) 配体激活通道，在化学激动剂结合于通道蛋白位点时有反应。神经递质，如甘氨酸、乙酰胆碱，作用于细胞外位点。众多的细胞内配体包括 Ca^{2+}、G 蛋白亚基和环核苷酸。

另一些通道的激活发生在当化学激动剂和通道蛋白特异位点相结合时。按与细胞外位点还是细胞内位点的结合，这些**配体激活通道** (ligand-activated channel) 进一步分为两类：胞外激活型和胞内激活型。胞外激活型通道，包括骨骼肌突触后膜中的阳离子通道，它们被突触前神经末梢释放的乙酰胆碱所激活（见第 11 章），这种激活使 Na^+ 内流，引起肌肉去极化。胞内激活型通道，可以对特异离子局部浓度变化敏感，例如，有一型 K^+ 通道可为细胞内相邻胞质的 Ca^{2+} 升高所激活。在许多神经元，这些钙激活钾通道在动作电位终止时的复极化中起作用。其他调制通道开放的细胞内配体包括环核苷酸，如 cGMP 激活视杆细胞阳离子通道，在视觉信号转导中起重要作用（见第 20 章）。

应该指出，这种分类并非绝对，例如，某些 Ca^{2+} 激活型 K^+ 通道也对电压变化敏感，有些电压激活通道也对细胞内配体敏感。

单通道电流的测量

微电极胞内记录

研究膜通道性质的最初的实验采用玻璃微电极记录整个细胞的膜电位或膜电流。1949年，Ling 和 Gerard[2] 采用玻璃微电极在单细胞进行了胞内记录。这是里程碑式的成就，其重要性可以和 30 年后的膜片钳记录相媲美。这一技术提供了一种方法，可以在肌纤维和神经元精确测量静息膜电位、动作电位，以及突触激活所诱发的的反应。

胞内记录技术如图 4.3(A) 所示，一支尖端直径小于 0.5 μm、内部充灌浓盐溶液（如 3 mol/L KCl）的微电极，连接于放大器，记录电极尖端处的电位。当推进电极尖端接触细

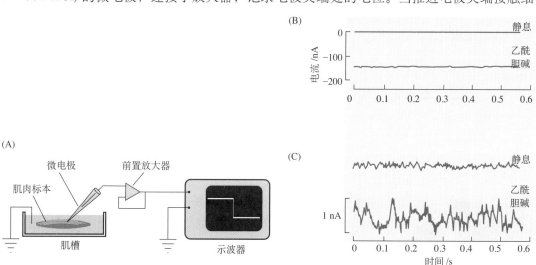

图 4.3　通道噪声的胞内记录。(A) 微电极记录肌纤维的膜电位示意图。电极连接于前置放大器，电信号显示于示波器或计算机荧屏。静息膜电位的突然出现（荧屏上曲线向下偏转）标志着尖端穿破细胞膜进入肌纤维。电极尖端穿破细胞膜后，可以测量通道激活产生的电位变化。(B) 胞内记录乙酰胆碱 (ACh) 的作用，在这一实验中，别的电路用来记录膜电流（而不是膜电位）。上线表示静息时无跨膜电流；下线表示给予乙酰胆碱产生大约 130 nA 的内向电流。(C) 是 (B) 的高倍放大，静息时基线有微小的波动；乙酰胆碱产生的内向电流呈相对较大的波动（噪声），这是由于乙酰胆碱激活的通道随机地开放和关闭所致。分析增加的噪声给出该通道的"单通道电流"和"平均开放时间"的数值。（记录引自 Anderson and Stevenson 1973，已作修饰。）

胞膜时，静息膜电位的突然出现标志着尖端进入细胞浆。如果尖端成功穿破细胞膜，细胞膜在电极的外表面形成封接，因此细胞浆仍然与细胞外液相隔离。

通道噪声

20 世纪 70 年代早期，Katz 和 Miledi[3] 在蛙的肌纤维进行了先驱性的研究，他们采用胞内记录技术，分析了神经肌接头由乙酰胆碱 (ACh) 产生的"噪声"的特性。ACh 由突触前神经末梢释放，打开突触后膜的配体门控通道，使阳离子内流，肌肉去极化 (见第 11 章)。Katz 和 Miledi 在突触部位直接施加 ACh，观察到所产生的去极化"噪声"很大，即去极化期间的电流波动大于静息期正常基线的波动。这种"噪声"水平的增加是由于 ACh 激活的通道随机开放和关闭的结果。换言之，ACh 引起通道大量开放，当 ACh 作用于突触后膜时，开放的通道数随机波动。

采用噪声分析技术，Katz 和 Miledi 能够获得关于 ACh 激活的单个通道的活动信息。在同样的神经肌肉标本，Anderson 和 Stevens[4] 随后进行了类似的实验，通过测量膜电流的波动，推断出经单通道的离子电流的大小和时程 (见图 4.3)。

虽然噪声分析涉及较复杂的代数计算，但其原理并不复杂。首先，如果单通道电流比较大，则噪声也较大。其次，开放时间较长的通道，仅产生低频噪声；开放较短暂的通道，则产生高频噪声。对神经肌肉接头处 ACh 激活通道所产生的噪声幅度和频率组成进行分析，显示每秒通过单个开放通道的离子数约 1000 万个。通道的平均开放时间 (τ) 为 1 ~ 2 ms。

膜片钳记录

噪声分析基本上已为**膜片钳记录** (patch clamp recording) 方法直接观察通道电流所取代。这些方法为关于通道的饶有生理学兴趣的问题提供了直接的答案。例如，单个通道流过多少电流？一个通道处于开放状态的时间有多长？通道开放和关闭的时间如何依赖于电压或激活分子？

Erwin Neher 和 Bert Sakmann 及其同事 [5,6] 发明的膜片钳方法，对阐明膜通道的功能作出了卓越的贡献。膜片钳记录所用的玻璃电极尖端 (内径约 1 μm) 和细胞膜形成"封接"[图 4.4(A)]。理想的情况下，在电极上略加吸引，细胞膜和玻璃电极尖端之间即形成电阻大于 $10^9\,\Omega$ 的封接 [图 4.4(B)]。

膜片钳方法可以有其他的记录方式。形成**细胞附着式膜片** (cell-attached patch) 封接后，能把膜片从细胞上拉脱，形成**"内面朝外"的膜片** (inside-out patch) [图 4.4(C)]，其膜的胞质面朝向灌流液。形成细胞附着式膜片后，也可稍加吸引，使膜片穿孔，电极液与细胞浆相通，这种情况下，所记录的电流来自整个细胞 [**全细胞记录** (whole-cell recording)，图 4.4(D)]。最后，可以先形成全细胞记录模式，然后牵拉电极，使膜生成一个细长的颈部，此细长的膜片与细胞分离并封闭，形成**"外面朝外"的膜片** [outside-out patch, 图 4.4(E)]。每一种膜片钳记录方式各有其优点，取决于所要研究的通道种类和欲得到的资料。例如，若想把各种化学性配体施加于膜片的外面，"外面朝外"的膜片最为方便。

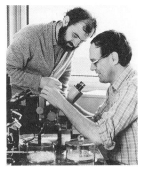

Erwin Neher(左) 和 Bert Sakmann(右)。

　　不管采用什么样的膜片，只要把电极连接到适宜的放大器都可以记录到小的跨膜片电流 [图 4.4(F)]。高阻抗的封接确保微弱电流通过放大器，而不至于向膜片边缘逸散。所记录到的是矩形电流脉冲，反映单通道的开放和关闭。换言之，我们可以对细胞膜的单个通道蛋白分子的活动进行实时观察。

　　全细胞记录的一个特点是：物质可以在细胞浆和电极液之间交换。这一交换 (有时称为"透析") 提供了一种有用的方法：可使先前存在的细胞内液的离子浓度改变到电极内液水平。另一方面，特别当细胞很小时，细胞浆的重要成分可快速流失至电极内液中，而采用 **"穿孔膜片"** (perforated patch)[7] 可避免此种丢失。具体方法是，电极内充灌一种"孔道形成物质" (如制霉菌素) 和细胞形成封接，一段时间以后，即在膜片中形成孔道，可作全细胞记录，而又不会丢失胞内大分子物质。

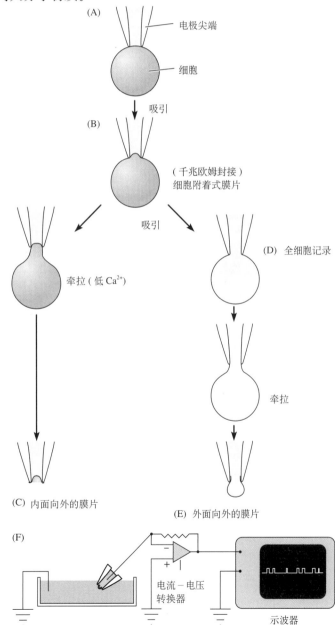

图 4.4　**膜片钳记录**。(A ~ E) 用示意图表示膜片钳记录方式。电极和细胞膜形成封接 (A)，加一个轻微吸引将之转变成千兆欧姆封接 (B)。此时从电极尖端的膜片可进行记录 (细胞附着式膜片)。从细胞上拉出电极，形成一个游离囊泡，其外膜破口形成"内面向外"的膜片 (C)；或者，作进一步吸引，使电极尖端内的膜片破口，成为全细胞记录模式 (D)；或者牵拉成为形成"外面向外"的膜片 (E)。(F) 记录装置，电极与放大器连接，由放大器把通道电流转换为电压信号。信号显示于示波器或计算机荧屏，从而可测量单通道电流的幅度和时程。[(A ~ E) 引自 Hamill et al., 1981。]

单通道电流

作为最简单的形式，单通道电流脉冲不规则地出现，具有几乎固定的幅度和可变的时程 [图 4.5(A)]。然而，在某些情况下，电流记录较为复杂。例如，通道呈现的开放状态并不只有一个电流水平，如图 4.5(B) 所示，开放的通道常关闭到较小的"亚状态"水平。此外，通道可以呈现复杂的动力学变化，例如，通道开放以**"簇状发放的动作电位"**（bursts）的形式发生 [图 4.5(C)]。

综上所述，用膜片钳技术研究通道功能具有两大优点。首先，游离的小膜片使我们能够观察少数几个通道的活动，而不是完整细胞中数千个通道的活动。其次，高阻抗的封接能使我们记录极微小的电流。因此，我们能精确测量单通道的电流幅度，分析通道活动的动力学特征。

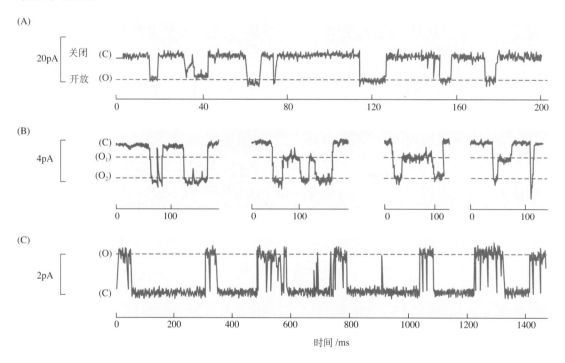

图 4.5   膜片钳记录实例。(A) 从蚱蜢肌肉"细胞附着膜片"上记录到的谷氨酸激活的通道电流，具有同一幅度，但开放时间不等。向下偏转表示流入细胞的电流。(B) 在胚胎大鼠培养细胞"外面向外"膜片上记录的乙酰胆碱激活的单通道电流，最大幅度达到 3 pA，弛豫至一种亚状态电流 (约 1.5 pA)，向下偏转表示内向电流。(C) 在培养的鸡脊髓细胞，"外面向外"膜片上记录，经甘氨酸激活 Cl⁻ 通道的外向电流脉冲，由于通道迅速关闭并再开放而产生簇状发放的动作电位。[(A) 引自 Cull-Candy, Miledi, and Parker, 1980; (B) 引自 Hamill and Sakmann, 1981; (C) 引自 A. I. McNiven and A. R. Martin, 未发表。]

通道电导

通过对一个通道的动力学特征——其开放和关闭状态的时程进行分析，可以了解参与通道开放和关闭的步骤，以及与这些步骤相关的速率常数。另一方面，通道电流是反映离子如何迅速通过通道的直接量度。电流不仅取决于通道的性质，也取决于跨膜电位。如图 4.6 所示的"外面向外"的膜片，它含单一自发激活的对 K^+ 通透的通道，电极内液和灌流液均含 150 mmol/L 的 K^+。虽然 K^+ 可经通道双向运动，但由于膜两侧 K^+ 浓度相等，在任何

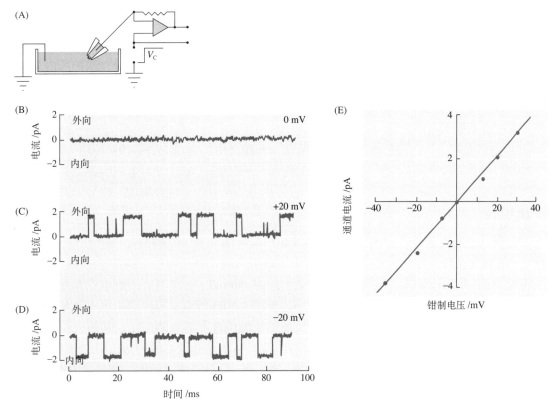

图 4.6　电压对电流的影响。 在"外面向外"的膜片，通过单一自发激活的 K^+ 通道，电极内与灌流液的均为 150 mmol 时观察到。(A) 记录系统。膜片钳放大器的输出与跨膜电流成正比，如图所示，施加指令电压 V_C 到放大器，一个电压施加于电极 (由此到膜片)，流向电极的电流以负向表示。(B) 当无电压施加于膜片时，无通道电流可见，因为通过通道的 K^+ 净通量为零。(C) 给电极施加 +20 mV 电压，引起约 2 pA 的外向电流通过通道。(D) 施加 –20 mV 电压引起同等幅度的内向电流。(E) 通道电流为施加电压的函数。直线的斜率表示通道的电导 (γ)，γ=110 pS。

一个方向 K^+ 的净通量等于零，即无离子流 [图 4.6(B)]。幸而膜片钳记录系统还有一个重要特点：可向电极内液施加电压，使其产生一个跨膜片的电位差。当施加 +20 mV 电压时 [图 4.6(C)]，因为带正电的 K^+ 受电极内液和灌流液之间的电位梯度所驱使向外流动，每个通道开放产生一个外向电流脉冲；若电极内液施加 –20 mV 电压时 [图 4.6(D)]，电流则经开放通道反向流入电极。电压对电流强度的影响见图 4.6(E)，这是一种线性关系：流经通道的电流 (*I*) 和所施加的电压 (*V*) 成正比：

$$I = \gamma(V - V_0)$$

许多读者看出这是欧姆定律的一种表示方式。V_0 是电流为零时的跨膜电位，$(V-V_0)$ 是电流流过通道的**驱动力** (driving force)，在本例中 $V_0 = 0$，但并非始终如此 (见图 4.7)，比例常数 γ 是**通道电导** (channel conductance)，它是通道通过电流能力的量度。在某一特定的施加电压下，高电导的通道携带较强的电流，而低电导只携带弱电流。

电导的单位是 S (siemens)，1 S = 1 安培 / 伏特。在神经细胞，跨膜电位通常以 mV 表示 ($1 mV = 10^{-3} V$)，通过单通道的电流以 pA 表示 ($1 pA = 10^{-12} A$)，单通道的电导以 pS 表示 ($1 pS = 10^{-12} S$)。在图 4.6(E) 中，+20 mV 的电压产生电流约 2.2 pA，因此通道的电导为 ($\gamma = I/V$) 2.2 pA/20 mV =110 pS。

电导和通透性

通道的电导取决于两个因素：①离子通过开放通道的难易程度，这是通道的内在特性，称为**通道通透性** (channel permeability)；②通道所在部位离子浓度。显然，如果膜内外溶液无 K⁺ 存在，不论通透性有多大、施加的电压有多大，也不能有电流通过开放的通道。如果只有少数 K⁺ 存在，对给定的通透性和电压，离子电流将比有大量 K⁺ 存在时更小。这些关系可表示如下：

开放的通道 ⟶ 通透性

通透性 + 离子 ⟶ 电导

平衡电位

在刚讨论的通道电流的例子中（见图 4.6），膜片两侧 K⁺ 浓度相等。试问，若两侧 K⁺ 浓度不等将发生什么变化？假设制作如图 4.7(A) 所示的"外面向外"的膜片标本，灌流液中的 K⁺ 浓度为 3 mmol/L，电极内液 K⁺ 浓度为 90 mmol/L(分别与许多细胞正常胞外液、细胞内液中钾的浓度相似)。在这些条件下，如图 4.7(B) 所示，即使对电极不施加电压，K⁺ 将顺浓度梯度，经电极流至灌流液。如果使电极相对于灌流液为正，跨膜电位梯度将加速外向 K⁺ 流动，通道电流增大 [图 4.7(C)]。另一方面，若使电极为负，K⁺ 外流将受阻，电流减小 [图 4.7(D)]。在给予足够大的负电位时，K⁺ 将对抗浓度梯度，跨膜向内流动 [图 4.7(E)]。如果我们进行多次这样的观察，把通道电流相对于施加电压作图，所得的结果如图 4.7(F) 所示。

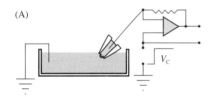

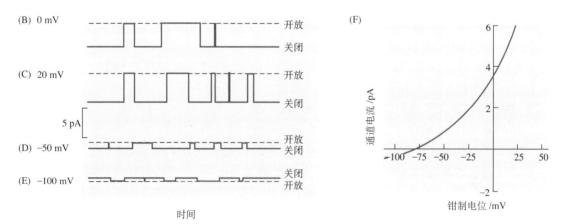

图 4.7　K⁺ 电流翻转电位。 假设实验在"外面向外"膜片进行，电极内液 K⁺ 浓度（"胞内"浓度）为 90 mmol/L，灌流液 K⁺ 浓度（"胞外"浓度）为 3 mmol/L。(A) 记录装置；(B) 无电压施加于电极，K⁺ 顺浓度梯度从电极内液流向灌流液，产生外向电流；(C) 向电极施加 +20 mV 电位，外向电流增大；(D) 施加 –50 mV 电位，外向电流减少；(E) 在 –100 mV 时，电流反向流动；(F) 电流－电压关系曲线表明，–85 mV 时电流为零，即 K⁺ 平衡电位 (E_K)

图 4.7(F) 表示 K^+ 电流既依赖于跨膜电位又依赖于 K^+ 浓度梯度，即钾的**电化学梯度** (electrochemical gradient)。与膜片两侧 K^+ 浓度相等时的结果不同（图 4.6），当施加电压约 –85 mV 时，通道电流为零。在这一条件下驱动 K^+ 外流的浓度梯度恰好和驱动 K^+ 内流的电位梯度平衡。恰好能与 K^+ 浓度梯度平衡的电位差称为 **K^+ 平衡电位** (potassium equilibrium potential, E_K)，当膜电位等于 E_K，对 K^+ 驱动力等于零。在任何其他膜电位 (V) 时的驱动力为 ($V- E_K$)，平衡电位只取决于膜两侧的离子浓度，与通道特性或离子透过通道的机制无关。

Nernst 方程

究竟需要多大跨膜电位才能与一给定的跨膜浓度差相平衡？一种推测是：E_K 只是与细胞内外 K^+ 浓度差（分别以 $[K]_i$、$[K]_o$ 表示）成正比，但是这一假设并不完全正确。实际情况是，与细胞内外 K^+ 浓度的对数之差成正比：

$$E_K= k(\ln[K]_o - \ln[K]_i)$$

常数 $k = RT/zF$，其中，R，气体常数；T，热力学温度；z，离子的原子价（此处为 +1）；F，法拉第常数 (1 g 分子单价离子所带的电荷量，单位：库仑)，因此答案是

$$E_K= RT/zF\ (\ln[K]_o - \ln[K]_i)$$

也即

$$E_K= RT/zF\ \ln\ ([K]_o/[K]_i)$$

这就是 K^+ 的 Nernst 方程。在室温为 20℃ 时，RT/zF 约为 25 mV，有时为了方便起见，把自然对数 (ln) 转换为以 10(log) 为底的对数，则 RT/zF 必须乘以 ln (10) 或 2.31，则此值为 58 mV。归纳为以下方程：

$$E_K=25 \ln\ (\ [K]_o\ /[K]_i) = 58 \log\ (\ [K]_o/[K]_i)$$

哺乳动物体温为 37℃ 时，E_K 从 58 mV 增至约 61 mV，图 4.7 所示的细胞 E_K 值 (–85 mV) 与给定的浓度比 (1/30) 相一致。

应当指出，顺浓度梯度所产生的离子扩散速率并不严格与其浓度相关，除了浓度极低的溶液外，在所有情况下还受离子相互作用的影响，如静电引力和排斥力。由于这种相互作用，离子的有效浓度减小了。溶液中离子的有效浓度称为**活动度** (activity)。从理论上讲，Nernst 方程应采用"离子的活化率"，而不是浓度比值。但是，由于细胞内外总的离子浓度相似（见第 6 章），因此任何特定离子的活化率之比和浓度之比无显著差异。

非线性电流 – 电压关系

图 4.7(F) 中电流 – 电压关系的第二个特点是：与图 4.6(E) 不同，曲线呈非线性。当平衡电位向去极化方向偏置时，随着电位接近零，外向电流增大越来越快。相反，若从平衡电位向超极化方向偏置，内向电流随超极化增加缓慢。这是因为电导依赖于离子浓度。电极内液 K^+ 浓度远高于电极外液，因此携带外向电流的离子多于携带内向电流的离子。离平衡电位越远，这一效应愈加明显。因而电流 - 电压曲线有一个明显向上的曲率，即使在本例中通道通透性并不那么依赖于电压。

非线性电流 – 电压关系也发生在具有整流特性的通道（即其通透性依赖与电压），这些通道使离子在一个方向通过其孔道比通过另一方向容易得多。电压敏感 K^+ 通道 [称为

内向整流钾通道 (inward rectifier)] 即为一例。当膜电位比平衡电位更负时，使 K^+ 内向流入细胞；而电位差反转时，则外向电流极小或几乎无外向电流。这类通道的电流 - 电压关系类似于专题 4.1 所示的情况。

离子经通道的通透

离子实际上是如何透过通道的？一种可能性是经扩散透过水相通道。"扩散"是早期离子通透性的概念，但对大多数通道而言，"扩散"不能恰如其分地描述通透过程，这是因为通道本身与离子间有相互作用。例如，因为离子带电，溶液中的离子总是伴有紧密并置的水分子。如果是阳离子，水分子的取向使其带负电的氧分子最靠近阳离子。如果通道相对较窄，离子必须获得一定能量摆脱水化作用，挤过通道的狭窄部（见第 5 章）。一旦处于通道中，列于通道内壁的静电荷对离子产生吸引或排斥，离子也可以结合于某些位点，但它必须逸走，才能继续通过。这种相互作用既影响离子的选择性，也影响离子经通道通量的速率。关于离子通透性的这种通道模型称为 **Eyring 反应速率理论** (Eyring rate theory) 模型[8]。一般来说，在描述通道选择性和电导等现象时，这些模型比单纯扩散模型更有成效。

一个值得指出的要点是：作为信号运作基础的所有离子通量，是由于离子顺浓度梯度和电位梯度被动进出开放通道的结果。换言之，神经元利用始终存在的电化梯度产生离子运动，并由此产生电信号。这种离子通量虽然最终将使电化学梯度耗散殆尽，但这种现象实际并不发生，因为细胞利用代谢能量维持细胞浆离子成分相对稳定。离子主动转运的特化机制将在第 9 章讨论。

■**专题 4.1   通道电导测量**

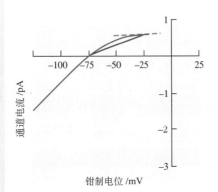

研究者们常说，一些特定的通道有其特定的电导数值，如 100 pS。由于电导依赖于离子浓度，除非我们知道在什么样的离子浓度条件下测量，这样的描述并无意义。例如，我们所述的 K^+ 电导是在膜两侧 K^+ 浓度为 150 mmol/L 的情况下测得的，那么在接近生理的环境中（K^+ 浓度仅为 5 mmol/L），预期 K^+ 通道的电导将减少为原来的 1/10 ～ 1/5。

若由于通道两侧的离子浓度不对称，或因为通道本身具有显著的整流特性，其电流 - 电压曲线关系为非线性时 [图 4.7(F)]，就产生了第二个问题。在这些情况下，电导并非常数，因此必须说明电导是在什么电位时测得的。一种定义电导的方式是利用关系式：$\gamma = I/(V-V_0)$。如插图所示，该电流平衡电位 (V_0) 是 –75 mV；若膜片保持为 –25 mV，驱动力是 50 mV，通道电流为 0.6 pA，因此电导为 0.6 pA/50 mV= 12 pS。这是在 –25 mV 条件下测得的**弦电导** (chord conductance)，在图中用红的实线代表的斜率，在 –25 mV 条件下测得的弦电导不等于 50 mV 时的弦电导。

确定电导的第二种方法是，在一个有意义的点上测定电流 - 电压关系的斜率，叫做**斜率电导** (slope conductance)。在本例中，当电压为 –25 mV 时，电流 – 电压关系的斜率电导（虚线）约为 3 pS。这种测量告诉我们，虽然在电压 –25 mV 时有相当大的离子电流跨越通道，但如果驱动力增加，电流不会成比例增加。

　　总之，一个通道的特征性电导，只有通过显示完整的电流 - 电压关系，并注明测定时的离子浓度，才能精确地确定。一般文献中标出的单一电导数值通常是指弦电导，在缺乏附注信息的情况下，只是提供了通道特征的粗略指标。

小结

- 神经系统的电信号由离子跨神经细胞膜的运动而产生。这些离子电流流经膜蛋白的水相孔道，即离子通道。
- 离子通道的选择性各异：有的阳离子通道只对 Na^+、K^+ 或 Ca^{2+} 通透，其他通道选择性较差。阴离子通道对较小的阴离子相对无选择性，但主要对 Cl^- 通透，因为 Cl^- 在细胞内、外液中含量较丰富。
- 通道在开放和关闭状态之间波动。每一种通道有特有的平均开放时间，当通道激活时开放频率增加，去活时其开放频率减少。通道可以失活，也可以被阻断。
- 按不同的激活方式，通道可分为牵张激活型、电压激活型和配体激活型。
- 离子顺浓度梯度和电压梯度经通道作被动跨膜运动。
- 沿浓度梯度经一通道的净跨膜离子通量，在反向电压梯度作用下减小。使离子净通量减小至恰好为零时的电位，称为该离子的平衡电位。Nernst 方程给出了平衡电位和浓度梯度之间的关系。
- 离子跨膜运动的驱动力，是其平衡电位和实际膜电位之差。通过一个通道的离子流，决定于对该离子的驱动力和电导，而电导又决定于通道对该离子的内在通透性和膜内外的离子浓度。

（蒋正尧 译；杨雄里 校）

参 考 文 献

1　Karplus, M., and Petsko, G. A. 1990. *Nature* 347: 631-639.

2　Ling, G., and Gerard, R. W. 1949. *J. Cell Comp. Physiol.* 34: 383-396.

3　Katz, B., and Miledi, R. 1972. *J. Physiol.* 224: 665-699.

4　Anderson, C. R., and Stevens, C. F. 1973. *J. Physiol.* 235: 665-691.

5　Neher, E., Sakmann, B., and Steinbach, J. H. 1978. *Pflügers Arch.* 375: 219-228.

6　Hamill, O. P., et al. 1981. *Pflügers Arch.* 391: 85-100.

7　Horn, R., and. MaRy, A. 1988. *J. Gen. Physiol.* 92: 145-149.

8　Johnson, F. H., Eyring, H., and Polissar, M. J. 1954. *The Kinetic Basis of Molecular Biology*. Wiley, New York.

建 议 阅 读

Hamill, O. P., Marty, A., Neher, E., Sakmann, B., and Sigworth, J. 1981. Improved patch-clamp techniques for high-resolution current recording from cells and cell-free membrane patches. *Pflügers Arch*. 391: 85-100.

Hille, B. 2001. *Ion Channels in Excitable Membranes*, 3rd ed. Sinauer Associates, Sunderland MA. pp. 347-375.

Pun, R. Y. K., and Lecar, H. 2001. Patch clamp techniques and analysis. In N. Sperelakis (ed.) *Cell Pysiology Source Book*, 3rd ed. Academic Press, San Diego. pp. 441-453.

■ 第 5 章
离子通道的结构

许多实验方法能够解析离子通道的分子结构，并能确定其结构和功能特性的相关。这些方法包括用生化方法分离通道蛋白、用分子克隆方法确定蛋白质氨基酸的序列、用定点诱变方法改变选定区域的碱基序列，以及在宿主细胞表达通道蛋白以研究通道功能等。此外，应用高分辨率电子显微镜和 X 射线晶体学方法已揭示了离子通道的三维结构。

这些实验方法相互结合，已广泛应用于一种配体激活的通道，即烟碱型乙酰胆碱受体 (nAChR) 的研究。该受体由 5 个独立的蛋白质亚基组成，各亚基围成一个中心孔状。其中 2 个亚基 (α 亚基) 含有配体结合位点。每个亚基都包含 1 个大的胞外结构域、1 个较小的胞内结构域和 4 个由细胞内、外环相连的跨膜区域 (M1 ~ M4)。5 个亚基的 M2 跨膜区域构成中心孔道的内壁，并形成通道的门控结构。AChR 是半胱氨酸环受体基因超家族的代表，该超家族还包括甘氨酸、γ-氨基丁酸 (GABA) 和 5- 羟色胺 (5-HT) 的受体。

电压激活的通道形成了另一个超家族。电压激活的钠通道是单个大的蛋白质分子。该分子由围绕着中心孔道的 4 个重复的结构域形成，每个结构域包括 6 个跨膜区段 (S1 ~ S6)。每个结构域的第 5 和第 6 跨膜区段之间的氨基酸环向结构中心内陷，构成孔道内衬。电压激活的钙通道与之有类似的结构。电压激活的钾通道在分子构型上与之相似，但一个重要的差别是，钾通道由 4 个独立的亚基组装而成，而并非单个分子。

人们对半胱氨酸环受体和电压激活的通道分子结构已有细致的了解，这为分析其他通道类型的结构和功能奠定了坚实的基础。

为使神经系统有效行使其功能，神经元必须表现出广泛多样的电活动行为。这样，一个神经元产生的神经冲动，可能会抑制其周围许多神经元的电活动，也可能通过长距离的传播，兴奋其他的神经元群，并通过多种多样的更精细调节方式，影响另一群靶神经元的反应性。所有这些信号，均通过离子通道的激活或失活，从而调节跨膜离子转运而介导。本章中，我们将讨论某些实验，正是这些实验导致我们对离子通道分子结构达到现有的认识，并使我们了解特定的结构组分如何与通道功能关联起来。

有三种实验技术的进展对我们了解离子通道起了关键作用。第一种是对通道蛋白进行分离，以及对互补 DNA(cDNA) 克隆测序，从而获得相应氨基酸排序技术的发展。该技术也使人们有可能通过改变 DNA 碱基 (定点诱变)，从而使蛋白质中选定位置的氨基酸被另一个氨基酸所取代。第二种是应用源于 cDNA 克隆的信使 RNA(mRNA) 在宿主细胞 (如爪蟾卵母细胞) 表达通道蛋白技术的进步。这种方法能测量已克隆通道的功能特性。几种技术相结合，使人们可以对通道蛋白某一特定区域进行拼接，然后确定这种拼接怎样影响通道蛋白的功能。例如，甚至改变单个氨基酸也可以明显影响通道的离子选择性。最后，精细化的电子显微镜成像程序和 X 射线晶体学技术已在分子水平提供通道结构精细的物理视图。通过这些研究技术已获得了两类特定通道极其详尽的信息：以烟碱型乙酰胆碱受体为代表的配体激活通道和电压激活的阳离子通道。

配体激活通道

烟碱型乙酰胆碱受体

第一个被详细研究的通道是**烟碱型乙酰胆碱受体** (nicotinic acetylcholine receptor, nAChR)。需要注意的是，通常配体激活通道被称为 "受体" 而不是 "通道"；这是因为表征这些分子的特性时，主要依赖于它们与激活分子 (激动剂)、拮抗剂、毒素和抗体的结合，而并非依赖于该蛋白质的特异通道特性。烟碱型乙酰胆碱受体表达于脊椎动物骨骼肌纤维的突触后膜、无脊椎动物和脊椎动物整个神经系统的神经元，在一些电鱼电器官的神经效应器接头处也有表达。该受体被神经末梢突触前膜释放的 ACh 激活，激活后受体开放，形成通道，阳离子经此通道进出突触后细胞。这些受体被定名为 "烟碱型" 受体，是因为 ACh 的作用可为烟碱模拟，并以此来区分另一类截然不同的、可以为毒蕈碱激活的 AChR。毒蕈碱型 AChR(muscarinic acetylcholine receptor，见第 12 章) 不形成离子通道，它的激活会启动细胞内信使系统，继而影响离子通道的活动。

在**电鳐** (*Torpedo*) 电器官的细胞膜上密集着大量的突触，这样密集的受体源为人们对烟碱型 AChR 的生化分离和特性的研究提供了方便。电鳐和其他一些强电鱼的生电细胞是一种别样的肌细胞。在解剖结构上，大量的这些细胞整齐排列，以致当它同时去极化时，这一群细胞可以产生接近 100 V 的电压，其电流足以击晕周围水域中近处的猎物。

从细胞膜上提取 AChR 分子后，利用它与 α- 银环蛇毒素 (α-bungarotoxin，与在位生电细胞及脊椎动物肌细胞的通道高度特异性结合的已知毒素) 的高亲和性，将受体与其他膜蛋白分离。电鳐 AChR 蛋白经纯化后是一个 250 kDa 的复合物，含有 2 个 α- 银环蛇毒素的结合位点。经变性凝胶分离后显示 4 个糖蛋白亚基 (α、β、γ 和 δ)，其分子质量分别为 40 kDa、50 kDa、60 kDa 和 65 kDa。鉴于毒素分子和 α 亚基结合，并与完整蛋白质的分子质量相当，人们已提出受体是一个五聚体 (α2βγδ) 的结构[1]。当分离的 AChR 被重组入脂质囊泡时，保持了原生 AChR 离子通道的主要功能特性[2]。

应用电子显微镜成像术及其他物理学技术，已确定了脂质膜中完整通道的大小和朝向[3~6]。其物理结构如图 5.1 所示。通道的 5 个亚基围绕中心孔道成环状排列。通道的胞外结构域高出细胞膜表面约 8 nm，直径约 8 nm，其中直径约 2 nm 的中央小腔形成跨膜通道。图中阴影区域表示两个结合位点之一的位置。第二个结合位点位于毗邻 δ 亚基的另一 α 亚基上。胞内结构域延伸入膜平面下约 4 nm，亚基间的 5 个边孔使通道的胞内端和细胞浆相通。如早期对通透大的阳离子的通道选择的测量所预期的，开放通道的中心孔道直径约 0.7 nm[7~8]。

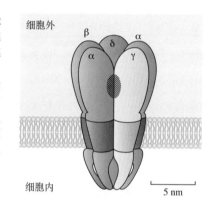

图 5.1 AChR 包含 5 个亚基。2 个 α、1 个 β、1 个 γ 和 1 个 δ 亚基围绕中心孔道呈放射状排列，亚基相互间隔 72°。细胞外结构域高出膜平面约 8 nm，并包含一个直径约 2 nm 的中央小腔形成跨膜通道。阴影区域表示 α 亚基上两个结合位点之一的位置。胞内结构域延伸入膜平面下约 4 nm，亚基间的 5 个边孔使通道的胞内端和细胞质相通。(引自 Unwin，2005。)

AChR 亚基的氨基酸序列

1982 年，S. Numa 和他的同事们对 AChR 的每个亚基的 cDNA 进行了克隆和测序[9~11]。图 5.2 显示电鳐 α 亚基相应的氨基酸序列。其他三个亚基的序列高度相似 (同源性)，仅有不同氨基酸的插入或缺失，因此，对任何一个亚基结构构型的讨论均适用于其他亚基。人和牛肌肉中 AChR 亚基的序列略有不同，在胎牛的肌肉中，人们发现了另一个与 γ 相似的亚基，定名为 ε 亚基[12]。

高级化学结构

虽然亚基的一级结构并不能提供多肽链在细胞膜内如何排列的独特信息，但基于其序列中氨基酸的特性，可以提出各种模型。像任何大蛋白质分子一样，可以预期其分子片段折叠成有序的二级结构，如 α 螺旋或 β 折叠。在每个亚基中，这些二级结构本身再次折叠形成三级结构。最后，5 个亚基结合在一起形成最终的四级结构 (即完整的通道)。二级和三级结构模型的提出基于多种考量，一种是对亚基初级序列中非极性 (疏水) 氨基酸残基的伸展序列的识别。这些序列可形成 α 螺旋或其他足够长度的跨膜结构。在 Numa 和他的同事提出的亚基结构的原始模型中[9]，已鉴定出 4 个这样的区域 (M1~M4，见图 5.2)。图 5.3 显示的是假定的模型。读者能够发现，用这些区域的氨基酸残基的亲水指数 (hydropathy index)(专题 5.1) 来验证这些结论的有效性是非常有用的。

Met Ile Leu Cys

−20									−10										
Ser	Tyr	Trp	His	Val	Gly	Leu	Val	Leu	Leu	Leu	Phe	Ser	Cys	Cys	Gly	Leu	Val	Leu	Gly

Ser	Glu	His	Glu	Thr	Arg	Leu	Val	Ala	Asn(10)	Leu	Leu	Glu	Asn	Tyr	Asn	Lys	Val	Ile	Arg(20)
Pro	Val	Glu	His	His	Thr	His	Phe	Val	Asp(30)	Ile	Thr	Val	Gly	Leu	Gln	Leu	Ile	Gln	Leu(40)
Ile	Ser	Val	Asp	Glu	Val	Asn	Gln	Ile	Val(50)	Glu	Thr	Asn	Val	Arg	Leu	Arg	Gln	Gln	Trp(60)
Ile	Asp	Val	Arg	Leu	Arg	Trp	Asn	Pro	Ala(70)	Asp	Tyr	Gly	Gly	Ile	Lys	Lys	Ile	Arg	Leu(80)
Pro	Ser	Asp	Asp	Val	Trp	Leu	Pro	Asp	Leu(90)	Val	Leu	Tyr	Asn	Asn	Ala	Asp	Gly	Asp	Phe(100)
Ala	Ile	Val	His	Met	Thr	Lys	Leu	Leu	Leu(110)	Asp	Tyr	Thr	Gly	Lys	Ile	Met	Trp	Thr	Pro(120)
Pro	Ala	Ile	Phe	Lys	Ser	Tyr	<u>Cys</u>	Glu	Ile(130)	Ile	Val	Thr	His	Phe	Pro	Phe	Asp	Gln	Gln(140)
Asn	<u>Cys</u>	Thr	Met	Lys	Leu	Gly	Ile	Trp	Thr(150)	Tyr	Asp	Gly	Thr	Lys	Val	Ser	Ile	Ser	Pro(160)
Glu	Ser	Asp	Arg	Pro	Asp	Leu	Ser	Thr	Phe(170)	Met	Leu	Ser	Gly	Glu	Trp	Val	Met	Lys	Asp(180)
Tyr	Arg	Gly	Trp	Lys	His	Trp	Val	Tyr	Tyr(190)	Thr	Cys	Cys	Pro	Asp	Thr	Pro	Tyr	Leu	Asp(200)
Ile	Thr	Tyr	His	Phe	Ile	Met	Gln	Arg	Ile(210)	Pro	Leu	Tyr	Phe	Val	Val	Asn	Val	Ile	Ile(220)
Pro	Cys	Leu	Leu	Phe	Ser	Phe	Leu	Thr	Gly(230)	Leu	Val	Phe	Tyr	Leu	Pro	Thr	Asp	Ser	Gly(240)
		M1																	
Glu	Lys	Met	Thr	Leu	Ser	Ile	Ser	Val	Leu(250)	Leu	Ser	Leu	Thr	Val	Phe	Leu	Leu	Val	Ile(260)
									M2										
Val	Glu	Leu	Ile	Pro	Ser	Thr	Ser	Ser	Ala(270)	Val	Pro	Leu	Ile	Gly	Lys	Tyr	Met	Leu	Phe(280)
Thr	Met	Ile	Phe	Val	Ile	Ser	Ser	Ile	Ile(290)	Ile	Thr	Val	Val	Val	Ile	Asn	Thr	His	His(300)
	M3																		
Arg	Ser	Pro	Ser	Thr	His	Thr	Met	Pro	Gln(310)	Trp	Val	Arg	Lys	Ile	Phe	Ile	Asp	Thr	Ile(320)
Pro	Asn	Val	Met	Phe	Phe	Ser	Thr	Met	Lys(330)	Arg	Ala	Ser	Lys	Glu	Lys	Gln	Glu	Asn	Lys(340)
Ile	Phe	Ala	Asp	Asp	Ile	Asp	Ile	Ser	Asp(350)	Ile	Ser	Gly	Lys	Gln	Val	Thr	Gly	Glu	Val(360)
Ile	Phe	Gln	Thr	Pro	Leu	Ile	Lys	Asn	Pro(370)	Asp	Val	Lys	Ser	Ala	Ile	Glu	Gly	Val	Lys(380)
Tyr	Ile	Ala	Glu	His	Met	Lys	Ser	Asp	Glu(390)	Glu	Ser	Ser	Asn	Ala	Ala	Glu	Glu	Trp	Lys(400)
				MA															
Tyr	Val	Ala	Met	Val	Ile	Asp	His	Ile	Leu(410)	Leu	Cys	Val	Phe	Met	Leu	Ile	Cys	Ile	Ile(420)
																M4			
Gly	Thr	Val	Ser	Val	Phe	Ala	Gly	Arg	Leu(430)	Ile	Glu	Leu	Ser	Gln	Glu	Gly			

图 5.2 AChR α 亚基的氨基酸序列。橙色区序列表示跨膜 α 螺旋（M1、M2、M3 和 M4）；蓝色标记的片段延伸到膜平面的细胞内和细胞外区。螺旋标记的 (MA) 残基完全在细胞质内。在 128 和 142 位点用下划线标记的半胱氨酸残基由 1 个二硫键相连，因此介于中间的 13 个氨基酸残基形成一个半胱氨酸环，此为许多受体的共同特征。起始部下划线标记的是信号序列。（序列引自 Numa et al., 1983；螺旋片段的认定引自 Unwin, 2005。）

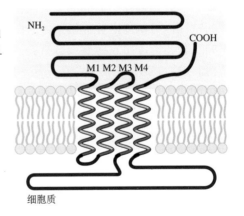

图5.3 AChR 亚基三级结构的模型。最初从氨基酸序列分析中推出，M1 ~ M4 的每个区均形成跨膜螺旋，且此肽的羧基端和氨基端均位于胞外。

NH₂ COOH M1 M2 M3 M4 细胞质

■专题5.1　氨基酸的分类

与其他的肽类一样，通道亚基由氨基酸构成，这些氨基酸侧链决定了亚基的许多局部理化特性。20 种氨基酸可分成 3 组：碱性、酸性和中性，如下所示（括号内表示每一个氨基酸的 3 个字母和 1 个字母的缩写）。酸性和碱性氨基酸是亲水性的。中性氨基酸是根据 Kyte 和 Doolittle 提出的疏水指数（每个氨基酸下的数字）排列的[13]，从最疏水开始（正数）逐渐至最亲水（负数）。如果一个肽段含疏水氨基酸序列，能形成足够长的跨脂质双分子层的 α 螺旋（约 20 个氨基酸残基；见图 5.2），则该肽段是跨膜区的候选者。

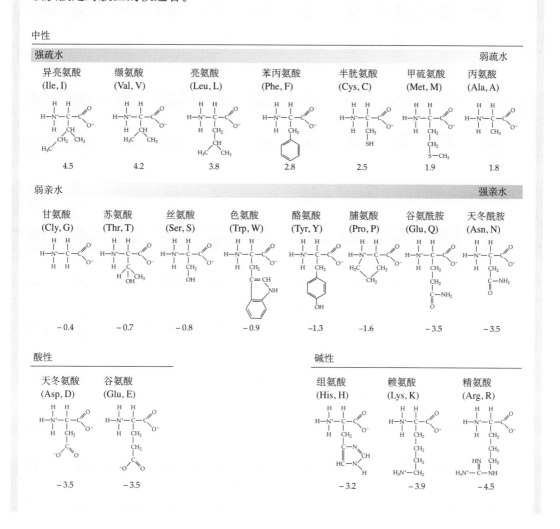

我们如何知道分子的哪一部分是胞外的，哪一部分是胞内的？首先，24 个氨基酸的相对疏水区之前是氨基末端（见图 5.2），这是蛋白质嵌入膜内所必需的信号序列。因此，氨基末端是在细胞外。与此朝向相一致，亚基中 192 位和 193 位的两个相邻半胱氨酸残基与胞外 ACh 的结合位点有关联。此外，起始的胞外片段约占整个分子的一半，这与完整受体的质量分布一致（见图 5.1）。因跨膜次数为偶数，所以羧基末端也在胞外。该模型的一般特征也与其他的观察结果相符合。例如，当 AChR 紧靠一起时，它们成对聚集（二聚体），

这些二聚体是由 δ 亚基靠近羧基末端的半胱氨酸残基通过二硫键交联形成的。已经证明，这些交联是在胞外 [14, 15]。

其他烟碱型 AChR

对肌肉 nAChR 进行测序后，又对脊椎动物脑内和自主神经节的 nAChR 进行了相似的分离和测序。这些受体在近氨基末端存在相邻的半胱氨酸残基 (图 5.2 的 192 位、193 位)，经鉴定，其与肌肉型受体的 α 亚基相似。其余的亚基被认定为 β 亚基。来源于电鳐电板和肌肉的 α、β、γ、δ 和 ε 亚基，形成了一个具有共同遗传起源家族 [16]。目前，已经从鸡和大鼠的神经系统中分离出 12 个亚基：α2 ~ α10，以及 β2、β3 和 β4。在卵母细胞中，同时注射 α2 ~ α6 或 α10 的任一种，以及 β2、β3 或 β4 的任一种的 mRNA，均会形成异源多聚体通道。单独表达 α7、α8 或 α9 亚基足以形成同源多聚体通道。能够形成通道的亚基大家族的存在，使它们能够选择性结合，形成多种通道的同工型 (isotype)，但具有不同的功能特性，如离子选择性、电导及动力学特性。在后面的章节中，我们将讨论与神经系统功能特性有关的具体例子。

受体超家族

当烟碱型 AChR 的氨基酸序列和化学结构被确定后，人们注意到其他形成通道的受体的分子构成也与之相似。现在我们知道，nAChR 是通道形成受体**超家族** (superfamily) 的一员，该类受体统称为**半胱氨酸环受体** (Cys-loop receptor)，这是因为在这个家族中，所有亚基都含有一对由 13 个氨基酸残基隔开的、经二硫键相连的半胱氨酸 (图 5.2 中 128 位和 141 位半胱氨酸)。超家族中的其他成员包括 5- 羟色胺受体 (5-HT$_3$ 和 MOD-1 受体)、甘氨酸受体 (GlyR)、γ- 氨基丁酸受体 (GABA$_A$ 和无脊椎动物的 EXP-1 受体)、无脊椎动物谷氨酸门控的氯受体 (glutamate-gated chloride receptor，GluCl) 和锌离子激活的受体 (ZAC)[17]。

5-HT$_3$ 受体形成阳离子通道，受体功能特性与 nAChR 相似 [18]。同样，GABA 激活的 EXP-1 通道 [19] 和 ZAC 通道 [20] 都具有阳离子选择性。EXP-1 在无脊椎动物中表达，而在大鼠和人类基因组中，已经鉴定出 ZAC 的序列。超家族中其他成员形成的通道都具有阴离子选择性。GABA$_A$ 受体 [21] 和 GlyR[22] 介导脊椎动物和无脊椎动物中神经系统的抑制性突触传递 (见第 11 章)。MOD-1 通道 [23] 和 GluCl[24] 通道仅存在于无脊椎动物中。

与 nAChR 相似，每种受体都具有多种同工型亚基。例如，应用重组 DNA 技术，在脊椎动物中鉴定出 16 种 GABA$_A$ 亚基的多肽：α1 ~ α6、β1 ~ β3、γ1 ~ γ3、δ、ε、π 和 θ。另有 3 种 ρ 亚基在形成 GABA$_A$ 受体的变异体中起作用，这些变异体以前作为 GABA$_C$ 受体被特别分出来 [21]。已鉴定出 5 种 GlyR 亚基：4 种 α 和 1 种 β[22]。已报道了 2 种 5-HT$_3$ 受体亚基，即 5-HT$_{3A}$ 和 5-HT$_{3B}$，另有 3 种 5-HT3 受体 (5-HT$_{3C}$ ~ 5-HT$_{3E}$) 的同源多肽的基因已被分离出来 [25]。

受体的结构和功能

确定受体的结构和功能之间的关系时，两种技术非常必要。第一，定点诱变技术。

用这一技术构建突变的 cDNA，在某一特定点产生通道蛋白的定点诱变，从而使选定的、有特定性质的氨基酸（如带正电荷或负电荷、高极性或无极性）被其他不同性质的氨基酸所取代。第二种技术是通过注射适当的 mRNA，在宿主细胞（如*爪蟾卵母细胞*）中表达突变的受体。通常，卵母细胞膜上不表达 nAChR 或其他配体激活通道。然而，注入适当的 mRNA 后，它们不仅能够表达蛋白质的亚基，还能够把这些亚基组装成具有功能活性的通道 [26]。在这些实验中，通常应用电生理技术来检测单通道电流或全细胞电流（代表嵌入膜内的所有通道）的特征。多种突变影响配体和通道的结合，从而影响通道的激活，另有一些突变影响通道的离子选择性和电导。某些影响离子选择性和电导的突变位点位于 M2 螺旋上，表明 M2 螺旋形成开放通道的内衬（见图 5.5）。

孔道内衬的结构

为检验 M2 螺旋形成开放通道孔道内衬的想法，有必要详细了解它的氨基酸序列。小鼠 AChRα 和 δ 亚基 M2 螺旋的氨基酸序列如下所示，方向从细胞质到细胞膜外 (E241，见图 5.2)。

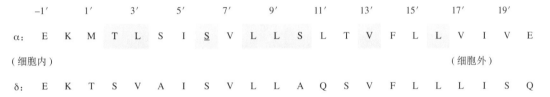

质数编号系统使比较不同受体亚基 M2 区域变得更容易 [27]。从预计的螺旋胞浆末端作为 0 点开始，依次向胞外区域推进。

可以预期，相对亲水的氨基酸（见专题 5.1），如丝氨酸 (S)、苏氨酸 (T)，暴露于水性孔道，而较疏水的异亮氨酸 (I) 的位置对着脂质包膜或蛋白质的其他部分。与此想法一致，当用丙氨酸（弱疏水性）替代划线位置 (6′) 的丝氨酸后，通道的电导显著下降 [28]。此外，受体与 QX222 分子（易和原生受体中开放通道结合）的亲和力也大大下降。这些结果均支持丝氨酸残基直接朝向水性孔道。

然而，并不是所有暴露的氨基酸都是亲水性的。在上述 α 亚基序列中用亮色标记的氨基酸残基，包括 9′、13′ 和 16′ 位点上的亮氨酸和缬氨酸残基，都似乎参与孔道内衬的构成。Karlin 和他的同事们应用**半胱氨酸替代接近法** (substituted-cysteine accessibility method, SCAM) 鉴定了这些残基。他们在实验中将每个氨基酸残基突变为半胱氨酸，每次一个 [29]。然后用突变的 α 亚基和野生型的 β、γ、δ 亚基一起在卵母细胞中表达，检测卵母细胞暴露在亲水性试剂甲硫醇磺酸乙基铵 (MTSEA) 前后 ACh 产生的膜电流。只有当所替代的半胱氨酸处在亚基的亲水区（即暴露于水性孔道），MTSEA 才选择性地与半胱氨酸的巯基结合。只有受体 α 亚基标记区的氨基酸残基突变时，MTSEA 才减弱受体对 ACh 的反应。这种暴露模式与鉴定的残基定位于螺旋序列的一侧的想法相吻合。

氯丙嗪 (chlorpromazine) 可以阻断 AChR 的离子流动 [30,31]，通过鉴定氯丙嗪结合位点，Changeux 和他的同事们在原生 AChR 上进行了相似的实验。在强的紫外光照射下，经氚标记的氯丙嗪与开放通道内的氨基酸侧链发生反应（光标记），然后分离出通道的亚基并扫描其放射性。与半胱氨酸替代实验一致，在所有 4 个亚基中，放射性标记物仅存在于 M2 区，并且定位于 2′、6′ 和 9′ 位点。

AChR 的高分辨率成像

研究通道拓扑结构的强有力方法是应用高分辨率成像技术。Unwin 和他的同事们把此项技术应用于电鳐电器官 AChR 的研究中 [6]。从生电细胞上分离出来的胞膜很容易组装到管状囊泡中，受体本身呈有序的晶格状排列，如图 5.4(A) 低倍显微图像所示。更高放大倍数的图像显示出膜内受体的总的形状和朝向 [图 5.4(B)、(C)]。

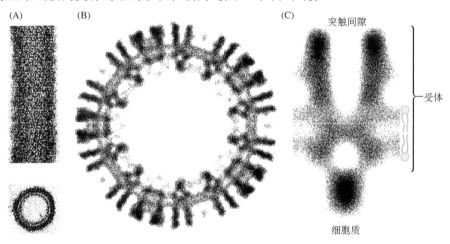

图 5.4　AChR 的电镜图像。(A) 电鳐突触后膜圆柱形囊泡的纵切面和横切面图，显示密集堆积着的 AChR。(B) 高放大倍率下的囊泡横切面。(C) 单个受体的更高倍放大图像，显示其相对于膜双分子层的位置和大小。受体下端的致密斑是一种细胞内受体相关蛋白。（图像承 N. Unwin 提供。）

通过采用大量图像并将晶体成像分析和数字平均技术相结合，Unwin 和他的同事能在分子水平详细描述受体的结构，分辨率可达 0.4 nm。图 5.5 是对结果的总结，显示 5 个亚基中在中央孔两侧的 2 个亚基的影像。

每个亚基的胞外结构域围绕一串 β 折叠及其连接环构建起来，排列成一个由外（红）向内（蓝）的片层。这种排列与 Brejc 及其同事曾详细描述的**乙酰胆碱结合蛋白**(acetylcholine-binding protein，AChBP) 的晶体结构非常相似 [32]。AChBP 是蜗牛胆碱能突触区的胶质细胞分泌的一种可溶性蛋白，和 nAChR 一样，由 5 个亚基组成，在突触间隙和 ACh 结合后调节突触传递。

亚基的跨膜区由 α 螺旋 M1 ~ M4 构成，M1 的起点和胞外结构域相连。与其他 3 个螺旋相比，M2 螺旋位于中心侧，因此 5 个 M2 片段一起形成了孔道的内衬。M3 和 M4 之间的序列形成了亚基的胞内部分，包含 α 螺旋 MA。

受体的激活

在早期的一系列低分辨率实验中，Unwin 在有 ACh 和无 ACh 两种情况下，分别考察了 AChR 的结构 [33]。结果表明，受体与 ACh 的结合，使受体 α 亚基的胞外结构域发生旋转移位。后续的高分辨图像显示，在无 ACh 时，α 和非 α 亚基的构象不同。与非 α 亚基

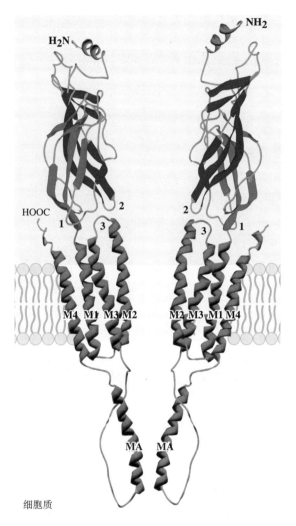

图 5.5　nAChR 亚基的高分辨率结构。 两个亚基的示意图，位于中央腔两侧。每个亚基的胞外结构域围绕一串的 β 折叠及其连接环构建起来，排列成一个由外（红）向内（蓝）的片层。胞外结构域与第一个跨膜 α 螺旋 M1 相连。第二个 α 螺旋 M2 位于其他三个的中央侧，因此全套 5 个 M2 螺旋形成孔道的内衬。胞内结构域由 M3 ～ M4 之间的序列构成，包含 α 螺旋 MA。配体与胞外结构域的结合，引起内侧和外侧 β 折叠的重新定位，这种运动通过一个或多个胞外环 (1、2) 与 M2 ～ M3 环 (3) 的相互作用传递到孔道区。（引自 Unwin，2005。）

中内侧 β 折叠的朝向相比，α 亚基中的内侧 β 折叠旋转了近 10°。有 ACh 时，这种差异就没有了[34]。Unwin 得出结论，ACh 与受体的结合造成内侧 β 折叠的旋转，从而使 α 亚基的结构和其他亚基的结构趋于一致。两个 α 亚基中 β 折叠的旋转经一个或多个胞外环与 M2 和 M3 之间的氨基酸环的相互作用传递到 M2 螺旋（见图 5.5），从而造成螺旋向外移动。这种移动与其他 3 个 M2 螺旋的协调向外移动一起，引起孔道的开放[35]。

　　对细菌中一组配体门控膜通道家族的 X 射线结构 (2.9Å 分辨率) 的观察支持上述模式图[36～38]。该通道家族的结构和哺乳动物半胱氨酸环受体的结构相似，并可被质子激活。在关闭状态，通道为 M2 螺旋中的疏水侧链环所压缩，此侧链相当于哺乳动物通道在 L9′ 和 V13′ 位点的侧链。通道激活时，M2 螺旋的外移解除了这种压缩（图 5.6）。

M2 肽在脂质双分子层中表达时，形成的通道的选择性及电导与电鳐原生 nAChR 的相似[39]。另外，记录到自发性通道电流，其平均开放时间与原生通道相似。因此，通道电流似受通道结构自身的自发性波动调节，这种波动可能发生在疏水环区或孔道更窄的胞质端。

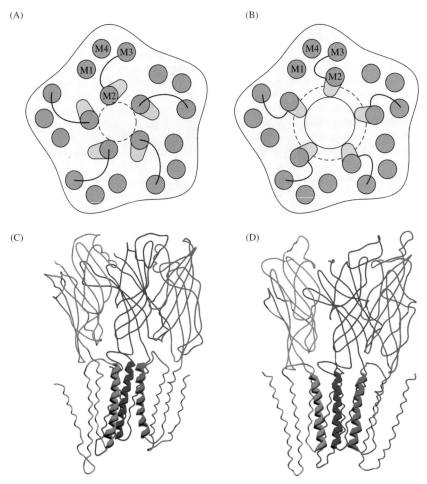

图 5.6   受体通道的门控。 AChR 通道的可能门控机制，从细胞外侧向内观察孔道。(A) 关闭构型时，孔道被 M2 螺旋的环阻塞。(B) 激活时，M2 螺旋向外移动孔道打开。(C、D) 在 3.1 Å 分辨率下，类似细菌配体门控通道的 X 射线结构，显示 3 个 M2 螺旋在关闭 (C) 和开放 (D) 时的状态。由闭合态向开放态的转移如同对 AChR 所设想的那样。(C 和 D 引自 Tsetlin and Hucho，2009。)

离子选择性和电导

开放的通道在 2′ 区最窄，阴离子孔道的直径约为 0.6 nm，而阳离子孔道的直径约为 0.8 nm[40]。因此，该区可能对离子的选择性和电导起关键作用。在 nAChR，用其他的氨基酸残基替代 2′ 上的苏氨酸残基演示了孔径大小和极性的重要性。极性替代导致通道电导高于非极性替代；在这两种情况下，电导随被替代侧链体积的增加而降低[41,42]。

半胱氨酸环受体另一个令人意外的特征是，它既有阳离子选择性通道，又有阴离子选择性通道。电荷选择性的差异与分布在离子通路上的带电氨基酸残基不同有关[40]。如果我们观察 M2 亚基的氨基酸序列，发现在 nAChR(和 5HT3 受体) 的 $-1'$ 位点上有带负电的氨基酸残基 (E^-)，该位点恰好位于细胞质的表面，另一个带负电的氨基酸残基位于胞外 $20'$ 位点。因此，5 个 M2 螺旋形成 2 个不同的负电荷环围绕着孔道，可预期这样将增加对阳离子的选择性。在甘氨酸 (和 GABA) 受体上，位于 $-1'$ 和 $20'$ 位点的氨基酸残基，或者带正电荷或者是中性的 (A^0)。

	$-1,$	$1'$																				$19'$	$20'$	
AChR $\alpha7$	E^-	K^+	I	S	L	G	I	T	V	L	L	S	L	T	V	F	M	L	L	V	A^0	E^-	
GlyR $\alpha1$	A^0	R^+	V	G	L	G	I	T	T	V	L	T	M	T	T	Q	S	S	G	S	R^+	A^0	

当用改变神经元的 AChR 同源多聚体 $\alpha7$ 通道的 M2 氨基酸残基来模拟 GlyR 时，通道的选择性从对阳离子变成了对阴离子[43]。相反，GlyR 的逆向突变产生阳离子选择性通道[44]。类似的突变还可以翻转 GABA$_C$ 和 5HT$_{3A}$ 受体的电荷选择性[45,46]。因此，阴离子通道需在 $-1'$ 位点带正电荷的氨基酸残基，阳离子通道需在相同位点有带负电荷的氨基酸残基。

带电环除了决定通道的电荷选择性外，还对通道电导有显著影响[47]。在 nAChR，减少内环上的电荷对电导有非常大的影响，使内向和外向电流均减小。减少外环电荷也可降低通道电导，其对内向电流影响较大。在 GlyR 和 GABA 通道上也观察到了相似的现象[45]。

离子通路上的其他分段也影响通道的离子选择性及电导。在阳离子选择性通道，孔道壁上净电荷为负，而在阴离子选择性通道，净电荷为正。孔道外侧直径约 2 nm，在生理溶液中静电相互作用的有效半径约 1 nm，因此，孔道内的多余电荷可能使带相反电荷的离子聚集在孔道内，从而增强通道电导。更有意思的是，通道胞内的漏斗结构使离子从孔道横向进入细胞质中 (见图 5.1)。由于它们的直径比较小 (<1 nm)，可以预期它们可能在离子的通透中发挥作用。这种作用已在 5-HT$_3$ 受体上得到了验证[48]。同聚体的 5-HT$_{3A}$ 受体在每一个 MA ~ M4 环的近 M4 端含有 3 个精氨酸残基，其形成的阳离子通道的电导很低 (仅约 1 pS)。用中性或负性的氨基酸残基突变替代带正电的精氨酸后，通道电导增加了 20 多倍。而且，5-HT$_{3B}$ 亚基上无精氨酸残基，所以异源多聚体的 5-HT$_3$ 通道的电导 (约 16 pS) 比同聚体的 5-HT$_{3A}$ 通道的大很多。

电压激活通道

为细胞膜去极化特异激活的通道，包括形成神经细胞动作电位去极化相的电压激活钠通道、与膜复极化有关的电压激活钾通道。这一组通道中还包括电压激活钙通道，其在某些组织中对动作电位的形成或延长起作用，并能实现许多其他的功能，如肌肉收缩和神经递质的释放。在不同的种系和神经系统的不同部位，3 个通道家族的每一个均有许多同工型，像 nAChR 和它的同族体一样，它们构成了有共同遗传起源的超家族。

电压激活钠通道

应用于研究 AChR 分子结构特性的方法，同样成功地用于电压激活钠通道的研究。

关键步骤是蛋白质的生化提取和分离[49~51]，随后是 cDNA 的克隆、提纯及氨基酸序列的推演[52]。像 AChR 的情况一样，另一种带电鱼类 [这次是鳗鱼——电鳗 (*Electrophorus electricus*)]，为研究提供了丰富的材料来源，而高亲和力的毒素使蛋白质的分离更容易，这些毒素主要是河豚毒素 (TTX) 和石房蛤毒素 (STX)。这两种毒素分子通过阻塞原生通道的孔道阻遏离子的通透。随后，钠通道从脑和骨骼肌细胞中被分离出来。从电鳗中提纯的钠通道由单个大蛋白质 (260 kDa) 组成，代表了一族多样的结构类似蛋白质。

在哺乳动物中，功能性钠通道由一个一级的 260 kDa 蛋白 (α 亚基) 结合一个或多个二级结构 (β 亚基) 构成。已鉴定了 9 个编码 α 亚基的基因，并定名为 $Na_v1.1 \sim Na_v1.9$[53]（表 5.1）。其中的一个同工型 $Na_v1.4$ 仅见于骨骼肌，另一个同工型 $Na_v1.5$ 存在于去神经支配的骨骼肌和心肌中。其余的同工型中，$Na_v1.1 \sim 1.3$ 在中枢神经系统表达，$Na_v1.6 \sim 1.9$ 在周围神经系统表达。哺乳动物的脑内有 4 种 β 亚基表达，即 $\beta_1 \sim \beta_4$[54,55]，其大小范围为 33 ~ 36 kDa 不等，研究表明其可影响钠通道的动力学特性和电压依赖性[56]。

表 5.1 电压激活钠通道

名称	表达位置	人类基因
$Na_v1.1 \sim 1.3$	中枢神经系统	*SNC1A ~ 3A*
$Na_v1.4$	骨骼肌	*SNC4A*
$Na_v1.5$	心肌	*SNC5A*
$Na_v1.6$	中枢和外周神经系统	*SNC8A*
$Na_v1.7 \sim 1.9$	外周神经系统	*SNC9A ~ 11A*

钠通道的氨基酸序列和三级结构

电鳗的钠通道由 1832 个氨基酸组成，包括 4 个接连的结构域 (I ~ IV)，每个结构域由 300 ~ 400 个氨基酸残基组成，彼此约有 50% 的序列同源。每个结构域构筑上相当于通道蛋白 AChR 家族中的一个亚基。然而，与 ACh 亚基不同，钠通道结构域一起表达为一个单独的蛋白质。在每一个结构域中，有多重的疏水性或疏水与亲水混合性 (双嗜性) 的氨基酸序列，能形成跨膜螺旋。如图 5.7(A) 所示，每个结构域有 6 个跨膜片段，定名为 S1 ~ S6。如同 AChR 亚基那样，各结构域呈放射状围绕通道的孔道排列。

需特别关注的是 S4 区，该区在所有 4 个结构域中高度保守，在每个跨膜螺旋的第 3 位处，有一个带正电荷的精氨酸或赖氨酸残基。所有电压敏感的通道均有此特征，它使跨膜电位的变化和通道的激活偶联在一起[57]。

经翻译后的通道蛋白高度糖基化。大部分成熟电鳗的通道，约 30% 由含大量唾液酸的糖链构成。哺乳动物钠通道的 α 亚基中糖基化变异很大，$Na_v1.1 \sim 1.4$ 上有 15% ~ 30% 被糖基化，$Na_v1.5$ 和 $Na_v1.9$ 上只有 5% 的糖类[58,59]。图 5.7(A) 中也显示了 β 亚基的结构，这些亚基均含有一个像免疫球蛋白样皱褶的 N 端结构域、单一跨膜区和一个较短的胞内 C 端片段。

(A) 钠通道

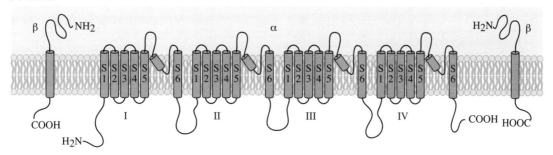

(B) 钙通道

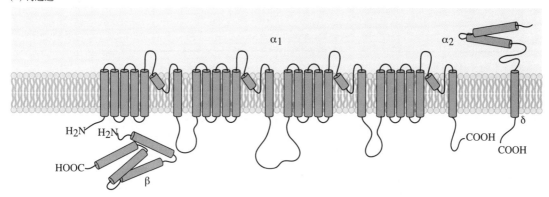

(C) 钾通道

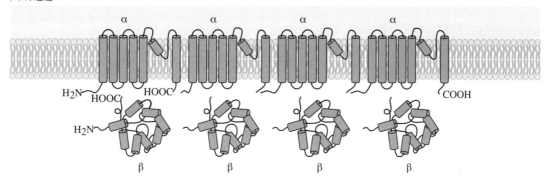

图 5.7　电压激活通道的结构。(A) 电压激活钠通道的主亚基 (α) 为单个蛋白质，其 4 个结构域 (I ~ IV) 由胞内和胞外环连接。每个结构域有 6 个跨膜的片段 (S1 ~ S6)，在第 5 和第 6 片段之间存在形成孔道的结构 (称之为 P 环)。原生通道含有 β 亚基。(B) 电压激活钙通道 α1 亚基在结构上和钠通道相似，伴有 3 个附属亚基 α2、β 和 γ。(C) 钾通道由 4 个独立的 α 亚基组成，每个亚基相当于钠通道 α 亚基的一个结构域。每个亚基与一个胞质内的 β 亚基相关联。 [(A) 和 (B) 引自 French and Zamponi，2005；(C) 引自 Long et al.，2005a。]

电压激活钙通道

　　电压激活钙通道家族，根据它们的功能特性，如对细胞膜去极化的敏感性和激活持续程度，可分成几个亚型[60,61]。通道的同工型已经从骨骼肌、心肌、平滑肌及脑内克隆。它们可以被分成 3 个基因家族，每个家族都有若干同工型通道。表 5.2 总结了通道的功能和基因分类。形成通道的主亚基 (α_1) 的氨基酸序列和电压激活钠通道的相似[62]，尤其是假定的跨膜区 S1 ~ S6 与钠通道的高度同源，三级结构也完全相似，如图 5.7(B) 所示。

表 5.2   电压激活钙通道

类型 [a]	阈值 [b]	失活	名称 [c]	人类基因
L	HV	非常慢	Ca$_v$ 1.1，1.2，1.3，1.4	*CACNA1S, 1C, 1D, 1F*
N	HV	慢	Ca$_v$ 2.2	*CACNA1B*
P/Q	HV	慢	Ca$_v$ 2.1	*CACNA1A*
R	HV	非常慢	Ca$_v$ 2.3	*CACNA1E*
T	LV	快	Ca$_v$ 3.1，3.2，3.3	*CACNA1G, 1H, 1I*

a 命名 T、L 和 N 最初是指瞬时的 (T)、长程的 (L) 和既不长也不短的 (N)；P 指的浦肯野细胞。

b HV 和 LV 表示通道开放的阈值是高电压还是低电压。

c 分类参照 Ertel et al., 2000。

虽然单独表达 α_1 亚基就足以在宿主细胞中形成功能性钙通道，但在原生细胞膜中仍有 3 种附属的亚基共表达：α_2-δ，胞外的 α_2 部分通过二硫键与跨膜的 δ 部分形成二聚体；β，是位于胞内的膜蛋白；γ，是具有 4 个跨膜片段的完整膜蛋白 [图 5.7(B)]。不同的亚基组合共表达提示，α_2-δ 和 β 亚基影响通道的电导和动力学，γ 亚基对通道的电压敏感性有影响[63,64]。

电压激活钾通道

电压敏感钾通道在神经兴奋和传导中起重要作用。若干独特的遗传信息使这些蛋白质形成不同的家族。已测序的第一个钾通道是从果蝇 (*Drosophila*) 体内分离的 A 通道蛋白，被命名为 Shaker。之所以如此命名是因为该基因突变造成通道表达有缺陷[65]，当这种突变的果蝇用乙醚麻醉时 (例如，为了计数)，在它们不动之前，先要经历一个颤动或摇摆 (shaking) 期。突变本身提供了另一种通道克隆的方法，该方法不依赖对蛋白质的预先鉴定。遗传分析显示了 *shaker* 基因在果蝇基因组上的人概位置。把正常和突变果蝇该区域的基因组重叠在一起，通过比较正常和突变序列，导致了 *shaker* 基因的鉴定。

令人意外的是，电压敏感钾通道的氨基酸序列比电压敏感钠通道或钙通道短的多。它只含有单个结构域，与电鳗钠通道的结构域 IV 相似。实验表明，单个蛋白亚基中的 4 个在膜中可组装成多聚体离子通道 [图 5.7(C)]，从而模拟电压敏感的钠通道或钙通道的结构[66]。

目前，已克隆出 12 种不同的钾通道蛋白亚群。表 5.3 列出了有关组群。每个亚群都有若干同工型组成 (如 Kv1.1、1.2、1.3 等)。来源于同一亚群的同工型蛋白在宿主细胞中表达可组成异源多聚体通道，但来源于不同亚群的却不能[67]。与钠通道或钙通道相似，电压激活钾通道也表达附属 (β) 亚基[68]，已鉴定出三个亚群，即 Kvβ1、Kvβ2 和 Kvβ3。当与主亚基 (α) 共表达时，β 亚基影响通道的电压敏感性和失活特性。

表 5.3　电压激活钾通道

亚基名称	名称	人类基因
Kv1.1 ~ 1.8	*Shaker*	*KCNA1□7,10*
Kv2.1, 2.2	*Shab*	*KCNB1□2*
Kv3.1 ~ 3.4	*Shaw*	*KCNC1□4*
Kv4.1 ~ 4.3	*Shal*	*KCND1□3*
Kv7.1 ~ 7.5	*dKCNQ*	*KCNQ1□5*
Kv10.1, 10.2	*eag (ether-a-go-go)*	*KCNH1, 5*
Kv11.1 ~ 11.3	*erg*	*KCNH2, 6, 7*
Kv12.1 ~ 12.3	*elk*	*KCNH8, 3, 4*

电压激活通道的孔道形成

　　所有电压激活通道氨基酸序列的共同特征是，在胞外 S5 ~ S6 环中有一段中等程度的疏水区。在所有钾通道家族中，该环的一个片段含有高度保守的氨基酸序列（称为钾通道的标识序列）[69,70]。像先前在 AChR M2 区的实验中描述的一样，Shaker 钾通道在该区的突变，使通道与阻断剂四乙铵 (TEA) 的结合亲和力下降，改变该通道的电导特性 [71,72]。由此推论，这一片段陷入通道开口处，形成孔道区的上部，该推论稍后经 X 射线衍射研究得到证实（图 5.8）。S5 ~ S6 之间的氨基酸环现被称为 P 环（P 即孔道）。

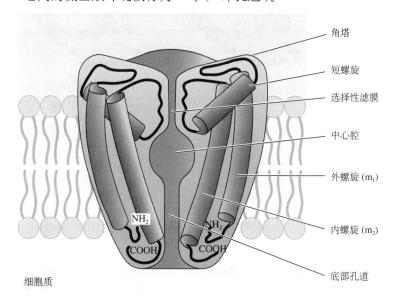

图 5.8　K$_{CS}$A 钾通道的结构。 K$_{CS}$A 钾通道的切面图，显示 4 个亚基中的 2 个分别位于中心孔道的两侧。每个亚基有 2 个跨膜螺旋和 1 个短的螺旋，指向中心孔道。4 个亚基的外螺旋和短螺旋间的连接形成 4 个角塔，围绕在通道孔的入口处，该处含有与阻遏分子结合的位点。短螺旋和内螺旋间的 4 个连接相结合形成选择性滤膜，允许钾、铯和铷通过，但更小的阳离子，如钠和锂不能通透（见正文）。（引自 Doyle et al., 1998。）

　　应用半胱氨酸替代接近法 (SCAM) 鉴定暴露于孔道内衬的氨基酸残基时，发现这些残基不仅存在于 P 环上，也存在于 S6 跨膜螺旋上，表明 S6 螺旋构成 P 环和细胞质间的孔道内衬 [73,74]。

钾通道的高分辨率成像

利用分辨率为 5.2Å 的 X 射线晶体学技术，已对浅青紫链霉菌 (*Streptomyces lividans*) 钾通道 ($K_{CS}A$ 通道) 的结构进行了研究[75]。这些细菌通道属于一类钾通道，仅有弱电压敏感性，其亚基仅有 2 个而不是 6 个跨膜段，即 M1 和 M2，它们与电压敏感通道的 S5 和 S6 在结构上相当，且 M1-M2 相连，表示 P 环。$K_{CS}A$ 通道是一个四聚体，图 5.8 是通道的截面图，显示其主要结构特征。在每个亚基的近氨基端，是一个从膜的胞质侧伸向胞外表面的外螺旋 (m_1)，外螺旋紧跟着一个指向孔道的短螺旋，继而是一个返回胞浆侧的内螺旋 (m_2)。外螺旋和短螺旋间的连接围绕孔道的外开口形成 4 个角塔，包含与 TEA 或其他通道阻断毒素的结合位点。短螺旋的中心末端和内螺旋的连接参与构成孔道的结构。这 4 个连接共同构成一个限制性通路，决定通道的离子选择性，使之成为选择性滤膜。选择性滤膜通过相对较大的中央腔和下方的内侧孔道与胞质相连。

完整 Shaker 电压敏感钾通道的晶体结构也已弄清[76]。图 5.9(A) 为 α 亚基的排列示意图。

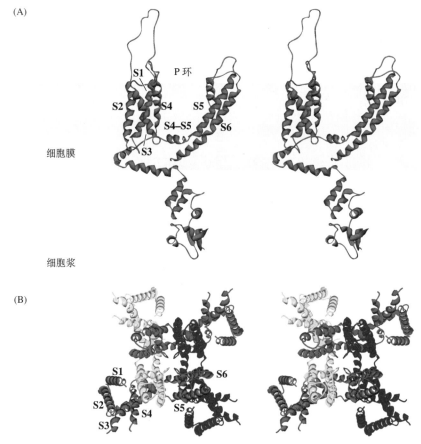

图 5.9 **哺乳动物 Kv1.2 通道的立体图像***。(A) 在与细胞膜平行的平面上观察单个亚基，显示了 S1 ~ S6 螺旋、P 环、S4 ~ S5 之间的连接及胞质 N 端区域的排布情况。(B) 完整结构，包含 4 个亚基，从细胞外侧向孔道内观察。S5 和 S6 螺旋相互交错形成通道，P 环嵌入孔道内。电压敏感区 S1 到 S4 位于 4 个角上，通过 S4 ~ S5 的连接区与通道区相连。(引自 Long et al., 2005a。)

---

* 观察立体图。从一对立体图像看见三维图，将页面置于标准视图距离 (约 12 吋，1 吋 =0.0254m)，看着图像之间的空间，盯住页面，就像你要注视远于页面的一个物体。不要试图把图像本身落入焦点。两个图像的"幻影"会飘在一起，在两个影像之间形成第三个三维影像。当中央的影像稳定后，你便可以专注于观察其细节。

该分子包含两个不同的区域——由 S1 ~ S4 构成的电压敏感区和由 S5 ~ S6 构成的孔道形成区。

图 5.9(B) 显示的是整个通道的示意图。α 亚基的 4 个 S5 ~ S6 螺旋相互交错形成一个围绕孔道的盒状结构。像 $K_{CS}A$ 通道一样，S6 螺旋构成孔道内衬，S5 ~ S6 连接区陷入通道开口处形成选择性滤膜。电压敏感区离中心结构较远，位于四个角上。

离子选择性和电导

选择性滤膜的孔径大小和分子组成决定了通道对钾离子的选择性[77]，在 $K_{CS}A$ 通道，选择性滤膜的直径约为 0.3 nm。孔道壁上的氨基酸有一定朝向，从而使 4 个羧基氧原子 (每个亚基一个) 构成的接续环结构暴露于孔道。对于容纳一个脱水的钾离子 (直径约 0.27 nm) 来讲，孔道直径是合适的，但脱去渗入的水化离子的水需要相当大的能量 (见第 4 章)。因为暴露的氧能有效地取代正常包绕在水化分子周围的氧原子，这样对能量的需求变得很小。更小的离子，如钠离子 (直径 0.19 nm) 或锂离子 (直径 0.12 nm)，因为不能同时与所有 4 个氧接触，使得它们仍处于水化状态，所以被阻挡。一些比铯 (直径 0.33 nm) 更大的离子，因直径太大而不能通过孔道。离子选择性的结构基础与传统的离子经通道渗透的观点是一致的[78]。

钾通道的其他区域会影响通道的电导特征。例如，在 $K_{CS}A$ 通道，在近 M2 胞质末端用谷氨酸替代中性的丙氨酸，从而在通道口处会形成一个负电荷环，导致通道电导的显著增加[74]。同样，在 Kv2.1 通道，用中性氨基酸残基替代孔道外侧赖氨酸形成正电荷环后，电导增加[79]。

在钠通道和钙通道，P 环的突变会改变通道的离子选择性和电导。例如，钠通道 4 个结构域的任意一个的 P 环相应位置突变，都会使之获得钙通道的特性[80]。钙通道一个显著的特性是，P 环上的谷氨酸残基的 4 个负电荷围绕孔道形成一个环。在钠通道上，4 个相应的氨基酸残基 (D^-、E^-、K^+、A) 形成的环的净电荷是 −1。用谷氨酸残基替代赖氨酸和甘氨酸残基后，通道对钙的通透性增加，并导致钙阻断对钠离子的通透性。相反，在钙通道上，相同位置的相反突变使通道对钙的通透性降低，并允许单价阳离子通透[81]。

电压激活通道的门控

对通道结构的研究表明，通道关闭时，S6 片段在孔道胞浆侧末端集合在一起阻塞通道。在 Shaker 钾通道进行的 SCAM 实验支持这一观点。用探针探查关闭通道的胞质末端只能刺入很短的一段距离[71]。

膜的去极化引起通道蛋白内的带电元件移位，这是电压激活门控发生的必要条件。S4 螺旋是一个很明显的候选者。正如之前已指出的，S4 螺旋含有一串带正电的赖氨酸或精氨酸残基，每个均位于第 3 位置，此特征在电压激活通道超家族中是高度保守的。这些特征提示，S4 螺旋含有电压敏感的元件，使膜电位的变化和门控机制连在一起[82]。在细胞膜内给予一正电位 (去极化) 可以使螺旋内部的正电荷移位，从而引起螺旋移动。许多技术都支持这种观点，即通道的激活伴随电荷在 S4 区段的细胞内和细胞外空间的转移[83]。例如，在半胱氨酸接近度实验中，把 S4 螺旋任一端的氨基酸残基突变为半胱氨酸，并测试半胱氨酸巯基亲水性试剂的接近度[84,85]。在静息状态下，从胞外不可接近的残基，在膜去极化时变得容易接近。与之相似，静息状态下从胞内可接近的残基在膜去极化时变得不可接近。

在第 7 章中将更详细地讨论 S4 螺旋移位的本质。无论如何，带电的 S4 区段的运动以某种方式被传递至位于 4 个结构域中任一个的 S6 螺旋，从而打开了一条从通道孔到胞质的传导通路[86]。Shaker 通道的结构排布 (见图 5.3) 提示，S4 ~ S6 的耦合是通过 S4 ~ S5 的连接区和 S6 的胞质末端的相互作用完成的。

已积累了多种证据表明，通道电流的门控在相当大的程度上不依赖于 S4 偶联的门控机制[87]。例如，当 Shaker Kv 通道的电压激活门因 S4 电中性突变失去功能时，通道仍能通过电脉冲，其动力学特性和野生型通道并无差异[88]。其他实验提示，选择性滤膜可能参与 P 环通道电流的开闭。Kv 通道该区的突变不仅影响通道电导 (如预期的那样)，而且影响通道迅速门控转换的动力学特性[89]。同样，在内向整流钾通道 (K_{ir}，见表 5.3；这些通道除非胞质侧末端被镁离子阻塞均持续保持激活态)，选择性滤膜的突变改变了其门控特性[90,91]。另外，在开放和闭合的 SK 和 CNG 通道 (配体激活通道，见表 5.3) 上进行的半胱氨酸接近度实验表明，在相同区也有门控装置存在[92,93]。这些发现均提示双重门控系统存在的可能性，电压偶联的门控机制打开通道的入口，而选择性滤膜区的波动则控制流经开放通道的离子电流的开闭。

通道激活后，许多电压敏感通道会**失活** (inactivate)，也就是说，进入一种不再允许离子通过孔道的状态。失活的主要机制涉及胞质的残基移入通道口内，阻断了离子进入通道。此机制将在第 7 章中详细讨论。

其他通道

还有许多其他的通道对神经元的功能有重要作用，它们具有不同的结构构型。其中的一些通道，其组成亚基中每个所包含的跨膜螺旋少至两个，另一些通道则由单个大分子组成。表 5.4 对其中的一些通道进行了分类。关于通道亚基、正式名称及人与动物基因命名等的详细目录，可在基础与临床药理学国际联盟命名委员会 (The Nomenclature Committee of the International Union of Basic and Clinical Pharmacology) 的网站找到：http://www.iuphar-db.org。

表 5.4   其他膜通道类型

通道名称	配体	通透性	亚基	人类基因
配体激活通道				
NMDA[a]	谷氨酸	阳离子	GluN1，2A ~ D，3A,B	GRIN1, 2A ~ D, 3A, B
AMPA[a]	谷氨酸	阳离子	GluA1 ~ 4	GRIA1 ~ 4
红藻氨酸[a]	谷氨酸	阳离子	GluK1 ~ 5	GRIK1 ~ 5
P2X[b]	ATP	阳离子	P2X1 ~ P2X7	P2RX1 ~ 7
细胞内激活通道				
CNG[c, d]	cAMP, cGMP	阳离子	CNGA1 ~ 4, CNGB1, B3	CNGA1 ~ 4, CNGB1, B3
BK[e]	钙离子	钾离子	K_{Ca} 1.1	KCNMA1
SK[e]	钙离子	钾离子	K_{Ca} 2.1 ~ 2.3	KCNN1 ~ 3

续表

通道名称	配体	通透性	亚基	人类基因
IK^e	钙离子	钾离子	K_{Ca}3.1	KCNN4
电压敏感通道				
CLC^f	—	氯离子	CLC0, CLC1, 2	CLCN0, 1, 2
Kir^g	—	内向钾离子	Kir1.1, Kir2.1 ~ 4, Kir3.1 ~ 4, Kir4.1 ~ 2, Kir5.1, Kir6.1 ~ 2, Kir7.1	KCNJ1, J2, 12, 4, 14, J3, 6, 9, 5, J10, 15, J16, J8, 11, J13
(2P)^h	—	钾离子	K_{2P}1.1 ~ 10.1, K_{2P}12.1, 13.1, K_{2P}15.1 ~ 18.1	KCNK1 ~ 10, 12, 13, 15 ~ 18
TRP 通道 ^{i}				
TRPC	多种	阳离子	TRPC1 ~ 7	
TRPV	多种	阳离子	TRPV1 ~ 6	
TRPM	多种	阳离子	TRPM1 ~ 8	
TRPML	多种	阳离子	TRPML 1 ~ 3	
TRPP	多种	阳离子	TRPP1 ~ 3	
TRPA1	多种	阳离子	TRPA1	

a Collingridge et al. 2009；b Jarvis and Khakh, 2009; c Matulef and Zagotta, 2003；d Bradley et al. 2005；e Wei et al. 2005；f Pusch and Jentsch, 2005；g Kubo et al. 2005；h Goldstein et al. 2001；i Wu et al. 2010.

谷氨酸受体

谷氨酸是中枢神经系统中最重要、最占优势的兴奋性神经递质，激活 3 种阳离子通道（见第 14 章）。这 3 种通道各有不同的功能特征，在实验上可按它们对谷氨酸类似物敏感性的不同加以区分 [94]。其中一种选择性地对 N- 甲基 -D 天冬氨酸 (NMDA) 反应，另外两种分别被 α 氨基 -3 羟基 -5 甲基 -4 异恶唑丙酸 (AMPA) 和红藻氨酸选择性激活。由于具有这种选择性，这 3 种化学类似物成为了重要的实验工具。然而，需强调的是，这 3 种受体的原生神经递质是谷氨酸，而不是一种类似物。

到目前为止，利用分子克隆技术已经鉴定出谷氨酸受体 (glutamate receptor) 亚基的 16 种 cDNA[95]。其中 7 种 (GluN1、GluN2A ~ 2D、GluN3A 和 B) 参与 NMDA 受体的形成。AMPA 受体由另一组亚基 GluA1 ~ GluA4 组成，红藻氨酸受体 (kainate receptors) 由 GluK1 ~ 3 联合 GluK4 或 5 构成。仍未确定两个同源亚基 δ_1 和 δ_2 属于某一特定的受体。每个亚基蛋白都含有 4 个假定的跨膜片段。然而，第二个片段并不跨膜，而是从胞质侧进入膜内形成发夹环结构，参与形成通道孔的内衬 [96]。这些亚基被认为在系统发生上与钾离子通道家族相关，其结构与倒的 $K_{CS}A$ 钾通道亚基相似，但多一个跨膜段 [图 5.10(B)][97]。与烟碱型 AChR 不同，这些亚基的 C 端在胞内；N 端和 M3 ~ M4 环参与构成配体结合位点。完整的谷氨酸受体是一个四聚体。

ATP 激活通道

三磷酸腺苷 (ATP) 在平滑肌细胞、自主神经节细胞和中枢神经系统神经元中作为神经递质发挥作用（见第 14 章）。因 ATP 是一种嘌呤，它的受体分子被称为嘌呤能 (P) 受体。

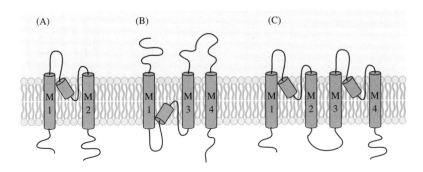

图 5.10　其他通道亚基构型。(A) 内向整流钾通道亚基和 $K_{CS}A$ 亚基相似，含有 2 个跨膜片段和位于之间的 P 环。(B) 谷氨酸受体亚基含有 3 个跨膜螺旋和 1 个从胞浆侧进入的膜内环。(C)2P 钾通道亚基含有 4 个跨膜片段和 2 个 P 环。完整通道是一个二聚体而不是四聚体。

P2X 受体形成具有多种功能的配体门控阳离子通道[98]。P2Y 受体激活细胞内信号系统。已克隆出 7 个 P2X 亚基 (P2X1 ~ P2X7)[99]。其推测的三级结构含两个跨膜片段，与 $K_{CS}A$ 亚基和内向整流通道的亚基相似 [图 5.10(A)]。

环核苷酸激活通道

　　视网膜和嗅上皮细胞中的某些受体可被细胞内环 AMP 和环 GMP 激活。这些受体形成阳离子通道，对钾、钠和钙有不同的选择性。通道的结构与电压敏感的阳离子通道相似，由 4 个亚基组成，每个亚基含有 6 个跨膜区和 1 个在 S5 和 S6 之间的 P 环[100,101]。S4 有一个带电氨基酸残基序列，但数目比电压敏感性通道家族少 (通常是 4 个而不是 6 或 7 个)。与被胞内配体激活相一致，通道的大部分位于细胞内。在脊椎动物中已鉴定出 6 个环核苷酸门控 (cyclic nucleotide-gated，CNG) 通道基因家族。在牛视杆细胞光感受器中首次发现了 CNGA1 和 CNGB1(后来命名为 CNGB1a)。3 个 CNGA1 亚基和 1 个 CNGB1 共同表达形成原生视杆细胞通道。在视锥细胞中，CNG 由其他两种亚基组成，被定名为 CNGA3 和 CNGB3，其化学计量比为 2:2。在嗅神经元中发现了另一对亚基，即 CNGA2 和 CNGA4。这两种亚基和经可变剪切后的 CNGB1(CNGB1b) 形成了嗅感受器通道，其化学计量比为 $(A2)_2(A4)(B1b)$。

钙激活型钾通道

　　钙激活型钾通道 (calcium-activated potassium channels) 由细胞内局部钙浓度改变激活，根据电导不同可分为大 (BK)、小 (SK) 和中 (IK) 三种类型[102,103]。BK 通道也是电压敏感的，由膜的去极化及升高的胞内钙浓度协同作用激活。BK 通道的电导超过 100 pS。SK 通道对电压不敏感，通道电导为 10 pS 或更小。IK 通道的电导约为 50 pS。

　　在结构上，SK 和 IK 通道亚基与电压激活钾通道的整体跨膜拓扑结构相似，但仅 P 环的氨基酸序列具有显著同源性。BK 通道也具有相似的拓扑结构，但其具有 7 个而不是 6 个跨膜段，附加的跨膜段 (S0) 把氨基端带入胞外结构域。

电压敏感氯通道

电压敏感氯通道 (CLC) 的一个有意思特征是，每个通道分子含有 2 个一起受门控的独立孔道[104]。通道分子由 2 个完全一致的亚基组成，每个亚基由 18 个 α 螺旋构成，并形成独立的通道[105]。在电鳐的电器官中首先克隆出 CLC-0 通道。该通道在细胞的非神经支配面高密度表达，为神经支配面电活动所产生的电流提供了一条低电阻通路。CLC-0 通道属于一个大家族，该家族至少包括 9 种哺乳动物的同源体。CLC-0 见于哺乳动物的脑内。哺乳动物骨骼肌纤维中的 CLC-1 通道是形成静息膜电导的主要因素，其使膜电位在静息水平保持稳定。CLC-2 通道似乎与细胞容积的调节有关，因此可能对牵张敏感。另外两种同工型 CLC-K1 和 CLC-K2 与氯离子在肾脏的重吸收有关。该家族中的其他分支，如 CLC-3 和 CLC-7，主要表达于细胞内囊泡的膜上。

内向整流钾通道

当膜电位相对于钾平衡电位为负时，内向整流钾通道 (K_{ir} 通道) 允许钾离子流入细胞内，但在驱动力为相反方向时几乎无钾离子外流。外向钾电流的缺失似乎与通道被胞内镁和/或多聚胺阻塞相关[106]。该通道与 $K_{Cs}A$ 通道类似，是一个四聚体，每个亚基只有 2 个跨膜螺旋 [见图 5.10(A)]。从脑、心和肾中已克隆出 7 个通道亚家族 ($K_{ir}1 \sim K_{ir}7$)[107]。该通道表现出多种功能特性。其中一个家族——$K_{ir}3$，其形成的通道可被细胞内的 G 蛋白激活 (见第 12 章)。

2P 通道

2P 通道家族之所以有如此称谓，是因为每个亚基含有 2 个形成孔道 (P) 的环[108]。每个亚基含有 4 个跨膜区，即 M1 ~ M4，其中含有 M1 ~ M2 和 M3 ~ M4 之间的孔道形成环 [图 5.10(C)]。这两个亚基在膜内装配形成通道。2P 通道在正常静息膜电位时开放，是形成静息钾电导或跨细胞膜"漏电流"途径的主要组分。在果蝇中克隆出了第一个 2P 通道，从那时起，又在哺乳动物上发现了其他 16 种通道亚基。

瞬时受体电位 (TRP) 通道

瞬时受体电位 (transient receptor potential，TRP) 通道是阳离子选择性通道大家族，由 4 个亚基在膜上装配形成。第一个被克隆和鉴定的 TRP 通道与果蝇的视觉换能相关。缺失 *trp* 基因的突变体的光感受器不能对光产生持续反应，且受体电位适应很快 (即变成瞬时型)。从那开始，又鉴定出 50 多种 TRP 亚基的基因，其中至少 28 种存在于哺乳动物中[109,110]。这些亚基的特点是包含 6 个跨膜区段，在 5 和 6 区段间存在形成孔道的氨基酸环，并具有扩展至胞质的 N 端和 C 端区域。尽管在 S4 区段无带电荷的残基，一些通道还是具有电压敏感性。这些通道一般无选择性，但对钙离子的通透性变化很大。哺乳动物 TRP 超家族分为 6 群 (见表 5.4)，每群均有自己的功能特性，各群之间有很大的不同。有些通道对光有反应，有些对嗅味有反应，有些对渗透性的改变或温度的改变有反应。例如，TRPV 家族参与热感知，而 TRPM8 参与冷的感知 (见第 19 章)。

亚基多样性

通道结构的一个特征是具有广泛多样的同工型亚基。有十多种 nAChR 亚基，甚至更多的钾通道和谷氨酸受体亚基。这种多样性是如何产生的？一般而言，每个通道或通道亚基由不同的基因编码。此外，已确定了另两种机理。第一种称为可变剪接作用。大多数蛋白质由外显子的几个不同 DNA 片段编码。在某些情况下，外显子的转录体并非以独特的方式组合起来形成某亚基的 mRNA，而是作出各种选择性组合，产生多种同工型亚基的 mRNA。在转录过程中，一种未知的调控机制决定哪些选择的 RNA 将被利用。其余的 RNA 在转录时被删去，所期望的 RNA 片段经剪接后一起形成最终的 mRNA。Shaker 钾通道同工型亚基就是通过这种方式产生的。

获得亚基多样性的第二种方法是通过 **RNA 编辑** (RNA editing)。谷氨酸受体亚基 GluA2、GluK3 和 GluK4(以前称为 GluR2、GluR5 和 GluR6) 就是典型的例子。这些亚基在孔道内或携带一个谷氨酸残基，或携带一个精氨酸残基。精氨酸残基的存在显著降低了通道的钙通透性，并且改变了其离子电导特性。事实证明，即使在相应 mRNA 中能发现一个精氨酸的密码子 (CGG)，但所有 3 个亚基的基因组 DNA 在相应位置上都有一个谷氨酸密码子 (CAG)[111]。此碱基序列的变化是通过核内 RNA 编辑完成的。实际上，GluA2 的所有信息，以及 GluK3 和 GluK4 的部分信息都是以这种方式编辑的。在 GluK4 上，还发现在孔道的一个不同区域存在附加的从 A 到 G 的编辑[112]。业已证实，甘氨酸受体亚基 GlyRα3 上单一位点的 RNA 编辑，是甘氨酸敏感性显著增加的基础[113]。

结论

应用于研究半胱氨酸环受体及电压激活阳离子通道功能特性和详细结构的技术，使我们对通道结构和功能的细致了解显著增加。这两种通道虽然乍一看完全不同，但却具有相似的功能组织。两种通道均由三个基本部分构成：一个感测信号的结构域、一个形成跨膜孔道的结构域和一个胞质内的结构域。

在半胱氨酸环受体，感测信号的结构域是该分子的配体结合区，位于细胞外的适当区域。配体结合区与 M1 相连，当受体激活时，与 M1 ~ M2 间的氨基酸环相互作用，使 M2 向外移位，从而使孔道开放。电压激活通道的信号感测区必定在细胞膜本身上，S4 螺旋是其基本的感测元件。它的激活完全等价于半胱氨酸环受体的激活：电压感测器与 S5 相连，当膜去极化时，其与 S5 ~ S6 间的氨基酸环相互作用，使 S6 向孔道外侧移动。

通道的胞质内结构域有许多功能。在半胱氨酸环受体和电压激活通道中，该区影响通道的离子选择性，而在电压激活通道中，对通道的失活起主要作用。另外，为胞内配体激活的通道含有与跨膜区偶联的配体结合位点，在通道激活时打开孔道。

一般而言，通道具有相对的选择性，如同电压激活通道，通常是四聚体 (二聚体的 2P 通道是一个例外)；稍大的、选择性较小的配体激活通道是五聚体。据此类推，最大的、选择性最小的通道 (缝隙连接) 具有六聚体结构 (见第 8 章)。

现有的技术使我们能够依赖这些普遍原理，为某一特定通道的分子结构如何影响其功能，乃至其在神经系统功能中的作用提供更深入的了解。

小结

- 电鳐电器官的 nAChR 由 5 个亚基 (2 个 α, 3 个其他的, 定名为 β、γ 和 δ) 围绕中心孔道排列构成。

- AChR 的每个亚基的氨基酸链均折叠形成 4 个跨膜螺旋 (M1 ~ M4), 各螺旋由胞内、外的氨基酸环相连。在 α 亚基的胞外氨基酸环上含有 ACh 的结合位点。M2 螺旋形成通道的中心孔道。

- ACh 与两个 α 亚基的结合引起通道构象改变, 并传递至 M2 螺旋, 该螺旋呈放射状向外移动, 使孔道变宽, 允许离子流过孔道。

- AChR 属于半胱氨酸环受体超家族, 该家族还包括 γ- 氨基丁酸 (GABA)、甘氨酸和 5- 羟色胺 (5-HT) 的受体。

- 电鳗电器官中的电压激活钠通道是约 1800 个氨基酸的单个分子, 分子内有 4 个重复的结构域 (I ~ IV)。这些结构域围绕中心孔道排列, 在构筑上相当于其他通道的亚基。每个结构域内有 6 个跨膜螺旋 (S1 ~ S6), 由胞内、外氨基酸环连接。哺乳动物钠通道的主要 (α) 亚基和电鳗通道同源, 但在细胞膜与辅助 (β) 亚基协同表达。

- 电压激活钙通道蛋白家族在结构上和电压激活钠通道类似。电压激活钾通道在结构上也与之类似, 但一个重要的遗传上的差异是, 其 4 个重复的单元作为独立的亚基表达而不是作为单个分子的重复结构域。这三种电压激活通道共同组成一个遗传超家族。

- 电压激活钠通道、钙通道和钾通道均被称为 P 环通道, 是因为在 4 个结构域中每一个氨基酸环在 S5 ~ S6 之间从胞外嵌入膜内。P 环构成孔道内衬的外部, 在通道的离子选择性中起主要作用。孔道的其他部分以 S6 螺旋的胞质末端作为内衬。

- 膜的去极化使 S4 螺旋 (含有若干带正电的残基) 移位, 转而造成 S6 螺旋向外呈放射状移动, 使孔道开放。

- 当细胞内的氨基酸环之一进入开放孔道的胞浆口内, 从而阻止经孔道的离子流时, 发生电压激活通道的失活。

- 确定这两种离子通道家族详细结构技术的应用, 已经使人们对若干其他通道类型分子组构形成普遍的认识。

(马泽刚 译; 杨雄里 校)

参 考 文 献

1　Raftery, M. A. et al. 1980. *Science* 208: 1454-1457.

2　Tank, D.W. et al. 1983. *Proc. Natl. Acad. Sci. USA* 80: 5129-5133.

3　Wise, D. S., Schoenborn, B. P., and Karlin, A. 1981 *J. Biol. Chem.* 256: 4124-4126.

4　Unwin, N., Toyoshima, C., and Kubalek, E. 1988. *J. Cell Biol.* 107: 1123-1138.

5　Toyoshima, C. and Unwin, N. 1988. *Nature* 336: 247-250.

6　Unwin, N. 2005. *J. Mol. Biol.* 346: 967-989.

7　Maeno, T., Edwards, C., and Anraku, M. 1977. *J. Neurobiol.* 8: 173-184.

8　Dwyer, T. M., Adams, D. J., and Hille, B. 1980. *J.Gen.Physiol.* 75: 469-492.

9　Noda, M. et al. 1982. *Nature* 299: 793-797.

10　Noda, M. et al. 19836. *Nature* 301: 251-255.

11　Noda, M. et al. 1983a *Nature* 302: 528-532.

12　Takai, T. et al. 1985. *Nature* 315: 761-764.

13　Kyte, J., and Doolittle, R. F. 1982. *J. Mol. Biol.* 157: 105-132.

14　McCrea, P. D., Popot, J. -L., and Engleman, D. M. 1987. *EMBO J.* 6: 3619-3626.

15　DiPaola, M., Czajkowski, C., and Karlin, A. 1989. *J. Biol. Chem.* 264: 15457-15463.

16　Millar, N. S., and Gotti, C. 2009. *Neuropharmacology* 56: 237-246.

17　Lester, H. A. et al. 2004. *Trends Neurosci.* 27: 329-336.

18　Peters, J. A., Hales, T.G., and Lambert, J. J. 2006. *Trends Pharmacol. Sci.* 26: 587-594.

19　Beg, A. A., and Jorgensen, E. M. 2003. *Nat. Neurosci.* 6: 1145-1152.

20　Davies, P. A. et al. 2003. *J. Biol. Chem.* 278: 712-717

21　Olsen, R. W., and Sieghart, W. 2009. *Neuropharmacology* 56: 141-148

22　Lynch, J. W. 2009. *Neuropharmacology* 56: 303-309.

23　Ranganathan, R., Cannon, S. C., and Horvitz, H. R. 2000. *Nature* 408: 470-475.

24　Cully, D. S., et al. 1994. *Nature* 371: 707-711.

25　Niesler, B. et al. 2003. *Gene* 310: 101-111.

26　Miledi, R., Parker, I. and Sumikawa, K. 1983. *Proc. R. Soc. Lond. B. Biol. Sci.* 218: 481-484.

27　Charnet, P. et al. 1990. *Neuron* 4: 87-85.

28　Leonard, R. J.et al. 1988. *Science* 242: 1578-1581.

29　Karlin, A.2002. *Nat. Rev. Neurosci.* 3: 102-114

30　Giraudat, J. et al. 1986. *Proc. Natl. Acad. Sci.USA* 83: 2719-2723.

31　Giraudat, J. et al. 1987. *Biochemistry* 26: 2410-2418.

32　Brejc, K. et al. 2001. *Nature* 411: 269-276.

33　Unwin, N.1995. *Nature* 373: 37-43.

34　Unwin, N. et al. 2002. *J. Mol. Biol.* 319: 1165-1176.

35　Miyazawa, A., Fujiyoshi, Y., and Unwin, N. 2003. *Nature* 423: 949-955.

36　Bocquet, N. et al. 2009. *Nature* 457: 111-114.

37　Hilf, R. J., and Dutzler, R. 2008. *Nature* 452: 375-379.

38　Hilf, R. J., and Dutzler, R. 2009. *Nature* 457: 115-118.

39　Montal, M. O.et al. 1993. *FEBS Lett.* 320: 261-266.

40　Keramidas, A. et al. 2004. *Prog. Biophys. Mol. Biol.* 86: . 161 204.

41　Imoto, K. et al. 1991. *FEBS Lett.* 289: 193-200.

42　Villarroel, A. et al. 1991. *Proc. R. Soc. Lond. B. Biol. Sci.* 243: 69-74.

43　Galzi, j. -L. et al.1992. *Nature* 359: 500-505.

44　Keramidas, A. et al. 2000. *Biophys. J.* 78: 247-259.

45　Wotring, V. E., Miller, T.S., and Weiss, D. S. 2003. *J. Physiol.* 548: 527-540.

46　Gunthorpe, M. J., and Lummis, S. C. R. 2001. *J. Biol. Chem.* 276: 10977-10983.

47　Imoto, K. et al. 1998. *Nature* 335: 645-648.

48　Kelley, S. P. et al.2003. *Nature* 424: 321-324.

49　Miller, J., Agnew, W. S., and Levinson, S. R. 1985. *Biochemistry* 22: 462-470.

50　Hartshorn, R. P., and Catterall, W. A. 1984. *J. Biol. Chem.* 259: 1667-1675.

51　Barchi, R. L. 1983. *J. Neurochem.* 40: 1377-1385.

52　Noda, M. et al. 1984. *Nature* 312: 121-127.

53　Goldin, A. L. et al. 2000. *Neuron* 28: 365-368.

54　Yu, F. H., and Catterall, W. A, 2003. *Genome Biol*. 4: 207. 1-207. 7.

55　Diss, J. K. J., Fraser, S. P., and Djamgoz, M. B. A. 2004. *Eur. Biophys. J*. 33: 180-195.

56　Yu, F. H.et al. 2003 *J. Neurosci*. 23: 7577-7585.

57　Hille, B. 2001. *Ion Channelsin Excitable Membranes*, 3rd ed. Sinauer Associates, Sunderland MA, pp. 603-617.

58　Marban, E., Yamagishi, T., and Tomaselli, G. F. 1998. *J. Phvslol*. 508: 647-657.

59　Tyrrell, L. et a1. 2001. *J. Neurosci*. 21: 9629-9637.

60　Hofmann, F., Biel, M., and Flockerzi, V 1994. *Ann. Rev. Neurosci*. 17: 399-418.

61　Randall, A., and Tsien, R. W. 1995. *J. Neurosci*. 15: 2995-3012.

62　Tanabe, T. et al. 1987. *Nature* 328: 313-318.

63　Walker, D.. and De Waard.M. 1998. *Trends Neurosci*. 21: 148-154.

64　French, R. J., and Zamponi, G. W. 2005. *IEEE Trans. Nanobiosci*. 4: 58-69.

65　Papazian, D. M. et al. 1987. *Science* 237: 749-753.

66　Timpe, L. C. et al. 1988. *Nature* 331: 143-145.

67　Salkoff, L. et al. 1992. Trends Neurosci. 15: 161-166.

68　Hanlon, M. R., and Wallace, B. A. 2002. *Biochemistry* 41: 2886-2894.

69　Miller, C. 1 992. *Current Biol*. 2: 573-575.

70　MacKinnon, R. et al.1998. *Science* 280: 106-109.

71　Yool, A. J., and Schwarz, T. L. 1991. *Nature* 349: 700-704.

72　Yellen, G. et a1. 1991. *Science* 251: 939-942.

73　Liu, Y. et al. 1997. *Neuron* 19: 175-184.

74　Lu, T. et al. 1999. *Neuron* 22: 571-580.

75　Doyle et al. 1998. *Science* 280: 69-77.

76　Long, S. B., Campbell, E. B., and MacKinnon, R. 2005a. *Science* 309: 897-903.

77　Nimigean, C. M., Chappie, J. S., and Miller, C. 2005. *Biochemistry* 42: 9263-9268.

78　Mullins, L. J. 1975. *Biophys. J*. 15: 921-931.

79　Consiglio, J. F., Andalib, P., and Korn, S. J. 2003. *J. Gen. Physiol*. 121: 111-124.

80　Heinemann, S. H. et al. 1992. *Nature* 356: 441-443.

81　Yang, N. et al. 1993. *Nature* 366: 158-161.

82　Sigworth, F. J. 1994.*Quart. Rev. Biophys*. 27: 1-40.

83　Bezanilla, F. 2008. *Nature Rev. Mol. Cell Biol*. 9: 323-332.

84　Yang, N., George, A, L. and Horn, R. 1996. *Neuron* 16: 113-122.

85　Larsson, H. P. et al.1996. *Neuron* 16: 387-397.

86　Long, S. B., Campbell, E.B., and MacKinnon, R. 2005b. *Science* 309: 903-908.

87　Korn, S. J., and Trapani. J. G. 2005. *IEEE Trans Nanobiosci*. 4: 21-33.

88　Bao.H. et al. 1999. *J. Gen. Physiol*. 113: 139-151.

89　LIu, Y., and Joho, R.H. 1998. *Pflügers Arch*. 435: 654-661.

90　Lu, T. et al. 2001. *Nature Neurosci*. 4: 239-246.

91　So, I. et al. 2001. *J. Physiol*. 531. 1: 37-50.

92　Bruening-Wright, A. et al. 2002. *J. Neurosci*. 22: 6499-6506.

93　Flynn, G. E., Johnson, J. P Jr., and Zagotta, W.N. 2001. *Nature Rev. Neurosci*. 2: 643-652.

94　Lodge, D. 2009. *Neuropharmacol*. 56: 6-21.

95　Dingledine, R.et al. 1999. *Pharmacol. Rev*. 51: 7-61.

96　Hollman, M., Maron, C., and Heinemann, S. 1994. *Neuron* 13: 1331-1343.

97　WOllmuth, L. P., and Sobolevsky, A. I. 2004. *Trends in Neurosci*. 27: 321-328.

98   Abbracchino, M. P. et al. 2009. *Trends in Neurosci*. 32: 19-29.

99   Jarvis, M. F., and Khakh, B. S. 2009. *Neuropharmacol*. 56: 208-215.

100   Matulef, K., and Zagotta, W. N. 2003. *Annu. Rev. Cell. Dev. Biol*. 19: 23-44.

101   Bradley, J., Reisert, J., and Frings, S. 2005. *Current Opin. Neurobiol*. 15: 343-349.

102   Vergara, C. et al. 1998. *Curr. opin. Neurobiol*. 8: 321-329.

103   Falker, B., and Adelman, J. P. 2008. *Neuron* 59: 873-881.

104   Miller, C., and White, M. M. 1984. *Proc. Nat. Aca. Sci. USA* 81: 2772-2775.

105   Pusch, M., and Jentsch, T J. 2005. *IEEE Trans. Nanobiosci*. 4: 49-57.

106   Lu, Z. 2004. *Annu. Rev. Physiol*.66: 103-129.

107   Nicholls, C. G., and Lopatin, A. N. 1997. *Annu. Rev. Physiol*. 59: 171-191.

108   Goldstein, S. A. N. et al. 2001. *Nat. Rev. Neurosci*. 2: 175-184.

109   Nilius, B., and Voets, T. 2005. *Pflngers Arch*. 451: 1-10.

110   Wu, L. -J. et al. 2010. *Pharmacol. Rev*. 62: 381-404.

111   Sommer, B. et al.1991. *Cell* 67: 11-19.

112   Kohler, M. et al. 1993. *Neuron* 10: 491-500.

113   Meier, J. C.et al. 2005. *Nat. Neurosci*. 8: 736-74.

建 议 阅 读

一般性综述

Diss, J. K. J., Fraser, S. P., and Djamgoz, M. B. A. 2004. Voltage-gated Na$^+$ channels: multiplicity of expression, plasticity, functional implications and pathophysiological aspects. *Eur. Biophys*. J. 33: 180-195.

French, R. J., and Zamponi, G. W. 2005. Voltage-gated sodium and calcium channels in nerve, muscle and heart. *IEEE Trans. Nanobiosci*. 4: 58-69.

Karlin, A. 2002. Emerging structure of nicotinic acetylcholine receptors. *Nat. Rev. Neurosci*. 3: 102-114.

Keramidas, A., Moorhouse, A. J., Schofield, P. R., and Barry, P. H. 2004. Ligand-gated ion channels: mechanisms underlying ion selectivity. *Prog. Biophys. Mol. Biol*. 86: 161-204.

Korn, S. J., and Trapani, J. G. 2005. Potassium channels. *IEEE Trans. Nanobiosci*. 4: 21-35.

Lester, H. A., Dibas, M. I., Dahan, D. S., Leite, J. F., and Dougherty, D. A. 2004. Cys-loop receptors: new twists and turns. *Trends in Neurosci*. 27: 329-336.

Yu, F. H., and Catterall, W. A. 2005. Overview of the voltage-gated sodium channel family. *Genome Biol*. 4: 207. 1-207. 7.

原始论文

Long, S. B., Campbell, E. B., and MacKinnon, R. 2005a. Crystal structure of a mammalian voltage-dependent *Shaker* family K$^+$ channel. *Science* 309: 897-903.

Long, S. B, Camplbell, E. B., and MacKinnon, R. 2005b. Voltage sensor of Kvl.2: Structural basis of electromechanical coupling. *Science* 309: 903-908.

Miyazawa, A., Fujiyoshi, Y., and Unwin, N. 2003. Structure and gating mechanism of the acetrlcholine receptor pore. *Nature* 423: 949-955.

Unwin, N. 2005. Refined structure of the nicotinic acetylcholine receptor at 4 Å resolution. *J. Mol. Biol*. 346: 967-989.

■ 第 6 章
静息膜电位的离子基础

在静息状态时，神经元具有一个稳定的跨膜电位，且膜内相对膜外为负。在神经元中，细胞内的钾浓度比细胞外高，而细胞内的钠和氯浓度低于细胞外。因此，钾趋向于扩散到细胞外，而钠和氯则趋向于扩散到细胞内。钾移出至细胞外以及氯离子进入细胞内的浓度梯度趋势与膜电位的作用相对抗。

本章中，我们首先在模式细胞中讨论离子浓度和电位之间的关系。该细胞只允许钾和氯通透，且浓度梯度和膜电位的作用恰好平衡，以至于没有净离子流穿越膜。此时，膜电位就等于钾和氯的平衡电位。在该模式细胞，改变细胞外钾浓度，将使钾平衡电位发生变化，进而改变膜电位。相反，改变细胞外的氯浓度最终会导致细胞内的氯浓度的等量改变，其结果是氯的平衡电位及膜电位均不发生变化。

真实的细胞对钠也具有通透性。静息状态时，钠不停地进入细胞，使膜内的负电性减小，其结果是使钾不再处于平衡状态，泄漏到细胞外。如果没有补偿的话，这些离子流动将导致细胞内钠、钾浓度的改变。然而，钠－钾交换泵以跨膜转运出 3 个钠、转运进 2 个钾的比例，维持它们的浓度。静息膜电位取决于钾平衡电位、钠平衡电位、细胞膜对两种离子的相对通透性，以及钠－钾交换泵的泵出和泵入比值。处于静息电位时，被动的钠、钾流正好与它们反方向的转运速率相匹配。由于钠 - 钾交换泵泵出的正离子要比其泵入的多，因此直接使膜电位增加数个毫伏。

氯的平衡电位与静息膜电位相比可能为正，也可能为负，这取决于氯的转运过程。虽然氯分布对静息电位的贡献轻微，但在一些细胞中，一定程度的氯离子通透性对其电稳定性是重要的。

　　神经细胞和肌纤维电信号的产生主要是因其细胞膜对离子（如钠和钾）的通透性发生改变所致。通透性增加可以允许多种离子顺其自身电化学梯度跨细胞膜进出。正如我们在第 4 章中所讨论的，通透性的增加是由于离子通道激活引起的。离子通过开放的通道进出细胞，改变位于细胞膜两侧的电荷，进而改变细胞膜电位。要想知道电信号产生的机制，首先必须清楚细胞膜两侧静止状态下离子梯度的分布是如何决定静息膜电位的。

模式细胞

　　从图 6.1 所示的理想化模式细胞入手，将有助于我们对这一问题的理解。模式细胞内含有钾、钠、氯以及其他多种阴离子，细胞本身也浸浴在含有 KCl 和 NaCl 的溶液中。由于对膜电位的直接贡献非常轻微，此处暂时忽略其他一些存在于真实细胞中的离子（如钙或镁）。模式细胞中，胞内和胞外的离子浓度与蛙的情况相类似。在鸟类和哺乳动物，细胞内外的离子浓度略高；而在海洋无脊椎动物（如乌贼），细胞内外离子浓度则要高得多（见表 6.1）。模式细胞的细胞膜对钾和氯通透，但不能通透钠和其他胞内阴离子。为使模式细胞处于稳定状态，需满足以下三个主要条件：

　　1. 细胞外液和细胞内液都必须保持电中性。例如，氯离子溶液不能单独存在，其负电荷必须被等量阳离子（如钠和钾）上的正电荷所中和（否则，电斥力将使溶液支离破碎）。

　　2. 细胞内、外必须处于渗透压平衡状态。否则，水分子将进入或离开细胞，导致细胞

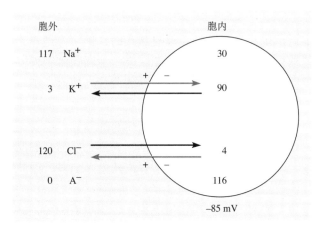

图 6.1　**模式细胞中的离子分布**。细胞膜对钠和内部阴离子 (A⁻) 不通透，而对钾和氯通透。对钾而言，浓度梯度趋向于将其推出细胞（黑箭头），而电位梯度则趋向于将其吸引进细胞（红箭头）。在处于静息状态下的细胞，两种力恰好平衡。对于氯而言，两种梯度处于相反的方向。离子浓度用 mmol/L 表示。

表 6.1　新鲜分离的枪乌贼轴突内外离子浓度

离子	浓度 /(mmol/L)		
	轴浆	血液	海水
钾	400	20	10
钠	50	440	460
氯	60	560	540
钙	0.1μmol/L[a]	10	10

引自 Hodgkin, 1964。
a 离子化的细胞内钙，引自 Baker, Hodgkin and Ridgeway, 1971。

肿胀或收缩。细胞内外液中溶质粒子的总浓度相等时，渗透压平衡才能得以实现。

3.必须不存在任何特定离子出入细胞的净流入或流出。

离子平衡

在模式细胞中，细胞膜两侧可通透离子的浓度是如何得以维持的呢？跨细胞膜形成的又是何种电位？图 6.1 显示，两种离子在细胞内、外以相反浓度比值的形式存在：钾在胞内浓度高，而氯在胞外浓度高。首先设想，细胞膜仅对钾通透，于是立即产生的问题就是：为什么钾不向细胞外扩散，直到细胞膜两侧的钾浓度相等时为止呢？答案是这一过程具有自限 (self-limiting) 的特点。当钾向外扩散时，钾所携带的正电荷将在细胞膜的外表面累积，而同时将有过量的负电荷遗留在细胞膜内表面。结果是，在膜两侧产生了电位，内面相对外面为负。这一电位梯度将会减缓带正电的钾外流；当电位变得足够大时，进一步的钾净外流将被阻止。此时，细胞膜两侧的电位即为钾平衡电位 (E_K)。在 E_K 时，浓度梯度和电位梯度对钾跨膜流动的驱动和阻碍作用正好平衡。此时，虽仍存在钾的跨膜流动 (流入或流出)，但没有净流动发生，这时钾处于平衡状态。

钾离子达到跨膜平衡的条件，与第 4 章中所描述的膜片中通过单个通道维持零净流动的条件相同。在膜片情况下，离子浓度梯度的效应被施加于膜片钳电极上的电位效应所平衡。但这里与膜片的重要区别在于，离子流动自身产生所需的跨膜电位。换言之，在模式细胞中，离子跨膜平衡是自动的且不可避免的。回忆第 4 章中所述的内容，由 Nernst 方程给出钾的平衡电位：

$$E_K = \frac{RT}{zF} \ln \frac{[K]_o}{[K]_i} = 58 \log \frac{[K]_o}{[K]_i}$$

式中，$[K]_o$ 和 $[K]_i$ 分别为细胞外和细胞内的钾浓度。对图 6.1 所示的模式细胞而言，E_K 为 $58\log(1/30) = -85$ mV。现假设该细胞膜上除了钾通道外还有氯通道。由于氯带有 1 个单位的负电荷 (即 $z = -1$)，氯的平衡电位为：

$$E_{Cl} = -58 \log \frac{[Cl]_o}{[Cl]_i}$$

或者 (根据对数比的性质)：

$$E_{Cl} = 58 \log \frac{[Cl]_i}{[Cl]_o}$$

在我们的模式细胞中，氯的浓度比又是 1∶30，E_{Cl} 同样为 -85 mV。如同钾一样，当膜电位处于 -85 mV 时，刚好可以平衡氯在此种条件下顺浓度梯度进入细胞内的趋势。

总之，钾离开细胞和氯扩散进入细胞的趋势均可被膜电位所抵消。由于这两种离子的在细胞膜两侧浓度比刚好相同 (1∶30)，它们的平衡电位也因此完全相同。由于钾和氯是仅有的两种能进行跨膜运动的离子，且二者均在膜电位为 -85 mV 时达到平衡，模式细胞因此能够始终存在，而不会有离子的净得失。

电中性

在我们的模式细胞中，电荷跨膜分隔意味着细胞内存在过量的阴离子，同时细胞外存在过量的阳离子。这看起来违背了电中性原理，但实际上却没有。钾向细胞外扩散后，作为过量的阳离子聚集在细胞膜的外表面，剩下胞内多余的阴离子则紧紧地贴附在细胞膜内表面。钾和与之相对应的阴离子，从效果上来说均被从细胞内总溶液中移走，从而使之保持电中性。与此类似，氯向细胞内扩散后，过量的阴离子聚集在细胞膜内表面，胞外多余的阳离子则分布在细胞膜外表面的带电层中，从而保持细胞外液的电中性。细胞膜外层阳离子和内层阴离子带有等量却电性相反的电荷，这些离子并不是游离于溶液中，而是通过相互吸引存在于细胞膜表面。这样，细胞膜可以充当电容器，分隔和存储电荷。但这并不意味着任何一个给定阴离子或阳离子都被始终锁定在细胞膜两侧对应的位置上。带电层中的离子和总溶液中的离子可以自由交换，关键是，尽管带电层中的离子经常与总溶液的离子进行交换，但其总数保持不变，总溶液仍保持电中性。

关于电荷分隔，我们可能要问的另一个问题是：细胞膜两侧带电层中的离子是否在细胞的离子总数中占很大比例。回答是并非如此。如果假设模式细胞的半径为 25 μmmol/L，当离子浓度为 120 mmol/L 时，细胞质中的离子总数大约为 4×10^{12} 个阳离子和等数量的阴离子。当细胞膜电位处于 -85 mV 时，被细胞膜分隔的电荷量约为 5×10^{11} 个单价离子 / cm^2（见第 8 章）。模式细胞的表面积约为 $8 \times 10^{-5} cm^2$，所以在细胞膜内表面积聚的阴离子数约为 4×10^7 个，而这只占游离溶液中离子总数的 1/100 000。因此，用于建立细胞膜电位而进入带电层的钾离子和氯离子对细胞内自由离子的浓度并无显著影响。

细胞外钾离子和氯离子对细胞膜电位的影响

在神经元和其他许多细胞中，细胞膜静息电位的稳定状态容易受到细胞外钾浓度变化的影响。相对而言，细胞外氯浓度变化对其影响较小。对模式细胞中这些离子浓度变化的后果进行分析，将有助于理解其发生机制。在整个讨论过程中，我们假设相对于细胞的体积而言，细胞外液的体积为无限大。这样，离子和水分子进出细胞对细胞外组分的浓度就不会有显著影响。图 6.2(A) 显示的是当胞外钾浓度从 3 mmol/L 提高到 6 mmol/L 时，细胞内组分和膜电位的变化。在此条件下，胞外钠浓度降低 3 mmol/L，以维持渗透压恒定。胞外钾浓度增高降低了促使钾向胞外流动的浓度梯度，但起初电位梯度仍未变化。其结果是，将出现钾的净内向流动。随着正电荷在细胞膜内表面积聚，膜发生去极化。接下来，这一去极化又会使氯在细胞两侧不再处于平衡，也流入细胞内。钾和氯持续进入细胞内，直至达到新的平衡。两种离子此时处于新的浓度比，而这一浓度比与新的膜电位相一致，在本例中为 -68 mV。

钾和氯的涌入伴随着水的进入，以维持渗透压平衡，这就导致细胞容积的轻微增加。当达到新的平衡时，胞内钾浓度已经从 90 mmol/L 增至 91 mmol/L，氯浓度则从 4 mmol/L 增至 7.9 mmol/L，细胞容积增加 3.5%。

乍一看来，似乎进入细胞的氯要比钾多。但是想一想，如果细胞容积不发生增加，浓度又将怎样：两种离子的浓度会比上述数值高 3.5%。这样，胞内氯浓度将大约为 8.2 mmol/L（而不是进入细胞后的 7.9 mmol/L），而胞内钾浓度将约为 94.2 mmol/L，二者都比原溶液高出 4.2 mmol/L。换而言之，我们可以设想最初是钾和氯等量进入细胞（略有差异，用来改变膜上的电荷），然后水也随之涌入，使溶液达到图示的最终浓度。

对胞外氯浓度的变化也可作类似的思考，但是有一点显著的差异：当最终达到新的稳定状态时，膜电位基本上不变。图 6.2(B) 显示了当胞外氯浓度下降 50% 后 (即浸浴细胞的溶液中 60 mmol/L 的氯被不通透的阴离子取代) 产生的结果。氯离开细胞，使膜去极化，趋向新的氯平衡电位 (–68 mV)。钾也不再处于平衡状态，因而逸出。正如前例一样，等量的钾和氯一起扩散出细胞 (伴随着水)。由于胞内钾浓度较高，其外流引起的浓度变化份额相对较小。然而，氯的外流则可以引起细胞内氯浓度相当大的变化，从而引起氯平衡电位较大的改变。随着氯继续流出细胞，平衡电位又恢复至原来的数值。这个过程持续进行，直至氯和钾的平衡电位再次相等，膜电位重新恢复。

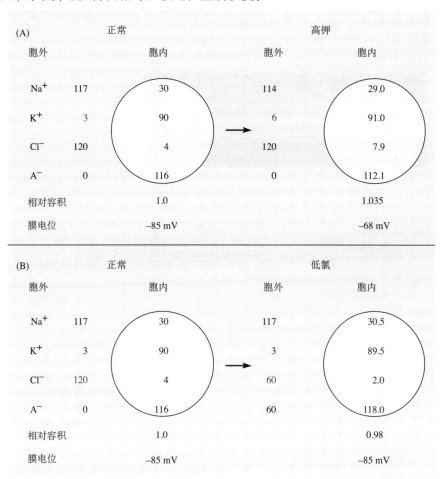

图 6.2　改变细胞外离子组分对细胞内离子浓度和膜电位的影响。(A) 细胞外钾浓度加倍，为保持渗透压恒定，胞外钠浓度减小。(B) 细胞外氯的一半被不能自由通透的阴离子 (A^-) 所取代。离子浓度使用 mmol/L 表示，并且假设细胞外容积相对细胞的体积而言非常大，因此离子进出细胞不会显著改变细胞外各组分的浓度。

枪乌贼轴突的膜电位

1902 年，Julius Bernstein[1] 首次提出一个观点：细胞膜静息电位的产生是由细胞内外钾分布不均所致。但由于那时缺少令人满意的测量膜电位的方法，他未能直接验证这一假说。现在已经能够精确地测量膜电位，并确定细胞膜内外钾浓度变化所引起的电位变化是否与 Nernst 方程所预期的一致。这样的实验最初是在支配枪乌贼外套的巨型轴突上进行的。

这些轴突的直径可达 1 mm[2]。这种大直径的轴突允许把记录电极插入其细胞浆中，从而直接测量跨膜电位 [图 6.3(A)]。此外，这些轴突还具有惊人的恢复能力，即使用橡皮滚筒将其细胞质挤出，并用灌流液将细胞浆替换，它们仍可继续行使功能 [图 6.3(B)]。这样，它们的膜内外离子组成可以被控制。A.L. Hodgkin 和 A.F. Huxley 一起，率先利用枪乌贼轴突做了许多实验 (后来他们因此荣获了诺贝尔奖)。A.L. Hodgkin 曾说过：

J.Z. Young 在 1936 年引入枪乌贼巨型神经纤维对轴突学研究所做的贡献，在最近 40 年中是否大于任何其他单个研究的进展，尚可商榷。确实，一位著名的神经生理学家最近在一次学术大会的晚餐时曾评述道 (我想这还不是很贴切)："是枪乌贼才真正应该被授予诺贝尔奖"[3]。

(A)

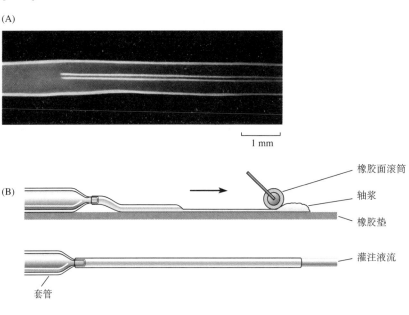

(B)

(C)

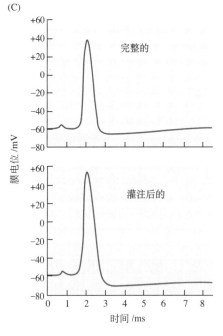

图 6.3　对枪乌贼轴突作记录。
(A) 分离的枪乌贼巨轴突，轴向记录电极位于其中。(B) 将轴浆挤出轴突，然后作插管，并作内部灌流。(C) 灌流后和灌流前 (完整无损时) 记录的比较显示，静息电位和动作电位均没有受到轴浆移除的影响。[(A) 引自 Hodgkin and Keynes，1956；(B) 和 (C) 引自 Baker, Hodgkin and Shaw，1962。]

枪乌贼血液和神经纤维轴浆中的主要离子成分列于表6.1中（此处省略多种离子成分，如镁和胞内阴离子）。对分离的轴突实验常在海水中进行，其细胞内、外的钾浓度比为40∶1。在这些条件下，轴突细胞膜的电位处于 –65 ～ –70 mV 水平，显著高于钾的平衡电位 (–93 mV)，但仍比氯的平衡电位 (–55 mV) 要低。

通过测量静息电位，并将它与不同胞外钾浓度水平时的钾平衡电位进行比较，从而对 Bernstein 假说进行检验。与模式细胞相同，这样的胞外离子浓度改变预计不会引起胞内钾浓度的显著变化。根据 Nernst 方程，在室温下，细胞膜内、外离子浓度比值变化 10 倍，应使膜电位变化 58 mV。图 6.4 显示在枪乌贼轴突上，改变胞外钾浓度对膜电位影响的实验结果。细胞外钾浓度绘于对数标尺的横坐标上，而膜电位水平作为纵坐标。只有当胞外钾浓度水平相对较高时才会出现预期的斜率（实心直线），即胞外钾离子浓度变化 10 倍时，膜电位改变 58 mV。随着当细胞外钾浓度的降低，斜率变得越来越小。这一结果表明，钾在细胞内外的分布并不是决定膜电位的唯一因素。

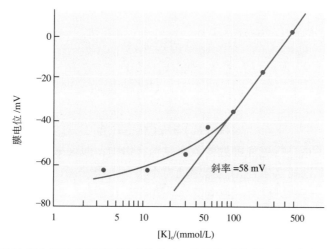

图 6.4　**枪乌贼轴突膜电位与细胞外钾离子浓度的关系，绘于半对数坐标中。**直线根据 Nernst 方程绘出，其斜率为：细胞外钾离子浓度每变化 10 倍，电位改变 58 mV。由于细胞膜对钠离子也有通透性，一些点偏离了直线，特别是当钾离子浓度较低时。（引自 Hodgkin and Keynes，1956。）

钠离子通透性的影响

从枪乌贼轴突的实验中我们可以得出结论：Bernstein 在 1902 年所作的假设，基本上是正确的。细胞膜静息电位强烈但并非完全依赖于胞内、外钾浓度的比值。只要简单地放弃关于细胞膜对钠不通透的观点，我们即可解释图 6.4 中为何出现与 Nernst 方程关系的偏离。事实上，真实的神经细胞膜对钠具有通透性，其范围介于它对钾通透性的 1% ～ 10% 之间。

为了考虑钠通透性对膜电位的影响，我们从模式细胞入手（图 6.1），此时暂不考虑氯的运动。Nernst 方程式告诉我们，膜两侧钠在膜电位处于 +34 mV 时，E_{Na} 达到平衡，而这与真实的膜电位 –85 mV 相去甚远。因此，如果细胞膜对钠通透，浓度梯度和膜电位都趋向于将钠推向胞内。当钠进入胞内，聚集在细胞膜内表面，则引起去极化。其结果是，钾不再处于平衡状态，离开细胞。随着去极化不断进行，膜电位更加接近于钠平衡电位，并远离钾平衡电位。当这一过程发生时，钠的内流减少，而钾的外流则增加。这一过程会一直持续到钠内流正好被钾外流所平衡。在这一平衡点，没有了进一步的电荷积累，膜电位保持恒定。总之，膜电位处于钾和钠平衡电位之间。在这一电位时，钾和钠电流正好大小相等，但方向相反。

氯也参与这个过程，但正如我们已经看到的，模式细胞中的氯浓度也存在一种调节，从而使氯的平衡电位与新的膜电位相匹配。随着阳离子流逐渐达到平衡，胞内的氯浓度增加，直至没有净氯流经细胞膜。

恒定场方程

为了确定模式细胞的准确膜电位，我们必须考虑跨膜的各个离子电流。内向钠电流的大小取决于对钠的驱动力，即膜电位和钠平衡电位的差值 V_m-E_{Na}，（第 2 章）。钠电流的大小也取决于细胞膜的钠电导 (g_{Na})。钠电导是衡量钠通过细胞膜难易的指标，它的大小取决于膜上开放钠通道的数目：通道开放越多，则电导越大。因此，钠电流是：

$$i_{Na}=g_{Na}(V_m-E_{Na})$$

对钾和氯同样有：

$$i_K = g_K (V_m-E_K)$$
$$i_{Cl} = g_{Cl}(V_m-E_{Cl})$$

如果我们假设氯处于平衡状态，即 $i_{Cl}=0$，则当膜电位保持恒定时，钾和钠电流的大小必须相等且方向相反：

$$g_K(V_m-E_K) = -g_{Na}(V_m-E_{Na})$$

对这一方程式关系进行更加细致的分析是很有用的。假设 g_K 远大于 g_{Na}，那么若要电流相等，钾外流的驱动力必定比钠内流驱动力小得多。换言之，膜电位肯定比 E_{Na} 更接近于 E_K。相反，如果 g_{Na} 相对较大，膜电位则会更接近于 E_{Na}。

通过重新整理方程式，我们得到膜电位的表达式：

$$V_m=\frac{g_K E_K+g_{Na} E_{Na}}{g_K+g_{Na}}$$

若因某些原因，氯在膜两侧不处于平衡状态，则跨膜氯电流也必须加以考虑，方程式将变得略微复杂：

$$V_m=\frac{g_K E_K+g_{Na} E_{Na}+g_{Cl} E_{Cl}}{g_K+g_{Na}+g_{Cl}}$$

这些观点最初由 Goldman[4] 提出，之后 Hodgkin 和 Katz[5] 也独立地提出了上述观点。但是，他们不是从平衡电位和电导的角度，而是用胞外离子浓度 ($[K]_o$、$[Na]_o$ 和 $[Cl]_o$) 和胞内离子浓度 ($[K]_i$ 等)，以及膜对各种离子的通透性 (P_K、P_{Na} 和 P_{Cl})，推导出膜电位方程：

$$V_m=58\log\frac{p_K[K]_o+p_{Na}[Na]_o+p_{Cl}[Cl]_i}{p_K[K]_i+p_{Na}[Na]_i+p_{Cl}[Cl]_o}$$

注意由于氯价为 –1，氯比值因此是相反的，就像之前在 Nernst 方程中所见到的那样。

如前所述，如果氯处于平衡状态，则关于氯的那些项就不存在。此方程有时因其建立者而命名为 GHK 方程；因为推导这一表达式的假设之一是跨膜电压梯度 (或者"场") 是均匀的，该方程也被称为恒定场方程 (constant field equation)。恒定场方程完全类似于前面的方程式，并可作出同样的预测：当钾的通透性远高于钠和氯的通透性时，可忽略方程式中钠、氯的相关项，膜电位因此趋向于钾的平衡电位：$V_m=58 \log([K]_o/[K]_i)$。增加钠通透性，将导致膜电位向钠平衡电位移动。

恒定场方程为我们提供了一个有用的普遍原理：膜电位取决于膜对主要离子的相对电导（或通透性）以及那些离子的平衡电位。在真实细胞中，钾和氯的相对通透性比较高，所以静息膜电位就趋向于钾、氯的平衡电位。当钠通透性增加时，如在动作电位（见第 7 章）或兴奋性突触后电位（见第 11 章）期间所发生的，膜电位就会向钠平衡电位方向移动。

静息膜电位

虽然恒定场方程很有用，但它不能提供对静息膜电位的精确描述。这是因为对跨膜电位零净电流的要求本身就不合适。实际情况是，对处于稳定条件下的细胞而言，各种离子净流都必须为零。其结果是，在恒定场方程的条件下，细胞内逐渐充满钠和氯，而失去钾。在真实细胞中，通过钠-钾交换泵（钠-钾 ATP 酶；见第 9 章）能使细胞内的钠、钾浓度保持恒定。随着钠、钾流出入细胞，交换泵以相反方向转运相匹配量的各种离子。因此，代谢能量被用来使细胞维持在稳恒状态。

为了对静息膜电位有更完整和精确的描述，我们必须考虑被动离子流和离子泵的活动。再一次，我们首先考虑钠和钾被动跨膜流动时所产生的电流：

$$i_{Na} = g_{Na}(V_m - E_{Na})$$
$$i_K = g_K(V_m - E_K)$$

我们不再假设钠和钾电流大小相等、方向相反，但如果我们知道它们之间是如何相互联系的，就能如前述一样，用钠和钾平衡电位及其相对电导来获得膜电位的方程。钠和钾电流之间关系由泵的特性决定，因为泵通过以 3 个钠对 2 个钾的比值转运离子保持细胞内钠、钾浓度恒定（见第 9 章）。这就意味着被动离子流必定也存在相同的比例：$i_{Na} : i_K = 3 : 2$。这样，我们能够写成：

$$\frac{i_{Na}}{i_K} = \frac{g_{Na}(V_m - E_{Na})}{g_K(V_m - E_K)} = -1.5$$

因为钠和钾电流方向相反，故比值为负值。通过重新整理方程，我们可以得到膜电位的表达式如下：

$$V_m = \frac{1.5 g_K E_K + g_{Na} E_{Na}}{1.5 g_K + g_{Na}}$$

这一方程与之前从模式细胞推导出的表达式相似，并可以作出同样的预测。与之前一样，膜电位水平取决于 g_{Na} 和 g_K 的相对大小。不同之处在于，钾项需要乘以因子 1.5。由于这个因子，膜电位比不在这种情况下更接近于 E_K。这样，促使钠内流的驱动力增加，而促使钾外流出的驱动力减小。其结果是，被动离子流的比值为 3 钠对 2 钾，而不是 1:1。

总而言之，真实细胞和模式细胞的区别在于，其静息膜电位处于这样一个水平：此时钠的被动内流是钾被动外流的 1.5 倍，而不是两种离子流大小相等、方向相反。被动的内向和外向电流大小取决于两种离子的平衡电位和电导，而所要求的 3:2 的比例则由泵的转运特性所决定。

Mulline 和 Noda[6] 在研究真实细胞静息膜电位表达式的问题时，首次将转运活动考虑在内。他们使用细胞内微电极研究了离子变化对肌肉细胞膜电位的影响。与 Goldman、Hodgkin 和 Katz 一样，他们从通透性和电导推出膜电位的表达式，这和我们刚才用电导和平衡电位推导出的方程是等效的：

$$V_m = 58 \log \frac{r p_K [K]_o + p_{Na} [Na]_o}{r p_K [K]_i + p_{Na} [Na]_i}$$

式中，r 是转运比的绝对值 (3∶2)。如果所有其他可通透离子 (如 Cl^-) 处于稳恒状态，此方程就可提供对静息膜电位的精确描述。

氯离子的分布

上述这些考虑应用于氯又会如何呢？与所有其他离子一样，必定无跨静息膜的净向氯电流。正如已经讨论过的那样 [见图 6.2(B)]，氯能简单地通过适当调节细胞内浓度而达到平衡，且不影响稳态膜电位。然而，在许多细胞中，也存在着氯转运系统 (见第 9 章)。在枪乌贼轴突和在肌肉细胞中，氯被主动转运到细胞内；在许多神经细胞中，主动转运的方向则是向细胞外 (图 6.5)。内向转运的效应是使平衡浓度增加，导致氯向外泄漏，与转运速率相等但方向相反 [7]。向外转运的效应则相反。

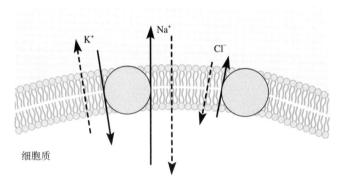

图 6.5 稳态时的被动离子流和泵。 跨膜净被动离子流动用虚线箭头表示。转运系统则用实线箭头和圆圈表示。箭头的长度表示净离子流动的大小。对每种离子而言，总流量为零。例如，钠的净向内泄漏与外向转运的速率相等。钠－钾转运的比值为 3:2。在任何特定细胞中，氯的转运可以是外向的 (如图所示)，也可以是内向的。

膜的电模型

神经细胞膜具有图 6.6 所示的电学性质。首先，由于细胞膜是一个绝缘层，分隔细胞内、外表面的电荷，因此具有电容器的特性。与电容器相并联的是由电阻所表示的电导通路，它允许离子流进和流出细胞。在每一通路中的电阻与相关离子的电导成反比：离子的电导越大，对电流流动的阻力就越小。经电阻的被动离子电流由电池驱动，而这些电池即为每种离子的平衡电位。被动离子电流和泵产生的相应的电流大小相等、方向相反，所以每种离子的跨膜净电流为零。

膜电位的预测值

那么这些思考又如何来解释图 6.4 中显示的钾浓度和膜电位之间的关系呢？我们通过在方程中使用真实数字就可以得到解释。在枪乌贼轴突上，钾和钠的通透常数之比约为

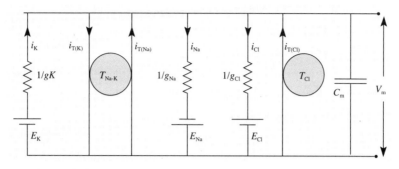

图 6.6　图 6.2 所示稳态细胞的电路模型。E_K、E_{Na}、E_{Cl} 是各离子的 Nernst 电位。各离子的电导 (g) 由电阻表示 (每种离子的电阻为 $1/g$)。各离子流 (i_K、i_{Na} 和 i_{Cl}) 与钠 - 钾交换泵 (T_{Na-K}) 和氯离子泵 (T_{Cl}) 提供的电流 [$i_{T(k)}$、$i_{T(Na)}$ 和 $i_{T(Cl)}$] 大小相等、方向相反，所以每种离子的跨膜净流动为零。产生的膜电位 (V_m) 决定膜电容器 (C_m) 上所储存的电荷总量。

$1.0 : 0.04^{[5]}$。我们能够使用这些相对值，以及表 6.1 中所给出的离子浓度，计算海水中的膜静息电位：

$$V_m=58\log \frac{(1.5)(10)+(0.04)(460)}{(1.5)(400)+(0.04)(50)} =-73mV$$

现在我们可以定量地看到，当细胞外钾浓度改变时，为何膜电位不再符合钾的 Nernst 电位变化。考察方程式分子项中胞外钾浓度（$1.5 \times 10 = 15$ mmol/L）和胞内钠浓度（$0.04 \times 460 = 18.4$ mmol/L）两项的大小，我们发现钾对膜电位总体的贡献仅为约 45%。正因为如此，胞外钾浓度增加一倍，并不会使得分子项加倍（如 Nernst 方程预示的那样）。其结果是，改变胞外钾浓度对膜电位的影响，比钾是唯一可通透离子时所预期的小。当胞外钾浓度升高到足够水平时（图 6.4 中的 100 mmol/L），方程中钾项将足以主导电压－电流关系式，接近每改变浓度 10 倍产生 58 mV 电位变化的理论极限。许多钾通道是电压激活的，这些通道的存在加强了这一效应（见第 7 章）。当胞外钾增加引起膜电位去极化时，电压激活的钾通道开放，从而增加膜对钾的通透性，钾对膜电位的相对贡献因此进一步增加。

总体来说，神经细胞的静息电位在 –70 mV 水平。在一些细胞，如脊椎动物的骨骼肌细胞，静息电位处于 –90 mV 水平或者更大，反映出钠－钾通透性之比较低。特别是在神经胶质细胞，它们对钠的通透性非常低，以至于其静息电位几乎等于钾的平衡电位（见第 10 章）。其他细胞，如水蛭神经节细胞[9] 和视网膜光感受器[10]，对钠就有较高的通透性，静息电位仅有 –40 mV。

钠－钾泵对细胞膜电位的贡献

钠－钾转运系统是生电性的，这是因为该泵的每一个循环周期都会导致一个阳离子的净外向转移，因此引起膜内面存在过量的负电荷。这种贡献会有多大呢？确定这种贡献大小的一种简便方法是计算该泵非生电性时（或换言之 $r=1$ 时）的膜电位。在这种条件下，重复前述的计算，可得：

$$V_m=58 \log \frac{(1.0)(10)+(0.04)(460)}{(1.0)(400)+(0.04)(50)} =-67 mV$$

结果是比前述值小 6 mV，故该泵对静息电位的贡献为 –6 mV。一般来说，泵对膜电位贡献的大小依赖于许多因素，特别是相对离子通透性。对转运比为 3∶2 的情况，对静息电位稳态的贡献不会超过约 –11 mV[11]。如果转运过程中止，其生电性贡献就会立即消失。随着细胞获得钠和失去钾，膜电位逐渐下降。

有意思的是，除了蕴涵转运速率必须与被动离子流相匹配这一前提外，该参数并未在方程中出现。理论计算表明，一旦此前提得以满足，可以预期钠-钾泵转运活动的任何进一步增强，对稳态静息电位的影响都将非常小[12]。这很大程度上是因为转运系统取决于胞内钠浓度（见第 9 章）。泵工作速率的任何增加，均会引起超极化和胞内钠的耗损。随着钠浓度的降低，泵的转运速率和膜电位都会回归至它们之前的数值。

何种离子通道与静息电位相关联？

细胞膜对钠、钾和氯的静息通透性已经在多种神经细胞中确定。构成这些通透性的基础是各种各样的膜通道。这些通道的存在允许阴离子、阳离子进出细胞。然而，在任何特异的细胞上，精确鉴定产生这些漏离子流的通道却很困难。静息状态下，钾电流很大一部分可能是通过 2P 钾通道实现的（见第 5 章），这种通道倾向于在静息电位水平时开放[13,14]。此外，许多神经细胞拥有 M 型钾通道，它们在静息状态时开放，为细胞内信使所关闭（见第 17 章）。在交感神经节细胞，大部分漏钾流是由 M 型电流和 H 型电流一起构成的[15]。H 型电流是由 HCN（超极化激活的环腺苷酸门控）通道所介导，该通道为超极化状态激活——其中一些在正常静息电位时开放[16]。HCN 通道是阳离子通道，其钠-钾通透性比约为 0.25，因此也组成一部分漏钠流。其他对静息钾通透性起作用的通道还包括胞内阳离子激活的离子通道，即钠、钙激活的钾通道。最后，若干与动作电位有关的电压敏感钾通道在静息状态也可以开放。

除了 HCN 通道之外，静息钠通透性的主要来源是所谓 NALCN 的通道（非选择性钠漏通道），这种通道在静息状态下开放[17]。NALCN 通道实际上对单价阳离子是非选择性的（$P_{Na}/P_K \approx 1.1$）。因此，在正常的静息电位水平，通过该通道的主要离子运动是内向钠流。另一种钠内流不是通过离子通道，而是通过钠依赖的继发性主动转运系统实现（见第 9 章）。最后，已有工作显示，河豚毒素可阻断一小部分的静息钠电导，表明其中有电压门控钠通道的贡献。

在低血钾阵发性麻痹这类神经-肌肉疾病中，已发现一种异常的病理性漏电流。这种离子流异常之处在于，它并不涉及离子经开放通道的流动。相反，它与通过钠通道 S4 螺旋周围蛋白孔道的阳离子流有关，而该孔道在正常状态下是阻塞的[18]。这种所谓欧米伽电流（见第 7 章）与一种突变有关，即 S4 螺旋上携带电荷的精氨酸残基被更小的中性氨基酸所取代，从而可让阳离子通过孔道。其结果是，恒定的内向钠流入肌细胞。

CLC 家族的氯通道（见第 3 章）广泛分布于神经和肌肉中。氯通道的存在很重要，这是因为它们有助于稳定膜电位（见下文）。这些通道还和氯转运系统相互作用，以决定胞内氯浓度[19,20]。例如，在胚胎期的海马神经元中，CLC 通道表达较低，由于氯内向转运和在细胞质中积累，E_{Cl} 比静息电位更正。在成年神经元中，CLC 通道的表达增加了膜的氯电导，因此过量的氯积累不会发生，E_{Cl} 变得和膜电位相等。在中枢神经系统的神经元中，氯通道对静息电导的贡献可多达 10%[21]。

膜电位的变化

记住以下这一点很重要，即对静息电位的这些讨论，都是相对于稳态条件而言。例如，我们说改变细胞外氯浓度对膜电位影响轻微，这是因为细胞内氯浓度会发生相应的变化。从长久时间来看这是对的，但细胞内调节需要时间，当离子浓度发生变化时，确实会有一种瞬时性的影响。

稳态电位是基线，所有膜电位的变化都叠加其上。膜电位的这些变化是如何产生的呢？一般来说，瞬时的变化，如那些介导神经系统中细胞间信号传递的变化，是胞膜通透性瞬时变化的结果。正如我们已从恒场方程所知，钠通透性的增加（或钾通透性的降低）会使膜电位向钠平衡电位移动，产生去极化。相反，钾通透性的增加将产生超极化。信号传导中另一种重要的离子是钙。胞内钙浓度很低，在大多数细胞中，E_{Ca}平衡电位大于+150 mV。因此，钙通透性的增加会导致钙内流和去极化。

氯通透性在控制膜电位中的作用特别引人注意。正如我们已经指出的，氯对静息电位的贡献很小，且胞内氯浓度随着电位水平变化进行调整，并受到胞膜上多种氯转运机制的修饰。氯通透性瞬时增加产生的影响，既可以是超极化，也可以是去极化，取决于氯平衡电位相对于静息电位为负还是为正。平衡电位反过来又取决于胞内氯是被转运系统所去除还是浓集。无论是哪一种情况，电位变化通常相对较小。即使这样，氯通透性的增加对信号传递的调节仍然是重要的，这是因为它倾向于把膜电位保持在氯的平衡电位附近，因此减弱了其他影响因素所引起的电位变化。

通过这种方式稳定膜电位，对于控制许多静息时有较高氯通透性的细胞（如骨骼肌纤维）的兴奋性是重要的。在这类细胞中，阳离子瞬时内流所导致的去极化比不是这种情况时要小，这是因为经此开放通道的氯内流已抵消了其中一部分。这一机制具有某种重要意义，如多种肌肉疾病是因氯通道突变引起的氯电导减小所致。病变肌肉由于失去高氯电导的正常稳定化作用而超常兴奋（肌紧张）[22,23]。

小结

- 神经细胞内具有高浓度钾和低浓度钠、氯。这使得钾倾向于扩散出细胞，而钠和氯则倾向于扩散入细胞。钾和氯沿其浓度梯度扩散的趋势，为跨膜电位产生的影响所对抗。

- 在只对钾和氯通透的模式细胞中，浓度梯度和膜电位恰好达到平衡，以致两种离子均无跨膜净流动。膜电位等于钾和氯的平衡电位。

- 改变胞外钾浓度，会使钾的平衡电位发生变化，进而改变膜电位。另一方面，改变胞外氯浓度，最终会引起胞内氯浓度的变化。所以，氯平衡电位和膜电位不同于初始值只是瞬时性的。

- 除了对钾和氯通透外，真实细胞的质膜对钠也能通透。其结果是，存在恒定的钠内流进入细胞和钾外流出细胞。这些流动恰好被相反方向的主动转运所平衡，其比率为 3 个钠：2 个钾。在这种情况下，膜电位取决于钠的平衡电位、钾的平衡电位、膜对这两种离子的相对电导，以及钠–钾交换泵的交换比率。

- 由于钠–钾交换泵跨膜向外比向内转运更多的阳离子，其对膜电位的直接贡献约有几个毫伏。

■ 氯平衡电位相对于静息电位而言可以为正，也可以为负，取决于氯的转运过程。

虽然氯的分布在决定静息膜电位上作用轻微，但高氯通透性对电学上的稳定性十分重要。

（胡　波　译；胡志安　校）

参 考 文 献

1　　Bernstein, J. 1902. *Pflügers Arch*. 92: 521-562.

2　　Young, J. Z. 1936. *Q. J. Microsc. Sci*. 78: 367-386.

3　　Hodgkin, A.L. 1973. *Proc. R. Soc. Lond., B, Biol. Sci*. 183: 1-19.

4　　Goldman, D. E. 1943. *J.Gen. Physiol*. 27: 37-60.

5　　Hodgkin, A. L., and Katz, B. 1949. *J. Physiol*. 108: 37-77.

6　　Mullins, L. J., and Noda, K. 1963. *J. Gen. Physiol*. 47: 117-132.

7　　Martin, A. R. 1979. Appendix to Matthews, G. and Wickelgren. W.O. *J. Physiol*. 293: 393-414.

8　　Fatt, P., and Katz, B. 1951. *J. Physiol*. 115: 320-370.

9　　Nicholls, J. G., and Baylor, D. A. 1968. *J. Neurophysiol*. 31: 740-756.

10　　Baylor,D. A., and Fuortes, M. G. F. 1970. *J. Physiol*. 207: 77-92.

11　　Martin, A. R., and Levinson, S. R. 1985. *Muscle Nerve* 8: 354-362.

12　　Fraser, J. A., and Huang, C. L. -H. 2004. *J. Physiol*, 559: 459-478.

13　　Brown, D. A. 2000. *Curr. Biol*. 10: R456-459.

14　　Goldstein, S. A. N. et al.2001. *Nat. Rev. Neurosci*. 2: 175-184.

15　　Lamas, J. A. et al. 2002. *Neuroreport* 13: 585-591.

16　　Biel, M. et al. 2009. *Physiol.Rev*. 89: 847-885.

17　　Lu, B. et al. 2007. *Cell* 129: 371-383.

18　　Sokolov, S., Scheuer,T., and Catterall, W. A. 2007. *Nature* 446: 76-78.

19　　Staley,K. et al. 1996. *Neuron* 17: 543-551.

20　　Meladinić, M. et al.1999. *Proc. R. Soc. Lond., B.Biol. Sci*. 266: 1207-1213.

21　　Gold, M. R., and Martin, A. R. 1983. *J. Physiol*. 342: 99-117.

22　　Barchi, R. L. 1997. *Neurobiol. Dis*. 4: 254-264.

23　　Cannon, S. C. 1996. *Trends. Neurosci*. 19: 3-10.

建 议 阅 读

Hodgkin, A. L., and Katz, B. 1949. The effect of sodium ions on the electrical activity of the giant axon of the squid. *J. Physiol*. 108: 37-77. (The constant field equation is derived in Appendix A of this paper.)

Mullins, L. J., and Noda, K. 1963. The influence of sodium-free solutions on membrane potential of frog muscle fibers. *J. Gen. Physiol*. 47: 117-132.

■ 第 7 章
动作电位的离子基础

  利用电压钳测量膜电流的方法,已经可以定量描述动作电位发生的离子机制。通过此类测量,可以确定不同电流是由哪些不同离子携带,并推导出这些离子电导变化的幅度和时间进程。实验显示,去极化快速增加钠电导,同时较慢地增加钾电导。在此过程中,钠电导的激活是瞬时性的,随后即失活,而钾电导的增加一直持续到去极化脉冲结束。钠电导和钾电导对膜电位的依赖性和时间顺序,定量解释了动作电位的幅度和时间进程以及其他现象,如阈值和不应期。

  除了以上所描述的电压依赖的钠通道和钾通道外,其他离子通道也参与动作电位的产生。在某些细胞,电压激活的钙通道对动作电位的上升相起主要作用,而复极化则与多种钾通道的激活相关。动作电位之后还跟随着后电位,后电位指动作电位后膜电导持续变化所致的超极化或去极化期。

在第 6 章，我们介绍了神经元的膜电位水平如何依赖胞膜对细胞内外主要离子 (尤其是钠和钾离子) 的相对通透性。静息状态下，细胞膜对钾离子具有较高通透性，所以细胞的膜电位接近钾离子的平衡电位 (potassium equilibrium potential)。早在 100 多年以前，就已发现钠离子对神经元和肌肉细胞动作电位的产生是必需的。随后越来越多的实验证据显示，动作电位产生的机制是细胞膜对钠离子通透性的增加，使膜电位趋向钠离子平衡电位。

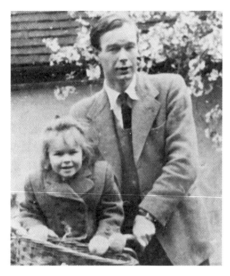
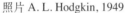
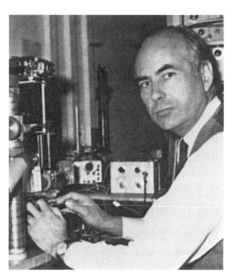

照片 A. L. Hodgkin, 1949　　　　　　照片 A. F. Huxley, 1974

20 世纪 50 年代早期，Hodgkin、Huxley 和 Katz[1]，以及 Hodgkin 和 Huxley[2~5] 进行了关键的实验。确保他们实验成功的主要因素有以下两条：其一是选择了枪乌贼的巨轴突进行实验，其二则是采用了新发明的电压钳 (voltage clamp) 实验技术。他们发现，动作电位的上升相和下降相伴随着大量的、瞬时的钠离子内流和紧随其后的钾离子外流。随即他们推导出膜电导变化，并表明这些膜电导的变化恰恰是引起动作电位幅度和时间进程变化的原因。随后在其他神经元和肌肉细胞上完成了大量类似实验，并且不断有很多新的实验技术被用于这一问题的研究。在 50 多年后的今天，尽管其中理论处理的某些细节尚需检验和完善，但他们的基本结论仍站得住脚。

电压钳实验

电压钳技术由 Cole 及其同事设计 [6]，并由 Hodgkin、Huxley 和 Katz[1] 进一步发展。该实验技术的目的是鉴定产生动作电位的离子电流本质，并确定这些电流的幅度和时间进程。实验过程在专题 7.1 中描述。理解这些实验我们只需知道，该方法能让我们将细胞膜电位瞬时设定在任何水平，并保持在这一值 (即“钳制”它)，同时记录跨膜电流。图 7.1(A) 中的例子显示的是，当膜电位突然由静息水平 (在本例中为 −65 mV) 阶跃到去极化水平 (−9 mV) 时所产生的电流。电压阶跃所产生的电流依次由三个时相构成：①持续仅数微秒 (μs) 的短暂外向电流急冲；②早期内向电流，③晚期外向电流。

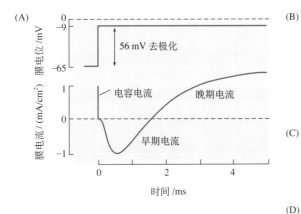

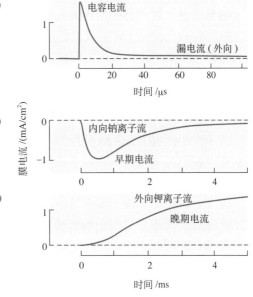

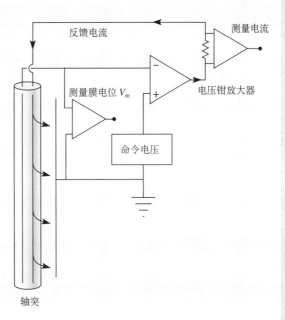

图 7.1　**去极化产生的膜电流。**(A) 枪乌贼轴突膜上 56 mV 去极化时电压钳测得的电流。去极化电流 (下) 由一短暂正向电容电流、一早期瞬时内向电流和一晚期持续外向电流组成，分别见于 (B)、(C)、(D)。(B) 电容电流持续仅数微秒 (注意时标的变化)。小的外向漏电流是由钾和氯移动形成的。早期内向电流 (C) 是由于钠内流，晚期外向电流 (D) 是由于钾外流出神经纤维所致。

■专题 7.1　电压钳

　　本图显示在枪乌贼巨轴突上进行电压钳实验的实验装置。两根细银丝纵向插入浸浴在海水中的枪乌贼轴突。其中一根测量的是轴突纤维内部相对于海水 (接地) 的电位，换言之，测量的是膜电位 (V_m)，此电极与电压钳放大器的其中一个输入端相连。而电压钳放大器的另一输入端则与可变电压电源连接，可由实验者自行设定，设定的值因此称为指令电位 (command potential)。只要电压钳放大器两个输入端之间有电压差存在，放大器就会输出电流。输出电流在另一根银丝和海水之间跨膜流动 (箭头所示)；其大小可以由经一个串联小电阻的电压降测得。

　　上述回路作此设计，是使电压钳放大器输出电流总是趋向于消除两个输入端间的任何电压差负反馈。其工作原理如下：设轴突纤维的静息电位是 –70 mV，指令电压的输出也设定在 –70 mV，此时，因为放大器两输入端的电压相等 (均为 –70 mV)，故无电流输出。若指令电压阶跃至 –65 mV，那么因放大器两输入端有 5 mV

的电压差，放大器将向轴突跨膜注入正电流。电流跨膜将产生一个电压降，驱使膜电位向 -65 mV 变化，从而消除两输入端间的电压差。通过这种方式，膜电位水平保持与指令电压相等。若回路设计恰当，就能在数微秒内实现膜电位的相应变化。

现假设指令电压从 -70 mV 阶跃到 -15 mV。可以预期，放大器将向轴突注入正电流，瞬间使膜电位偏向 -15 mV。这的确会发生，但只是瞬时性的。然后，更有趣的现象是：去极化至 -15 mV 使钠电导增加，接着出现钠离子跨膜内流。此时，若不钳制膜电位，钠离子内流将使膜电位进一步去极化 (即趋向钠平衡电位)；反之，若对膜电位进行钳制，放大器将向轴突注入精确总量的负电流，用来维持膜电位的恒定。换而言之，钳制放大器输出的电流与轴突跨膜电流大小完全相等。电压钳的惊人力量在于：除了能保持膜电位恒定，电压钳还能准确测量要达到此目的所需的跨膜电流大小。采用全细胞膜片钳记录方法，电压钳测量目前已在小的神经细胞上实现 (见第 4 章)。

电容电流和漏电流

最初的冲激电流是**电容电流** (capacitative current)，它的出现是因为从一个电位阶跃到另一个电位时，改变了膜电容上的电荷。如果钳制放大器能施予大量的电流，那么，膜能很快地被充电，且这种电流仅持续非常短的时间。实际上，电容冲激电流仅持续约 20 μs，对随后的离子流进行分析时几乎可以忽略。

紧随电容电流之后出现的是小的稳恒外向电流，即**漏电流** (leak current)。漏电流主要是由钾离子和氯离子所携带，随着电压从静息状态向任一方向偏移作线性变化，并在电压阶跃的整个过程中都存在。不过，在大多数反应中这种漏电流往往被其他大得多的离子电流所掩盖。

钠和钾携带的电流

Hodgkin 和 Huxley 显示，膜电流的第 2 和第 3 时相，首先是由钠离子跨膜内流，而后是钾离子的跨膜外流。此外，他们还能推导出各电流相对幅度和时间进程的大小。一种简便方法就是用胆碱 (一种非通透阳离子) 替代胞外的绝大部分钠离子，以此来阻断钠电流。若适当地降低胞外钠浓度，能使钠平衡电位与去极化期间的电位相等。其结果就是，在阶跃期没有促使钠内流的驱动力，故没有净电流通过激活的钠通道。如图 7.1(D) 中所示，只剩下钾电流。将钾电流从总离子电流中减去 [图 7.1(A)]，就得到钠电流的幅值和时间进程 [图 7.1(C)]。

钠通道和钾通道的选择性毒剂

目前存在选择性阻断钠电流和钾电流的药理学方法。两种特别常用于失活钠通道的毒剂是河豚毒素 (tetrodotoxin, TTX) 及其药效学等价物石房蛤毒素 (saxitoxin, STX)[7,8]。河豚毒素是一种剧毒毒素，浓集在河豚鱼的卵巢和其他器官中。石房蛤毒素由一类海洋鞭毛虫 (dinoflagellates) 合成，在滤食性有壳海洋生物 (如石房蛤属的奶油蛤蜊 *Saxidomus*) 中富集，其毒性与河豚毒素相当——食入一只蛤蜊（煮过或没煮过的）就会让人毙命。钠通道还可被多种蜗牛毒素 (conotoxins) 阻断 [9]。

　　河豚毒素对于神经生理学研究的突出优点就在于其高度特异性。当对河豚毒素处理后的轴突施以去极化阶跃电压时，无内向钠电流可见，仅有延迟的外向钾电流 [图 7.2(B)]。钾电流的幅度和时间进程不受河豚毒素的影响。经内部灌注液向胞内注入河豚毒素对钠通道并不起作用。石房蛤毒素与河豚毒素的作用相似，两者似乎均结合在钠通道膜外段的相同位点上，从而阻断钠离子流过通道 [10]。

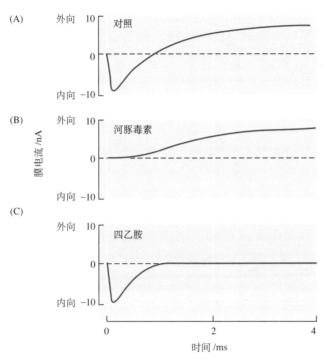

图 7.2　**用药理学方法将膜电流分成钠、钾电流成分**。蛙有髓神经纤维在膜电位钳制于 0 mV 时产生的膜电流。(A) 在正常浸浴液中的对照电流。(B) 浸浴液中加入 300 nmol/L 河豚毒素阻断钠电流，只留下钾电流。(C) 加入 TEA 阻断钾电流，钠电流不受影响。(引自 Hille，1970。)

　　一系列电压激活钾通道阻断剂的发现，为分离构成动作电位的电流成分提供了帮助。例如，在枪乌贼巨轴突和蛙有髓纤维轴突上，Armstrong、Hille 和其他人的研究显示，电压激活的钾电流能被浓度大于 10 mmol/L 的四乙胺 (tetraethylammonium，TEA) 所阻断 [图 7.2(C)] 所示 [11])。在枪乌贼巨轴突中，TEA 必须被加入到细胞内液中，通过影响钾通道的胞内段而发挥阻断效应。在其他的样本中，如蛙有髓纤维的郎飞式结，将 TEA 加入到细胞外液中同样有效。其他化合物，如 4- 氨基吡啶 (4-aminopyridine，4-AP) 和毒素肽，包括蜂毒、蛇毒和蝎毒也可阻断钾通道 [12]。

离子电流对膜电位的依赖性

　　在确认动作电位早、晚期电流分别是由钠内流、钾外流组成之后，Hodgkin 和 Huxley 随后又测定了电流的幅度和时间进程是如何依赖膜电位变化的。图 7.3(A) 显示从钳制电位 −65 mV 给予不同程度的去极化电位产生的电流。首先，一个阶跃至 −85 mV 的超极化（最下迹）仅产生了一个小的内向漏电流；这可以由膜的静息特性来预期。正如已在图 7.1 中所示，中等程度的去极化电位跃阶，每次都能产生一个早期内向电流，随后是一个持续的外向电流。随着去极化的增大，早期电流变小，在约 +52 mV 时消失；随着去极化进一步增加达到 +65 mV，早期内向电流逆转，变为外向电流。

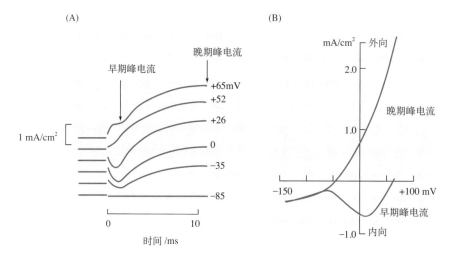

图 7.3　早、晚期电流对电位的依赖性。(A) 由钳制电位 -65mV 跃阶至超极化 -85mV 以及随后逐渐递增的去极化水平（图中所示）时所产生的电流。晚期钾电流随着去极化阶跃增加而增大。而早期钠电流先增后减，在 +52 mV 时消失，在 +65 mV 时翻转。(B) 峰值电流与膜阶跃电位的关系。晚期外向电流随着去极化阶跃而迅速增加。早期内向电流幅值先增后减，在 +52 mV（钠平衡电位）处逆转成外向电流。（引自 Hodgkin，Huxley，and Katz，1952。）

两种电流成分对膜电位的依赖性示于图 7.3(B)，图中将早期电流的幅值和晚期电流的稳态幅值相对于所阶跃的膜电位作图。用超极化阶跃时，没有时间依赖性（早期和晚期）电流，细胞膜只是作为一个被动电阻，产生预期的内向电流。晚期电流的发生也可看成是一个电阻对去极化产生的外向电流反应。然而，随着去极化增加，电流的幅值比根据静息膜电位特性所推测的大得多。这是由于激活了电压依赖钾通道。随着膜电位去极化程度加大，越来越多的钾离子通道开放，允许额外的电流跨膜流动。早期内向电流的反应方式比外向电流要复杂得多。随着去极化增加，早期电流先增大、后减少，在 +52 mV 时变为 0，继而电流方向发生翻转。这个反转电位接近于钠离子平衡电位，正如预期的是钠离子携带的电流。

钠电流的幅度依赖钠电导 (g_{Na}) 和钠内流的驱动力 (V_m-E_{Na})。因此可以预测，随着膜电位阶跃逐渐接近钠平衡电位，钠离子内流驱动力逐渐降低，因而内向电流幅度也逐渐降低。然而，在 −50 ～ +10 mV 之间，由于电压依赖钠通道的激活，钠电导显著增加，超过了钠离子驱动力衰减。因此，钠电流 $i_{Na}=g_{Na}(V_m-E_{Na})$ 增加。在此范围内 (−50 ～ +10 mV)，电流－电压关系有一个"负斜率电导"区。超过 +10 mV 水平，钠电导不能进一步增加，随着去极化阶跃逐渐接近钠离子平衡电位，电流逐渐降至为 0。

钠电流的失活

钠电流和钾电流的时间进程显著不同。与钠电流相比，钾电流起始处有明显的延迟，但是一旦产生，钾电流将会在阶跃持续期间保持高水平。另一方面，钠电流上升快得多，却很快降至 0——尽管膜仍处于去极化状态。钠电流的这种减小称为失活 (inactivation)。

Hodgkin 和 Huxley 意识到钠电流的激活和随后的失活代表着两个分离的过程。为此，设计实验去详细研究失活的本质。他们特别研究了超极化和去极化的前脉冲对随后的去极化电压阶跃所产生的钠电流峰值的影响。

这样的一个实验记录示于图 7.4(A)，膜从钳制电位 –65 mV 阶跃至 –21 mV 时，产生的钠电流峰值约 1 mA/cm^2。当阶跃前先给予超极化脉冲 (–78 mV)，则去极化所得到的钠电流峰值变大 [图 7.4(B)]。相反，阶跃前的去极化脉冲引起钠电流减小 [见图 7.4(C) 和 (D)]。超极化和去极化前脉冲对钠电流的影响都是时间依赖性的。仅几毫秒 (ms) 时程的短暂脉冲没有多少作用。在此显示的实验中，前脉冲持续时程必须足够长 (30 ms)，才能达到最大的效应。图 7.4(E) 定量地显示了这些结果。该图中，以钠电流峰值相对于前脉冲期间的电位作图，前脉冲后的峰电流表达为对照电流的分数。当去极化前脉冲达到约 –30 mV 时，随后的钠电流减少为 0(即钠通道完全失活)。当超极化前脉冲到 –100 mV 或更多时，钠电流最多可以增加约 70%。 Hodgkin 和 Huxley 用一个参数 (h) 来表示从 0 至最大值这段范围内的钠电流。h 在 0 到 1 的范围内变化，如图 7.4(E) 右侧坐标所示。注意 0 意味着无激活 (完全失活)，而 1 意味着全激活 (无失活)。在这些实验中，从静息电位 (–65 mV) 水平开始去极化，所产生的钠电流只能达到其最大值的 60%。随后的实验也显示，在静息状态下，所有的神经元都存在某种程度的钠通道失活。

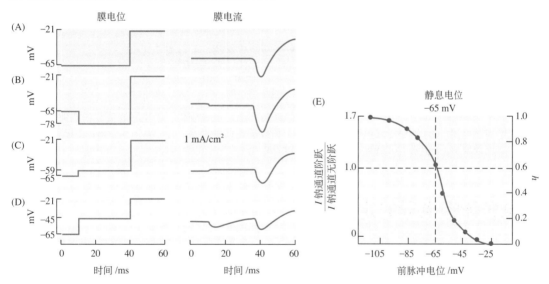

图 7.4　膜电位对钠电流的影响。(A)–65 ~ –21 mV 去极化阶跃产生内向钠电流，随后是外向钾电流。(B) 去极化前给予一段 30 ms 的超极化阶跃，钠电流增加。而给予去极化前阶跃 (C，D) 降低了钠电流。(E) 在先前条件性阶跃期间，钠电流分数比的增加或降低作为膜电位的函数。当超极化至 –105 mV 时，产生的最大电流比对照值高约 1.7 倍。去极化阶跃至 –25 mV 时，使随后的钠电流降为 0。钠电流的整个范围在 h 纵坐标进行归一化，从 0 到 1(100%)。

钠、钾电导作为电位的函数

在测量了钠电流、钾电流的幅度和时间进程与膜电位 V_m 的函数关系，并确定了平衡电位 (E_{Na} 和 E_K) 之后，Hodgkin 和 Huxley 就能利用如下关系推导出钠、钾电导变化的大小和时间进程：

$$g_{Na} = \frac{I_{Na}}{V_m - E_{Na}}$$

$$g_K = \frac{I_K}{V_m - E_K}$$

图 7.5(A) 显示了 5 个不同电压阶跃的结果。随着膜去极化增加，g_{Na} 和 g_K 均逐渐地增加。钠、钾离子的峰值电导和膜电位的关系示于图 7.5(B)。两种离子的关系曲线惊人相似，提示这两种离子门控机制具有相似的电压敏感性。综上所述，Hodgkin 和 Huxley 的结果表明，神经膜的去极化可引起三个不同过程：①钠电导机制的激活；②该机制随后的失活；③钾电导机制的延迟激活。

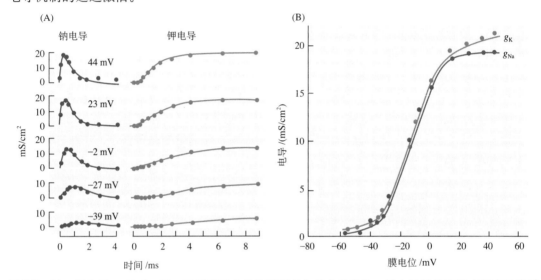

图 7.5 钠、钾电导。(A) 从 –65 mV 至所示电位阶跃所产生的电导变化。钠电导峰值和稳态钾电导均随去极化增加而增加。(B) 钠电导峰值和稳态钾电导与阶跃膜电位的关系。在 –20 ～ +10 mV 去极化范围内，两者均陡峭地增加。(引自 Hodgkin and Huxley，1952a。)

钠电导和钾电导的定量描述

在获得实验结果后，Hodgkin 和 Huxley 进一步发展了对去极化电位阶跃过程中钠电导和钾电导精细时间进程的数学描述。首先涉及的是钾电导。可以想象，膜电位的突然变化会引起电压敏感的钾通道中发生一个或多个电荷的移动，这将会导致通道的开放。如果是单一过程参与的话，则可以预期总的钾电导变化符合普通的一阶动力学方程，即电位阶跃开始后，钾电导呈指数增加。但是，钾电导变化过程呈现为"S"形，并存在明显的延迟。因为这个延迟，加之钾电导增加发生在去极化而不是超极化时 (即它是整流性的)，钾电导因此被称为**延迟整流器** (delayed rectifier)。通过假设每个钾通道的开放都需要 4 个一阶过程的激活，如膜上有 4 个带电颗粒移动，Hodgkin 和 Huxley 得以解释钾电导起始期"S"形成的原因。换言之，激活的"S"时间进程可以用 4 个指数函数乘积来拟合。对于一个给定的电压阶跃，钾电导的增加可以由以下关系式描述：

$$g_K = g_{K(max)} n^4$$

式中，$g_{K(max)}$ 是达到某一特定电位阶跃的最大电导；n 是一个 0 ~ 1 之间变化上升的指数函数，由 $n = 1 - e^{-(t/\tau_n)}$ 给出。

指数时间常数 (τ_n) 也是电压依赖性的，随着去极化阶跃的增大，电导增加更快。在 10 ℃时，τ_n 的范围在 4 ms (轻微去极化时) 至 1 ms (去极化至 0 mV) 之间。

钠电导上升的时间进程也呈 "S" 形，可用三次幂的指数函数拟合。相比之下，因失活而下降的钠电导与简单指数衰减过程相一致。对于一个给定电压阶跃，钠电导变化的总时间进程是激活和失活过程的乘积：

$$g_{Na} = g_{Na(max)} m^3 h$$

式中，$g_{Na(max)}$ 为没有失活时钠电导可达到的最大水平，$m = 1 - e^{-(t/\tau_m)}$。失活过程是一下降指数，而非上升指数，由 $h = 1 - e^{-t/\tau_h}$ 给出。与钾电导激活时间常数一样，钠电导激活时间常数 τ_m 和失活时间常数 τ_h 都是电压依赖性的。钠激活时间常数 τ_m 比钾离子短得多，在静息电位附近、10 ℃时，τ_m 为 0.6 ms 数量级，零电位时降至约 0.2 ms。另一方面，失活时间常数 τ_h 与钾通道的激活时间常数相似。

动作电位的重构

一旦建立了关于钠、钾电导电压和时间进程函数的理论表达式，Hodgkin 和 Huxley 就能预测动作电位完整时间进程和作为其基础的电导变化。他们从采用比阈值高的一个去极化阶跃开始，利用方程计算出其后相继的 0.01 ms 的间隔的变化。这样，在膜电位去极化到一定水平 (如 –45 mV) 后的第一个 0.01 ms 期间，他们计算了 g_{Na} 和 g_K 会如何变化，I_{Na} 和 I_K 会增加多少，以及净电流对 V_m 的影响。知道了第一个 0.01 ms 末 V_m 的变化后，他们就对下一个时间增量进行计算，如此反复进行，直至完成动作电位上升相和下降相所有时程内的推算。在计算机甚或电子计算器出现以前，这是一项繁重的工作，Huxley 不得不使用一把计算尺来进行。

计算以惊人的准确性重现了在枪乌贼轴突上自然发生的动作电位。图 7.6(A) 比较了三种不同刺激强度时，计算和观察到短暂的去极化脉冲所产生的动作电位。为了充分认识到

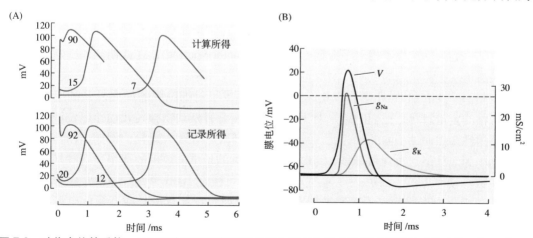

图 7.6　动作电位的重构。(A) 三种不同幅度短暂去极化所产生的由计算而得到的动作电位 (上)，与同一条件下所记录到的动作电位 (下) 进行比较。(B) 对枪乌贼轴突上传播的一个动作电位计算所得到的电导 (g_{Na} 和 g_K) 变化和动作电位 (V) 间的关系。(引自 Hodgkin 和 Huxley，1952d。)

这种成就的重要性, 有必要记住, 用于重现动作电位的计算是基于对完全人工条件下膜电位的测量, 其膜电位首先被钳制在一个电压值, 然后是另一个电压值。图 7.6B 总结了动作电位产生的机制, 显示了由计算而得的在枪乌贼轴突上传播的动作电位的幅度和时间进程, 以及计算所得的钠、钾电导的变化。

阈值和不应期

除了描述动作电位外, Hodgkin 和 Huxley 还能用离子电导的变化解释兴奋性轴突的其他许多特性, 包括不应期和兴奋阈值 (见第 1 章)。更进一步的研究发现, 他们的结果也同样适用于机体其他各种各样的可兴奋组织。

这些结果如何预测产生神经冲动的膜电位阈值呢? 尤其是对于某种不连续的变量, 比如**兴奋性阈值** (threshold for excitation), 似乎要求 g_{Na} 或 g_K 也不连续, 但 g_{Na} 和 g_K 都是随着膜电位平滑变化的。如果我们想象跨膜电流使膜去极化恰好达到阈值时, 就关闭跨膜电流, 这个现象就能被理解如下: 因为膜去极化, 那么外向电流在静息水平 (通过钾和漏电流通道) 的基础上将会有一个增加, 还会激活一些钠通道, 增加内向钠电流。处于阈值水平时, 内向和外向电流是正好相等且方向相反, 正如它们在静息状态时一样。不过, 有一个重要的区别是, 此时的电流平衡是不稳定的。如果许多额外的钠离子进入细胞, 去极化增加, g_{Na} 增加, 进而引起更多的钠离子进入细胞内。外向电流不再与钠内流一致, 再生性过程暴发。另一方面, 如果许多额外钾离子流出细胞外, 去极化降低, g_{Na} 迅速下降, 钠电流也减少, 过多的外向电流引起复极化。随着膜电位接近其静息水平, 钾电流减少, 直到又等于静息内向钠电流。高于阈值的去极化引起 g_{Na} 的增加, 足以使钠内流立即超过钾外流。阈下去极化则不足以使 g_{Na} 增大到足以压倒静息钾电导的程度。

那又如何解释不应期呢? 在一个动作电位期间出现的两种变化, 使得神经纤维不能立即产生第二个动作电位。首先, 在动作电位的下降相, 钠通道失活达到最大, 需要数毫秒时间才能恢复。在这段时间内, 几乎没有通道 (即使有, 也很少) 可用来引起 g_{Na} 再增加, 导致所谓的**绝对不应期** (absolutely refractory period)。动作电位的整个下降相都处在绝对不应期中。在此期间, 外界给予无论多大的去极化, 都不能引起第二次再生性反应。其次, 由于钾通道开放, g_K 在动作电位下降相期间先是非常大, 然后很缓慢地下降, 最后回至其静息水平。因此, g_{Na} 需显著增加才能超过剩余的 g_K, 进而启动下一次再生性去极化。这些机制结合起来就产生了**相对不应期** (relative refractory period), 在此期间, 随着钾通道关闭和钠通道从失活状态的恢复, 阈值逐渐恢复到正常水平。

这是 Hodgkin 和 Huxley 的非凡成就, 他们提供了对细胞膜的如此复杂的生物物理特性的严格的定量解释。他们的结果对于脊椎动物和无脊椎动物神经元动作电位产生具有普遍的适用性。然而, 不同的神经元, 动作电位的特性存在很大差异。例如, 动作电位的时程可以小到 200 μs, 大到数毫秒。与时程差异相关的是重复放电的速率。有些神经元每秒只产生数个动作电位, 而另一些神经元放电频率可接近 1000 个 /s。这些差异与参与到去极化和复极化中不同的离子通道类型有关 [13]。例如, 在具有短脉冲高频放电特征的中枢神经系统神经元中, 参与复极化的电压依赖性的钾通道一般属于 Kv3 家族 (见第 5 章, 钾通道分类)。这些通道具有非常明显的电压依赖性, 激活与失活迅速。因此, 此类钾通道能够促进快速复极化过程, 进而迅速解除钠通道的失活。

与乌贼轴突更不一样的是，在大多数神经元，电压激活的钠通道和钾通道并不是唯一一对动作电位有贡献的通道。例如，电压激活钙通道产生的内向钙电流能够增加和延长去极化。同时，进入到胞内的钙还能通过钙激活型钾通道产生外向钾电流，进而缩短动作电位的持续时间。因此，任何一个特定动作电位的特性都依赖于膜上离子通道的类型以及这些通道电流的相互作用。

尽管对单通道活动的观察使我们对动作电位离子机制的理解达到了新的深度，但是，如果没有先前的电压钳实验和洞察力，不管你如何展开想象，单通道研究本身也不能解释一个神经元是如何产生并传导冲动的。过去的研究不是被新的工作所替代，而是被其充实了。

门控电流

Hodgkin 和 Huxley 认为，钠通道的激活与膜上带电结构或粒子的易位有关。他们预测，这种电荷移动对去极化电压阶跃所产生的电容电流是有贡献的。在解决一系列技术难题后，具有预期的幅度和时间进程的电流终于被他们观察到[14,15]，这些电流被称为**门控电流** (gating currents)。

门控电流是如何与膜电位阶跃产生的一般电容电流区分开的呢 (见图 7.1)？简而言之，仅仅与膜电容放电和充电相关的电流应该是对称的。也就是说，它们在超极化和去极化阶跃中的大小应该相同。另一方面，与钠通道激活相关的电流，应该出现在从钳制电位 –70 mV 向去极化方向 50 mV，而不是出现在向超极化方向阶跃 50 mV。换言之，如果通道已经关闭，更进一步的超极化就不应出现门控电流。类似的，可以预期，与通道关闭相关的门控电流应该出现在一次短暂去极化脉冲结束时，而不是在一次超极化脉冲之后。图 7.7(A) 显

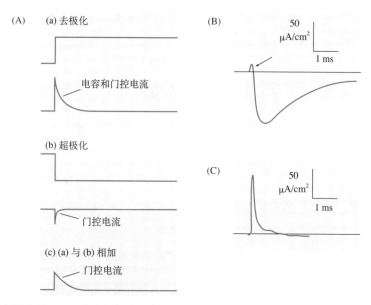

图 7.7　钠通道门控电流。(A) 分离门控电流与电容电流的方法。去极化脉冲 (a) 在膜上产生一电容电流和门控电流。一个等幅的超极化脉冲 (b) 只产生电容电流。当把对超极化和去极化阶跃所产生的电流进行叠加后 (c)，电容电流被抵消，只剩下门控电流。(B) 在抵消电容电流后，从乌贼轴突上记录到的对去极化脉冲的反应电流。内向钠电流被通过将胞外钠浓度降至正常水平的 20% 而降低。在内向钠电流之前 (箭头所指) 出现微小的外向电流就是钠通道的门控电流。(C) 将 TTX 加至浸浴液后，在同一样本上用更高的放大倍数记录对去极化的反应，只剩下门控电流。[(B) 和 (C) 引自 Armstrong and Bezanilla，1977。]

示了记录门控电流的一种实验方式，将两个大小完全相等、方向相反的电压阶跃所产生的电流相加。由于门控电流而产生的不对称性如图 7.7A(a) 和 (b) 所示。因为存在与钠通道门控相关的额外电荷移动，去极化初始期比超极化初始期所产生的电流幅度大。当两个电流相加时 [图 7.7A(c)]，所产生净电流就是门控电流。门控电流也被称为**不对称电流** (asymmetry currents)。图 7.7(B) 显示的是去除电容电流后，在枪乌贼轴突上记录到的门控电流。电压敏感的钾电流被 TEA 阻断。一个去极化阶跃刺激内部灌流的乌贼轴突产生了一外向门控电流，并在随后出现内向钠电流。钠电流比平常小得多，这是因为胞外钠离子已降至正常值的 20%。图 7.7(C) 中单独显示了在溶液中加入河豚毒素阻断钠离子入胞后 (注意标尺变化) 的门控电流。事实上，Armstrong 已总结了不对称电流与钠通道激活相关的实验证据[16]。

激活和失活的机制

已经清楚的是，门控电流与通道蛋白 S4 段上带正电荷的残基易位有关 (见第 5 章)，估计 Shaker 钾通道中电荷转移量总量约为 13 单位电荷 / 通道。或者说，若所有 4 个 S4 段都参与的话，则约每节段有 3 e_0 单位电荷转移[17]。多种模型被提出，在其中去极化使 S4 螺旋发生移动和 / 或在膜内旋转，进而引起膜内和膜外的亲水部分之间的电荷移动反应[18]。例如在划桨模型中，螺旋在膜内移动，提供了一个约 20 Å 的外向电荷易位[19]。在电荷易位的轮转模型中，电荷在相对短距离内完成移动[20]。图 7.8 显示了一个旋转模型的例子，膜处于静息电位时，S4 螺旋上的正电荷以一种延伸至蛋白结构内的亲水裂缝的方式暴露在胞浆中，通道的胞浆末端被紧密沉积的 S6 螺旋阻断 [图 7.8(A)]。去极化时，电位的改变驱使 S4 段的电荷进入到裂缝的胞外区，使螺旋发生旋转，而旋转移动与 S6 螺旋偶联，进而使通道打开。

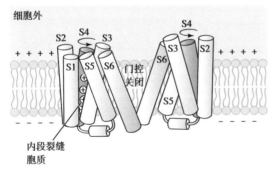
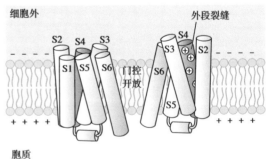

图 7.8　提出的电压门控模式。 图中展示了两个并列的钾通道亚基。亲水裂缝将 S4 段与内部和外部的溶液连接。(A) 通道关闭时，S4 段上的正电荷残基通过内段裂缝暴露于胞内溶液中。S6 段阻塞在通道的内侧口部。(B) 膜去极化，引起 S4 发生旋转，将电荷暴露于外段裂缝中，因此朝向细胞外表面。S4 旋转与 S6 段相互作用打开门控通道。(基于 Cha et al., 1999。)

S4 周围存在裂缝或**门控孔** (gating pore) 的想法得到钠、钾通道实验支持：钠通道和钾通道 S4 螺旋外段带电的精氨酸残基被更短的残基，如丙氨酸或丝氨酸所替代[21～23]；这些替换引起流过关闭通道的阳离子电流 (即所谓 omega currents)，可能就是利用门控孔形成的。

对与失活相关的通道结构的鉴定，首先在果蝇 (*Drosophila*) 的 A 型钾通道上进行。在此通道上进行的实验证据显示，胞内特定的一串氨基酸与失活相关，使 Armstrong 和 Bezanilla 在 10 年前提出的钠通道失活的**球－链型模型** (ball-and-chain model) 重焕生机[24]。在该模型中，一簇氨基酸 (球) 通过一串氨基酸残基 (链) 与主要的通道结构连接。去极化时，球与通道内前庭一个位点结合，从而阻断孔道 (图 7.9)。凭借对通过卵母细胞中由突变亚基形成的 A 型钾通道的行为的考察 (回忆一下，A 型钾通道是四聚体，而不是一条多肽链)，已对这个失活模型进行了检验。对氨基末端和第一个 (S1) 膜螺旋之间的 80 个氨基酸进行突变和缺失[25]。由剔除 6 ~ 46 位残基的突变亚基所形成的通道完全没有失活状态，提示这些残基部分或全部参与了正常的失活过程。当把与 N 端的 20 个起始氨基酸相匹配的一个合成肽，简单地加入到浸浴膜胞浆面的溶液中时，通道从失活中恢复，并在 0 ~ 100 μmol/L 浓度范围内表现出线性的浓度依赖性[26]。这一惊奇的观察为以下观点提供了非常有力的支持，即 A 型钾通道亚基起始 20 个左右的氨基酸残基组成阻断颗粒，负责通道的失活。因为它包含 N 端结构，故在钾通道中这类失活常常被称为 N 型失活。某些钾通道还表现出慢得多的 C 型失活，起初怀疑是涉及羧基端参与，后来发现是与孔道外口附近的结构有关[27, 28]。

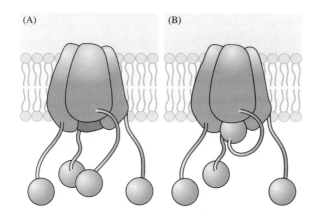

图 7.9 电压激活钾通道失活的球－链型模型。在 4 个通道亚基中，每个均拴有一个球－链元件。(A) 通道胞质末端上的门控元件开放。(B)4 个失活球中的 1 个进入打开的前庭位点，阻断开放的通道。

在钠通道上进行的实验，确定了 III 和 IV 结构域间的胞内环结构与通道失活过程密切相关。该环长度约为 45 个氨基酸，被设想作为一个发夹结构，摆动到通道的内前庭位点，阻断孔道。在一项卵母细胞上表达大鼠脑通道的实验中，已确定环路中部三个相邻的氨基酸残基对于失活的发生是必需的[29]。当这些残基移动或通过点突变的形式被替换后，将极大地减弱或阻断通道失活。相似的实验也被用来确定环两端的甘氨酸和丙氨酸残基参与失活过程，这些结构被假定是**铰链区** (hinge region)，能够使发夹摆动进入前庭位点[30]。

单通道的激活和失活

图 7.1 所显示的宏观钠电流的失活激活时间进程，并不能反映单通道电流时间进程。单通道对去极化电压阶跃所产生的电流反应如图 7.10 所示。记录曲线来自对培养的大鼠

骨骼肌纤维细胞（仅含一些活跃的钠通道）进行的细胞贴附式膜片[31]。为避免在静息状态下的钠通道失活，一个稳定的指令电压施加于电极，使膜电位超极化至 –100 mV 左右。在后续的实验中，将一个 40 mV 去极化脉冲施加于电极约 20 ms，如图 7.10(B) 中的 (a) 所示。在 (b) 中，约 1/3 的记录显示没有钠通道被激活。剩余的记录中，脉冲期间出现一个或多个单通道电流，在去极化开始附近最频繁。平均通道电流大小为 1.6 pA。假设钠平衡电位是 +30 mV，那么钠内流的驱动电势约为 –90 mV。这样，可以得出单通道电导约 18 pS，这与在其他各种细胞上所测到的钠电导值类似。当 300 个单独的电流相叠加时 (c)，总和电流时间进程与全细胞钠电流所预期的相同。

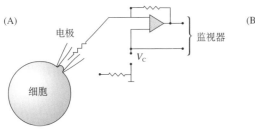

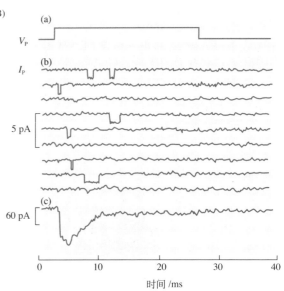

图 7.10　钠通道电流。在培养的大鼠肌细胞上，用细胞贴附式膜片记录到的电流。(A) 记录模式图。(B) 给予膜片重复的去极化电压脉冲，波形如 (a) 所示，在 9 次连续记录中 (b)，产生单通道电流（向下偏转）。(c)300 个这样的记录相加，显示在脉冲开始后 1 ~ 2 ms 内，通道开放最为频繁，此后通道开放概率依失活的时间常数而减小。(引自 Sigworth and Neher，1980。)

图 7.10 最有趣的地方在于，平均通道开放时间 (0.7 ms) 相对于总和电流的全时间进程而言要短。特别是，总和电流的衰减时间常数 (约 4 ms) 并不反映单个通道持续开放的时间长度，而是反映通道开放概率的缓慢衰减。激活的过程 (m^3) 和失活的过程 (h) 首先代表了通道短暂开放概率的增加，然后是概率的减少，它们的乘积 (m^3h) 描述了总概率变化的时间进程。概率在脉冲起始阶段迅速增加，到达峰值，然后随着时间而降低。在任何给定记录曲线中，单通道可能在脉冲起始后在脉冲期间的任何后续时间立即开放，或根本不开放。

后电位

图 7.6(B) 中动作电位的特征之一，就是在膜电位回到其静息水平前，动作电位后跟随着持续数秒的瞬时**后超极化电位** (afterhyperpolarizing potential，AHP)。后超极化电位的产生，是因为延迟整流通道持续开放的时间比动作电位长，导致钾电导增加，驱动膜电位向钾平衡电位变化。随着通道开放逐渐停止，膜电位回到静息水平。

除了与延迟整流电流相关的钾通道外，神经元上存在许多其他类型的钾通道，它们的激活对动作电位的卜降相以及随后的后超极化均有页献[32]。其中，最显著的就是钙激活型钾通道（见第 5 章）。在动作电位期间，钙通过电压激活的钙通道进入到细胞内（见下一节），使钾电导增加，从而有助于复极以及随后的后超极化电位过程。图 7.11 显示了这一作用。在图 7.11(A) 中，短暂去极化电流脉冲引起蛙脊髓运动神经元产生动作电位，其后跟随着后超极化的两个单独时相。第一个时相是由延迟整流通道的持续激活所致，如图 7.6 所示。第二个时相是慢时相，由钾离子通过钙激活型钾通道外流所致。将细胞置于无钙溶液时，慢时相消失 [图 7.6(B)]。延长的时间进程反映了胞浆内钙浓度恢复到静息值所需的时间。一连串短的动作电位对慢后超极化电位的幅度具有累积效应，这是因为连续的脉冲会使胞内钙的积聚额外增加 [图 7.11(C)]。

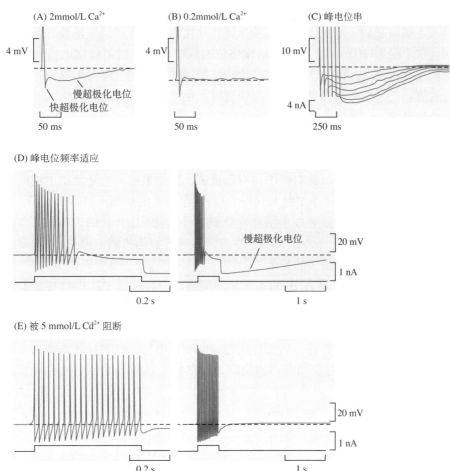

图 7.11　超极化后电位。(A) 蛙脊髓运动神经元动作电位产生后，跟随着一个后超极化，它具有两个时相：慢时相和快时相。(B) 在将样品置于低钙灌流液后，后超极化电位慢时相消失，提示它依赖于动作电位期间的钙内流。(C) 豚鼠迷走神经运动元上多个动作电位的叠加记录。后超极化电位的慢时相大小随着一串连续动作电位数目从 1 到 6 的增加而增加。(D) 一个恒定去极化电流产生一串动作电位，其频率在去极化电流停止前降低 (适应)。更长时程的记录显示，去极化电流脉冲后大的后超极化电位慢时相被移去。(E) 将镉加入到浸浴液中，阻断电压敏感钙通道后，动作电位频率适应性和后超极化电位慢时相消失。[(A) 和 (B) 引自 Barrett and Barrett，1976；(B) ~ (E) 引自 Yarom，Sugimori and Llinas，1985。]

慢后超极化电位主要由钾离子通过所谓的小电导钾通道 (SK)(见第 5 章) 所介导。其他钾通道，如在许多神经元上还存在的大电导钾 (BK) 通道，这些通道开放非常迅速，能快速终止动作电位和关闭延迟整流通道。

　　与复极化和后超极化相关的钾流动，在将要出现的动作电位活动频率的调节过程中发挥重要作用。图 7.11(D) 和 (E) 显示了一个例子。给予一个迷走运动神经元稳定的电流脉冲，能使膜发生去极化，并产生一串动作电位，其频率逐渐降低，最终停止 (D)。尽管在记录过程中表现不明显，但是动作电位频率具有适应性且放电活动最终会停止。这是因为是注入电流产生的去极化从起始值一直降至兴奋阈值以下，这种去极化幅度的降低，又因为串刺激过程中胞内钙浓度的持续增加，导致钾电导稳定增加。当用更慢的时间标尺来观察这些事件时，钾电导的增加是明显的——可见一个大的慢后超极化电位在去极化脉冲末期后出现，并持续数秒。

　　当钙内流被阻断后，重复同样的实验步骤，动作电位的频率适应性及其延长的后超极化电位都消失 [图 7.11(E)]。之后的串动作电位的频率由早期后超极化电位和去极化电流脉冲间的相互作用决定。前一动作电位产生后，增加的钾电导使膜发生复极，低于动作电位启动的阈值；当钾电导向静息水平方向恢复时，电流脉冲产生的去极化又重新出现，又一个动作电位开始。

　　另一个有助于超极化和调节重复活动的因素名为钠 - 钾交换泵。该泵排出 3 个钠离子，交换 2 个钾离子入胞，因而可以影响膜电位 (见第 6 章)。钠 - 钾泵的交换速率随胞内钠离子浓度的增加而增加，并因此对膜电位有所贡献。其结果是，重复活动中钠离子的积聚可引起瞬时超极化 (特别是在小细胞)，并一直持续至过多的钠离子被排出 [33,34]。

　　在动作电位后，某些神经元如小脑浦肯野细胞可以表现出延长的去极化 [35,36]。这种**后去极化电位** (afterdepolarizing potential, ADP) 与河豚毒素敏感的钠电流 (I_{NaP}) 的激活有关，具有激活阈值低和失活非常缓慢的特征 [37]。

　　正如钙激活的钾电流决定 AHP 的幅度和时间进程一样，该电流也参与后去极化电位的调节。在单个或一短串动作电位之后，慢钠电流与钾电流竞争对膜电位的控制，这种相互作用如图 7.12 所示。在正常胞外钙浓度 (2 mmol/L) 情况下，给予大鼠海马锥体神经元短暂的去极化可产生一个伴有延长后去极化电位的动作电位。将胞外钙浓度从 1.2 mmol/L 降低到 0 mmol/L 时，动作电位期间钙内流降低，这样，钙激活的钾电流也降低，后去极

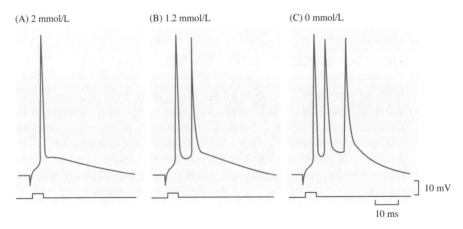

图 7.12　去极化后电位。 由短的去极化脉冲在大鼠海马锥体神经元上产生的单个动作电位，其后跟随着持续的后去极化电位 (ADP)。当胞外钙浓度从 2 mmol/L 降至 1.2 mmol/L 时，后去极化电位变大，启动第二个动作电位的产生。胞外钙浓度进一步降至 0 时，导致后去极化电位进一步增大。(引自 Golomb, Yue and Yaari, 2006。)

化电位变大。后去极化幅度增加导致单个刺激即能引起一短串爆发性动作电位。这样的爆发性动作电位发放行为是中枢神经系统中多种细胞的典型表现，受初始兴奋后钠电流和钾电流相互作用的调节。

考虑到钠通道失活非常地缓慢，仍不清楚后去极化电位是如何终止的。后去极化电位的终止伴随着电压激活 M 通道所介导的钾电流，该通道激活和失活都较缓慢。M 通道在静息电位时开放，并被去极化进一步激活（见第 6 章）。延长的钠电流所产生的去极化，增加了 M 通道的激活，故引起外向钾电流的增加，使膜发生复极，直至钠通道激活停止[35]。

对于 CA3 细胞中何种通道亚型参与延长的钠电流还未确定。但已清楚的是，它们包含大量 SCNA8(Nav6) 通道[38]。小脑的浦肯野细胞也表现出引起后去极化电位的延长钠电流，存在对单个刺激引起的爆发性反应。在不表达 SCNA8 通道的突变小鼠浦肯野细胞上，这些现象就不能被观察到[39]。

兴奋过程中钙的作用

钙动作电位

神经和肌纤维细胞膜上包含多种电压激活的钙通道（见第 5 章有关钙通道的分类和性质）。在动作电位期间，钙离子通过这些通道进入细胞，这种钙内流在多种重要过程中都发挥着关键性作用。例如，胞内钙在动作电位期间的瞬时增加，引起神经元释放化学性递质和肌纤维收缩。

在某些肌纤维和某些神经元上，钙电流大得足以对动作电位的上升相有显著的贡献，甚至起到完全的作用。因为 g_{Ca} 随着去极化而增加，这个过程是再生性的，完全类似于前面所讨论的钠的情况。在动作电位过程中有钙的参加，首先由 Fatt 和 Ginsborg 在无脊椎肌纤维上进行这类研究[40]，后来 Hagiwara 也进行了研究[41]。钙动作电位发生在心肌细胞、多种无脊椎动物神经元，以及脊椎动物自主神经和中枢神经系统神经元中[42]。它们也发生在发育过程中未成熟的神经元，以及非神经元如内分泌细胞和一些无脊椎动物上的卵细胞上。胞外浸浴液中加入毫摩尔浓度级的钴、锰或镉，电压依赖的钙电流可被阻断。钡离子可以替代钙成为可通透离子，而镁离子则不能。一个特别惊人的例子是在哺乳动物小脑的浦肯野细胞中发现的：该细胞在其胞体上产生钠动作电位，而在树突分支上产生钙动作电位[43,44]。

钙离子和兴奋性

钙离子也影响细胞的兴奋性。例如，胞外钙的降低提高神经元和肌细胞的兴奋性；相反，增加胞外钙则降低兴奋性。Frankenhaeuser 和 Hodgkin[45] 采用电压钳实验在枪乌贼轴突上观察到这些作用：发现当胞外钙降低时，钠通道激活的电压依赖性发生位移，以致比在正常溶液中所需的更小的去极化脉冲就可以达到阈值，产生相等大小的钠电流。在整个兴奋范围内，去极化脉冲幅度的降低是恒定不变的，依赖于钙浓度。胞外钙浓度降至原来的 1/5 时，所需的去极化电压减小 $10 \sim 15$ mV。神经元及肌细胞上的这种效应意味着，正常钙离子水平对于维持静息电位和动作电位启动阈值之间的一个安全范围是必需的。

小结

- 大多数神经细胞膜的动作电位都是由钠电导的瞬时增加而产生的，它驱动膜电位向钠的平衡电位，随后是钾电导的增加，使膜电位恢复到静息水平。

- 电导增加的发生，是因为膜上钠通道和钾通道都是电压依赖性的，即随着去极化增加，通道开放概率增加。

- 在枪乌贼轴突上进行的电压钳实验，为电导变化的电压依赖性和时间进程提供了详细信息。当细胞膜发生去极化时，钠电导被快速激活，然后失活；而钾电导在一个延迟后被激活，只要去极化保持就停留在高水平。

- 钠电导和钾电导变化的时间及电压依赖性，精确地解释了动作电位的幅度和时间进程，以及其他现象，诸如激活的阈值和不应期。

- 去极化引起钠电导和钾电导的激活，在理论上需要膜上的电荷移动。已经测量了相应的电荷移动，即所谓的门控电流。

- 钙离子在兴奋过程中具有非常重要的作用。在某些细胞中，对动作电位的上升相起主要作用的是钙内流而不是钠内流。胞外钙同样控制膜的兴奋性，随着胞外钙浓度的降低，兴奋性增加。

（夏建霞　译；胡志安　校）

参 考 文 献

1　Hodgkin, A. L., Huxley, A. F, and Katz, B. 1952. *J. Physiol*. 116: 424-448.

2　Hodgkin, A. L., and Huxley, A. F. 1952. *J. Pnysiol*. 116: 449-472.

3　Hodgkin, A. L., and Huxley, A. F. 1952. *J. Physiol*. 116: 473-496.

4　Hodgkin, A. L., and Huxley, A. F. 1952. *J. Physiol*. 116: 497-506.

5　Hodgkin, A. L., and Huxley, A. F. 1952. *J. Physiol*. 117: 500-544.

6　Marmont, G. 1949. *J. Cell. Physiol*. 34: 351-382.

7　Llewellyn, L. E. 2009. *Prog. Mol. Subcell. Biol*. 46: 67-87.

8　Watters, M. R. 2005. *Semin. Neurol*. 25: 278-289.

9　Terlau, H., and Olivera, B. M. 2004. *Physiol. Rev*. 84: 41-68.

10　Hille, B. 1970. *Prog. Biophys. Mol. Biol*. 21: 1-32.

11　Armstrong, C. M., and Hille, B. 1972. *J. Gen. Physiol*. 59: 388-400.

12　Jenkinson, D. H. 2006. *Brit. J. Pharmacol*. 147: S63-S71.

13　Bean, B. P. 2007. *Nat. Rev. Neurosci*. 8: 451-465.

14　Armstrong, C. M., and Bezanilla, F. 1974. *J. Gen. Physiol*. 63: 533-552.

15　Keynes, R. D., and Rojas, E. 1974. *J. Physiol*. 239: 393-434.

16　Armstrong, C. M. 1981. *Physiol. Rev*. 61: 644-683.

17　Bezanilla, F. 2005. *IEEE Trans. Nanobiosci*. 4: 34-48.

18　Bezanilla. F. 2008. *Nature Rev. Mol. Cell Biol*. 9: 323-332.

19　Jiang, Y. et al. 2003. *Nature* 423: 42-84.

20　Chanda, B. et al. 2005. *Nature* 436: 852-856.

21　Tombola, F, Pathak, M. M., and Isacoff. E. E. 2005. *Neuron* 45: 379-388.

22　Sokolov, S., Scheuer, T., and Catterall.W. A. 2005. *Neuron* 47: 183-189.

23　Gamal El-Din, T. M. et al. 2010. *Channels* 4: 1-8.

24　Armstrong, C. M., and Bezanilla, F. 1977. *J. Gen. Physiol.* 70: 567-590.

25　Hoshi, T., Zagotta, W. N., and Aldrich, R. W. 1990. *Scierice* 250: 533-550.

26　Zagotta, W.N., Hoshi, T. and Aldrich, R. W. 1990. *Scienee* 250: 568-571.

27　Hoshi, T., Zagotta, W. N., and Aldrich, R. W. 1991. *Neuron* 7: 547-556.

28　Choi, K. L., Aldrich, R. W., and Yelien, G. 1991. *Proc. Natl. Acad. Sci. USA* 88: 5092-5095.

29　Kellenberger, S. et al. 1997. *J. Gen. Physiol.* 109: 589-605.

30　Kellenberger, S. et al. 1997. *J. Gen. Physiol.* 109: 607-617.

31　Sigworth, F. J., and Neher, E. 1980. *Nature* 287: 447-449.

32　Hille, B. 2001. *Ion Channels of Excitable Membranes,* 3rd ed. Sinauer Associates, Sunderland, MA. PP. 136-147.

33　Jansen, J. K. S., and Nicholls, J. G. 1973. *J. Phvslol.* 229: 635-655.

34　Darbon, P. et al. 2003. *J. Neurophysiol.* 90: 3119-3129.

35　Azouz, R., Jensen, M. S., and Yaari, Y. 1996. *J. Phvsiol.* 492: 211-223.

36　Golomb, D., Yue, C, and Yaari, Y. 2006. *J. Neurophysiol.* 96: 1912-1926.

37　French, C.R. et al. 1990. *J. Gen. Physiol.* 95: 1139-1157.

38　Schaller, K. L. et al. 1995. *J. Neurosci.* 15: 3231-3242.

39　Raman, I. M. et al. 1997. *Neuron* 19: 881-891.

40　Fatt, P., and Ginsborg, B. L. 1958. *J. Physiol.* 142: 516-543.

41　Hagiwara, S., and Byerly, L. 1981. *Annu. Rev. Neurosci.* 4: 69-125.

42　Hille, B. 2001. *Ion Channels of Excitable Membranes.* 3rd ed. Sinauer Associates. Sunderland, MA. pp. 95-98.

43　Llinas, R., and Sugimori, M. 1980. *J. Physiol.* 305: 197-213.

44　Ross, W. N., Lasser-Ross, N., and Werman, R. 1990. *Proc.R. Soc. Lond., B, Biol. Sci.* 240: 173-185.

45　Frankenhaeuser, B., and Hodgkin, A. L. 1957. *J. Physiol.* 137: 218-244.

建 议 阅 读

一般性综述

Armstrong, C. M., and Hille, B. 1998. Voltage-gated ion channels and electrical excitability. *Neuron* 20: 371-380.

Bean, B. P. 2007. The action potential in mammalian central neurons. *Nat. Rev. Neurosci.* 8: 451-465.

Hille, B. 2001. *Ion Channels of Excitable Membranes*, 3rd ed. Sinauer Associates, Sunderland, MA. Chapters 2-5.

原始论文

Frankenhaeuser, B., and Hodgkin, A. L. 1957. The action of calcium on the electrical properties of squid axons. *J. Physiol.* 137: 218-244.

Hodgkin, A. L., and Huxley, A. E. 1952. Currents carried by sodium and potassium ion through the membrane of the giant axon of *Loligo. J. Physiol.* 116: 449-472.

Hodgkin, A. L., and Huxley, A. E. 1952. The components of the membrane conductance in the giant axon of *Loligo. J. Physiol.* 116: 473-496.

Hodgkin, A. L., and Huxley, A. E. 1952. The dual effect of membrane potential on sodium conductance in the giant axon of *Loligo. J. Physiol.* 116: 497-506.

Hodgkin, A. L., and Huxley, A. E. 1952. A quantitative description of membrane current and its application to conduction and excitation in nerve. *J. Physiol.* 117: 500-544.

Hodgkin, A. L., Huxley, A. F., and Katz, B. 1952. Measurement of current-voltage relations in the membrane of the giant axon of *Loligo*. *J. Physiol.* 116: 424-448.

■ 第8章
神经元电信号

　　想要了解信号在神经系统内如何从一处传到另一处，必须知道这些信号是如何在单个神经元上产生的，以及它们如何从神经元的一个区域扩布到下一个区域。小的去极化和超极化信号沿着一根神经轴突或树突被动扩布，在短距离内信号幅度迅速下降。信号幅度的衰减取决于很多因素，主要是纤维直径和膜特性。信号在直径大、阻抗高的纤维上传播得较远。膜电容特性会影响电信号的时间进程和空间扩布。大的去极化能产生动作电位。一旦产生，动作电位是再生性的，能自主传播，所以动作电位从其起始部位传遍神经突起全长的过程中幅度均无衰减。

　　许多脊椎动物神经元的轴突被高电阻、低电容的髓鞘包绕着，这层髓鞘起到了有效的绝缘作用，使得携带神经信号的电流只能在髓鞘中断处（郎飞氏结，node of Ranvier）流过膜。这样一来，神经冲动从一个郎飞氏结跳跃到下一个，传导速度因此便提高了。另外，电活动还可以通过相邻细胞膜上的特化结构——缝隙连接在神经元间传播。在缝隙连接处的电流是通过名为"连接子"（connexon）的细胞间通道流动的。

这一章我们讨论电信号如何沿着神经元突起传播。轴突或树突局部产生的小的去极化或超极化信号在传播较短的距离后便消失。这些信号产生于感觉感受器和神经元突触后部位，如果局部去极化足够大，可以产生动作电位，其幅值瞬间增大为初始信号的数倍。动作电位具有自传导特性，能从其发生的部位传遍整个神经元突起而无幅值衰减。局部电位和动作电位的扩布都依赖于细胞的被动电学特性。

首先我们讨论电流如何流过一个简单球形细胞的细胞膜。在图 8.1(A) 所示的实验中，有两支微电极插入细胞内，一个用来施加跨膜电流，另外一个用来记录所产生的跨膜电位的变化。一个正电流脉冲引起一个去极化，这个去极化逐渐增大到终值，电流脉冲终止后去极化也逐渐消失 [图 8.1(B)]。这个实验产生两个问题：①什么因素决定膜电位变化的幅度？②什么因素决定电位的初始上升和结束时下降的速率？

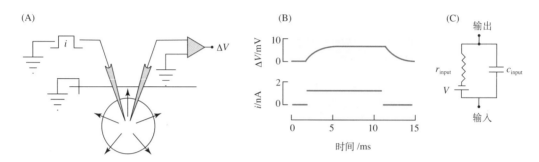

图 8.1　浸浴液中一球形细胞对输入电流的反应。(A) 两支电极插入细胞中。一个用作输入电流，另外一个用来记录引起的电压变化。注入胞质的正电流跨过细胞膜外流。(B) 一正电流脉冲 (i) 引起去极化 (ΔV)，此去极化逐渐至其终值，电流结束后极化逐渐衰减。(C) 细胞的电模型。r_{input}= 细胞膜电阻；c_{input}= 细胞膜电容；V= 静息膜电位。

让我们参考图 8.1(C) 图中的细胞电学模型来回答这些问题。细胞的**输入阻抗** (input resistance)r_{input} 代表电流跨膜流动的通路，输入阻抗是输入电导的倒数 ($r_{input}=1/g_{input}$)，它是膜上钠电导、钾电导、氯电导和其他电导的总和而集中形成的单一通路。C_{input} 代表细胞的**输入电容** (input capacitance)，是分布于脂质细胞膜内表面和外表面带电层的电当量。膜电容是由细胞膜绝缘特性和脂质膜厚度决定的。电源 V 代表静息膜电位。

在讨论电位变化大小之前，让我们先复习一下欧姆定律：一定大小的电流 i，流过一个电阻 r，产生一个电压 V=ir (见附录 A)。在我们所讨论的球形细胞，细胞输入阻抗决定了电压变化所能达到的最大值 ΔV_{max}，可以表示为：

$$\Delta V_{max}=ir_{input}$$

因为细胞膜存在一跨膜电容，所以膜电位上升很慢。为了解膜电容的作用，有必要先复习一下电容的充电关系式，电容充电量 q 随电压 V 而变，关系式为 q=cV(见附录 A)。这就意味着电位变化必然会伴随着膜电容储存的电荷量的相应变化。在给予电脉冲之初，只有部分电流流过输入阻抗，产生了一个电位变化。剩余的电流转换为电容的充电，以改变电荷量。最初电压变化较快，电容电流相对较大。在电脉冲结束时，电位变化达到其终值，电容充电达到最大值，这时所有的电流流过电阻。电流脉冲结束后，电位慢慢恢复到它的初始值，而这时电容则通过电阻进行放电。

膜电位随着时间呈指数上升，其时间依赖性用关系式 $\Delta V_m=\Delta V_{max}(1-e^{-t/\tau})$ 来描述。其中 τ 为膜的**输入时间常数** (input time constant)，时间 t 从脉冲的起始处起算。同样，当电流脉冲结束时，膜电位呈指数衰减至 0：$\Delta V_m=\Delta V_{max}e-t/\tau$。输入时间常数由输入阻抗和输入电容的乘积得出：$\tau=r_{input}c_{input}$。

细胞膜的特殊电学特性

球形细胞的输入阻抗和电容不仅依赖于细胞的电阻电容特性，还依赖于细胞的大小。细胞膜比电容 (C_m) 指 1 cm² 细胞膜的电容。球形细胞膜输入电容可由细胞膜比电容乘以细胞表面积简单得出：$c_{input}=C_m(4\pi r^4)$。细胞越大，输入电容越大。通常，细胞膜的电容约为 1μF/cm (1μF=10^{-6}F，见附表 A 中电常数的定义)。这意味着，当位于 −80 mV 的静息电位时，细胞膜内表面贮存的电量 ($q=C_mV$) 为 (1 × 10^{-6}F) ×(80 × 10^{-3}V)=8 × 10^{-8}(C/cm²)，即每平方厘米有 5 × 10^{11} 个一价离子 (0.8 pmol)。

同样，**膜比电阻** (R_m) 是指每平方厘米细胞膜的电阻。然而，它与输入阻抗却呈反比关系：一般而言，大细胞比小细胞上有更多的离子通道，因而离子电流流动的电阻更小。换言之，细胞膜输入阻抗与其表面积成反比。对一个球形细胞而言，$r_{input}=R_m/(4\pi r^2)$，因而 R_m 的单位是 Ω cm²。不同神经元细胞膜的膜比电阻各不相同：离子通道丰富的膜其 R_m 的值低于 1000 Ω cm²，相对较少离子通道的膜其 R_m 的值则可高于 50 000 Ω cm²。假设我们选一个膜比电阻为 2000 Ω cm²(相当于 5 × 10^8 pS/cm²)，然后，假定膜上开放通道的平均电导为 50 pS，则在静息电位某一时刻膜上开放的通道数目是 10^7/cm²。输入时间常数 (输入阻抗和输入电容的产物) 等值于膜时间常数，与细胞大小无关：$\tau_m=R_mC_m$。

神经纤维中的电流流动

将一个电流脉冲注入到一根神经纤维，如轴突或树突，其效应要比在一个简单的球形细胞上复杂得多，因为纤维膜延伸围成圆柱体，膜特性不能再用单个电阻电容描述。另外，注入纤维内的电流除了通过细胞膜向外流动，还可以沿着纤维轴心纵向传播，所以细胞质电特性能影响传播反应。

图 8.2(A) 中展示了一个实验设计，即通过一支微电极向神经纤维注入电流测量其反应。同前面提到的球形细胞实验相同，第二支电极用来记录细胞产生的效应。但这次记录电极重复使用，依次在距电流输入电极越来越远的部位测量电压变化，实验结果在图 8.2(B) 显示。电流输入电极附近 (距离电流电极 0 mm) 的电位变化相对较大，且迅速上升至其终值。当距离电流电极越来越远时，电位变小且变慢。通过这种方式产生的电位称为"**电紧张电位**"(electrotonic potentials)。

图 8.2(C) 显示了电紧张电位随记录电极与电流输入电极之间的距离变化的关系曲线。电位幅值随着距离增加呈指数下降，关系式为：

$$\Delta V=\Delta V_0e^{-x/\lambda}$$

式中，x 为距离电流源的距离；λ 为纤维的**长度常数**。零点的电位变化与注入电流大小成正比：

$$\Delta V_0=ir_{input}$$

式中，r_{input} 为纤维的输入阻抗。

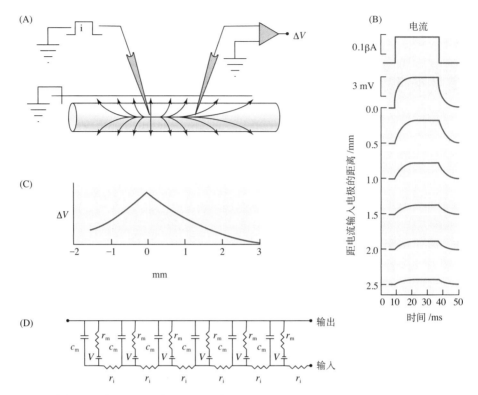

图8.2   浸浴液中的一段神经纤维对输入电流的响应。(A)两支电极插入纤维,其中一支电极施加输入电流,另外一支电极记录输入电流引起的电位变化。(B)距离输入电流电极不同距离处纤维对一方波电流的响应。在零点,电紧张电位迅速上升至最大值。随着记录电极与电流源之间的距离加大,电位变得越来越小且时间进程越来越慢。(C) 电位幅度随两电极间距离变化曲线。响应 (ΔV) 随着距离增大呈指数衰减。(D) 轴突电模型。V 表示膜电位;r_m 和 C_m 分别表示纤维单位长度的电阻和电容;r_i 表示细胞浆单位长度的内部纵向电阻 [(B) 中的记录基于 Hodgin and Rushton, 1946。]

　　总体来说,r_{input} 和 λ 两个因素不仅决定了纤维对输入电流的响应大小,还决定了信号沿纤维能传播多远。为说明这两个因素对纤维特性的依赖关系,我们再次参考图 8.2(D) 中的电学模型。这个模型设想将轴突沿着其长轴方向分割成一个个串联的短圆柱体。膜电阻 r_m 表示每个圆柱体的电阻,每个圆柱体的电容用 C_m 表示,膜电位用 V_m 表示。轴向电阻 r_i 表示每个圆柱体中点到下一个圆柱体中点的轴浆电阻。因记录槽中神经通常浸在大量液体中,沿着圆柱体外面的电阻被定位为 0。在中枢神经系统中,这种近似并非任何时候都合适:神经系统中神经轴突、树突和胶质细胞紧密地挤在一起,从而造成细胞外电流流动通路受限。圆柱体的长度可任选。然而,按照惯例,r_m、r_i 和电容 C_m 特定地选取 1 cm 长的轴突。专题 8.1 列出了它们与膜和细胞浆特性之间的关系。这种分析最初用于检测海底电缆性能,r_m、r_i 和 C_m 有时候也被称为"电缆特性"。

　　注入电流从电极尖端沿着纤维纵向传播,在传播的过程中,一些离子跨过细胞膜侧流出膜使得注入电流变小。电位传播的距离取决于离子流流过细胞膜及细胞质时的相对衰减程度。如果细胞膜电阻相对于细胞质电阻较低,电流将跨过细胞膜漏出,从而不能传播到较远距离。而当细胞膜电阻高于细胞质电阻时,将有更大比例的电流在跨膜外流之前侧向流动。它们之间的关系式为:

■专题 8.1　电缆常数和膜特性的关系

电缆常数 r_m、c_m 和 r_i 特指 1 cm 纤维的常数。参数 r_m、c_m 依赖于纤维膜的比电阻、比电容和纤维直径。电容常数 c_m 的单位是 μF/cm，它与单位膜电容的关系为 $c_m = C_m(2\pi a)$，其中，$2\pi a$ 是半径为 a 的单位长度纤维的表面积。电阻常数 r_m 的单位是 Ωcm，它与单位膜电阻的关系式为 $r_m = R_m/(2\pi a)$。

内部纵向电阻 r_i 表示为 Ω/cm，它与胞质比电阻 ρ 相关：$r_i = \rho/(\pi a^2)$。比电阻反过来又依赖于细胞内离子浓度和离子流动性。枪乌贼神经元轴浆在 20℃时的比电阻大约为 30 Ωcm，或约等于铜电阻率的 10^7 倍。在哺乳动物中，细胞质内的离子浓度较低，比电阻较高，在 37℃时约为 125 Ωcm。蛙类细胞质中的离子浓度更低，其比电阻在 20℃时约为 250 Ωcm。

根据上述关系可以推导出输入阻抗及长度常数对纤维直径的依赖关系式。因此，输入阻抗为：

$$r_{input} = 0.5(r_m r_i)^{1/2} = \left(\frac{\rho R_m}{\pi^2 a^3} \right)^{1/2}$$

长度常数为：

$$\lambda = \left(\frac{r_m}{r_i} \right)^{1/2} = \left(\frac{a R_m}{2\rho} \right)^{1/2}$$

所以，纤维直径增大，输入阻抗将随之降低，与半径 3/2 次幂成反比，长度常数与半径的平方根呈正比。

$$\lambda = \left(\frac{r_m}{r_i} \right)^{1/2}$$

输入阻抗依赖于电流从注入点返流回细胞外液过程中遇到的阻力。因为 r_i 和 r_m 都是电流流动的通道，所以二者都和输入阻抗有关：

$$r_{input} = 0.5(r_m r_i)^{1/2}$$

公式中给出系数 0.5 是因为，电流在注入点向着所有的方向扩散，每一半的电阻是 $(r_m r_i)^{1/2}$。

总之，大纤维比小纤维拥有更大的长度常数。这是因为细胞膜电阻大小依赖于纤维膜表面积大小，与纤维直径成反比；而内部电阻大小依赖于纤维横截面积，与直径平方成反比。当纤维直径增加时，r_i 减小的速度比 r_m 快，r_m/r_i 增加。相反，因为大纤维的输入阻抗和纵向电阻均比小纤维要小，故大纤维比小纤维的输入阻抗小（见专题 8.1）。当其他条件相同的情况下，大树突（较小的 r_{input}）上的兴奋性突触电位比小树突上的要小。另一方面，大树突上的突触电位能向胞体方向传播更远的距离（较大的 λ）。

在轴突和树突上，电紧张电位的发生和消逝依赖于膜时间常数（$\tau = r_m c_m$）和内部纵向电阻，但并非呈指数变化。在脉冲的起始段，电流迅速地流进周围的膜电容，因为越来越多的电流跨过细胞质转化为纵向流，电流流动速度减慢。远离注入电极部位的电位发生要比电极附近的部位慢得多，因为内部纵向电阻阻碍了电流流向更远的地方。

动作电位传播

　　动作电位一旦产生，通常会沿着一根神经纤维的全长无衰减地传播。这种传播依赖于前方活动区被动电流扩布，从而将下一个节段去极化到阈值。为说明参与冲动产生和传播的电流本质，我们可以设想，动作电位在某时间点被瞬间冻结，并画出其沿轴突的空间分布，如图 8.3 所示。其所占的距离依赖于其时程和沿纤维的传导速度。例如，如果动作电位的时程为 2 ms，传导速度为 10 m/s(10 mm/ms)，那么电位将在轴突上扩布 20 mm(接近 1in)。在动作电位前缘附近，钠离子顺浓度梯度快速内流造成膜去极化。这就像经微电极注入电流，内向电流会通过轴浆纵向扩布。前方活动区电流扩布使得新一段膜去极化，膜电位趋向阈值。动作电位达到峰值后，钾电导很高，电流通过钾通道流出，膜电位回到静息水平。

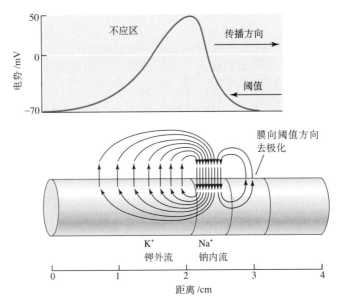

图 8.3　**动作电位期瞬间电流流动**。动作电位上升相快速去极化是携带正电荷的钠离子内流造成的。正电流先于冲动传播，使得相邻膜段去极化趋近阈值。钾离子外流造成峰值后的复极化。

　　通常，动作电位在轴突一端产生，传向另一端。然而，并不存在固定的传播方向。在肌纤维中部神经肌肉接头处产生的冲动，会从接头处沿着两个方向传向肌腱。但是，除非在异常情况下，动作电位不会逆转其传播方向进行折返传导，这是因为紧随去极化峰值之后是**不应期** (refractory period)，在该期内不能发生再兴奋 (见第 7 章)。在这个时期内，钠通道保持失活，钾电导依然很高，因此即使钠通道活动，去极化也很难发生。由于不应期的存在，当活动区沿纤维传导时，其后会紧随着一个不能再兴奋的不应区。当膜电位恢复到静息水平，钠通道失活状态解除，钾电导恢复到正常水平，膜兴奋性得以恢复。

　　动作电位传导速度受纤维空间常数和时间常数影响。如果时间常数较小，膜能迅速地去极化到阈值，传导速度也相对较快。如果空间常数较大，去极化电流将会相应地从活动区向前扩布较远距离，加速信号传导。其结果就是，大纤维比小纤维传导速度快，因为大纤维有较大的空间常数。如前已述，时间常数与纤维大小无关。在数值上，传导速度与纤维直径的平方根成正比。

有髓鞘神经和跳跃传导

在脊椎动物神经系统中，大的神经纤维是有髓鞘的。在外周神经系统中，髓鞘由施万细胞形成，而在中枢神经系统中则由少突胶质细胞形成（见第 10 章）。这些髓鞘细胞本身紧紧地包绕着轴突，且每包绕一次，在膜之间的胞质就被挤出，结果就形成了螺旋状紧密包绕的膜。包绕片层数少的有 10 ~ 20 层，最多约 160 层。通过这种方式，有效膜电阻大大增加，而膜电容减小。髓鞘一般占纤维总直径的 20% ~ 40%。在郎飞氏结处，髓鞘被周期性地中断，暴露出轴膜狭窄的膜片[1]。结间距离通常约为纤维外径的 100 倍，其范围在 200 μm ~ 2mm。

髓鞘的作用是将膜电流流动大部分限制于郎飞氏结，因为离子不易在高阻抗区结间流入或流出，同时结间电容、电流也非常小，兴奋因此从一个郎飞氏结处跳到另外一个郎飞氏结处，大大提高了传导速度。这种冲动的传播形式称之为跳跃传导（来自拉丁语 *saltare*，"跳跃，跳舞"）。跳跃传导并不意味着动作电位一次只在一个郎飞氏结处发生。在动作电位的前缘，当兴奋从一个结跳到下一个结时，先前经过的结仍然是活动的。有髓鞘轴突不仅比无髓鞘轴突传导更快，而且还能以更高频率、更长时间发放冲动。

有髓鞘纤维的传导速度从每秒几米到每秒 100 多米。虾的有髓鞘轴突保持着传导速度的世界记录——每秒大于 200 m (447 miles/h)[2]。在脊椎动物神经系统中，按照传导性、速度和功能，可将外周神经进行分类（见专题 8.2）。理论计算提示，在有髓鞘纤维中传导速度应与纤维的直径存在比例关系。在哺乳动物中，大的有髓鞘纤维（直径大于 11 μm）的传导速度（以 m/s 表示）约等于其外径（以 μm 表示）的 6 倍。对于小纤维，这一比例常数约为 4.5[3]。

■**专题 8.2**
脊椎动物的神经纤维分类

如果我们利用电极在一外周神经的末端施加电刺激，在远离刺激点的部位记录，我们将记录到一系列峰状波形。波峰的形成是因为神经冲动沿着不同的纤维以不同的速度传播，所以会在刺激后不同时刻到达记录电极。例如，对大鼠坐骨神经做记录，刺激电极和记录电极间隔 50 mm，其结果如下图所示（起始处的迅速偏转是源于刺激电极的电流扩布而造成的伪迹）。

结合传导特性、速度和功能的差异，可将脊椎动物神经纤维进行分类。遗憾的是，有两种分类方式并存。在第一类分类系统中，A 类指在外周神经中的有髓鞘的纤维；在哺乳动物中，它们的传导速度为 5 ~ 120 m/s。根据传导速度，可进一步将 A 类纤维细分为

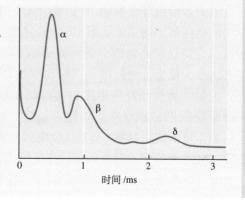

时间 /ms

α(80 ～ 120 m/s)、β(30 ～ 80 m/s)、δ(5 ～ 30 m/s) 纤维。这些传导速度形成的峰在图中有标注。B 类纤维由自主神经系统中的有髓鞘纤维组成，它们的传导速度位于 A 类纤维传导速度的低限。C 类纤维由无髓鞘纤维组成，它们的传导速度很慢 (小于 2 m/s)。

第二种分类方法用来区分肌肉的感觉神经纤维：I 类对应于 Aα 类，II 类对应于 Aβ，III 类对应于 Aδ 类。I 类传出纤维进一步被分成两个独立的类别：取决于它们从肌梭传递信息 (Ia) 还是从肌腱感受器传递信息 (Ib)(见第 19 章和第 24 章)。

除了影响传导速度外，纤维大小还影响纤维的其他电特性。当神经干被细胞外电极刺激时，大纤维比小的纤维更容易兴奋 (即大纤维的阈值低)。纤维的这一特点在临床上很好地被利用，例如，可以在不兴奋直径较小的痛纤维的情况下，测量运动纤维的阈值和传导速度。大的纤维更容易被兴奋，也更难被低温、局部麻醉等方式阻滞。这意味着在阻滞痛纤维的同时，可以保证大的运动纤维和感觉纤维传导不受影响。有一个例外就是压力，大纤维在较小的局部压力下即可被阻滞，而更大的压力才能阻滞小纤维的传导。

有髓鞘纤维上通道分布

在有髓鞘纤维中，电压敏感的钠离子通道在郎飞氏结处高度集中，而钾离子通道则集中于结旁髓鞘下[4]。Ritchie 及其同事首先研究了通常被髓鞘覆盖的结旁区域轴突膜的性质。他们用酶处理或渗透休克[5]方法将髓鞘松开，在郎飞氏结处进行电压钳实验，所得结果与处理前的结果进行比较。实验表明，在兔神经兴奋时，郎飞氏结处仅记录到内向钠电流。钠通道失活后的复极化不是因为钾通道电导瞬时增加 (目前在其他细胞上是这么认为的)，而是因为相对较大的静息电导引起的被动电流。当靠近郎飞氏结的轴突膜 (结旁区) 暴露后，兴奋产生一延迟外向钾电流，而无内向电流的增加，这表明新暴露的膜上有延迟整流通道，但没有钠离子通道。免疫细胞化学研究证实，在大鼠有髓鞘神经纤维上，延迟整流钾通道 (Kv1.1 和 Kv1.2) 局限分布于结旁区 [图 8.4(A)][6, 7]。

与此同时，进一步的电压钳实验结果显示，与预期通过静息通道的被动离子流相比，完整郎飞氏结处复极化时的钾离子流具有更复杂的特征，如具有非常明显的慢失活电流成分即 I_{Ks}[8, 9]。这种慢失活电流是通过通道蛋白突变发现的。当钾离子通道亚单位 KCNQ2 功能受损时，会引起神经元超兴奋，导致癫痫发作或者偶发性肌肉收缩 (外周运动纤维自发放电引起的肌纤维颤搐)[10]。KCNQ2 (Kv7.2) 和 KCNQ 家族的其他成员形成了介导 M 电流的电压敏感通道 (见第 17 章)。M 通道能被去极化激活，失活则非常缓慢，其阈值很低，在静息状态时部分通道是开放的。此后，免疫组化研究证实，KCNQ2 亚单位均高表达在大鼠坐骨神经郎飞氏结、中枢神经系统有髓鞘纤维的起始段和郎飞氏结[11]。另外，大鼠外周神经纤维电压钳实验结果显示，I_{Ks} 电流与 M 电流具有相同的生物物理和药理学特征[12]。很显然，M 通道是整个神经系统兴奋性的重要调控因素。在郎飞氏结，它们的作用是防止自发 (异位) 放电和避免一个动作电位传来时产生重复放电。在轴突起始段，M 电流的作用则是调节动作电位阈值以抑制自发放电产生[13]。

哺乳动物轴突暴露在白喉毒素中慢性脱髓鞘后，动作电位可以在脱髓鞘区域连续传导，这提示在脱髓鞘后，暴露的轴突膜中出现电压激活的钠通道[14]。钠通道抗体标记脱髓鞘神经的实验结果显示，在处理前郎飞氏结区成簇的通道消失，而之前的有髓鞘区域出现新的通道分布 [图 8.4(B)]。电压激活的钾离子通道也重新分布[15]。当复髓鞘化后，正常成簇的钠、钾通道在新形成的郎飞氏结及结旁区恢复。

(A)

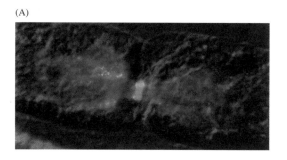

(B)

(a)

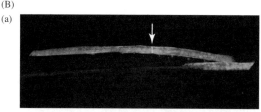

(b)

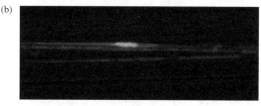

(c)

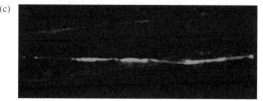

图 8.4 有髓鞘轴突中钠通道和钾通道的分布。(A) 大鼠坐骨神经，钠离子通道（绿色）紧密地成簇分布在郎飞氏结，而钾离子通道（红色）分布在结旁区。(B) 金鱼侧线神经脱髓鞘后钠离子通道分布。(a) 有髓鞘轴突，钠离子通道（黄－绿）严格分布在结区（箭头所示）。(b) 脱髓鞘 14 天后，钠离子通道出现在不规则的片区。(c) 脱髓鞘 21 天后沿着轴突更多的钠离子通道表达。[(A) 引自 Resand et al.，1998；承 Dr. P. Shrager 友情提供；(B) 引自 England，Levinson，and Shrager，1996，承 Dr.S.R.Levinson 友情提供。]

几何形状与传导阻滞

具有均一膜特性的无髓鞘纤维，不能代表一个具有胞体、精细的树突分支和众多轴突分支的神经元。神经元的复杂几何形状使得动作电位传导阻滞存在多种可能性。在膜区突然扩张处会出现传导阻滞。在这种情况下，活动的膜可能无法提供足够的电流，使较大的膜区去极化到阈值。例如，在轴突分支处，单个轴突的活动区必须提供足够的电流来激活两个分支。在正常情况下，动作电位可沿两个分支传播，但是在重复放电后，在分支处可能发生阻滞。其他造成阻滞的因素还有：在水蛭感觉细胞中，因为钠泵生电性活动增加而产生的持续超极化（见第 9 章），以及持续性钾通透性增加，二者均使去极化至阈值所需的电流量增加，故可能出现阻滞[16, 17]。

有髓鞘外周神经传导的安全因子大约是 5，这意味着前一个郎飞氏结的兴奋所产生的去极化大约比阈值大 5 倍。在分支处这个安全因子减小。类似地，当髓鞘终止时（如运动神经的终端），通过最后一个郎飞氏结的电流将分布于一大片无髓鞘神经终端膜上，它产生的去极化会比在一个郎飞氏结处小。无髓鞘神经末端前的最后几个结的结间距离比正常的要短，这样可以有更多的郎飞氏结对末端去极化起作用。

树突中的传导

除了考虑几何形状，神经元的某些区域比其他区域存在更低的动作电位阈值。这一现象最初由 J. C. Eccles 及其同事在中枢运动神经元中观察到 [18]。他们发现，动作电位首先在轴丘 (胞体与轴突的连接处) 发生，然后沿着轴突向外传播，同时折返回胞体和树突。几乎在同一时期，Kuffler 和 Eyzaguirre 发现，小龙虾的牵张感受器的树突尽管能产生去极化，但动作电位产生只是在胞体或胞体附近，而不是在树突本身 [19]。这类发现导致这样一个观点，即树突通常是不可兴奋的，它们只是被动地将信号从树突形成的突触处传递到轴突起始段。虽然有众多相反的结果，但这种观念还是形成了。例如，早期 Li 和 Jasper 应用细胞外记录的方法记录哺乳动物运动皮层神经元电活动，结果明确提示，动作电位以 3 m/s 的传导速度从锥体细胞胞体沿着树突向上传播，直至皮层表面 [20]。

现在已经知道，多种神经元具有树突动作电位，它们均由再生性钠、钙电流介导。小脑的浦肯野细胞，除了在胞体产生钠动作电位外，还在树突产生钙动作电位 [21]。如图 8.5(A) 所示，在一个树突中产生的钙动作电位有效地向胞体扩布。另一方面，胞体动作电位却不向树突传播，而是被动地向树突丛扩布一个短距离。

像浦肯野细胞一样，皮层锥体细胞在其胞体区具有钠动作电位，通常起源于轴突起始段。此外，远端树突也观察到钙动作电位 [22, 23]。图 8.5(B) 所示为当兴奋性突触 (见第 11 章) 被激活后，锥体细胞对远端树突去极化的反应。适度的突触激活 (a) 产生树突去极化，在向胞体被动扩布过程中衰减。去极化在胞体产生一个动作电位将传播回树突。较强的突触去极化 (b) 直接导致树突钙动作电位激活，此动作电位先于胞体动作电位。

虽然现在已经有大量的关于树突再生性活动的证据，但是对于大多数神经元来说，轴丘是细胞兴奋性最高的区域这一原则仍然成立 [24]。树突中信号传播，要比轴突中复杂得

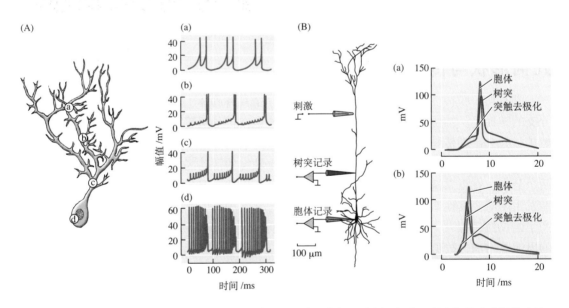

图 8.5　树突中动作电位传播。(A) 记录于小脑浦肯野细胞。在标示处刺入细胞，经电极注入去极化电流。靠近树突丛末端 (a) 去极化产生长时程的钙动作电位。在胞体 (d) 中，稳态去极化电流产生高频钠动作电位，该电位被钙动作电位周期性地中断。在中间区域 [(b) 和 (c)]，去极化在树突中引起钙动作电位，伴随着胞体产生的钠动作电位，被动地扩布入树突丛，传播过一小段距离后消失。(B) 在皮层锥体细胞中的传导。激活远端兴奋性突触使皮层细胞树突去极化。(a) 随着其扩布到胞体，中等程度的树突去极化衰减，并在胞体引起动作电位。动作电位然后传播回树突。(b) 更大的去极化在树突中产生一个钙动作电位，该电位先于胞体中发生的动作电位。[(A) 引自 Linas and Sugimori 1980；(B) 引自 Stuart, Schiller and Sakmann, 1997。]

多 [25]。除了动作电位相关通道，树突上分布有大量的其他电压依赖性通道，而且动作电位和树突丛上的突触电位共存使得情况更加复杂。例如，动作电位折返传导安全因子取决于各个分支的输入阻抗，而输入阻抗取决于兴奋性和抑制性突触的活动程度，因而折返传导是否发生取决于突触活动 [26～28]。同时，突触上电压依赖性通道在不同时间又有不同的活动形式，这取决于折返传导是否发生 [29]。这些因素都给刚刚为人所知的信号处理增加了新的变量。

细胞之间的电流通路

在大多数情况下，到达神经末梢的动作电位对相邻神经元影响很小或没有直接影响。动作电位引起的电流优先流经细胞外低电阻空间。细胞间接触通常局限于一块非常小的并列区域，这一小块区域的膜电阻非常高，不允许细胞间电流流过。然而，某些细胞之间是**电偶合** (electrically coupled)。心肌细胞、平滑肌细胞、上皮细胞、腺细胞和许多神经元都存在这种电偶联。这里我们介绍这种特殊的细胞间结构，这种结构使神经元能和相邻神经元有连续的电联系，允许神经元之间的电流流过。电突触的特性和电功能将在第 11 章中讨论。

在电偶联处，细胞间电流通过缝隙连接流动。缝隙连接是两个细胞形成紧密并置的一个区域，其特征是在每侧相邻细胞膜中分布着呈六角形的颗粒集合 [图 8.6(A)、(B)]。每一个颗粒被称为连接子 (connexon)，由 6 个围成一圈的蛋白质亚基组成，其直径为 10 nm，围绕在中心核周围。并置细胞颗粒严格成对，在接触区有 3.5 nm 的缝隙。

二十多种连接子亚基蛋白——连接蛋白 (connexin) 已经被分离出来，其分子质量为 26 ～ 57 kDa [30, 31]。每种蛋白质按照其分子质量来命名。例如，连接蛋白 32(32 kDa) 发现于大鼠肝脏，连接蛋白 43(43 kDa) 见于心肌等。一个连接子可以由一种连接蛋白组装而成 (同源型)，也可以由多种连接蛋白组装而成 (异源型)。细胞间通道可以由两个相同的连接子构成 (同源型)，也可以由两个不同的连接子构成 (异源型)。主要氨基酸序列分析显示，连接蛋白由 4 个跨膜螺旋 (M1 ～ M4) 组成 , 并由 1 个细胞内袢和 2 个细胞外袢连接 [图 8.6(C)]。其结构已经被 Cx43 蛋白的电子晶体研究结果证实 [32]。高分辨率晶体 (3.5Å) 研究结果已经能推测出 Cx26 细胞间通道的分子结构的细节 [33]。这种分子的外径在细胞质侧最大，达 9 nm，随后逐渐减小，在细胞外桥中部直径达到 5 nm 的最小值。在每个入口，开孔直径 3.5 nm，细胞膜外直径只有 1.4 nm，细胞内区域直径变宽为 2.5 nm[图 8.6(D)]。M1 是主要的孔连接螺旋。在细胞内区域，每个连接蛋白的 E1 和 E2 袢 , 围绕通道内面，与作为孔的内衬的 E1 的 N 端一半的 6 个拷贝一起形成一个紧密的双层环。这两个环在裂缝的中央相互连接，有 6 nm 的重叠区。

连接子的电导和通透性已经被广泛研究，它们都是在单个宿主细胞上表达半通道，例如，爪蟾 (Xenopus) 卵母细胞，完整的缝隙连接表达在一对细胞上。完整的通道允许直径 1 nm 和分子质量 1000 Da 的分子通过。然而通道的分子选择性和电导差异很大，主要取决于通道亚单位的组成 [34]。例如，Cx43 通道对三磷酸腺苷 (ATP) 的通透性是 Cx43 通道的 100 倍，对谷氨酸的通透性是 Cx43 通道的 40 倍。通道电导差异也很大，在正常溶液中 Cx36 通道的电导是 15 pS，Cx43 通道的电导是 300 pS。

因为通道密度非常大，即使单通道拥有最低的电导，单独的缝隙连接也能允许细胞间明显的电流流过。例如，一个直径为 0.2 μm 的紧密连接可以包含超过 300 对的连接子。如果每个连接子的电导是 15 pS，那么连接的总电导将达到 4.5 ns。这电导是两个紧密靠在一起而没有连接子的细胞膜间电导的数千倍。

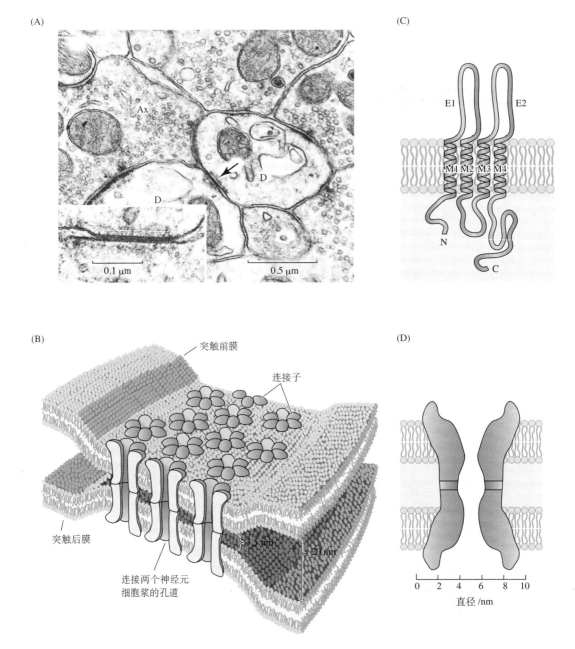

图 8.6　神经元之间的缝隙连接。(A) 猫下橄榄核中的两个树突 (见 D 标记处) 由缝隙连接 (箭头所示) 相连，插图以更高的放大倍数显示。细胞间正常空间在接触区域几乎消失，而为横桥所跨越。(B) 缝隙连接示意图。如图所示，并列的细胞膜被一组连接子接在一起——每个连接子由 6 个连接蛋白亚单位构成。(C) 连接蛋白由 4 个跨膜螺旋 M1 ～ M4 组成，氨基酸祥 E1 和 E2 延伸至细胞外空间。(D) 跨膜部分由一对连接子构成，图卜标示了基于 Cx26 通道高分辨率成像结果得出的相对直径。在每个入口通道开放直径为 3.5 nm, 细胞膜外直径变窄为 1.4 nm。 紫色带代表细胞外祥重叠区。[(A) 选自 Sotelo, Linasa, and Dalter, 1974, (B) 选自 Purves et al., 2008；(D) 选自 Maeda et al., 2009。]

小结

- 神经元的局部等级电位的扩布及神经纤维中的动作电位的传播，依赖于细胞质和细胞膜的电学特性。
- 当稳定的电流注入一圆柱体纤维中，局部等级电位的大小由纤维的输入阻抗 r_{input} 决定，而其扩布距离由纤维的长度常数 λ 决定。输入阻抗和长度常数反过来由细胞膜的电阻 (r_m) 和细胞浆的纵向电阻 (r_i) 决定。
- 细胞膜除了具有电阻外还有电容。膜电容 (C_m) 的作用是减慢信号的上升及衰减。这种作用的大小由细胞膜的时间常数决定，$\tau = r_m C_m$。
- 动作电位沿纤维的传播依赖于电流从膜的活动区向下一个膜段的被动扩布。传导速度依赖于膜的时间常数及空间常数，并与纤维直径成比例。
- 在脊椎动物中，大的神经纤维被胶质细胞或施万细胞形成的髓鞘包裹。髓鞘被规则距离的缝隙或郎飞氏结中断。在动作电位传播过程中，兴奋从一个结跳至下一个结（跳跃式传导）。
- 动作电位的传播受到几何因素的影响，这些因素产生膜面积的改变。例如，信号传播可能在细胞末端的分支处被阻断，在逐渐变细的树突中传导可能有一个优先方向。
- 从一个细胞到相邻细胞的电信号转移，需要特殊的低电阻连接——缝隙连接。缝隙连接由连接子聚集形成，这些蛋白质在相邻细胞的细胞质间形成水分子通道。

（朱志茹 译；胡志安 校）

参 考 文 献

1　Susuki, K., and Rasband, M. N. 2008. *Curr. Opin. Cell Biol*. 20: 616-623.

2　Xu, K., and Terakawa, S. 1999. *J. Exp. Biol*. 202: 1979-1989.

3　Arbuthnott, E. R., Boyd, I. A., and Kalu, K. U. 1980. *J. Physiol*. 308: 125-157.

4　Vabnick, I., and Shrager, P. 1998. *J. Neurobiol*. 37: 80-96.

5　Chiu, S. Y., and Ritchie, J. M. 1981. *J. Physiol*. 313: 415-437.

6　Wang, H. et al. 1993. *Nature* 365: 75-79.

7　Rasband, M. N. et al. 1998. *J. Neurosci*. 18: 36-47.

8　Dubois, J. M. 1983. *Prog. Biophys. Mol. Biol*. 42: 1-20.

9　Roper, J., and Schwarz, J. R. 1989 *J. Physiol*. 416: 93-110.

10　Dedek, K. et al. 2001. *Proc. Natl. Acad. Sci. USA* 98: 12272-12277.

11　Devaux, J. J. et al. 2004. *J. Neurosci*. 24: 1236-1244.

12　Schwarz, J. R. et al. 2006. *J. Physioi*. 573: 17-34.

13　Shah, M. M. et al. 2008. *Proc. Natl. Acad. Sci. USA* 22: 7869-7874.

14　England, J. D. Levinson, S. R., and Shrager, P. 1996. *Microsc. Res. Tech*. 34: 445-451.

15　Bostock, H., Sears, T. A., and Sherratt, R. M. 1981. *J. Physiol*. 313: 301-315.

16　Gu, X. N., Macagno, E. R., and Muller, K. J. 1989. *J. Neurobiol*. 20: 422-434.

17　Baccus, S. A. et al. 2000. *J. Neurophysiol*. 83: 1693-1700.

18 Coombs, J.S., Eccles, J. C., and Fatt, P. 1955. *J. Physiol*. 130: 291-325.

19 Kuffler,S. W., and Eyzaguirre.C. 1955. *J. Gen. Physiol*. 39: 87-119.

20 Li, C. -L., and Jasper,H. H.1953. *J. Physiol*. 121: 117-140.

21 Llinás, R., and Sugimori.M. 1980. *J. Physiol*. 305: 197-213.

22 Stuart, G., Schiller,J., and Sakmann, B. 1997. *J. Phvsiol*. 505: 617-632.

23 Svoboda, K. et al. 1999. *Nat. Neurosci*. 2: 65-73.

24 Stuart, G. et al. 1997. *Trends Neurosci*. 20: 125-131.

25 Waters, J., Schaefer,A., and Sakmann, B. 2005. *Prog. Biophys. Mol. Biol*. 87: 145-170.

26 Tsubokawa, H., and Ross, w. N. 1996. *J. Neurophysiol*. 76: 2896-2906.

27 Sandier,V. M., and Ross, W. N. 1999. *J. Neurophysiol*. 81: 216-224.

28 Larkum, M. E., Zhu, J. J., and Sakmann, B. 1999. *Nature* 398: 338-341.

29 Markram, H. et al. 1997. *Science* 275: 213-215.

30 Sosinsky, G.E., and Nicholson, B. J. 2005. *Biochim. Biophys. Acta* 1711: 99-125.

31 Evans, W. H., and Martin, P. E. M. 2002. *Mol. Membr. Biol*. 19: 121-136.

32 Fleishman, S. J. et al. 2004. *Mol. Cell* 15: 879-888.

33 Maeda, S. et al. 2009. *Nature* 458: 597-604.

34 Ma, M., and Dahl, G. 2006. *Siophys. J*. 90: 151-163.

35 Cantino, D., and Mugnani, E. 1975. *J. Neurocytol*. 4: 505-536.

建 议 阅 读

一般性综述

Evans, W. H., and Martin, P. E. M. 2002. Gap Junctions: structure and function. *Mol. Membr. Biol*. 19: 121-136.

Sosinsky, G. E., and Nicholson, B. J. 2005. Structural organization of gap junction channels. *Biochim. Biophys. Acta*. 1711: 99-125.

Susuki, K., and Rasband, M. N. 2008. Molecular mechanisms of node of Ranvier formation. *Curr. Opin. Cell Biol*. 20: 616-623.

原始论文

Maeda, S., Nakagawa, S., Suga, M., Yamashita, E., Oshima, A., Fujiyoshi, Y., and Tsukihara, T. 2009. Structure of the connexin 26 gap junction channel at 3.5X resolution. *Nature* 458: 597-604.

Schwarz, J. R., Glassmeier, G., Cooper, E. C., Kao, T. C., Nodera, H., Tabuena, D., Kaji, R., and Bostock, H. 2006. KCNQ channels mediate I_{Ks}, a slow K^+ current regulating excitability in the rat node of Ranvier. *J. Physiol*. 573: 17-34.

Vabnick, I., and Shrager, P. 1998. Ion channel redistribution and function during development of the myelinated axon. *J. Neurobiol*. 37: 80-96.

Waters, J., Schaefer, A., and Sakmann, B. 2005. Backpropagating action potentials in neurones: measurement, mechanisms and potential functions. *Prog. Biophys. Mol. Biol*. 87: 145-170.

■ 第9章
离子跨膜转运

　　无论是处于静息状态还是在电活动期间，跨神经元质膜始终存在着持续的离子流，此离子流由电学和化学浓度梯度驱动。在存在这类离子运动的情况下，神经元利用耗能的转运机制使离子逆电化学梯度跨膜移动，以保持细胞质中离子浓度的恒定。胞内离子浓度的恒定，对于维持神经元的静息膜电位以及产生电信号的能力均至关重要。

　　初级主动转运利用三磷酸腺苷 (adenosine triphosphate, ATP) 的水解提供能量。这种转运机制最常见的是钠 - 钾交换泵。钠 - 钾交换泵中起转运作用的分子是钠 - 钾 ATP 酶，它每水解 1 个 ATP 分子，就能将 3 个钠离子从细胞内转运出去，并将 2 个钾离子转运入细胞内。钠 - 钾交换泵的每轮活动都产生 1 个离子电荷的跨膜净转移，因此被认为是生电性的 (electrogenic)。两种不同形式的钙 ATP 酶负责将钙离子转运出细胞质：质膜钙 ATP 酶将钙泵至细胞外，内质网 / 肌浆网钙 ATP 酶则将钙从细胞质中泵入胞内细胞器中。

　　次级主动转运利用钠离子顺其电化学梯度方向移动所产生的能量，跨膜转运其他种类的离子，这种转运可以是同向的 (cotransport，协同转运)，也可以是逆向的 (ion exchange，离子交换)。钠 - 钙交换就是这样的一个例子。在这一过程中，3 个钠离子的内流用于将 1 个钙离子转运出细胞。像所有其他转运系统一样，该交换系统亦是可逆的，即两种离子按其电化学梯度，或作前向运动，或作后向运动。视网膜细胞中发现了另一类钠 - 钙交换系统，它将 1 个钙离子和 1 个钾离子转运出细胞，以此交换 4 个钠离子。钠内流也用于跨膜转运氯离子和碳酸氢根离子。所有这些转运机制为钠按其电化学梯度进入细胞提供了途径，而这一梯度必须依靠钠 - 钾 ATP 酶的活动来维持。

　　神经递质转运在神经系统功能中扮演重要角色。在突触前末梢，递质被包装在突触囊泡中等待释放。释放后，递质被神经元和胶质细胞质膜上的摄取机制从细胞外空间清除。递质进入突触囊泡的转运依靠氢 - 递质交换系统，而氢离子浓度梯度的维持则依靠突触囊泡膜上的氢 ATP 酶；从细胞外空间的摄取则通过钠离子协同转运系统实现。

　　多种具有转运作用的 ATP 酶和离子交换体已经被分离和克隆，其在膜上的构型也已被确定，它们似均有 10 ~ 12 个跨膜片段，推测其形成通道样结构，经此结构物质借助于结合位点交替暴露于胞内和胞外空间而得以转运。

在静息时和电活动期间，离子顺电化学梯度流入、流出细胞。显然，如果这样的离子移动持续进行而无补偿，这个系统终将耗竭，浓度梯度和跨膜电位也将消失。恢复在静息或电活动期间因泄漏而出入细胞的离子，系由多种转运机制完成——它们逆着各自的电化学梯度跨胞膜转运离子。**初级主动转运** (primary active transport) 由代谢产生的能量，特别是 ATP 水解产生的能量直接驱动；**次级主动转运** (secondary active transport) 利用某类离子（通常是钠离子）顺电化学梯度方向流动产生的能量，将其他离子进行同向（协同转运）或逆向（离子交换）的跨膜转运。

钠－钾交换泵

绝大部分可兴奋细胞的静息膜电位在 –90 ～ –60 mV 之间，而**钠的平衡电位** (E_{Na}) 通常在 +50 mV 左右（见第 6 章）。因此，通常存在一个很大的电化学梯度，倾向于驱动钠进入细胞，钠通过多种途径跨膜持续进入细胞。此外，**钾的平衡电位** (E_K) 较静息电位更负，因此钾离子持续流出细胞。为了保持细胞的活力，必须将钠和钾逆着其各自的电化学梯度转出和转入。这一任务由**钠 - 钾交换泵** (sodium-potassium exchange pump) 的持续运行来完成，在通常的运行模式下，泵每跨膜转运 2 个钾离子进入细胞就转运 3 个钠离子出细胞。

Hodgkin 和 Keynes 及其同事在乌贼的巨轴突上进行了钠 - 钾交换的早期研究 [1,2]，这些研究清楚显示，这一转运过程的能量来源于 ATP 的水解。同一时期，Skou 发现从蟹神经中分离得到的一种 ATP 酶表现出钠－钾交换泵应有的多项生化特性 [3]。具体来说，正如钠－钾交换泵需要钠和钾才能工作一样，这种酶的激活也需钠离子和钾离子同时存在。此外，钠－钾交换及这个酶的活动均能被毒性糖苷哇巴因 (ouabain) 抑制。根据这些结果可得出如下结论：该**钠 - 钾 ATP 酶** (sodium-potassium ATPase) 本身就是转运分子。它是以水解 ATP 获得离子转位能量的 P 型 ATP 酶家族成员之一 [P 型 ATP 酶得名于它们形成一个磷酸化 (P) 中间体]。同一家族的其他成员包括钙 ATP 酶（它将钙离子转运出细胞浆）和囊泡氢 ATP 酶 [它将质子转运入胞内酸性囊泡（包括突触囊泡）]。

钠 - 钾 ATP 酶的生化特性

人们了解钠－钾 ATP 酶的生化特性已有多年 [4, 5]。该酶结合阳离子的化学计量特性 (stoichiometry) 与所预期的这种酶的转运特性相符：每水解 1 个 ATP 分子，有 3 个钠离子和 2 个钾离子被结合。该酶对钠离子的需求尤为特异。钠离子是唯一能为净外向转运所接纳的底物；反过来，它又是唯一为内向转运不予接纳的单价阳离子。因此，锂、铵、铷、铯和铊都能在外液中替换钾，但不能在内液中替换钠。该酶对外钾的需要并不绝对。当钾缺失时，钠－钾转运泵将以非偶联模式以约 10% 的效率排出钠离子。这一转运系统能被洋地黄糖苷（一类用于治疗充血性心力衰竭的药物）特异性阻断，尤其是哇巴因和毒毛旋花苷元。尽管这些药物能阻断 ATP 酶产生的钠、钾转运，但对经膜通道的钠、钾的被动移动并无作用。

钠 - 钾交换泵是生电性的实验证据

钠 - 钾 ATP 酶转运数目不等的钠离子和钾离子，所以此泵的每一轮活动均导致一个止电荷的跨膜外向移动。为此，钠 - 钾泵被称为是**生电性的** (electrogenic)。钠 - 钾泵的生电特性在乌贼轴突上得以实验验证[1, 2, 6]，Thomas 应用蜗牛神经元对此也进行了一系列出色的实验[7, 8]。蜗牛神经元足够大，可供数根微电极穿透胞膜插入细胞质而不损伤细胞。为了检测胞内钠浓度如何影响钠 - 钾泵电流和膜电位，Thomas 使用两根细胞内电极向细胞内注入离子，其中的一根电极充灌乙酸钠，另一根充灌乙酸锂 [图 9.1(A)]。第三根细胞内电极用作记录膜电位。第四根被用作电压钳实验中的电流电极 (见第 7 章)。第五根为钠离子敏感电极，用作监控胞内钠浓度。要注射钠离子，就使充灌钠电极相对于充灌锂电极为正。这样，注射系统中的电流就只存在于两个电极之间，而不会流经细胞膜。

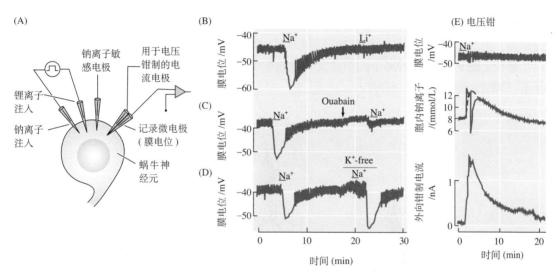

图 9.1 蜗牛神经元中注入钠离子对胞内钠浓度、膜电位和膜电流的影响。 (A) 两根微电极被用来注入钠离子或锂离子；一根钠离子敏感电极测量胞内钠浓度 ([Na]$_i$)；另一根电极测量膜电位，该电极也结合另一根电流流经电极用作在测量膜电流时保持膜电位恒定 [如 (E) 所示]。(B) 胞内注入钠离子后膜电位发生超极化。注意图中小的快速波动实际是自发的动作电位，笔线记录仪不良的频率响应性降低了记录幅度。注入锂离子没有产生超极化。(C) 灌流哇巴因 (20 μg/ml) 阻断钠泵后，钠离子注入引起的超极化被大幅度削弱。(D) 移除胞外液中的钾阻断了钠泵，因此，除非钾被重新恢复，注入钠都不能产生超极化。(E) 膜电位钳制在 –47 mV 时测量膜电流。钠离子注入导致胞内钠浓度的升高和跨膜的外向电流。钠浓度记录中的快速剧烈波动实际是注射系统造成的伪迹；图中的虚线指示了钠浓度变化的时间过程。(引自 Thomas, 1969。)

注入钠离子的效应显示在图 9.1(B) 中。短暂的注入后，细胞超极化大约 15 mV，推测是因为泵活动增强造成的。随着多余钠离子的排出，膜电位在几分钟内逐渐恢复。注入锂离子 (通过使充灌锂电极为正) 未产生超极化。

几个方面的证据表明注入钠离子引起的膜电位变化是缘于钠泵的活动。例如，在灌流液中加入转运抑制剂 (哇巴因) 将极大程度地削弱甚至阻断超极化 [图 9.1(C)]。同样地，当外液中没有钾离子时，注入钠离子对膜电位则几乎没有影响；而如果在注入钠离子后马上重新灌注钾离子，将立即导致超极化 [图 9.1(D)]。

定量计算泵的效率和交换比例可由电压钳实验实现，这一技术提供了在膜电压保持恒定 (即被钳制) 时测量跨膜离子电流的方法。与此同时，胞内钠浓度也被监控。注入钠离子引起胞内钠浓度的短暂升高，同时伴随着一个激增的外向电流，其幅度和时程随钠浓度的变化而变化 [图 9.1(E)]。通过测量膜电流曲线下面积可计算出移出细胞的净电荷量，其仅仅约为以钠离子形式注入的电荷总量的 1/3。这一结果与每 3 个钠离子被泵出细胞，就有 2 个钾离子被泵入的观点相一致。

离子转位的机制

钠离子和钾离子被钠 - 钾 ATP 酶转位的一般事件过程显示在图 9.2 中。位于通道样结构中的钠、钾结合位点交替向细胞内、外液暴露。这一循环的构象变化由蛋白质的磷酸化和去磷酸化驱动，并伴随着对两种离子结合亲和力的改变。内面向位点对钾亲和力低，对钠亲和力高 [图 9.2(A)]。3 个钠离子的结合导致构象的改变，从而导致 ATP 的结合及该酶的磷酸化 ([图 9.2(B)]。接着磷酸化导致进一步的构象变化，使得离子结合位点向细胞外液暴露 [图 9.2(C)]。外面向位点对钠亲和力低，对钾亲和力高，因此 3 个钠离子被 2 个钾离子替换 [图 9.2(D)]。钾离子的结合又导致该酶的去磷酸化，并回到初始构象 [图 9.2(E)、(F)]。钾离子就被释放到细胞质中。

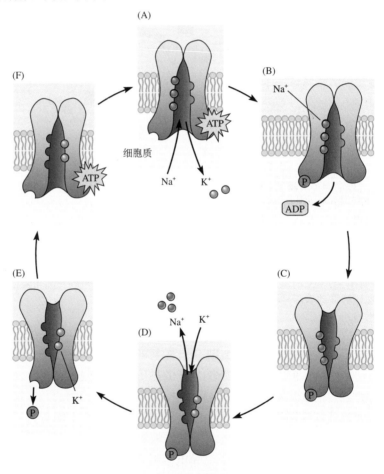

图 9.2　钠 - 钾 ATP 酶介导的离子转位。(A) 内面向结合位点对钠亲和力高，对钾亲和力低，因此结合 3 个钠离子。(B) 钠离子的结合伴随着钠 - 钾 ATP 酶的磷酸化。(C) 磷酸化状态的酶经历一次构象变化，使得结合位点面向细胞外液。(D) 外面向结合位点对钠亲和力低，对钾亲和力高，因此结合 2 个钾离子。(E) 钾离子的结合导致去磷酸化。(F) 去磷酸化伴随着酶恢复到初始构象。(引自 Horisberger, 2004。)

钙泵

胞内钙浓度变化对神经元的多种功能都非常重要。例如，细胞质中钙浓度的增加介导了突触末梢神经递质的释放、细胞膜上离子通道的激活，以及细胞质中多种蛋白酶的调控。对于肌细胞，胞内钙的增加引发其收缩。由于这些功能与细胞质中钙浓度的瞬时增加密切相关，将钙静息浓度维持在较低水平就非常重要；否则多种机制就将被持续激活，而不能对特定的刺激作出反应。

细胞质中钙浓度的瞬时增加由质膜离子通道通透钙或胞内钙库释放钙所介导；钙浓度恢复到静息水平则由质膜上和胞内存储细胞器膜上的多种转运蛋白的激活完成，胞内存储细胞器主要包括内质网（肌细胞中为肌浆网）和线粒体[9, 10]。大多数神经元细胞浆中游离钙的浓度在 10 ～ 100 nmol/L 之间。脊椎动物细胞间质液中胞外游离钙浓度在 2 ～ 5 mmol/L 之间，因此钙跨膜向外转运需要克服一个很大的电化学梯度。胞内转运系统维持了细胞器中的高钙浓度。内质网中的钙浓度能达到 400 μmol/L，肌细胞肌浆网中钙浓度能达到 10 mmol/L。将钙跨膜转运出细胞质，或从细胞质转运入膜结构包裹的细胞器是由**钙 ATP 酶**（calcium ATPase）完成的[11]。本章稍后将讨论另一不包含酶活性的跨膜转运钙机制。

内质网 / 肌浆网钙 ATP 酶

神经元内质网膜和肌细胞肌浆网膜上富含同一家族的钙 ATP 酶。这些 ATP 酶将钙从细胞浆中转运到膜结构包裹的细胞器中。在肌细胞中，肌浆网中的钙释放到肌质中将触发收缩。肌浆网膜上高密度的钙 ATP 酶能将细胞质中钙浓度快速恢复到静息水平，从而促使肌细胞舒张。钙的转运循环类似于钠 - 钾 ATP 酶介导的转运循环过程，即开始于两个钙离子结合到面向细胞质的高亲和位点（$K_{m(Ca)} \approx 100$ nmol/L），随后，钙 ATP 酶被磷酸化并变构，导致钙离子释放到网状细胞器中。当结合的钙离子释放后，钙 ATP 酶去磷酸化并回到起始分子构象。

质膜钙 ATP 酶

钙 ATP 酶也存在于所有细胞的质膜上。质膜钙 ATP 酶的结构和功能与内质网 / 肌浆网钙 ATP 酶类似，但在一些细节方面有所不同。该酶的胞内结合位点对钙具有高亲和力，但每一轮转运仅结合一个钙离子。在神经和肌肉组织中，该酶仅稀疏地分布在细胞膜上，因而转运能力相对较弱，但其活动已足以补偿进入静息状态细胞的钙内流。

钠 - 钙交换体

许多离子转运机制利用完全不同的原理逆电化学梯度进行跨膜转运，即不直接依赖于 ATP 的水解，而是将离子移动与钠离子顺电化学梯度的内流相耦合。钠离子通过转运分子顺电化学梯度进入细胞，为逆电化学梯度运载其他离子进入或离开细胞提供能量。一个简单的例子是 1:1 的钠 - 氢交换机制，这一机制能够维持胞内的 pH。质子被逆其电化学梯度运出细胞以作为钠内向移动的交换。氢、钙、钾、氯和碳酸氢根均以这种方式被转运，这些次级转运系统介导了相当一部分的钠进入静息状态的细胞。当然，从根本上来讲，这些

机制均依赖于钠 - 钾 ATP 酶将钠离子泵出细胞来维持钠的梯度。在某些情况下，钾顺其电化学梯度向胞外移动也可为离子转运过程提供能量。

钠 - 钙交换转运系统

至少已有两种钠 - 钙交换 (sodium-calcium exchange, NCX) 系统在质膜上被发现。分布最广泛的是 NCX 系统[12, 13]。这一转运分子每运载 3 个钠离子进入细胞就将 1 个钙离子运出细胞。NCX 交换体对钙的亲和力（$K_{m(Ca)} \approx 1.0$ μmol/L）低于钙 ATP 酶，但其密度远高于钙 ATP 酶，因此总的转运能力高出近 50 倍。这一转运系统在可兴奋性细胞中发挥重要作用，因为这些细胞电活动期间的钙内流大大超出了 ATP 酶的转运能力。

图 9.3 中显示的实验表明了乌贼轴突上钠 - 钙交换的运行机制。胞内游离的钙离子浓度通过钙指示剂——水母发光蛋白 (aequorin) 的荧光强度来测量。在稳定状态时，顺其电化学梯度内流的钙被离子交换体介导的外向转运所平衡 [图 9.3(A)]。在实验开始时 [图 9.3(B)]，因轴突被浸泡在高钙液 (112 mmol/L) 中，胞内钙离子浓度相当高。当胞外钙浓度降低时，被动的内流减少。结果，胞内钙离子浓度将降低，以重新调定钙内流驱动力，直至被动内流再次与排出速率相当。另一方面，降低胞外钠离子浓度，将增加胞内的钙离子浓度。这是因为降低的钠内流驱动力减缓了交换体排出钙的速率，胞内钙离子浓度因此提高，直到钙离子内流被降低到相应的水平。将钠离子换成锂离子 (锂离子不能通过交换体) 将导致胞内钙离子的进一步增加。

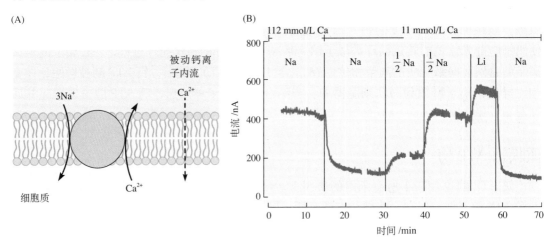

图 9.3 钙离子转运出乌贼轴突。(A) 钠 - 钙交换模式图。沿降低其电化学梯度方向内流入 3 个钠离子偶联了 1 个钙离子的排出。当通过交换体的外向钙转运与内向钙漏流相当时，钙离子浓度达到稳态。(B) 改变胞外钙和钠浓度对胞内钙离子浓度的影响。胞内钙离子浓度的改变通过测量注入的 aequorin 的荧光强度变化来显示，读数的增加表明胞内游离钙离子浓度的增加。将胞外钙浓度从 112 mmol/L 减少到 11 mmol/L 将降低胞内钙离子浓度。减少胞外的钠将降低钙离子的外向转运，从而增加胞内钙离子浓度。锂离子不能在转运系统中取代钠离子。(引自 Baker, Hodgkin, and Ridgeway, 1971。)

钠 - 钙交换的翻转

通过改变一种或几种参与交换的离子梯度，离子交换机制可以被反方向运行。NCX 交换体家族一个令人感兴趣的特点就在于这样的翻转能够在生理情况下发生。当翻转发生时，钙通过该系统进入细胞，同时钠被排出。该转运的方向明确地取决于：3 个钠离子流入提供的能量多于还是少于排出 1 个钙离子所需的能量。决定这样的能量平衡的一个因素是细胞的跨膜电位。这是因为这一转运过程不是电中性的，即每一轮前向的运行将导致一个正电荷的跨膜内向净转移。因此，前向转运将被膜电位的超极化加速，而被膜的去极化阻碍，甚至翻转。

钠流入产生的能量（或其被排出所需的能量）就等于跨膜的电荷和介导这一移动的驱动力的乘积，换句话说，即电荷乘上钠平衡电位（E_{Na}）与膜电位（V_m）之间的差值。对于 3 个钠离子，即为 $3(E_{Na}-V_m)$。类似地，对一个（两价）钙离子，能量值是 $2(2E_{Ca}-V_m)$。当膜电位处于某一值时，这两个能量将正好相等，从而不发生交换。这个值就被称为翻转电位 V_r，因此有：

$$3(E_{Na}-V_r) = 2(2E_{Ca}-V_r)$$

即（通过计算）：

$$V_r=3E_{Na}-2E_{Ca}$$

在膜电位负于 V_r 时，钠流入细胞而钙被转运出细胞。当膜电位更正时，钠流和钙流将翻转。

假设一个神经细胞的胞内钠离子和钙离子浓度分别为 15 mmol/L 和 100 nmol/L，且被孵育在钠离子浓度为 150 mmol/L、钙离子浓度为 2 mmol/L 的溶液中。这些假设的离子浓度符合哺乳动物细胞的生理情况。通过 Nernst 方程（见第 4 章），可计算出钠的平衡电位为 +58 mV，钙的平衡电位为 +124 mV。通过 NCX 交换体的离子运动在膜电位为 –74 mV（即 V_r）时为零。该值在大多数细胞的静息膜电位范围内，因此，对于任一给定的细胞，根据其具体的膜电位以及先前是否存在钠或钙的聚集，通过 NCX 交换体的离子运动可能在不同方向上。

视网膜视杆细胞上的钠 - 钙交换

很明显，对静息膜电位较小的细胞而言，NCX 型的交换体不是一个理想的排钙系统。相反，钙不是被排出而是在这些细胞的细胞质中被积聚，直至达到一个相对较高的稳定状态浓度。其中的一个例子是脊椎动物的视杆细胞，该细胞静息电位在 –40 mV 左右（见第 20 章）。视杆细胞外段的胞膜上有另一类钠 - 钙交换体分子[14]。除了转运钠和钙，这类分子还转运钾，因此被缩写为 NCKX。与 NCX 交换体相比，NCKX 系统因化学计量特性上的两点不同之处而得到额外的"提升"：① 4 个（而不是 3 个）钠离子进入细胞交换 1 个钙离子被排出；②类似于钠离子，钾离子顺电化学梯度方向排出，为转运过程提供额外的工作能量。因此，这一钠 - 钾 - 钙交换体的翻转电位为：

$$V_r=4E_{Na}-E_K-2E_{Ca}$$

利用前述有关 E_{Na}(58 mV)、E_{Ca}(124 mV) 的假定，进一步假定 E_K 为 –90 mV，得到 V_r 为 +74 mV。显然，通过 NCKX 交换体的转运过程不大可能被翻转。

另一考察该交换系统的方法是，查明当 V_r 等于细胞的静息电位时胞内的钙离子浓度。使用同样的假定，我们发现当 V_r=–40 mV 时，E_{Ca}=181 mV。当胞外钙离子浓度为 2 mmol/L 时，相当于胞内钙离子浓度为 1 nmol/L。换句话说，从能量的角度看，当膜电位为 –40 mV 时，该交换体将胞内钙离子浓度降低到 1 nmol/L 是完全可能的。然而，如此之低的浓度在实际中并不能达到，因为该浓度比交换体分子对钙离子的亲和力低了约两个数量级。

氯转运

所有细胞的胞内氯浓度都受到精细的调控。在神经细胞中，这样的调控尤其重要——因为直接的突触抑制（见第 11 章）依赖于细胞内低氯浓度的维持。尽管氯离子敏感的 ATP 酶已在多种组织（包括脑组织）中被发现[15]，神经细胞上大部分的跨膜氯转运仍是通过次级转运机制发挥作用。其中，最重要的两个阳离子偶联转运系统包括：①将氯转运入细胞的钠 - 钾 - 氯转运机制；②外向的钾 - 氯协同转运机制。此外，所有的细胞均含一个或多个主要用于调控细胞内 pH 的氯 - 碳酸氢根交换系统。

内向氯转运

在许多细胞中，如骨骼肌纤维、肾小管细胞和乌贼轴突，氯被主动聚集。氯的聚集依赖于细胞外的钠和钾的浓度，钠 - 钾 - 氯转运系统将三种离子一同跨膜转运入细胞[16]。钠离子顺浓度梯度的移动提供了所需的能量。在乌贼轴突中，钠 - 钾 - 氯转运系统的化学计量特性为 2 : 1 : 3。在肾脏细胞中，这一特性为 1 : 1 : 2，同时，肾脏的这一转运系统还能以不依赖于钾离子的机制运行，将钠离子和氯离子按 1 : 1 的比例转运 [图 9.4(A)]。

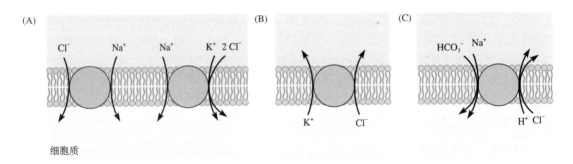

图 9.4　**氯转运机制**。(A) 在许多细胞上，内向氯转运由两种独立的机制介导，它们均利用钠离子的电化学梯度提供能量。其一是钠 - 氯协同转运；另一种是钠 - 钾 - 氯协同转运，其化学计量特性为 1 : 1 : 2。(B) 钾 - 氯协同转运利用钾离子的外向电化学梯度将氯转运出细胞。(C) 钠依赖的氯 - 碳酸氢根交换利用内向钠离子梯度将氯移出细胞，同时以氢交换碳酸氢根。注意所有的氯转运系统均为电中性的。

钾 - 氯外向协同转运

第二类主要的氯离子转运机制为氯和钾的跨膜外向协同转运 [图 9.4(B)]。钾 - 氯协同转运对多种组织细胞容积的调节功能早已广为人知。目前又有越来越多的证据表明，这一转运机制在神经细胞调节胞内氯浓度的过程中也发挥重要作用[17]。这一系统介导的离子转运对细胞外钠浓度不敏感，其外向转运氯所需的能量完全由钾顺电化学梯度的外向移动提供。

前述内向和外向转运系统均能被氯转运抑制剂利尿磺胺 (furosemide) 和丁苯氧酸 (bumetanide) 所阻断。

氯 - 碳酸氢根交换

氯 - 碳酸氢根交换系统与钠 - 氢交换一起平行运行，主要作用是调控胞内 pH[18]。细胞质碱化产生碳酸氢根离子的外向浓度梯度，进而驱动简单的氯 - 碳酸氢根交换，即将碳酸氢根转运出细胞，并以 1:1 的比例交换氯进入。从定量的角度，在可兴奋细胞中，这一系统调节胞内氯离子浓度的作用很小。

最初关于钠依赖的氯 - 碳酸氢根交换的研究是在乌贼轴突和蜗牛神经元上实现的 [19, 20]。当细胞质因盐酸 (HCl) 注入或 CO_2 暴露而酸化后，其恢复过程将因胞外碳酸氢根浓度的减少，或胞内氯浓度的耗竭而延后。此外，当从胞外灌流液中移除钠后，酸化后的恢复过程几乎完全消失。因此，这一恢复过程包含了钠离子顺其电化学梯度的内向移动，并伴随着碳酸氢根离子进入细胞以交换氯离子。因为这样的一个系统是电中性的，它被假设还包含了氢的外向转运，如图 9.4(C) 所示。这一交换机制可被 SITS(4-acetamido-4′-isothiocyanostilbene-2,2′-disulfonica acid)，或其相关化合物 DIDS(4,4′-diisothiocyanostilbene-2,2′-disulfonate) 所阻断。

神经递质的转运

除了转运无机带电离子，神经细胞也利用一些机制聚集其他多种物质，包括某些参与突触传递过程的物质 (见第 11 章)。神经递质被转运至突触前神经末梢细胞质里的细胞器 (突触囊泡) 中储存，并在此处等待释放。去甲肾上腺素、5- 羟色胺、γ- 氨基丁酸 (GABA)、甘氨酸和谷氨酸等神经递质被释放后，突触末梢或邻近的胶质细胞质膜上的转运体将其从细胞间隙中回收。所有这些回收过程均包含了利用钠离子、钾离子或氢离子顺其电化学梯度移动提供能量的次级转运机制，以支持神经递质的聚集。

转运进入突触前囊泡

神经递质在神经末梢细胞质中合成，然后被质子外流偶联的次级转运机制富集到突触前囊泡中。这一转运机制与钠离子驱动的跨质膜的次级转运相类似，区别在于：质子浓度梯度代替了钠离子梯度，质子浓度梯度是由 H^+-ATP 酶从细胞质转运氢离子进入囊泡而形成的 [21]。

共有三个基因家族的质子偶联转运体表达在可分泌囊泡的脂质双层膜上 (表 9.1)，被分别命名为 SLC17、SLC18 和 SLC32(SLC 代表 "solute carrier" ——溶质载体)。SLC18 有三种亚型 [22]。其中的两类为单胺转运体 VMAT1(SLC18A1) 和 VMAT2(SLC18A2)，它们负责富集去甲肾上腺素、多巴胺、组胺和 5- 羟色胺 (5-HT)。第三类转运体 VAChT(SLC18A3) 负责富集乙酰胆碱 (ACh)。GABA 和甘氨酸由同一基因 (SLC32) 的产物负责转运，被称为囊泡抑制性氨基酸转运体 (VIAAT) 或囊泡 GABA 转运体 (VGAT)[23]。谷氨酸也有一类自己的转运家族——SLC17，其中的三个亚型已被确定，包括 VGLUT1、2 和 3(SLC17A7、A6 和 A8)[24]。谷氨酸转运体因其包含了氯离子向囊泡内的协同转运而与众不同 [25]。VGLUT1 和 VGLUT2 分别分布在脑内不同突触 [26]。VGLUT3 被发现分布在不同的神经和非神经结构中，包括非谷氨酸能突触。它也负责了内耳毛细胞囊泡中谷氨酸的摄取。VGLUT3 基因敲除小鼠表现严重耳聋，就是因为其内耳毛细胞不能释放谷氨酸。

表 9.1   神经递质转运体的分类

基因家族	转运体	转运物质
囊泡装载		
SLC18	VMAT1,2	去甲肾上腺素、多巴胺、组胺、5-羟色胺
SLC18	VAChT	乙酰胆碱
SLC32	VIAAT,VGAT	甘氨酸、GABA
SLC17	VGLUT1,2,3	谷氨酸
递质摄取		
SLC1	EAAT1(GLAST),EAAT2-5	谷氨酸
SLC6	GAT1,2	GABA
	NET	去甲肾上腺素
	DAT	多巴胺
	SERT	5-羟色胺
	GLYT1,2	甘氨酸

　　跨囊泡膜存在着一个相当大的驱动质子外流的电化学梯度。例如，在充满的单胺能或胆碱能囊泡中，跨囊泡膜的 pH 梯度约为 -1.4 个单位，由此而产生的电学梯度约为 $+40$ mV。这些递质摄取系统的化学计量特性显示在图 9.5 中。因为这些交换过程均是非电中性的，它们同时依赖于跨囊泡膜的电位差和 pH 梯度。

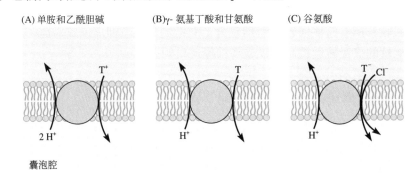

(A) 单胺和乙酰胆碱   (B)γ-氨基丁酸和甘氨酸   (C) 谷氨酸

图 9.5   神经递质向突触囊泡内的转运。 氢 ATP 酶将质子从细胞质转运进入囊泡，形成使质子从囊泡向外流的电化学梯度。质子通过次级转运分子介导的外流提供了在囊泡中富集神经递质 (T) 所需的能量。对单胺和乙酰胆碱转运，推测其化学计量特性为 2:1(A)，对甘氨酸和 GABA(B) 以及谷氨酸 (C) 则为 1:1。谷氨酸的转运伴随着氯离子进入囊泡。

递质摄取

　　绝大多数的神经递质在被突触前神经末梢释放到突触间隙后，由神经末梢自身或邻近的胶质细胞回收 (见第 10 章)。一般来讲，这个恢复过程有两个方面的生理意义：①递质被从突触区域的细胞外空间移除，有助于终止其突触传递效应，并阻止其向其他突触区域扩散；②被神经末梢回收的递质分子能够被重新包装，用于再次释放。所有的摄取机制均利用钠离子的电化学梯度将递质分了跨膜转运到细胞质中。

　　两类主要的递质摄取家族表达在神经元和胶质细胞的细胞膜上[28, 29]。*SLC1* 家族成员介导了谷氨酸和中性氨基酸的摄取，SLC6 家族成员则介导了多巴胺、5-HT、去甲肾上腺素、甘氨酸和 GABA 的摄取。每一家族转运体均有一系列的亚型 (见表 9.1)。在 SLC1 系统中，内向转运 1 个谷氨酸离子偶联了 2 个钠离子的内流和 1 个钾离子的外流，并偶联 1 个氢氧根离子的外排或 1 个质子的内流 [图 9.6(A)][30]。在 SLC6 系统中，每 1 个递质分子的摄取伴随着 2 个钠离子和 1 个氯离子的进入 [图 9.6(B)][31]。

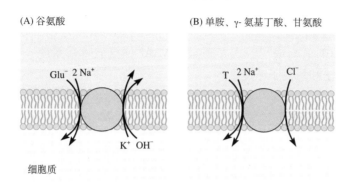

图 9.6　**神经递质的摄取**。(A)1 个谷氨酸分子的摄取偶联着 2 个钠离子的内流和 1 个钾离子的外流，并伴随着 1 个氢氧根离子 (或碳酸氢根离子) 的外排。(B) 在 GABA、甘氨酸和单胺 (包括去甲肾上腺素、多巴胺和 5- 羟色胺) 摄取系统中，递质 (T) 的回收偶联着 2 个钠离子的内流，并伴随着 1 个氯离子的摄取。乙酰胆碱分解后的胆碱以与 GABA/ 甘氨酸 / 单胺系统以相同的化学计量特性被神经末梢回收。

这些间接偶联的递质摄取转运机制的一个有趣之处在于，通常它们均非电中性的。因此，递质转运的方向能被膜电位的去极化 (有时甚至是在生理范围内的膜电位) 翻转 [32]。目前已在鲶鱼视网膜细胞上发现利用该机制外向转运 GABA[33]。因此，这样的转运系统不仅仅介导了递质的重摄取，也可能作为递质释放机制发挥功能。递质摄取的翻转也可能带来不利的效应。在中风或外伤导致的脑损伤中，谷氨酸的外向转运将导致损伤区域神经元周围谷氨酸细胞毒性的累积，因而促进细胞死亡 [34]。

SLC1 家族包含了 5 个高亲和力谷氨酸转运体：兴奋性氨基酸转运体 (EAAT)1、2、3、4 和 5(见表 9.1)。EAAT1 是在人类胶质细胞中发现的胶质高亲和力谷氨酸转运体 (GLAST)，在小脑中表达尤其丰富。这一转运体也在视网膜支持细胞中被发现，它还负责摄取内耳毛细胞释放出的谷氨酸 [35]。EAAT2 在星形胶质细胞中被发现，尤其是大脑皮层和海马中的星形胶质细胞。EAAT3 在全脑的神经元中均有表达，包括大脑皮层、海马、上丘和丘脑神经元。EAAT4 主要在小脑浦肯野细胞突触后树突棘上表达，转运过程中存在着较大的氯离子电导。EAAT5 主要在视网膜的视杆细胞和双极细胞中存在，转运过程中也表现出很明显的氯离子电导。

SLC6 家族包含了 GABA 的转运体 GAT、去甲肾上腺素的转运体 NET、多巴胺的转运体 DAT、5- 羟色胺的转运体 SERT 和甘氨酸的转运体 GLYT。GABA 的转运体有三种亚型：GAT1、2 和 3。GAT1 是大脑中最主要的神经元转运体。这一转运体主要沿轴突及突触前神经末梢周围分布。在脑内，GAT2 主要分布在脑膜、室管膜和脉络丛，因此与神经信号过程无关。GAT3 表达在胶质细胞中。NET 在周围和中枢神经系统的去甲肾上腺素能神经元，以及肾上腺嗜铬细胞中表达。DAT 在脑内的多巴胺能神经元中被发现，主要分布在突触连接周围。SERT 在脑内广泛分布，表达于突触区域外的轴突膜上。GLYT 有两种亚型。GLYT2 为神经元转运体，被发现与甘氨酸神经末梢相关。这一转运体与 *SLC6* 家族其他成员不同，其转运的化学计量特性为 3 个钠离子 :1 个氯离子 :1 个分子的甘氨酸，提示其能够将细胞外的甘氨酸浓度维持在极低水平。GLYT1 是主要的胶质甘氨酸转运体，并有 5 个剪切变体：GLYT1a ~ e。GLYT1b 和 c 是神经系统特异性的，而 GLYT1e 和 f 仅在视网膜中被发现。

ACh 以一种完全不同的方式再循环。ACh 在细胞质中以乙酰辅酶 A(acetyl-CoA) 和胆碱为原料合成（见第 15 章）。从突触前末梢释放后，ACh 的突触后效应被乙酰胆碱酯酶终止，并被分解为乙酸和胆碱。其中，大约一半的胆碱被高亲和力 (K_m 2 μmol/L) 的摄取机制回收，并复用于 ACh 的合成[36]。与单胺及 GABA/ 甘氨酸转运系统一样，胆碱的摄取依赖于细胞外的钠离子和氯离子浓度。

转运体的分子结构

到目前为止，我们仅讨论了转运体的功能特点，还没有涉及它们的分子结构。与膜通道一样（见第 5 章），每一转运功能组均被一个特定的蛋白质或（更常见的），一个蛋白家族所代表。许多这样的蛋白质已经被分离和克隆，并对其在膜上的构象作出了推演。它们的结构被总结如下，图 9.7 显示了其中的例子。这些蛋白质都有 9 ~ 12 个跨膜片段，推测它们形成通道样结构，物质经这些通道借助于交替暴露到胞内、外空间的结合位点而得以移动。

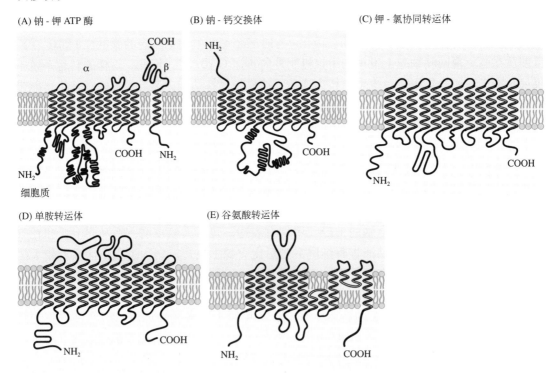

图 9.7　转运分子的构象。 许多转运分子已经被克隆，其结构也已通过亲水性分析被推演。(A) 钠－钾 ATP 酶由一个含 8 ~ 10 个跨膜片段的 α 亚单位（见正文），以及一个小一点的、仅一次跨膜的 β 亚单位构成。钙 ATP 酶具有相似的结构。(B) 钠 - 钙交换体含 11 个跨膜片段。(C) 钾 - 氯协同转运体、阴离子交换分子和钠 - 钾 - 氯转运体共享相同的膜构象，含有 12 个跨膜片段。(D) 单胺摄取转运体亚单位含 12 个跨膜片段。(E) 谷氨酸转运体亚单位含 8 个跨膜片段，以及胞外、胞内环各 1 个。

ATP 酶

钠 - 钾 ATP 酶分子结构已了解得较为详细[37, 38]。它由两个亚单位(α 亚单位和 β 亚单位)组装而成。α 亚单位的表观分子质量约为 100 kDa，它负责泵的酶活性并包含所有的底物结合位点。较小的（约 35 kDa)β 亚单位包含一系列的胞外糖基化位点，它们对泵的功能十分必要，但确切的效应尚不清楚。图 9.7(A) 显示了推测的亚单位结构。α 亚单位有 10 个跨膜片段，其中的 4 个 (M4、M5、M6 和 M8) 推测形成包含阳离子结合位点的跨膜孔道。核苷酸结合位点和磷酸化位点定位于 M4 和 M5 之间的广大胞内区。β 亚单位仅含一个推定的跨膜区域，大部分肽段位于胞外空间。α 亚单位共有 4 种亚型 (α1 ~ α4)，均在神经系统中有表达。三种已知 β 亚单位亚型中的两种 (β1 和 β2) 也已在神经组织中被发现。

钙 ATP 酶由一条约 100 kDa 的单链多肽构成，与钠 - 钾 ATP 酶的 α 亚单位有类似的结构，但在羟基末端多出一个胞内片段[11]。与钠 - 钾 ATP 酶不同的是，它不需要 β 亚单位来发挥酶活性。肌浆网 / 内质网钙 ATP 酶 (SERCA) 家族包含了三个基本的基因产物——SERCA1、SERCA2 和 SERCA3，其中的每一个产物均含有两个可变剪切转录体。SERCA1a 的分子结构已经通过 X 射线晶体衍射成像在 0.26 nm 的分辨率解析出来[39]。质膜钙泵家族与 SERCA 酶家族的结构类似，包含了 4 个基本的基因产物 (PMCA1 ~ 4)，并通过可变剪切共产生了约 30 种不同的亚型。

钠 - 钙交换体

钠 - 钙交换体分子在整个动物界都有广泛分布。NCX 交换体家族包含了三个哺乳动物同源体——NCX1 ~ 3。NCX1 在心肌中被发现，NCX2 和 NCX3 在脑中被发现[40]。NCX1 具有 938 个氨基酸，并含 9 个跨膜片段 [图 9.7(B)]。"α- 重复"同源区域在该分子的第 2、第 3 和第 7 片段被发现。该分子的第 2 和第 3 片段之间还有一个胞外的"重进入环"，胞内的"重进入环"位于第 7 和第 8 片段之间。位于第 5 和第 6 片段之间的胞内大环是一个扩展的可变剪切位点，该环包含了重要的调节结合位点，但对转运过程并非必需。

NCKX1 交换体更大一些，具有 1199 个氨基酸。这一家族的其他成员 (NCKX2 ~ 4) 要小一些，具有 600 ~ 660 个氨基酸。它们都有 11 个跨膜片段，并且跟 NCX 交换体一样，在分子的中段均有一个胞内大环[41]。

氯转运体

钾 - 氯协同转运体 (KCC1 ~ KCC4) 和钠 - 钾 -2 氯转运体 (NKCC1 和 NKCC2) 为同一电中性阳离子偶联转运分子基因家族的成员，结构也类似[41]。KCC 蛋白具有大约 1100 个氨基酸，其胞内氨基末端和羟基末端被 12 个跨膜片段分开 [图 9.7(C)]。NKCC 分子更大一些（约 1200 个氨基酸），与 KCC 有类似的拓扑结构。NKCC2 特异地定位于肾脏中，而不存在于神经系统中。KCC2 特异性存在于脑中。

钠离子依赖的氯－碳酸氢根交换体 (NDCBE) 已从人类脑组织中和乌贼轴突中克隆[42, 43]。乌贼轴突中这一蛋白质具有 1200 个氨基酸，其胞内氨基末端和羟基末端被 14 个跨膜片段分开。人类中这一蛋白质稍小一些。

神经递质的转运分子

单胺和 ACh 转运体 (VMAT1、2 和 VAChT) 是最先被克隆出来的囊泡转运体[44]。这些分子长度在 520 ～ 530 个氨基酸，亲水性分析表明它们含 12 个跨膜片段 [图 9.7(D)][22]。VAChT 与 VMAT1 和 VMAT2 之间有 40% 的序列同源性，后两者之间有 65% 的序列同源性。GABA 和甘氨酸的囊泡转运体分子也已被克隆[45, 46]，其结构与单胺和 ACh 转运体的结构有很大差异，仅有 10 个推定的跨膜片段。囊泡谷氨酸转运体家族三个成员的分子量约为 65 kDa，具有 560 ～ 590 个氨基酸，含 10 个跨膜螺旋[47]。

去甲肾上腺素 (NET)、5- 羟色胺 (SERT)、多巴胺 (DAT)、GABA(GAT) 和甘氨酸 (GLYT) 进入轴突末梢所需的相关的蛋白家族的表观分子质量在 80 ～ 100 kDa 之间[48]。胆碱转运体的一级序列提示其可能也属于同一超家族[49]。单胺转运体的一个细菌同源物 (LeuT$_{Aa}$) 的晶体结构已在 1.65 Å 的分辨率进行了解析[50]。该分子为一个二聚体，其每一个亚单位包含 12 个跨膜片段。

负责摄取谷氨酸的蛋白家族中已有 5 个成员被分离确定[51]。它们均较小，含有 500 ～ 600 个氨基酸，表观分子质量约为 65 kDa。一个细菌同源转运体 (Glt$_{Ph}$) 的结构已在 3.5Å 的分辨率被解析[52]。该分子三个亚单位中的每一个均有 8 个跨膜片段，还有 2 个发夹状环分别嵌入质膜相对的两面 [图 9.7(E)]。

转运机制的生理意义

初级和次级主动离子转运分子为维持细胞的稳态提供了基本的背景性机制。然而，它们在神经系统功能中的作用常常远超如此相对平凡的"管家责任"，并在细胞信号转导中发挥主动的效应。举例如下：在较小的神经分支中，钠 - 钾 ATP 酶被动作电位活动期间聚集的钠离子激活，从而产生一个暂时的超极化并阻断传导。

另一个例子与神经递质 GABA 作用于 GABA$_A$ 受体的效应有关，该受体被激活后形成氯离子通道 (见第 11 章)。在成熟的神经细胞上，GABA 导致内向的氯离子流，并产生超极化。然而，在胚胎期的大鼠神经细胞上，GABA 导致去极化。在出生后的发育过程中，这一去极化反应逐渐消失，并最终为超极化反应取代。这一突触行为的变化之所以发生，是因为胞内氯浓度在胚胎期神经元中相对较高，而在出生后逐步降低直到成熟水平。这一胞内氯浓度的变化是跨膜氯转运变化的直接结果。在胚胎期神经元上，氯转运主要为内向导向的 NKCC1 转运体主导，因此胞内氯浓度相对较高。在出生后发育的过程中，NKCC1 的表达显著降低[53]。同时，在胚胎神经元上并不表达的外向氯转运体 KCC2 表达显著增加[54, 55]。

最后，值得一提的是，单胺转运体 (如 SERT) 是治疗精神类疾病 (如抑郁症和焦虑症) 最主要的药物分子 (如 fluoxetine、Prozac 等) 的作用靶标[56]。

综上所述，相对于离子通道被视为用于产生电信号，转运体分子可以被视为用于维持背景性条件，在此基础上电信号才得以产生。此外，我们还应记住，这两种类型的分子常常以一种非常复杂的方式相互作用，并以此调控神经系统功能。

小结

- 多种膜蛋白转运物质进出细胞。一个例子是钠 - 钾 ATP 酶，它每水解 1 个 ATP 分子，跨膜外向转运 3 个钠离子，同时内向转运 2 个钾离子。尽管有进出细胞的稳定泄露，这一转运系统将胞内钠和钾的浓度维持在恒定水平。
- 细胞质中钙浓度被两类钙 ATP 酶的活动维持在较低水平。其一是质膜钙 ATP 酶，它将钙转运出细胞；另一类是内质网 / 肌浆网钙 ATP 酶，它将钙富集到细胞器中。
- 钙转运的另一机制是钠 - 钙交换：钠离子顺其电化学梯度流入细胞，为外向转运钙离子提供能量。这一机制是次级转运的一个实例，它依赖于钠 - 钾 ATP 酶建立起来的钠离子梯度。在大多数神经元上，这一转运分子以 3 个钠离子交换 1 个钙离子。在某些生理情况下，此交换体可反向运行。在视网膜视杆细胞中，交换体分子转运 1 个钙离子和 1 个钾离子离开细胞，以此交换 4 个钠离子的进入。
- 细胞中有两种主要的排氯机制。其一是氯 - 碳酸氢根交换，它对胞内 pH 的调节非常重要，且其运行依赖于钠离子的电化学梯度。第二种是钾 - 氯协同转运，它依赖于驱动钾离子跨膜外向移动的电化学梯度。在某些细胞中，氯被富集而非排出。氯的富集依赖于钠离子的电化学梯度，并伴随着钾离子的内向移动。
- 在突触前囊泡中，氢 - 递质交换系统将神经递质从细胞质转运入囊泡。突触前末梢释放的神经递质从胞外空间的清除，则由神经元和胶质细胞膜上的摄取系统利用钠 - 递质协同转运完成。
- 已经知道大多数转运分子的氨基酸序列，且推测出它们在膜上的构象。大多数转运分子含 9 ~ 12 个跨膜片段，并被认为形成孔道样结构，通过这些孔道，离子被交替暴露于细胞内、外空间的结合位点所移动。

（张　骏 译；胡志安 校）

参 考 文 献

1　Hodgkin, A. L., and Keynes, R. D. 1955. *J. Physiol*. 128: 28-60.

2　Caldwell, P. C. et al. 1960. *J. Physiol*. 152: 561-590.

3　Skou, J. C. 1957. *Biochim. Biophys. Acta* 23: 394-401.

4　Skou, J. C. 1988. *Methods Enzymol*. 156: 1-25.

5　Jorgensen, P. L., Hakansson, K. O., and Karlish, S. J. D. 2003. *Annu. Rev. Physiol*. 65: 817-849.

6　Baker, P. F. et al. 1969. *J. Physiol*. 200: 459-496.

7　Thomas, R. C. 1969. *J. Physiol*. 201: 495-514.

8　Thomas, R. C. 1972. *J. Physiol*. 220: 55-71.

9　MacLennan, D. H., Abu-Abed, M., and Kang, C. H. 2002. *J. Mol. Cell. Cardiol*. 34: 897-918.

10　Rizzuto, R., and Pozzan, T. 2006. *Physiol. Rev*. 86: 369-408.

11　Carafoli, E., and Brini, M. 2000. *Curr. Opin. Chem. Biol*. 4: 152-161.

12　Blaustein, M. P., and Lederer, W. J. 1999. *Physiol. Rev*. 79: 763-854.

13　Annunziato, L., Pignataro, G., and DiRenzo, G. F. 2004. *Pharmacol. Rev*. 56: 633-654.

14　Schnetkamp, P. P. M. 2004. *Pflügers Arch*. 447: 683-688.

15　Gerencser, G. A., and Zhang, J. 2003. *Biochim. Biophys. Acta* 1618: 133-139.

16　Russell, J. M. 2000. *Physiol. Rev*. 80: 211-276.

17　Mercado, A., Mount, D. B. and Gamba, G. 2004. *Neurochem. Res*. 29: 17-25.

18　Romero, M. F., Fulton, C. M., and Boron, W. F. 2004. *Pflügers Arch*. 447: 495-509.

19　Russell, J. M., and Boron, W. F. 1976. *Nature* 264: 73-74.

20　Thomas, R. C. 1977. *J. Physiol*. 273. 317-338.

21　Edwards, R. H. 2007. *Neuron* 55: 835-858.

22　Elden, L. E. et al. 2004. *Pflügers Arch*. 447: 636-640.

23　Gasnier, B. 2004. *Pflügers Arch*. 447: 756-759.

24　Takamnori, S. 2006. *Neurosci. Res*. 55: 343-351.

25　Bellochio, E. E. et al. 2000. *Science* 289: 957-960.

26　Fremeau, R. T. et al. 2004. *Science* 304: 1815-1819.

27　Seal, R. P. et al. 2008. *Neuron* 24: 173-174.

28　Gether, U. et al. 2006. *Trends Pharmacol. Sci*. 27: 375-383.

29　Torres, G. E., and Amara, S. G. 2007. *Curr. Opin. Neurobiol*. 17: 304-312.

30　Kanai, Y., and Hediger, M. A. 2004. *Pflügers Arch*. 447: 469-479.

31　Chen, N-H, Reith, M. E. A., and Quick, M. W. 2004. *Pflügers Arch*. 447: 519-531.

32　Attwell, D., Barbour, B., and Szatkowski, M. 1993. *Neuron* 11: 401-407.

33　Cammack, J. N., and Schwartz, E. A. 1993. *J. Physiol*. 472: 81-102.

34　Rossi, D. J., Oshima, T., and Attwell, D. 2000. *Nature* 403: 316-321.

35　Glowatzki, E. et al. 2006. *J. Neurosci*. 26: 7659-7664.

36　Iversen, L. L. et al. 2009. *Introduction to Neuropsychopharmacology*. Oxford University Press, New York, pp. 130-131.

37　Horisberger, J. D. 2004. *Physiology* 19: 377-387.

38　Martin, D. W. 2005. *Semin. Nephrol*. 25: 282-281.

39　Toyoshima, C. et al. 2000. *Nature* 405: 647-655.

40　Phillipson, K. D., and Nicoll, D. A. 2000. *Annu. Rev. Physiol*. 62: 111-133.

41　Herbert, S. C., Mount, D. B., and Gamba, G. 2004. *Pflügers Arch*. 447: 580-593.

42　Grichtchenko, I. I. et al. 2001. *J. Biol. Chem*. 276: 8358-8363.

43　Virkki, L. V. et al. 2003. *Am. J. Physiol*. 285: C771-C780.

44　Schuldiner, S., Schirvan, A., and Linial, M. 1995. *Physiol. Rev*. 75: 369-392.

45　McIntire, S. L. et al. 1997. *Nature* 389: 870-976.

46　Sagne, C. et al. 1997. *FEBS Lett*. 417: 177-183.

47　Fremeau, R. T., Jr. et al. 2002. *Proc. Natl. Acad. Sci. USA* 99: 14488-14493.

48　Nelson, N., and Lill, H. 1994. *J. Exp. Biol*. 196: 213-228.

49　Mayser, W., Schloss, P., and Betz, H. 1992. *FEBS Lett*. 305: 31-36.

50　Yamashita, A. et al. 2005. *Nature* 437: 215-223.

51　Palacin, M. et al. 1998. *Physiol. Rev*. 78: 969-1054.

52　Yernool, D. et al. 2004. *Nature* 431: 811-818.

53　Plotkin, M. D. et al. 1997. *Am. J. Physiol. Cell Physiol*. 272: C173-C183.

54　Rivera, C. et al. 1999. *Nature* 397: 251-255.

55　Lu, J., Karadsheh, M., and Delpire, E. 1999. *J. Neurobiol*. 39: 558-568.

56　Iverson, L. L. et al. 2009. *Introduction to Neuropsychopharmacology*. Oxford University Press, New York, pp. 306-316.

建 议 阅 读

Carafoli, E., and Brini, M. 2000. Calcium pumps: Structural basis for and mechanisms of calcium transmembrane transport. *Curr. Opin. Chem. Biol.* 4: 152-161.

Horisberger, J. D. 2004. Recent insights into the structure and mechanism of the sodium pump. *Physiology* 19: 377-387.

Martin, D. W. 2005. Structure-function relationships in the Na$^+$, K$^+$-pump. *Semin. Nephrol.* 25: 282-281.

Mercado, A., Mount, D. B., and Gamba, G. 2004. Electroneutral cation-chloride cotransporters in the central nervous system. *Neurochem. Res.* 29: 17-25.

Philipson, K. D., and Nicoll, D. A. 2000. Sodium-calcium exchange: A molecular *perspective*. *Annu. Rev.* Physiol. 62: 111-133.

Schnetkamp, P. P. 2004. The *SLC24* Na$^+$/Ca^{2+}-K$^+$ exchanger family: Vision and beyond. *Pflügers Arch.* 447: 683-688.

Torres, G. E., and Amara, S. G. 2007. Glutamate and monoamine transporters: New visions of form and function. *Curr. Opin. Neurobiol.* 17: 304-312.

■ 第 10 章
神经胶质细胞的特性和功能

中枢和外周神经系统中的神经细胞被卫星细胞所包围。卫星细胞由外周神经系统的神经膜施万细胞和中枢神经系统的神经胶质细胞组成。在本章中我们将讨论这些卫星细胞的结构和特性，它们和神经元之间的相互作用，以及与其功能相关的悬而未决的问题。

神经胶质细胞大约占脑体积的一半，且在数量上远远超过神经元。神经胶质细胞的主要类型有寡突胶质细胞、星形胶质细胞及辐射状胶质细胞。小胶质细胞是中枢神经系统中单独的一群游走吞噬细胞。神经元和神经胶质细胞紧密缠绕在一起。两者的膜被宽度约为 20 nm 的狭窄的、充满液体的胞外间隙分开。同神经元膜一样，胶质细胞膜也含有离子通道、神经递质受体、离子转运泵及氨基酸转运体。此外，胶质细胞彼此之间以低电阻的、允许离子和小分子直接通过的缝隙连接相连。胶质细胞的静息电位比神经元的更负，不产生动作电位。

卫星细胞的基本功能包括：寡突胶质细胞和神经膜细胞形成围绕轴突的髓鞘，从而加速神经冲动的传导；胶质细胞和神经膜细胞分泌神经营养分子，并引导在发育期间生长中的轴突长至其靶点；在中枢神经系统中星形胶质细胞使毛细血管实现对某些分子不通透，从而形成血-脑屏障。小胶质细胞侵入损伤或炎症区，并吞噬细胞碎片。

由于胶质细胞膜和神经元膜紧靠在一起，这两类细胞之间发生动态的相互作用。神经元向狭窄的胞外空间释放 K^+ 和神经递质，使胶质细胞膜去极化。这种作用转而导致升高的细胞质钙离子浓度的波动，这种波动通过电偶联的胶质细胞网络扩布。激活的胶质细胞释放三磷酸腺苷(ATP)、谷氨酸和 K^+ 离子进入胞外空间。胶质细胞也增加具有高度神经活动的脑区局部的血液循环。在中枢神经系统中已经确定的胶质细胞的作用是，通过摄取神经递质和 K^+ 实现空间缓冲作用。目前的一个研究领域关注的是神经胶质细胞如何影响神经元间突触处的信号运作。

　　脑内的神经细胞被卫星细胞紧密包绕。这些卫星细胞谓之神经胶质细胞 (neuroglial cell)、胶质细胞 (glial cell) 或神经胶质 (glia)。据估计，胶质细胞在数量上远多于神经元，比例为 10∶1，占神经系统体积的一半。从发现时起，胶质细胞的功能就一直是向神经生物学家提出的一个挑战性的问题。尽管胶质细胞在数量上占优势，但是对神经系统生理活动的研究，往往只从神经元的角度去探讨，仿佛胶质细胞并不存在。本章着重讨论的实验，涉及胶质细胞的生理特性及其与神经元之间的功能性相互作用。目前已有专门论述胶质细胞的教科书 [1] 和杂志 (Glia，Neuron Glia Biology)。

历史回顾

　　胶质细胞是 Rudolf Virchow 于 1846 年首次描述的，当时他认为它们是"神经胶水"，并给它们定名。Virchow 一篇论文的节录诠释了其思想的韵味：

　　　　"迄今为止，当考虑神经系统时，我仅仅谈到了它的真正的神经部分。但是……重要的是对那种位于正常的神经组分之间的物质也要有所了解，将神经组分聚集在一起，并将此形成一个整体……(这) 诱使我给它取一个新的名字，叫作神经胶质细胞……经验告诉我们，这一脑和脊髓的间质组织，恰恰是病变发生频率最高的部位之一……血管在神经胶质内穿行，因此几乎各处胶质细胞均被插入其间的纤细薄层与神经物质相分隔，而并不与之直接接触 [2]。"

　　在随后的年代里，神经解剖学家和病理学家对神经胶质细胞进行了详细的研究，了解到它们是脑中最常见的肿瘤之源。这并不十分令人惊奇，因为，与绝大多数的神经元不同，某些胶质细胞在成年动物中依然能够分裂。早期关于胶质细胞对神经元的功能的推测，包括在结构上支持、为神经元提供营养物质、分泌营养性分子，以及防止神经冲动传导过程中电流扩布所引起的"串行" [3~5]。

胶质细胞的外观和分类

　　与神经元相比，神经胶质细胞一个明显的结构特征是没有轴突。图 10.1 显示了哺乳动物神经胶质细胞的典型结构。在脊椎动物的中枢神经系统，胶质细胞常可分为几个不同的类型 [1, 6]。

　　星形胶质细胞 (astrocyte) 与血管和神经元发生接触，主要有两个亚类：①纤维性星形胶质细胞，它们含有细丝，在脑白质的有髓神经纤维束中广泛分布；②原浆性星形胶质细胞，它们含有很少的纤维性物质，在灰质中围绕神经细胞的胞体、树突及突触，含量丰富。

　　寡突胶质细胞 (oligodendrocyte) 主要分布在白质内，围绕较大的轴突形成髓鞘 (见第 8 章)。

　　辐射状胶质细胞 (radial glial cell) 在发育中的中枢神经系统中起着必不可少的作用。它们跨越脊髓、视网膜、小脑或大脑皮层的全层而伸展至表面，形成伸长的细丝，沿此细丝，发育中的神经元迁移到其最终的目的地。此外，有些细胞类似于辐射状胶质细胞，已被证明在发育中的大脑皮层可以形成神经元。在成体中枢神经系统中，代表性的辐射状胶质细胞有小脑中的贝格曼细胞 (Bergmann cell) 和视网膜中的 Müller 细胞。

　　室管膜细胞 (ependymal cell) 排列在脑的内表面，在脑室内常被分类为胶质细胞。

　　小胶质细胞 (microglial cell) 在结构、特性及细胞谱系等方面，与神经胶质细胞不同 [7, 8]。

(A)
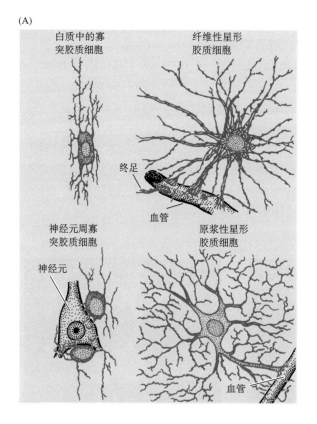

(B)
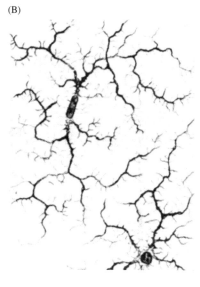

(C)
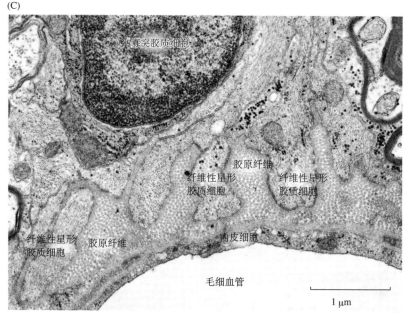

图 10.1　哺乳动物脑内的神经胶质细胞。(A) 寡突胶质细胞和星形胶质细胞，用银浸染法染色，代表了脊椎动物脑内胶质细胞的主要类型。它们与神经元密切相关。(B) 小胶质细胞是小的、游走的巨噬样细胞。(C) 大鼠视神经内胶质细胞的电镜图。下面的部分是由内皮细胞 (E) 作为内衬的一根毛细血管 (CAP) 腔。毛细血管被纤维性星形胶质细胞 (AS) 形成的终足所包围。在终足和内皮细胞之间是充满胶原纤维 (COL) 的空间。图的上部是一个寡突胶质细胞 (OL) 的细胞核，其右侧是髓鞘套包绕的轴突。[(A) 和 (B) 引自 Penfield，1932 和 Del Rio-Hortega，1920；(C) 引自 Peters, Palay and Webster, 1991。]

它们类似于血液中的巨噬细胞，并很可能来源于此类细胞。

在脊髓动物的外周神经及神经节中，**施万细胞** (Schwann cell) 类似于胶质细胞。它们围绕着快速传导的轴突形成髓鞘。神经膜细胞也包绕较小的轴突 (直径小于 1μm)，但不形成髓鞘。

本章中用**卫星细胞** (satellite cell) 这个术语从总体上泛指非神经元细胞，包括中枢神经系统的胶质细胞和外周的神经膜细胞。

对于各种类型的卫星细胞，可通过向它们注射标记物，如在活标本上注射染料，或用免疫学方法将它们区分开来 (图 10.2)。已制备出可特异性地与星形胶质细胞、寡突胶质细胞、小胶质细胞或神经膜细胞结合的抗体 [9]。例如，纤维性星形胶质细胞可用一种特异性识别胶质细胞纤维酸性蛋白或 GFAP 的抗体染色 [图 10.2(B)][10]。

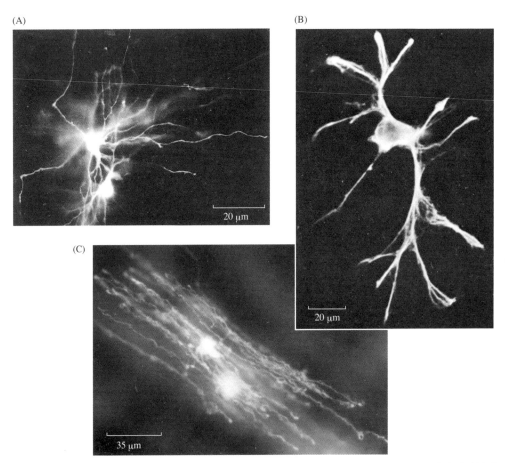

图 10.2 用细胞内注射和抗体标记的胶质细胞。(A) 在大鼠完整的视神经内，星形胶质细胞与染料的耦合。通过细胞内注射，一个星形胶质细胞充满荧光黄染料，染料扩布到相邻的一个星形胶质细胞。(B) 从大鲵视神经中新鲜分离的纤维性星形胶质细胞，用抗胶质细胞纤维酸性蛋白 (GFAP) 的抗体标记。抗体染色及形态无疑表明其为纤维性星形胶质细胞。(C) 大鼠视神经中充满细胞内注射的荧光黄染料的寡突胶质细胞。平行对称行走的纵向突起的外观是寡突胶质细胞所特有的。[(A) 和 (C) 引自 Butt and Ransom, 1993；照片承 A.M.Butt 提供；(B) 引自 Newman, 1986。]

像外周和中枢神经系统神经元一样，胶质细胞和神经膜细胞有不同的胚胎起源。中枢神经系统的胶质细胞来源于沿神经管排列的前体细胞，而神经膜细胞则来源于神经脊 (见

第 25 章)。在水蛭 [11] 和斑马鱼 [12] 这样的动物中，胶质细胞的发育可以在活的胚胎中直接观察。前体细胞可以通过注射一种标记物进行标记，或者在早期阶段用编码可传给子代的一种标志基因的病毒感染细胞来标记 [13]。之后这些被标记的细胞可被鉴定为星形胶质细胞或寡突胶质细胞。用这种方法，人们可以跟踪细胞谱系，并精确判断胶质细胞在发育过程中哪个阶段与神经元分道扬镳。小胶质细胞起源于中胚层，并能够移动至损伤部位。

神经元、胶质细胞和毛细血管之间的结构关系

神经元与胶质细胞紧密地包裹在一起，从脑组织的电镜图便可一目了然。图 10.3 显示大鼠小脑的一个例子。整个切片充满神经元与胶质细胞，两者可按若干标准区别开来。胶质细胞的突起偏细，在不少情况下突起不及 1 μm 粗。只有在胶质细胞核周围才有较大体积的胶质细胞胞质。细胞外空间限于狭窄的间隙，约 20 nm 宽，它们将所有的细胞边界

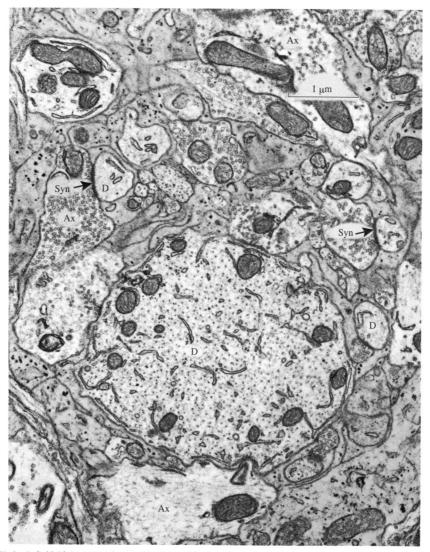

图 10.3　大鼠小脑中的神经元和胶质细胞突起。胶质细胞的成分以淡蓝色标示。神经元和胶质细胞总是以约 20 nm 宽的间隙隔开。神经元成分是树突 (D) 和轴突 (Ax)。两个突触 (Syn) 用箭头标出。(引自 Peters, Palay and Webster, 1991。)

分隔开来。在成体中枢神经系统的神经元与胶质细胞之间，未见到诸如突触结构或缝隙连接的特殊连接，且生理学实验也未能揭示在它们之间存在直接的低阻抗通路[14]。在发育的过程中，在胶质前体细胞和神经元之间可观察到类似突触的一时性结构[15]。然而胶质细胞之间确实通过缝隙连接构成的电突触彼此连接起来（见第 7 章）[14, 16]。胶质细胞、神经元、毛细血管和胞外空间之间的关系见图 10.4 的示意图。

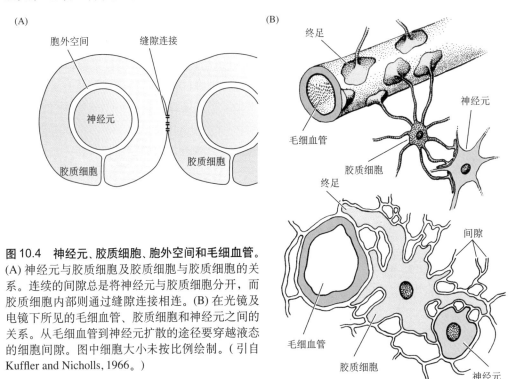

图 10.4　神经元、胶质细胞、胞外空间和毛细血管。
(A) 神经元与胶质细胞及胶质细胞与胶质细胞的关系。连续的间隙总是将神经元与胶质细胞分开，而胶质细胞内部则通过缝隙连接相连。(B) 在光镜及电镜下所见的毛细血管、胶质细胞和神经元之间的关系。从毛细血管到神经元扩散的途径要穿越液态的细胞间隙。图中细胞大小未按比例绘制。（引自 Kuffler and Nicholls, 1966。）

神经胶质细胞膜的生理特性

在对胶质细胞膜特性一无所知的时代下，由于技术上的原因， Kuffler 和 Potter[14] 应用水蛭中枢神经系统对胶质细胞进行记录。水蛭神经节内的胶质细胞大而透明（见图 18.12）。在解剖显微镜下，它们看起来像神经细胞之间的空隙，并且能用尖细的微电极或膜片钳电极对它们进行记录[17]。在对其生理特性鉴定之后，可用荧光标记物（如荧光黄）注入胶质细胞，并在活标本上观察其形状。一旦描述了水蛭胶质细胞，记录和标记两栖类及哺乳类的胶质细胞就变得可行了[18]，已发现这些细胞与水蛭胶质细胞有很多共同的关键特性。这种应用水蛭研究胶质细胞的途径绝不是绕弯子，反倒是研究脊椎动物中枢神经系统胶质细胞的一条捷径[19]。

就像水蛭的胶质细胞，哺乳类动物胶质细胞的静息膜电位比神经元的更大，即膜内电位更负。已记录到的神经元最大膜电位约为 –75 mV，而胶质细胞的最大膜电位接近 –90 mV。成熟胶质细胞的另一个显著特征是缺乏传导性的动作电位。

胶质细胞膜的表现像一个钾电极，也就是说，在含不同浓度钾离子的液体中，其表现遵循 Nernst 方程（见第 6 章）。虽然其他的通道也存在，但钠和氯在静息电位中起的作用很小[20]。

从多个种属的视网膜和视神经分离出来的 Müller 胶质细胞及星形胶质细胞，已对钾通道在这些细胞表面的分布情况进行了研究[21]。钾通道敏感性的分布是以一种特征性的模式，即在 Müller 细胞终足处最高，而在其胞体则较低。图 10.5 显示一个分离出的大鲵 Müller 细胞，以及其对经微电极向其表面不同区域施加的高浓度钾离子的反应。在发育早期，Müller 细胞表面的钾通道分布更均匀。而当从蝌蚪转化为成蛙时，在 Müller 细胞终足处便有了高浓度的钾通道[22]。其可能的意义将在本章稍后讨论。

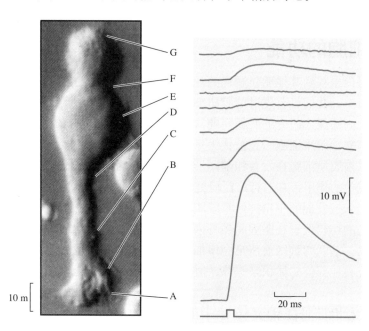

图 10.5　自大鲵视网膜分离的 Müller 胶质细胞对钾离子的反应。将钾施加于不同部位，用细胞内电极进行记录。A 是该细胞的终足，而 G 是其远侧段。在终足处对钾的敏感性高得多，提示在该区域钾通道的密度较高。(引自 Newman, 1987；照片承 E. A. Newman 提供。)

胶质细胞膜的离子通道、泵和受体

胶质细胞和神经膜细胞的细胞膜上具有多种离子通道及泵：

1. 如前所述，钾电导占主导地位[19]。

2. 神经膜细胞和星形胶质细胞的细胞膜上存在电压激活的钠通道和钙通道[23]。Müller 细胞膜对钾离子与钠离子通透性的总体比率据估计约为 100∶1。如前所述，尽管偶尔会有相反的结果[24]，在成熟的胶质细胞，钠通道和钙通道的激活并不产生动作电位。发育过程中，在胶质前体细胞中已记录到动作电位 (见 De Biase 等[15])。

3. 膜片钳记录揭示，神经膜细胞和星形胶质细胞上存在氯通道[25]。

4. 胶质细胞上存在离子泵，转运钠、钾、碳酸氢根和质子[26]。

5. 胶质细胞膜上含有丰富的谷氨酸、γ- 氨基丁酸 (GABA) 和甘氨酸的转运体：它们摄取神经元释放的递质[27]。

6. 寡突胶质细胞、星形胶质细胞和神经膜细胞上有神经递质的受体[28, 29]。

胶质细胞之间的电耦合

相邻的胶质细胞通过缝隙连接彼此连接（见第 11 章）。在这一方面，它们类似于上皮细胞、腺细胞，以及平滑肌和心肌纤维。离子和小分子在细胞之间直接交换，而不必通过胞外间隙，这种相互连接可用以降低浓度梯度[16, 19, 30, 31]。胞内钙离子的光学测量显示在激活的胶质细胞发生钙离子的波动及瞬时浓度增加，并在耦合的细胞间扩布（见后）。就像水蛭的情况一样，在脊椎动物的神经元与胶质细胞之间尚未检测到缝隙连接。跨神经膜的电流对邻近的胶质细胞膜没有直接影响。

神经胶质细胞的功能

多年来，对尚未找到其他明显解释的几乎每一种神经系统功能，人们都归之于胶质细胞。在下面几节中，我们将首先讨论胶质细胞已被广泛认可的功能，然后探讨与这些细胞的功能相关，但尚需深入研究的有趣问题。当前关于胶质细胞的文章常会用这样的句子，大意是"许多年来，胶质细胞一直被认为只具有支持功能……"。这是一种令人困惑的描述，因为很久以前胶质细胞在发育和髓鞘形成方面的作用已经确定了。目前对它们在信号传递和突触形成中的作用正在进行广泛研究[32 ~ 35]。

似乎很多尚未被发现的中枢神经系统胶质细胞的功能与大脑微环境的维持有关。这密密实实的、精巧的结构位于在坚固的颅骨内。大脑肿胀或压缩，很可能会带来功能上的灾难性后果。加之，活跃的脑区血流量会增加，而损伤后的肿胀必须通过降低骨质结构围绕的中枢神经系统其他部位的体积来弥补。值得注意的是脑内缺乏淋巴系统。

髓鞘及神经胶质细胞在轴突传导中的作用

寡突胶质细胞和神经膜细胞的一个重要功能是围绕轴突形成髓鞘，髓鞘是一种高电阻的覆盖层，类似于导线周围的绝缘材料（见第 8 章）。髓鞘在郎飞氏结处中断（图 10.6），这些结以规则的间隔出现[36]。由于与传导的神经冲动相关的离子电流不能跨髓鞘流动，离子只在郎飞氏结处运动出入，其结果是提高了传导速度。在中枢神经系统内的郎飞氏结处，与轴突接触的星形胶质细胞突起的存在是一大特点[37]。

神经膜细胞或寡突胶质细胞与轴突发生联系，形成髓鞘，这提出了若干有意思的问题。例如，是什么遗传或环境因素使胶质细胞能够选择合适的轴突，在正确的时间包绕它们，并维持其周围的髓鞘膜？何种神经性疾病是由于髓鞘病变或髓鞘的基因异常导致的？为了在发育过程中形成髓鞘，轴突与卫星细胞之间发生着复杂而精细的相互作用。为了快速传导，郎飞氏结的空间配置、在结旁区神经元与胶质细胞之间的紧密接触，以及钠与钾通道的分布等，必须相匹配，并配置得当。

对神经元与神经膜细胞之间的动态相互作用，已在活的鱼胚胎和组织培养实验中进行了分析[38 ~ 40]。在培养条件下，神经膜细胞的发育、轴突的髓鞘化和复髓鞘化，与在体时发生的情况相类似。在分子水平，在神经膜细胞 - 轴突互动中起作用的关键蛋白已被鉴定。例如，Shooter 及其同事的研究表明，当神经膜细胞在培养皿中单独培养时，有一种外周髓鞘蛋白（称为 PMP22）合成[41]。在这种条件下，PMP22 蛋白的更新很快，并在内质网中降解。如图 10.7 所示，当向培养物中加入神经元后，该蛋白质的命运改变了。当神经膜

(A) 髓鞘结构示意图

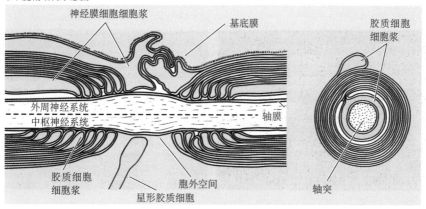

(B)

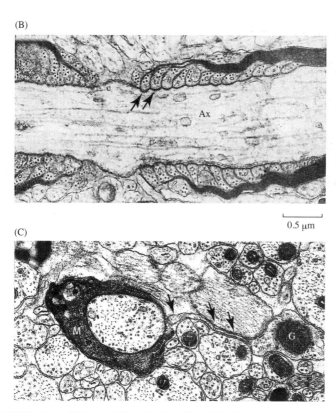

0.5 μm

(C)

图 10.6　髓鞘与郎飞氏结。寡突胶质细胞和神经膜细胞形成包裹轴突的髓鞘。(A) 在郎飞氏结处，如左侧所示，髓鞘间断而轴突暴露。结区上部，有松散的突起覆盖，这是外周神经典型的组构。下半部则是中枢神经系统内郎飞氏结的代表。一个星形胶质细胞的指形结构伸入，与结的膜紧密并置。其右侧是通过一个髓鞘包裹的轴突的横切面。(B) 大鼠中枢神经系统内一个有髓纤维的节区的电镜照片。在该节的边缘，是位于轴突 (Ax) 膜与髓鞘膜 (箭头) 间的一个特化的紧密接触区。(C) 在郎飞氏结处的一个有髓轴突的横切片，此节与来自一个节周围星形胶质细胞 (G) 的突起 (箭头所指) 接触。在星形胶质细胞与郎飞氏结间接触处，髓鞘 (M) 阙如。[(A) 引自 Bunge，1968；(B) 引自 Peters，Palay and Webster，1991； (C) 引自 Sims et al.，1985；照片承 J. Black 和 S. Waxman 提供。]

细胞与轴突接触后，PMP22 蛋白转位至神经膜细胞的细胞膜。这是形成髓鞘的必需步骤。在神经元与神经膜细胞之间传递的信号尚不清楚，但已有研究显示，一种有效的神经营养因子，即一种神经生长因子 (见第 24 章)，能调节髓鞘的形成[42, 43]。

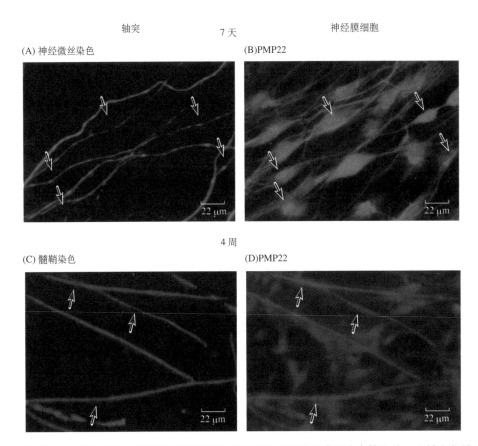

图 10.7　髓鞘蛋白 (PMP22) 在短期和长期髓鞘化培养的轴突和神经膜细胞中的定位。 由轴突与神经膜细胞的共培养所诱导的髓鞘蛋白 PMP22 分布的变化。(A, B) 用抗神经微丝的单克隆抗体和 PMP22 多克隆抗体双重染色的 1 周龄的神经元轴突 (A) 和神经膜细胞 (B) 共培养。箭头所指为与神经元突起接触的神经膜细胞。在这样的早期阶段,胶质细胞和神经元的蛋白质有不同的分布,PMP22 主要分布在神经膜细胞胞体。(C, D) 在促进髓鞘化的培养基中 4 周后,PMP22 变得与髓鞘节段(用 P0 抗体染色)共存。箭头指向轴突 (C) 和伸长的神经膜细胞胞体 (D),在细胞膜上 PMP22 染色均匀。(引自 Pareek, et al., 1997; 照片承 E. Shooter 提供。)

　　所合成的 PMP22 蛋白确切的量对于合适的髓鞘化至关重要,表达过量或不足都会产生疾病。图 10.8 显示,PMP22 蛋白的单个氨基酸的改变(如从亮氨酸变成脯氨酸)会产生"震颤"小鼠,这些小鼠表现出髓鞘化缺损和严重的神经性疾病。在人类,具有同样突变的家族出现遗传性神经病理现象。

　　若干实验已提供证据表明,胶质细胞可影响钠通道在有髓神经纤维上的聚集。随着轴突髓鞘化、去髓鞘化及复髓鞘化,在郎飞氏结、结旁区以及结间区的离子通道的分布发生改变 [44, 45]。这一过程类似于神经支配引起的突触后位点神经递质受体的聚集。星形胶质细胞在郎飞氏结区的指状突起本身,可用石房蛤毒素(一种结合钠通道的毒素)(见第 6 章)强标记,说明胶质细胞膜上存在高密度的钠通道 [46]。已有人提出,钠通道可能从星形胶质细胞转移到郎飞氏结 [47],但对这一有趣的推测尚无直接证据。

胶质细胞与发育

　　涉及卫星细胞的发育的基本知识,将在第 25 章中讨论。在本章中,我们强调胶质细

(A) 正常　　　　　　　　　　　　(B) 震颤

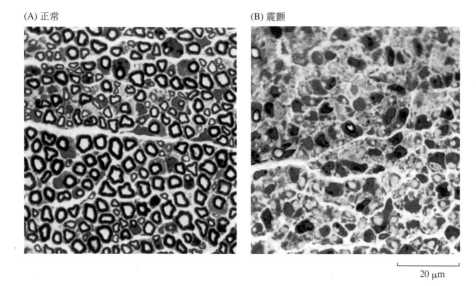

20 μm

图 10.8　髓鞘蛋白 PMP2 遗传缺损的"震颤"突变小鼠髓鞘化缺陷。 10 日龄的正常 (A) 与震颤突变 (B) 小鼠坐骨神经的形态特征。注意在同等放大倍率的光镜切片中，正常小鼠与震颤小鼠在轴突口径与髓鞘厚度上的明显差异 (图 B 中箭头所指)。也注意髓鞘化障碍的严重性。自亮氨酸至脯氨酸的单个氨基酸突变，产生小鼠和人的震颤性神经病变。(引自 Notterpek, Shooter and Snipes, 1997。)

胞、神经膜细胞和小胶质细胞所起功能作用的某些关键特征。例如，胶质细胞和神经膜细胞分泌诸如层粘连蛋白和神经生长因子等分子[48, 49]，不论在培养条件下还是在整体动物中，这些分子均能促进神经轴索的生长。胶质细胞也可以作为排斥剂抑制神经轴索生长[50]。在髓鞘和寡突胶质细胞上存在有一种抑制蛋白，称为 NOGO-A。该分子阻止神经元生长锥的伸展，并使其溃变[51]。生长抑制蛋白有助于勾划脊髓中的路径及其界线，使得生长中的纤维不会不适当地进入或越出特定的通路。这些蛋白质对损伤后再生的可能效应将在第 27 章中讨论。

　　研究表明，在中枢神经系统发育中，胶质细胞在神经元聚集形成界线清楚的核团过程中起作用。在原位及培养条件下发育的未来的核团和结构，最初是由胶质细胞界定范围的[52]。这样，发育中的小鼠随着其神经元到达躯体感觉皮层，界线清楚的"桶状结构"(见第 21 章) 正在被早期占据其位的胶质细胞界定了轮廓[53]。

　　Rakic[54, 55]、Hatten[56, 57] 及其同事的实验，证明了在发育过程中辐射状胶质细胞引导神经元迁移的一种机制 (见第 25 章)。在猴与人的大脑皮层、海马和小脑发育过程中，神经细胞沿着辐射状胶质细胞的突起迁移到达其目的地。图 10.9 显示一个海马神经元沿辐射状胶质细胞运动的慢速拍摄的系列图片。迁移中的神经元能识别对此类神经元特异的胶质细胞突起上的表面分子。例如，海马的辐射状胶质细胞向海马神经元而非皮层神经元提供引导线索。成熟的神经元发出轴突，并与其靶位形成连接。

　　一个意外的新发现是，在发育过程中，神经元可以由类似辐射状胶质细胞的细胞分裂产生。所以，辐射状胶质细胞除了为神经元的迁移提供支架外，还可以充当神经发生中干细胞的角色[58 ~ 60]。特别是在发育的大脑皮层，辐射状胶质细胞产生投射神经元，例如，神经元椎体束发出轴突，投射到脊髓运动神经元[61]。

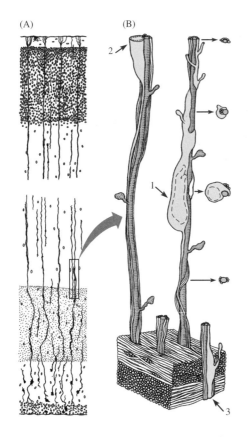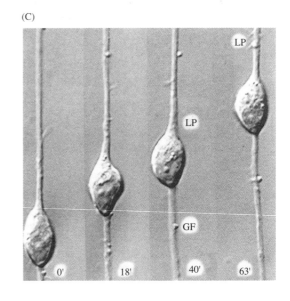

图 10.9　在发育过程中神经元沿辐射状胶质细胞迁移。(A) 在孕中期的胎猴，发育中的大脑皮层枕叶的投影描绘图。放射状胶质纤维行走于下自脑室区、上到发育中皮层的表面。(B) 迁移中的神经元的三维重构图。迁移中的细胞 1 有大量的引导突起，跟随辐射状胶质细胞之后，以它为引导。细胞 2 已迁移得更远，保留有一个突起，仍连接于辐射状胶质细胞。细胞 3 在迁移前正开始沿辐射状胶质细胞发出一支突起。(C) 在体外，一个海马神经元沿一支辐射状胶质细胞纤维 (GF) 迁移。随着时间的推移，引导突起 (LP) 向上移动得更远，神经元细胞体跟随其后。在底部所标的时间，代表录像摄影的真实时间，以分钟为单位。[(A) 和 (B) 引自 Rakic，1988；(C) 引自 Hatten，1990。]

小胶质细胞在中枢神经系统修复与再生中的作用

　　星形胶质细胞、小胶质细胞和神经膜细胞通过复制对神经元损伤作出反应。它们参与细胞残骸的清除及疤痕的形成 (也见第 27 章)[7, 8, 62]。作为第一步，所有的小胶质细胞以及从血液浸润到中枢神经系统损伤部位的巨噬细胞进行分裂，并清除濒死细胞的残骸。

　　Müller 及其同事研究了水蛭的小胶质细胞在再生中的作用 [63](顺便提及，正是在水蛭的中枢神经系统，这种游走细胞被 Del Rio-Hortega 首次命名为 "小胶质细胞"[64]) 。在正常情况下，小胶质细胞均匀地分布在水蛭的神经节内，以及连接这些神经节的轴突束内 (图 10.10)。中枢神经系统受损伤后，小胶质细胞立即以 300 μm/h 的速度向损伤位点迁移。它们聚集在那里，吞噬已损伤的组织，并产生层粘连蛋白——一种促进神经轴索生长的分子 (见第 25 章)。是什么原因导致小胶质细胞激活并快速移动至神经系统的损伤处？一些证据表明，小胶质细胞可以为损伤组织释放的、聚集在细胞外的 ATP 所激活而移动。同时，气体分子 NO 介导其向着损伤处移动，而不是随机运动。NO 激活可溶性鸟苷酸环化酶，其可诱导小胶质细胞作定向迁移 [65, 66]。就像水蛭那样，NO 激活小鼠小胶质细胞向着脊髓的损伤处迁移。

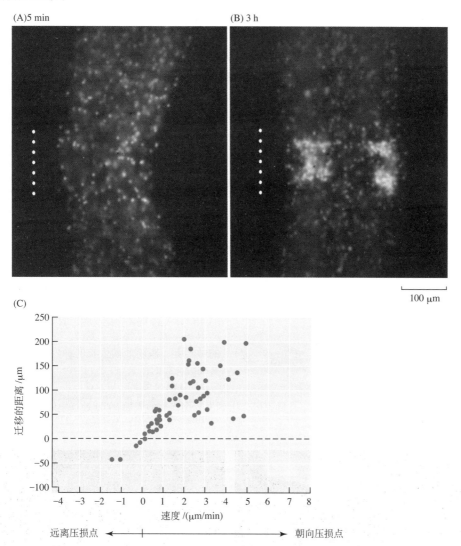

图 10.10　**小胶质细胞在受损伤的中枢神经系统内的迁移**。(A) 水蛭中枢神经系统的小胶质细胞用一种荧光细胞核染料 (Hoechst 33342) 染色。连接神经节的轴突束在 5 min 前被压损。压损的范围用虚线表示。小胶质细胞的细胞核在此时仍均匀地分布。(B) 损伤后 3 h，小胶质细胞已聚集在压损的部位。它们在那里产生促进生长的分子——层粘连蛋白。(C) 在水蛭中枢神经系统中，小胶质细胞向损伤部位移动的速度和距离。在损伤的水蛭标本上，小胶质细胞由录像显微镜以 10 min 的间隔跟踪。在未受损的标本上，小胶质细胞只作短距离的无规则运动。[(A) 和 (B) 引自 Chen et al., 2000；照片承 K. J. Muller 提供；(C) 引自 McGlade-McCulloh et al., 1989。]

神经膜细胞作为外周神经生长的通路

Thompson 及其同事通过一系列实验，揭示了神经膜细胞如何引导轴突及促进其生长的方式 [68 ~ 70]。他们利用了骨骼肌运动终板上运动神经终末的可视性和可及性的优点 (见第 27 章)。图 10.11(A) 用示意图归纳了这些实验。在成年大鼠，腿部的比目鱼肌被部分去神经。结果显示，未受损的运动神经轴突长芽，占据了去神经的运动终板，证实了早期的研究结果。在这种情况下，一个轴突能发芽支配肌纤维的数量是通常情况下的 5 倍之多。轴突生长用针对神经微丝的抗体染色可以见到 [图 10.11(B) 中的红色]。神经膜细胞用另一种特异抗体染色 [图 10.11(B) 中的蓝色]。直接观察显示，最早的芽生由神经膜细胞组成，这些细胞从去神经的肌纤维伸展至完整轴突 [图 10.11(A) 的 (c)]。这些轴突只是在稍后才长芽，并沿着神经膜细胞所铺垫的轨道生长。向紧邻的未受损轴突移植入神经膜细胞，也可以促进轴突长芽，其实并无去神经支配的靶位。

(A)

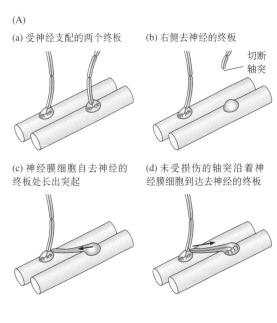

(a) 受神经支配的两个终板   (b) 右侧去神经的终板

切断
轴突

(c) 神经膜细胞自去神经的
终板处长出突起

(d) 未受损伤的轴突沿着神
经膜细胞到达去神经的终板

图 10.11　神经膜细胞在引导轴突至去神经的骨骼肌纤维的运动终板过程中的作用。(A) 大鼠肌肉部分去神经效应的图解。(a) 在正常的神经 - 肌肉突触部位，轴突与神经膜细胞（用蓝色显示）紧密并置。(b) 切断支配右侧肌纤维的轴突，导致该神经终末的变性。(c) 作为对此去神经的反应，位于去神经肌纤维（蓝色）的神经终末处的神经膜细胞长出突起，其中之一到达邻近肌纤维的神经终末。(d) 由未受损的神经终末诱导的轴突芽生。它沿着神经膜细胞突起生长至去神经的终板，并重新支配该终板。(B) 芽生的轴突（用神经微丝抗体标记）沿神经膜细胞（用一种神经膜细胞胞体和突起特异的 4E2 单克隆抗体标记）伸出的突起生长至去神经的突触。部分去神经 3 天后，一个神经微丝标记的神经芽，跟随此前生长的神经膜细胞突起，从有神经支配的接头（红色）长至一个去神经接头（蓝色）。有神经支配的和去神经的运动终板，按轴突和神经膜细胞染色的模式来鉴别。(引自 Son and Thompson, 1995b；照片承 W. Thompson 提供。)

(B)

神经膜细胞

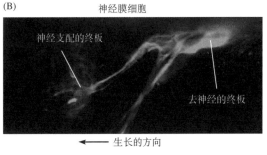

神经支配的终板

去神经的终板

◀━━ 生长的方向

轴突

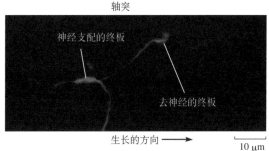

神经支配的终板

去神经的终板

生长的方向 ━━▶

10 μm

在另一些实验中，切断外周神经；不出所料，在经过一个短暂的延迟之后，轴突从近残端长出。然而，其第一步还是神经膜细胞突起的芽生，这提供了轴突随后向其靶位生长的基质。对部分去神经的肌肉直接进行电刺激，减少神经膜细胞形成桥梁的数量及神经纤维沿其生长的能力 [71]。

谨慎性注解

虽然在神经 - 肌肉突触部位的实验清楚地说明，神经膜细胞在再生过程中引导神经轴索的芽生中起作用，但慎重起见，似应限定其泛化的范围。例如，在水蛭的中枢神经系统中，杀死轴突周围所有的大胶质细胞后，受损轴突仍能长回，重新形成其最初的连接。在胶质细胞分布稀疏的胚胎中枢神经系统，有大量的连接和突触形成。而且，当神经胶质细胞完全阙如时，有一系列正常特性的突触在培养条件下及在发育的动物中快速形成[72]。因此，"如果没有胶质细胞，突触既不能形成也不能起作用"的说法似乎并不成立[73]。

神经元活动对胶质细胞的作用

细胞外空间中钾的积聚

图 10.12 所示的实验表明，神经活动能使胶质细胞去极化。对大鲵（泥螈属）视神经中一个胶质细胞进行记录。在神经纤维中由电刺激或闪光引起的动作电位行经被电极刺入的胶质细胞，后者变得去极化[74]。这种去极化是分级的。同样，在哺乳类的皮层，胶质细胞去极化程度取决于被激活的神经纤维的数量，以及在刺激神经束、外周神经、皮层表面或感觉输入时其邻近神经元的冲动频率[75]。在视皮层朝向柱中的星形胶质细胞被适当朝向的视觉刺激去极化[76, 77]。

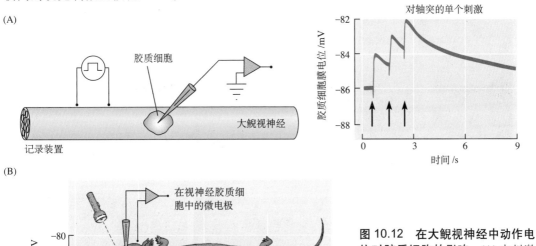

图 10.12 **在大鲵视神经中动作电位对胶质细胞的影响。**(A) 电刺激神经纤维诱发的同步冲动，引起胶质细胞去极化。电位的幅度依赖于所激活的轴突数量及刺激的频率。(B) 用 0.1 s 的闪光照射眼睛，使保持完整血液循环的麻醉大鲵视神经中胶质细胞去极化。下迹示光刺激位置。（引自 Orkand, Nicholls and Kuffler, 1966。）

胶质细胞去极化的原因是轴突的钾外流。当钾在细胞间隙积聚时，改变了 $[K^+]_o/[K^+]_i$ 之比，进而改变胶质细胞的膜电位。

胶质细胞膜电位的改变反映了其环境中神经冲动传导的水平。神经元与胶质细胞之间的钾信号传导，不同于特异突触活动时的情况。突触作用局限于神经元胞体及树突等特化的区域，可能是兴奋性的，也可能是抑制性的。相反，钾所介导的信号传导并不局限于含有受体的结构，而是在胶质细胞暴露于钾的任何地方均可发生。当暴露于升高的胞外钾浓度时，神经元的去极化程度不及胶质细胞，因为神经元膜的特性偏离了生理范围内的 Nernst 方程（见第 6 章）。

通过胶质细胞的钾及钙的移动

同一细胞处于不同电位的区域之间可有电流流动。当然，神经细胞利用此作为传导机制：在轴突的不活动区与神经冲动波及的区域之间有电流流动。因为胶质细胞通过低阻抗的连接彼此相联[14]，所以它们的传导特性与单个伸长的细胞类似。其传导是若数个胶质细胞因其环境中的钾浓度升高而去极化时，它们从未受影响的细胞那里获得电流。同样，在跨越视网膜全层的伸长的 Müller 细胞，当其部分表面钾浓度局部增高时，便产生电流（图 10.13，亦见图 10.5）。在 $[K^+]_o$ 升高的区域，由钾承载的内向电流扩布到胶质细胞的其他区域，并通过缝隙连接扩布到其他胶质细胞。胶质细胞产生的电流，对于用胞外电极从眼球和颅骨所作的记录是有贡献的。这些记录即视网膜电图 (ERG) 和脑电图 (EEG)，对于病理状态的临床诊断很有价值。

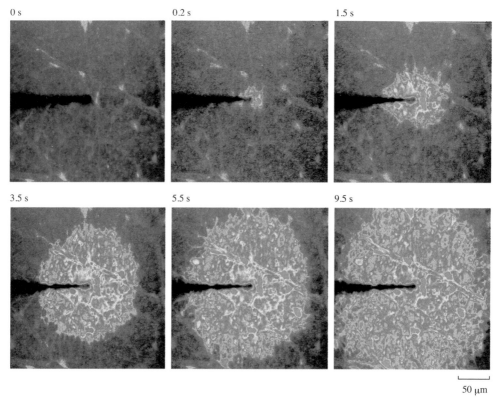

图 10.13　钙波沿视网膜胶质细胞传布。 在视网膜玻璃体表面的星形胶质细胞（大细胞）和 Müller 细胞（较小的斑点）内部钙荧光的伪彩色图像。红色代表最高强度，蓝色代表最低强度。机械刺激单一的星形胶质细胞引发钙波。钙波从受刺激的细胞（上面，中间）开始，经邻近的星形胶质细胞和 Müller 细胞向外传布。刺激后经过的时间标记在每图的上部。（未发表资料，获 E. A. Newman 的使用许可。）

胶质细胞的钙波

在培养的或原位的胶质细胞网络内，胞内钙浓度的瞬时升高系由胞内钙库释放而发生（见图 10.13）。使用荧光指示剂，人们可以观察到钙浓度升高引起的这种振荡波通过缝隙连接在胶质细胞之间传播[78]。在胶质细胞连接部位外膜上存在着缝隙连接蛋白 (pannexins) 或对 ATP 通透的半通道。其结果是，ATP 可以从激活的胶质细胞漏出，进入胞外空间[31]。钙波能自发产生[79] 或被去极化、递质 (ATP[29]) 或机械刺激所触发。它们与在神经元网络内或上皮细胞内所见的钙波类似[80]。传播中的胞内钙波能触发胶质细胞释放 ATP 或谷氨酸，转而影响神经元的放电模式 (见后)。有证据表明，皮层辐射状胶质细胞中的钙波可以调节发育过程中神经元的产生[81]。

胶质细胞对胞外钾浓度的空间缓冲作用

　　胶质细胞的一个明显特性，是将神经元的突起加以分隔和分群。其结果是，在一些神经元周围钾离子浓度升高，而在分隔小室中的另一些神经元却不受影响。一个颇为吸引人的概念是胶质细胞调节细胞间隙中的钾离子浓度，这一过程称为"**空间缓冲作用**"[19, 82]。根据这一假说，胶质细胞作为从细胞间隙摄取钾的管道起作用，以维持环境的稳定[83]。如前所述 (图 10.14)，由于胶质细胞彼此耦合，钾从一个区域进入而从另一个区域流出。由于钾的累积，钾跨胶质细胞的移动是不可避免的。然而，定量估计有多少钾离子实际发生了移动，或这些移动降低了多少胞外钾浓度则并非易事。为作这种计算，必须对几何特性、电导、扩散及钾主动转运进入神经元和胶质细胞，作出众多假设[84]。

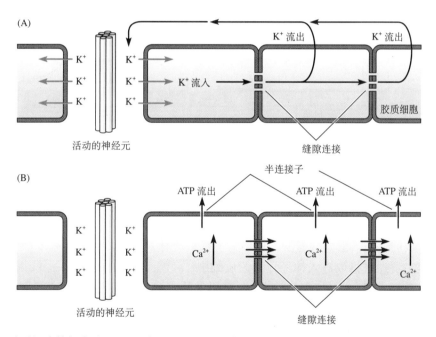

图 10.14　胶质细胞的钾电流。(A) 示意图中的胶质细胞通过缝隙连接相联。在一个区域内，活动的轴突释放的钾离子使胶质细胞去极化，并进入胶质细胞，引起电流流动，同时引起钾通过胶质组织中其他部位的钾通道的外向运动。已经假设钾空间缓冲可能是胶质细胞对神经元功能影响的一种机制。(B) 胶质细胞去极化可以引起钙波在网络中扩布。胞内钙浓度的增加使 ATP 经半通道从胶质细胞漏出 (见第 8 章)。

胶质细胞和神经递质

　　神经递质，如 GABA、谷氨酸、甘氨酸、嘌呤及乙酰胆碱等，作用于胶质细胞膜，产生去极化或超极化反应[1, 28, 29, 85, 86]。图 10.15 显示视网膜 Müller 细胞上的 GABA$_A$ 受体被 GABA 所激活。这些 GABA 受体与神经元上的此类受体在很多方面类似。同样，胶质细胞膜包含有 ATP 受体和谷氨酸受体，此类受体的去极化使钙内流，引起钙波。

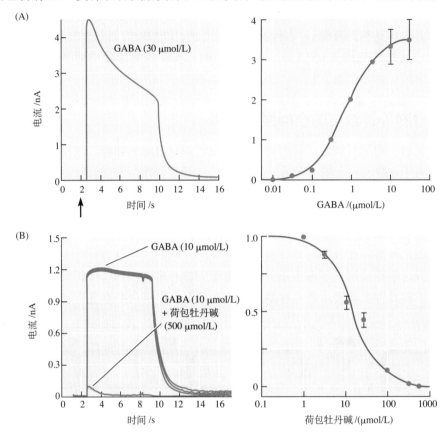

图 10.15 胶质细胞对 GABA 的反应。鲼鱼视网膜 Müller 细胞对 GABA 的反应。(A) 电压钳制在 0 mV 时，30 μmol/L GABA 在一个胶质细胞诱导的电流。右侧为 GABA 电流峰值的剂量 - 效应关系 (误差小柱表示的是均值的标准误)。(B)GABA 的效应可被 GABA_A 受体拮抗剂荷包牡丹碱所阻断。(引自 Qian et al.,1996。)

在正常及病理状态下，胶质细胞在中枢神经系统的神经递质摄取中起着关键作用。在突触部位释放的递质，诸如谷氨酸、去甲肾上腺素或甘氨酸等，其胞外浓度部分通过扩散而降低，但主要通过摄取进入神经元及胶质细胞[87～89]。像在神经元中一样，谷氨酸在胶质细胞中的轮运，是一个铀离子沿其电化学梯度的内向运动偶联的 (见第 9 章)。在缺乏清除机制的情况下，过高水平的胞外谷氨酸能激活神经元的 NMDA 受体，并转而引起钙内流和细胞死亡。定量估计显示，胶质细胞转运在防止胞外谷氨酸浓度的这种过度升高中起关键作用。

胶质细胞释放神经递质

若胶质细胞因胞外钾浓度升高或谷氨酸而本身去极化，或者如果胞内钠浓度升高，则胶质细胞膜将把谷氨酸和丝氨酸转运出胶质细胞，进入胞外空间[90, 91]。这种机制类似于第 9 章中描述的逆向转运。图 10.16 所示的实验显示与胶质细胞引起谷氨酸释放有关的电流。这种外向转运能加重脑损伤的损害作用。受损或濒死的神经细胞释放谷氨酸和钾离子，使胶质细胞去极化，后者又释放更多的谷氨酸。

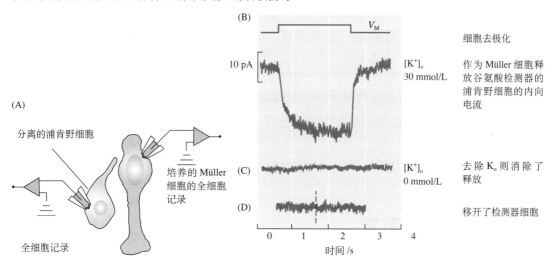

图 10.16　胶质细胞释放谷氨酸。Müller 细胞上谷氨酸转运体的逆向运转导致谷氨酸的释放。(A) 去极化诱导谷氨酸从 Müllerr 细胞 (右侧) 释放，通过记录邻近的浦肯野细胞 (左侧) 上谷氨酸所诱导的电流来监测。浦肯野细胞作为一个有高敏感性和时间分辨率的检测器。(B)Müller 细胞从 −60 mV 去极化至 +20 mV (上迹) 在邻近的浦肯野细胞诱发一内向电流。浦肯野细胞电流由于其谷氨酸受体的激活而产生。当浦肯野细胞从该 Müller 细胞移开后 (C) 或当胞外无钾时 (D)，谷氨酸反应消失。在不含钾的液体中，Müller 细胞对谷氨酸的逆向转运被阻断。(引自 Billups and Attwell，1996。)

胶质细胞分泌的另一种递质是 ATP[92]。然而 ATP 释放的机制与谷氨酸不同。如前所述，胶质细胞释放 ATP 是在钙波从一个胶质细胞扩布到另一胶质细胞的过程中，通过半通道缝隙连接蛋白介导的 [31]。

卫星细胞释放神经递质的一个公认的范例，发生在外周神经系统的再生过程中。在去神经的运动终板，神经膜细胞占据由运动神经终末腾出的位点。在那里，神经膜细胞释放乙酰胆碱 (ACh)，引起肌肉的微终板电位 [93]。

胶质细胞对突触传递的即刻效应

前几节中描述的实验显示了在发育、再生以及髓鞘形成中胶质细胞的重要性；胶质细胞膜含有离子通道和受体；胶质细胞能够释放和摄取递质及传播钙波。

一个自然会产生的问题是，在成体中枢神经系统，胶质细胞在神经元突触处释放的递质的作用。在突触传递中，胶质细胞释放的谷氨酸、丝氨酸或 ATP 所产生的作用是明确、可重复、可定量测量的吗？这个问题目前正在若干不同的系统中进行研究 [33, 91, 94]。星形胶质细胞分泌的 ATP 已证明与 CO_2 水平升高对呼吸的调控有关 [95]，也与皮层神经元 AMPA 受体电流的频率增加有关 [96]，还能够影响培养的视交叉上核神经元的昼夜节律 [97]。

同时，同在化学或电刺激下释放的谷氨酸的生理作用相关的问题仍然有待解答 [98, 99]。在成年在位胶质细胞中并没有发现专门的突触前释放结构 (但是也有报道，见 De Biase et al.，2010)[15]。最近出自 Attwell 及其同事实验室 (他们对胶质细胞释放谷氨酸进行了开创性研究) 的一篇综述提出对这一问题需要谨慎处置：

在过去的 20 年里，除了神经元提供的信息加工外，人们已提出了中枢神经系统另外一个层面的信息加工。实验提示，神经元活动引起的星形胶质细胞胞内钙浓度的增加，可触发"胶质神经递质"(gliotransmitters) 谷氨酸、ATP 和 D- 丝氨酸的胞吐式释放。人们认为，这些分子可以调控神经元的兴奋性、递质释放，以及在众多疾病中，如中风、癫痫、精神分裂、阿尔茨海默症及艾滋病病毒感染等中起作用。然而，关于活体情况下星形胶质细胞是否能够胞吐神经递质仍有广泛的的争论。这个问题的解决将大大推进我们对脑功能的理解[100]。

与此相对照，Newman 及其同事已经能够应用自然刺激引起胶质细胞释放递质。在视网膜中，光信号能够引起 Müller 细胞释放 ATP，进而抑制神经节细胞[79,99,102]。总之，目前对于神经元活动如何影响胶质细胞信号的了解，要多于对胶质细胞信号如何影响神经元活动的了解。迄今为止，尚没有令人信服的证据表明，在正常生理条件下，胶质细胞在动态活动中 (如牵张反射，或视皮层复杂细胞的反应) 起直接的作用 (见第 2 章)。

胶质细胞与血脑屏障

胶质细胞、毛细血管和神经元在脑内紧密地解剖排列，提示胶质细胞参与血脑屏障的形成 (专题 10.1)。血脑屏障位于作为脑毛细血管内衬的特化的内皮细胞的连接处[103, 104]。采用培养的生长中的内皮细胞和星形胶质细胞已证明胶质细胞的作用。内皮细胞主要是独自生长，但偶尔彼此依附。然而，星形胶质的存在触发了完整带状的紧密连接的形成，与在体所见相似[105]。这些连接完全封闭了内皮细胞之间的细胞间隙，是脑毛细血管无通透性的原因所在。分子必须穿越内皮细胞，而不是经内皮细胞之间运动。相反，培养中的脑毛细血管内皮细胞的出现，可引起星形胶质细胞上出现膜颗粒的特异集群。这种相互作用对星形胶质细胞和脑毛细血管内皮细胞是特异的。采用成纤维细胞，或来自外周血管的内皮细胞则未获得类似的结果。目前正在研究促进内皮细胞解耦合的方法，使毛细血管通透性升高。这些实验能够提供一种方法以绕过血脑屏障 (见下一节)，并允许治疗上有益物质的进入脑内，而这些物质本来是无法进入的[106]。

■专题 10.1 血脑屏障

一种自稳态系统控制着脑内的液态环境，并防止其成分的波动。这种恒定性对于这样的系统尤为重要：在这一系统中如此多细胞的活动整合起来，而小的变化就可能扰乱精细维持的兴奋性和抑制性影响之间的平衡[107, 108]。在脑内有三个液体腔室：①致密的毛细血管网络，经此向脑供血；②内腔 (脑室)，包含脑脊液 (CSF)，后者包围着神经系统；③细胞间隙，其中含液体 (图 I)。

血脑屏障 (blood brain barrier) 取决于脑内毛细血管内皮细胞特化的性质，这些细胞通透性远不及那些供应外周器官的毛细血管内皮细胞[104, 105]。蛋白质、离子及亲水性分子不能通过血脑屏障，而亲脂性分子 (如乙醇) 和气体则能通过。血脑屏障第二个基本的组分是脉络丛：特化的内皮细胞包围着脉络丛毛细血管并分泌脑脊液 [图 II (A)][109]。脑脊液本身几乎不含蛋白质，含量仅约为脑浆中的 1/200。蛋白质、电解质、神经递质、多种药物 (包括青霉素等)，若直接注射入血流，很快对诸如肌肉、心脏或腺体等外周组织起作用，但它们对中枢神经系统作用很小，或没有作用。然而，当通过脑脊液途径给药时，同样的物质却对中枢神经系统有快速而强烈的作用。

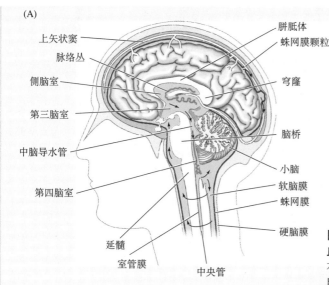

图中标注：
上矢状窦、脉络丛、侧脑室、第三脑室、中脑导水管、第四脑室、延髓、室管膜、中央管、胼胝体、蛛网膜颗粒、穹窿、脑桥、小脑、软脑膜、蛛网膜、硬脑膜

(B) 蛛网膜、大脑静脉、蛛网膜、小梁、软脑膜、血管周间隙、大脑皮层、毛细血管、神经元周围间隙的神经胶质细胞

图 I　脑脊液的分布及其与较大血管和脑周围结构的关系。(A) 所有含脑脊液的空间彼此相通。(B) 脑脊液通过蛛网膜绒毛流回静脉系统。

在脑内，离子和小颗粒穿越狭窄的 20 nm 宽的细胞间隙到达神经元，而不是通过胶质细胞。在图 II (B) 中，将微过氧化物酶注射入脑脊液后，由过氧化物酶反应而沉积的电子致密分子，在细胞间隙排列起来，并充满细胞外空间。这一结果显示，

图 II　脑内扩散途径。(A) 参与血液、脑脊液和细胞间隙之间物质交换的细胞图示。分子自由扩散通过内皮细胞层，这一细胞层沿脉络丛毛细血管排列，而这些毛细血管未紧密相连。然而，它们却被分泌脑脊液的脉络丛上皮细胞间的紧密连接所限制。在脑脊液总的液体与不同细胞层诸如室管膜上皮细胞、胶质细胞和神经元等之间，并不存在屏障。沿脑毛细血管排列的内皮细胞以环状连接而联合在一起。这阻止了分子自由地从血液扩散进入脑组织，或从脑组织进入血液。(B) 显示小鼠中微过氧化物酶从脑脊液自由扩散进入脑内细胞间隙，后者充满了深色的反应产物。毛细血管 (CAP) 中未见到酶。(C) 当此酶被注射入血液循环后，酶充满毛细血管，但被毛细血管内皮细胞阻止而不能逸入细胞间隙。[(B) 和 (C) 引自 Brightman, Reese and Feder, 1970。]

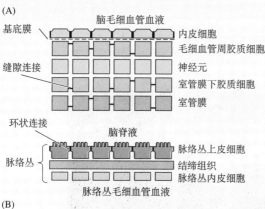

(A) 标注：基底膜、缝隙连接、脉络丛、环状连接、脑毛细血管血液、内皮细胞、毛细血管周胶质细胞、神经元、室管膜下胶质细胞、室管膜、脑脊液、脉络丛上皮细胞、结缔组织、脉络丛内皮细胞、脉络丛毛细血管血液

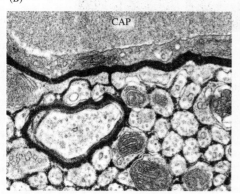
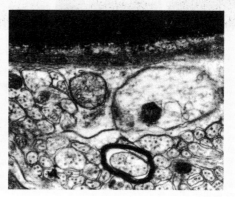

大分子能通过沿脑室排列的室管膜上皮细胞，并通过细胞间隙。相反，沿脑中毛细血管排列的内皮细胞间的连接提供了一道屏障。注入脑脊液内的示踪剂并不进入毛细血管。图 II (C) 显示相反的结果。当酶被注射入血液循环后，脑内毛细血管内充满了酶，但却没有进入细胞间隙。在发育过程中，这种屏障已经存在，但是能进入脑脊液的物质的范围在质和量上均不同 [110]。对血脑屏障特性的了解，对于认识药物的药理学作用及其对机体的作用很重要。

星形胶质细胞与通过脑的血流

在考虑以下 3 个事实后，我们现在能提出哺乳动物脑内星形胶质细胞的一种可能作用。第一，它们的终足包绕脑毛细血管 (的确，正是这一特性使得 Golgi 及许多其他学者认为它们向神经元提供物质)。第二，如我们在第 3 章所描述的，根据正电子发射断层扫描术 (PET)、磁共振成像 (MRI) 或光学记录测试的结果，局限于脑内一特定区域的神经元活动，会引起通过该组织的局部血流量急剧增加。第三,胶质细胞反映了其附近的神经元的整体活动水平。Paulson 和 Newman[111] 很久以前提出一个引人注目的、原则性构想：他们推测去极化星形胶质细胞的终足可能作用于毛细血管，引起局部血管舒张。由 Newman 和其他学者提供的几个证据表明神经元活动激活的胶质细胞的确能引起血流的变化。这样，通过胶质细胞的信号转导，可以为活动的神经元提供额外的氧气和葡萄糖。图 10.17 显示原位视网膜血管随 Müller 放射状胶质细胞的钙波而舒张 [112]。至于机制，是 APT 还是钾作用于毛细血管内皮细胞,最近的实验提供了相互矛盾的结果[113 ~ 115]。Paulson 和 Newman 的推测已经得到证实。有讽刺意味的是，他们推测相似于 Golgi 的原始想法，前者其实是复制了后者的想法，但信号是沿相反方向流动；不是胶质细胞通过其胞质从血液向神经元运输营养物质，而是神经元的活动会导致高度局部化的血管扩张，并正是在需要的地方增加血流量。

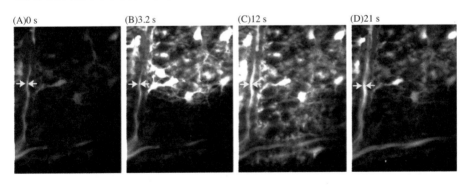

(A)0 s   (B)3.2 s   (C)12 s   (D)21 s

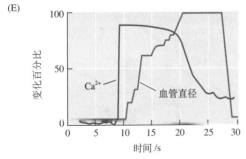

(E)

图 10.17　胶质细胞钙波的传播引起视网膜中远处血管直径的变化。(A ~ D) 荧光波代表 ATP 诱发的一个钙波通过胶质细胞扩布。照片上左侧黄色箭头表示血管的直径，在此区域，Ca^{2+} 浓度增加在约 12 s 时，血管扩张。引起钙波的 ATP 微量注射在图 A ~ D 右上角。(E) 显示的钙的增加和血管直径的测量值。(引自 Metea and Newman, 2006b；照片承 E. A. Newman 提供。)

代谢产物从胶质细胞向神经元转移

前面段落已提及胶质细胞影响脑血流量，营养物质从胶质细胞转移到神经元的假说很难用直接的实验来证明。在无脊椎动物的一些证据表明，胶质细胞向神经细胞提供乳酸。已有结果显示，是乳酸而不是葡萄糖，可以被活动的神经元摄取，作为其能量的主要来源[116, 117]。在无脊椎动物和脊椎动物培养的神经元中证明了这种转移，提示在完整的中枢神经系统内，神经元高度活动或无氧条件下，胶质细胞具有类似的作用。然而，在整体动物，一项重大的任务是，直接测量所释放的乳酸量、增加的浓度，或释放和摄取与神经元活动在时间上的关系[118]（见 Fillenz 综述[119]）。

胶质细胞及中枢神经系统的免疫反应

在过去，一般认为，中枢神经系统的组织并不受免疫系统监督机制的巡视。血脑屏障的存在、淋巴系统的阙如以及移植物较易被接受，这些都提示，中枢神经系统对外来抗原不存在免疫反应。因此，中枢神经系统的功能并不会因蜜蜂叮咬或有毒常春藤产生的总体变态反应而受到破坏。然而，实验已表明，培养及原位的星形胶质细胞可与 T 淋巴细胞反应，可激活或抑制后者的活动。已积累的证据表明，小胶质细胞和激活的 T 淋巴细胞的确进入脑内，并能介导脑组织的急性炎症反应[120~122]。在免疫系统与神经系统之间的相互作用中，胶质细胞所扮演的角色是一个既饶有趣味又富于挑战的问题。

小结

- 脑内的胶质细胞和外周的神经膜细胞包裹着神经元。
- 寡突胶质细胞有短的突起，并在较大的轴突形成髓鞘。
- 星形胶质细胞包围着脑内毛细血管，决定其通透性，并调节通过它们的血流量。
- 血脑屏障依赖星形胶质细胞和毛细血管内皮细胞之间的相互作用。
- 神经膜细胞在外周轴突形成髓鞘，并产生营养性分子。
- 小胶质细胞清除损伤后细胞残骸，并参与神经系统的炎症反应。
- 胶质细胞的静息电位较之神经元的更负，并不产生动作电位。
- 胶质细胞在电学上互相耦合，但不与神经元耦合。
- 胶质细胞膜含有钠、钾、钙的离子通道，也有受体、泵及转运体。
- 由胶质细胞去极化或 ATP 引起的胞内钙浓度增加的波动引起 ATP 的释放。
- 胶质细胞在发育、再生及神经元液态环境的稳态控制中起作用。
- 胶质细胞在突触处的作用是一个热点研究领域。

（陈文芳　译；杨雄里　校）

参 考 文 献

1　Kettenmann, H., and Ransom, B. R. (eds.). 2005. *Neuroglia*, 2nd ed. Oxford University Press, New York.

2　Virchow, R. 1959. *Cellularpathologie*. Hirschwald, Berlin. (Excerpts are from pp. 310, 315, and 317.)

3　Golgi, C. 1903. *Opera Omnia*, Vols. 1 and 2. U. Hoepli, Milan, ltaly.

4　Ramón y Cajal, S. [1909-1911] 1995. *Histology of the Nervous System*, Vol. 1. Oxford University Press, NewYork.

5　Webster, H., and Aström, K. E. 2009. *Adv. Anat. Embryol. Cell Biol.* 202: 1-109.

6　Butt, A. M. et al. 2005. *J. Anat.* 207: 695-706.

7　Ransohoff, R. M., and Perry, V. H. 2009. *Annu. Rev. Immunol.* 27: 119-145.

8　Farber, K., and Kettenmann, H. 2005. *Brain Res. Brain Res. Rev.* 48: 133-143.

9　Zuo, Y. et al. 2004. *J. Neurosci.* 24: 10999-11009.

10　Bignami, A., and Dahl, D. 1974. *J. Comp. Neurol.* 153: 27-38.

11　Stent, G. S., and Weisblat, D. A. 1985. *Annu. Rev. Neurosci.* 8: 45-70.

12　Lewis, K. E., and Eisen, J. S. 2003. *Prog. Neurobiol.* 69: 419-449.

13　Luskin, M. B. 1998. *J. Neurobiol.* 36: 221-233.

14　Kuffler, S. W., and Potter, D. D. 1964. *J. Neurophysiol.* 27: 290-320.

15　De Biase, L. M. et al. 2010. *J. Neurosci.* 30: 3600-3611.

16　Scemes, E. et al. 2007. *Neuron Glia Biol.* 3: 199-208.

17　Müllet, M, and Schlue, W. R. 1998. *Brain Res.* 781: 307-319.

18　Ransom, B. R., and Sontheimer, H. 1992. *J. Clin. Neurophysiol.* 9: 224-251.

19　Kuffler, S. W. and Nicholls, J. G. 1966. *Erge. Physiol.* 57: 1-90.

20　Kuffler, S. W., Nicholls, J. G., and Orkand, R. K. 1966. *J. Neurophysiol.* 29: 768-787.

21　Brew, H. et al. 1986. *Nature* 324: 466-468.

22　Rojas, L., and Orkand, R. K. 1999. *Glia* 25: 299-203.

23　Rose, C. R., Ransom, B. R., and Waxman, S. G. 1997. *J. Neurophysiol.* 78: 3249-3258.

24　Barres, B. A., Chun, L. L., and Corey, D. P. 1988. *Glia* 1: 10-30.

25　Ritchie, J. M. 1987. *J. Physiol. (Paris)* 82: 248-257.

26　Blaustein, M. P. et al. 2002. *Ann. N. Y. Acad. Sci.* 976: 356-366.

27　Marcaggi, P., and Attwell, D. 2004. *Glia* 47: 217-225.

28　SKaradottir, R. et al. 2005. *Nature* 438: 1162-1166.

29　Verkhratsky, A., Krishtal, O. A., and Burnstock, G. 2009. *Mol. Neurobiol.* 39: 190-208.

30　Loewenstein, W. R. 1999. *The Touchstone of Life*. Oxford University Press, New York.

31　Iglesias, R. et al. 2009. *J. Neurosci.* 29: 7092-7097.

32　Perea, G., Navarrete, M., and Araque, A. 2009. *Trends Neurosci.* 32: 421-431.

33　Halassa, M. M., and Haydon, P. G. 2010. *Annu. Rev. Physiol.* 72: 335-355.

34　Allen, N. J., and Barres, B. A. 2005. *Curr. Opin. Neurobiol.* 15: 542-548.

35　Barres, B. A. 2008. *Neuron* 60: 430-440.

36　Bunge, R. P. 1968. *Physiol. Rev.* 48: 197-251.

37　Black, J. A., and Waxman, S. G. 1988. *Glia* 1: 169-183.

38　Buckley, C. E. et al. 2010. *Glia* 58: 802-812.

39　Liu, N. et al. 2005. *J. Neurosci. Res.* 79: 310-317.

40　Nave, K. A., and Trapp, B. D. 2008. *Annu. Rev. Neurosci.* 31: 535-561.

41　Pareek, S. et al. 1997. *J. Neurosci.* 17: 7754-7762.

42　Chan, J. R. et al. 2004. *Neuron* 43: 183-191.

43　Xiao, J., Kilpatrick, T. J., and Murray, S. S. 2009. *Neurosignals* 17: 265-276.

44　Susuki, K., and Rasband, M. N. 2008. *Curr. Opin. Cell Biol.* 20: 616-623.

45　Feinberg, K. et al. 2010. *Neuron* 65: 490-502.

46　Ritchie, J. M. et al. 1990. *Proc. Natl. Acad. Sci. USA.* 87: 9290-9294.

47　Shrager, P., Chiu, S. Y., and Ritchie, J. M. 1985. *Proc. Natl. Acad. Sci. USA* 82: 948-952.

48　Yu, W. M., Yu, H., and Chen, Z. L. 2007. *Mol. Neurobiol.* 35: 288-297.

49　Bampton, E. T., and Taylor, J. S. 2005. *J. Neurobiol.* 63: 29-48.

50　Caroni, P., and Schwab, M. E. 1988. *J. Cell Biol.* 106: 1281-1288.

51　Schwab, M. E. 2004. *Curr. Opin. Neurobiol.* 14: 118-1124.

52　Faissner, A., and Steindler, D. 195. *Glia* 13: 233-254.

53　Steindler, D. A. et al. 1989. *Dev. Biol.* 131: 243-260.

54　Rakic, P. 1981. *Trends Neurosci.* 4: 184-187.

55　Rakic, P. 2003. *Cereb Cortex.* 13: 541-549.

56　Hatten, M. E. 1999. *Annu. Rev. Neurosci.* 22: 511-539.

57　Solecki, D. J. et al. 2004. *Nat. Neurosci.* 7: 1169-1170.

58　Hansen, D. V. et al. 2010. *Nature* 464: 554-561.

59　Rakic, P. 2003. *Glia* 43: 19-32.

60　Gotz, M., and Barde, Y. A. 2005. *Neuron* 46: 369-372.

61　Hevner, R. F. 2006. *Mol. Neurobiol.* 33: 33-50.

62　Slobodov, U. et al. 2009. *J. Mol. Neurosci.* 39: 99-103.

63　Chen, A. et al. 2000. *J. Neurosci.* 20: 1036-1043.

64　Del Rio-Hortega, P. 1920. *Trab. Lab. Invest. Biol. Madrid.* 18: 37-82.

65　Duan, Y., Sahley, C. L., and Muller, K. J. 2009. *Dev. Neurobiol.* 69: 60-72.

66　Samuels, S. E. et al. 2010. *J. Gen. Physiol.* 36: 425-442.

67　Dibaj, P. et al. 2010. *Glia* 58: 1133-1144.

68　Son, Y. J., and Thompso, W. J. 1995. *Neuron* 14: 125-132.

69　Son, Y. J., and Thompson, W. J. 1995. *Neuron* 14: 133-141.

70　Son, Y. J., Trachtenberg, J. T., and Thompson, W. J. 1996. *Trends Neurosci.* 19: 280-285.

71　Love, F. M., Son, Y. J., and Thompson, W. J. 2003. *J. Neurobiol.* 54: 566-576.

72　Williams, P. R. et al. 2010. *J. Neurosci.* 30: 11951-11961.

73　Pfrieger, F. W., and Barres, B. A. 1996. *Curr. Opin. Neurobiol.* 6: 615-621.

74　Orkand, R. K., Nicholls, J. G., and Kuffler, S. W. 1966. *J. Neurophysiol.* 29: 788-806.

75　Ransom, B. R., and Goldring, S. 1973. *J. Neurophysiol.* 36: 869-878.

76　Van Essen, D. and Kelly, J. 1973. *Nature* 241: 403-405.

77　Schummers, J., Yu, H., and Sur, M. 2008. *Science* 320: 1638-1643.

78　Metea, M. R., and Newman, E. A. 2006. *Glia* 54: 650-655.

79　Kurth-Nelson, Z. L., Mishra, A., and Newman, E. A. 2009. *J. Neurosci.* 29: 11339-11346.

80　Oheim, M., Kirchhoff, F., and Stühmer, W. 2006. *Cell Calcium* 40: 423-439.

81　Weissman, T. A. et al. 2004. *Neuron* 43: 647-661.

82　Kofuji, P., and Newman, E. A. 2004. *Neuroscience* 129: 1045-1056.

83　Kofuji, P. et al. 2000. *J. Neurosci.* 20: 5733-5740.

84　Odette, L. L., and Newman, E. A. 1988. *Glia* 1: 198-210.

85　D'Antoni, S. et al. 2008. *Neurochem. Res.* 33: 2436-2443.

86　Qian, H. et al. 1996. *Proc. R. Soc. Lond. B, Biol. Sci.* 263: 791-796.

87 Furness, D. N. et al. 2008. *Neuroscience* 157: 80-94.

88 Takeda, H., Inazu, M., and Matsumiya, T. 2002. *Naunyn Schmiedebergs Arch Pharmacol*. 366. 620-623.

89 Gomeza, J. et al. 2003. *Neuron* 40: 785-796.

90 Billups, B., and Attwell, D. 1996. *Nature* 379: 171-174.

91 Henneberger, C. et al. 2010. *Nature* 463: 232-236.

92 Pangrsic, T. et al. 2007. *J. Biol. Chem*. 282: 28749-28758.

93 Reiser, G., and Miledi, R. 1988. *Pflügers Arch*. 412: 22-28.

94 Perea, G., and Araque, A. 2010. *Brain Res. Rev*. 63: 93-102.

95 Gourine, A. V. et al. 2010. *Science* 329: 571-575.

96 Fiacco, A., and McCarthy, K. D. 2004. *J. Neurosci*. 24: 722-732.

97 Womac, A. D. et al. 2009. *Eur. J. Neurosci*. 30: 869-876.

98 Fiacco, T. A., Agulhon, C., and McCarthy, K. D. 2009. *Annu. Rev. Pharmacol. Toxicol*. 49: 151-174.

99 Agulhon, C., Fiacco, T, A., and McCarthy, K. D. 2010. *Science* 327: 1250-1254.

100 Hamilton, N. B., and Attwell, D. 2010. *Nat. Re. Neurosci*. 11: 227-238.

101 Newman, E. A. 2004. *Neuron Glia Biol*. 1: 245-252.

102 Newman, E. A. 2003. *J. Neurosci*. 23: 1659-1666.

103 Brightman, M. W., and Reese, T. S. 1969. *J. Cell Biol*. 40: 668-677.

104 Wolburg, H. et al. 2009. *Cell Tissue Res*. 335: 75-96.

105 Tao-Cheng, J. H., Nagy, Z., and Brightman, M. W. 1987. *J. Neurosci*. 7: 3293-3299.

106 Palmer, A. M. 2010. *Neurobiol. Dis*. 37: 3-12.

107 Abbott, N. J. et al. 2010. *Neurobiol. Dis*. 37: 13-25.

108 Saunders, N. R. et al. 2008. *Trends Neurosci*. 31: 279-286.

109 Wolburg, H., and Paulus, W. 2010. *Acta. Neuropathol*. 119: 75-88.

110 Johansson, P. A. et al. 2008. *Bioessays*. 30: 237-248.

111 Paulson, O. B., and Newman, E. A. 1987. *Science* 237: 896-898.

112 Metea, M. R., and Newman, E. A. 2006. *J. Neurosci*. 26: 2862-2870.

113 Metea, M. R., Kofuji, P., and Newman, E. A. 2007. *J. Neurosci*. 27: 2468-2471.

114 Girouard, H. et al. 2010. *Proc. Natl. Acad. Sci. USA* 107: 3811-3816.

115 Koehler, R. C., Roman, R. J., Harder, D. R. 2009. *Trends Neurosci*. 32: 160-169.

116 Brown, A. M., and Ransom, B. R. 2007. *Glia* 55: 1263-1271.

117 Magistretti, P. J. 2009. *Am. J. Clin. Nutr*. 90: 875-880.

118 Aubert, A. et al. 2005. *Proc. Natl. Acad. Sci USA* 102: 16448-16453.

119 Fillenz, M. 2005. *Neurochem. Int*. 47: 413-417.

120 Kaur, G. et al. 2010. *Neurosurg. Clin. N. Am*. 21: 43-51.

121 Perry, V. H., Nicoll, J. A., and Holmes, C. 2010. *Nat. Rev. Neurol*. 6: 193-201.

122 Rotshenker, S. 2009. *J. Mol. Neurosci*. 39: 99-103.

建 议 阅 读

一般性综述

Barres, B. A. 2008. The mystery and magic of glia: a perspective on their roles in health and disease. *Neuron* 60: 430-440

Brown, A. M., and Ransom, B. R. 2007. Astrocyte glycogen and brain energy metabolism. *Glia* 55: 1263-1271.

Kettenmann, H., and Ransom, B. R. (eds.) 2005. *Neuroglia*. 2nd Ed. Oxford University Press, New York.

Kuffler, S. W., and Nicholls, J. G. 1966. The physiology of neuroglial cells. *Ergeb. Physiol.* 57: 1-90.

Newman, E. A. 2004. A dialogue between glia and neurons in the retina: modulation of neuronal excitability. *Neuron Glia Biol.* 1: 245-252.

Rakic, P. 2003. Developmental and evolutionary adaptations of cortical radial glia. *Cereb. Cortex.* 13: 541-549.

Schwab, M. E. 2004. Nogo and axon regeneration. *Curr. Opin. Neurobiol.* 14: 118-124.

Webster, H., and Aström, K. E. 2009. Gliogenesis: historical perspectives, 1839-1985. *Adv. Anat. Embyol. Cell. Biol.* 202: 1-109.

原始论文

Buckley, C. E., Marguerie, A., Alderton, W. K., and Franklin, R. J. 2010. Temporal dynamics of myelination in the zebrafish spinal cord. *Glia* 58: 802-812.

Duan, Y., Sahley, C. L., and Muller, K. J. 2009. ATP and NO dually control migration of microglia to nerve lesions. *Dev. Neurobiol.* 69: 60-72.

Fillenz, M. 2005. The role of lactate in bain metabolism. *Neurochem. Int.* 47: 413-417.

Girouard, H., Bonev, A. D., Hannah, R. M., Meredith, A., Aldrich, R. W., and Nelson, M. T. 2010. Astrocytic endfoot Ca^{2+} and BK channels determine both arteriolar dilation and constriction. *Proc. Natl. Acad. Sci. USA* 107: 3811-3816.

Hamilton, N. B., and Attwell, D. 2010. Do astrocytes really exocytose neurotransmitters? *Nat. Rev. Neurosci.* 11: 227-238.

Hansen, D. V., Lui, J. H., Parker, P. R., and Kriegstein, A. R. 2010. Neurogenic radial glia in the outer subventricular zone of human neocortex. *Nature* 464: 554-561.

Iglesias, R., Dahl, G., Qiu, F., Spray, D. C., and Scemes, E. 2009. Pannexin 1: the molecular substrate of astrocyte "hemichannels." *J. Neurosci.* 29: 7092-7097.

Johansson, P. A., Dziegielewska, K. M., Liddelow, S. A., and Saunders, N. R. 2008. The blood-CSF barrier explained: when development is not immaturity. *Bioessays* 30: 237-248.

Kuffler, S. W., and Potter, D. D. 1964. Glia in the leech central nervous system: Physiological properties and neuron-glia relationship. *J. Neurophysiol.* 27: 290-320.

Kurth-Nelson, Z. L., Mishra, A., Newman, E. A. 2009. Spontaneous glial calcium waves in the retina develop over early adulthood. *J. Neurosci.* 29: 11339-11146.

Love, F. M., Son, Y. J., and Thompson, W. J. 2003. Activity alters muscle reinnervation and terminal sprouting by reducing the number of Schwann cell pathways that grow to link synaptic sites. *J. Neurobiol.* 54: 566-576.

Marcaggi, P., and Attwell, D. 2004. Role of glial amino acid transporters in synaptic transmission and brain energetics. *Glia* 47: 217-225.

Metea, M. R., and Newman, E. A. 2006. Calcium signaling in specialized glial cells. *Glia* 54: 650-655.

Newman, E. A. 2003. Glial cell inhibition of neurons by release of ATP. *J. Neurosci.* 23: 1659-1666.

Rotshenker, S. 2009. The role of Galectin-3/MAC-2 in the activation of the innate-immune function of phagocytosis in microglia in injury and disease. *J. Mol. Neurosci.* 39: 99-103.

Verkhratsky, A., Krishtal, O. A., and Burnstock, G. 2009. Purinoceptors on neuroglia. *Mol. Neurobile.* 39: 190-208.

Zuo, Y., Lubischer, J. L., Kang, H., Tian, L., Mikesh, M., Marks, A., Scofield, V. L., Maika, S., Newman, C., Krieg, P., and Thompson, W. J. 2004. Fluorescent proteins expressed in mouse transgenic lines mark subsets of glia, neurons, macrophages, and dendritic cells for vital examination. *J. Neurosci.* 24: 10999-11009.

■ 第 3 部分

细胞间通讯

在第 2 部分，我们介绍了离子和电荷梯度是如何在一个神经细胞的胞膜上保持，这些梯度如何产生电学冲动（动作电位），而这些冲动又是如何沿着神经细胞的突起（轴突）进行传导的。现在，我们需要考虑的是，当这些传动递到轴突末端时发生了什么，即这个信息是如何由一个神经元传递到另一个神经元或效应细胞（如肌细胞）的。

在大多数情况下，信息是通过一个称为突触的特化接触区传递的，这个过程称为突触传递。在有些情况下突触前动作电位以电紧张的方式穿过突触，直接使突触后神经元去极化，这称为电传递。但是，更常见的是，突触前动作电位导致化学递质的释放，递质与突触后膜上特化的目标蛋白（受体）结合，这个过程称为化学传递。

在第 11 章和第 12 章，我们将介绍两种形式的化学传递。一种是递质结合并打开一种离子通道，产生一个快速、短暂的突触后反应（直接传递）；另一种是递质结合受体，通过诱发胞内信号级联反应，产生一个缓慢、持久的突触后反应（间接传递）。在第 13 章我们将回到突触前神经末梢，讨论递质是如何储存并由突触前动作电位触发释放的。

事实上，神经系统中有大量不同种类的化学递质，从而使得我们可以运用特定的化学物质和药物选择性调节某些突触传递，而对其他突触没有影响。在第 14 章中，我们总结了不同递质的通路和它们对各种神经元以及对整个大脑功能的某些作用。第 15 章会详细地介绍这些递质的合成、贮存和失活。

最后，在第 16 章我们阐述跨突触传递效能如何因突触传递的总量而显现出长时程的增强或降低（突触可塑性）。这种可塑性对有些过程，如记忆形成，十分重要。

■ 第 11 章
直接突触传递的机制

突触是神经细胞与其靶细胞之间的接触点，信息通过突触从一个细胞传递到另一个细胞。突触传递过程既可由动作电位引发的神经末梢释放化学性神经递质介导 (化学传递)，也可由突触前神经元在特定的连接部位向突触后神经元电流的扩布介导 (电传递)。

在直接性化学突触处，神经递质与突触后神经元膜上的离子型受体 (ionotropic receptor) 结合，受体本身即为离子通道。其结果是，受体构象改变，通道开放，离子流动，引起膜电位改变。上述所有的过程都在数毫秒内完成。间接性化学传递过程较为缓慢，涉及其他的中间步骤，这将在第 12 章中描述。

对于兴奋性突触，通道开放使阳离子进入，将膜电位向阈值驱动。而对于抑制性突触，神经递质使通透阴离子的通道开放，倾向于使膜电位维持在负于阈值的状态。不论是兴奋性还是抑制性突触，电流的方向取决于作用在可通透离子上的浓度梯度和电梯度间的平衡。

对于理解直接性化学突触传递机制，运动神经和骨骼肌纤维间的突触可作为重要的实验标本。在哺乳动物中枢神经系统 (CNS)，直接介导的兴奋发生于神经递质 (常为谷氨酸) 激活兴奋性离子型受体的突触上。中枢神经系统中的抑制性突触传递则由释放后激活了抑制性离子型受体的递质 (常为 GABA 或甘氨酸) 介导。

单个化学突触可以不只释放一种递质，而许多递质既可通过直接结合并开放离子通道迅速发挥作用，也可以通过间接机制缓慢地发挥作用。在另一个称为突触前抑制的过程中，化学递质作用于突触前神经末梢，减少神经递质释放量。电传递主要发生于专门负责快速反射反应的突触上，也见于哺乳动物 CNS 中，有助于协调神经元的活动。

突触传递

动作电位可沿着大运动轴突下传或大感觉轴突上传，传导速度可达 120 m/s 以上，时间间隔可短至 5ms 或以下。既然在肌纤维或下一个神经元被知晓动作电位到达之前含有较长的延迟，那么，动作电位的快速传递似乎没有意义。鉴于此，一个神经元与另一个神经元之间有特化的连接，称为突触。这种结构使接受信息的神经元在动作电位到达神经末梢不到 1ms 内作出反应。在很长一段时间内并不清楚这种快速传递过程是如何发生的（专题 11.1）。20 世纪 50 年代早期之前，广泛被认可的一种可能性是，突触前末梢中的电流被动地扩布至突触后细胞 [即电传递，图 11.1(A)]。另一种解释是，信息是通过化学神经递质在局部释放和发挥作用而传递的 [即化学传递，图 11.1(B)]。事实上，目前已经清楚，在脊椎动物中枢和外周神经系统中，化学传递是突触之间通讯的最常见形式。然而，在某些无脊椎和脊椎动物中，专用于传递非常快速反应的突触利用的是电传递的方式。现在越来越明显的是，在哺乳动物中枢神经系统中广泛存在起辅助作用的电传递，这是作为协调神经元群电活动的一种机制。本章我们首先讨论化学传递，然后再举例讨论电传递。

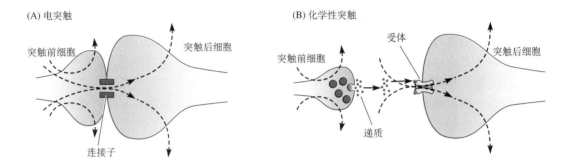

图 11.1 电和化学突触传递。(A) 在电突触，电流通过连接子 (胞内通道聚集而成的缝隙连接) 由一个细胞直接流至另一个细胞。(B) 在化学突触，突触前神经末梢去极化触发神经递质分子的释放，打开突触后膜离子通道受体，引起兴奋效应或抑制效应。

■专题 11.1　电传递还是化学传递?

19 世纪下半叶，在**细胞理论** (cell theory) 和**合胞体** (syncytium) 理论支持者间展开了激烈的争论，前者认为神经元是独立的单元，后者认为神经细胞由原生质桥相连形成一个**合胞体**。直到 19 世纪后期，神经细胞是独立单元的观点才被普遍接受。对突触结构的分歧伴随着对突触功能认识的不一致。1843 年，Du Bois-Reymond 发现，肌肉收缩和神经传导均与电流流动有关。对此观点稍做延伸即可得出结论：兴奋由神经元传到肌肉亦可归因于电流流动 [图 11.1(A)][1]。Du Bois-Reymond 本人倾向于另一种解释：神经末梢释放一种兴奋性物质后引起肌肉收缩 [图 11.1(B)]。然而，人们对动物中电的观念是如此的根深蒂固，以致直到 100 多年后，相反的证据才最终推翻了神经和肌肉之内，或者更一般地在神经细胞之间电传递的假设。

化学突触传递的观点似乎不受人青睐的一个原因是神经细胞之间或神经细胞与

肌肉间的信号传递速度。刺激运动轴突到引起相应的骨骼肌收缩的时间间隔仅为几分之一秒，似乎无法提供足够时间使神经末梢释放化学神经递质，并与突触后膜的受体相互作用引起兴奋。这种困难不存在于调控腺体和血管活动的自主神经系统。在该系统中，神经刺激的效应缓慢而持久（见第 17 章）。因此，首次明确提示存在化学传递的证据来自 T. R. Elliot 在 1904 年进行的交感神经系统的实验[2]。他注意到，将肾上腺的提取物肾上腺素直接施加于靶组织后，模拟了交感神经刺激的作用。他得出结论，"当冲动达到外周后，每次都能引起化学物质肾上腺素的释放"。这在当时并未引起注意，直至 1921 年，Otto Loewi 做了一个直接且简单的实验，才确立了迷走神经和心脏间自主突触处发生的事件在本质上是化学性的[3]。他先灌流蛙心，再刺激迷走神经，使心率减慢。将被抑制的心脏中分泌的液体移至另一未被刺激的心脏时，发现后者的搏动开始减慢。显然，刺激迷走神经已引起抑制性物质释放至灌流液中。Loewi 和同事在随后的实验中证实，乙酰胆碱 (ACh) 各方面都与该物质相似。

有个有趣的轶事，Loewi 是在梦中得到做这个实验灵感的，他在午夜里将其写下，但第二天清晨，又无法辨认自己的字迹。幸运的是，这个梦又重新出现，这次 Loewi 毫不犹豫地立即冲进实验室做起实验。后来他回忆道：

如果经过成熟的考虑，在那么寒冷的早晨，我是不会做这个实验的。毕竟，迷走神经会释放一种抑制性物质不像是一个理由充分的假设，似乎通常被认为只在神经末梢和心肌间很短距离的范围内才能有效的一种化学物质，竟会如此大量地释放以致溢出，而它被灌流液稀释后，仍能抑制另一心脏[3]。

接着，在 20 世纪 30 年代初，Feldberg 和同事的实验毋庸置疑地证明乙酰胆碱在自主神经系统神经节突触传递中的作用[4]。从 20 世纪初以来的这些实验和思想的精华，都被记载在 Dale 的著作中，Dale 是几十年来英国生理学和药理学的领袖人物之一[5]。其众多贡献中包括阐明了自主神经节突触中乙酰胆碱的作用，并确立了乙酰胆碱在神经肌肉传递中的作用。在 1936 年，Dale 及其同事证明，刺激支配骨骼肌的运动神经纤维引起乙酰胆碱释放[6]，给予骨骼肌乙酰胆碱，引起收缩，乙酰胆碱和刺激运动神经纤维的作用可被箭毒阻断（见专题 11.2)[5]。

一个神经细胞与另一神经细胞之间通过化学传递信息的观点（尤其是在哺乳动物中枢神经系统中），经过相当长的时间才被接受是有若干原因的。首先，中枢神经系统中，没有与蛙神经肌肉接头相类似的突触模型用来研究。其次，当时并不清楚中枢神经系统中的化学递质(乙酰胆碱并不是主要的递质)，所以没有好的药理学工具可供使用。最后，

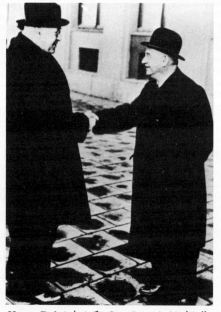

Henry Dale(左) 和 Otto Loewi, 30 年代中期。(承 Todd 女士和 W.Feldberg 提供。)

神经元间的传递仅使用电生理记录方法进行，这很可能已导致研究者从电流流动的角度进行思考。J. C. Eccles 是电传递理论最热心的支持者之一。然而，当他和同事首次利用微电极在麻醉猫的脊髓运动神经元内进行记录后，J. C. Eccles 转而开始支持化学传递的假设。他们发现，刺激兴奋性或抑制性传入神经纤维能够使运动神经元膜电位发生方向相反的变化 [7]（这些电位变化的本质将在下面详细描述）。基于先前电传递的假设，他们当时不能解释抑制性反应的相反极性，于是，他们写道：

　　　　因此，可以得出结论：抑制性突触作用是由抑制性突触释放特殊的递质物质介导的，并引起运动神经元膜极化程度增加。

　　有意思的是，在化学传递肯定是突触激活的形式被接受后不久，1959 年，Furshpan 和 Potter 发现小龙虾巨轴突间的兴奋的电传递 [8]。随后，1963 年，电突触传递在鸟类睫状神经节中被报道 [9]。自此以后，电突触传递的例子成倍增加，我们目前知道，化学和电突触在脊椎和无脊椎动物的神经系统中都大量存在。

化学突触传递

　　当考虑到**化学突触传递** (chemical synaptic transmission) 的复杂情况时，它包括某种特异的化学物质从神经末梢分泌以及与特定的突触后受体相互作用 [图 11.1(B)]，自然会想到一些问题。末梢如何释放化学物质？动作电位引起分泌的机制是否具有特殊的特征？递质与突触后受体的相互作用是如何被快速地转换为兴奋或抑制？释放过程将在第 13 章详细讨论。现在讨论的问题是，在直接性化学突触上，递质如何作用于突触后细胞。

　　许多化学突触传递的先驱性研究是在相对简单的标本上进行的，如蛙骨骼肌的神经肌肉接头。当时，这种特别的标本的优势在于，其神经递质乙酰胆碱 (ACh) 已被明确鉴定，而中枢神经系统突触的递质还完全不清楚（见第 14 章）。

突触结构

　　通常，认识结构是理解功能的先决条件。图 11.2 显示了蛙神经肌肉接头的主要形态特征。来自输入运动神经的单个轴突分支，失去髓鞘包绕，其末梢分支走行于肌肉表面的浅沟内。末梢和肌膜间的**突触间隙** (synaptic cleft) 宽约 30 nm。突触间隙中存在**基板** (basal lamina) 沿着肌纤维表面的轮廓分布。在肌肉上，**连接后褶** (postjunctional fold) 放射状地从突触间隙以规则的间隔进入肌纤维。浅沟和皱褶为骨骼肌所特有，而非化学突触的普遍特征。骨骼肌中突触后特化的区域称为**运动终板** (motor end plate)。施万细胞层覆盖于神经末梢，以规则的空间间隙在其周围发出指状突起包绕神经末梢。

　　在神经末梢胞质内，**突触囊泡** (synaptic vesicles) 簇与附着在突触前膜的电子致密物质相连，形成**活性带** (active zone)。突触囊泡是 ACh 贮存的部位。轴突末梢兴奋后，囊泡在活跃区与突触前膜相融合，通过**胞吐** (exocytosis) 将内容物释放至突触间隙（见第 13 章）。

　　神经细胞的突触常由称为**终扣** (bouton) 的神经末梢膨大形成，后者通过突触间隙与突触后膜相分离。终扣的突触前膜含电子致密区，与伴随的突触囊泡簇形成活跃区，它们类似于骨骼肌的终扣，但比后者小 [图 11.2(C)]。在神经元 - 神经元突触中，突触后膜常常增厚，并伴有电子致密物。

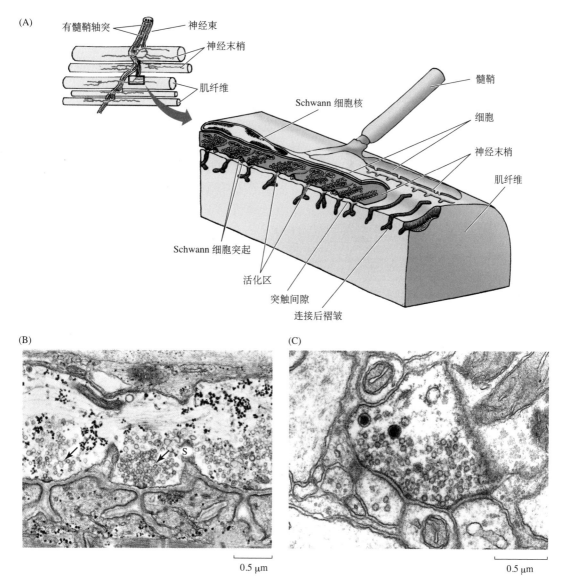

图 11.2　化学突触的结构。 (A) 蛙骨骼肌神经肌肉接头处部分运动轴突末梢分支的三维结构示意图。插图显示几根骨骼肌纤维及其支配。突触囊泡在神经末梢内正对连接后褶开口的特殊区域聚集。这些区域称为活跃区，是递质释放至突触间隙的部位。Schwann 细胞的指状突起在末梢和突触后膜间延伸，将活跃区分隔开。(B) 经神经肌肉接头部分纵切面的电镜图。神经末梢中，囊泡簇位于突触前膜增厚的区域（即活跃区）之上（箭头所示）。Schwann 细胞突起 (S) 将囊泡簇分隔开。在肌肉中，连接后褶的开口正对活跃区下方的突触间隙。沿着连接后褶轮廓间隙中的绒状物带是突触基底层。(C) 水蛭中枢神经系统突触的电镜图。与蛙神经肌肉接头处一样，突触囊泡簇集在突触前膜致密区形成活跃区，与突触后致密区并排。[(B) 承 U. J. McMahan 提供；(C) 承 K. J. Muller 提供。]

神经肌肉接头处的突触电位

　　Eccles、Katz 和 Kuffler 在早期用胞外记录方法研究肌肉上的**终板电位** (end plate potential, EPP)[10～12]。终板电位，即运动神经兴奋引起突触前神经末梢释放乙酰胆碱，导致肌纤维终板膜区去极化。神经元上也可观察到与之类似的终板电位的突触电位。使突触

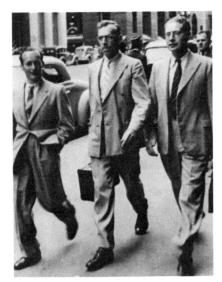

Stephen Kuffler, John Eccles, 和
Bernard Katz(从左到右) 在澳大
利亚，约 1941 年

后细胞兴奋的突触电位通常称为**兴奋性突触后电位** (excitatory postsynaptic potential, EPSP)，而抑制突触后细胞的突触电位称为**抑制性突触后电位** (inhibitory postsynaptic potential, IPSP)。

正常情况下，骨骼肌纤维终板电位的幅度比引发一个动作电位所需的幅度大得多。将突触后受体阻断剂箭毒 (curare) 加入灌流液中，终板电位幅度减小 (专题 11.2，专题 11.3)。足够量的箭毒 (1 μmol/L)，使终板电位幅度降至动作电位阈值以下，不再被动作电位所掩盖 (图 11.3)。

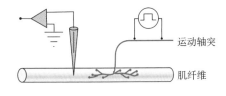

运动轴突

肌纤维

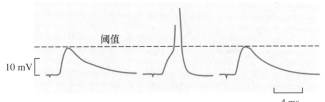

阈值

10 mV

4 ms

图 11.3 在箭毒处理的哺乳动物神经肌肉接头处，用细胞内微电极记录突触电位。调整浴液中箭毒浓度，使突触电位幅度接近动作电位阈值，偶尔诱发肌纤维产生动作电位。(引自 Boyd and Martin, 1956。)

■**专题 11.2** 作用于神经肌肉接头的药物和毒素

激动剂、拮抗剂、增强剂

药物常被用来增加我们对神经肌肉传递的理解。这些药物可分为两类：一类直接作用于乙酰胆碱受体，一类抑制乙酰胆碱酯酶活性，乙酰胆碱酯酶负责乙酰胆碱的水解和失活 (见附录 B)。

作用于乙酰胆碱受体的药物

这些药物分为两类：**激动剂**，激活受体并开放尼古丁 (N) 型通道；**拮抗剂**，与受体结合但不能开放离子通道，所以阻断乙酰胆碱效应。激动剂包括：乙酰胆碱本身 (1)，是天然激动剂；一些合成的胆碱酯，如卡巴胆碱；植物生物碱尼古丁 (2)，N 型受体名称由此而来。拮抗剂包括：筒箭毒碱 (tubocurarine)(3)，箭毒 (南美植物毒马钱和防己藤提取的一种生物碱混合物，作为一种箭毒来麻痹猎物) 的一种成分；α 银环蛇毒，是台湾带状银环蛇属金环蛇毒的一种成分。筒箭毒碱是可逆性阻断

激动剂

拮抗剂

(1)

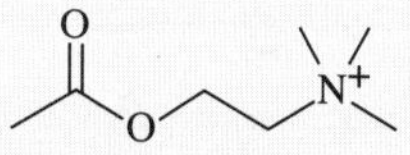

乙酰胆碱

(2)

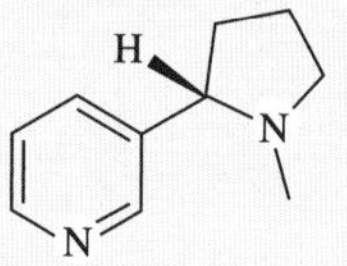

尼古丁

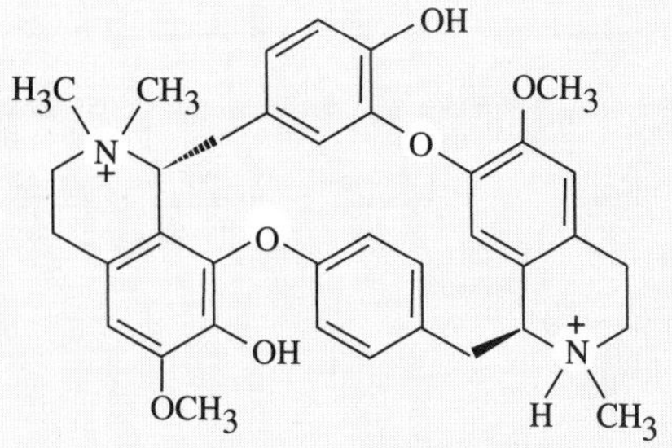

筒箭毒碱

抗胆碱酯酶药物

(4)

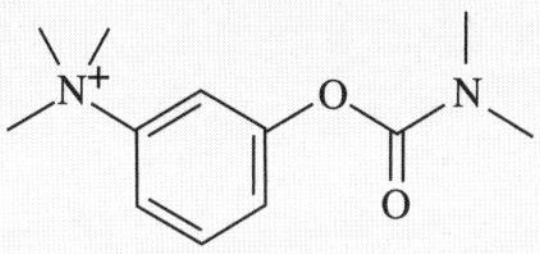

新斯的明

(5)

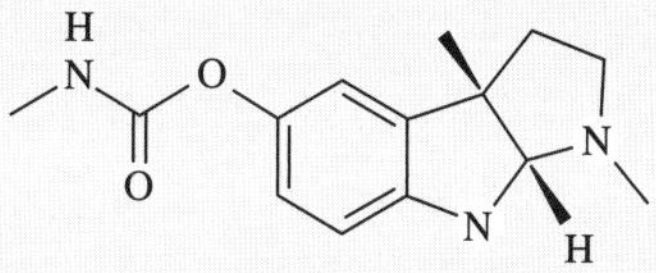

毒扁豆碱

剂 (见专题 11.3)。手术中，用来放松肌肉的药物均有相似的作用机制。银环蛇素与 ACh 受体结合是不可逆的，实验中常被用来计算和观察受体 (如图 11.7 所示)。

抑制乙酰胆碱酯酶的药物 (抗胆碱酯酶药物)

这些药物包括新斯的明 (neostigmine)(4) 和毒扁豆碱 (physostigmine)(5)。在神经肌肉接头处，这些药物并不改变终板电流的峰值，而是使电流衰减率降至约 $1/4^{[13,14]}$。这是因为释放的乙酰胆碱未被水解，所以在突触间隙停留时间较长，直至扩散而被清除；这就使得单个神经冲动引起释放的乙酰胆碱可数次刺激 N 型受体。抗胆碱酯酶药物对浸浴液中 ACh 引起终板反应的影响大得多。这是因为高比例的乙酰胆碱在到达受体之前就已经在神经肌肉接头处被乙酰胆碱酯酶水解。这种药物可用来逆转吐筈箭毒的阻断效应，或改善神经肌肉传递障碍疾病的肌肉反应，如重症肌无力 (myasthenia gravis)。

抗胆碱酯酶药物对**毒蕈型** (M) 胆碱能受体介导的慢突触反应的幅度和时程影响更为显著[15](见第 12 章和第 13 章)。原因在于 M 型受体比 N 型受体离突触前神经末端更远，释放的大部分 ACh 在到达受体之前，就已经被水解。此外，M 型受体对乙酰胆碱的敏感性是 N 型受体的 100 ~ 1000 倍。所以，低剂量残存的未水解的乙酰胆碱也能引起 M 型受体很强的反应，这就限制了其在阿尔茨海默病治疗中的应用 (见第 14 章)。

■专题 11.3　筒箭毒碱在运动终板的作用

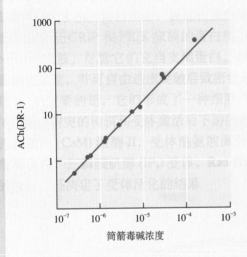

可逆的竞争性拮抗

在运动终板处筒箭毒碱是可逆的乙酰胆碱竞争性拮抗剂（专题 11.2），这意味着筒箭毒碱可迅速从乙酰胆碱受体上解离。增加乙酰胆碱浓度可以解除其拮抗作用。竞争出现的原因是两种分子都只能短暂地与受体结合。所以，当一个 ACh 分子从受体上解离下来后，一个筒箭毒碱分子取而代之；反之亦然。某种物质或另一种物质占据受体的概率取决于：①每种物质的相对可用分子数目（即其相对浓度）；②这种物质与受体结合的相对时间。筒箭毒碱与受体结合的时间约比乙酰胆碱的结合时间长 100 倍，所以当二者浓度相同时，筒箭毒碱的竞争性权重更大，但当 ACh 浓度是筒箭毒碱的 100 倍时，二者竞争性的权重就会相等。二者的竞争性可以定量表示如下。

激动剂 (A) 和受体 (R) 之间的可逆反应可以表达为：

$$A+R \Longleftrightarrow AR$$
$$K_A$$

其中，K_A 是平衡解离常数。

在无拮抗剂的情况下，兴奋剂在平衡时 (P_{AR}) 与受体结合的概率可表达如下：

$$P_{AR}=[A]/\{[A]+K_A\}$$

式中，[A] 是物质 A 的浓度。

当拮抗剂 B 也存在的情况下，与激动剂结合的受体 ($P_{AR(B)}$) 则由下式给出：

$$P_{AR(B)}=[A]/\{[A]+K_A(1+[B]/K_B)\}$$

式中，[B] 是物质 B 的浓度；K_B 是反应 $B+R \Longleftrightarrow BR$ 的平衡解离常数。这个公式称为
$$K_A$$
Gaddum 方程 (Gaddum equation)[16]（详见 [17]）。因而在拮抗剂存在的情况下，激动剂若要达到无拮抗剂时的反应，其浓度必须从 A 增加大 A_B，因而 $A_B/A=\{1+[B]/K_B\}$。A_B/A 被称为**剂量比** (dose ratio)，或者 DR，它们之间的关系如下：$DR-1=[B]/K_B$

这一公式称为 Schild 方程 (Schild equation)[18]。

在一个经典的实验中，Donald Jenkinson 在蛙的肌肉上测试了筒箭毒碱和乙酰胆碱的拮抗作用 [19]。他不断增加筒箭毒碱的浓度，测量 ACh 引起的去极化幅度，然后画出 DR-1 与筒箭毒碱浓度 ([B]) 的双对数关系曲线，如图 11.4 所示，当筒箭毒碱浓度呈 1000 倍增长时，二者呈线性关系。这为二者之间的竞争性抑制提供了有力证据。后续实验显示筒箭毒亦可阻断尼古丁受体离子通道 [20]。然而，与 Jenkinson 等在肌纤维上的实验中所观察到的相比，这种阻断效应只在更超极化的膜电位 (−120 mV) 时才显著。

　　Fatt 和 Katz [22,23] 利用细胞内微电极技术 [21] 详细研究了箭毒处理后肌纤维终板电位的时间进程和空间分布。他们刺激运动神经，用细胞内记录的方法记录距终板不同距离处的终板电位（图 11.4）。在终板处，去极化迅速上升至峰值，在随后的 10 ~ 20 ms 时间内缓慢降低。当微电极距终板越来越远时，终板电位越来越小，达到峰值所需的时间也越来越长。Fatt 和 Katz 的实验还表明，终板电位达峰值后的衰减速度与肌纤维膜的时间常数一致，终板电位峰值随距终板距离的增加而衰减，这可由肌纤维的电缆特性来预测。据此，他们推断终板电位是由终板处局部流入肌纤维的短暂电流脉冲引起一个快速去极化产生的。而后此电位是从终板处被动地双向传播，传播距离越远，幅值越小。

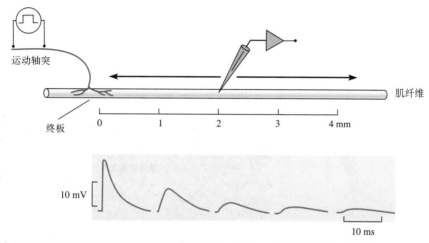

图 11.4　突触电位随着离肌纤维终板距离的变远而衰减。细胞内电极记录点离终板越远，记录到的突触电位的幅度越小，上升相越慢。（引自 Fatt and Katz, 1951。）

测定肌纤维感受 ACh 的区域分布

　　早在 20 世纪初，人们就认识到在骨骼肌受神经支配的区域存在一些特殊性质。例如，Langley [24] 发现，运动神经末梢存在一些"感受性物质"，该区域的肌纤维对一些化学物质（如烟碱）尤为敏感。这一结论表现出惊人的洞察力，因为很难想像烟碱在神经肌肉接头会发挥生理作用。在玻璃微电极用于细胞内记录之后，微电极也用于在神经终板离散地施加 ACh（后来还有其他药物）[25]。图 11.5(A) 示例了该方法。

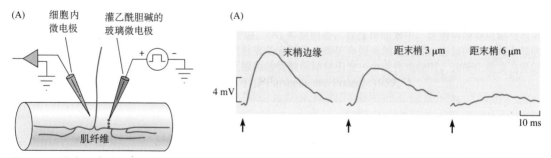

图 11.5　用离子电泳法在蛙神经肌肉接头处检测 ACh 敏感度的分布。(A) 在靠近神经肌肉接头处放置一个装满 ACh 的玻璃微电极，玻璃微电极尖端受一个短暂的正电压脉冲作用而注射 Ach（离子电泳），细胞内电极用于记录肌纤维的反应。(B) 一个小离子电泳脉冲将 ACh 施加于距轴突末梢不同距离处 [(A) 中蓝色点标示处] 引起的反应。反应的幅度和上升速度随 ACh 注射点远离末梢而迅速下降。（引自 Peper and McMahan, 1972。）

装有 ACh 的玻璃微电极置于肌纤维外，微电极插入肌纤维终板记录膜电位。施加 ACh 时，在玻璃微电极端施于一正电压脉冲，使带正电荷的 ACh 离子从微管尖端喷射，这种经玻璃微电极喷射出带电分子的方法叫做**离子电泳** (ionophoresis)[25]。Del Castilto 和 Katz 采用这种方法发现，ACh 仅引起肌纤维的终板区去极化，且只有当 Ach 施加在肌纤维外时才出现上述情况 [26]。当装有 ACh 的玻璃微电极距离终板较近时，对离子电泳的反应较快 [图 11.5(B)]。将玻璃微电极仅远移几微米即引起反应幅度减小、速度减慢。

目前已知，Langley 所推测的感受性物质是烟碱型乙酰胆碱受体。离子电泳技术使我们能高度精确地测出肌纤维 [27] 和神经元 [28] 上的突触后 ACh 受体分布。这种方法在薄标本中特别有效，因为干涉相差成像法 [29] 可分辨突触前和突触后的结构，且电泳管相对于突触的位置可以被精确定位。

图 11.6 显示的蛇神经肌肉接头标本是其中的一种，蛇肌肉的终板直径约 50 μm，排列紧密，与哺乳动物中所见的类似。每个轴突有 50 ~ 70 个终末膨大结构，类似于突触终扣，

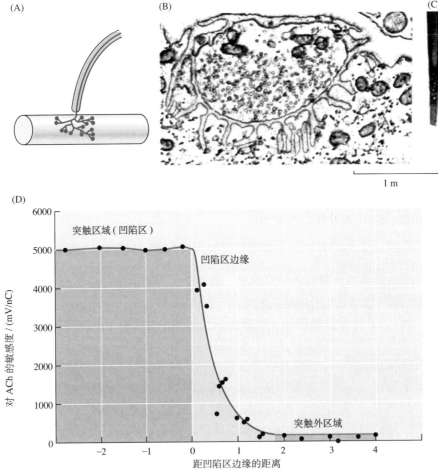

图 11.6 **蛇骨骼肌神经肌肉接头 ACh 受体分布**。(A) 蛇的骨骼肌的一个终板。轴突终末在一簇终扣中。(B) 经终扣横切面的电镜图，介导神经末梢释放 ACh 的突触囊泡直径为 50 nm。(C) 用于离子电泳 ACh 的玻璃微电极尖端电镜图，放大倍率与 (B) 图相同。微管外径 100 nm，开口约 50 nm。(D) 胶原酶处理将神经末梢去除后，通过离子电泳方法，将 ACh 作用于遗留的突触后凹陷。凹陷处对 ACh 的敏感度均非常高 (5000 mV/nC)，在凹陷边缘敏感度急剧下降。突触外区域对 ACh 的敏感度均非常低 (100 mV/nC)。(引自 Kuffler and Yoshikami，1975。)

递质在此释放。膨大结构陷入肌纤维表面的凹陷内。图 11.6(B) 再次显示了所有化学突触中所观察到的特征。图 11.6(C) 显示一个典型的离子电泳玻璃微电极的电镜图。其开口约为 50 nm，类似于一个突触囊泡的大小。此标本中，肌肉浸泡于胶原酶浴液，运动神经末梢被游离，而不损伤肌纤维 [30,31]。每个终扣在暴露的突触后膜上留下一局部凹陷，故装有 ACh 的玻璃微电极可直接置于突触后膜上，这时 1 pC 的电荷通过玻璃微电极释放足够的 ACh，产生平均 5 mV 的去极化。膜的敏感度是 5000 mV/nC[图 11.6(C)]。相比较而言，在突触外膜上距离凹陷约 2 μm 处施加同样量的 ACh，反应幅度要小 50 ~ 100 倍。在凹陷的边缘处，膜敏感度波动范围较大。因此，从生理地形图我们可以得出结论，ACh 受体高度集中在突触部位。

ACh 受体分布的形态学证据

确定 ACh 受体分布情况的第二种方法是使用 α- 银环蛇毒，这种毒素可选择性地、不可逆地结合于烟碱型 ACh 受体。结合的毒素分布情况可用组织化学方法显示。例如，将一个荧光标志物连接于 α- 银环蛇毒素，受体分布情况可通过荧光显微镜观察 [图 11.7(A)]；或者将辣根过氧化酶连接于 α- 银环蛇毒素，在电镜下可见到致密的反应产物 [图 11.7(B)][32]。通过这些技术证实，受体高度局限于轴突末梢下方正对的膜上。通过放射性 α- 银环蛇毒素和放射性自显影技术，甚至可以对 ACh 受体密度做精确的定量估计 [图 11.7(C)][33]。通过统计乳胶片中曝光的银颗粒数目，可确定受体密度。肌肉中受体密度最高的区域，是沿凹陷和接头处褶皱上 1/3 处 (约 $10^4/\mu m^2$)，突触外区域的密度低得多 (约 $5/\mu m^2$)[34]。在中枢神经系统和外周神经系统的突触，递质的受体高度集中于突触后膜。

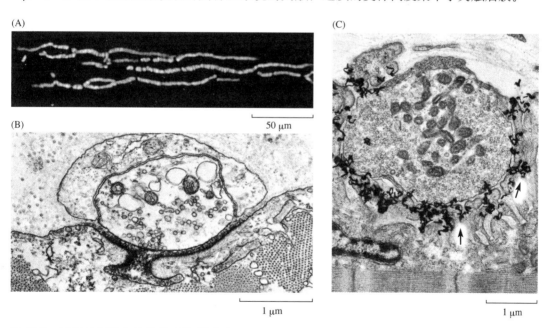

(A)

(B)

50 μm

1 μm

(C)

1 μm

图 11.7　显示神经肌肉接头处 ACh 的分布。(A)Rhodamine 标记的 α- 银环蛇毒素蛙皮胸肌纤维荧光纤维照片。(B)HRP α- 银环蛇毒标记蛙皮胸肌神经肌肉接头横切面电镜图，致密的反应产物充满突触间隙。(C)[^{125}I]α- 银环蛇毒标记的蜥蜴肋间肌神经肌肉接头放射自显影图。银颗粒 (箭头处) 显示，受体集中于接头褶皱的顶部及接头褶皱上 1/3 处。[(A) 承 W.J.Betz 提供；(B) 承 U.J.McMahan 提供；(C) 引自 Salpeter,1987，承 M.M.Salpeter 提供。]

ACh 产生的离子流的测量

ACh 如何在终板处产生内向电流？Fatt 和 Katz 的实验得出结论，ACh 使突触后膜对小离子的通透性产生显著的、非特异性的增加[22]。接着，两种方法被用来评估 ACh 引起的通透性改变。其中一种方法应用了放射性同位素，结果显示突触后膜对钠、钾、钙的通透性增加，而氯的通透性没有增加[35]。这个实验对离子的种类提供了令人信服的证据，但对于电导变化、时程以及电压依赖性并未详细阐明。A. Takeuchi 和 N. Takeuchi 首次进行的电压钳实验提供了精确信息，他们在肌纤维终板区进行双电极电压钳制[36]。图 11.8(A) 为实验装置图。将两根电极插入蛙肌纤维中，一根用于记录膜电位 (V_m)，另一根用于注入电流将膜电位钳制在指定水平。然后刺激神经，使之释放 ACh。在以后的实验中直接通过离子电泳技术施加 ACh。随后，Magleby 和 Stevens 用高渗甘油处理过的肌纤维做了类似实验[37]。高渗处理虽然是人为地使纤维处于去极化状态，但避免了纤维收缩。

图 11.8(B) 显示了在甘油处理的肌肉上的记录结果。膜电位钳制在 –40 mV 时，刺激神经产生内向电流；若无电压钳制，神经刺激本身产生一个去极化。钳制电位水平越负，终板电流幅度越大。当膜去极化时，终板电流幅度降低。进一步去极化，电流的方向逆转为外向电流。

图 11.8(C) 为终板电流幅值与钳制电位关系的曲线，当膜电位位于零附近时，电流由内向变为外向。因此，零点电位谓之逆转电位 (reversal potential，V_r)。在早期完整肌纤维实验中，A. Takeuchi 和 N. Takeuchi 计算得出反转电位约为 –15 mV。

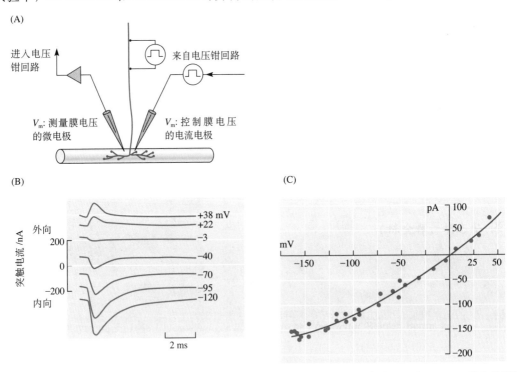

图 11.8 电压钳记录法测量突触电流逆转电位。 (A) 用电压钳记录运动终板电位的示意图。(B) 膜电位钳制在 –120 ~ +38 mV 时记录的突触电流。当膜电位钳制在 0 mV 以下时，突触电流流入肌肉，若膜电位没有钳制，这种内向电流引起肌肉去极化。当终板电位钳制在 0 mV 以上时，突触电流流出肌肉。(C) 终板电流的峰值与膜电位的函数关系。在约 0 mV 的逆转电位处，二者近似为线性关系。(引自 Magleby and Stevens, 1972。)

逆转电位的意义

从终板电流的逆转电位，我们可知突触后膜离子通道被 ACh 激活后，离子经通道流动的情况。例如，若通道只对钠通透，那么在钠平衡电位处（约 +50 mV）通道电流为 0。其他主要的离子，钾和氯的平衡电位接近于 −90 mV，即正常的静息膜电位（见第 6 章）；钙平衡电位约为 +120 mV。没有任何一种离子的平衡电位在 0 ~ −15 mV 区间内。那么是何种离子参与了突触终板电流呢？与放射示踪结果一致，A. Takeuhci 和 N. Takeuchi 的实验显示 [35]，改变浴液中钠、钾或钙的浓度，导致逆转电位的改变，但改变细胞外氯浓度则不会改变逆转电位 [38]。他们得出结论，ACh 的作用是使阳离子通透性普遍增加。

钠、钾、钙对终板电位的相对贡献

正常静息膜电位时，ACh 使通道开放，钠离子和钙离子顺电化学梯度内流，钾离子则外流。因为通道对钙离子电导很小，故钙离子对突触电流的影响可以忽略不计，其他阳离子（如镁离子）亦可被忽略（需注意的是，钙电导低的原因是细胞内、外钙浓度很低，钙通透性约为钠通透性的 20%）。图 11.9(A) 为等效电路图。静息膜上有常见的钠、钾和氯通道，它们与 ACh 激活的钠和钾通道 Δg_{Na} 和 Δg_{K} 并联。A. Takeuhci 和 N. Takeuchi 计算得出，对于 $V_r = -15$ mV 的逆转电位，钠和钾的电导变化之比 $\Delta g_{Na} / \Delta g_{K}$ 约为 1.3（见专题 11.4）。实际上，ACh 开放的通道，对钠和钾的通透性大致相当 [39,40]，然而把细胞内、细胞外溶液一起考虑的话，流过通道的钠比钾多。因此，对同样的通透性变化，钠电导的变化稍大（见第 4 章）。

■专题 11.4　运动终板的电学模型

A. Takeuchi 和 N. Takeuchi 是如何计算乙酰胆碱 (ACh) 所开放通道的钠与钾电导的比例呢？他们提出了类似于图 11.9(A) 所示的肌细胞膜的电学模型。尽管 ACh 通道没有形成分离的钠通道和钾通道，但这两种离子却独立地通过通道。因此，突触电导和逆转电位可用分开的钠和钾的电导 (Δg_{Na} 和 Δg_{K}) 及驱动电位 (E_{Na} 和 E_{K}) 来表示。与之相应，钠电流和钾电流 (ΔI_{Na} 和 ΔI_{K}) 可分别表示为：

$$\Delta I_{Na} = \Delta g_{Na}(V_m - E_{Na})$$

$$\Delta I_K = \Delta g_K(V_m - E_K)$$

一旦逆转电位 (V_r) 被确定，这些方程提供了计算 ACh 引起的相对钠和钾电导变化值的方法。因为 A. Takeuchi 和 N. Takeuchi 只考虑 ACh 作用引起的电流变化，故可忽略静息膜通道。在逆转电位处，净突触电流为 0；故此时内向的钠电流正好与外向的钾电流大小相等，方向相反。因此，当 $V_m = V_r$ 时，

$$\Delta g_{Na}(V_r - E_{Na}) = -\Delta g_K(V_r - E_K)$$

接下来得出

$$\Delta g_{Na} / \Delta g_K = -(V_r - E_K) / (V_r - E_{Na})$$

我们对关于突触钠和钾电流的方程式进行重新整理，在相关电导已知的情况下，计算出逆转电位：

$$V_r = (\Delta g_{Na} E_{Na} + \Delta g_K E_K) / (\Delta g_{Na} + \Delta g_K)$$

因此，逆转电位仅是以相对电导变化进行加权后各个平衡电位的平均值。这个关系式可推广为包含任意数量或种类的离子，故也适用于任意突触中递质引起突触后膜对一种或多种离子电导变化的情况。该关系式可推算由细胞外钠和钾离子浓度改变引起的 E_{Na}、E_K 变化是如何影响神经肌肉接头处逆转电位的[30]。

然而，这样的预测仅在细胞外钠和钾浓度变化较小时才精确，因为通道电导部分取决于离子浓度（见第 2 章和第 5 章）。因此，在钠、钾和钙离子浓度变化较大的情况下，只有将它们引起的电导变化也考虑在内时，才能精确地预测其对逆转电位的影响。此外，也可通过 Goldman、Hodgkin 和 Katz 确立的恒定场方程，从通透性方面来进行分析（见第 6 章）。

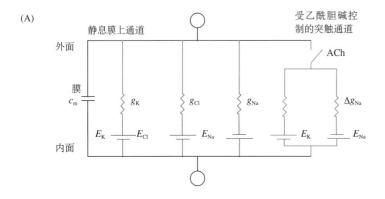

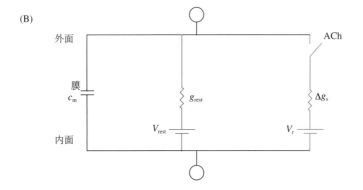

图 11.9　**突触后膜电学模型。** ACh 激活通道与静息膜通道及膜容 (c_m) 并联。(A)ACh 开放的突触通道在电学上等同于钠和钾两种独立通道。静息膜上有钾、氯和钠通道。(B) 突触通道可表达为电导为 Δg_s 的单通道和一个等于逆转电位 V_r 的电池。静息膜可表示为电导为 g_{rest} 的单通道和电压为 V_{rest} 的电池。

静息膜电导与突触电位的幅度

图 11.9 (A) 中的等效电路图可进行简化，静息膜表示为一个单电导 g_{rest}（等于所有离子电导的总和）和一个单电池 V_{rest}（等于静息膜电位）。同样，突触膜可表示为一个单电导 Δg_s 和电压与逆转电位 V_r 相同的电池 [图 11.9(B)]。该电路的特征是，突触电位的幅度依赖于 Δg_s 和 Δg_{rest}。

为简单起见，可认为突触电导经历了长期激活状态而进入一种稳定状态。如果 Δg_s 比 Δg_{rest} 大得多，则膜电位接近于 V_r。然而，若 Δg_s 和 Δg_{rest} 相等，则激活突触电导引起的膜电位只有原来的一半。因此，增加突触电位幅度可通过两种方法：增加突触电导（即激活更多的突触通道），或者降低静息膜电导。降低膜电导确实是调控突触强度的重要机制。例如，给牛蛙自主神经节细胞施加特定输入，将会关闭其钾通道，从而使其他输入导致的该细胞兴奋性突触后电位幅度增加（见第 17 章）。同样，一定幅度的兴奋性电流在一个小神经元上引起的去极化比在一个具有低输入阻抗的大神经元上引起的去极化大（见第 7 章和第 24 章）。

通过单个 ACh 受体通道电流的动力学

终板电流的时间进程在多大程度上反映了单个 ACh 通道的行为呢？例如，终板电流期间，各个通道是否反复开闭，且开放概率随时间不断下降？还是每个通道仅开放一次，导致终板电流的时间进程由通道保持开放的时间决定？

当膜片钳技术发明后，此类问题才有了比较确切的答案。因为通过这一技术，单个通道的行为能被直接观察（见第 4 章）[41]。当持续施加 ACh 时，ACh 通道表现为一种"全或无"形式的瞬时性开放，然后以一定的速率关闭，这一速率与终板电流的衰减速率相匹配[42,43]。这些实验结果可用如下的递质分子 A（代表"激动剂"）和突触后受体分子 R（代表"受体"）相互作用的模式进行解释：

$$A+R \underset{k_{-1}}{\overset{k_1}{\rightleftarrows}} AR+A \underset{k_{-2}}{\overset{k_2}{\rightleftarrows}} A_2R \underset{\alpha}{\overset{\beta}{\rightleftarrows}} A_2R^*$$
$$\text{关闭} \qquad \text{关闭} \qquad \text{关闭} \quad \text{开放}$$

这一模式中，两个 ACh 分子相继与通道结合（每一分子结合一个 α 亚单位，参考第 5 章）。仅有一个 ACh 分子结合时，通道不开放（或很少开放）。然而，当第二个 ACh 分子结合后，通道经历一个非常快速（毫秒级）的构象改变，从关闭状态 (A_2R) 变为开放状态 (A_2R^*)。这一开放和关闭状态的转换可由图上标出的速率常数 α 和 β 来表征。现在考虑图 11.10 所示的终板电位的时间进程。ACh 抵达突触后膜后几乎同时打开大量的通道。因为 ACh 会从突触间隙快速地消除（胆碱酯酶的水解以及扩散），每个通道开放一次。当通道关闭时，突触电流下降。因此，终板电位衰减的时间进程反映了各个 ACh 通道关闭的速率。通道以 $\alpha[A_2R^*]$ 的速率关闭，也就是说，许多通道非常快速的关闭，而随着时间的延长，越来越多的通道关闭。像所有的独立事件或随机事件一样，开放时间呈指数分布，因此平均开放时间 (τ) 等于终板电流衰减的时间常数 $1/\alpha$。

随着时间精度的提高，人们发现许多单通道的开放被一个或多个短暂的关闭打断[44,45]。换言之，ACh 结合通道可进行两次或多次阵发性开放，而非仅开放一次（图 11.11）。这一现象可如此理解：当通道"回复"到关闭状态 (A_2R) 时，其并非"退回"到单配体结合的关闭状态

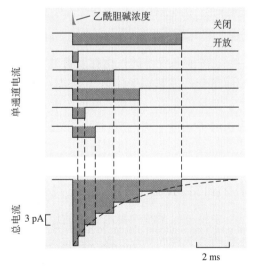

图 11.10　总终板电流是各个通道电流的总和。 上图描述了 6 种单通道电流。ACh（在红色标记处加入）使通道瞬时开放。其后 ACh 很快被水解，因此其浓度迅速下降（红色标记），阻止通道的进一步开放。通道开放时间呈指数分布。各个通道电流总和形成总的终板电流（下图）。总电流衰减的时间常数等于各个通道的平均开放时间。

AR，而是在第二个 ACh 分子解离之前，数次快速来回呈开放状态 A_2R^*。这一现象的本质在于构象开放速率常数 β 与解离速率常数 k_{-2} 大致相当。这意味着通道本身开放时间（如图 11.11 所示）实际上等于平均发放时长。发放衰减的平均时间常数（因此也等于终板电流衰减的时间常数）为 $\tau_{burst} = 1/(\alpha + k_{-2})$，约为单个通道关闭时间常数的两倍。值得一提的是，1 个 ACh 通道在 −70 mV 时开放 1ms，介导约 20 000 个阳离子进入细胞，即对每个结合到受体上的 ACh 分子而言是 10 000 个离子，这是一种巨大的信号增幅。

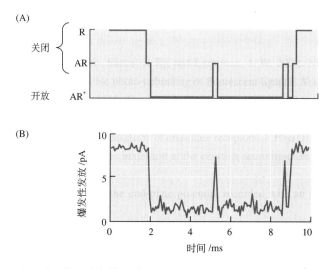

图 11.11　终板 N 型乙酰胆碱受体呈阵发性开放。(A) 以最快的结合速率 $(5 \times 10^8 \, mol^{-1} \cdot s^{-1})$ 预测出的三次阵发性开放 (AR*) 的阵发。通道短暂的 "跳跃" 到达 ACh 结合状态，但在乙酰胆碱解离并恢复到 R 状态之前，两次返回关闭 (AR) 状态。(B) 蛙类终板受体被尼古丁受体激动剂 suberyldicholine 激活后，高分辨率记录的三次阵发性开放，其中包括两个短暂的关闭。(引自 Colquhoun，2007。)

乙酰胆碱受体的性质在发育过程中发生改变。胚胎型乙酰胆碱受体电导低，开放时间长而多变；成熟型受体电导更高，开放时间更短[46]。胚胎型受体到成熟型受体的转变是由于亚单位组成的改变（见第 5 章和第 25 章）。在发育早期，一个胚胎型亚基的突变体可能引起了通道平均开放时间的改变[47]。这些性质的改变与刺激更大、发育更加成熟的肌纤维需要足够大的电流相适应。

中枢神经系统中的兴奋性突触电位

中枢神经系统中突触兴奋的原则完美地遵从于神经肌肉接头中已阐明的原则：突触前末梢的递质释放脉冲开放突触后膜上的选择性阳离子通道受体。受体再产生一个内向的**兴奋性突触后电流** (excitatory postsynaptic current，EPSC)，使突触后膜去极化产生一个兴奋性突触后电位 (EPSP)。

神经肌肉接头与中枢神经系统突触之间也存在重要区别。第一个主要区别在于中枢神经系统突触最主要的兴奋性递质为 L- 谷氨酸，而非乙酰胆碱。其次，谷氨酸激活两种不同的促离子型谷氨酸受体，包括 α- 氨基 -3- 羟基 -5- 甲基 -4- 异恶唑丙炔酸 (AMPA) 受体（得名于其选择性激动剂）和 N- 甲基 -D- 天冬氨酸 (NMDA) 受体（图 11.12）[48,49]。这两种受体在结构上均不与尼古丁受体同源[50]。然而，AMPA 受体与尼古丁受体有类似的通透特性，并发挥同样的功能，即介导遍布于中枢神经系统的快速、瞬时兴奋性传递。因此，如同终板尼古丁受体一样，谷氨酸引起的快速突触电位通过 AMPA 受体通道的动力学而重建[51]。然而，NMDA 谷氨酸受体具有几个独特的性质。首先，正常的静息电位下，NMDA 受体被细胞外液中的镁离子持续地阻断[52,53]，这意味着，即使被激活，若细胞不从正常静息电位向 0 附近去极化，通道也无电流通过（图 11.12）。这一现象的原因在于，带正电荷的 Mg^{2+} 被正常的跨膜电学梯度"拉进"NMDA 受体后，紧密地结合于受体；当跨膜梯度减弱后，这一"拉力"减弱，Mg^{2+} 解离下来。打开 NMDA 受体所需的去极化的自然形式，通常是一连串提前的 AMPA 受体介导的突触电位。这样的电压敏感性意味着 NMDA 受体并不负责脑细胞间通常的快速信号过程——仅 AMPA 受体负责这一过程。第二，NMDA 受体的门控过程很慢，即 NMDA 受体在高频突触活动开放增加；而一旦开放，它们在开放状态的停留时间比 AMPA 受体长。第三，NMDA 受体对于钙离子有很高的通透性[54]，故能引起细胞内钙浓度较大幅度的增加，这对神经细胞的功能具有一系列的"第二信使（second messengers）"效应（见第 12 章）。所有这些特性表明，NMDA 谷氨酸受体在突触的发育和可塑性中发挥着独特的功能（见第 16 章）。

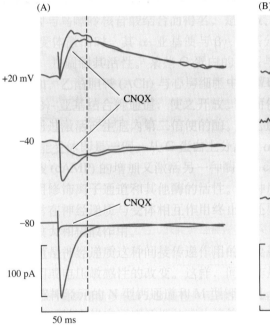

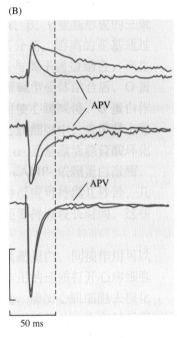

图 11.12　**兴奋性神经递质谷氨酸作用于两种不同受体产生两种不同的兴奋性突触后电流 (EPSC)。**在大鼠海马脑片标本的 CA1 区中间神经元上通过膜片钳电极记录到的 EPSC。刺激 Schaffer 侧支中的谷氨酸纤维记录到突触电位。中间神经元的膜电位被钳制在三个不同水平：-80 mV、-40 mV 和 +20 mV。(A) 记录曲线显示用 CNQX 阻断 AMPA 受体后的效应。CNQX 在 -80 mV 时阻断了全部的 EPSC，但在 +20 mV 时只阻断了第一部分，留下了一个较大的慢成分；后者的产生是由于电压依赖的 NMDA 受体的同时激活，因为用 APV 阻断 NMDA 受体后 (B)，留下了一个纯的 AMPA 受体介导的快 EPSC。(C) 记录的示意图。PC，椎体神经元；IN，中间神经元；SC，Schaffer 侧支；兴奋 (+)；抑制 (−)。[(A) 和 (B) 引自 Sah et al., 1990。]

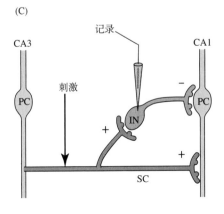

神经系统中绝大部分的兴奋性突触定位于神经元的树突。突触电位在树突中扩散，经过神经元胞体，到达轴丘或轴突始段 (axon initial segment, AIS)，这是动作电位起始的一般位点 [55]。几乎所有的神经元中，一个突触 EPSP 远无法引起一个动作电位；为了达到阈值，各个 EPSP 必须在胞体 / 树突区域总和或整合。许多神经元，如海马和大脑皮层的椎体神经元以及小脑的 Purkinje 细胞，兴奋性突触定位于树突的众多小突起上，它们被称为树突棘 (图 11.13)[56]。树突棘在伴随或跟随着突触活动的大脑功能长时程变化中发挥着独特的作用 (见第 12 章和第 15 章)。

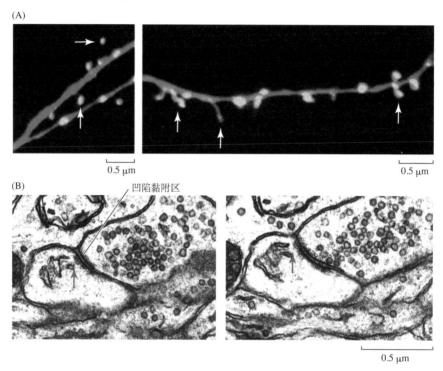

图 11.13　海马锥体神经元的树突棘和兴奋性棘突触。(A) 红色荧光 Alexa594 标记树突，再以绿色荧光蛋白 (GFP) 标记 actin 结合蛋白进行复染。该蛋白质在树突棘中富集 (箭头所示)。(B) 电镜照片显示充满囊泡的突触终末与树突棘接触。箭头标示出突触后棘结构投射向致密连接 (突触前膜和后膜的连接位点)。[(A) 引自 Zito et al., 2004；(B) 引自 Spacek and Harris, 1998。]

直接突触抑制

神经肌肉接头的直接性化学突触的兴奋机制也适用于**直接化学抑制性突触** (direct chemical inhibitory synapses)。通过在突触后膜上开放逆转电位较阈值为正的通道来产生兴奋，直接的化学性突触抑制是通过开放逆转电位较阈值为负的通道来实现的。直接的化学突触抑制通过激活氯离子通透的通道产生，氯离子是一种阴离子，其典型的平衡电位处于或接近静息电位。直接化学突触抑制的先驱性研究是在甲壳类的神经肌肉接头 [57,58]、鳌虾的牵张感受器 [59] 以及猫的脊髓运动神经元上完成的，它们使用 γ- 氨基丁酸 (GABA) 和甘氨酸作为主要的递质 [60]。

抑制性电位的逆转

通过脊髓的抑制性中间神经元，脊髓运动神经元被来自拮抗肌的感觉传入所抑制。抑制性输入的激活效应可用类似于图 11.14(A) 中所示的实验进行研究。运动神经元被插入两根电极：一根用于记录电位变化，另一根用于通过细胞膜注射电流。在正常的静息电位水平（约 –75 mV），抑制性输入引起细胞轻微的超极化称为**抑制性突触后电位** (IPSP)[图 11.14(B)]。当向细胞通以正电流引起膜去极化时，IPSP 的幅度增加。当细胞被超极化到 –82 mV 时，抑制性电位非常小且方向已逆转，到 –100 mV 时，已逆转的抑制性电位幅度增加。因此，该实验中的逆转电位约为 –80 mV。

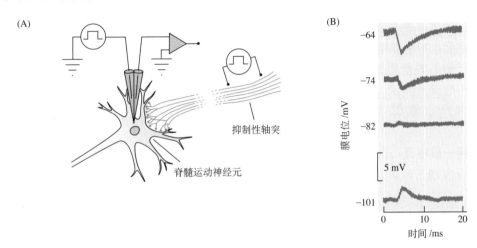

图 11.14　**直接抑制性化学突触传递**。(A) 细胞内记录猫脊髓运动神经元以及刺激抑制性突触输入的示意图。第二根细胞内微电极用于注射电流将运动神经元的膜电位钳制在不同水平。(B) 膜电位在 –64 mV ～ –101 mV 之间时，细胞内记录方法记录的突触电位。逆转电位在 –74 mV ～ –82 mV 之间。(引自 Coombs, Eccles, and Fatt, 1955b。)

抑制性通道对阴离子通透，通透率与被通透离子的水化半径相关 [61]。生理情况下存在的一定量的小阴离子只有氯离子。因此，通过微电极向脊髓运动神经元细胞内注射氯离子将改变氯平衡电位，并使抑制性突触电位的逆转电位向 0 的方向（即正的方向）变化。其他一些标本的实验也显示细胞外氯的变化对氯平衡电位和 IPSP 逆转电位产生相应的影响，但这类实验往往得出模棱两可的结果。这是因为细胞外氯离子浓度的变化，最终将导致细胞内氯离子浓度成比例的改变（见第 5 章），因此氯平衡电位的改变仅是瞬时性的。

避开这一困难的一个办法是如图 11.15 所示的将氯离子完全移除。记录结果来自七鳃鳗脑干网状结构细胞，其抑制性突触传递由甘氨酸介导 [62]。一根细胞内微电极记录膜电位。第二根电极用于向细胞内注射短暂的超极化脉冲；其引起的膜电位变化可用于测量细胞的输入阻抗。第三根电极借助短暂的压力脉冲，用于向抑制性突触旁的细胞施加甘氨酸。施加甘氨酸导致一个轻微的超极化，并伴随着输入阻抗的显著降低 [图 11.15(A)]，推测可能是因为甘氨酸激活了大量的氯离子通道。为了验证这一观点，从浴液中移除氯离子，并替换成不可通透的等硫代磺酸离子。通过在静息状态开放的氯离子通道，细胞内的氯离子也外流而被除去。20min 后，施加甘氨酸已不能产生可检测的膜电位或输入阻抗的变化 [图 11.15(B)]，表明除氯离子外没有其他离子通过抑制性通道。恢复正常的细胞外氯离子浓度可使反应恢复 [图 11.15(C)]。

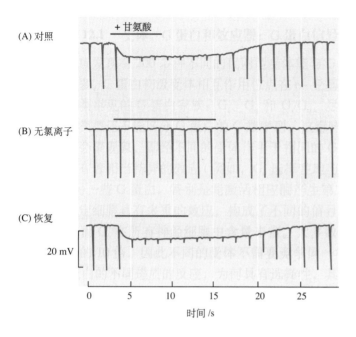

(A) 对照

+ 甘氨酸

(B) 无氯离子

(C) 恢复

20 mV

0　5　10　15　20　25

时间 /s

图 11.15　对甘氨酸的抑制性反应依赖于氯。七鳃鳗脑干神经元中的细胞内微电极记录。(A) 静息膜电位在 –63 mV。短暂向下偏转的膜电位是通过第二根细胞内微电极注入 10 nA 的电流脉冲产生的，其幅度大小表示膜阻抗的大小。施加甘氨酸时（红色横线），细胞超极化约 7 mV，且膜电阻急剧下降。(B) 处于无氯缓冲液中 20min 后，对甘氨酸的反应消失。(C) 换回正常含氯溶液 5min 后，对甘氨酸的反应恢复。（引自 Gold and Martin, 1983。）

既然抑制性反应包含了氯离子通透性的增加，那么抑制性电流的逆转电位等于氯离子的平衡电位 (E_{Cl})，电流大小则由下式给出：

$$\Delta i_{inhibitory} = \Delta i_{Cl} = \Delta g_{Cl}(V_m - E_{Cl})$$

当膜电位相对 E_{Cl} 为正时，电流是外向的，引起膜的超极化。此时的外向电流由带负电荷的氯离子内流介导。当膜电位相对 E_{Cl} 为负时，突触抑制导致氯离子的外流，引起去极化。

互相矛盾的是，哺乳动物神经系统的在出生后发育的早期，GABA 和甘氨酸均引起去极化而兴奋中枢神经系统神经元[63]。这一效应产生的原因并非 GABA 和甘氨酸开放通道的性质存在差异，而是调控细胞内氯离子浓度的转运体性质不同[64]（见第 9 章）。在胚胎神经元中，氯离子被钠 - 钾 -2- 氯协同转运体 (NKCC) 转运，因此细胞内氯离子浓度较高。

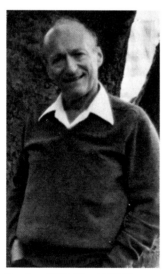

因为 E_{Cl} 较 V_m 为正，氯通道被 GABA 或甘氨酸的激活会引起氯离子的外向移动，并因此产生去极化。在出生和出生后发育早期，另一个转运体——钾 - 氯协同转运体 (KCC2) 开始表达。这一转运体从神经元中排出氯离子。E_{Cl} 因此变得较 E_m 为负，GABA 或甘氨酸将引起细胞超极化。这一氯转换在脑的发育中非常重要，由于脑中释放 GABA 的突触比释放谷氨酸的突触发育早，因此 GABA 去极化和兴奋胚胎神经元（并因此增加细胞内钙浓度）的能力被认为对胚胎发育中突触和神经环路的形成至关重要[63]。另一方面，出生后由去极化到超极化的转换也是出生后抑制性环路发挥正常功能的基础。因此，外向氯转运全基因敲除（故不表达 KCC2 蛋白）小鼠在出生后很短的时间内死亡，原因是其正常的中枢呼吸环路不能工作（见第 23 章），导致无法呼吸[65]。氯转运体还负责维持神经元的胞体到突起中不同的胞内氯离子浓度[66~68]。此外，

Stephen W.Kuffler 1975 年

在哺乳动物 (甚至是成年的哺乳动物)，其外周神经元和神经纤维上 (它们有 GABA 受体，但不存在 GABA 能突触)，E_{Cl} 总是较 E_m 更为去极化 [69,70]。

突触前抑制

目前，我们以递质对突触后膜的效应定义了兴奋性和抑制性突触，即依据突触后是对阳离子还是对阴离子的通透性发生变化。然而，大量早期研究表明，在某些情况下抑制效应很难简单归结于突触后通透性的改变 [71,72]。这一矛盾在另一种抑制机制——**突触前抑制** (presynaptic inhibition) 发现后才得以解决 [73]。突触前抑制在 Frank 和 Fuortes[72]、Eccles 及其同事 [74] 对哺乳动物脊髓的研究，以及 Dudel 和 Kuffler[75] 对甲壳类动物神经肌肉接头的研究中有所描述。它导致从兴奋性末梢释放的递质量减少 [76]。

如图 11.16 所示，在甲壳类动物的神经肌肉接头，抑制性神经不仅作用于肌纤维，还作用于兴奋性神经末梢。突触前作用时间非常短暂，一般在几毫秒内就达到峰值，并在 6 ~ 7ms 内下降为零。为达到最大的抑制效应，到达抑制性突触前末梢的神经冲动必须发生在动作电位到达兴奋性末梢之前几毫秒内。图 11.16 显示了精确时序的重要性。图中 (A) 和 (B) 分别部分显示了刺激相应神经后产生的兴奋性和抑制性电位。图 11.16(C) 中，两类神经都被刺激，但是抑制性神经产生的动作电位在兴奋性神经产生的动作电位之后 1.5 ms，它因到达太晚而未产生任何影响。另一方面，图 11.16(D) 中，抑制性神经上的动作电位先于兴奋性神经上的动作电位，这样就显著地减小了兴奋性突触后电位。与突触后膜一样，突触前效应亦由 GABA 介导，并伴随突触前末梢氯离子通透性的显著增加 [77,78]。

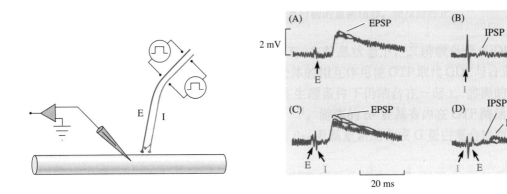

图 11.16　由一个兴奋性轴突和一个抑制性轴突支配的甲壳类肌纤维中的突触前抑制。(A) 兴奋性轴突 (E) 的刺激产生一个 2 mV 的 EPSP。(B) 抑制性轴突 (I) 的刺激产生一个约 0.2 mV 的去极化 IPSP。(C) 若抑制性刺激在兴奋性刺激后较短间隔出现，对 EPSP 无任何影响。(D) 如果抑制性刺激先于兴奋性刺激数毫秒，EPSP 几乎完全消失。精确时序的重要性表明，抑制性神经有突触前效应，可减少兴奋性神经递质的释放量。(引自 Dudel and Kuffler, 1961。)

通常，神经系统中突触前和突触后抑制行使着截然不同的功能。突触后抑制降低整个细胞的兴奋性，使之对所有的兴奋性输入的反应性都相对减小。突触前抑制要特异得多，锁定于某一特定的输入，但并不干扰突触后细胞行使其整合其他来源信息的任务 [79]。突触前抑制意味着抑制性轴突与其他轴突末梢形成突触联系。这样的轴 - 轴联系已通过电子显微镜在甲壳类动物的神经肌肉接头处 [80] 及哺乳动物中枢神经系统许多部位 [81] 观察到。此外，抑制性神经末梢自身也可能受到突触前影响 [82]；其必需的超微结构排列也已在螯虾牵张受体处的抑制性突触中被报道[83]。

　　最后，中枢神经系统中还有一种非常独特的突触前抑制，它并不需要存在特别的突触前轴 - 轴突触，却能影响兴奋性和抑制性末梢的递质释放。这是由于递质 (包括谷氨酸[84]和 GABA) 能从突触间隙溢出，返回作用于突触前末梢，并激活代谢型 (G 蛋白偶联) 受体。这些受体反过来抑制钙离子进入末梢，并以此减少递质释放 (见第 12 章)。图 11.17 显示的是，海马中释放 GABA 的突触处，这类反馈抑制 (feedback inhibition) 的一个例子。作者[85] 首先在海马 CA1 锥体神经元上记录单个突触的抑制性突触后电流，这一电流由刺激辐射层附近纤维释放的 GABA 引起。在第一次刺激后 100 ms 再给予第二次刺激，得到一个较小的电流 (这一现象称为配对脉冲抑制)[图 11.17(A)]。这种抑制现象是由于释放出的 GABA 扩散到达突触前末梢，又激活了促代谢型的 GABA_B 受体，故减少了第二次刺激引起的递质释放量，图 11.17(B) 显示了这一模式。当 GABA_B 受体被 2-hydroxy-saclofen或 CGP 35348 选择性阻断后，配对脉冲抑制被大幅削弱。促代谢型受体介导的突触前抑制的潜伏期较长，但持续时间要长于促离子型受体介导的突触前抑制 (如图 11.16 所示)。要使这类突触前抑制起作用，两次刺激之间需要至少 20 ～ 30 ms 的最小间隔，最大的效应出现在间隔 100 ms 左右，并能持续 1s，甚至更多。延迟的潜伏期反映了受体激活 G 蛋白以及抑制钙通道所需的时间，缓慢的消退则是由于 G 蛋白恢复的缓慢动力学变化 (见第 12 章)。

(A)

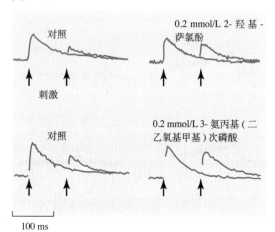

图 11.17　海马 GABA 突触的突触前自抑制。(A) 海马脑片标本上两个连续刺激引起的抑制性突触电流 (IPSC)。兴奋性电流被谷氨酸受体拮抗剂所阻断。第二个刺激所引起的 IPSC 远比第一个刺激所引起的小 (双脉冲抑制，paired pulse depression)。这种抑制大部分是由于活化突触前的 GABA_B 受体引起，因为用 GABA_B 受体拮抗剂 (0.2 mmol/L 2-hydroxy-saclofen 或 0.2 mmol/L CGP 35348，右侧图) 阻断这些受体能使这种抑制作用减小。(B) 从突触前膜释放的 GABA 活化突触后膜上传导氯离子的 GABA_A 受体，产生抑制性突触后电流 (IPSC)。它还能活化突触前末梢的代谢型 GABA_B 受体,抑制钙离子通道,减少递质释放。[(A) 引自 Davies and Collongridge，1993。]

(B)

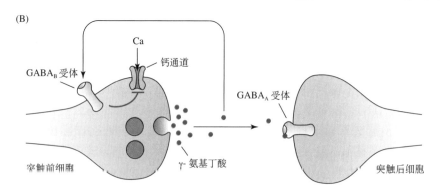

递质受体定位

图 11.6 和图 11.7 显示，乙酰胆碱受体 (AChR) 高度集中于运动终板。这是因为它们聚合进入了一个特化的突触后装置中，而这一装置由细胞骨架、细胞膜和膜相关蛋白组成（图 11.18）[86,87]。在哺乳类动物神经肌肉接头处，乙酰胆碱受体在突触后复合物中可保留数天（半衰期 4.7 d）[88]。相对而言，位于突触外的受体的半衰期约为 1 天，这与大多数膜蛋白的更新时间类似。在突触后装置内，一种称为 rapsyn、分子质量为 43 kDa 的乙酰胆碱受体相关蛋白，以及抗肌萎缩蛋白复合体的组分在乙酰胆碱受体的定位中发挥关键作用。抗肌萎缩蛋白复合体与肌纤维骨架蛋白、细胞膜及周围的细胞外基质一起为肌细胞提供结构支持 [89]。这一复合体组分的突变可以引起 Duchenne's 肌营养不良，在该疾病中肌纤维被破坏和退化 [90]。抗肌萎缩蛋白复合体还参与中枢神经系统中某些其他突触的维持，以及水通道蛋白的定位。因此，干扰它就会引起多种神经系统功能紊乱 [91]。当一根运动神经被切断，并发生退行性变时（见第 26 章），乙酰胆碱受体在运动终板的聚集机制就会被干扰，以至于受体的生存周期被缩短 [92]。同时，接头外的受体数量增加，导致去神经后的超敏感化 [93]。由于在转录过程中的变化，受体的亚基组成恢复到胚胎时期的类型 [94]。

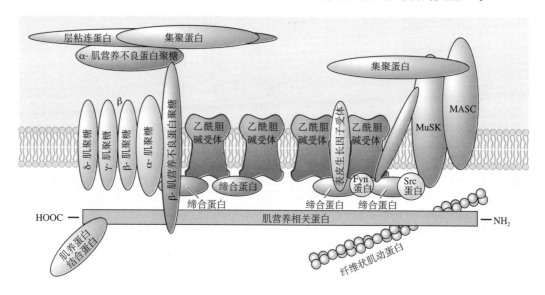

图 11.18　**脊椎动物骨骼肌神经 - 肌肉接头处 AChR 富集区的突触后组分**。抗肌萎缩蛋白 - 糖蛋白复合物 (utrophin，α- 和 β-dystroglycan，以及 sarcoglycans) 与细胞骨架肌动蛋白、细胞膜及细胞外基质连接在一起。运动神经分泌的聚集蛋白 (Agrin，见 McMahan[114]) 与层粘连蛋白 (laminin) 和 α- 肌营养不良蛋白聚糖 (α-dystroglycan) 相结合。它的信号通过受体酪氨酸激酶，触发发育期突触后装置的形成（见第 25章）。Rapsyn 在将 MuSK 和 AChR 连接到细胞骨架的过程中发挥关键性作用。尽管 RATL 和 MASC 的组分尚未确定，但它们分别介导 MuSK 与 Rapsyn 和 Agrin 的相互作用。（详见图 27.12 以及 Sanes and Lichtman[86]。）

中枢神经系统兴奋性突触的突触后装置也是一个非常复杂的结构。通过质谱分析确定其中含有超过 200 种蛋白质 [95,96]。这些蛋白质中有三个家族与突触后致密物质中的谷氨酸受体相互作用（图 11.19）[97]。每一个家族中的蛋白质都有一个或多个 PDZ 结构域，它们是介导蛋白质 - 蛋白质相互作用的保守区域。PDZ 是三类具有共同结构域的蛋白质的缩写：

突触后致密物质 -95(postsynaptic density-95)、果蝇盘状蛋白 DlgA(drosophila disc protein DlgA) 和小带闭合 -1 蛋白 (zonula occludens -1 protein，zo-1)。NMDA 型谷氨酸受体结合至 PSD-95 家族的蛋白质上，而这些蛋白质是突触后致密物的主要成分。AMPA 型谷氨酸受体结合至 GRIP 和 PICK 家族的蛋白质上。代谢型谷氨酸受体则结合至同源蛋白 (homer protein) 家族。尽管它们充当支架蛋白，将受体定位在亚突触位点上，AMPA 型受体的更新相当迅速，并可自由进出突触后致密物 (因为这是突触可塑性快速变化所必需，见第 16 章)。更重要的是，它们形成了一种细胞内支架，并招募重要的信号蛋白，改变谷氨酸受体功能、树突的构筑和受体激活后下游的基因转录。这些信号蛋白包括：一氧化氮合成酶，钙调蛋白 (CaM) 激酶 II，受体酪氨酸激酶，活化小突触 Ras GTP 酶 (SynGAP) 的 GTP 酶激活蛋白，三磷酸肌醇 (IP$_3$) 受体，Ras 样小 GTP 酶。因此，这些蛋白质不仅决定了受体的位置，还决定了受体活化的结果

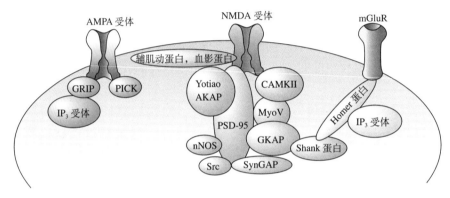

图 11.19　**谷氨酸受体连接至突触后支架**。这些支架蛋白涉及细胞内信号级联系统。代谢型谷氨酸受体 (mGluR) 在第 12 章讲述过。GRIP、PICK、PSD-95 和 Homer 是与受体直接结合的 PDZ 结构域蛋白。Actinin 和 Shank 是结合至细胞骨架蛋白 F-actin 的蛋白。Yotiao AKAP、GKAP、突触 Ras GTP 酶 (SynGAP) 是铆钉和激活酶类的支架蛋白。这些酶类有：AKAP 结合蛋白激酶 A 和 C，钙调磷酸酶，GKAP 结合鸟氨酸激酶，SynGAP 结合和激活的小 Ras GTP 酶。nNOS，神经元一氧化氮合成酶；IP$_3$，三磷酸肌醇；CAMKII，钙调蛋白激酶 II；Src，小 Ras GTP 酶蛋白。(引自 Sheng and Lee，2000。)

甘氨酸和 GABA 受体在中枢神经系统抑制性突触的定位也需要辅助的亚突触蛋白[98,99]。突触后的甘氨酸受体集聚需要 93 kDa 的亚突触蛋白——桥连蛋白 (gephyrin)，它结合受体并将受体连接到微管的微管蛋白上[100,101]。因此，使用反义核苷酸抑制桥连蛋白的合成，突触后受体的集聚就会被阻止[102]。尽管桥连蛋白与 GABA$_A$ 受体亚基之间的直接联系仍未证明，但业已发现桥连蛋白也是突触后膜上某些 GABA$_A$ 受体定位所必需的蛋白质[100]。桥连蛋白与多种介导对活动和营养因子起反应的细胞内成分间相互作用[98]。这种相互作用被认为在抑制性突触中突触后特化区的装配和稳定过程中发挥中心作用。

电突触传递

电突触的鉴定和特征

除大多数脊椎动物突触上所见的化学性传递外，突触上还存在真正的电传递发生位点，这些位点分布于反射通路的突触上。在此处，特别快速的反应是必需的，或者 (在视网膜

和中枢神经系统中）电传递有助于协调或放大许多组神经元的活动。

1959 年，Furshpan 和 Potter 提供了一个快速电突触的例子。使用细胞内微电极技术记录螯虾腹神经节内的神经纤维，他们发现了神经元间介导动物躲避反射的**电突触** [electrical synapse，图 11.20(A)][8]。结果显示，外侧巨纤维的动作电位（通过直接的细胞间电流介导）引起离开神经索的巨运动纤维去极化 [图 11.20(B)]。这个去极化足以引起突触后纤维启动动作电位。这种电耦合仅是单向的，突触后纤维的去极化不会引起突触前纤维去极化 [图 11.20(C)]。换言之，该突触是**整流性的** (rectified)。

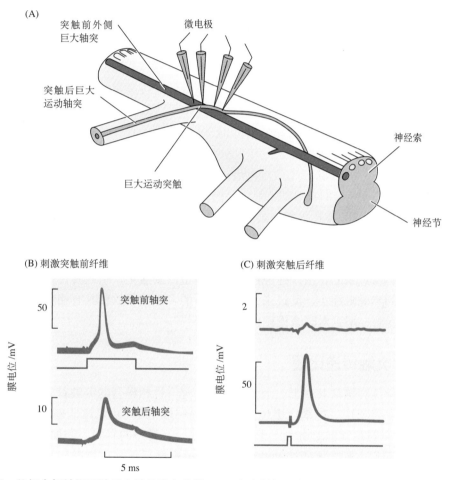

图 11.20　螯虾中枢神经系统巨突触处的电传递。 (A) 实验制备。在腹神经索中，突触前的侧巨轴突与突触后的巨大运动轴突形成电突触。(B) 突触前轴突的去极化立即扩布到突触后纤维，在该例中，每个细胞都达到其阈值，发放一个动作电位。(C) 当直接刺激突触后轴突引发一个动作电位时，去极化很少由突触后扩布到突触前轴突，即突触是整流性的。(引自 Furshpan and Potter，1959。)

与螯虾的巨突触不同，大多数电突触没有表现出整流特性，而是在两个方向上进行相等的传递。形态上，螯虾巨突触的电耦合与其他电突触的特化结构都是**缝隙连接** (gap junction)[103,104]（ 见第 8 章)。大多数缝隙连接是由**连接子**集合而成，每一个连接子又由 6 个跨膜连接蛋白分子组成 [105,106]（ 或者，存在于无脊椎动物的非同源但结构相似的 innexon 分子 [107]）。两个相连细胞胞膜上的连接子（ 或 innexons) 相对，形成传导通路，允许电流从一个细胞流到另一个细胞。整流可能是由于不同连接蛋白（ 或 innexons) 组成突触前、后的连接子[108]。在水蛭，成对触觉神经元间的电耦合性质很特别，去极化电位可由一个细胞传播到另一个细胞，而超极化电位传播则很困难，即其电连接是双重整流[109,110]。这可能是由于整流 innexons(hm-inx2) 的功能作用，使 innexin 分子在突触前、后膜上集合形成异聚体所致[111]。

许多连接蛋白(特别是connexin-36, CX36)在脊椎动物中枢神经系统中大量表达[104,112]。现已证明许多中枢神经系统突触中都存在电传递[113,114]。电传递在海马[113]、大脑皮层[115]和小脑[116]中释放 GABA 递质的抑制性中间神经元上尤为丰富。在大鼠的体感皮层，一个中间神经元可以与多达 10 个、距离远至 200 μm 的其他中间神经元形成电耦合，进而组成具有 10 ～ 40 个神经元的微网络[117]。它们的作用在于使中间神经元的活动同步化，并有助于大脑中上述区域记录到的电活动发生同步振荡[118]。视网膜中也存在特别丰富的、由电突触构成的网络[119]。这些视网膜电突触的功能是不同的。例如，水平细胞之间的电突触可极大地延伸细胞的感受野，并在低光照条件下增强光线探测的信噪比。而无长突细胞与视杆细胞之间的电突触是视杆细胞信号输入给"ON 型"双极细胞所必需的(见第 20 章)。

细胞间电耦合的程度常用**耦合率** (coupling ratio) 表示，比率为 1∶4，意味着 1/4 的突触前电位变化将出现于突触后细胞中。对有强电耦合的细胞，细胞间阻抗必须很低，且突触前、后单元的大小必定存在一个合理的匹配(见第 7 章)。有效的耦合不仅依赖于成对连接子的数量，还依赖于它们各自的传导性。因此，通道可被细胞内钙离子的增加所关闭。当 cAMP 依赖的蛋白激酶将其磷酸化后，它们传导性降低。这意味着，缝隙连接介导的电联系能被神经递质对胞内钙离子或 cAMP 的影响所改变(见第 12 章)。这种情况见于视网膜。光照刺激使无长突细胞释放多巴胺，引起水平细胞内 cAMP 增加，进而活化 cAMP 依赖的蛋白激酶。通过酶的作用，缝隙连接的连接蛋白磷酸化，引起其传导性的降低，结果导致水平细胞的感受野缩小。反过来，夜间减少的多巴胺释放就具有相反的作用，可增大水平细胞的感受野，增强对暗淡模糊目标的探测[119]。

电突触和化学突触传递比较

电突触和化学性突触常共存于一个突触。电和化学性相整合的突触首先发现于鸟类的睫状神经节。此神经节中，电耦合电位先于化学性突触电位(由乙酰胆碱介导)出现(图 11.21)[9]。类似的突触在脊椎动物中广泛出现，例如，八目鳗的脊髓中间神经元[120]、蛙类的脊髓运动神经元和大脑皮层的抑制性神经元[121]。突触后细胞也可以从不同来源接受独立的化学性和电突触输入。例如，在水蛭的神经节中(见第 18 章)，运动神经元从感觉神经元信号中接受三种不同类型的突触输入：一种是化学突触性的，一种是电突触性的，一种是电和化学性突触整合性质的[122]。

电介导的突触传递特性之一是没有**突触延迟** (synaptic delay)。在化学性突触，从冲动到达突触前终末至突触后细胞出现电位变化，有接近 1 ms 的延迟。这个延迟是由于轴突终末释放神经递质需要时间(见第 13 章)。电突触没有延迟，电流瞬间从一个细胞传递到下一个细胞。

在同一突触，既存在电传递也存在化学传递的现象，为我们比较这两种模式的传递提供了便利的途径。图 11.21 中显示鸡睫状神经节中一个细胞的胞内记录。刺激节前纤维，很短的潜伏期之后出现一个突触后细胞的动作电位 [图 11.21(A)]。当细胞处于轻微超极化

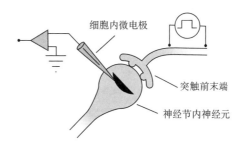

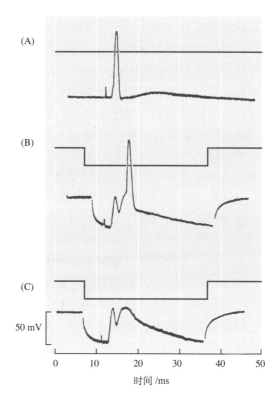

图 11.21 鸡睫状神经节细胞电、化学突触传递。 (A) 刺激节前神经在神经节细胞产生动作电位（蓝线，用微电极作胞内记录）。(B) 当经记录电极通电流使神经节细胞超极化时（红线），细胞较晚达到阈值，出现更早的、短暂的去极化（蓝线）。该去极化是一个电突触电位（耦合电位），因电流由突触前膜流入神经节细胞所致。在 (A) 中，电突触电位使神经节细胞去极化达阈值，引发动作电位。(C) 稍微增大超极化会阻碍神经节细胞到达阈值，显现出一个较慢的化学性突触电位。在室温下，化学突触电位出现在电突触电位之后，突触延迟约 2 ms。（引自 Martin and Pilar，1963。）

状态时 [图 11.21(B)]，因为被超极化的细胞正处于阈下状态，动作电位稍晚才产生，在此之前出现一个早期、短暂的去极化。这种去极化是一种电耦合电位，其产生源于从突触前神经终末流入胞内的电流。细胞进一步超极化 [图 11.21(C)] 完全阻断动作电位的产生，可显示出作为其基础的化学突触电位。这些细胞的特点是，在正常情况下，化学性递质所引发的突触后动作电位，被电耦合所抑制。在这个例子中，耦合电位要比化学性突触电位早 2 ms，使我们能直接测量突触延迟。对这些细胞的其他实验表明，电耦合是双向性的，也就是说，突触是非整流性的。

电突触传递有几个优势。第一，电突触比化学性突触更可靠，突触传递不大可能因为突触抑制或被神经毒素阻遏而失败。第二个优点是电突触传递速度更快。速度在涉及躲避反应的快速反射活动中非常重要。在这种反射中，节约 1 ms 时间可能对于在捕食者攻击过程中幸存下来至关重要。电突触传递的其他功能还包括：不同组细胞活动的同步化[112,113]；诸如钙离子、三磷酸腺苷 (ATP) 和环磷酸腺苷 (cAMP) 等关键分子的胞内转移[103]。连接子具有宽大的孔 (12 ～ 14Å)[105]，允许大至 1 kDa 的大分子通过。这其中包括荧光黄 (lucifer yellow) 和神经生物胞素 (neurobiocytin) 等染料，它们可用于将神经元之间的电突触耦合可视化[103,104,106]。在脑组织和视网膜中，它们在胚胎期和出生后发育早期尤其丰富，并在产生神经发育所必需的节律性电活动过程中发挥重要作用[123]。最后，它们参与视网膜（如前所述）和其他区域里的生物化学和神经递质的调节[124,125]。因此，缝隙连接并不仅是作为被动连接来发挥功能，同时也是神经回路的动态组分。

小结

- 神经细胞与其靶细胞之间的信号传递可以通过化学或电突触传递方式发生。多数突触使用化学性传递方式。
- 在化学性突触，神经递质从突触前末梢释放，激活突触后膜上的受体。释放递质所需要的时间使突触传递最少被延迟约 1 ms。
- 当本身是离子通道的突触后受体被神经递质激活时，发生直接化学性突触传递。这种配体激活的离子通道被称为离子型递质受体。
- 在直接兴奋性突触，如脊椎动物骨骼肌神经 - 肌肉接头，神经递质（在此处为乙酰胆碱）打开选择性阳离子通道，使钠离子、钾离子、钙离子顺其电化学梯度流动。
- 一个通道对各种离子的相对通透性决定其逆转电位。在兴奋性突触，逆转电位比动作电位的阈值更加去极化。
- 当神经递质打开选择性阴离子通道时，发生直接化学性突触抑制，它使氯离子顺电化学梯度流动。这些电流的逆转电位是氯离子的平衡电位 (E_{Cl})。如果 E_{Cl} 被超极化至阈值水平，将发生抑制。
- 细胞内氯离子的浓度有内向或外向转运的氯离子泵来设定。在发育早期，氯离子泵是内向转运的。因此，当氯离子通道被抑制性递质开放时，允许氯离子向胞外流动，产生去极化。
- 抑制性递质的受体也可以出现在突触前末梢，被激活后可减少递质释放。
- 通过一组折叠蛋白，兴奋性和抑制性递质受体聚集到突触后膜上的特化区域。
- 电突触传递是由细胞之间直接的电流流动所介导的。电流流动则是通过穿越突触间隙、被称为连接子的离子通道来实现的。电突触传递非常迅速，在特化的突触上介导十分快速的反射活动。在视网膜和脑组织中，它也被用来协调多组神经元的活动。

（陈全辉，胡志安 译校）

参 考 文 献

1　Du Bois-Reymond, E. 1848. *Untersuchungen über thierische Electricität*. Reimer, Berlin.

2　Elliot, T. R. 1904. *J. Physiol*. 31: (Proc.)xx-xxi.

3　Loewi, O. 1921. *Pflügers Arch* 189: 239-242.

4　Feldberg, W. 1945. *Physiol. Rev*. 25: 596-642.

5　Dale, H. H. 1953. *Adventures in Physiology*. Pergamon, London.

6　Dale, H. H., Feldberg, W., and Vogt, M. 1936. *J. Physiol* 86: 353-380.

7　Brock, L. G., Coombs, J. S., and Eccles, J. C. 1952. *J.Physiol*. 117: 431-460.

8　Furshpan, E. J., and Potter, D. D. 1959. *J. Physiol*. 145: 289-325.

9　Martin, A. R., and Pilar, G. 1963. *J. Pnysiol*. 168: 443-463.

10　Eccles, J. C., and O' Connor, W. J. 1939. *J. Physiol*. 97: 44-102.

11　Eccles, J. C., Katz, B., and Kuffler, S. W. 1941. *J. Neurophysiol*. 4: 362-387.

12　Eccles, J. C., Katz, B., and Kuffler, S. W. 1942. *J. Neurophysiol*. 5: 211-230.

13　Katz, B., and Miledi. R. 1973. *J. Pnysiol*. 231: 549-574.

14　Magleby, K. L. . and Terrar, D. A. 1975. *J. Physiol*. 244: 467-495.

15　Brown, D. A., and Selyanko, A. A. 1985. *J. Physiol*. 365: 335-364.

16　Gaddum, J. H. 1943. *Trans. Faraday Soc*. 39: 323-332.

17　Jenkinson, D. H. 2011. In *Textbook of Receptor Pharmacology,* 3rd ed. CRC Press, London, U. K.

18　Arunlakshana, O., and Schild, H. O. 1959. *Brit. J. Pharmacol. Chemother*. 14: 48-58.

19　Jenkinson, D. H. 1960. *J. Physiol*. 152: 309-324.

20　Colquhoun, D., Dreyer, F., and Sheridan, R. E.1979. *J. Physiol* 293: 247-284.

21　Ling, G., and Gerard, R. W. 1949. *J. Cell Comp. Physiol*. 34: 383-396.

22　Fatt, R, and Katz, B. 1951. *J. Physiol*. 115: 320-370.

23　Nicholls, J.G. 2007. *J. Physiol*. 578: 621-622.

24　Langley, J. N. 1907. *J. Physiol*. 36: 347-384.

25　Nastuk, W. L. 1953. *Fed. Proc*. 12: 102.

26　Del Castillo, J., and Katz. B. 1955. *J. Physiol*. 128: 157-181.

27　Miledi. R. 1960. *J. Physiol*. 151: 24-30.

28　Dennis, M. J., Harris, A. J., and Kuffler, S. W. 1971. *Proc. R. Soc. Lond., B, Biol. Sci*. 177: 509-539.

29　McMahan, U. J., Spitzer, N. C., and Peper, K. 1972. *Proc. R. Soc. Lond., B, Biol. Sci*. 181: 421-430.

30　Betz, W. J., and Sakmann, B. 1973. *J. Physiol*. 230: 673-688.

31　Kuffler, S. W., and Yoshikami, D. 1975. *J. Physiol*. 244: 703-730.

32　Burden, S. J., Sargent, P. B., and McMahan, U. J. 1979. *J. Cell Biol*. 82: 412-425.

33　Fertuck, H. C., and Salpeter, M. M. 1974. *Proc. Natl. Acad. Sci. USA* 71: 1376-1378

34　Salpeter, M. M. 1987. In *The Vertebrate Neuromuscular Junction*. Alan R. Liss, New York, pp. 1-54.

35　Jenkinson, D. H., and Nicholls, J. G. 1961. *J. Physiol*. 159: 111-127.

36　Takeuchi, A., and Takeuchi, N. 1959. *J. Neurophysiol*. 22: 395-411.

37　Magleby, K. L., and Stevens, C.F. 1972. *J. Physiol*. 223: 151-171.

38　Takeuchi, A., and Takeuchi. N. 1960. *J. Physiol*. 154: 52-67.

39　Takeuchi, N. 1963. *J. Physiol*. 167: 128-140.

40　Adams, D. J., Dwyer, T. M., and Hille, B. 1980. *J. Gen. Physiol*. 75: 493-510.

41　Neher, E., and Sakmann, B. 1976. *Nature* 260: 799-802.

42　Dionne, V. E., and Leibowitz, M. D. 1982. *Biophys.J*. 39: 253-261.

43　Sakmann, B. 1992. *Neuron* 8: 613-629.

44　Colquhoun, D., and Sakmann, B. 1981. *Nature* 294: 464-466.

45　Colquhoun, D., and Sakmann, B. 1985. *J. Physiol*. 369: 501-557.

46　Mishina. M. et al. 1986. *Nature* 321: 406-411.

47　Herlitze, S. et al. 1996. *J. Physiol*. 492: 775-787.

48　Watkins, J. C., and Evans, R.H. 1981. *Annu. Rev. Pharmacol. Toxicol*. 21: 165-204.

49　Sah, P., Hestrin, S., and Nicoll, R. A. 1990. *J. Physiol*. 430: 605-616.

50　Wollmuth, L.P., and Sobolevsky, A. I. 2004. *Trends Neurosci*. 27: 321-328.

51　Edmonds, B., Gibb, A. J., and Colquhoun, D. 1995. *Annu. Rev. Physiol*. 57: 495-519.

52　Nowak. L. et al.1984. *Nature* 307: 462-465.

53　Mayer, M. L., Westbrook, G. L., and Guthrie, P. B. 1984. *Nature* 309: 261-263.

54　Burnashev. N. 1996. *Curr. Opin. Neurobiol.* 6: 311-317.

55　Coombs, J. S., Curtis, D. R., and Eccles, J. C. 1957. *J. Physiol.* 139: 232-249.

56　Spruston, N. 2008. *Nat. Rev. Neurosci.* 9: 206-221.

57　Dudel, J., and Kuffler, S. W.1961. *J. Physiol.* 155: 543-562.

58　Takeuchi, A., and Takeuchi, N. 1967. *J. Physiol.* 191: 575-590.

59　Kuffler, S. W., and Eyzaguirre, C. 1955. *J. Gen. Physiol.* 39: 155-184.

60　Coombs, J. S., Eccles, J. C., and Fatt, P. 1955. *J.Physiol.* 130: 326-373.

61　Hille, B. 2001. *Ion Channels of Excitable Membranes,* 3rd ed. Sinauer, Sunderland, MA.

62　Gold, M. R., and Martin, A. R. 1983. *J. Physiol.* 342: 99-117.

63　Ben-Ari, Y. et al. 2007. *Physiol. Rev.* 87: 1215-1284.

64　Payne, J. A. et al. 2003. *Trends Neurosci.* 26: 199-206.

65　Hübner, C. A. et al. 2001. *Neuron* 30: 515-524.

66　Price, G. D., and Trussell, L. O. 2006. *J. Neurosci.* 26: 11432-11436.

67　Khirug. S. et al. 2008. *J. Neurosci.* 28: 4635-4639.

68　Trigo, F. F., Marty, A., and Stell, B. M. 2008. *Eur. J. Neurosci.* 28: 841-848.

69　Adams, P. R., and Brown, D. A. 1975. *J. Physiol.* 250: 85-120.

70　Gallagher, J. P., Higashi, H., and Nishi, S. 1978. *J. Physiol.* 275:263-282.

71　Fatt, P., and Katz, B. 1953. *J. Physiol.* 121: 374-389.

72　Frank, K., and Fuortes, M. G. F. 1957. *Fed. Proc.* 16: 39-40.

73　Rudomin, P. 2009. *Exp. Brain Res.* 196: 139-151.

74　Eccles, J. C., Eccles, R. M., and Magni, F. 1961. *J. Physiol.* 159: 147-166.

75　Spacek, J., and Harris, K. M. 1998. *J. Comp. Neurol.* 393: 58-68.

76　Kuno, M. 1964. *J. Physiol.* 175: 100-112.

77　Takeuchi, A., and Takeuchi, N. 1966. *J. Physiol.* 183: 433-449.

78　Fuchs, P. A., and Getting, P. A. 1980. *J. Neurophysiol.* 43: 1547-1557.

79　Lomeli, J. et al. 1998. *Nature* 395: 600-604.

80　Atwood, H. L., and Morin, W. A. 1970. *J. Ultrastruct. Res.* 32: 351-369.

81　Schmidt, R. F. 1971. *Ergeb. Physiol.* 63: 20-101.

82　Nicholls, J. G., and Wallace, B. G. 1978. *J. Physiol.* 281: 157-170.

83　Nakajima, Y., Tisdale, A. D., and Henkart, M. P. 1973. *Proc. Natl. Acad. Sci. USA* 70: 2462-2466.

84　Pinheiro, P. S., and Mulle, C. 2008. *Nat. Rev. Neurosci.* 9: 423-436.

85　Davies, C. H., and Collingridge, G. L. 1993. *J. Physiol.* 472: 245-265.

86　Sanes, J. R., and Lichtman, J.W. 2001. *Nat. RevNeurosci.* 2: 791-805.

87　Banks, G. B. et al. 2003. *J. Neurocytol.* 32: 709-726.

88　Akaaboune, M. et al. 2002. *Neuron* 34: 865-876.

89　Blake, D. J. et al. 2003. *Physiol. Rev.* 82: 291-329.

90　Davies, K. E., and Nowak, K. J.2006. *Nat. Rev. Mol. Cell Biol.*7: 762-773.

91　Waite, A. et al. 2009. *Ann. Med.* 41: 344-359.

92　Loring, R. H., and Salpeter, M. M. 1980. *Proc. Natl. Acad. Sci. USA* 77: 2293-2297.

93　Axelsson, J., and Thesleff, S. 1959. *J. Physiol.* 147: 178-193.

94　Witzemann, V., Brenner, H. R., and Sakmann, B. 1991. *J. Cell Biol.* 114: 125-141.

95　Collins, M. O. et al. 2006. *J. Neurochem.* 97(Suppl. 1): 16-23.

96　Cheng, D. et al.2006. *Mol. Cell. Proteomics* 5: 1138-1170.

97　Kim, E., and Sheng, M. 2004. *Nat.Rev. Neurosci.* 5:771-781.

98　Moss, S. J., and Smart, T. G. 2001. *Nat. Rev. Neurosci.* 2: 240-250.

99　Kneussel, M., and Loebrich, S. 2007. *Biol. Cell* 99: 297-309.

100　Sheng, M., and Lee, S. H. 2000. *Nat. Neurosci.* 3: 633-635.

101　Fritschy, J. M., Harvey, R. J., and Schwarz, G. 2008. *Trends Neurosci.* 31: 257-264.

102　Kirsch, J. et al. 1993. *Nature* 366: 745-748.

103　Loewenstein, W. 1981. *Physiol. Rev.* 61: 829-913.

104　Bennett, M. V. 1997. *J. Neurocytol.* 26: 349-366.

105　Saez, J. C. et al. 2003. *Physiol. Rev.* 83: 1359-1400.

106　Söhl, G., Maxeiner, S., and Willecke, K. 2005. *Nat. Rev. Neurosci.* 6: 191-200.

107　Phelan, P. et al. 1998. *Trends Genet.* 14: 348-349.

108　Phelan, P. et al. 2008. *Curr. Biol.* 18: 1955-1960.

109　Baylor, D. A., and Nicholls, J. G. 1969. *J. Physiol.* 203: 591-609.

110　Acklin, S. E. 1988. *J. Exp. Biol.* 137: 1-11.

111　Dykes, I. M. et al. 2004. *J. Neurosci.* 24: 886-894.

112　Bennett, M. V., and Zukin, R. S. 2004. *Neuron* 41: 495-511.

113　Connors, B. W., and Long, M. A. 2004. *Annu. Rev. Neurosci.* 27: 393-418.

114　McMahan, U. J. 1990. *Cold Spring Harb. Symp. Quant. Biol.* 55: 407-418.

115　Hestrin S., and Galarreta.M. 2005. *Trends Neurosci.* 28: 304-309.

116　Dugué, G. P. et al. 2009. *Neuron* 61: 126-139.

117　Amitai, Y. et al. 2002. *J. Neurosci.* 22: 4142-4152.

118　Whittington, M. A., and Traub, R. D. 2003. *Trends Neurosci.* 26: 676-682.

119　Bloomfield, S. A., and Völgyi, B. 2009. *Nat. Rev. Neurosci.* 10: 495-506.

120　Rovainen, C. M. 1967. *J. Neurophysiol.* 30: 1024-1042.

121　Shapovalov, A. I., and Shiriaev, B. I. 1980. *J. Physiol.* 306: 1-15.

122　Nicholls, J. G., and Purves, D. 1972. *J. Physiol.* 225: 637-656.

123　Peinado, A., Juste, R., and Kayz, L. C. 1993. *Neuron* 10: 103-114.

124　O'Donnell, P., and Grace, A. A. 1993. *J. Neurosci.* 13: 3456-3471.

125　Halliwell, J. V., and Horne, A. L. 1998. *J. Pnysiol.* 506: 175-194.

建 议 阅 读

一般性综述

Bennett, M. V, and Zukin, R. S. 2004. Electrical coupling and neuronal synchronization in the mammalian brain. *Neuron* 41: 495-511.

Edmonds, B., Gibb, A. J., and Colquhoun, D. 1 995. Mechanisms of activation of muscle nicotinic acetylcholine receptors and the time course of endplate currents. *Annu. Rev. Physiol.* 57: 469-493.

Engelman, H. S., and Mac Dermott, A. B. 2004. Presynaptic ionotropic receptors and control of transmitter release. *Nat. Rev. Neurosci.* 5: 135-145.

Hille, B. 2001. *Ion Channels ofExcitable Membranes,* 3rd ed. Sinauer,Sunderland, MA. pp. 169-199.

Hirsch, N. E 2007. Neuromuscular junction in health and disease. *Brit. I. Anaesth.* 99: 132-138.

Katz, B. 1 98 1. Electrical exploration of acetylcholine receptors. *Postgrad. Med. J.* 57(Suppl. 1): 84-88.

Kim, E., and Sheng, M. 2004. PDZ domain proteins of synapses. *Nat. Rev. Neurosci.* 5: 771-781.

Kneussel, M., and Loebrich, S. 2007. Trafficking and synaptic anchoring of ionotropic inhibitory neurotransmitter receptors. *Biol. Cell* 99: 297-309.

Moss, S. J., and Smart, T. G. 2001. Constructing inhibitory synapses. *Nat. Rev. Neurosci.* 2: 240-250.

Nicholls, J. G. 2007. How acetylcholine gives rise to current at the motor end-plate. *J. Physiol.* 578: 621-622.

Sakmann, B. 1992. Elementary steps in synaptic transmission revealed by currents through single ion channels. *Neuron* 8: 613-629.

Sanes, J. R., and Lichtman, J. W. 2001. Induction, assembly,maturation and maintenance of a postsynaptic apparatus. *Nat. Rev. Neurosci.* 2: 791-805.

Todman, D. 2008. John Eccles(1903-97)and the experiment that proved chemical synaptic transmission in the central nervous system. *J. Clin. Neurosci.* 15: 972-977.

原始论文

Akaaboune, M., Grady, R. M., Turney,S., Sanes, J. R., and Lichtman, J. W. 2002. Neurotransmitter receptor dynamics studied in vivo by reversible photo-unbinding of fluorescent ligands. *Neuron* 34: 865-876.

Coombs, J. S., Eccles, J. C., and Fatt, P. 1955. The specific ionic conductances and the ionic movements across the motoneuronal membrane that produce the inhibitory post-synaptic potential. *J. Physiol.* 130: 326-373.

del Castillo, J., and Katz, B. 1955. On the localization of end-plate receptors. *J. Physiol.* 128: 157-181.

Dudel, J., and Kuffler,S. W. 1961. Presynaptic inhibition at the crayfish neuromuscular junction. *J. Physiol.* 155: 543-562.

Fatt, P., and Katz, B. 1951. An analysis of the end-plate potential recorded with an intra-cellular electrode. *J. Physiol.* 115: 320-370.

Furshpan, E. J., and Potter, D. D. 1959. Transmission at the giant motor synapses of the crayfish. *J. Physiol.* 145: 289-325.

Kirsch, J., Wolters, I., Triller,A., and Betz, H. 1993. Gephyrin antisense oligonucleotides prevent glycine receptor clustering in spinal neurons. *Nature* 366: 745-748.

Kuffler,S. W., and Yoshikami, D. 1975. The distribution of acetylcholine sensitivity at the postsynaptic membrane of vertebrate skeletal twitch muscles: Iontophoretic mapping in the micron range. *J. Physiol.* 244: 703-730.

Magleby,K. L., and Stevens, C. E 1972. A quantitative description of end-plate currents. *J. Physiol.* 223: 171-197.

Martin, A. R., and Pilar,G. 1963. Dual mode of synaptic transmission in the avian ciliary ganglion. *J. Physiol.* 168: 443-463.

Neher, E., Sakmann, B., and Steinbach, J. H. 1978. The extracellular patch clamp: A method for resolving currents through individual open channels in biological membranes. *Pflügers Arch.* 375: 219-228.

Sah, P., Hestrin, S., and Nicoll, R. A. 1990. Properties of excitatory postsynaptic currents recorded in vitro from rat hippocampal interneurones. *J. Physiol.* 430: 605-616.

Takeuchi, A., and Takeuchi, N. 1960. On the permeability of the end-plate membrane during the action of transmitter. *J. Physiol.* 154: 52-67.

Takeuchi, A., and Takeuchi, N. 1966. On the permeability of the presynaptic terminal of the crayfish neuromuscular junction during synaptic inhibition and the action of γ-aminobutyric acid. *J. Physiol.* 183: 433-449.

Takeuchi, A., and Takeuchi, N. 1967. Anion permeability of the inhibitory post-synaptic membrane of the crayfish neuromuscular junction. *J. Physiol.* 191: 575-590.

■ 第 12 章
突触传递的间接机制

除了使离子通道开放，神经递质还能与另一些膜受体（称为代谢型受体）结合。代谢型受体通过膜关联信使或胞内第二信使间接影响离子通道。在中枢及自主神经系统中，许多兴奋性和抑制性的突触传递只能以这样的间接机制进行，在另一些突触中间接机制调制直接传递。

大部分代谢型受体 (G 蛋白偶联受体) 首先通过与胞膜上的 G 蛋白结合而产生其效应。G 蛋白因与鸟嘌呤核苷酸结合而得名，是由 α、β、γ 亚基形成的三聚体。当 G 蛋白被其受体激活时，其 α- 亚基便与 βγ- 亚基分离。游离的亚基通过扩散与胞内靶结合，并调制其活性。某些 G 蛋白的亚基与离子通道结合，产生较短暂的效应。例如，乙酰胆碱 (ACh) 与心房细胞中毒蕈碱型受体结合后，G 蛋白被激活，游离的 βγ- 亚基结合钾通道，使之开放，从而使心跳减慢。G 蛋白作用的第二种机制是通过激活产生胞内第二信使的酶。在心肌细胞中，去甲肾上腺素激活 β- 肾上腺素能受体即是一例。从 G 蛋白上分离的 α- 亚基激活腺苷酸环化酶，胞内环化腺苷酸 (cAMP) 的增加又激活另一种酶——cAMP- 依赖蛋白激酶，此酶通过磷酸化作用修饰离子通道和其他酶的活性。这种反应可持续几秒钟、几分钟或几小时，通常在神经递质与受体相互作用终止后还要持续较长时间，这些机制产生了信号的放大和辐散作用。

钾通道和钙通道是神经递质这种间接传递作用的主要靶蛋白。间接作用可以引起通道开放、关闭或电压敏感性的改变。这样，间接作用的递质打开心房细胞的钾通道，抑制交感神经元的 N 型钙通道和 M 型钾通道，增加心肌细胞去极化时钙通道开放的概率。轴突终末通道活性的变化修饰神经递质释放，在突触后细胞，这些变化改变其自发性活动及对突触输入的反应。

此外，某些形式的突触激活后还能产生第三信使，包括内源性大麻素（脂质信使）和一种气体——一氧化氮 (NO)。这些分子可自由扩散，因而能在产生它们的突触或细胞之外发挥作用。钙离子是另一类第三信使，产生神经元兴奋和突触传递的短期及长期变化。这些长期变化包括对基因转录和突触构筑的作用。

直接传递与间接传递

在第 11 章，我们描述了直接化学传递过程。在这一过程中，神经递质从突触前终末释放，在 1 ms 内与突触后膜的离子型受体结合，使通道开放 [图 12.1(A)]。因此，直接传递是极其迅速的，这是高速的整合运动所需要的，如在钢琴上演奏颤音，或在频率高达几千赫兹情况下区分不同音符。

(A) 直接递质作用

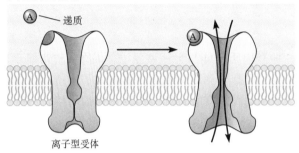

离子型受体

(B) 间接递质作用

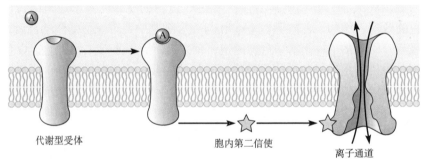

代谢型受体　　　　　　　胞内第二信使　　　　　　离子通道

图 12.1　直接的和间接的突触传递。(A) 在直接化学突触，递质分子 A 与离子型受体结合。离子型受体是配体激活的离子通道。(B) 间接作用递质与代谢型受体结合。代谢型受体本身不是离子通道，但激活胞内第二信使信号而影响离子通道开和关。

然而，很多人体基本功能的实施需要更加渐变而持久的通讯形式。例如，当我们兴奋或恐惧时，交感神经系统受到刺激（ 第 17 章)，结果导致心率在许多秒期间逐渐加快。这种作用并不需要从交感神经到心脏超高速的传递，而是需要对内源性心脏节律的一种细致调节。这种形式缓慢的调制传递也是中枢神经系统 (CNS) 中突触活动的重要组分，叠加于由离子型受体介导的、较快的传递形式之上。在 CNS，这种类型的传递有几秒或几分钟（ 甚至更长) 的时间，用于调节突触传递的有效性及神经元的兴奋性。

相对于介导快传递的离子型受体，慢调制传递采用一种完全不同类型的膜受体，即所谓的**代谢型**受体。该类受体本身不是离子通道，对神经元没有直接的兴奋或抑制作用。它们与其他膜蛋白相互作用，引发一系列后续反应，导致离子通道活动的改变或神经元内其他代谢过程的改变 [图 12.1(B)]，为此，该类传递被称为**间接传递**。对绝大多数代谢型受体来说，与之有相互作用的第一个靶蛋白是另一个膜蛋白，称为 **G 蛋白**；这类代谢型受体因而被称为 **G 蛋白偶联受体**（简称 GPCR）。

本章首先描述 G 蛋白和 G 蛋白偶联受体，举例说明它们如何直接和间接地通过后续酶级联反应修饰离子通道；然后描述受体激活所产生的其它下游信使分子，如 NO、内源性大麻素及钙离子的某些作用。

G 蛋白偶联代谢型受体和 G 蛋白

G 蛋白偶联受体的结构

GPCR 组成一个具有 7 个跨膜结构域的膜蛋白超家族，有一个膜外氨基端和一个膜内羧基端（图 12.2）[1~3]。因此，它们有时被称为 7 次跨膜 (7TM) 或七螺旋受体。已有上千个不同的 GPCR 被鉴定（见专题 12.1）。可被乙酰胆碱激活的叫毒蕈碱型受体；能与去甲肾上腺素结合的被称为肾上腺素能受体。有些对 γ- 氨基丁酸 (GABA)、5- 羟色胺 (5-HT)、多巴胺、谷氨酸、嘌呤或神经肽有反应；还有些可被光（视紫红质，第 20 章）、气味（第 19 章）或蛋白酶激活。

生化、结构和分子遗传学的实验已显示几种不同的配体结合方式，其中每一种最终都使形成受体跨膜核心的 α 螺旋区域产生相似的重排（图 12.2），第二和第三胞内环的部分与羧基尾的近膜区一起，介导了与相应 G 蛋白的结合并使之激活 [1,3]。

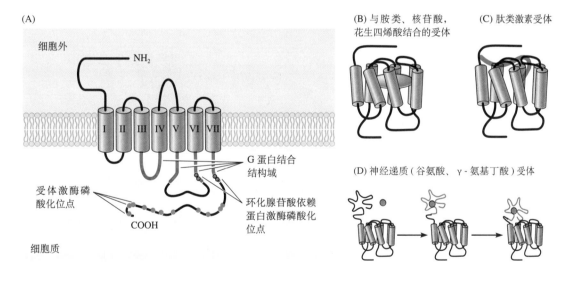

图 12.2　代谢型或 G 蛋白偶联递质受体。(A) 间接递质受体有 7 个跨膜结构域、1 个膜外氨基端和 1 个膜内羧基端。第二和第三胞内环与胞内尾的氨基端介导与相应 G 蛋白的结合。第二信使相关激酶，如 cAMP 依赖蛋白激酶，对第三胞内环及羧基端位点的磷酸化引起受体失敏。G 蛋白偶联受体激酶 (GRK)，如 β- 肾上腺素能受体激酶 (βARK)，对羧基端位点的磷酸化使受体失敏，并与终止蛋白 arrestin 结合而中止反应。(B) 部分跨膜区形成与胺类、核苷酸及花生四烯酸结合的代谢型受体的结合位点。(C) 配体结合到肽类激素受体跨膜结构域的胞外部分。(D) 氨基端尾形成谷氨酸和 γ- 氨基丁酸 (GABA)s 代谢型受体的配体结合域。（引自 Ji，Grossmann and Ji，1998。）

■专题 12.1 受体、G 蛋白和效应器：G 蛋白信号运作的会聚与辐散

目前发现有 200 多种不同的代谢型受体能与 G 蛋白偶联，但 G 蛋白的种类数目却少得多。G 蛋白初级受体相互作用位点在 α- 亚基的 C 端，因此，从受体的角度看，仅有三类常见的 G 蛋白家族：G_s、G_q 和 G_i/G_o。尽管每个家族包含多个成员，但根据受体类型还不能区分 G 蛋白的 C 端序列。这意味着不同种类的递质或激素，存在可观的会聚现象，即经不同的受体作用于相同的 G 蛋白。从信号输出角度看，某些G 蛋白有着相当特异的效应（例如，G_o 选择性地与特定种类神经元的钙通道相互作用），另一些 G 蛋白，特别是能激活相应酶产生第二信使（如 cAMP）的 G 蛋白，对任何给定细胞具有多重的效应，构成了不同的信号通路。几乎所有细胞都有 G_s、G_q 和 G_i，而 G_o 在所有神经细胞中含量丰富。大多数细胞中，G 蛋白分子的数量是受体分子的 10 倍，因此不同的受体不需要竞争同一类 G 蛋白分子。细胞对作用于相同 G 蛋白的不同递质的反应，为何具有选择性，其可能的途径在文中将作讨论。

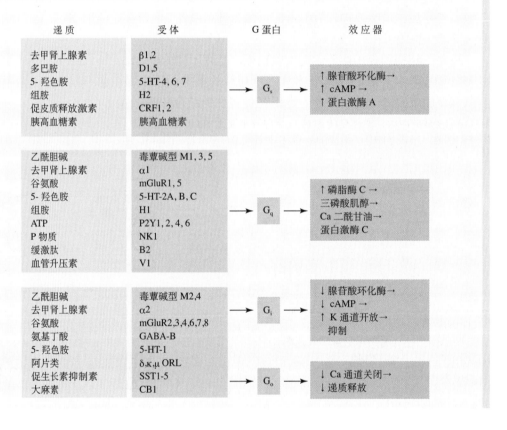

G 蛋白

G 蛋白将 GPCR 与其即时效应蛋白联系起来。它们因与鸟苷酸结合故为膜蛋白。每一个 G 蛋白是由 α、β 和 γ 三种亚基构成的三聚体（图 12.3）[3]。每个 G 蛋白亚基有多种形式（20 种 α、6 种 β、12 种 γ），提供了大量可能的三聚体组合方式。根据其 α 亚基的结构及作用靶，G 蛋白主要可分为三类：G_s 激活腺苷酸环化酶、G_i 抑制腺苷酸环化酶（同时能激活钾通道），以及 G_q 与磷脂酶 (PLC) 偶联。G_i 家族还包括 G_t（转导蛋白），它能激活环化单磷

酸鸟苷 (cGMP) 磷酸二酯酶 (见第 19 章)，以及可与钙离子通道结合的 G_o。

　　α 亚基的 C 端是受体的主要结合位点，C 端的氨基酸序列是确定受体激活何种 G 蛋白的决定因素 (尽管受体与其他亚基相互作用可促进结合)。这一序列在不同 G 蛋白种类间 (G_s、G_q 和 $G_{i/o}$) 是不同的，但在同一类 G 蛋白的不同成员间是完全一致或十分相似的。因此，另外某些受体能与不止一类 G 蛋白偶联，但如专题 12.1 所示，大多数代谢型神经递质受体偏好与三类 G 蛋白中某一类相互作用。

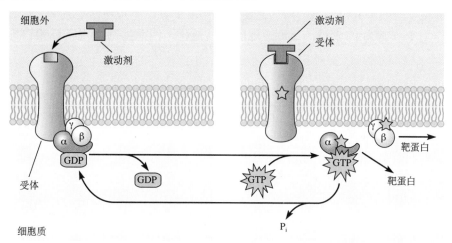

图 12.3　间接偶联递质受体通过 G 蛋白起作用。G 蛋白是 α-、β- 和 γ- 亚基的三聚体。激动剂结合 (星号所示) 对代谢型受体的激活，加速 GTP 置换 G 蛋白 α 亚基上的 GDP。这就激活 α 亚基和 βγ 复合物，使它们从受体上解离，且相互解离。游离的 α-GTP 亚基和 βγ- 复合物各自与靶蛋白作用。α 亚基内源性的 GTP 酶活性将 GTP 水解成 GDP 和无机磷 (Pi)，引起 αβγ- 复合物的重新结合，使反应终止。

　　G 蛋白循环　G 蛋白作用模式见图 12.3。在静息状态下，二磷酸鸟苷 (GDP) 与 α 亚基结合，且 3 个亚基结合成三聚体。与活化受体的相互作用使 GTP 取代 GDP 与 α 亚基结合，导致 α- 亚基与 βγ- 亚基解离 (β- 和 γ- 亚基在生理条件下仍结合在一起)。游离的 α- 和 βγ-亚基经扩散，与靶蛋白结合并调制其活性 [3～5]。游离的 α- 亚基有内在 GTP 酶活性，可水解其结合的 GTP 成 GDP。这促使 α- 亚基与 βγ- 亚基重新结合成 G 蛋白复合物而终止其活性作用。

　　激活的 G 蛋白亚基的寿命由一类称为 GTP 酶活化蛋白 (或 GAP) 的蛋白质调制，它能影响 GTP 与 α 亚基的结合和水解速率 [6]。GAP 的一个家族——RGS 蛋白，即 G 蛋白信号调制因子，在确定递质作用的时间进程中有重要意义 [7]。应用分子生物学、X 射线晶体分析技术 [1,3] 和活细胞成像技术 [8,9]，已研究了 G 蛋白亚基间及它们与受体和靶蛋白间的相互作用的细节。此外，已发展了探针来鉴定由 G 蛋白介导的反应 (见专题 12.2)。

> ■**专题 12.2**　**鉴别 G 蛋白介导的反应**
>
> 　　几种测试可用来鉴定 G 蛋白介导的反应。例如，α- 亚基的激活要求其结合的 GDP 为 GTP 取代。因此，G 蛋白介导的事件必定需要胞内 GTP，用缺乏 GTP 的溶液作胞内灌流将阻断这些事件。两种 GTP 类似物——GTPγS 和 Gpp(NH)p，不能被 α-亚基的内源性 GTP 酶活性水解。如同 GTP，它们可取代 α- 亚基上的 GDP 使之激活。

但由于不能被水解,这些类似物永久性激活 α- 亚基。这样,用任一种类似物作胞内灌流,都增强且大大延长激动剂诱导的 G 蛋白介导反应的激活,甚至可能在无激动剂时启动反应。另一方面,一种 GDP 类似物 (GDPβS) 与 α- 亚基上的 GDP 位点牢固结合而难以被 GTP 取代。这样,GDPβS 通过使 αβγ 复合物保持在失活状态而抑制蛋白介导的反应。

两种细菌毒素可用来表征 G 蛋白介导的过程。两者都是催化 ADP 核糖与 α- 亚基上的精氨酸残基共价结合的酶。霍乱毒素作用于 α_s,不可逆转地激活它;百日咳毒素作用于 α_i 家族的成员,不可逆地阻遏其活化,因而抑制由相应 G 蛋白介导的反应。

受体激活的 G 蛋白调控离子通道功能:直接作用

G 蛋白以两种不同的方式影响离子通道。其一,活化 G 蛋白的一个亚基(通常是 βγ-复合体)**直接**与离子通道相互作用;其二,G 蛋白(通常是与 GTP 结合的 α- 亚基)激活一种或多种酶,通过一种或多种**第二信使**,以**间接的**方式改变离子通道的功能。

G 蛋白激活钾通道

我们大部分关于 G 蛋白与离子通道直接相互作用的知识,来自于刺激迷走神经如何减慢或停止心跳的实验研究。Loewi 首次发现(见专题 11.1),这是由迷走神经末梢释放 ACh 引起的。ACh 然后与 G 蛋白偶联受体——M2 毒蕈碱型受体结合(见专题 12.1),此类受体因可被毒蕈碱 [存在于毒蝇蕈 (Amanita muscaria) 菌类中的一种碱] 选择性激活而得名 [10]。图 12.4 显示当 ACh 施加于兔心脏窦房结处产生的作用。图 12.4(A) 显示,短暂施加 ACh 引起心肌细胞自发性动作电位的暂时中止和超极化(由 Burgen 和 Terroux [11]、

Hutter 和 Trautwein[12] 首次研究发现)。这种超极化是由于钾通道开放 [13]，产生外向钾电流，如图 12.4(B) 所示。

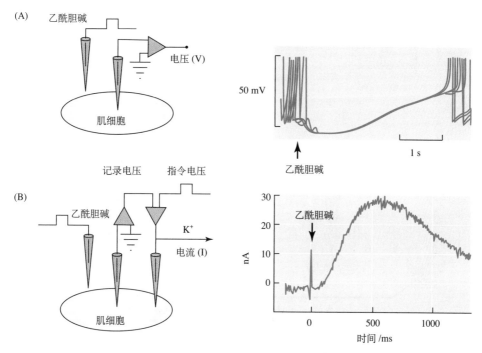

图 12.4 乙酰胆碱 (ACh) 使兔心脏窦房细胞上的钾通道开放。(A) 从微电极内液通过离子电泳短暂施加 ACh，使细胞膜瞬时超极化，并抑制自发动作电位长达约 3 s。(B) 当使用电压钳记录膜电流时 (见专题 7.1)，相似 ACh 的施加能诱发外向 K+ 电流，I_K，从约 50 ms 后开始，持续约 1.5 s。[(A) 引自 Trautwein et al., 1982；(B) 引自 Trautwein et al., 1981。]

　　Breitwieser、Szabo、Pfaffinger、Trautwein、Hille 及其同事的一系列实验结果表明，毒蕈碱型受体的激活通过 G 蛋白与离子通道偶联。他们发现，胞内的 GTP 是必需的 [14]；胞内灌流一种非水解性 GTP 类似物——Gpp(NH)p[15]，能使毒蕈碱激动剂所致钾通道的激活大大延长，且这种激活可被使 G_i 蛋白失活的百日咳毒素阻遏 [14](见专题 12.2)。另一重要线索来自 David Clapham 及其同事用内面向外的膜片钳所进行的实验 (图 12.5)。实验显示，当纯化重组的 βγ- 亚基加至膜片胞内面时，心肌钾通道开放 [16]。结果表明，在钾通道激活中起作用的是 βγ- 亚基，而不是 α- 亚基。随后用克隆的毒蕈碱型钾通道 (原命名为 GIRK1，G 蛋白激活内向整流的 K+ 通道，但后改称 Kir3.1) 进行的实验表明，βγ- 亚基直接与钾通道相互作用 [图 12.5(B)][17,18]。

　　采用自心房分离的肌细胞，Soejima 和 Noma 发现，在细胞接触式膜片钳中，当毒蕈碱激动剂加至电极内液中时钾通道活性增加，加至外液中则不出现这种变化 (图 12.6)[19]。因此，激活的 βγ- 亚基似不能跨过膜与电极的封接而影响另一面的通道。这种所谓 G 蛋白作用的**以膜为界** (membrane-delimited) 的机制，反映了 βγ- 亚基作用范围的有限。事实上，有证据提示，G 蛋白、GTP 酶 - 激活蛋白 RGS4[20] 和 GIRK 通道联系紧密，可能形成一个受体，即 G 蛋白 -GIRK 通道复合体 [9,21]。

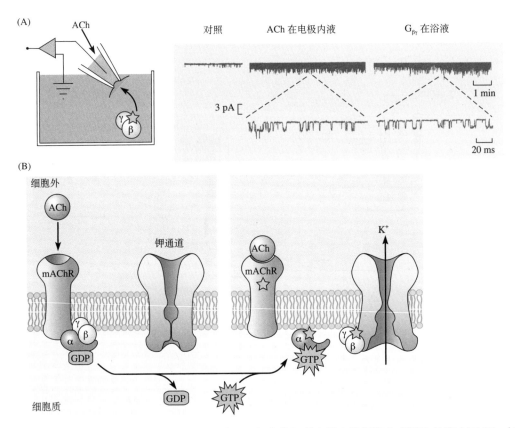

图 12.5 G 蛋白对通道功能的直接调制。(A) 将 $G_{\beta\gamma}$ 复合物加到大鼠心肌细胞分离膜片的胞内面 ($G_{\beta\gamma}$ 在浴液)，引起钾通道活性增加，与 ACh 加入到膜片胞外面时 (ACh 在电极内液) 情况类似。(B) 完整细胞内事件的示意图，ACh 与毒蕈碱型受体 (mAChR) 的结合激活 G 蛋白 (星号所示)；活化的 βγ- 复合物直接与钾通道结合，并使其开放。[(A) 引自 Wickman et al.，1994。]

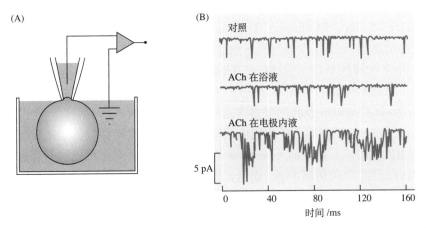

图 12.6 G 蛋白的直接效应或以膜为界效应在短距离起作用。(A) 通过细胞附着式膜片钳记录，分析 ACh 的效应。乙酰胆碱可加入到电极内液或浴液中。(B) 加 ACh 之前和期间单通道电流记录。与对照相比，只有当 ACh 加入到电极内液时通道活动才增加。(引自 Soejima and Noma，1984。)

　　类似的 G 蛋白激活内向整流钾通道 (GIRK 通道)[22] 也存在于许多神经细胞中。在这些细胞中，若干不同的神经递质，如 ACh、去甲肾上腺素、GABA 和多巴胺 [23]，通过受体偶联到 G_i/G_o 蛋白能激活这些通道。它们的激活诱发突触后超极化 (抑制性突触电位)，这与心肌细胞对迷走神经刺激的反应非常类似。图 12.7 显示在牛蛙神经节细胞上所做实验示例 [24]。当用箭毒阻遏神经节细胞上的烟碱受体后，将几个电刺激施加至下行腰段交感神经链的节前交感神经上，在腰交感神经节小神经元上产生超极化。这种超极化可以通过将 ACh 局部电泳至神经元上所复制 [图 12.7(B)]。进一步研究表明，当细胞在正常 Ringer 溶液中 (含 2 mmol/L K+) 超极化超过 –102 mV 时，抑制性突触电位和对 ACh 的反应均被翻转。他们还发现，这一翻转电位在胞外 K+ 浓度每增高 10 倍时位移 58 mV，表明这是由于钾电导的增加。当诱发细胞重复放电时，一个短暂的 (1 s) 对节前纤维的簇状刺激能可逆地抑制放电 [图 12.7(C)]，非常类似心脏窦房结细胞对迷走神经刺激的反应。确实，对神经节细胞这一作用的分子机制相似于心脏内所发生的 [25]。

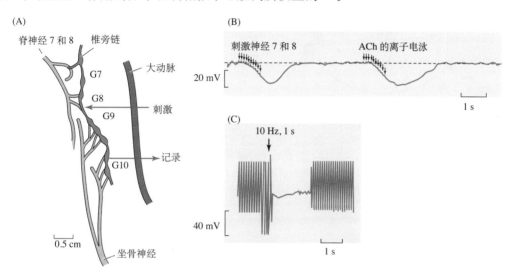

图 12.7　钾通道开放导致神经系统内的胆碱能突触抑制。(A) 蛙腰段交感神经系统模式图。第 9 和第 10 交感神经节的神经元受脊神经 7、8 中下行性胆碱能节前纤维支配，并发送节后神经轴突至坐骨神经。(B) 在第 9 交感神经节上对一个小神经元进行胞内记录。对下行性节前纤维施加一系列刺激产生缓慢的超极化，这一过程可被经微电极以电泳方式施加乙酰胆碱至神经元所模拟。由于已用箭毒阻遏了烟碱受体，故这一作用系刺激毒蕈碱受体所致。(C) 节前刺激也能抑制节后神经元的动作电位发放。用每分钟 60 次脉冲的节前刺激 4 min 引发神经元重复性放电，并释放促黄体生成素释放激素 (LHRH，见第 17 章)，该激素能长时程抑制 M- 电流，从而使细胞去极化。[(A) 引自 Dodd and Horn，1983a；(B) 引自 Dodd and Horn，1983b。]

G 蛋白对钙通道的抑制参与递质释放

许多神经递质 [包括 ACh、谷氨酸、GABA、单胺类 (如去甲肾上腺素) 及肽类] 的释放，不仅能刺激突触后受体，还能激活突触前终末的代谢型受体，从而减少其自身的释放 (见第 11 章)。在蛙交感神经节中，神经元终末释放的去甲肾上腺素的反馈抑制 (或自抑制) 效应即是一例 [26]，显示于图 12.8。如图 12.8(A) 的模式图所示，递质不仅激活突触后靶细胞的受体，也作用于自身神经元终末。图 12.8(B) 显示，通过提高胞外钾浓度 (绿条) 引起神经元去极化，由此引起放射性标记的去甲肾上腺素递质从神经元终末的释放。灌流液中加上去甲肾上腺素 (红条)，显著地减少了神经元终末递质的释放。

这种递质释放的减少是由于突触前代谢型 α2- 肾上腺素能受体的激活 (见专题 12.1)。这些受体激活 Go 蛋白，转而又直接抑制 N 型 (Cav2.2) 钙通道的激活 (见第 5 章)。图 12.9

的记录显示了这一效应。在细胞接触式膜片上记录由膜去极化产生的单通道钙电流；当记录电极液中加入去甲肾上腺素时，通道开放频率降低。与 ACh 对钾通道的效应类似（见图 12.6），通道对加在胞外液中的去甲肾上腺素并无反应（反应是以膜为界的），再次提示 G 蛋白和钙通道间有密切联系。

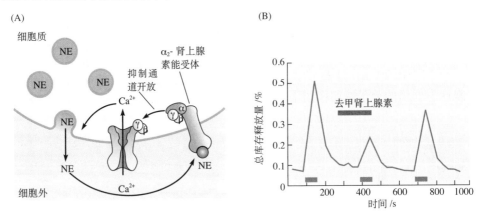

图 12.8　突触前自身受体减少递质释放。(A) 交感神经元分泌的去甲肾上腺素 (NE) 与终末膜上的 α_2- 肾上腺素能受体（称为自身受体）结合，激活 G 蛋白。活化的 $\beta\gamma$- 复合物与钙通道相结合，减少钙内流，从而限制进一步的递质释放。(B) 去甲肾上腺素减少交感神经节的递质释放。神经节用放射性去甲肾上腺素荷载，并置于灌流室内。含 50 mmol/L 钾的溶液（绿条）的去极化作用引起递质释放。加 30 μmol/L 未标记去甲肾上腺素（红条）到灌流液中，减少由于钾诱导去极化时放射性标记递质的释放量。[(B) 引自 Lipscombe，Kongsamut and Tsien，1989。]

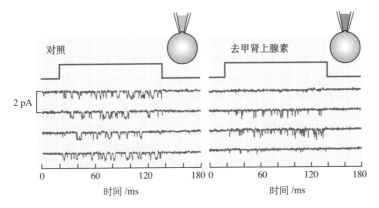

图 12.9　去甲肾上腺素抑制钙通道活动。在细胞接触式膜片钳上记录单通道电流；通道用去极化脉冲（上迹）激活。当 30 μmol/L 去甲肾上腺素加入到电极内液，单一电流幅度不变，但通道开放的频率降低、时程缩短（引自 Lipscornbe，Kongsamut and Tsien，1989。）

过量表达 α- 或 $\beta\gamma$- 亚基或 $\beta\gamma$- 分离肽或将它们注入细胞内的实验结果表明，是 $\beta\gamma$- 亚基抑制 N 型钙通道[27~29]。如图 12.10(A) 所示，由交感神经节细胞去极化诱发的内向钙电流 (a)，为加入外液中的去甲肾上腺素 (NE) 而剧烈减小。当非水解性的 GTP 类似物加至外液时 (b)，或在先注射编码 $\beta\gamma$- 亚基的 cDNA，再使 $\beta\gamma$- 亚基在胞内过表达的条件下 (c)，观察到类似的效应。$\beta\gamma$- 亚基直接与钙通道 α- 亚基结合，主要是在胞内 I 和 II 结构域间的联结处[30][见图 5.3(B)]。

该相互作用是电压依赖性的，去极化能减弱抑制作用，因此，在维持去极化脉冲的条件下，抑制减弱[31,32]。在图 12.10(A) 中，这种电压依赖性表现为钙电流的减缓，提示通道已经从正常的"自愿开放"状态转变为"勉强开放"状态[33]。这种电压依赖性以另一种方式显示于图 12.10(B)。在该实验中，两次钙电流测试脉冲间施加一个很大的 50 ms 去极化。这加速了 G 蛋白 $\beta\gamma$- 亚基的解离，从而使在第一次测试中见到的由去甲肾上腺素 (a) 或由

所表达的 βγ- 亚基 (b) 产生的抑制，在给予第二次测试脉冲时，完全逆转过去。在复极化时，随着所释放的 G 蛋白 βγ- 亚基重新与通道结合，通道抑制很快 (约 100 ms) 恢复 (图中未显示)，提示 βγ- 亚基并未游离远。据计算，受体、G 蛋白及通道三者间距均须在 1 μm 之内 [34]。近来研究发现，G 蛋白偶联受体对递质的初级反应也对膜电压敏感 [35,36]，这种特性也可能修饰其对神经递质释放的作用 [37]。

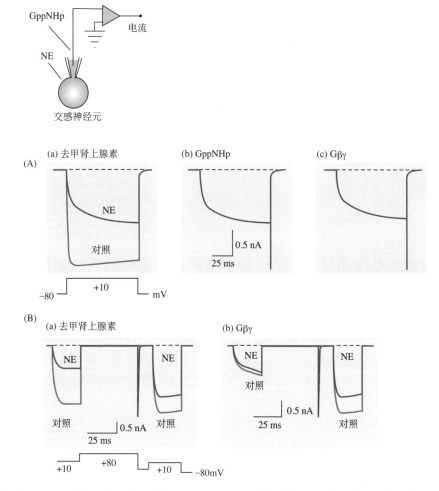

图 12.10　交感神经元上的 G 蛋白调控钙电流。显示运用全细胞膜片钳技术对大鼠交感神经元的 N 型钙电流 (Ca$_v$2.2) 的记录，钳制电压从 −80 mV 阶跃至 +10 mV。(A) 去甲肾上腺素 (NE,10 μmol/L) 抑制钙电流并减缓其激活 (a)。 当非水解性的 GTP- 类似物 GppNHp (见专题 12.2) 加至外液 (b)，或先注射编码 G 蛋白 βγ- 亚基的 cDNA，然后在胞内过表达游离的 βγ- 亚基的条件下 (c)，观察到相似的效应。标尺: 0.5 nA (垂直)，20 ms (水平)。(B) 去甲肾上腺素 (a) 和 Gβγ(b) 的抑制效应能为使该神经元强烈去极化至 +80 mV (持续 50 ms) 而暂时逆转。这是由于去极化促进了 Gβγ- 亚基从钙通道上的解离。(引自 Ikeda，1996。)

G 蛋白激活胞内第二信使系统

许多 G 蛋白不直接与离子通道结合，而是调制参与胞内第二信使系统的酶的活性：腺苷酸环化酶、磷脂酶 C、磷脂酶 A$_2$、磷酸二酯酶、磷酸酰肌醇 3- 激酶。这些酶的产物，转而作用于影响离子通道活动和其他胞内过程的靶蛋白。与 G 蛋白亚基和膜通道直接作用所产生的快速局部反应形成对照，G 蛋白激活胞内第二信使系统所产生的效应更慢、更广泛，包括平滑肌和心肌的收缩、腺体的分泌，以及其他效应。

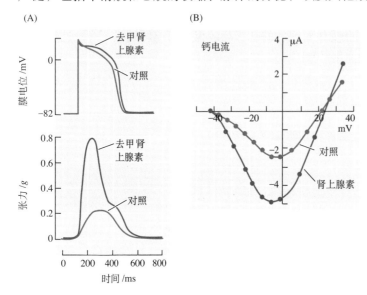

图 12.11 心肌中 β- 肾上腺素能受体激活增加钙电流。(A)β- 肾上腺素能受体 (此处加入 10^{-6} mol/L 去甲肾上腺素) 引起钙电流增加，从而增加了动作电位的幅度和时程，及心肌细胞产生的张力。(B) 心肌细胞中钙电流的电流 - 电压曲线，加和不加 0.5 μmol/L 肾上腺素 (一种 β- 肾上腺素能受体的激动剂) 条件下用电压钳记录。[(A) 引自 Reuter et al., 1983；(B) 引自 Reuter，1974。]

β- 肾上腺素能受体通过 G 蛋白 - 腺苷酸环化酶途径激活钙通道

由胞内第二信使介导的间接突触传递中，研究得最详尽的实例之一是心肌细胞中去甲肾上腺素对 β- 肾上腺素能受体的激活[38,39]。它引起心率和心脏收缩强度的增加，伴随心肌细胞动作电位幅度和时程的增加 [图 12.11(A)]。Reuter、Trautwein、Tsien 和其他人进行的电压钳研究表明，钙这些效应伴有与动作电位相关联的电流的显著增加 [图 12.11(B)]。增加的钙电流引起动作电位增大，而钙离子内流增加是心脏收缩显著增强的原因。

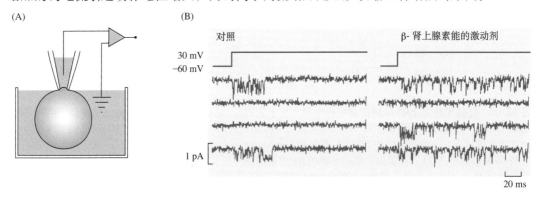

图 12.12 施加去极化脉冲时，β- 肾上腺素能激动剂引起钙通道活动的增加。(A) 采用电压钳式的细胞附着膜片记录。(B) 对含两个钙通道的膜片进行连续记录。将 14 μmol/L 异丙肾上腺素 (一种 β- 肾上腺素能的激动剂) 加至浴液中，引起细胞去极化时钙通道活动的概率增加。(引自 Tsien，1987。)

应用细胞附着模式作心肌细胞的单通道记录，证实了 β- 肾上腺素能受体激动剂，如去甲肾上腺素或异丙肾上腺素，引起钙通道活动的增加 (图 12.12)。进而，激动剂加入到电极内液对观察反应并不是必需的。异丙肾上腺素加到浴液中引起膜片内钙通道活动的增加——这可用以判断扩散性胞内第二信使所介导的反应[38]。

通过胞内第二信使 cAMP，β- 肾上腺素能受体的激活与钙电导的增加相偶联（见专题 12.3）。如图 12.13 所示，去甲肾上腺素与心肌细胞的 β- 肾上腺素能受体结合，激活 G 蛋白 G_s。G_s 蛋白的 α 亚基结合于腺苷酸环化酶，并使之激活。腺苷酸环化酶将 ATP 转变为 cAMP，cAMP 是一种极易扩散的胞内第二信使，可激活另一种酶——cAMP 依赖蛋白激酶（蛋白激酶 A 或 PKA）。这种蛋白激酶的催化亚基介导磷酸根从 ATP 转移至多种酶及通道的丝氨酸和苏氨酸残基的羟基上，从而修饰它们的活性。在这种情况下，心肌细胞钙通道的磷酸化增加了其开放的概率。

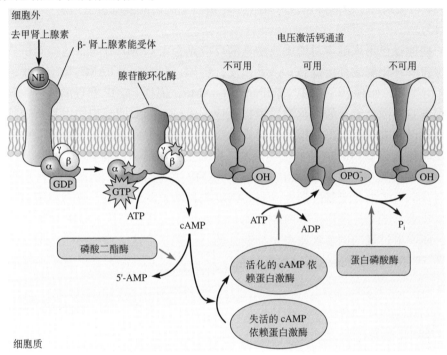

图 12.13　β- 肾上腺素能受体通过胞内第二信使 cAMP 引起钙通道活动的增加。 去甲肾上腺素与 β- 肾上腺素能受体结合，通过 G 蛋白激活腺苷酸环化酶。腺苷酸环化酶催化 ATP 转化为 cAMP。随着 cAMP 浓度的增加，它激活 cAMP 依赖蛋白激酶——一种使蛋白质的丝氨酸和苏氨酸残基 (-OH) 磷酸化的酶。cAMP 水解成 5'-AMP 和蛋白磷酸残基被蛋白磷酸酶转移，终止对去甲肾上腺素的反应。在心肌细胞，去甲肾上腺素引起电压门控钙通道磷酸化，将其转变为可被去极化开放的形式。

多种证据与专题 12.3 概括的这种模式相一致。例如，毛喉素、膜通透的 cAMP 衍生物、磷酸二酯酶抑制剂和直接胞内注射 cAMP 本身，均使钙通道活动增加。同样，胞内注射 cAMP 依赖蛋白激酶的催化亚基，导致钙电流增加，而注射过量调节亚基或蛋白激酶抑制剂，阻遏肾上腺素能激活钙电流。ATPγS 是一种 ATP 类似物，通过形成稳定的磷酸化蛋白增强肾上腺素能钙通道激活。而胞内注射蛋白磷酸酶，则通过快速移去蛋白磷酸残基而阻碍或逆转这种激活。

随后的实验表明，蛋白激酶 A 所致通道活动增加是由于钙通道本身的磷酸化 [40,41]。心肌细胞钙通道的磷酸化，及其活动的提升，可被一种骨架蛋白（称为 A 激酶锚定蛋白，或 AKAP79) 所易化。它与蛋白激酶 A 结合，并使之锚定至离子通道。其他激素对相同 L 型钙通道 (Ca_v1) 活动的调制也由通道磷酸化介导，或通过腺苷酸环化酶和 cAMP 依赖蛋白激酶，或通过不同的第二信使——蛋白激酶信号途径 [39]。

■专题 12.3　cAMP 作为第二信使

　　Sutherland、Krebs、Walsh、Rodbell、Gilman 及其同事进行的实验，其初衷是了解肝脏中肾上腺素和胰高血糖素如何引起肝糖原的降解，却导致了 cAMP 的发现和胞内第二信使概念的提出[43~45]。实验结果显示，激素与其受体的结合激活 G 蛋白，G 蛋白又激活腺苷酸环化酶。腺苷酸环化酶催化 ATP 合成 cAMP。cAMP 浓度的升高激活 cAMP 依赖蛋白激酶——一种磷酸化其靶蛋白的丝氨酸和苏氨酸残基的酶。cAMP 随后被磷酸二酯酶降解成 AMP，而靶蛋白上的磷酸残基被蛋白磷酸酶转移（见图 12.13）。

　　一些测试已用来确定对递质或激素的反应是否由 cAMP 介导，这些测试依赖于激活腺苷酸环化酶或直接提高 cAMP 浓度。例如，胞内注射 cAMP 和施加膜通透的 cAMP 衍生物，如 8-溴-cAMP 或 dibutyryl-cAMP，模拟 cAMP 介导的反应。同样，用毛喉素直接激活腺苷酸环化酶以模拟反应。磷酸二酯酶抑制剂如甲基黄嘌呤、水杨酸茶钙碱和咖啡因，是模拟还是提高此反应，取决于内源性环化酶活性水平。另一些实验则测试 cAMP 依赖的蛋白激酶（也称蛋白激酶 A，或 PKA）的参与。这种酶由 2 个调节亚基和 2 个催化亚基组成。cAMP 缺少时，4 个亚基以复合物存在，调节亚基阻遏了催化亚基的活性。当 cAMP 与调节亚基结合时，复合物解离，具活性的催化亚基游离。这样，胞内注射纯化的催化亚基将模拟因 cAMP 增加而介导的反应，而注射过量的调节亚基将是抑制性的。已开发了这个酶的另一些抑制剂，包括 H-8（还可抑制几种其他蛋白丝氨酸激酶）、特异的肽抑制剂，以及不能被激酶用

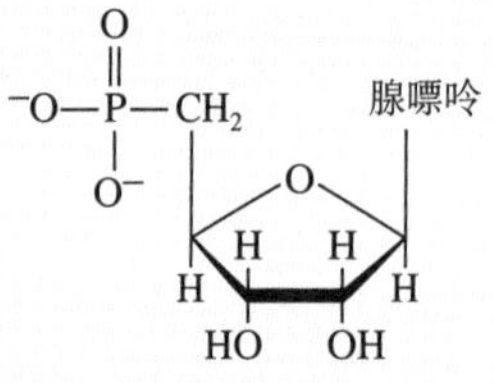

AMP
5'-磷酸腺苷

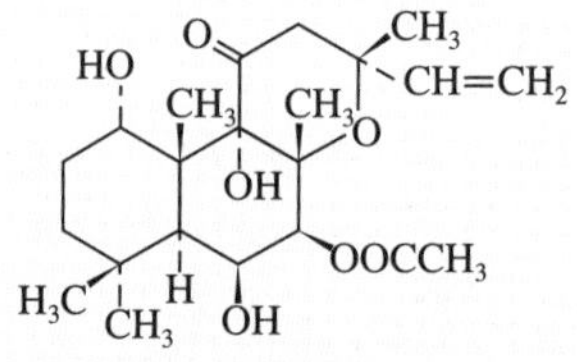

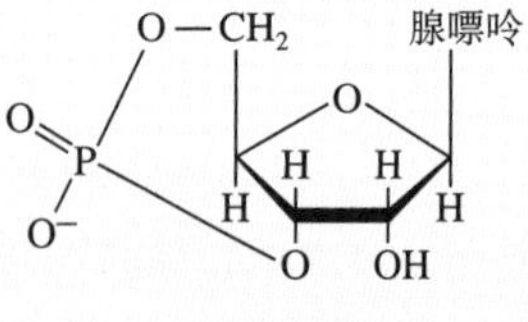

Cyclic AMP(cAMP)
3',5'-磷酸腺苷

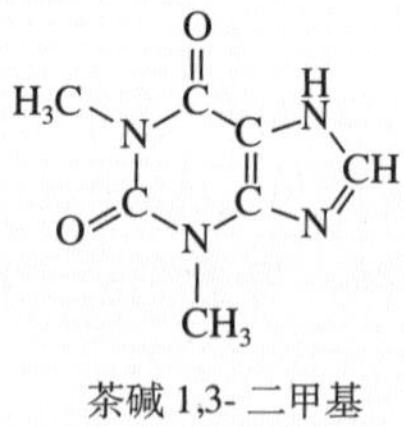

毛喉素

茶碱 1,3-二甲基嘌呤

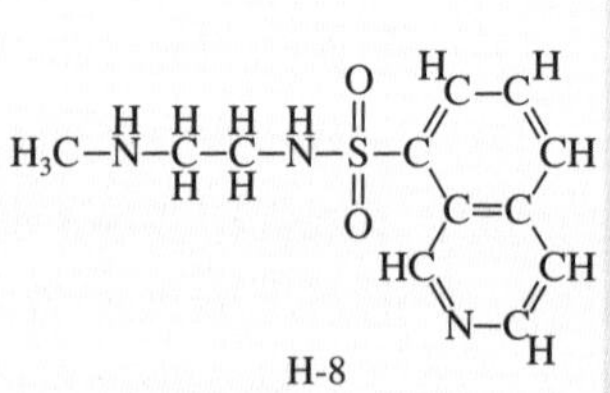

H-8
N-2-[（甲氨基）乙基]-5-异喹啉磺酰胺

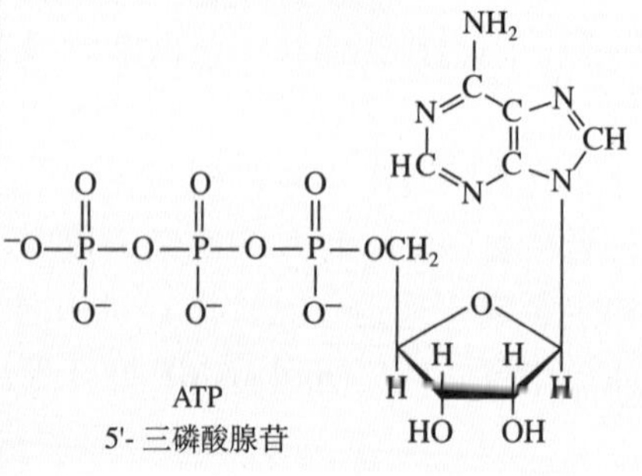

ATP
5'-三磷酸腺苷

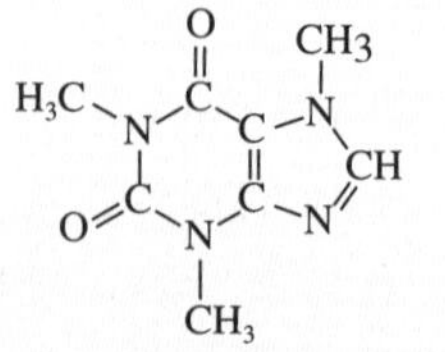

咖啡因 1,3,7-三甲基黄嘌呤

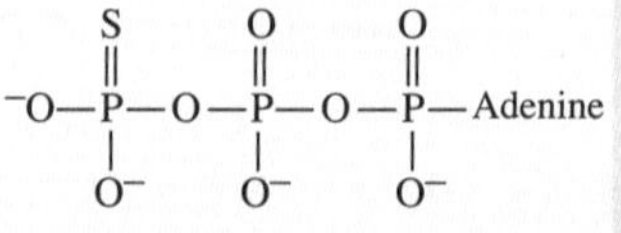

ATPγS 腺苷 5'-O-[γ-硫基]三磷酸盐

作磷酸残基源的 ATP 衍生物，这些抑制剂阻断由 cAMP 介导的反应。

另一方面，用一些手段抑制蛋白磷酸酶，增大和延长由 cAMP 介导的反应。这些手段包括注射特异的磷酸酶抑制剂和 ATPγS——一种 ATP 的类似物，可被 cAMP 依赖的蛋白激酶用作共底物，通过硫代磷酸键形成磷酸蛋白，此磷酸蛋白可抗蛋白磷酸酶的水解。

有腺苷酸环化酶和 cAMP 依赖的蛋白激酶参与的两步酶级联反应，相对于由激活的 G 蛋白直接开放和关闭通道而言，具有显著的放大作用。每个活化的腺苷酸环化酶可催化多分子 cAMP 的合成，因而激活多个蛋白激酶分子，而每个活化的激酶可磷酸化多个蛋白。这样，在广泛分布的位点上的靶蛋白分子的活性可被少数受体的激活所调制。而且，cAMP 依赖蛋白激酶可磷酸化多种蛋白质，从而调制大范围的细胞过程。然而，这一过程需要时间。在蛙心房肌纤维中，β- 肾上腺素能受体激活后约 5 s，钙电流才开始增大。其中大部分时间用于产生足够的 cAMP。在闪光光解 o- 硝基 cAMP 前体而诱导 cAMP 瞬间增多的实验中，钙电流的增加发生在 150 ms 内[46]。

cAMP 一旦产生，将被环核苷酸磷酸二酯酶 (PDE) 代谢为 AMP(见专题 12.4)。磷酸二酯酶的活性在决定 cAMP 活动时程以及限制 cAMP 自产生部位向周围扩张中起关键作用。这对于使心肌细胞钙通道对附近 β- 受体刺激的反应所表现的区域化现象有作用[47]。

■专题 12.4　磷脂酰肌醇 - 4,5- 二磷酸 (PIP₂) 和磷酸肌醇 (PI) 循环

磷脂酰肌醇 -4,5- 二磷酸 (PIP₂) 仅占神经元细胞膜磷脂的约 1%[51]，但在递质作用中起重要作用。当 Gq 偶联受体受到刺激时，磷脂酶 C(PLC) 被激活，使 PIP₂ 迅速水解。PIP₂ 自身和两个水解产物——肌醇 -1,4,5- 三磷酸 (IP₃) 和二酰甘油 (DAG)，作为第二信使，改变离子通道功能及神经细胞活动 (见图 12.15)。

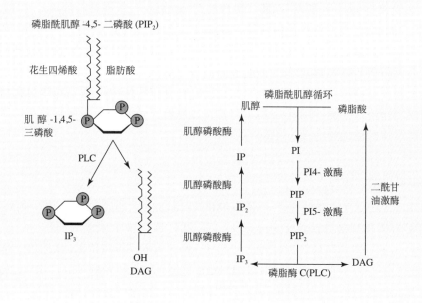

大多数 PIP_2 锚定在外侧细胞膜的内缘 [51]。它由两个插入膜内的脂肪酸链（花生四烯酸和脂肪酸）组成，经 1- 磷酸与 IP_3 相连，PIP_2 带负电，亲水性，面向细胞质。PIP_2 的合成始于肌醇（在细胞质）和磷脂酸（在细胞膜），二者综合起来形成磷脂酰肌醇 (PI)，然后分别经 PI4- 激酶和 PI5- 激酶在肌醇环的 4- 和 5- 位上依次磷酸化，生成 PIP_2。磷脂酶 C(PLC) 将肌醇环剪切下来，带着其在 1,4 和 5 位上的磷酸生成 IP_3，IP_3 进入细胞质，将二酰甘油 (DAG) 留在胞膜上。静息状态下，PLC 作用缓慢，而当 GTP 结合至 G_q 蛋白的 α- 亚基上时，被强烈激活，因此也为代谢型受体（激活 G_q）强烈激活。肌醇磷酸酶使 IP_3 去磷酸化，最终生成肌醇，而二酰甘油 (DAG) 被 DAG 激酶磷酸化后生成磷脂酸，由此完成 PI 循环。

cAMP 除活化腺苷酸环化酶外的功能

cAMP 的作用并非系激活腺苷酸环化酶的结果。去甲肾上腺素产生的**心率**增加是由于 cAMP 对窦房结处起步电流通道的**直接**作用（这正是哺乳动物心脏节律生成的位置）[48,49]。这是一个经由阳离子通透、超极化激活的核苷酸门控通道 (HCN) 的内向电流，这种 HCN 通道由膜的超极化而开放 [50]。这样，如图 12.14(A) 所示，在心脏窦房结处的动作电位之后的超极化期间，HCN 通道开放，所产生的膜去极化（起步电位）引发下一个动作电位。一种肾上腺素能激动剂（在这里是异丙肾上腺素）使起步去极化速率增加，从而引起动作电位频率增高 (a)。这是因为起步电流幅度的增加 (b)。如图 (c) 所示，电流的增大是由于电压敏感度的移位：在异丙肾上腺素存在的情况下，激活该电流需要较少的超极化。细胞膜片钳的记录显示 [图 12.14(B)]，cAMP 而不是蛋白激酶 A，产生类似的起步电流增加。因此，cAMP 并非通过磷酸化，而是直接作用于通道来增加电流。许多神经元上也都存在 HCN 通道，其中的某些也类似心脏的情况，产生起步电流，但也有其他的功能 [52]。由于通道亚基的组分不同，并不是所有的神经元 HCN 通道都受 cAMP 的影响 [52]。

某些受体抑制腺苷酸环化酶　腺苷酸环化酶的一个重要特性是，它能为作用于与 G_i(i 表示 inhibitory，抑制) 蛋白偶联的代谢型受体的递质所抑制。在心脏，ACh 通过 M2 型毒蕈碱受体激活 G_i 蛋白，后者通过刺激 β- 肾上腺素受体而抑制腺苷酸环化酶的激活。此作用不仅防止 cAMP 的增多，也通过异丙肾上腺素激活 β 受体而抑制钙电流幅度的增加 [53]。通过降低 cAMP，乙酰胆碱也对心脏起搏电流和动作电位频率的作用有与 β 肾上腺素受体相反的作用，如图 12.14(A) 所示。这可能解释了为何在正常生理刺激速率的情况下，交感和迷走神经活动对心率有相反的作用 [50]。

G 蛋白激活磷脂酶 C

磷脂酶 C(PLC) 的激活是另一条重要的 G 蛋白信号通路的第一步。此酶更易被与 G_q 蛋白偶联的代谢型受体激活（见专题 12.1）。PLC 催化膜上磷脂酰肌醇 -4,5- 二磷酸 (PIP_2) 的水解，产生两种可能的第二信使：一是 1,4,5- 三磷酸肌醇 (IP_3)，水溶性，因而能进入细胞质内；二是停留于膜上的二酰甘油 (DAG)(见图 12.15 和专题 12.4)。IP_3 促使内质网内钙离子释放，因而与各种钙依赖的过程相关（见下文"钙作为胞内第二信使"）。停留在膜上

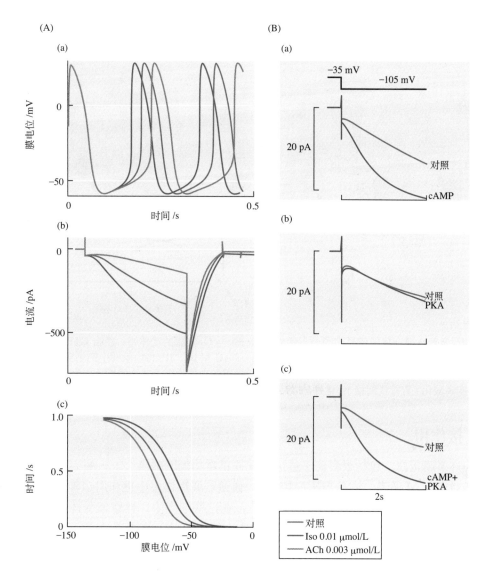

图 12.14 β- 受体通过 cAMP 对窦房结起步电流 I_h 的直接作用调控窦房结 (SA) 心率。 (A) 对一个在体兔窦房结纤维的记录。(a)β- 受体激动剂异丙肾上腺素 (Iso) 增加自发动作电位 (红) 的速率，而乙酰胆碱 (ACh) 则使之降低 (绿)。(b)ACh 和 Iso 对内向起步电流 I_h(阶跃至 –85 mV 时激活) 有相反的效应。(c) ACh 和 Iso 使 I_h 激活曲线向相反方向偏移。因此，在含 Iso 的溶液中， h- 通道更易随超极化而开放，可见起步电流更快速的上升相 (a)，而 ACh 作用相反。(B) 在一个分离的内面向外的窦房结膜上记录起步 h-电流，钳制电压从 –35 mV 阶跃至 –105 mV，持续 2 s。cAMP 使电流增高 (a)，但并非通过催化蛋白激酶 A(PKA) 亚基 (b)， 且在 cAMP 施加后，PKA 没有进一步的作用 (c)。[(A) 引自 Accili et al., 2002；(B) 引自 DiFrancesco and Tortora，1991。]

的 DAG，通过激活蛋白激酶 C(PKC) 而磷酸化各种靶分子，包括一些离子通道在内。PKC 的重要作用之一是使感觉灼烧痛的感觉神经末梢上的离子通道磷酸化；这种作用与局部炎症介质缓激肽产生的热痛敏有关 (见第 21 章)[54]。最后，PIP_2 是一个信号分子，因此 PIP_2 水解具有其自身的功能意义。

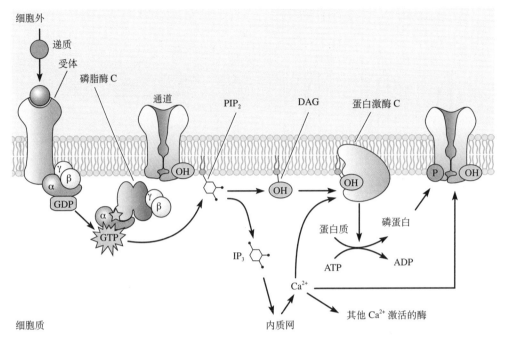

图 12.15　PIP$_2$ 及其水解产物的信号途径。当递质激活一个与 G$_q$ 偶联的受体时，结合 GTP 的 G$_q$ 蛋白激活磷脂酶 C，引起 PIP$_2$ 水解，释放两个胞内第二信使——DAG 和 IP$_3$。IP$_3$ 将内质网中的钙释放至胞质。DAG 和钙一起激活 PKC。PKC 催化更多蛋白磷酸化。离子通道的功能为以下几个因素所修饰：① PIP$_2$ 减少；② PKC 诱导的磷酸化（直接或间接）；③钙的效应（直接或间接）。

PIP$_2$ 的直接作用

PIP$_2$ 为许多膜蛋白，包括很多离子通道，发挥正常功能所必需[51]。一种这样的为 PIP$_2$ 调控的离子通道是 **M 通道**，它是电压门控的 K$^+$ 通道，调控许多中枢和周边神经元的兴奋性[55]。M 通道电流最初在交感神经元中发现[56]；在这些细胞中，毒蕈碱受体的激活导致 M 通道关闭和膜去极化（见第 17 章）。毒蕈碱受体激活后引起的通道关闭，与 PIP$_2$ 水解紧密偶联。这种作用已通过与膜上 PIP$_2$ 结合的荧光探针得到显示（图 12.16）。当表达这种探针的交感神经元被毒蕈碱激动剂激活后，探针离开胞膜，进入细胞质，与此同时，M 电流减小。当 M 电流恢复时，探针返回膜上[57]。这种特殊的探针 [磷脂酶 Cδ 的普列克底物蛋白同源 (PH) 结构域，与水母的绿色荧光蛋白连接，因而可见] 既与 PIP$_2$ 结合，又与其水解产物 IP$_3$ 结合，因此，探针移位可能是由于膜上 PIP$_2$ 的丢失或细胞质内 IP$_3$ 的出现所致。然而，另一些证据显示，通道关闭源于 PIP$_2$ 的丢失，而并非 IP$_3$ 的形成。因此，当膜上 PIP$_2$ 的量增多时，电流抑制便减小，而过表达它的合成酶——**磷脂酰肌醇 -4- 磷酸 -5-激酶**，更难导致 PIP$_2$ 的耗竭[57,58]。与此相似，结合 PIP$_2$ 而不结合 IP$_3$ 的探针也显示从膜上的解离[59]。

图 12.17 描述 PIP$_2$ 对 M 通道活动的直接作用。构成 M 通道 (Kv7.2 和 Kv7.3[60]，见第 5 章) 的钾通道亚基组分表达于 CHO 细胞中[61]。在细胞贴附膜片钳电极记录时，将膜电位设为 0 mV，通道略有活动。若将电极从细胞上拉出，从而使胞膜内面暴露于浴液中，通道活动下降，但在浴液中加入 PIP$_2$ 类似物后恢复。应用这个表达系统，B. Hille 及其同事对连接毒蕈碱受体和 M 通道关闭的所有步骤的动力学都进行了详细研究[62-64]。

(A)

(a) 对照　　　(b) Oxo-M　　　(c) 冲洗

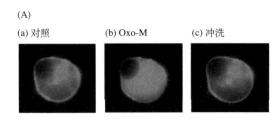

(B) 细胞质荧光

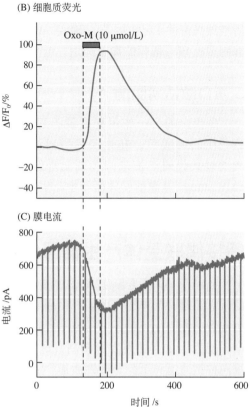

图 12.16　PIP$_2$ 的水解。在分离的大鼠交感神经元中，PIP$_2$ 与 M 电流的胆碱能抑制相伴随。(A)GFP 标记的磷脂酶 Cδ 的 PH 结构域 (GFP-PLCδ-PH) 用于观察 PIP$_2$ 水解的荧光探针。静息时 (a)，探针结合膜上的 PIP$_2$。毒蕈碱激动剂 Oxo-M(b) 促进 PIP$_2$ 水解，膜上的 PIP$_2$ 减少，因此探针离开膜，并通过结合于游离 IP$_3$ 而进入细胞质。洗去 Oxo-M(c) 后，PIP$_2$ 重新合成，因而探针重回到膜上。(B)GFP- PLCδ-PH 移动的时间进程，由细胞质中某一区域荧光的变化来反映。荧光用增量与初始值的比表示，即 $\Delta F/F_o$。(C)M 电流抑制和恢复的时程，由在 −20 mV 时外向 K$^+$ 电流的减小和恢复来表示。为了检测膜电导的变化，每 15 s 使膜超极化至 −50 mV，持续 2 s(电流向下偏转)。注意 M 电流的变化紧随荧光的变化。(引自 Winks et al., 2005。)

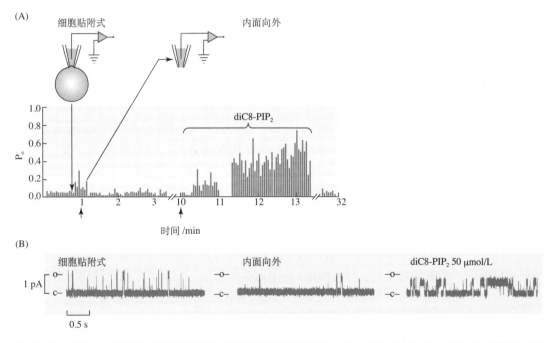

图 12.17　PIP$_2$ 对维持 Kv7.2/7.3(M 型) 钾通道开放是必需的。Kv7.2 和 Kv7.3 的 mRNA 共表达于 CHO 细胞，并用细胞贴附式电极在膜电位设为 0 mV 时记录其单通道活动。当电极在细胞上，通道显示一定的开放概率 (P$_o$)0.1 ~ 0.2。当膜片被吸离细胞而成内面向外的模式时 (内表面朝向浸浴液)，通道活动消失。向浸浴液中加入 50 μmol/L 的 diC8-PIP$_2$ 可恢复并增强通道活动。(A) 连续记录，显示 3 s 内的通道开放概率；(B) 以更快速度显示电流示例。(引自 Li et al., 2005。)

在哺乳动物中枢神经元中，一条相似的信号通路对毒蕈碱性胆碱能抑制 M 电流（随后增加兴奋性）起作用[65]。确实，PIP_2 的丢失，经刺激其水解的毒蕈碱能（和其他）受体，抑制多种 PIP_2 依赖的离子通道，包括内向整流钾通道、双孔钾通道、钙通道和 Trp 通道[51]。

G 蛋白激活磷脂酶 A_2

G 蛋白的另一作用靶是磷脂酶 A_2。这种酶作用于 DAG 和某些膜磷脂，如 PIP_2，释放花生四烯酸[66]。花生四烯酸通过直接作用于离子通道[67]，或激活蛋白激酶 C[68]，抑或通过其代谢产物来间接调制神经元信号[69]。例如，在海兔 (Aplysia) 感觉神经元中，FMRFamide 肽激活受体而产生花生四烯酸，后者代谢为 12- 过氧化氢 –5, 8, 10, 14- 甘碳四烯酸 (12-HPETE)。12-HPETE 转而打开 S 电流钾通道[70,71]。

间接偶联受体产生信号的会聚和发散

如前所述（见专题 12.1），许多与不同 G 蛋白偶联的受体汇集于少得多的 G 蛋白。由此，它们对一个神经元可能产生相同的作用。相反，激活一类 G 蛋白，通过不同的通路，可能影响细胞上几种不同的离子通道和其他蛋白质。例如，单个大鼠颈上交感神经元的活动，能为至少 9 种递质所调制，这些递质作用于 5 条 G 蛋白偶联信号通路，这些通路影响两种钙通道和至少一种钾通道[72]；而在不同的豚鼠交感神经元中，毒蕈碱能受体能影响 5 种不同的钾电流[73]。

细胞反应的选择性和多样性取决于：①在特定细胞中存在何种受体；②细胞实际上接收到的递质和激素；③存在何种效应器；④受体、G 蛋白和效应器在细胞膜上如何配置。作为反应选择性的一个例子，GABA（作用于 $GABA_B$ 受体）激活 G_i 和 G_o 蛋白，打开钾通道，并关闭钙通道。两种效应均发生在突触后，而只有钙通道抑制见于突触前，这是因为突触前神经末梢并不拥有激活钾通道所必需的 G 蛋白[74]。交感神经节细胞提供了相似受体间的反应选择性的一个例子。在哺乳动物中，每个交感神经元都具有 M2 和 M4 毒蕈碱性胆碱能受体，它们均可能激活 G_i 和 G_o 蛋白。然而，在大鼠中，只有 M4 受体激活 G_o 蛋白（以抑制钙通道），而只有 M2 受体激活 G_i 蛋白（以打开钾通道）[25,75]。这些细胞也显示与 G_q 蛋白偶联并水解 PIP_2 的不同受体的细胞间的分聚。这样，缓激肽激活所致的水解伴有 IP_3 增多和内质网的钙释放[76]，而激活毒蕈碱胆碱能受体后，钙释放并不发生，即使它们水解足够多的 PIP_2，并产生足够多的 IP_3[57,59,76]。这种差别是由于缓激肽受体和三磷酸肌醇受体通过细胞骨架紧密联系，形成所谓的信号微域[77]。在细胞骨架蛋白和支架蛋白的协助下，受体、G 蛋白和它们的直接效应器组装成多蛋白的复合体，这似乎是通过 G 蛋白偶联受体产生信号的一个共同特征[78]。与之相似，离子通道频繁地与信号蛋白复合体组装起来[79]。这种复合体不仅提高信号传导效率，还使不同受体和离子通道的信号通路分开。

G 蛋白信号的**发散** (divergence) 使一种递质能对一个神经元或效应细胞产生整合反应，从而激活一个代谢型受体。例如，刺激交感神经释放去甲肾上腺素，后者作用于心脏的 β- 肾上腺素受体，并激活腺苷酸环化酶（见上文）。这不仅修饰了钙通道，促使钙在每一次心搏时流入增加；它也影响参与胞内钙贮存、释放以及收缩机制本身的各种过程，从而使心脏对恐惧和兴奋产生充分协调的反应[39]。从长远来看，给予持续或重复刺激，对代谢型受体刺激的反应可扩展至基因转录的变化，在受支配的神经元效应器产生持久的结构和功能变化。

内源性大麻素介导的逆行信号

内源性大麻素（专题 12.5）是神经细胞膜上磷脂代谢的进一步产物。鉴于大麻广为人知的消遣功用，人们自然对大麻素很感兴趣，但对于我们来说更重要的是，它们介导中枢神经系统中一种普遍形存在的生理抑制[80]。这参与中枢神经系统功能的几个方面，包括慢性痛或神经病理性痛中所发生的对感觉刺激的敏化[81]，以及形成大麻类药物用于治疗的基础[82]。

■专题 12.5　内源性大麻素的形成与代谢

已知的两个内源性大麻素是大麻素和 2- 花生四烯酰甘油 (2-AG)。二者都含有分别与乙醇胺和甘油连接的花生四烯酸（见专题 12.4），并通过脂肪酸酰胺类水解酶或单酰甘油脂酶 (MGL) 的代谢产生花生四烯酸。它们分别由磷脂酶 D 或磷脂酶 C 水解 Ca^{2+} 依赖的膜磷脂 (N- 花生四烯酸磷脂酰乙醇胺或磷脂酰肌醇) 形成。

哺乳动物神经系统中主要的内源性大麻素是 2-AG。2-AG 被释放至组织间隙，随后作用于该处的 CB1 大麻素受体。这些受体是优先与 G_i 和 G_o 蛋白偶联的 G 蛋白偶联受体 (GPCR)。因此，它们能抑制腺苷酸环化酶，激活 GIRK(Kv3) 钾通道，并抑制 Ca_v2 钙通道。内源性大麻素的效应能为 Δ^9- 四氢大麻酚（印度大麻和大麻叶的主要活性成分）和人工合成的水溶性复合物 WIN-5122 所模拟，并能被利莫那班 (rimonabant) 所拮抗。

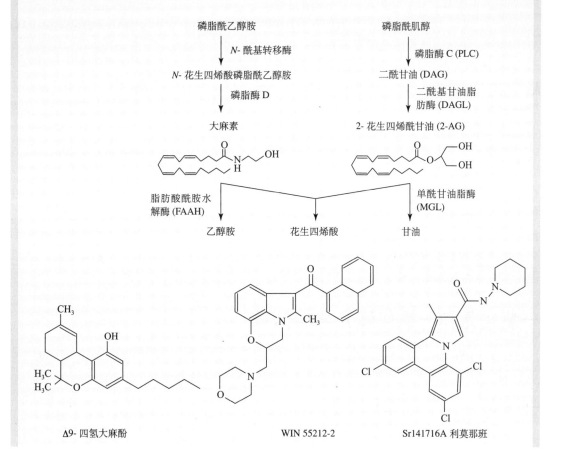

与二酰基甘油 (DAG) 或三磷酸肌醇不同，在那些使胞内钙增多（包括动作电位）或激活磷脂酶 C(如与 G_q 偶联的代谢型受体) 的刺激后，内源性大麻素从神经细胞释放至胞外间隙。当在大脑中释放时，通过激活突触前神经元末梢上的 CB1 大麻受体（见专题12.5），引起递质释放的逆行抑制 [83,84]。因此，大麻素的出现引入了两个新概念：**逆行突触信号**(retrograde synaptic signaling) 和递质样信使（不储存在突触小泡中，而是按需求量合成）的释放。

图 12.18(A) 例示了海马锥细胞中的这种逆行作用 [85]。记录显示突触前末梢自发释放的 GABA 所产生的持续抑制性突触电流（向下偏转）。紧随细胞一串动作电位后，自发抑制性活动几乎完全被压抑，几秒后得以恢复。有其他两个特点可以表征此现象——**去极化诱发的对抑制的压抑** (depolarization-induced suppression of inhibition, DSI)。首先，胞外施加 GABA 时，突触后反应不受影响，所以传递的抑制源于突触前。其次，该反应可被胞内注射钙缓冲液所压抑，表明此效应依赖于胞液中钙浓度的升高。据认为，逆行效应是钙通过电压敏感型钙通道进入细胞所致。抑制性和兴奋性传递、去极化诱发兴奋的压抑 (DSE) 的相似逆行抑制，在小脑浦肯野细胞中已有描述 [86,87]。

内源性大麻素是否作为逆行信使的问题，直到数十年后才为三个从事不同中枢突触研究的独立实验室所解决 [88~90]。研究发现，施加大麻素后能模拟逆行抑制，而 CB1 受体拮抗剂能将之阻断，在 CB1 受体基因敲除的小鼠中也阙如。图 12.18(B) 总结了海马中 DSI的机制。钙进入胞内增加 PLCβ1 活性，后者导致 PIP_2 水解，进而产生 DAG 和 2- 花生四烯酰甘油 (2-AG)(专题 12.5)。2-AG 经细胞释放后，结合于突触前终末的 CB1 受体，抑制递质释放。CB1 受体与 Gi 和 G_o 蛋白相互作用，抑制钙通道 [92~94]。因为突触前终末的钙内流减少，所以递质释放也随之减弱 [94]。

当 IP_3 诱发的钙释放刺激突触后 G_q 偶联的代谢型 M1 毒蕈碱能受体或代谢型谷氨酸受体 1 和 5 时，PLCβ1 激活，其时，内源性大麻素 2-AG 的释放也会增加 [84]。由于这些受体的激活增强了 Ca^{2+} 通道开放的效应，同时发生的两种形式的突触后反应相互增强，形成了一种"重合检测" [95]。

神经细胞膜上能检测 Ca^{2+} 升高或 PLC 激活的任何部位，均能合成和释放 2-AG。因而，它所产生的是弥散性效应。例如，在海马中，一个锥体细胞的去极化，能压抑其邻近的一个神经元的抑制性突触 [89]。其效应主要在 CB1 受体最浓集的抑制性终末上，而非兴奋性终末 [96]。与之相反，在小脑中，兴奋性传递的逆行抑制通常限于激活的突触，这是因为浦肯野细胞树突上的突触后钙信号是高度局限的 [97]。在强刺激时，或突触兴奋与突触后代谢型受体激活相偶联时，可能发生更弥散的效应 [84]。内源性大麻素也可通过神经胶质细胞上 CB 受体的激活而作用于远处突触的传递，随后引起谷氨酸的释放 [98]。

一氧化氮和一氧化碳介导的信号

一氧化氮 (NO)(在 NO 合成酶作用下由精氨酸产生的水、脂两溶性气体) 作为一种递质起作用时，从一个细胞的细胞质扩散至邻近细胞，并激活鸟苷酸环化酶 [99]。NO 最初被认为是一种重要的血压调节因子，介导由乙酰胆碱引起的血管舒张 [100,101]。NO 的产生由 ACh 与血管内皮状细胞上的毒蕈碱受体相互作用所启动，激活磷脂酶 C，形成 IP_3，并释放胞内钙库中的钙（图 12.19）。钙与钙调蛋白结合，激活 NO 合成酶，产生 NO。

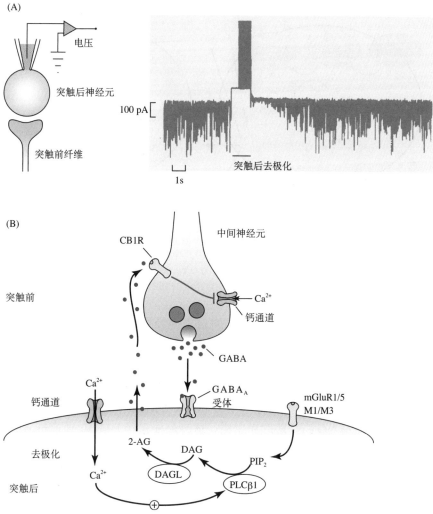

图 12.18　内源性大麻素作为逆行信使压抑去极化诱发的抑制 (DSI)。 (A) 在 –80 mV 下记录的海马锥体神经元自发的、GABA 介导的抑制性突触后电流 (IPSC)。细胞去极化 1 s 所引发的一串动作电位，瞬间压抑 IPSC。此效应称为去极化诱发抑制的压抑或 DSI。(B) 对海马 DSI 所提出的解释。去极化 (或动作电位活动) 开启 Ca^{2+} 通道，使 Ca^{2+} 内流，继而激活磷脂酶 Cβ1(PLCβ1)，水解 PIP_2，产生 DAG。DAG 在甘油二脂酶的作用下转换成 2-AG。2-AG 随后被释放至间隙，激活突触前终末的 CB1 受体 (CB1R)。CB1 受体激活 G_i/G_o 及其 βγ- 亚基，以抑制 Ca^{2+} 经突触前 Ca^{2+} 通道进入；它也可能抑制突触囊泡融合。代谢型谷氨酸受体 (mGluR1 或 mGluR5) 或 M1 或 M3 毒蕈碱性胆碱能受体也能通过 G_q 蛋白独立激活磷脂酶 C，经相同的生化通路产生 2-AG。[(A) 引自 Pitler and Alger，1992；(B) 引自 Hashimotodani et al.，2006。]

NO 扩散至邻近的平滑肌细胞，激活可溶性的鸟苷酸环化酶，引起 cGMP 增加。cGMP 又激活 cGMP 依赖的蛋白激酶，由此产生的蛋白磷酸化增加，调制钾、钙通道及钙泵的活动，导致胞内钙浓度降低和收缩蛋白对 Ca^{2+} 敏感度的减弱，使肌肉松弛。NO 通过与超氧化物反应及与血红素蛋白 (如血红蛋白) 形成复合物，可在数秒内失活。NO 在松弛血管平滑肌所起的作用，解释了三硝酸甘油酯和其他硝基化合物的血管舒张及降低血压的作用，这些化合物释放游离 NO，因此其作用相当于 NO 的供体。它也解释了为什么磷酸二酯酶 -5(PDE-5) 抑制剂，如 Sildenafil(商品名，伟哥)，促进并延长阴茎勃起：勃起是由于 NO 诱发的 cGMP 介导阴茎血管舒张，而 cGMP 为 PDE-5 选择性降解为 5'-GMP，因此

PDE-5 抑制剂降低了 cGMP 失活的速率。

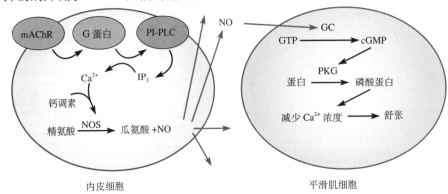

图 12.19 释放 NO 的旁分泌信号途径。 ACh 与血管内皮细胞的毒蕈碱能受体结合，激活磷脂酰次黄嘌呤核苷酸 - 特异性磷脂酶 C(PI-PLC)。PI-PLC 形成三磷酸肌醇 (IP_3)，IP_3 使胞内钙库释放钙。钙与钙调素共同激活一氧化氮合成酶 (NOS)，产生一氧化氮 (NO)。NO 扩散至邻近平滑肌细胞，激活鸟苷酸环化酶 (GC)，增加 cGMP。cGMP 激活 cGMP 依赖蛋白激酶 (PKG)，由此产生的蛋白磷酸化的增加，导致胞内钙浓度降低，肌肉舒张。NO 快速降解，因此只影响邻近的细胞，故谓之"旁分泌"。

NO 作为**神经递质**的作用最初是在外周自主神经系统得到确认的 [102,103]，它由**非肾上腺素能、非胆碱能 (NANC)** 纤维释放以舒展平滑肌，其作用方式与内皮细胞分泌的 NO 相同。然而，在这种情况下，刺激 NO 合成酶的是突触前膜动作电位期间 Ca^{2+} 流入神经终末。对小脑的实验中最先提示 NO 在脑功能中的作用。这些实验显示，在小脑中 NO 主要参与了刺激离子型谷氨酸受体 NMDA 亚型所致 cGMP 的增多（见第 5 章）[104,105]。小脑颗粒细胞中的 NMDA 受体与 NO 合成酶联系紧密，这种酶能被经 NMDA 通道进入的 Ca^{2+} 激活。所释放的 NO 随后激活浦肯野细胞或邻近的星形胶质细胞中的鸟苷酸环化酶 [106]。在浦肯野细胞中，如此形成的 cGMP 激活 cGMP 依赖的蛋白激酶，导致用以平行纤维正常兴奋性传递的突触后 AMPA 受体的磷酸化和内吞，因而补偿了内源性大麻素对突触前末梢递质释放的压抑效应。与此相反，在海马中，突触后产生的 NO 可能作为逆行信使对兴奋性传递的长时程增强起作用 [106]。因为 NO 是一种自由扩散的气体，所以在一个神经元中形成的 NO 能影响邻近神经元和突触的功能，其影响距离远至 100 μm [107]。

与 cAMP 相同，并不是所有 cGMP 的效应都是由于 cGMP 依赖的蛋白激酶的激活。例如，光照使视网膜释放 NO，并在视网膜中形成 cGMP，后者直接打开视锥光感受器上的环化核苷酸门控 (CNG) 的阳离子通道；之后通过这些阳离子通道内流的钙，增加视锥细胞的谷氨酸释放 [108]。另外，NO 本身除激活鸟苷酸环化酶外也可能产生其他效应，如游离 NO 可亚硝基化离子通道蛋白 [109]。

另一种与 NO 具有相似特征的内源性气体是一氧化碳 (CO) [110]。CO 是血红素氧化酶降解血红素形成的，与 NO 相同，它能激活鸟苷酸环化酶产生 cGMP。在肠神经系统中，释放的 CO 似与 NO 协同，在肠平滑肌产生 NANC 松弛，因为刺激肠神经元产生的松弛在缺失 NO 合成酶或血红素氧化酶的小鼠有相同程度的降低。CO 在神经系统的信号产生中也可能起着作用，因为抑制血红素氧化酶（如同抑制 NO 合成酶）能阻止或反转海马中长时程增强的诱导 [111,112]。

与内源性大麻素相同，NO 和 CO 不能在突触小泡中储存，只能按需求合成和释放。它们从产生位点随机扩散到邻近细胞，其扩散范围只受限于它们较短的存在时间。这种介于神经传递和内分泌器官释放激素至血液这两种方式之间的信号运作方式，称之为旁**分泌传递** (paracrine transmission)，在脑中也称为**容积传递** (volume transmission)。很清楚，这种信号所产生效应的特异性依赖于 NO 和 CO 所激活或抑制的酶的分布和特征。

钙作为胞内第二信使

钙是一种普遍存在的第二信使[113 ~ 115]。静息状态时，细胞质内游离 Ca^{2+} 的浓度约为 100 nmol/L(即胞外液钙浓度的 1/10 000)。游离钙离子浓度如此低的原因之一是，大多数细胞质内的钙与钙结合蛋白发生可逆结合 (为钙结合蛋白所缓冲)。细胞质内总钙的 98% ~ 99.8% 以这种方式缓冲[116 ~ 118]。细胞质内的钙与胞外钙，以及胞内钙库 [主要是内质网 (ER) 和线粒体] 中的钙处于动态平衡。图 12.20 总结了调节细胞浆内钙浓度的不同机制。

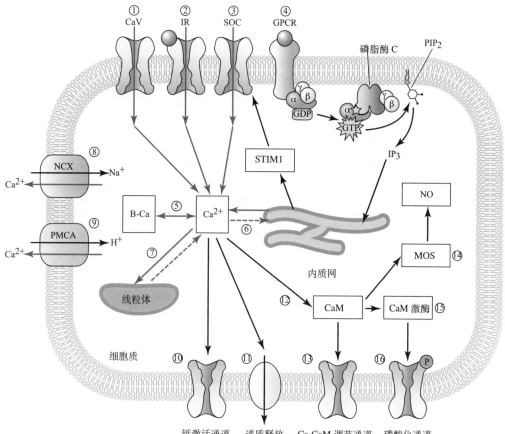

图 12.20 钙作为胞内第二信使。神经元胞内的 Ca^{2+} 通过以下途径增多：①电活动期间通过电压门控的钙通道进入；②通过神经递质 (如谷氨酸和乙酰胆碱) 激活的钙可通透离子受体；③钙池操纵型钙通道的开放；④ G 蛋白偶联受体 (GPCR) 激活，进而激活 PLC，产生 IP_3(见图 12.15)。IP_3 使内质网 (ER) 的钙释放。IP_3 耗竭 ER 中的钙会释放另一种信号分子 STIM1，后者与外膜④的储存 - 运作的钙通道 (SOC，主要是 Orai) 相偶联，以产生第二波的钙进入。⑤大多数 Ca^{2+}(98% ~ 99%) 快速而可逆地被钙缓冲物 (B-Ca) 所缓冲.胞液中的 [Ca^{2+}] 随后被胞内的细胞器——ER ⑥和高载钙的线粒体⑦摄取，以及通过⑧细胞质膜上的钠 - 钙交换泵 (NCX) 或⑨钙 ATP 酶 (PMCA) 排出而得以恢复。信使的功能包括：⑩直接激活钙依赖的钾、氯和阳离子通道；⑪促使囊泡递质和激素释放；⑫结合并激活钙调素 (CaM)。⑬Ca-CaM 调制其他离子通道 [如激活小的钙依赖钾通道 (SK)]，并且激活几种酶。这些被激活的酶包括：⑭产生另一种第二信使一氧化氮 (NO，见图 12.19) 的一氧化氮合酶 (NOS)；⑮钙 - 钙调素 (CaM) 依赖的蛋白激酶 (CaM-kinase)。这能磷酸化离子通道⑯和许多其他的分子，对神经细胞的功能产生多种长时程变化。

由于胞内 Ca^{2+} 浓度很低，因此有很多相会使之增加。从递质作用的角度来看，主要有两种机制。第一，当钙可通透离子型受体被激活时，Ca^{2+} 的高跨膜梯度产生大的 Ca^{2+} 内流。这些受体包括离子型谷氨酸受体中的 NMDA 型和烟碱型乙酰胆碱受体，特别是那些包含 $\alpha 7-$ 或 $\alpha 9-$ 亚基的受体 [120]。第二，与 G_q 偶联的代谢型受体产生 IP_3，后者作用于离子型 IP_3 受体，促使内质网释放 Ca^{2+}（见图 12.10）[122]。

用 Ca^{2+} 结合荧光化合物对 Ca^{2+} 瞬变的光学成像方法的研究已揭示由神经活动和递质作用所产生的 Ca^{2+} 瞬变的其他特性。例如，$[Ca^{2+}]$ 增加通常限于神经元上特定的小块区域，产生了钙微域 [123～126]。这是由于细胞质内 Ca^{2+} 扩散得非常慢（约为游离溶液中的 $1/50$ [127]），这是因为 Ca^{2+} 与缓冲物的结合和胞内的摄取。因而，突触上谷氨酸受体激活后，突触后钙瞬变可能一段时间内都限于单个树突 [128] 甚至单个树棘 [129]。

这些微域中的钙信号经常以单元事件出现（有各种名称，如火花、阵发、闪烁等），反映单个载钙通道或在膜与内质网中通道簇的开放 [130]。尽管多在非神经细胞进行研究，但这样的事件也已见于神经元 [131,132]。其实，甚至在钙成像技术出现之前，它们在交感神经元检测为自发微外向电流 (spontaneous miniature outward current，SMOC) 的形式，标明钙成团从亚膜结构 ER 释放和钙激活型钾通道的开启 [133]。钙浓度的上升也以震荡或行波的方式出现 [114]。后者由钙诱发的胞内钙库的再生性钙释放所致。在神经元树突上，钙波能以单个钙锋的不连续的（跳跃的）传播方式出现，很像（但慢得多）动作电位沿有髓鞘神经纤维的传导，因为钙是由一簇 IP_3 受体跳跃至下一簇的 [134]。

钙的作用

胞内钙的升高对神经元活动和功能产生很多影响，如图 12.20 所示。一个直接效应就是钙依赖型钾通道的激活。一个有趣的例子是，耳蜗毛细胞为听觉神经中输出胆碱能纤维的抑制 [135]。胆碱能的激活通常都是兴奋性的，像在神经肌肉接头处所见。然而，经 ACh 激活的通道进入的钙，打开邻近的钙激活型钾通道，从而产生抑制 [图 12.21(A)]。如图 12.21(B) 所示，直接施加短脉冲的 ACh 产生一个小的瞬时内向电流，这是由于烟碱型受体的激活，随后由于钾通道激活而出现一个大得多的外向电流。在浴液中加入钙的螯合剂 BAPTA 后，钾通道的激活被阻遏，仅见到内向突触电流。这种机制特别有效，因为耳蜗烟碱型受体由 $\alpha 9/\alpha 10$ 亚基构成 [140]，它们对钙有异常高的通透性 [120]。大脑中一些神经元具有与此相似的抑制机制 [141]。在大脑和耳蜗中 [142,143]，有反应的钾通道属于小电导 (SK, KCa2) 家族；对于这些通道，钙并不是为通道蛋白本身感知，而是为与之紧密关联的钙调蛋白分子所感知 [144]。其他参与第二信使介导反应的钙激活型通道，包括在嗅觉中起作用的钙激活氯通道 [145] 和为钙释放代谢型受体激活的阳离子通道 [146]，后者可能是阳离子通道中 Trp 家族的成员（见第 5 章）。

钙作用的主要分子传感器是钙结合蛋白 - 钙调蛋白 [115]。钙调蛋白能结合 4 个钙离子。这引起钙调蛋白分子的构象改变，使其激活或抑制其他蛋白质。这些蛋白质包括离子通道，如前文提及的 SK 型钙依赖钾通道和 IP_3 激活的内质网钙通道，但是钙 - 钙调蛋白 (Ca-CaM) 的主要靶点是各种酶，如钙 - 钙调蛋白依赖的蛋白激酶 (CaM 激酶)、钙调磷酸酶（一种蛋白磷酸酶）和 NO 合酶 (NOS)，NOS 的激活可产生第三信使——NO（见图 12.19）。CaM 激酶能磷酸化几种离子通道 [147]，并在促进神经细胞长程变化，如长时程增强（见第 15 章）

和诱导转录改变中起作用 [113,148]。钙也激活除钙调蛋白外的重要钙结合酶，如磷脂酶、蛋白激酶 C 和蛋白酶 (如钙蛋白酶)。

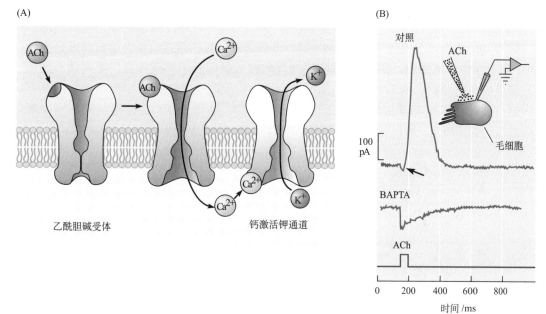

图 12.21　**ACh 激活的阳离子通道的抑制**。在鸡的耳蜗毛细胞中，ACh 与烟碱型离子受体结合，使阳离子 (包括钙离子) 流入细胞。胞内钙引起钙激活的钾通道开放，产生外向钾电流和超极化。(B) 在全细胞记录中 (插入)，在毛细胞基部施加 ACh，产生一个小的、瞬时的内向电流 (箭头所指)，随后是一个大的外向电流。在完整细胞，外向电流可以是抑制性的。(C) 如果把钙螯合剂 BAPTA 加入到记录电极中，即细胞质内，ACh 只产生内向电流，而无外向电流可见，这是因为内流的钙离子被螯合，而不能激活钾通道。(记录承 P.A.Fuchs 提供。)

■**专题 12.6　胞内钙的测量**

　　胞内钙离子浓度的变化通常使用发光或荧光钙结合化合物来测量。最早的这类化合物之一是发光的水母蛋白质——水母蛋白 [136]。它包含一个 22 kDa 的 apo-aequorin 蛋白，通过氧与荧光腔肠荧光素 (coelenterazine) 连接。腔肠荧光素与 3 个 Ca^{2+} 结合，转换成酰胺和复杂的剪接拼合体 (complex splits)，并发出蓝光 (峰在 460 nm)。

　　因为水母蛋白与 3 个 Ca^{2+} 结合，因此它对宽范围 (从 0.1 μmol/L 到 > 100 μmol/L) 的 Ca^{2+} 浓度均能作出反应，但其缺点是由于它与 Ca^{2+} 结合后分解，因此其浓度迅速下降。然而，由于 apo-aequorin 是一种蛋白质，因此可以通过转染从其互补 DNA(cDNA) 在细胞内表达。细胞易摄取腔肠荧光素，并能从表达的 apo-aequorin 形成水母蛋白。因此，向 cDNA 中加入目的片段，表达水母蛋白，亚细胞细胞器 (如内质网) 内的 Ca^{2+} 就能被检测 [137]。

　　两个广泛使用的钙指示剂——Fura-2 和 Indo-1，是由 Roger Tsien 和他的同事们从钙的螯合剂 BAPTA 中衍生得到的 [138]。Fura-2 和 Indo-1 为紫外光激活与 Ca^{2+} 结合后，显示其激发 (Fura-2) 或发射 (Indo-1) 光谱的变化。这是很有用的，因为通过两个激发或发射波长的荧光比率的变化能计算出 Ca^{2+} 的浓度。这种比例量测法可避免浓度或荧光淬灭的变化所导致的伪迹。

　　这些指示剂各自覆盖的钙浓度范围比水母蛋白更窄，但是有许多不同的荧光指示剂覆盖着不同的 [Ca^{2+}] 范围。它们不是蛋白质，因此不能被表达或导入到特异的细胞器中。为解决这个问题，Roger Tsien 设计了另一种基于蛋白质的钙报道基因，称为 cameleon[139]。它们用钙调蛋白作为钙感受器，与钙调蛋白结合蛋白和来自水母（基于绿色荧光蛋白，GFP）的具有不同发射波长的两种不同荧光蛋白相偶联。当钙调蛋白与钙结合，诱导钙调蛋白结合蛋白发生构象改变，使两个 GFP 衍生物相互靠近，其荧光发生相互作用（Förster 共振能量转移，或称 FRET）。使用两种不同发射波长记录 FRET，用以计算 Ca^{2+} 浓度。

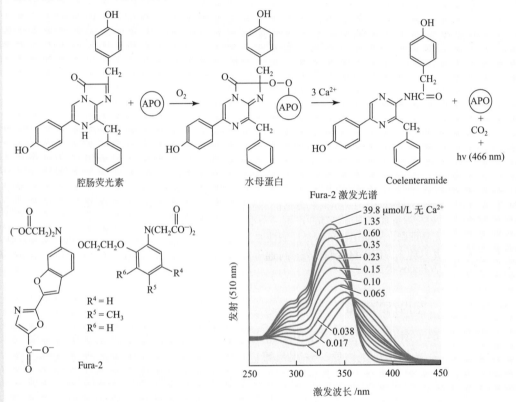

腔肠荧光素　　　　　　　　　水母蛋白　　　　　　Coelenteramide

Fura-2 激发光谱

$R^4 = H$
$R^5 = CH_3$
$R^6 = H$

Fura-2

发射（510 nm）

激发波长 /nm

39.8 μmol/L 无 Ca^{2+}
1.35
0.60
0.35
0.23
0.15
0.10
0.065
0.038
0.017
0

间接递质作用的长时间进程

　　间接机制介导的突触相互作用，相对于直接机制通常发展得更慢，持续时间更长。在骨骼肌的神经 - 肌肉接头，乙酰胆碱释放、扩散通过突触间隙，并与离子型乙酰胆碱受体结合使之活化的整个过程只需 1 ms 或 2 ms。腺苷酸环化酶或磷脂酶 C 所介导的这类事件要慢得多，它们催化单个 cAMP 分子的合成或一个膜脂的水解许多毫秒。甚至通过 G 蛋白亚基与通道本身结合来激活膜通道也需要数秒的时间，反映了活化的 α 亚基的存活时间。酶催化产生的可扩散胞内第二信使（如 cAMP 或 IP$_3$）介导的反应过程更慢，持续几秒乃至几分钟，反映了第二信使浓度改变的缓慢进程。

　　但经验告诉我们，神经系统信号传递的某些改变可持续终生。突触效能的这种长期效应是怎样产生的呢？一个答案来自本章讨论过的几种蛋白激酶的特性。这些酶本身就是磷酸化作用的靶蛋白。例如，当被钙激活时，CaM 激酶 II 使自身磷酸化[148]。它变得总是活动的，而勿需钙 - 钙调素复合物的存在。通过这种机制，短暂的钙浓度增加能转换为激酶的长时间活化，而这种活化转而持续激活它的其他靶蛋白。活化的 CaM 激酶高度局限在单个突触或树突脊部位[149]。

对于持续数天或更长的变化，新蛋白的合成通常是需要的。本章讨论的许多第二信使系统都引起蛋白质合成的变化[150]。这些变化一般是激活一个或几个蛋白磷酸化级联反应的结果，最终引起转录因子的磷酸化而改变基因表达。已检测的最快的效应发生在快速早期基因 (如 c-fos) 的表达中，这种基因编码可诱导转录因子 Fos。翻译后，这些蛋白质进入细胞核，进一步调节基因表达，最终产生代谢或结构的变化，而永久地改变细胞的反应[151]。从信使 RNA(mRNA) 翻译成蛋白质的最后一步可能局限于个别突触[151]，从而使这样的变化限于某些特殊的神经通路或神经活动模式。

小结

- 神经递质激活代谢型受体，这些受体本身不是离子通道，但通过间接机制调节离子通道、离子泵和其他受体蛋白的活动。

- 代谢型受体的离子包括毒蕈碱型乙酰胆碱受体、α- 和 β- 肾上腺素能受体；某些 GABA、5-HT、多巴胺和谷氨酸受体；一些神经肽、光和气味的受体。它们通过 G 蛋白起作用。

- G 蛋白是 αβγ 异三聚体。在静息状态，GDP 结合于 α 亚基，且 3 个亚基结合形成三聚体。当被代谢型受体激活时，GTP 取代 GDP，α 和 βγ 亚基解离，游离的亚基激活一个或多个胞内靶蛋白。G 蛋白亚基的活性，最终因 α 亚基内源性的 GTP 酶活性将 GTP 水解成 GDP 以及亚基重组成三聚物而终止。

- 一些 G 蛋白 βγ 亚基直接与离子通道结合，并激活或抑制它们的活性。另一些 G 蛋白的 α 和 βγ 亚基激活腺苷酸环化酶、磷脂酶 C 或磷脂酶 A_2，产生具有广泛效应的胞内第二信使。由磷脂酶 C 活性所产生的膜磷脂的改变也影响离子通道的功能。

- 间接作用递质影响钾通道和钙通道的活动。钾通道和钙通道活动的改变转而影响静息电位、自发活动，对其他输入的反应，或动作电位期间进入胞内的钙总量，以及因此引起的递质释放的量。

- 内源性大麻素作为第三信使起作用。胞内钙升高引起它们的合成和释放。它们作为逆行信号，抑制突触前终末的递质释放。

- NO 也是作为第三信使起作用，它的合成和释放均是对胞内钙升高所作出的反应。它促进 cGMP 的形成，影响同一或邻近神经元的离子通道。

- 胞内钙或钙 - 钙调素浓度的改变调节离子通道、磷脂酶 C 和 A_2、蛋白激酶 C、钙蛋白酶、腺苷酸环化酶、环化核苷酸磷酸二酯酶和 NO 合酶。

- 胞内钙变化的分布 (可精确定位) 及动力学 (钙波和钙振荡) 都是钙活性的重要决定因素。

- 由间接机制介导的递质效应的时间进程从数毫秒到数年不等。快效应通过离子通道活性的直接改变而产生，中等时程的效应通过酶和其他蛋白质的激活和磷酸化产生，长期效应则通过调节蛋白合成而产生。

（王　璐，吴小华 译；钟咏梅，杨雄里 校）

参 考 文 献

1　Rosenbaum, D. M., Rasmussen, S. G. F., and Kobilka, B. 2009. *Nature* 459: 356-363.

2　Ji,T. H., Grossmann, M., and Ji, I. 1998. *J. Biol. Chem*. 273: 17299-17302.

3　Oldham, W. H., and Hamm, H. E. 2008. *Nat. Rev. Mol. Cell Biol*. 9: 60-71.

4　Dascal, N. 2001. *Trends Endocrinol. Metab*. 12: 391-398.

5　Clapham, D. E., and Neer,E. J. 1997. *Annu. Rev. Pharmacol. Toxicol*. 37: 167-203.

6　Berman, D. M., and Gilman, A. G. 1998. *J. Biol. Chem*. 273: 1269-1272.

7　Doupnik, C. et al. 1997. *Proc. Natl. Acad. Sci. USA* 94: 10461-10466.

8　Hein, P. et al. 2005. *EMBO J*. 24: 4106-4114.

9　Raveh, A, Riven, I. and Reuvenny, E. 2009. *J. Physiol*. 587: 5331-5335.

10　Dale, H. H. 1914. *J. Pharmac. Exp. Ther*. 6: 147-190.

11　Burgen, A. S. V., and Terroux, K. G. 1953. *J. Physiol*. 120: 449-464.

12　Hutter, O. F., and Trautwein. W. 1956. *J. Gen. Physiol*. 39: 715-733.

13　Sakmann, B., Noma, A., and Trautwein, W. 1983. *Nature* 303: 250-253.

14　Pfaffinger,P. J. et al. 1985. *Nature* 317: 536-538.

15　Breitwieser,G. E., and Szabo, G. 1985. *Nature* 317: 538-540.

16　Wickman, K. D. et al. 1994. *Nature* 368: 255-257.

17　Reuveny,E. et al. 1994. *Nature* 370: 143-146.

18　Huang, C-L. et al. 1995. *Neuron* 15: 1133-1143.

19　Soejima, M., and Noma, A. 1984. *Pflügers Arch*. 400: 424-431.

20　Fowler C. E. et al. 2007. *J. Physiol*. 580: 51-65.

21　Benians A. et al. 2005. *J. Biol. Chem*. 280: 13383-13394.

22　Bichet, D., Haase F. A., and Jan, L. Y. 2003. *Nat. Rev. Neurosci*. 4: 957-967.

23　North, R. A. et al. 1987. *Proc. Natl. Acad. Sci. USA* 84: 5487-5491.

24　Dodd, J., and Horn, J. P. 1983. *J. Physiol*. 334: 271-291.

25　Fernandez-Fernandez, J. M. et al. 2001. *Eur, J. Neurosci*. 14: 283-292.

26　Lipscombe, D., Kongsamut, S., and Tsien, R. W. 1989. *Nature* 340: 639-642.

27　Ikeda, S. R. 1996. *Nature* 380: 255-258.

28　Herlitze, S. et al. 1996. *Nature* 380: 258-262.

29　Delmas, P. et al. 1998. *J. Physiol*. 506: 319-329.

30　De Waard, M. et al. 2005. *Trends Pharmacol. Sci*. 26: 427-436.

31　Tsunoo, A., Yoshii, M., and Narahashi, T. 1986. *Proc. Nat. Acad. Sci. USA* 83: 9832-9836.

32　Grassi, F., and Lux, H. D. 1989. *Neurosci. Lett*. 105: 113-119.

33　Bean, B. P. 1989. *Nature* 340: 153-157.

34　Zhou, J., Shapiro, M. S., and Hille, B. 1997. *J. Neurophysiol*. 77: 2040-2048.

35　Parnas, H. and Parnas, I. 2007. *Trends Neurosci*. 30: 54-61.

36　Mahaut-Smith, M. P., Martinez-Pinna, J., and Gurung. I. S. 2008. *Trends Pharmacol. Sci*. 29: 421-429.

37　Kupchik, Y. M. et al. 2008. *Proc. Natl. Acad. Sci. USA* 105: 4435-4440.

38　Tsien, R. W. 1987. *In Neuromodulation: The Biochemical Control of Neuronal Excitability*. Oxford University Press, New York, pp. 206-242.

39　McDonald. T. F. et al. 1994. *Physiol. Rev*. 74: 365-507.

40　Curtis, B. M., and Catterall, W. A. 1986. *Biochemistry* 25: 3077-3083.

41　Flockerzi, V. et al. 1986. *Nature* 323: 66-68.

42　Gao, T. et al. 1997. *Neuron* 19: 185-196.

43 Sutherland, E. W. 1972. *Science* 177: 401-408.

44 Schramm, M., and Selinger, Z. 1984. *Science* 225: 1350-1356.

45 Gllman, A. G, 1987. *Ann. Rev. Biochem.* 56: 615-649.

46 Nargeot, J. et al. 1983. *Proc. Natl. Acad. Sci. USA* 80: 2385-2399.

47 Fischmeister,R. et al. 2006. *Circ. Res.* 99: 816-828.

48 Brown, H. F., DiFrancesco, D., and Noble, D. 1979. *Nature* 280: 235-236.

49 DiFrancesco, D., and Tortura, D. P. 1991. *Nature* 351: 145-147.

50 Accili, E. A. et al. 2002. *News Physiol. Sci.* 17: 32-37.

51 Gamper, N. S., and Shapiro, M. S. 2007. *Nat. Rev. Neurosci.* 8: 1-14.

52 Wahl-Schott, C., and Biel, M. 2009. *Cell. Mol. Life Sci.* 66: 470-494.

53 Fischmeister,R., and Hartzell, H. C. 1986. *J. Physiol.* 376: 183-202.

54 Cesare, P., and McNaughton, P. A. 1996. *Proc. Natl. Acad. Sci. USA* 93: 15435-15439.

55 Brown, D. A., and Passmore, G. M. 2009. *Brit. J. Pharmacol.* 156: 1185-1195.

56 Brown, D. A., and Adams, P. R. 1980. *Nature* 283: 673-676.

57 Winks, J. S. et al. 2005. *J. Neurosci.* 25: 3400-3413.

58 Suh, B. C. et al. 2006. *Science* 314: 1454-1457.

59 Hughes, S. et al. 2007. *Pflügers Arch.* 455: 115-124.

60 Wang, H-S. et al. 1998. *Science* 282: 1890-1893.

61 Li, Y. et al. 2005. *J. Neurosci.* 25: 9825-9835.

62 Suh, B. C. et al. 2004. *J. Gen. Physiol.* 123: 663-683.

63 Falkenburger, B. H., Jensen, J. B., and Hille, B. 2010. *J. Gen. Physiol.* 135: 81-97.

64 Falkenburger, B. H., Jensen, J. B., and Hille, B. 2010. *J. Gen. Physiol.* 135: 99-114.

65 Shen, W. et al. 2005. *J. Neurosci.* 25: 7449-7458.

66 Bazan, N. G. 2006. *In Basic Neurochemistry: Molecular,Cellular and Medical Aspects,* 7th ed. Lippincott-Raven, Philadelphia, PP. 731-741.

67 Meves, H. 2008. *Brit. J. Pharmacol.* 155: 4-16.

68 Majewski, H., and Iannazzo, L. 1998. *Prog. Neurobiol.* 55: 463-476.

69 Piomelli, D. 2001.*Trends Neurosci.* 22: 17-19.

70 Piomelli, D. et al. 1987. *Nature* 328: 38-43.

71 Buttner, N., Siegelbaum, S. A., and Volterra, A. 1989. *Nature* 342: 553-555.

72 Hille, B. 1994. *Trends Neurosci.* 17: 531-536.

73 Cassell, J. F., and McLachlan, E. M. 1987. *Brit. J. Pharmacol.* 91: 259-261.

74 Takahashi, T., Kajikawa, Y., and Tsujimoto, T. 1998. *J. Neurosci.* 18: 3138-3146.

75 Fernandez-Fernandez. J. M. et al. 1999. *J. Physiol.* 515: 631-637.

76 Delmas, P. et al. 2002. *Neuron* 34: 209-220.

77 Delmas, P., Crest, M., and Brown, D. A. 2004. *Trends Neurosci.* 27: 41-47.

78 Bockaert, J. et al. 2010. *Annu. Rev. Pharmacol. Toxicol.* 50: 89-109.

79 Levitan, I. B. 2006. *Nat. Neurosci.* 9: 305-310.

80 Hashimotodani, Y., Ohno-Shosaku, T., and Kano. M. 2007. *Neuroscientist* 13: 127-137.

81 Pernia-Andrade,A. J. et al. 2009. *Science* 325: 760-764.

82 Iversen, L. 2003. *Brain* 126: 1252-1270.

83 Wilson, R. I., and Nicoll, R. A. 2002. *Science* 296: 678-682.

84 Kano, M. et al. 2009. *Physiol. Rev.* 89: 309-380.

85 Pitier,T. A., and Alger,B. E. 1992. *J. Neurosci.* 12: 4122-4132.

86 Llano, I., Leresche, N., and Marty, A. 1991. *Neuron* 6: 564-674.

87   Kreitzer, A. C., and Regehr, W. G. 2001. *Neuron* 29: 717-727.

88   Ohno-Shosaku, T., Maejima, T., and Kano, A. 2001. *Neuron* 29: 729-738.

89   Wilson, R. I., and Nicoll, R. A. 2001. *Nature* 410: 588-592.

90   Varma, N. et al. 2001. *J. Neurosci.* 21: RCl88(1-5).

91   Matsuda, L. et al. 1990. *Nature* 346: 561-564.

92   MacKie, K., and Hille, B. 1992. Proc. *Natl. Acad. Sci. USA* 89: 3825-3829.

93   Caulfield, M. P., and Brown, D. A. 1992. *Brit. J. Pharmacol.* 106: 231-232.

94   Kushmerick, C. et al. 2004. *J. Neurosci.* 24: 5955-5965.

95   Hashimotodani, Y. et al. 2005. *Neuron* 45: 257-268.

96   Katona, I. et al. 2000. *Neuroscience* 100: 797-804.

97   Brown, S. P., Brenowitz, S. D., and Regehr, W. D. 2003. *Nat. Neurosci.* 10: 1047-1058.

98   Navarrete, M., and Araque, A. 2010. *Neuron* 68: 113-126.

99   Ignarro, J. 1990. *Ann. Rev. Physiol.* 30: 535-560.

100   Furchgott, R. F., and Zawadzki, J. V. 1980. *Nature* 288: 373-376.

101   Palmer, R. M. J., Ferrige, J., and Moncada, S. 1987. *Nature* 324: 524-526.

102   Gillespie, J. S., Liu, X. R., and Martin, W. 1989. *Brit. J, Pharmacol.* 98: 1080-1082.

103   Bult, H. et al. 1990. *Nature* 345: 346-347.

104   Garthwaite, J., Charles, S. L., and Chess Williams. R. 1988. *Nature* 336: 385-388.

105   Bredt, D. S., and Snyder, S. H. 1989. *Proc. Natl. Acad. Sci. USA* 86: 9030-9033.

106   Garthwaite, J. 2008. *Eur. J. Neurosci.* 27: 2783-2802.

107   Steinert, J. R. et al. 2008. *Neuron* 60: 642-656.

108   Savchenko, A., Barnes, S., and Kramer, R. H. 1997. *Nature* 390: 694-698.

109   Ahem, P., Klyachko, V. A., and Jackson, M. B. 2002. *Trends Neurosci.* 25: 510-517.

110   Snyder, S. H., Jaffrey, S. R., and Zakhary, R. 1998. *Brain Res. Brain Res. Rev.* 26: 167-175.

111   Stevens, C. F., and Wang, Y. 1993. *Nature* 364: 147-149.

112   Zhuo, M. et al. 1993. *Science* 260: 1946-1950.

113   Ghosh, A., and Greenberg, M. E. 1995. *Science* 268: 239-247.

114   Berridge, M. J., Lipp, P., and Bootman, M. D. 2000. *Nat. Rev. Mol. Cell Biol.* 1: 11-21.

115   Clapham, D. E. 2007. *Cell* 131: 1047-1058.

116   Neher, E., and Augustine, G. J. 1992. *J. Physiol.* 450: 273-301.

117   Trouslard, J., Marsh, S. J., and Brown, D. A. 1993. *J. Physiol.* 481: 251-271.

118   Fierro, L., and Llano, I. 1996. *J. Physiol.* 496: 617-625.

119   Burnashev, N. et al. 1995. *J. Physiol.* 485: 403-418.

120   Fucile, S. 2004. *Cell Calcium* 35: 1-8.

121   Mikoshiba, K. 2007. *J. Neurochem.* 102: 1426-1446.

122   Streb, H. et al. 1983 *Nature* 306: 67-69.

123   Ross, W. N., Arechiga, H., and Nicholls, J. G. 1988. *Proc. Natl. Acad. Sci. USA* 85: 4075-4078.

124   Llinás, R., Sugimori, M., and Silver, R. B. 1992. *Science* 256: 677-679.

125   Oheim, M., Kirchhoff, F., and Stühmer, W. 2006. *Cell Calcium* 40: 423-439.

126   Parekh, A. B. 2008. *J. Physiol.* 586: 3043-3054.

127   Hodgkin, A. L., and Keynes, R. D. 1957. *J. Physiol.* 138: 253-281.

128   Eilers, J., Plant, T., and Konnerth, A. 1996. *Cell Calcium* 20: 215-226.

129   Denk, W., Sugimori, M., and Llinas, R. 1995. *Proc. Natl. Acad. Sci. UsA* 92: 8279-8282.

130   Cheng, H., and Lederer, W. J. 2008. *Physiol. Revs.* 88: 1491-1545.

131   Ouyang, K. et al. 2005. *Proc. Natl. Acad. Sci. USA* 102: 12259-12264.

132　Manita, S., and Ross, W. N. 2009. *J. Neurosci.* 29: 7833-7845.

133　Brown, D. A., Constanti, A., and Adams, P. R. 1983. *Cell Calcium* 4: 407-420.

134　Fitzpatrick, J. S. et al. 2009. *J. Physiol.* 587: 1439-1459.

135　Fuchs, P. A., and Murrow, B. W. 1992. *J. Neurosci.* 12: 800-809.

136　Shimomura, O., and Johnson, F. H. 1970. *Nature* 227: 1356-1357.

137　Montero, M. et al. 1995. *EMBO J.* 14: 5467-5475.

138　Grynkiewicz, G., Poenie, M., and Tsien, R. Y. 1985. *J. Biol Chem.* 260: 3440-3450.

139　Miyawaki, A. et al. 1997. *Nature* 388: 882-887.

140　Lustig, L. R. 2006. *Anat. Rec.* 288A: 424-234.

141　Gulledge, A. T., and Stuart, G. J. 2005. *J. Neurosci.* 28: 10305-10320.

142　Oliver, D. et al. 2000. *Neuron* 26: 595-601.

143　Kong, J. H., Adelman, J. P., and Fuchs, P. A. 2008. *J. Physiol.* 586: 5471-5485.

144　Maylie, J. et al. 2004. *J. Physiol.* 554: 255-261.

145　Stephan, A. B. et al. 2009. *Proc. Natl. Acad. Sci. USA* 106: 10776-10781.

146　Congar, P. et al. 1997. *J. Neurosci.* 17: 5366-5379.

147　Levitan, I. B. 1994. *Annu. Rev. Physiol* 56: 193-212.

148　Soderling, T. 2000. *Curr. Opin. Neurobiol.* 10: 375-380.

149　Lee, S. J. et al. 2009. *Nature* 458: 299-304.

150　Flavell, S. W., and Greenberg, M. E. 2008. *Annu. Rev. Neurosci.* 31: 563-590.

151　Wang, D. O. et al. 2009. *Science* 324: 1536-1540.

建 议 阅 读

一般性综述

Clapham, D. E. 2007. Calcium signaling. *Cell* 131: 1047-1058.

Delmas, P., and Brown, D. A. 2005. Pathways modulating neural KCNQ/M(Kv7)potassium channels. *Nat. Rev. Neurosci.* 6: 850-862.

Evans, R. M., and Zamponi, G. W 2006. Presynaptic Ca²⁺ channels-integration centers for neuronal signaling pathways.*Trends Neurosci.* 29: 617-624.

Gamper, N. S., and Shapiro, M. S. 2007. Regulation of ion transport proteins by membrane phosphoinositides. *Nat. Rev. Neurosci.* 8: 1-14.

Garthwaite, J. 2008. Concepts of neural nitric oxide-mediated transmission. *Eur. J. Neurosci.* 27: 2783-2802.

Kano, M. , Ohno-Shosaku, T, Hashimotodani, Y. , Uchigashima, M. , and Watanabe, M. 2009. Endocannabinoid-mediated control of synaptic transmission. ehysiot. *Rev* 89: 309-380.

Meres, H. 2008. Arachidonic acid and ion channels: an update. *Brit. J. Pharnlacol.* 155: 4-16.

Oldham, W H., and Harem, H. E. 2008. Heterotrimeric G protein activation by G-protein-coupled receptors. *Nat. Rev. Mol. Cell Biol.* 9: 60-71.

Parekh, A. B. 2008. Ca²⁺ microdomains near plasma membrane Ca²⁺ channels: impact on cell function. *J. Physiol.* 586: 3043-3054.

Wayman, G. A., Lee, Y. S., Tokumitsu, H. , Silva, A. J., and Soderling, T. R. 2008. Calmodulin-kinases: modulators ofneuronal development and plasticity. *Neuron* 59: 914-931.

Wettschureck, N., and Offermanns, S. 2005. Mammalian G proteins and their cell type specific functions. *Physiol. Rev.* 85: 1159-1204.

原始论文

DiFrancesco, D., and Tortura, D. R 1991. Direct activation of cardiac pacemaker channels by intracellular cyclic AMP. *Nature* 35l: 145-147.

Doupnik, C. A., Davidson, N., Lester,H. A., and Kofuji, R 1997. RGS proteins reconstitute the rapid gating kinetics of gbetagamma-activated inwardly rectifying K$^+$ channels. *Proc. Nalt. Acad. Sci. USA* 94: 10461-10466.

Falkenburger, B. H., Jensen, J. B., and Hille, B. 2010. Kinetics of Ml muscarinic receptor and G protein signaling to phospholipase C in living cells. *J. Gen. Physiol.* 135: 81-97.

Fuchs, R A., and Murrow, B. W 1992. Cholinergic inhibition of short(outer)hair cells of the chick's cochlea. *J. Neurosci.* 12: 800-809.

Ikeda, S. R. 1996. Voltage-dependent modulation of N-type calcium channels by G-protein beta gamma subunits. *Nature* 380: 255-258.

Lipscombe, D., Kongsamut, S., and Tsien, R. W 1989. β-Adrenergic inhibition of sympathetic neurotransmitter release mediated by modulation of N-type calcium-channel gating. *Nature* 340: 639-642.

Steinert, J. R., Kopp-Scheinpflug, C., Baker, C , Challiss, R. A., Mistry, R., Haustein, M. D., Griffin, S. J., Tong, H., Graham, B. P., and Forsythe, I. D. 2008. Nitric oxide is a volume transmitter regulating postsynaptic excitability at a glutamatergic synapse. *Neuron* 60: 642-656.

Suh, B. C., Horowitz, L. F., Hirdes, W, Mackie, K., and Hille, B. 2004. Regulation of KCNQ2/KCNQ3 current by G protein cycling: the kinetics of receptor-mediated signaling by G$_q$. *J. Gen. Physiol.* 123: 663-683.

Wickman, K. D., Ifiiguez-Lluhi, J. A., Davenport, P. A., Taussig, R., Krapivinsky, G. B., Linder, M. E., Gilman, A. G., and Clapham, D. E. 1994. Recombinant G-protein βγ-subunits activate the muscarinic-gated atrial potassium channel. *Nature* 368: 255-257.

Wilson, R. I., and Nicoll, R. A. 2001. Endogenous cannabinoids mediate retrograde signalling at hippocampal synapses. *Nature* 410: 588-592.

Winks, J. S., Hughes, S., Filippov, A. K., Tatulian, L., Abogadie, F. C., Brown, D. A., and Marsh, S. J. 2005. Relationship between membrane phosphatidylinositol-4, 5-bisphosphate and receptor-mediated inhibition of native neuronal M channels. *J. Neurosci.* 25: 3400-3413.

■ 第 13 章
神经递质的释放

神经终末的去极化引起神经递质的释放。钙通过电压激活钙通道进入终末致使释放发生。在突触前去极化和递质的释放之间总有 0.5 ms 的延迟。其中一部分延迟是由于钙通道的开放需要时间；剩余时间是由于钙引起递质释放所需时间。

递质以多分子小泡（量子）的形式分泌，每个小泡含有几千个递质分子。对一个动作电位产生反应时，根据突触类型的不同，在神经终末几乎同步释放出 1～300 个量子不等。静息时，神经终末以低速率自发地释放量子，导致自发微突触电位的产生。静息时，从神经终末还持续地有递质的非量子渗漏。

一个递质量子相当于一个突触囊泡的内容物，含有几千个小分子质量的递质分子。通过胞吐过程递质被释放，在胞吐期间，突触囊泡的膜与突触前膜融合，并且把囊泡内含物释放到突触间隙中。然后通过内吞，收回囊泡的膜组分，并存储在胞吞小体中，再循环形成新的突触囊泡。

围绕着突触前神经元递质释放的方式产生了许多问题。为回答这些问题所做的实验，需要在毫秒级的时间分辨率上，对递质释放量进行高敏感性、定量且可靠的测量。在本章所描述的许多实验中，突触后细胞膜电位被作为测量的依据。如第 11 章所述，以乙酰胆碱为递质的脊椎动物神经肌肉接头，为研究提供了许多便利。然而，为获得关于释放过程更完整的信息，能从突触前终末进行记录也是有用的。例如，为确定钙和膜电位如何影响递质释放，就需要这样的记录。在脊椎动物骨骼肌神经肌肉接头上，突触前终末对于做电生理记录来说太微小了（不过参见 Morita and Barrett, 1990[1]）；但是，这可以在其他的许多突触上做到，如枪乌贼星状神经节中的巨纤维突触[2]、金鱼视网膜双极细胞的巨大终末[3]、鸟类睫状神经节[4] 和啮齿动物脑干[5] 中的萼状突触。而且，新的技术使得递质释放的监测不一定要对突触后细胞进行电记录。在这一章中，我们来讨论释放过程的电生理和形态学实验。

递质释放的特征

轴突终末去极化和递质释放

Katz 和 Miledi 使用枪乌贼星状神经节为标本，确定突触前膜的去极化和递质释放量之间的精确关系[6]。对突触前终末上的动作电位和突触后纤维的反应进行同时记录，如图 13.1(A) 所示。当在标本上施加河豚毒素 (TTX) 时，在随后的 15 min 内突触前动作电位的

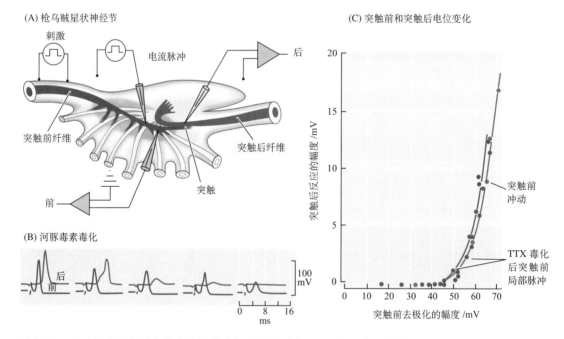

图 13.1 在枪乌贼巨突触上的突触前冲动和突触后反应。(A) 枪乌贼星状神经节的略图，例示了两个大轴突形成一个化学突触。使用微电极分别扎入突触前和突触后的轴突，记录膜电位。使用另一支微电极将去极化电流传导至突触前终末。(B) 加入 TTX 阻断传导的过程中，对突触前轴突（红线）和突触后轴突（蓝线）的同时记录。当突触前动作电位幅度下降时，突触后动作电位的幅度也下降。注意最大的两个突触前动作电位引起了突触后动作电位。(C) 突触前动作电位和突触后电位幅度的关系。蓝点重现了 (B) 图的结果；红点的结果通过 TTX 完全阻断后在突触前终末施加去极化电流脉冲获得。[(A) 引自 Bullock and Hagiwara，1957；(B) 和 (C) 引自 Katz and Miledi，1967b。]

幅度逐渐下降 [图 13.1(B)]。同时，突触后动作电位幅度也下降，不过由于兴奋性突触后电位 (EPSP) 达不到阈值，所以随后突然消失。从这点来看，突触电位的大小可以用作递质释放量的一种度量。

把 EPSP 的幅度对衰减的突触前冲动的幅度作图，如图 13.1(C) 所示 (蓝点)，可见当突触前动作电位幅度降到低于 75mV 左右时，突触电位迅速下降；降到低于 45 mV 左右时，就没有突触后反应了。已知 TTX 对于突触后膜对递质的敏感性没有作用，所以突触电位幅度的降低说明突触前终末递质释放量的减少。这样，对于递质释放存在一个约 45 mV 的去极化阈值，在此之后，随着突触动作电位的幅度的增加，释放量和 EPSP 幅度会迅速增加。

Katz 和 Miledi 使用了另一种方法进一步揭示了电位幅度和递质释放之间的关系：他们在突触前终末放置了第二根电极，通过它施加短的 (1 ~ 2 ms) 去极化电流脉冲，以此模拟一个突触前动作电位。人工动作电位的幅度与突触电位幅度之间的关系，与在 TTX 毒化时获得的衰减动作电位的关系相同 [图 13.1(C)，红点]。这个结果表明，动作电位发生所需的正常的钠离子流和钾离子流，对递质释放并不是必需的；只有去极化才是必需的。

突触延迟

从图 13.1(B) 中可清楚看到，在突触前动作电位出现和突触电位产生之间存在一个时滞，这是递质释放过程的特征之一。该时滞称为**突触延迟** (synaptic delay)(参见第 11 章)。在约 10 ℃ 条件下，在枪乌贼巨突触上进行的实验中，延迟为 3 ~ 4 ms。在青蛙神经肌肉接头标本上进行的细致的测量表明，在室温下突触延迟为 0.5 ms(图 13.2)[7]。这个时间太长，不能用 ACh 扩散通过突触间隙 (50 nm 的距离) 来解释，扩散所需时间不会超过 50 μs。在接头处，用微管电泳施加 ACh，可以得到小到 150 μs 的延迟，即使微管与突触后受体的距离远大于突触终末与之的距离。而且，突触延迟对于温度的敏感性要远高于根据扩散方式作出的预计。冷却青蛙神经肌肉标本到 2.5℃，延迟增至 7 μs[图 13.2(B)]，而对于电泳施加 ACh 反应的延迟却没有可察觉的变化。由此可知，延迟的产生主要源于递质释放机制。

释放需要钙的证据

很久以来我们就知道，钙是突触传递过程中一个重要的环节。当它在外液中的浓度降低时，神经肌肉接头释放的 ACh 量减少并最终消失 [8,9]。无论递质的性质如何，钙对释放的重要作用已在突触上得到证实 (鱼视网膜水平细胞的 GABA 释放是一个例外 [10])。钙的功能进一步被普遍化到其他分泌过程，如垂体细胞释放激素、肾上腺髓质释放肾上腺素、唾液腺的分泌 [11,12]。如在下一节中讨论的，钙进入终末先于递质释放，递质释放被阻断钙进入的离子 (如镁、铬、镍、锰、钴) 所拮抗。从浸浴液中去除钙离子或加入阻断离子，递质释放都可降低。为了使递质释放发生，在突触前终末去极化时，浸

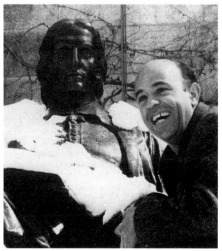

Ricardo Miledi

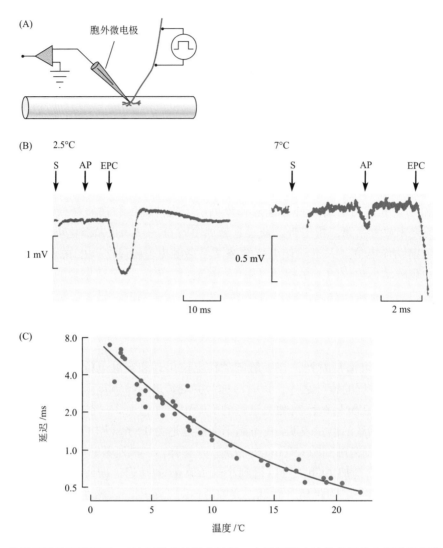

图 13.2   化学突触的突触延迟。(A) 刺激青蛙运动神经，在神经肌肉接头处用微电极进行细胞外记录。使用该记录装置，流入神经终末或肌纤维的电流记录为负电位。(B) 在 2.5℃和 7℃时，胞外记录的刺激伪迹 (S)、轴突终末动作电位 (AP) 和终板电流 (EPC)。突触延迟是神经终末动作电位和终板电流开始之间的这段时间。(C) 突触延迟与温度的函数关系，温度越高突触延迟越短。(引自 Katz and Miledi，1965。)

浴液中必须要有钙 [13]。

进入突触前神经终末的钙的测量

　　钙经由电压敏感钙通道 Ca$_v$2 家族 (参见第 5 章) 进入神经终末，该类通道被突触前动作电位所引起的去极化所激活。Llinás 及其同事们利用电压钳位技术，测量了在枪乌贼巨突触突触前去极化所产生的钙电流的大小和时间进程。图 13.3(A) 显示一例。因为与动作电位相关的钠和钾电导已为 TTX 和 TEA(四乙胺) 所阻断，因此只有电压激活钙通道存在。突触前终末去极化至 -18mV 时 [参见图 13.3(A) 上左]，在终末处产生一个内向的钙电流，缓慢增大至约 400 nA(中左)，并在突触后细胞产生一个大的突触电位 (下左)。当

突触终末去极化至 +60 mV，接近钙离子的平衡电位时，刺激过程中钙电流被压抑 [参见图 13.3(A) 右]，而且没有见到有突触电位。这表明，终末去极化本身并不足以触发释放，同时也需要钙的进入。复极化时，有一个去极化后经仍保持开放的通道的短暂内向钙电流，伴随着一个小的突触后电位。

　　一个人工动作电位的效应图示于图 13.3(B)。在向标本施加 TTX 和 TEA 之前记录的一个突触前动作电位，通过电压钳电路"回放"，在终末产生一个完全相同的电压变化。这个突触后电位和由正常突触前动作电位产生的无法区别，证明通常伴随动作电位的钠、钾流对于递质释放并不是必需的。

　　图 13.3(B) 所示的实验也使 Llinás 和他的同事们能测量人工动作电位所产生的钙电流的大小和时间进程 (黑色曲线)。突触前去极化开始 0.5 ms 后出现钙电流，再 0.5 ms 后产生突触后电位。突触前终末去极化和钙通道打开所需的时间之和就是突触延迟的第一部分；终末中钙浓度上升并引起递质释放所需的时间即延迟的剩余部分。

(A)

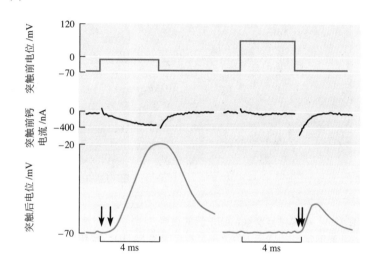

图 13.3　枪乌贼巨突触的突触前钙和递质释放。对突触前终末作电压钳位，并用 TTX 和 TEA 处理消除电压激活的钠、钾电流。(A) 在突触前纤维施加的电压(上迹)、突触前钙电流(中迹)和突触后纤维的 EPSP(下迹)。–70 ～ –18 mA 的电压脉冲(左幅)导致一个缓慢的内向钙电流，在约 1 ms 的延迟后 (箭头所指) 有一个 EPSP。(B) 如果用电压钳给出一个与正常动作电位形状相同的电压变化 (图中标注为"突触前")，则此 EPSP 和正常所见的 (图中标注为"突触后") 无法区分。黑色的曲线给出了钙电流的大小和时间进程。突触前去极化开始和突触后反应开始之间的突触延迟，一部分是由于打开钙通道所需要的时间，一部分是由于钙内流触发递质释放的时间。(引自 Llinás，1982。)

(B)

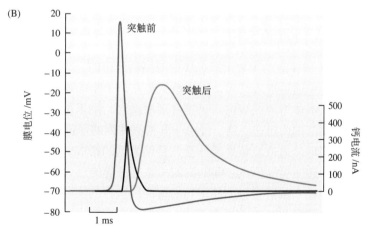

　　使用钙指示染料来估算胞内钙浓度 (参见专题 12.6)，是分析钙在递质释放中作用中的一项重要实验技术 [14, 15]。第一种被广泛使用的染料是水母发光蛋白，它是从水母 (*Aequorea*

victoria) 中提取的一种钙敏感的发光蛋白 (参见第 12 章)。如今，它基本上为合成化合物所取代，此类化合物基于钙螯合剂，如 EGTA(乙二醇双乙胺醚四乙酸)，当钙存在时其荧光发生变化。

图 13.4 显示一个采用发光染料揭示突触前钙浓度变化的实例。将水母发光蛋白注入枪乌贼巨突触的静息的突触前终末后 (A)，可以发现离散的游离钙微域，其中一些浓度相对较高 (如红色和黄色的峰所指)。在一短串突触前动作电位后 (B)，胞内钙浓度达到 100 ~ 200 μmol/L。

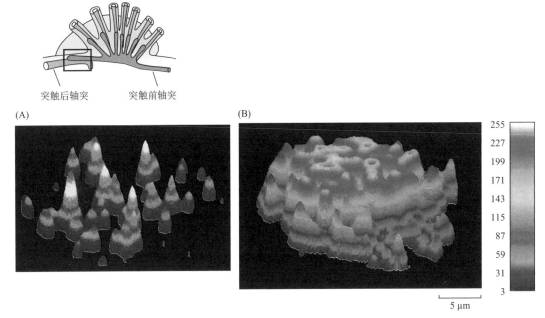

图 13.4 枪乌贼巨突触前终末钙的微域。(A) 向胞内注射一种钙敏感染料，观察静息状态时突触前轴突终末钙的分布 [(A) 图上方方框显示成像区]。(B) 一短串突触前动作电位导致在轴突终末出现高钙浓度的微域。(引自 Llinás, Sugimori, and Silver, 1992；显微图片承 R. Llinás 提供。)

钙进入位点的定位

图 13.4 演示了关于细胞质中游离钙分布的一个要点，即这种分布不是完全均匀的[16]。钙经由单通道进入终末，短暂地聚集在一个小的**纳米微域** (nanodomain) 中，随着钙离子扩散进入本体溶液或被内在钙螯合剂所结合，纳米微域的钙浓度在以通道为中心、半径几十纳米的范围内迅速下降。经由一群密集并列的通道进入的钙占据一个**微域** (microdomain)，其范围可从通道聚集处延伸至几百纳米远的距离。由于内流离子的扩布受限，钙通道和其关联的递质释放位点之间的空间关系有关键的意义。

在枪乌贼巨突触上使用钙的缓冲剂进行的实验，为钙通道与递质分泌位点的相邻关系提供了信息[17]。在这些实验中，在突触前终末注入一种强效的钙缓冲剂 BAPTA[1,2- 双 (2-氨基苯氧基) 乙烷 -*N*，*N*，*N*，*N*- 四乙酸四 (乙酰氧基甲酯)]，导致突触释放大量减少，但是对突触前动作电位毫无影响 [图 13.5(A)]。同时，另一种同样效力的钙缓冲剂 EGTA 却对释放影响很小 [图 13.5(C)]。这种不一致是由于钙结合 BAPTA 的速度比结合 EGTA

的速度要快几百倍。因此，钙离子在与 BAPTA 结合前很少有机会从进入位点扩散，但它们可以在被 EGTA 俘获前行进一段距离 [图 13.5(B) 和 (D)]。从钙的扩散对其与 EGTA 结合的速率来看，可以计算出与释放过程关联的钙结合位点和钙进入位点之间的距离必定在 100nm 以内或更短。另外，在一些神经元突触上，类似的实验已显示，EGTA 对释放有影响，提示在这些细胞中，钙可能从钙通道扩散一定距离到触发或调制释放的位点[5]。

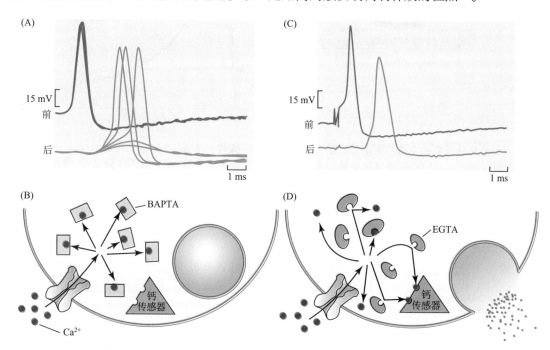

图 13.5 枪乌贼巨突触上钙在递质释放位点附近进入。(A) 注射快速钙螯合剂 BAPTA 后，在突触前 (图中 "前") 和突触后 (图中 "后") 轴突上作胞内记录。叠加的曲线显示，注射 BAPTA 4 min 内，EPSP 降低。(B) 在钙有时间到达触发释放的钙传感器之前，BAPTA 与钙结合。(C) 叠加的胞内记录曲线显示，注射与钙结合较慢的螯合剂 EGTA， 4 min 内未见 EPSP 幅度的变化。(D) 钙到达触发释放的传感器，要比与 EGTA 结合更快，说明钙进入的位点一定在钙触发递质释放位点的 100 nm 之内。[(A) 和 (C) 引自 Adler et al., 1991。]

胞内浓度跃变引起递质释放

用来探究钙在递质释放中作用的另一个重要技术是使用对光不稳定的钙螯合剂，它们能在光照下释放 "笼锁钙"[18, 19]。这提供了一种方法，在突触前终末产生胞内钙的瞬间增加，而与膜电位的任何变化无关。图 13.6 显示一例。除草醚 (nitrophen) 是一种基于 EDTA 的笼锁钙，把它注射入枪乌贼巨突触的突触前终末。用短促的紫外闪光照射终末，可导致胞内钙的瞬间增加及递质的释放。据估计，这种胞内钙浓度的跃变可达约 100 μmol/L，能产生一个与神经刺激引起的兴奋性电位十分相似的突触后去极化。在金鱼视网膜双极细胞终末上类似的实验给出了相似的结果[20]。

Held 氏萼状突触位于脊椎动物的听觉通路中，它与斜方体内核神经元形成谷氨酸能突触。利用这一独特的突触前结构，我们得以对递质释放过程中胞内钙的作用进行更细致的考察。这种萼状突触对用膜片钳电极进行电记录来说足够大[21]，并且能够对萼状突触和突触后细胞进行同步的膜片钳记录[22]。

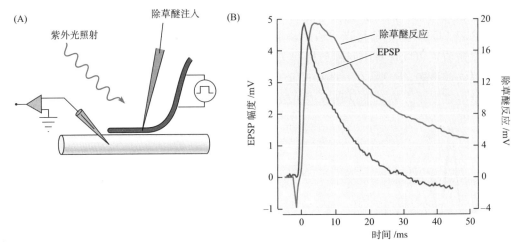

图 13.6 **枪乌贼巨突触中胞内钙的升高足以触发快速递质释放。**(A) 除草醚是一种"笼锁钙",将它注射入突触前终末。递质释放通过在突触后轴突上作胞内记录加以监控。(B) 胞内记录显示了对神经刺激的突触后反应 (EPSP) 以及紫外光引起的由除草醚释放的钙的突触后反应 (除草醚反应)。胞内钙浓度的突然上升引起的递质释放增加的速度,几乎与由一个突触前动作电位的产生的一样迅速。除草醚反应的衰减更慢,且不完全,因为光解除草醚对钙起缓冲作用,使钙浓度高于静息时的正常水平。[(B) 引自Zucker,1993。]

使用大鼠脑片,Bollmann 和 Sakmann 能将 Held 氏萼状突触的特点与使用钙指示剂和笼锁钙激光分解技术结合起来,从而精确测定胞内钙浓度的瞬变与递质释放间的关系 [23]。用一根全细胞膜片电极对萼状突触充入笼锁钙和一种低亲和力的钙指示染料,用第二根膜片电极记录突触后电流,而在切片上放置别的电极以施加突触前神经刺激。如图 13.7 所示,一个幅度和时间进程均适当的短促的钙瞬变能够产生一个兴奋性突触后电流,这个电流与由突触前神经刺激所产生的电流无法区分。因此,胞浆钙浓度的一个瞬间上升即能完全解释递质释放的量和时间进程。

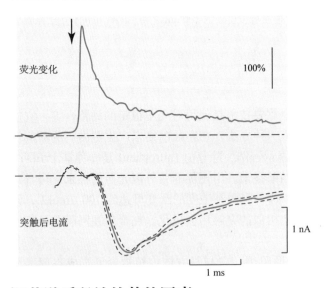

图 13.7 **大鼠斜方体内一个突触上的突触前钙浓度和兴奋性突触后电流的变化。**对 Held 氏萼状突触前同时充入笼锁钙和钙指示染料。上迹:为荧光信号,表示用激光闪光来光解笼锁钙所引起的突触前钙浓度的瞬间增加。下迹:突触后电流,分别由上述钙瞬态(实线)和突触前刺激(虚线)所诱发。这两个突触后电流时间进程相同。(改自 Bollmann and Skmann,2005。)

调节递质释放的其他因素

根据迄今所提供的证据,我们能得到的结论是:突触前终末的去极化和电压激活钙通道的开放造成胞内钙浓度的升高，触发递质释放。然而，在某些突触上已显示有其他调节因素的存在。特别地，I. and H. Parnas 和他们的同事们显示，在小鼠和鳌虾的神经肌肉接头处，突触前自身受体（参见第 11 章）参与释放过程[24, 25]。它们是突触前终末上的 G 蛋白偶联受体（参见第 12 章），被释放的递质激活后，转而抑制进一步的释放。如在本章稍后处讨论的，小鼠突触前毒蕈碱胆碱能（M2）受体是持续暴露在静息浓度范围为 10 ～ 20 nmol/L 的乙酰胆碱中。此浓度足以阻断受体，从而延长电压激活的递质释放的衰减相。M2 受体的另一个特性是其与乙酰胆碱结合的亲和力是电压依赖的[26]。根据这两种观测，这些作者假设：神经终末的去极化不仅开放钙通道，还降低 M2 受体的结合亲和力，从而既缓解对释放机制的紧张性抑制，又易化由内流钙所引起的该机制激活。复极化时，M2 受体的抑制性作用得以恢复；即使该区域中的钙浓度可能依旧是上调的，释放也告终止。电压敏感的自身受体与释放机构间偶联的确切本质尚不明了。在鳌虾谷氨酸能神经肌肉接头上进行的类似观测提示，所提出的机制可能有更普遍的适用性。然而，它却不能解释 Held 氏萼状突触处的释放过程，在这一突触，去极化对由笼锁钙释放所触发的递质释放并无作用[27]。如图 13.7 所示，诱发的递质释放的时间进程可由胞浆钙的瞬间增加来模拟，无需伴有去极化。

量子释放

迄今为止，递质释放的一般模式总结如下：

突触前去极化 ⟶ 钙内流 ⟶ 递质释放

既然这个一般框架已经确立，那么剩下的是证明递质如何从终末分泌。在蛙神经肌肉接头上的实验中，Fatt 和 Katz 显示，ACh 从终末以多分子小泡的形式释放，他们称之为**量子**（quanta）[28]。稍后，Kuffler 和 Yoshikami 的实验显示，每个量子含约 7000 个 ACh 分子[29]。量子释放就意味着，对刺激的任何反应包含约 7000 个分子，或者是 14 000 个，等等，而不是 4250 或 10 776 个。在任何给定的突触，神经终末对一个动作电位反应而释放的量子数 [一个突触电位的**量子含量**（quantum content）] 可能因不同的测试有相当大的变化，不过在每个量子中的平均分子数 [量子大小（quantum size）] 是固定不变的（离差约为 10%）。

多分子量子的自发释放

ACh 包装在多分子量子中的第一个证据是，Fatt 和 Katz[28] 在运动终板上（而不是在肌肉纤维别的地方上）观察到，有约 1 mV 的自发去极化不规则地出现（图 13.8）。它们与神经兴奋诱发的电位有相同的时间进程。增加 ACh 受体拮抗剂箭毒的浓度，自发微终板电位（MEPP）的幅度降低并最终消失。而像新斯的明这样的乙酰胆碱脂酶抑制剂，使其幅度和时间进程增加 [图 13.8(C)]。这两个药理学实验表明，这种电位的产生，是由于神经终末自发地释放离散量的 ACh，并排除了它们由单个 ACh 分子引起的可能性。随后，膜片钳记录直接证明，通过单个ACh受体的电流在肌纤维上引起约 1 μV 的电位变化。

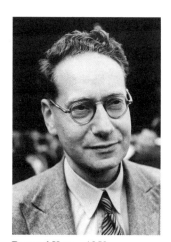

Bernard Katz, 1950

因此，一个自发微电位是由约 1000 个 ACh 受体的开放所产生的。还有其他的证据以不同的方式证实，自发微电位确实是由神经终末释放多分子 ACh 小泡引起的。例如，使一个稳恒电流通过神经终末，使之去极化，引起自发活动频率的增加，而肌肉去极化对频率毫无影响[30]。肉毒杆菌毒素阻断由神经刺激引起的 ACh 的释放，也消除自发活动[31]。在肌肉去神经支配后不久，随着运动神经终末变性，微电位消失[32]。使人惊奇的是，经过一个过渡时期，自发电位在去神经的蛙肌肉中重新出现了，这是由于神经膜细胞通过吞噬作用吞进变性的神经终末的片段而释放了 ACh[33]。

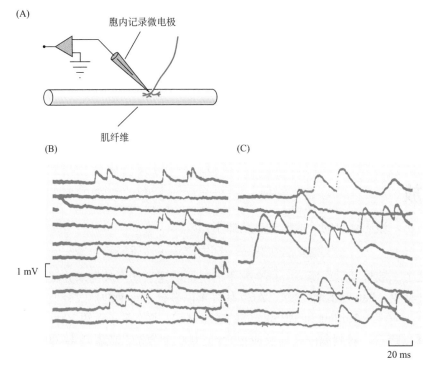

图 13.8　蛙神经肌肉接头处的微终板电位。(A) 在运动终板区对一条肌纤维所作的胞内记录。(B) 微终板电位 (MEPP) 的幅度约为 1 mV，自发地出现，且限于肌纤维的终板区。(C) 加入新斯的明阻遏乙酰胆碱脂酶水解 ACh 后，微突触电位的幅度和时程都增加，但它们发生的频率不变。这表明每个微电位的产生都是由于一个 ACh 的量子释放，而不是单个的 ACh 分子。(引自 Fatt and Katz, 1952。)

终板电位的波动

　　骨骼肌神经肌肉接头的一个典型突触电位使突触后膜去极化 50 ~ 70 mV，比单个量子引起的去极化大很多倍。为了了解对刺激的这种反应如何与自发释放的量子相关联，Fatt 和 Katz 通过减少胞外钙、增加胞外镁，从而降低诱发的突触电位的幅度。如图 13.9(A) 所示，在上述条件下，反应以阶跃方式波动。有些刺激完全不产生反应，传递失败；有些刺激产生幅度约为 1 mV 的反应，大小与波形都和微终板电位相似；还有一些反应表现为大小是微终板电位的 2 倍、3 倍或 4 倍等。

　　这些有显著意义的结果导致 Fatt 和 Katz 提出了**量子假说** (quantum hypothesis)：观察到的、自发产生的单量子事件也表示刺激所引起的突触电位的构建单元。终板电位通常由约 200 个量子单元构成，大小上的差异并不明显。在低钙溶液中，量子大小保持不变，但

其含量很小 (也许只有 1、2 或 3 个量子) 并且在各次试验间随机波动，导致了终板电位幅度的阶跃式波动。

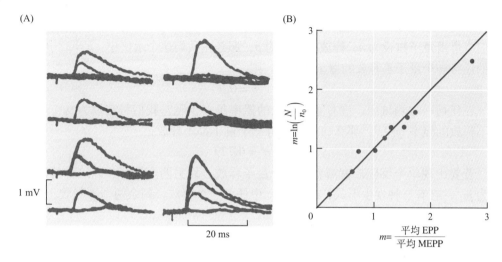

图 13.9　终板电位由相应于自发微电位的量子单元构成。蛙神经肌肉接头的 ACh 突触前释放，因降低浸浴液中钙浓度而减小。(A) 几组胞内记录数据，每组都显示 2 ~ 4 个叠加的、对神经刺激的反应。终板电位 (EPP) 的幅度以阶跃式变化；最小的反应大小相应于一个自发微终板电位 (MEPP)。(B) 用两种方式确定的 EPP 平均量子含量 (m) 的比较：运用 Poisson 分布，$m = \ln(N/n_0)$(纵坐标)，用平均 EPP 的幅度除以平均 MEPP 幅度 (横坐标)。两者结果的一致支持了以下假设：终板电位由相应于自发微终板电位的量子单元构成。[(A) 引自 Fatt and Katz，1952；(B) 引自 del Castillo and Katz，1954。]

终板电位的统计学分析

Del Castillo 和 Katz 认识到，为了恰当地检验量子假说，需要做统计学分析[34]。为此，他们假设运动神经终末含有众多 ACh 量子小泡 (n)，每个小泡对一个神经冲动反应的释放概率为 p，且量子为独立释放，也就是说，一个小泡的释放对下一个释放无影响。在大量测试中，每次测试释放的量子平均数 m，可由 np 得到，由 0、1、2、3、4 或 x 个量子构成的反应的次数符合二项式分布 (binomial distribution)(专题 13.1)。然而，因为 del Castillo 和 Katz 无法测量 n 和 p，所以不能用实验来检验他们的二项式分布设想。唯一可作测量的是 m。为了解决这个困难，他们作了以下解释：

在正常条件下，可以假设 p 相对较大，那就是突触总体中相当大一部分对一个冲动作出反应。然而当我们降低钙并增加镁浓度时，反应的机会就会减小了，我们观察到大部分是完全不反应，偶尔有一个或两个单元的反应。在这样的条件下，当 p 很小时，在一大系列观察中组成 EPP 的单元数 x，应以 Poisson 定律所描述的特有方式分布[34]。

■专题 13.1　量子释放的统计涨落

Del Castillo 和 Katz 观察到终板电位的量子含量有涨落，他们由此提出这种释放是一个统计学过程。因此，利用二项式分布预测前后测试间的差异是可能的。统计学过程如何导致涨落？如何用二项式分布来描述这些涨落？看一个简单的数字示例有助于读者理解。

假设一个神经终末含有 3 个量子 (a、b 和 c)，当一个动作电位到来时，每个量子释放的概率均为 10%。进一步假设每次任一量子释放后均立即被新的取代，如果我们将可用量子数设为 n，释放概率设为 p，那么在我们这个示例中：$n = 3$，$p = 0.1$。我们还将一个量子不释放的概率设为 q。则，

$$q = 1-p = 0.9$$

在任何一次测试中，没有量子释放的概率是多少呢？我们将它设为 p_0。一个量子不释放的概率 $q=0.9$；那么，对于所有三个量子都不释放：

$$p_0 = q^3 = 0.729$$

若要出现单个反应，就需要有一个量子释放，而另两个不释放。这种情况的概率为 pq^2，它有三种发生形式：a、b 或 c 中任意一个释放，剩余两个不释放。

这样

$$p_1 = 3pq^2 = 0.243$$

基于相似的推论

$$p_2 = 3p^2q = 0.027$$

及

$$p_3 = p^3 = 0.001$$

所有这些概率之和 ($q^3+3pq^2+3p^2q + p^3$) 为 1.0，这表明我们对所有可能的释放组合进行了正确的分析。

那么，在 1000 次测试中，我们预期会看到 729 次不释放，243 次单量子释放，27 次双量子（产生 54 个量子）和 1 次三量子的释放，共计释放 300 个量子。

每次测试释放量子的平均数，我们称之为 m，等于 300/1000 = 0.3。

则 $m = np$

这种分布称为二项式分布，是因为 $q^3+3pq^2+3p^2q + p^3$ 为展开二项（双变量）式 $(q+p)^3$ 所得到的项。

若在终末中有 n 个量子，而不是 3 个，那么看到 0、1、2 等多个量子释放的概率由 $(q+p)^n$ 展开式中连续的项所给定。

x 个量子释放的概率 (p_x) 由以下关系式给定：

$$p_x = \frac{p^x q^{n-x}(n!)}{(n-x)!x!}$$

Poisson 分布基于完全不同的推论。该分布只是描述了随机（独立）事件随时间的发生如何依赖于其时间的平均值（即对 m 的依赖）。当量子释放概率 p 很小时（实际应用起见，$p<0.1$），二项式预测和 Poisson 分布预测之间的差别不大，对于后者：

$$p_x = \frac{e^{-m}(m^x)}{x!}$$

需要指出的是，当符合 Poisson 分布的结果支持二项式分布的假设时，它并非证实这种假设。然而，实验已经显示：当释放概率相对较高时，量子含量的涨落确实可由二项式公式来描述。

当 p 非常小时，Poisson **分布** (Poisson distribution) 近似于二项式分布。根本的差异是，为预测一个 Poisson 分布，必须知道每次测试所释放的量子平均数 m。在实践中，就是测量平均反应幅度和平均微电位幅度。于是：

$$n_x = \frac{\text{诱发电位的平均幅度}}{\text{微电位的平均幅度}}$$

对于一个 Poisson 分布，在 N 次测试中含有 x 个量子的反应预期数为：

$$n_x = (N)\frac{e^{-m}(m^x)}{x!}$$

如果终板电位幅度的分布遵循 Poisson 方程，则 m 同样可以从未反应的次数 n_0 中得到。在 Poisson 方程中，当 $x = 0$，则 $n_0 = Ne^{-m}$（因为 m^0 和 $0!$ 均为 1）。重新整理此方程得到：

$$m = \ln\!\left(\frac{N}{n_0}\right)$$

Del Castillo 和 Katz 将一个神经肌肉接头浸浴在含低钙高镁浓度的溶液中，并记录到大量的由神经刺激所引起的终板电位及微终板电位。当他们用这两种完全不同的方法计算 m 时，发现与预测十分吻合，这为 Poisson 分布的设想提供了强有力的支持 [见图 13.9(B)]。

关于 Poisson 方程在此的适用性，一个更严格的检验是，仅用 m 和单元电位的平均幅度来预测反应幅度的完整分布 (图 13.10)。为此，如前所述，由诱发电位的平均幅度和微终板电位的平均幅度之比计算 m，然后计算出各包含 0、1、2、3……个单元的预期反应数。对于包含 1 个单元的反应，它的期望数围绕平均单元大小分布，并与自发事件有相同的离散度，这就解释了为何单元的大小上有微小的变异 (图 13.10 插图)。同样，对于包含 2、3 或更多单元的反应，其预测数围绕它们的平均值分布，且分布变异相应增大。然后，将个体分布相加，得到显示为连续曲线的理论分布。理论分布与实验观察到的分布 (柱) 一致，为量子假说提供了另一种支持。

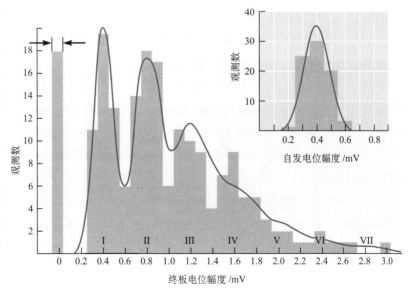

图 13.10 在一个哺乳动物神经肌肉接头，在高镁 (12.5 mmol/L) 溶液中的终板电位幅度分布。这个直方图显示观察到的每一幅度的终板电位数。其峰值发生在 0 mV(无反应)，以及在自发微终板电位平均幅度的 1、2、3、4 倍处 (插图)，表示反应包含 1、2、3、4 个量子。实线表示根据 Poisson 方程算出的终板电位幅度的理论分布，并已考虑到量子大小幅度的分散。箭头所指为预期不反应数。(引自 Boyd and Martin，1956。)

在很多突触处，递质释放的概率足够高，不必凭借 Poisson 分布来验证量子假说。在此情况下，可以直接来验证二项式分布。像以前一样，如果我们假定终末含有 n 个单元，每个单元被一个神经刺激释放的平均概率为 p，则多重事件的相对发生率可以用二项式分布来估计：

$$n_x = (N) \frac{p^x q^{n-x} (n!)}{(n-x)! x!}$$

此处 n_x 为包含 x 个量子的反应数，N 是测试数，$q = 1-p$。在螯虾的神经肌肉接头上首次证明释放过程符合二项式统计[35]。

总之，现已有充分的证据，显示递质是呈小泡或量子形式释放。当释放概率(p)很低时，如在一种低钙介质中，Poisson 分布为分析涨落提供了一种良好的手段。当释放概率高时，二项式假设的适用性已获肯定。此外，对于递质释放量变化是否因为有效量子数或释放概率的变化，二项式统计可提供信息。

神经元突触处的量子含量

脊椎动物神经系统有一个显著的特征：从几乎无整合现象的神经肌肉接头 ($m = 200 \sim 300$)，到自主神经节 ($m = 2 \sim 20$)[36, 37]，再到中枢神经系统突触，突触后细胞接受并整合大量输入信号 (m 几乎低至 1)[38, 39]，平均量子含量不断降低。例如，在来自肌梭的初级传入纤维和脊髓的运动神经元间的突触，平均量子含量为 1[40]。然而，这并不意味着，就像 Poisson 分布会预期的那样，传递在大多数时间是失败的。情况是，释放与有高几率 ($p \approx 9$)、低有效量子数 ($n \approx 1$) 的二项式统计相符。

量子中的分子数

尽管从 Katz、Fatt 和 del Castillo 的实验中已经清楚，神经肌肉接头的一个量子中含有不止一个乙酰胆碱分子，但一个量子中究竟有多少个分子的问题依旧存在。第一次精确的测量是由 Kuffler 和 Yoshikami 做的，他们用非常细的微管将 ACh 离子在蛇肌肉的突触后膜上电泳[29]。通过非常仔细地放置微管，他们能使之对短的 ACh 脉冲产生反应，这种反应几乎严格地模拟自发微终板电位 (图 13.11)。为了测量从管中释放的分子数，由重复脉

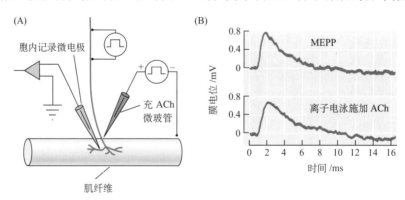

图 13.11　通过离子电泳 ACh 脉冲模拟一个微终板电位，以确定一个量子所含 ACh 分子数。 (A) 胞内微电极记录自发微终板电位 (MEPP) 和对离子电泳施加 ACh 的反应。(B) 一个由离子电泳脉冲施加 ACh 引起的反应几乎和 MEPP 一样。离子电泳脉冲 ACh 反应的上升速率稍慢，因为含 ACh 小管和突触后细胞膜间的距离比神经终末更远一点。[(B) 引自 Kuffler and Yoshikami，1957b。]

冲产生的 ACh 在油下释放至小滴 (约 0.5 μl) 生理溶液中 (图 13.12)。然后将小液滴施加到蛇的肌纤维的终板，并测量所引起的去极化。记录的反应和由含已知 ACh 浓度的同样大小的小液滴所引起的反应相比较。通过这种方法，可确定在测试液滴中的 ACh 的浓度，并计算出每次脉冲所释放的 ACh 分子数。模拟一个微终板电位所需的 ACh 脉冲，约含有 7000 个分子。

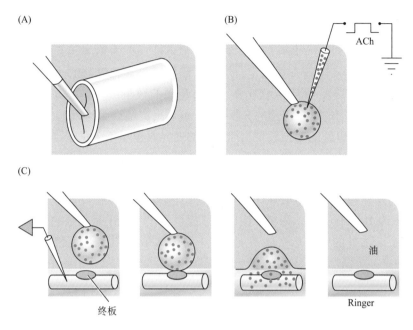

图 13.12　ACh 通过离子电泳从微毛细管中释出的实验。(A) 一个小液滴在油下从加药毛细管中移出。(B) 一连串的电泳脉冲将 ACh 注入液滴，每一个都与用于模拟一个自发微终板电位的相同 [见图 13.10(B)]。(C) 测量其体积后，这个注射了 ACh 的液滴紧贴油 -Ringer 液界面与蛇肌肉的终板接触，并将其内含物释放入水相中。测量这个终板电位的去极化反应 (图中未显示)，并将之与由已知 ACh 浓度的液滴引起的反应相比较。一旦确定了测试液滴中的浓度，则每次脉冲后电极释放的 ACh 量可被计算出。(引自 Kuffler and Yoshikami，1975b。)

一个量子所激活的通道数

已知一个 ACh 的量子含约 7000 个分子，可以预计，实际上其中约有几千个会与神经肌肉接头的突触后受体结合，其余的将会因扩散出突触间隙或被胆碱酯酶水解而失去。这种预测是正确的。一个量子所激活的受体数，可以通过比较一次微电位过程中的电导变化和单个 ACh 激活的通道产生的电导变化而确定[41]。在蛙的肌肉上，用电压钳记录到的微终板电流，在约 40 nS 处显示一个电导变化的峰值。单个蛙 ACh 受体的电导约为 30 pS。因此，一个微终板电位约由 1300 个通道开放所产生 (这相应于 2600 个 ACh 分子，因为打开一个通道需要 2 个 ACh 分子；参见第 5 章和第 11 章)。这与 Katz 和 Miledi 在经噪声分析估计单通道对终板电位的作用时计算得到的数字相似[42]。一个量子的递质打开多少通道的一个相似数值，得自七鳃鳗脑干细胞上甘氨酸介导的抑制性突触[43]。在其他的突触上此值较低。例如，在海马细胞的突触上，一个量子反应相应于 15 ～ 65 个通道的激活[39, 44]。

为什么在突触中存在着这样的差异呢？稍微思考一下，我们就可以得到这样的结论：突触后细胞上，被单个突触前终扣释放的一个量子中的递质所激活的受体数，一定和细胞的大小有关。在有低输入阻抗的大细胞上，如在骨骼肌纤维或七鳃鳗的 Müller 细胞上，明显观察到一个量子必定要激活大量的受体。另一方面，在一个非常小的细胞上，激活相同数量的受体，就会把所有其他电导的作用都淹没。如果突触是兴奋性的，则将细胞去极化至 0 mV；如果效应是抑制性的，则会将其膜电位严格锁定在它的氯平衡电位。

细胞大小和一个量子激活的受体数之间究竟如何相对应？是因为一个量子中的分子数减少，还是因为可利用的突触后受体数减少了呢？一个中枢神经系统突触囊泡中含有的递质分子的精确数目还没有被确定。然而，据报道，含谷氨酸的小泡的地质分子数为 4000[45]，和神经肌肉接头小泡中 ACh 分子数有相同的数量级。另一方面，在海马细胞兴奋性及抑制性的突触上的量子涨落的分析提示，可利用突触后受体数远小于神经肌肉接头。海马突触上这些量子事件的幅度表现出非常小的变异，提示单个量子释放的分子数总是超过激活所有可利用受体所需要的。相反，在神经肌肉接头上，一个量子中递质分子数的增多将导致一个更大的量子事件[46, 47]。从量子涨落分析推出的可利用的突触后受体的差异，与突触形态的差异相一致（图 13.13）：在神经肌肉接头，受体在一大片突触后膜上以很高的密度分布（约 10 000/μm^2），为每个递质量子提供了一片几乎是无限的受体海洋。在典型的海马突触上，估计的突触后受体密度较低（约 2800/μm^2）[48]，且突触后膜所占的区域很小（0.04 μm^2）[49]，所以，可能只存在少于 100 个突触后受体。

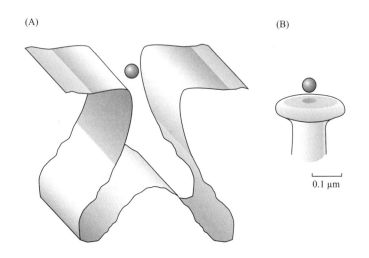

(A)　　　　　　　　　　　　　　　(B)

0.1 μm

图 13.13　突触后膜区与一个囊泡的相对大小。(A) 在蛙的神经肌肉接头上，ACh 受体在一大片突触后区上（渐变的蓝色）有很高的分布密度（约 10 000/μm^2）。因此，受体数比 ACh 分子数多，量子事件大小因每个量子所含分子数的变化而异。(B) 在一个典型的海马突触上，突触后受体在一个很小的区域上 (0.04 μm^2) 以较低的密度分布（约 2800/μm^2）。其结果是，一个量子中递质分子数足以使可利用的受体饱和，量子事件的幅度涨落很小。

神经肌肉接头处平均量子大小的变化

虽然在任何特定的突触自发微电位的大小几乎保持不变，但在某些情况下仍有例外。例如，在蝌蚪的神经肌肉接头上，经各种处理产生高频自发递质释放后，随之出现小型 MEPP，其大小是正常量子大小的一部分[50]。在新生小鼠的神经肌肉接头上，MEPP 幅度总体分布大部分由小型 MEPP 组成，因此，总体分布向基线严重偏移，且并无可见的量子峰[51]。去神经支配后，神经终末再生期间，可以见到类似的幅度的偏移分布[52]。这些亚微小电位的起源尚不清楚。它们的出现可能是由于突触囊泡的不完全装填或清空（参见下一节）。

相反，不时见到有比通常微电位大的自发突触电位[53]。在某些情况下似源于两个或更多量子的同时自发释放；在另一些情况，它们的大小和正常的量子幅度没有清晰的关系。最终，在一些折磨人的肌神经疾病 (myoneural disease) 中，如重症肌无力 (myasthenia gravis)，自发微电位及诱发突触电位幅度由于突触后膜上受体数减少而降低[54]。

非量子释放

除了以单个量子形式从运动神经终末释放外，ACh 也持续地从细胞质渗至细胞外液。也就是说，ACh 从突触前终末有一个持续不断的非量子渗漏[55]。确实，以这种方式从神经终末渗漏的 ACh 总量，约比以自发量子形式释放的量大 100 倍。其大小可以通过比较用生化方法得到的从一块肌肉释放的 ACh 总量和量子释放总量来确定，后者从计算 MEPP 频率及肌肉终板总数量而得。

在正常情况下，突触前终末的 ACh 缓慢流出不产生突触后反应；在突触间隙的乙酰胆碱脂酶的量，足以水解大部分 ACh，以至于其在突触间隙的浓度每升不会超过几十纳摩尔。其突触后效应只有在乙酰胆碱脂酶被抑制后才能检测。相反，一个量子同时释放出 7000 个 ACh 分子，会局部地淹没乙酰胆碱脂酶，使 ACh 到达它的突触后受体上，并引起一个 MEPP。

囊泡与递质释放

在 Katz 和他的同事们用电生理方法证明递质释放是量子化之后不久，神经肌肉接头的第一张电子显微照片揭示，轴突终末含有许多小的、膜相连的突触囊泡 (图 13.14)[56,57]。这样，便提出了一个递质量子对应于一个囊泡的内容物，且释放通过**胞吐** (exocytosis) 过程而发生，在这一过程中，囊泡与突触前质膜融合，并把它的内容物释放至突触间隙[58]。

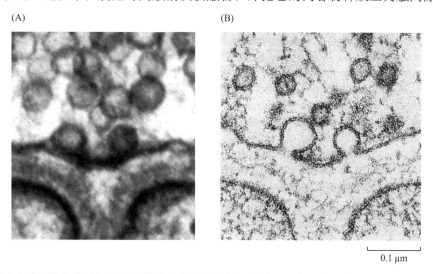

(A)　　　　　　　　　　(B)

0.1 μm

图 13.14　通过突触囊泡的胞吐过程进行的神经递质的释放。蛙神经肌肉接头的高倍电子显微图。(A) 突触前终末内部的一群突触囊泡与突触前膜的一个电子致密区域接触，形成一个活化带。(B) 在 4- 氨基吡啶存在的条件下，对运动神经施加单个刺激。4- 氨基吡啶是一种可以通过延长动作电位而大大增加递质释放的药物。组织在百万分之几秒内被冷冻。停留于活化带的囊泡已经与突触前膜融合，并通过胞吐把它们的内容物释放到突触间隙。[(A) 显微照片承 U. J. McMahan 提供；(B) 引自 Heuser，1989。]

神经终末的超微结构

　　超微结构的研究为囊泡释放假说提供了支持。许多研究最初是在神经肌肉接头上进行的。之后的实验表明，在整个神经系统中，化学突触的基本形态特征是相似的，提示在大多数的化学突触上释放是通过含递质的囊泡的胞吐而发生的。蛙神经肌肉接头的一部分的模式图示于图 13.15，如果突触的前后膜通过冰冻断裂技术而裂开时，看起就是这样。而实际上断裂会发生在一膜或另一膜，不会在两膜同时发生。

　　图 13.15 上部显示，囊泡沿着膜增厚区域——**活化带** (active zone)，在突触前膜的细胞质一侧排列。一些囊泡被表示为在胞吐的过程中。沿着活化带，胞内颗粒从胞质侧单层膜的断裂面突出来，而与之相匹配的凹陷见于外侧单层膜的断裂面上。囊泡胞吐的位点，在膜的胞浆部看到的是大的凹陷，而在膜外部看到的是排列着断裂的囊泡茎型物。突触后膜内侧断裂面上的颗粒表示乙酰胆碱受体。

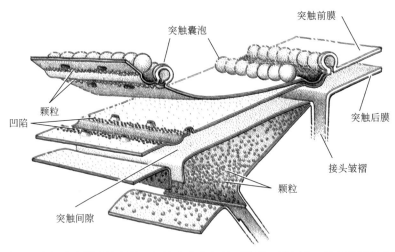

图 13.15　蛙神经肌肉接头突触膜的结构。突触前膜和突触后膜的三维图像，每个膜沿着它膜内平面裂开，如同在冰冻断裂中所发生的。在活化带突触前膜胞质一侧，在它的断裂面显示突出的颗粒，这些颗粒的对应部分在外膜侧的断裂面上表现为凹陷。与突触前膜融合的囊泡在两个断裂面产生小孔和外突。在折叠区断裂的突触后膜显示在胞质侧的断裂面上有高密度的颗粒，这些就是 ACh 受体。(承 U. J. McMahan 提供。)

　　图 13.16(A) 为一个活化带水平切片的常规透射电子显微镜图。它相当于从神经终末的细胞质向下看一个活化带。突触囊泡有序地排列在致密物质带的两侧。图 13.16(B) 显示突触前膜胞质部分断裂面的相应图像，这相当于从突触间隙看同一部分。成排的颗粒排列于活化带两侧，每个颗粒的直径约 10 nm。切断的"茎"被认为是胞吐的开口，出现在更外侧。如前所述，在电生理实验中，钙缓冲液被注入突触前终末，这些实验表明，在钙通道和释放位点间有紧密的关联。因此，在图 13.16(B) 中看到的凹陷中，至少有一些可能对应于触发胞吐的电压门控钙通道。在蛙和小鼠神经肌肉接头所做的毒素结合试验的结果与这一观点相一致 [59～61]。与 Ω - 芋螺毒素 (omega-conotoxin) 相偶联 [62] 的一个荧光分子，通过结合在突触前钙通道上，不可逆地阻断神经肌肉的传递，在显微镜下，荧光浓集于间隔为 1 mm 的窄的条带中，与终末活化带的空间分布一致。

　　蛙神经肌肉接头的一种低倍冰冻断裂像显示如图 13.16(C)。在左上部，第一个断裂面是突触前膜的外侧部分。断裂面然后通过突触间隙，并把突触后膜胞质部分的表面暴露出来。可以看到成串的颗粒沿着突触后折叠侧面排列。这些颗粒被认为对应于终板上这一区域中所富集的 ACh 受体（参见第 11 章）[63～65]。

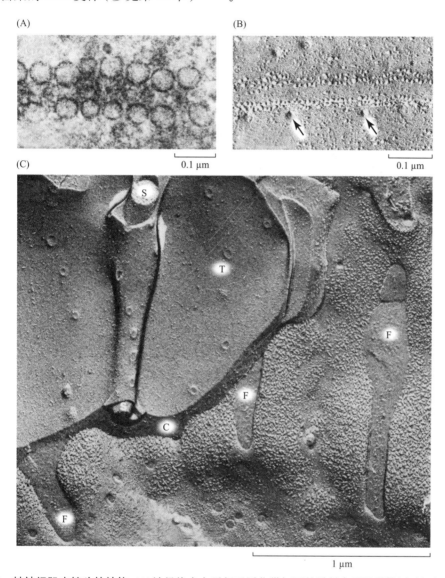

图13.16　蛙神经肌肉接头的结构。(A)神经终末上平行于活化带切面的透射电子显微镜图,显示两排囊泡。(B) 在活化带中突触前膜胞质一侧的断裂面。沿活化带的轮廓是直径约为 10 nm 的颗粒,两翼是由突触囊泡和膜的融合引起的孔道（箭头）。(C) 突触断裂区的低倍观。断裂通过突触前终末 (T) 示外膜侧的断裂面,然后通过突触间隙 (C) 进入突触后膜。突触后折叠 (F) 之间断裂面上胞质侧单层膜含有聚集的 ACh 受体。神经膜细胞的突起 (S) 在神经终末和肌肉之间通过。[(A) 引自 Couteaux and Pecot-Déchavassine，1970；(B)、(C) 引自 Heuser，Reese and Landis，1974。]

胞吐作用的形态学证据

　　Heuser 和 Reese 以及他们的同事们实现了一项重要的实验革新,使蛙肌肉在给运动神经元一次单电震后几毫秒内快速冷冻,然后作冰冻断裂[66]。用这样的实验,有可能得到囊泡正在与突触前膜融合时的扫描电镜图，并可能较准确地确定这种融合的时间进程。为此，将肌肉固定在一个下落活塞的下表面上，并把运动神经与刺激电极相连接。当活塞下落时，触发刺激，在肌肉撞到用液氮冷却到 4 K 的铜块前，按选定的时间间隔电震神经。实验中一个必不可少的部分是，在浸浴液中加入 4- 氨基吡啶 (4-AP)，用以增加突触前动作电位的时程。这种处理大大地增加了单次电震所引起的量子释放的大小和时程，因此增加了在电镜图中可见的囊泡开口数 [图 13.17(A) 和 (B)]。

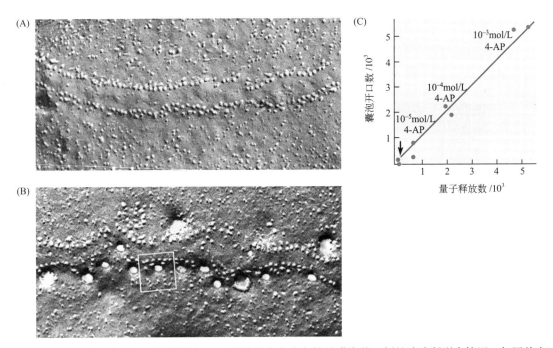

图 13.17　囊泡胞吐对应于量子释放。(A) 蛙神经终末上突触前膜胞浆一侧的冰冻断裂电镜图，如同从突触间隙观察到的。活化带表现为由膜颗粒 (直径约为 10 nm) 勾划的轻微的脊。(B) 与 (A) 图相似，但终末冰冻发生在神经刚开始释放大量量子的时刻 (刺激后 5 ms)。图中"孔"(方框内) 系囊泡融合的位点。(C) 比较囊泡开口数 (从冰冻断裂图中计数得到) 和释放量子数 (据电生理记录测得)。如果每个囊泡开放释放一个递质量子，则对角线是 1：1 的关系。在施加不同浓度的 4-AP 时 (箭头所指为对照，不含 4-AP)，递质释放不同。(引自 Heuser et al.，1979；显微照片承 J. E. Heuser 提供。)

　　已完成两项重要的观察：首先，当刺激发生在冰冻前 3 ~ 5 ms 时，囊泡开口数为最大。这对应于在用箭毒或 4-AP 处理过的肌肉的不同实验中所记录到的突触后电流的峰值。换言之，囊泡开口的最大数目在时间上和用生理学方法测定突触后电导变化的峰值相重合。其次，囊泡开口数随 4-AP 的浓度而增加，并且这种增加与 4-AP 作用引起终板电位的量子含量所估计的增加呈线性关系。这个结果也是从不同的生理学实验得到的 [图 13.17(C)] 。因此，囊泡开口和量子释放在数量和时间进程上都相关。在后来的实验中，Heuser 和 Reese 更细致地确定了囊泡开口的时间进程，显示开口首先在刺激后 3 ~ 6 ms 期间增多，而在后来的 40 ms 下降 [67]。

通过胞吐释放囊泡的内容物

　　根据神经递质通过囊泡的胞吐而释放这一假说，一个预测是，刺激将使突触囊泡的所有可溶物质释放。这个预测首次被证实并不是在神经元上，而是在肾上腺髓质细胞上，后者的嗜铬颗粒能被纯化，且其内容物能作分析[68]。嗜铬颗粒是与突触囊泡相似但大得多的细胞器；它们含肾上腺素、去甲肾上腺素、ATP、合成酶多巴胺 β 羟化酶，以及一类称为嗜铬粒蛋白 (chromogranin) 的蛋白质。所有这些成分在对肾上腺髓质刺激作反应时释放，且它们在灌流液里出现的比例与在纯化的颗粒中的比例完全相同。

同样，虽然很难从神经终末分离纯粹的突触囊泡来确定其内容物，但在神经元的囊泡内容物和释放之间存在良好的对应关系。例如，交感神经元中小突触囊泡含有去甲肾上腺素和 ATP；较大的具有密芯囊泡，还含有多巴胺 β 羟化酶和嗜铬粒蛋白 A。对交感神经元轴突的刺激，导致所有这些囊泡成分的释放[69]。同样，从胆碱能神经元分离的囊泡含 ATP 和 ACh，且两者都为刺激胆碱能神经所释放[70]。

一个量子的递质就相应于一个突触囊泡的内容物这个观点，已在胆碱能神经元上定量地加以检验。从电鳐 Narcine brasiliensis (与 Torpedo californica 有亲缘关系) 电器官的胆碱能电运动神经元终末纯化的囊泡，含约 47 000 个 ACh 分子[71]。如果蛙神经肌肉接头的突触囊泡有同样的泡内 ACh 浓度，考虑到它们更小，这些囊泡会含有 7000 个 ACh 分子。这个结果与用电生理方法对单个量子所含 ACh 分子数的估计吻合极好[29]。

总之，现在有相当多的证据表明，突触囊泡是递质量子的形态学上的相关结构，每个囊泡都含有几千个递质分子。囊泡可通过胞吐释放其内容物，在对突触前去极化反应时是如此，在自发情况下 (产生微突触电位) 也如此，但速率低。如先前所提到的，在视网膜的一些特殊突触上有证据表明，去极化可通过突触前膜上的转运蛋白来释放递质，这是一种非量子释放的机制，并不通过囊泡胞吐，也并不依赖于钙的内流[72, 73]。

在活细胞中监测胞吐及胞吞

对胞吐最早的定量研究是在分离的非神经元分泌细胞上进行的。例如，在肥大细胞和嗜铬细胞中，可以用多种技术跟踪大的、密芯分泌颗粒的释放。这些技术包括：荧光染料标记颗粒的光学显微术、测定经囊泡膜融入细胞质膜而产生的膜电容的增加，以及检测对刺激反应过程中释放胺类的电流分析法[74, 75]。图 13.18 示例了一个此类实验。用瞬时波显微镜术 (evanescent-wave microscopy)——通过只激发细胞溶质中约 300 nm 厚层而大大降低本底荧光的一种荧光显微技术，直接观察培养的嗜铬细胞中的胞吐过程。用一种荧光染料标记细胞中的嗜铬颗粒。儿茶酚胺的释放用电流分析法加以测定。电流分析法是一种很灵敏的方法，即用碳纤维微电极记录递质氧化时产生的电流来检测递质释放。通过瞬时波显微镜术，可以观察到各荧光囊泡锚定在质膜上，而后通过胞吐释放其荧光内含物而消失[76, 77]。每当一个荧光囊泡消失时，就能通过电流分析法检测到一个递质量子的释放。

图 13.19 显示的实验例示了利用对电容的测量来监测胞吐。在一个嗜铬细胞表面作细胞贴附钳制，膜片钳电极内的碳纤维电极可检测儿茶酚胺的释放。一个正弦信号施加于浸浴液，用以测量通过膜片的电容变化。由胞吐介导的儿茶酚胺的释放伴随着电容的阶梯式增加，此增加是由小泡的膜融入该膜片表面所产生的[78]。

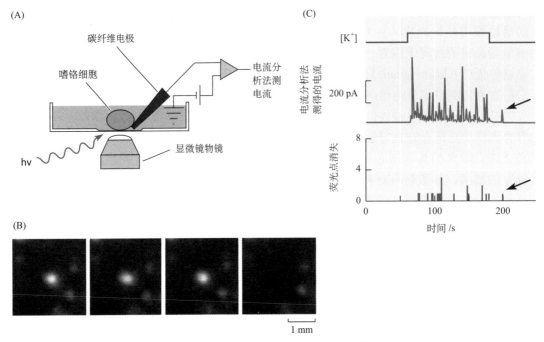

图 13.18   **在活细胞中观察到的胞吐。**(A) 将嗜铬细胞培养在盖玻片上，用荧光染料标记，荧光染料将浓集在嗜铬囊泡中。用瞬时波显微镜术可以观察到停驻在质膜上的单个小泡。同时，用电流分析法检测儿茶酚胺的释放。(B) 用高钾刺激细胞后每隔 2 s 得到的单个嗜铬囊泡的高倍像。当囊泡通过胞吐释放其荧光内含物时，该囊泡点突然消失，并不再重现。(C) 通过电流分析法检测儿茶酚胺的释放及荧光点的消失，来显示胞外钾浓度升高时胞吐的时间进程。注意释放和点的消失同时发生 (箭头标示一例)。用电流分析法比荧光法可记录到更多的事件，因为电流分析法的电极可以在细胞的很大一部分上检测胞吐，而用瞬时波显微术仅观察到细胞表面的一小部分。(引自 Steyer，Horstmann， and Almers，1997；显微照片承 W. Almers 提供。)

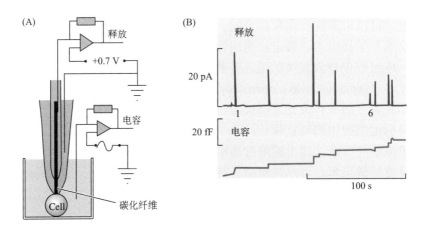

图 13.19   **嗜铬细胞上膜电容的增加与儿茶酚胺释放相重。**(A) 在膜片钳电极中插入一根碳纤维电极，用电流分析法测定儿茶酚胺的释放，电极同时用于测量膜片中的电容。(B) 同时记录儿茶酚胺的释放 (上迹) 和电容 (下迹)。所有的由儿茶酚胺释放检测到的胞吐事件都和电容增加相重。电容的单位用的是飞法 (1 fF = 10^{-15} 法拉第)。(引自 Albillos et al.,1997。)

与囊泡胞吐相关的染料释放和电容增加的实验也已经在中枢神经系统的神经终末上进行。图 13.20 显示了两个例子。图 13.20(A) 显示的是在对突触前神经刺激反应时，从培养的海马神经元各终扣所释放的染料的记录[79]。先将一种荧光脂质标记物充入囊泡，每个终扣上约可染上 5 个囊泡。对突触前神经的刺激导致终扣荧光阶梯式减弱，表明各囊泡的胞吐以及染料随后的播散。

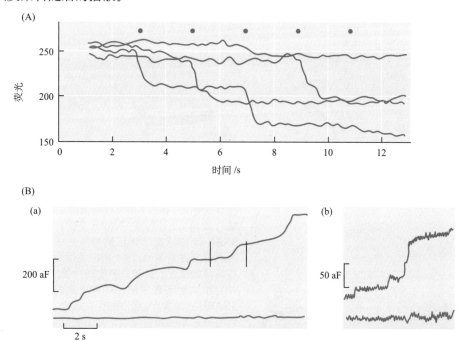

图 13.20　突触前神经终末的突触囊泡释放，通过荧光染料的减少 (A) 和膜电容的增加 (B) 来监测。(A) 从一培养的海马神经元 4 个终末终扣所作的荧光记录。已先将一种荧光脂质标记物充入终扣中的囊泡。对突触前神经的刺激 (点) 引起荧光的阶梯式减弱，标志着单个囊泡的释放。(B) 在 Held 氏萼状突触递质释放面上的细胞贴附膜片的电容记录。记录开始时用 25 mmol/L 的 KCl 灌注电极，使膜片去极化。随着囊泡膜组入膜片 (a)，膜电容 (上迹) 增加。(b) 是 (a) 中两根垂直线之间区段的记录的放大，显示阶梯式跃变。电容标尺是阿法 (1aF = 10^{-18}F)。[(A) 中的记录引自 Richards，2009；(B) 中记录引自 He et al.，2006。]

图 13.20(B) 中的电容记录来自一个 Held 氏萼状突触[80]。将此萼状突触从它的突触后神经元拉开，这样就能在递质释放面上形成细胞贴附膜片。为了引起递质释放，在电极内灌注含 25 mmol/L 的 KCl 溶液，使膜片去极化，随着囊泡膜附着于膜片，膜片电容的稳定增加 (a)。(b) 中的插图更详细地显示阶梯式跃变。一个 100 阿法 (aF) 的阶梯增加相应于一个直径约 50 nm 的突触囊泡膜组入该膜片。

胞吐的机制

突触囊泡的胞吐涉及若干胞内蛋白的协同作用，其中主要是 SNARE 蛋白，包括附着在囊泡膜上的 v-SNARE 和附着在神经终末膜的目标区的 t-SNARE。SNARE 是可溶性 N-乙基马来酰亚胺敏感因子附着蛋白受体 (soluble N-ethylmaleimide-sensitive factor Attachment protein REceptor) 的缩写。

图 13.21 显示导致胞吐的囊泡和膜 SNARE 间的相互作用[81]。与囊泡膜连接的是 SNARE 蛋白——小突触泡蛋白 (synaptobrevin)，它伴有一个钙传感器——突触结合蛋白 (synaptotagmin)。附着于突触膜的两种 SNARE 蛋白是突触融合蛋白 (syntaxin) 和 SNAP-

25。图 13.21 显示处于活化带上锚定位置的囊泡，它为 rab3 所控而驻留此处 (图中未显示)。Rab 蛋白是 GTPases 的一个家族，参与调控许多细胞浆的功能，包括将突触囊泡定位到适宜的膜位点上 [82]。

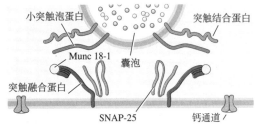

(A) 锚定的囊泡

小突触泡蛋白　突触结合蛋白　Munc 18-1　囊泡　突触融合蛋白　SNAP-25　钙通道

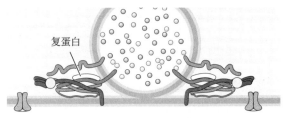

(B) 在待释放位置的囊泡

复蛋白

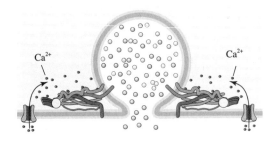

(C) 进入的钙与突触结合蛋白结合

Ca^{2+}　Ca^{2+}

图 13.21　胞吐的机制。(A) 锚定的囊泡。囊泡的膜含有 SNARE 蛋白 (小突触泡蛋白) 和钙传感器 (突触结合蛋白)。另两种 SNARE 蛋白：突触融合蛋白和 SNAP-25 锚定在活化区的神经终末细胞质膜上。突触融合蛋白为 Munc18-1 所拴呈摺叠的失活构象。(B) 在待释放位置的囊泡。突触融合蛋白变为开放构象，并与小突触泡蛋白和 SNAP-25 的两臂共同形成一个 SNARE 三聚体。复蛋白的存在稳定了这个复合体。(C) 钙与突触结合蛋白结合，后者转而与 SNARE 复合体结合，使复蛋白移位，引发孔的形成。

　　T-SNARE 突触融合蛋白因调节蛋白 Munc18-1 而处在一闭合状态，在此构象下它无法与其他 SNARE 蛋白相互作用 [83]。锚定紧随着一个启动阶段 (13.21B)，其时 Munc18-1/ 突触融合蛋白复合体的构象改变，使突触融合蛋白处于其开放状态，并与小突触泡蛋白和 SNAP-25 组装，形成一个 4 螺旋束，将囊泡与细胞质膜紧密结合。附着于这个束上的是一个胞浆调节蛋白——复蛋白 (complexin)，它用以稳定小突触泡蛋白和突触融合蛋白螺旋间的相互作用 [84]。当钙流入神经终末，内流的钙与突触结合蛋白相结合，使其转而与 SNARE 复合体相结合，使复蛋白移位，启动孔的形成 [图 13.21(C)]。

突触囊泡附着的高分辨率结构

　　图 13.21 的模式图显示若干蛋白分子如何配制起来介导活化带中囊泡附着和胞吐。在一系列出色地应用三维电子显微技术 (电子断层摄影术) 的实验中，U.J.McMahan 及其同事研究了蛙神经肌肉接头处的活化带物质 (active zone material，AZM) 的精细结构 [85]。他们的研究显示了一群高度组织起来的大分子阵列，这种阵列将锚定的囊泡与突触前膜连接起来。图 13.22 显示了这些结构的照片。一条中央束 (beam) 沿着突触前终末的活化带行走，通过一系列微肋 (rib) 与分居在侧翼的两排囊泡相连。另一些更精细的照片显示，这些束被一条窄沟 (约 5 nm) 与突触前膜相分离，并通过一至两个桩 (peg) 与膜相连。微肋——束组合体与在活化带冰冻断裂图 (插图 I) 中见到的大分子隆起带紧密维系在一起，为桩提供了附着点。

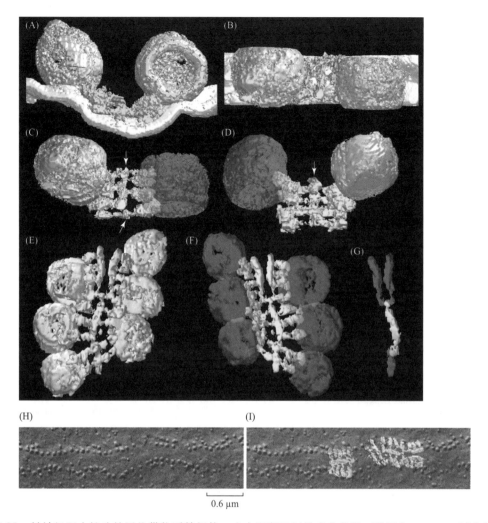

0.6 μm

图 13.22 蛙神经肌肉接头处活化带物质的组构。由电子断层扫描术获得的三维图像。(A，B) 活化带一小段的横切面和水平切面观，显示两个囊泡 (蓝色) 和活化带物质 (黄色)。(C ~ F) 移去突触前膜后所见。活化带物质组织为中央束，并有一系列横向的微肋将之与囊泡相连。(此处原文有误：微肋和束的表述颠倒，已按正文改正，译者注。)(C) 和 (D) 中的囊泡已透明化，以显示束接触的位点。将束与突触前膜连接大分子的桩在此不可见。(G) 仅显示束。(H，I) 微肋——束之大小和位置与活化带冰冻断裂的复刻的大分子隆起紧密地契合。(引自 Harlow，et al., 2001；图片承 Dr. U.J.McMahan 提供。)

　　进一步的实验揭示了更多该分子结构的更复杂的细节 (U.J.McMahan，私人通讯)。每个锚定囊泡连接三种不同的 AZM 大分子，其中每种都处在垂直于突触前膜的不同深度的位置上 [图 13.23(A) 和 (B)]。因此，3 ~ 4 个微肋位于突触前膜附近，2 个小围杆 (spar) 深入微肋，而 5 ~ 7 个支臂 (boom) 又深入小围杆。鉴于微肋、小围杆和支臂的外周端与锚定囊泡膜上的不同区域相连，而每种结构的中央端又附着于 AZM 中线上一个垂直组合体的不同种大分子，于是，微肋对着束，小围杆对着小阶梯 (step)，而支臂对着杆 (mast)。另一类核心大分子，即顶杆 (top mast)，将附近的一些未锚定囊泡与杆相连，桩将微肋连接于突触前膜上的大分子，这些膜区域被认为包含钙通道，而小栓 (pin) 将囊泡膜连接于远离 AZM 主体的突触前膜。

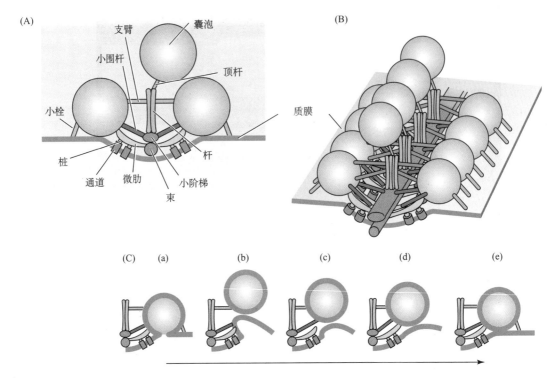

图 13.23　蛙神经肌肉接头处活化带中大分子的示意图。(A) 穿过活化带的横截面。一条束沿活化带的膜纵向延伸，并经微肋侧向连接于邻近的锚定囊泡。微肋通过短的桩与突触前膜 (PM) 上的通道相连接。在下一层次，小围杆产生一条小阶梯，它向外伸出至囊泡。在小阶梯之上，一个多分子组成的杆伸展至细胞质，并由支臂连接于锚定的囊泡。一个顶杆将一个未锚定的囊泡拴在杆上。在活化带侧方，囊泡由小栓与突触前膜相连。(B) 图 (A) 中组分的三维观，显示分子连接的多重性。(C) 胞吐后锚定囊泡的更替。(a) 囊泡与膜融合，在仍与活化带物质结合时释放递质。(b ~ e) 随着融合的囊泡分解并融入突触后膜，它先从小栓上分离，然后依次离开支臂、小围杆和微肋，而替换它的囊泡则首先结合支臂，然后依次结合小围杆、微肋和小栓。(承 Dr.U.J. McMahan 提供。)

　　在小鼠神经肌肉接头活化带上早期进行的电子断层研究显示，其 AZM 浅表部分同样由微肋、束和桩组成，这些结构连接于锚定的囊泡和突触前膜大分子。小鼠的活化带比蛙的要小得多，而 AZM 相对于锚定囊泡的大体定位有所不同[86]。总之，这些结果表明，突触处的 AZM 是一个多功能的细胞器，胞吐的各个阶段由它来指挥。通过生化手段发现的参与囊泡锚定、囊泡与突触前膜融合的蛋白 (参见图 13.21)，很可能是 AZM 大分子的组成部分。

突触囊泡的重摄取

　　在神经肌肉接头、神经节和 CNS 的突触，实验显示，几段强刺激能耗竭突触囊泡，并增加轴突终末的表面积，这表明，在释放其内容物之后，空囊泡会展平，并成为终末膜的一部分[87 ~ 89]。图 13.24 为电镜照片显示的一个例子。在静息的突触 (A)，突触囊泡聚集在突触前膜增厚处 (释放位点)。在长时间刺激后固定的一个标本中 (B)，释放位点处的囊泡踪影难寻。若刺激后延搁 1 h 再作固定 (C)，突触恢复其初始的形态特征。

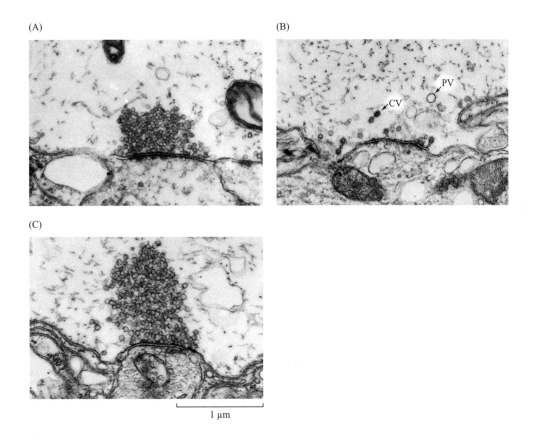

图 13.24　**在七鳃鳗的巨轴突上，刺激引起突触囊泡的可逆性耗竭。**(A) 对照突触，在生理盐水中放置 15 min 后固定。突触囊泡在突触前膜聚集。(B) 对脊髓用 20Hz 刺激 15 min 后固定的突触。注意突触囊泡的耗竭，显现的被覆囊泡 (CV)、多晶囊泡 (PV)，以及延展的突触前膜。(C) 停止刺激后 60 min 固定的突触。注意与 (A) 中对照突触的相似之处。(显微照片承 W.O.Wickelgren 提供。)

　　囊泡群是如何复原的？ Heuser 和 Reese 发现，囊泡膜的成分被回收，并再利用形成新的突触囊泡 [90]。他们在辣根过氧化物酶 (HRP) 存在的情况下刺激神经 - 肌肉标本，来研究蛙运动神经中的囊泡再利用，HRP 这种酶能催化一种电子致密反应产物的生成。在短时电刺激后固定终末，检视其电子显微照片，HRP 主要见于突触区域外周附近的被覆囊泡内，提示这些囊泡已通过胞吞作用由终末膜形成，并在此过程中捕获了来自胞外空间的 HRP[图 13.25(A)]。在一段延迟之后，HRP 也出现在突触囊泡中 [图 13.25(B)]。在不含 HRP 的介质中，经这种方式装载了 HRP 的突触囊泡中的 HRP 能为第二轮刺激而耗竭 [图 13.25(C)]，这就支持了这样一个观点：先前重获得的膜和内含的 HRP 已重新利用，形成囊泡群，而正是这群囊泡此前释放了其内容物。

　　在 HRP 存在时，特强刺激之后，可见含有 HRP 的大尺寸的、无被覆的小坑和小池 [图 13.25(A)]。这种无被覆的小坑和小池似乎代表了多余突触前膜非选择性的、成团的内陷 [88]。很可能，被覆的囊泡随后直接地，或经内涵体 (endosome)，从这种小池中去除特定的成分而被再利用。

(A)

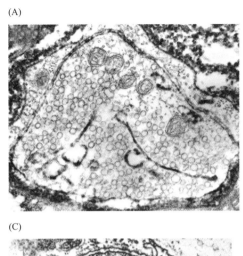

(B)

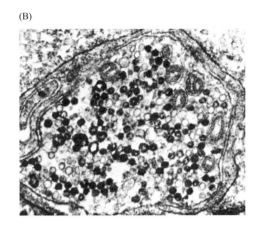

(C)

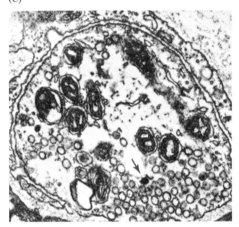

图 13.25 **突触囊泡膜的再利用**。用 HRP 染色的蛙神经肌肉接头横切面的电镜图。(A) 在含有 HRP 的生理溶液中刺激神经 1 min；在胞外空间、小池中以及被衣小泡中，均可以观察到电子致密反应产物。(B) 在 HRP 中刺激神经 15 min，然后冲洗掉肌肉上的 HRP，让它恢复 1 h。许多突触囊泡含有 HRP 反应产物，说明它们是由胞吞回收的膜成分形成的。(C) 与 (B) 中一样，用 HRP 标记轴突终末并恢复 1 h，然后给予第二次刺激，再恢复 1 h。很少囊泡被标记 (箭头所指)，说明先前重获得的膜和内含的 HRP 已重新利用，形成囊泡群，而正是这群囊泡此前释放了其内容物。(引自 Heuser and Reese, 1973；显微照片承 J.E.Heuser 提供。)

囊泡再利用的通路

囊泡再利用的可能通路示于图 13.26[91]。其中了解最清楚的是经典内吞作用通路：胞吐之后囊泡完全展平突触前膜，而其成分通过胞吞作用经网格蛋白 - 被覆坑回收[92]。除网格蛋白外，其他蛋白在识别再利用适宜组分中行使作用。回收之后，囊泡失去其被覆，重新形成突触囊泡，并充填递质 (橙色芯)。强刺激之后，第二通路激活：囊泡穿过细胞浆中闪现的内涵体样结构。内涵体可能是大片膜直接回收 (成团性内吞) 的产物[93]。

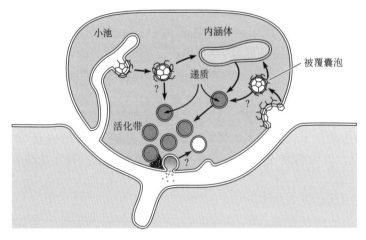

图 13.26 **在囊泡再利用过程中膜回收的可能途径**。胞吐后，网格蛋白包裹的囊泡，选择性地回收突触囊泡的膜组分。不管是直接地还是通过内涵体，新的突触囊泡都是由被覆囊泡形成的。强烈刺激后，回收发生在无被覆的凹陷区和小池处。由再利用的膜形成的新突触囊泡被充填递质，可由刺激而释放。

最后，如图 13.20 所示的那些实验提示：在释放过程中，囊泡并非总是完全解体组入终末膜，而是形成一个瞬时的融合孔，此后它们直接回到细胞质中。根据孔的大小及开放时程的不同，囊泡内容物部分或完全被释放。例如，染料释放通常比平均阶跃更小，表明染料丢失至胞外空间的量有限[79]。或许，更令人信服的是，电容的上升梯阶之后，在几百毫秒之内，即有一个相同幅度的下梯阶，提示囊泡融合之后便是回收，间隔很短[80]。电容的"闪变 (flicker)"通常伴有膜电导的增加，表明在囊泡腔和胞外空间之间形成了一个压缩的融合孔。人们把这些实验，以及在内分泌细胞上进行的类似实验视作**"吻‑逸"型胞吐** ("kiss-and-run" exocytosis) 的证据[94]。吻‑逸型胞吐是内分泌细胞的一种有充分证据的胞吐模式，在某些情况下，可能是相当一部分释放的基础[95]。这种模式在神经终末释放中的作用并不清楚。在 Held 氏萼状突触中，约 20% 的膜片电容在上升梯阶后的 2 s 内随之出现下降梯阶[80]。在后脑垂体的神经终末上，由电容闪变所表征的融合事件的比例约为 5%[96]。这些终末终止于游离的空间中，而并不形成突触，它们包含大的密芯囊泡和较小的突触囊泡。因此，观察到两种不同大小的电容阶跃。

带状突触

短程感觉感受器 (参见第 19 章) 和一些第二级感觉细胞，不产生动作电位。因此，这些细胞的递质释放是持续的，而并非对动作电位活动作出反应而间歇发生，并受膜电位分级变化的调制。例如，视网膜中的光感受器和双极细胞持续分泌谷氨酸，其速率随光照变化而改变 (参见第 20 章)。与之相似，在听觉和前庭系统中，毛细胞的谷氨酸释放按刺激极性和强度而分级变化 (参见第 22 章)。此两种系统，均能在宽广的刺激强度的范围内，通常以很高的释放速率，精确而持续地传送分级信息。

递质的持续释放与特化的机构——**突触带** (synaptic ribbon) 有关，这种结构未见于相变性释放的突触[97]。突触带是胞内细胞器，拴住突触前活化带附近大量的囊泡 (参见第

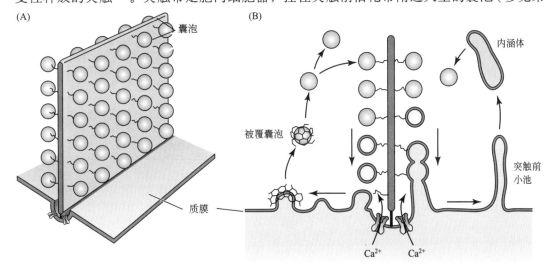

图 13.27　突触带的图解。(A) 突触带锚定于突触前膜活化带，伸展入细胞质。囊泡垂直排列，拴在带上。(B) 囊泡释放和恢复的可能模式。钙从带基部的通道进入，触发单个囊泡的释放 (图左侧)，这些囊泡经网格蛋白介导的胞吞作用而恢复。随着释放的持续，囊泡沿列队下移。当失去被覆时，囊泡或停留在胞浆中，或重附着于带上。另一种方式是 (右侧)，几个囊泡通过成串地互相融合，或者是与膜融合而成群释放。恢复可能是通过大的内涵体和突触前小池进行。

20 章)。它们的结构在不同突触间会大相径庭，但一般来说，它们锚定于活化带，从突触膜伸展入细胞质 [图 13.27(A)]。

　　在带状突触处的递质释放机制原则上与在常规突触处的机制相似，在细节上则有一些不同。在毛细胞和视网膜细胞钙进入分别由 $Ca_v1.3$ 和 $Ca_v1.4$ 介导，而不是常规突触上的 $Ca_v1.2$。钙通道浓集在带的基部附近的活化带中。构成带状突触胞内机构有许多组分成与非带状突触处相同，但采用某些胞内蛋白的不同异构体，这些蛋白质均与囊泡胞吐和复原相关 [98]。带本身主要由 RIBEYE 蛋白组成。

　　突触带在释放过程和囊泡再利用中的相关作用尚未被确凿地阐明。囊泡融合及复原过程中事件序列的假设模式总结于图 13.27(B)。

囊泡池

　　监测高亮荧光染料的摄取以标记再利用囊泡，是研究再利用期间各事件序列的一种方法。该技术由 W. J. Betz 及其同事研发 [99]，具有的优点是：通过监测染料依赖于刺激的聚集和后续释放，能在活体标本观察囊泡的再利用 (图 13.28)。

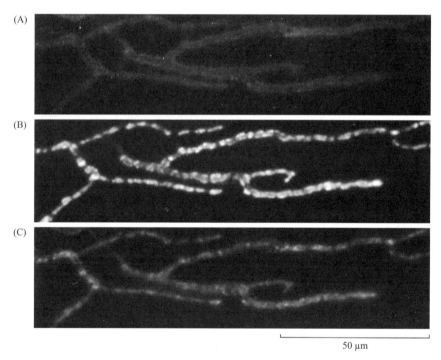

50 μm

图 13.28　在蛙神经肌肉接头轴突终末上，荧光染料的活动依赖性摄取和释放。 胸大肌轴突终末的荧光显微照片。(A) 肌肉浸浴在 2 μmol/L FM1-43 的荧光染料中 5 min，冲洗 30 min。只有少量的染料仍与终末膜相关联。(B) 把同一肌肉再浸浴在染料中 5 min，同时施加 10 Hz 的刺激，然后冲洗 30 min。荧光斑是再利用过程中充满染料的突触囊泡簇的聚集。(C) 在同一肌肉上再施加 10 Hz 刺激 5 min，然后冲洗 30 min。大多数染料因刺激而释放。(显微照片承 W.J.Betz 提供。)

　　这类实验揭示有两种不同囊泡池的存在。一种称为 "待释放池"(readily releasable pool, RRP)，包含在刺激时首先被释放的囊泡，并通过胞吞作用快速再充填。第二种称为预留池 (reserved pool)，在终末耗竭期间发挥作用，其再充填所需时间较长 [100,101]。

多种其他的证据支持这两种池的存在。例如，已在海鳐 *Torpedo* 的电器官中发现，在刺激期间，新合成的 ACh 并不在突触囊泡间均一分布，而是位于由再利用而新近形成的那些囊泡中[102,103]。对哺乳动物运动和交感神经轴突终末的研究显示：新合成的递质分子优先被释放[104,105]。这些结果提示，囊泡的一个亚群再利用得很快，而大部分囊泡处于储备中。

囊泡再利用的时间进程在不同的突触间差异很大。在神经肌肉接头处，通过网格蛋白介导的循环，RRP 能在 1 min 内再充填，而预留池从耗竭恢复需要约 15 min，而且似经表面膜的内褶和囊化而再充填[98]。相反，视网膜双极细胞的胞吞作用呈现两个分离的时相，其时间常数分别为 1 ~ 2 s 和 10 ~ 15 s[100]。其中较慢的成分被证明是网格蛋白依赖的，而快成分与"吻 - 逸"再利用一致。但用高分辨率成像技术对多囊泡的直接观察表明，在这些细胞中，囊泡融合总是伴有 FM 染料的完全丢失[106]，且囊泡能完全融入表面膜和缩回，其时间常数是 1 s[107]。

在培养的海马神经元的突触终末上，再充填的主要部分的时间常数的量级为 15 s[108~110]。"吻 - 逸"产生一个较快的成分，其恢复时间约 500 ms[108]。在这些突触，应用 pH 敏感的荧光标记物的实验揭示，胞吐期间，囊泡腔短暂地暴露于胞外空间中，这提示发生了"吻 - 逸"型胞吐和完全的洗脱[111]。

在 Held 氏萼状突触，胞吞有三个成分[100]。第一个的时间常数是几秒，第二个的是约 20 s。强刺激之后，第三个快成分被激活，时间常数是 1 ~ 2 s。瞬时电容闪变持续几百毫秒，这在终末上较为常见，基于此，第一个成分可归因于"吻 - 逸"[80]。第二个成分与网格蛋白介导的胞吞相符，第三个成分似乎有膜成团恢复的参与。

在带状突触，已证明染料标记的囊泡选择性地为带所再利用，提示附着其上的囊泡表示待释放池。在视网膜的突触，已发现在待释放池大小和估计的附着在带上囊泡总数之间有良好的一致性。细胞质中的囊泡有高度的流动性，可能组成了预留池。

小结

- 当一个轴突终末去极化时，电压激活的钙通道打开，胞内钙浓度上升，引起递质释放。
- 递质以多分子小泡或称量子的形式释放。当含递质的突触囊泡和原生质膜融合时，囊泡内含物通过胞吐被释放。在静息时，从轴突终末也有连续的非量子性递质渗漏。
- 在突触前去极化开始时到突触后电位开始之间的突触延迟，是由于神经终末去极化、打开钙通道，以及胞内钙浓度升高引起胞吐所需的时间。

- 对一个动作电位反应时，依突触的不同，几乎同时释放 1 ~ 300 个量子不等。当神经终末处于静息时，单个量子以低速率自发释放，产生微突触电位。
- 突触囊泡内含有几千个递质分子。被一个递质量子激活的突触后受体数因突触而异，从约 15 至 1500，有很大变异。
- 自发微电位及诱发突触后电位幅度的分布，可用统计学方法分析来确定量子大小和反应的量子内容。作用于突触前的神经调制作用倾向于影响量子内容，作用于突触后的作用倾向于影响量子大小。

■ 在胞吐后，突触囊泡会展平，并组入原
生质膜。囊泡膜的成分接着可经被衣囊
泡的胞吞而特异地回收并再利用，形成

新的突触囊泡。在某些情况下，囊泡可
能不经组入表面膜而直接回收。

（虞　竣 译；钟咏梅，杨雄里 校）

参 考 文 献

1　Morita, K., and Barrett, E. F. 1990. *J. Neurosci*. 10: 2614-2625.

2　Bullock, T. H., and Hagiwara, S. 1957. *J. Gen. Physiol*. 40: 565-577.

3　Heidelberger,R., and Matthews, G. 1992. *J. Physiol*. 447: 235-256.

4　Martin, A. R., and Pilar,G. 1963. *J. Physiol*. 168: 443-463.

5　Borst, J. G. G., and Sakmann, B. 1996. *Nature* 383: 431-434.

6　Katz, B., and Miledi, R. 1967. *J. Physiol*. 192: 407-436.

7　Katz, B., and Miledi, R. 1965. *J. Physiol*. 181: 656-670.

8　del Castillo, J., and Stark, L. 1952. *J. Physiol*. 116: 507-515.

9　Dodge, F. A., Jr., and Rahamimoff, R. 1967. *J. Physiol*. 193: 419-432.

10　Schwartz, E. A. 1987. *Science* 238: 350-355.

11　Penner, R., and Neher, E. 1988. *J. Exp. Biol*. 139: 329-345.

12　Kasai, H. 1999. *Trends Neurosci*. 22: 88-93.

13　Katz, B., and Miledi, R. 1967. *J. Physiol*. 189: 535-544.

14　Tsien, R. Y. 1989. *Annu. Rev Neurosci*. 12: 227-253.

15　Rudolf, R. et al. 2003. *Nat. Rev. Mol. Cell Biol*. 4: 579-586.

16　Augustine, G. J., Santamaria, F., and Tanaka, F. 2003. *Neuron* 40: 331-346.

17　Adler, E. M. et al. 1991. *J. Neurosci*. 11: 1496-1507.

18　Adam. S. R. et al. 1988. *J. Am. Chem. Soc*. 110: 3212-3220.

19　Ellis-Davies, G. C. R. 2008. *Chem. Rev*. 108: 1603-1613.

20　Heidelberger,R. et al. 1994. *Nature* 371: 513-515.

21　Forsythe, I. D. 1994. *J. Physiol*. 479: 381-387.

22　Borst, J. G. G., Helmchen, F., and Sakmann, B. 1995. *J. Physiol*. 489: 825-840.

23　Bollman, J. H., and Sakmann, B. 2005. *Nat. Neurosci*. 8: 426-434.

24　Kupchik, Y. M. et al. 2008. *Proc. Natl. Acad. Sci. USA* 105: 4435-4440.

25　Parnas, I., and Parnas, H. 2010. *Pflügers Arch*. 460: 975-990.

26　Ben-Chaim. Y. et al. 2006. *Nature* 444: 106-109.

27　Felmy, F., Neher, E., and Schneggenberqer, R. 2003. *Proc. Natl. Acad. Sci. USA* 100: 15200-15205.

28　Fatt, P., and Katz, B. 1952. *J. Physiol*. 117: 109-128.

29　Kuffler,S. W., and Yoshikami, D. 1975. *J. Physiol*. 251: 465-482.

30　del Castillo, J., and Katz, B. 1954. *J. Physiol*. 124: 586-604.

31　Brooks, V. B. 1956. *J. Physiol*. 134: 264-277.

32　Birks, R., Katz, B., and Miledi, R. 1960. *J. Physiol*. 150: 145-168.

33　Reiser,G., and Miledi, R. 1989. *Brain Res*. 479: 83-97.

34　del Castillo, J., and Katz, B. 1954. *J. Physiol*. 124: 560-573.

35　Johnson, E. W., and Wernig. A. 1971. *J. Physiol.* 218: 757-767.

36　Blackman, J. G., and Purves, R. D. 1969. *J. Physiol.* 203: 173-198.

37　Martin, A. R., and Pilar,G. 1964. *J. Physiol.* 175: 1-16.

38　Redman, S. 1990. *Physiol. Rev.* 70: 165-198.

39　Edwards, F. A., Konnerth, A., and Sakmann, B. 1990. *J. Physiol.* 430: 213-249.

40　Kuno. M. 1964. *J. Physiol.* 175: 81-99.

41　Magleby,K. L., and Weinstock, M. M. 1980. *J. Physiol.* 299: 203-218.

42　Katz, B., and Milei, R. 1972. *J. Physiol.* 244: 665-699.

43　Gold, M. R., and Martin, A. R. 1983. *J. Physiol.* 342: 85-98.

44　Jonas, P., Major,G., and Sakmann, B. 1993. *J. Physiol.* 472: 615-663.

45　Villanueva, S., Fiedler,J., and Orrego, F. 1990. *Neuroscience* 37: 23-30.

46　Hartzell, H. C., Kuffler,S. W., and Yoshikami, D. 1975. *J. Physiol.* 251: 427-463.

47　Salpeter, M. M. 1987. *In The Vertebrate Neuromuscular Junction.* Alan R. Liss, New York, pp. 1-54.

48　Harris, K. M., and Landis, D. M. M. 1986. *Neuroscience* 19: 857-872.

49　Schikorski, T., and Stevens, C. F. 1997. *J. Neurosci.* 17: 5858-5867.

50　Kriebel, M. E., and Gross, C. E. 1974. *J. Gen. Physiol.* 64: 85-103.

51　Erxleben, C., and Kriebel, M. E. 1988. *J. Physiol.* 400: 659-676.

52　Denis, M. J., and Miledi, R. 1974. *J. Physiol.* 239: 571-594.

53　Vautrin, J., and Kriebel. M. E. 1991. *Neuroscience* 41: 71-88.

54　Drachman, D. B. 1994. *New England J. Med.* 330: 1797-1810.

55　Vyskoĉil, F., Malomouzh, A. I., and Nikolsky, E. E. 2009. *Physiol. Res.* 58: 763-784.

56　Reger, J. F. 1958. *Anat. Rec.* 130: 7-23.

57　Birks, R., Huxley,H. E., and Katz, B. 1960. *J. Physiol.* 150: 134-144.

58　del Castillo, J., and Katz, B. 1956. *Prog. Biophys.* 6: 121-170.

59　Robitaille, R., Adler,E. M., and Charlton, M. P. 1990. *Neuron* 5: 773-779.

60　Cohen, M. W., Jones, O. T., and Angelides, K. J. 1991. *J. Neurosci.* 11: 1032-1039.

61　Sugiura, Y. et al. 1995. *J. Neurocytol.* 24: 15-27.

62　Olivera, B. M. et al. 1994. *Annu. Rev. Biochem.* 63: 823-867.

63　Heuser, J. E., Reese, T. S., and Landis, D. M. D. 1974. *J. Neurocytol.* 3: 109-131.

64　Peper, K. et al. 1974. *Cell Tissue Res.* 149: 437-455.

65　Porter, C. W., and Barnard, E. A. 1975. *J. Membr. Biol.* 20: 31-49.

66　Heuser, J. E. et al. 1979. *J. Cell Biol* 81: 275-300.

67　Heuser, J. E., and Reese, T. S. 1981. *J. Cell Biol.* 88: 564-580.

68　Kirshner, N. 1969. *Adv. Biochem. Psychopharmacol.* 1: 71-89.

69　Smith, A. D. et al. 1970. *Tissue Cell* 2: 547-568.

70　Silinsky,E. M., and Redman, R. S. 1996. *J. Physiol.* 492: 815-822.

71　Wagner,J. A., Carlson, S. S., and Kelly, R. B. 1978. *Biochemistry* 17: 1199-1206.

72　Cammack, J. N., and Schwartz, E. A. 1993. *J. Physiol.* 472: 81-102.

73　Cammack, J. N., Rakhilin, S. V., and Schwartz. E. A. 1994. *Neuron* 13: 949-960.

74　Penner, R., and Neher,E. 1989. *Trends Neurosci.* 12: 159-163.

75　Angleson, J. K., and Betz, W. J. 1997. *Trends Neurosci.* 20: 281-287.

76　Lang, T. et al. 1997. *Neuron* 18: 857-863.

77　Steyer, J. A., Horstmann, H., and Almers, W. 1997. *Nature* 388: 474-478.

78　Albillos, A. et al. 1997. *Nature* 389: 509-512.

79　Richards, D. A. 2009. *J. Physiol.* 587: 5073-5080.

80　He, L. et al. 2006. *Nature* 444: 102-105.

81　Pang, Z. P., and Südhoff, T. C. 2010. *Curr. Opin. Cell Biol*. 22: 496-505.

82　Pavlos, N. J. et al. 2010. *J. Neurosci*. 30: 13441-13453.

83　Han, G. A. et al. 2010. *J. Neurochem*. 115: 1-10.

84　Chen, X. et al. 2002. *Neuron* 33: 397-409.

85　Harlow, M. L. et al. 2001. *Nature* 409: 479-484.

86　Sharuna, N. et al. 2009. *J. Comp. Neurol*. 513: 457-468.

87　Ceccarelli, B., and Hurlbut, W. P. 1980. *Physiol. Rev*. 60: 396-441.

88　Dickinson-Nelson, A., and Reese, T. S. 1983. *J. Neurosci*. 3: 42-52.

89　Wickelgren, W. O. et al. 1985. *J. Neurosci*. 5: 1188-1201.

90　Heuser, J. E., and Reese, T. S. 1973. *J. Cell Biol*. 57: 315-344.

91　Miller, T. M., and Heuser, J. E. 1984. *J. Cell Biol*. 98: 685-698.

92　Doherty, G. J., and McMahon, H. T. 2009. *Annu. Rev. Biochem*. 78: 815-902.

93　Wu, W., and Wu, L-G. 2007. *Proc. Natl. Acad. Sci. USA* 104: 10234-10239.

94　He, L., and Wu, L-G. 2007. *Trends Neurosci*. 30: 447-455.

95　Elhamdani, A., Azizi, F., and Artalejo, C. R. 2006. *J. Neurosci*. 26: 3030-3036.

96　Klyachko, V. A., and Jackson, M. B. 2002. *Nature* 418: 89-92.

97　Matthews, G., and Fuchs, P. 2010. *Nat. Rev. Neurosci*. 11: 812-822.

98　Zanazzi, G., and Matthews, G. 2009. *Mol. Neurobiol*. 39: 130-148.

99　Cochilla, A. J., Angleson, J. K., and Betz, W. 1999. *Annu. Rev. Neurosci*. 22: 1-10.

100　Richards, D. A. et al. 2003. *Neuron* 39: 529-541.

101　Wu, L-G., Ryan, T. A., and Lagnado, L. 2007. *J. Neurosci*. 27: 11793-11802.

102　Zimmermann, H., and Denston, C. R. 1977. *Neuroscience* 2: 695-714.

103　Zimmermann, H., and Denston, C. R. 1977. *Neuroscience* 2: 715-730.

104　Potter, L. T. 1970. *J. Physiol*. 206: 145-166.

105　Kopin, I. J. et al. 1968. *J. Pharmacol. Exp. Ther,* 161: 271-278.

106　Zenisesek, D. et al. 2002. *Neuron* 1085-1097.

107　Liobet, A., Beaumont, V., and Lagnado, L. 2003. *Neuron* 40: 1075-1086.

108　Sankaranarayanan, S., and Ryan, T. A. 2000. *Nat. Cell Biol*. 2: 197-204.

109　Gandhi, S. P., and Stevens, C. F. 2003. *Nature* 423: 607-613.

110　Granseth, B. et al. 2006. *Neuron* 51: 773-786.

111　Zhang, Q., Li, Y., and Tsien, R. W. 2009. *Science* 323: 1449-1453.

建 议 阅 读

一般性综述

Cochilla, A. J., Angleson, J. K., and Betz, W. J. 1999. Monitoring secretory membrane with FMl-43 fluorescence. *Annu. Rev. Neurosci*. 22: 1-10.

Doherty, G. 1., and McMahon, H. T. 2009. Mechanisms of endocytosis. *Annu. Rev. Biochem*. 78: 815-902.

He, L., and Wu, L-G. 2007. The debate on the kiss-and-run fusion at synapses. *Trends Neurosci*. 30: 447-455.

Katz, B. 2003. Neural transmitter release: From quantal secretion to exocytosis and beyond. *J. Neurocytol*. 32: 437-446.

Parnas, H., Segel, L., Dudel, J., and Parnas, I. 2000. Autoreceptors, membrane potential and the regulation of transmitter release. *Trends Neurosci.* 23: 60-68.

Walmsley,B., Alvarez, F. J., and Fyffe, R. E. W l 998. Diversity of structure and function at mammalian central synapses. *Trends Neurosci.* 2 1: 81-88.

Vyskoĉil, F, Malomouzh, A. I., and Nikolsky,E. E. 2009. Non-quantal acetylcholine release at the neuromuscular iunction. *Physiol. Res.* 58: 763-784.

Zucker, R. S. 1993. Calcium and transmitter release. *J. Physiol. (Paris)* 87: 25-36.

原始论文

Albillos, A., Dernick, G., Horstmann, H., Almers, W, Alvarez de Toledo, G., and Lindau, M. 1997. The exocytotic event in chromaffin cells revealed by patch amperometry. *Nature* 389: 509-512.

Betz, W J., and Bewick, G. S. 1993. Optical monitoring oftransmitter release and synaptic vesicle recycling at the frog neuromuscular junction. *J. Physiol.* 460: 287-309.

Bollman, J. H. and Sakmann, B. 2005. Control of synaptic strength and timing by the release-site Ca^{2+} signal. *Nat. Neurosci.* 8: 426-434.

Boyd, I. A., and Martin, A. R. 1956. The end-plate potential in mammalian muscle. *J. Physiol.* 132: 74-91.

del Castillo, J., and Katz, B. 1954. Quantal components of the end-plate potential. *J. Physiol.* 124: 560-573.

Edwards, F. A., Konnerth, A., and Sakmann, B. 1990. Quantal analysis of inhibitory synaptic transmission in the dentate gyrus of rat hippocampal slices: A patch-clamp study. *J. Physiol.* 430: 213-249.

Fatt, P., and Katz, B. 1952. Spontaneous subthreshold potentials at motor nerve endings. *J. Physiol.* 117: 109-128.

Fernandez, J. M., Neher,E., and Gomperts, B. D. 1984. Capacitance measurements reveal step-wise fusion events in degranulating mast cells. *Nature* 312: 453-455.

Harlow, M. L., Ress, D., Stoschek, A., MarshaH, R. M., and McMahan, U. T. 2001. The architecture of active zone material at the frog's neuromuscular iunction. *Nature* 409: 479-484.

Heuser, J. E., and Reese, T. S. 1973. Evidence for recycling of synaptic vesicle membrane during transmitter release at the frog neuromuscular junction. *J. Cell Biol.* 57: 315-344.

Heuser, J. E., Reese, T. S., Dennis, M. J., Jan, Y, Jan, L., and Evans, L. 1979. Synaptic vesicle exocy-tosis captured by quick freezing and correlated with quantal transmitter release. *J. Cell Biol.* 8l: 275-300.

Katz, B., and Miledi, R. 1967. A study of synaptic transmission in the absence of nerve impulses. *J. Physiol.* 192: 407-436.

Katz, B., and Miledi, R. 1 967. The timing of calcium action during neuromuscular transmission. *J. Physiol.* 189: 535-544.

Kuffler, S. W, and Yoshikami, D. 1975b. The number of transmitter molecules in a quantum: An estimate from ionophoretic application of acetylcholine at the neuromuscular synapse. *J. Physiol.* 25l: 465-482.

Llinás, R., Sugimori, M., and Silver,R. B. 1 992. Microdomains of high calcium concentration in a presynaptic terminal. *Science* 256: 677-679.

Matthews, G., and Fuchs, P. 2010. The diverse roles of ribbon synapses in sensory neurotrans-mission. *Nat. Rev. Neurosci.* 11: 812-822.

Miller, T. M., and Heuser, J. E. 1984. Endocytosis of synaptic vesicle membrane at the frog neuromuscular iunction. *J. Cell Biol.* 98: 685-698.

Ryan, T. A., Reuter,H., and Smith, S. J. 1997. Optical detection of a quantal presynaptic membrane turnover. *Nature* 388: 478-482.

Steyer, J. A., Horstmann, H., and Almers, W 1997. Transport, docking and exocytosis of single secretory granules in live chromafin cells. *Nature* 388: 474-478.

Wu, L-G., Ryan, T. A., and Lagnado, L. 2007. Modes of synaptic vesicle retrieval at ribbon synapses, calyx-type synapses, and small central synapses. *J. Neurosci.* 27: 11793-11802.

Zenisesek, D., Steyer,J. A., Feldman, M. E., and Mmers, W 2002. A membrane marker leaves synaptic vesicles in milliseconds in retinal bipolar cells. *Neuron* 35: 1085-1097.

Zhang, Q., Li, Y., and Tsien, R. W 2009. The dynamic control of kiss-and-run and vesicle reuse probed with single nanoparticles. *Science* 323: 1449-1453.

■ 第 14 章
中枢神经系统递质

在神经系统中，大量的化学物质都可以作为递质发挥作用。每一种递质在脑内具有一种或多种作用。由于不能详细讨论所有的神经递质，我们选定几种主要的神经递质，阐述它们对产生和调制中枢神经系统 (central nervous system, CNS) 的活动及行为的特殊作用。

在第 11 章，我们讲述了直接（或快速）突触传递。在脊椎动物的 CNS，直接的兴奋性突触传递由谷氨酸介导，通过激活离子型谷氨酸受体，打开阳离子通道。另外两种氨基酸—— γ- 氨基丁酸 (γ-aminobutyric acid, GABA) 和甘氨酸，作为快速的抑制性神经递质发挥作用。它们能够激活对阴离子有通透性的离子型 $GABA_A$ 受体和甘氨酸受体。

叠加在这些氨基酸产生的快速反应之上的是由一大群递质和化学信使产生的慢调制作用，主要由代谢型 G 蛋白偶联受体介导（见第 12 章）。谷氨酸和 GABA 包括在调制性递质之内，因为除了激活离子型受体外，它们还与代谢型 $GABA_B$ 受体和谷氨酸受体相互作用。其他重要的调制性递质还包括：乙酰胆碱 (acetylcholine, ACh)，单胺类物质去甲肾上腺素、多巴胺、5- 羟色胺 (5-hydroxytryptamine, 5-HT) 和组胺，三磷酸腺苷 (adenosine triphosphate, ATP) 及其去磷酸化产物腺苷。ACh、5-HT 和 ATP 还可以激活不同亚群的离子型受体。但是，这些离子型受体多数位于突触前末梢，而不是在突触后膜 (5-HT 除外)，因为它们很少参与突触后的反应。

去甲肾上腺素能神经元、多巴胺能神经元、5- 羟色胺能神经元和胆碱能神经元多半局限分布在中脑和脑干的特定核团，数量相对较少。但是，它们的轴突却广泛支配脑和脊髓的广阔区域，因此，这些神经递质能够调节大脑整体的重要功能，如警觉、觉醒、睡眠 - 觉醒模式和回忆。这些神经元的丢失会导致神经退行性疾病，如阿尔茨海默病和帕金森病。

最后，CNS 还包含多种神经肽类递质和激素，它们都是专一地通过代谢型受体发挥作用。一般它们仅局限于一些特定的神经通路中。作为例子，我们将论述 P 物质和阿片肽在疼痛调控中的作用；促醒肽 (orexin/ hypocretin) 系统在睡眠和摄食行为中的作用，以及下丘脑调节肽血管加压素和催产素及其在社会活动中的作用。

CNS 内的化学传递

如第 11 章所述，在脊椎动物神经系统中，研究最清楚的化学传递是运动神经末梢和骨骼肌终板形成的突触。在这个突触，ACh 是神经递质，而释放 ACh 的运动神经被称为胆碱能纤维。ACh 还是自主神经系统节前纤维和节后神经元形成突触的兴奋性递质（见第17 章）。因此这并不令人吃惊，寻找 CNS 的兴奋性递质，研究者首先想到 ACh——特别是众所周知 ACh、胆碱乙酰基转移酶和胆碱酯酶在脑内含量丰富[1]。确实，Eccles 及其同事的早期工作发现了一种神经节样的胆碱能突触，其位于脊髓中胆碱能运动神经元轴突回返性侧与抑制性中间神经元 (Renshaw 细胞) 之间[2]。但是，这仅仅是个例外，并非常规（还包括少数其他中枢突触)——的确，即使在闰绍细胞，ACh 也是和另一种快速递质谷氨酸共同发挥作用[3](ACh 在脑内是一种重要的递质，但是它的作用和神经肌肉接头不同，在本章后面我们会讲述)。

在脊椎动物 CNS，ACh 作为直接的兴奋性递质的作用已经被谷氨酸所代替，而其他两种氨基酸——GABA 和甘氨酸，是直接的抑制性中枢递质（见第 11 章)。对于这些递质，典型的突触并非在脊椎动物外周神经系统 (peripheral nervous system, PNS) 所见的那类，更类似于无脊椎动物所见者，如甲壳动物的神经肌肉接头和牵张感受器，或者是昆虫的神经肌肉接头（见专题 14.1)。随着某些在进化中发生的奇特变化，无脊椎动物 PNS 的兴奋和抑制机制被广泛引入脊椎动物的 CNS。

许多间接的递质调制直接的兴奋性和抑制性突触传递的作用，增强或减弱 CNS 突触通路的递质传递。这些间接的递质包括小分子，如 ACh、ATP 和单胺类（如去甲肾上腺素、多巴胺、5-HT 和组胺)，以及各种神经肽。虽然有些调质 (ACh、ATP 和 5-HT) 在特定部位通过配体门控通道发挥作用，但是多数调质都是作为间接递质通过 G 蛋白偶联受体发挥作用（见第 12 章)。多数调质最初都鉴定为 PNS 的递质或局部信使。肠神经系统（在肠壁内) 是特别丰富的信息源，尤其是肽类递质[4](专题 14.2)。由于这些调质作用于一些不同的 G 蛋白偶联受体，它们对突触后不同神经元的作用也不同，并且是微妙的和复杂的。因此，只通过个别突触上的作用很难推测它们对脑功能的总体作用——它们的功能最初通常是通过药物拮抗其受体的作用后观察整体行为学的改变，或者是通过敲除编码递质或者受体的基因而推断出来的。

■▶**专题 14.1　中枢递质的发现：I. 氨基酸**

γ- 氨基丁酸 (GABA)

尽管 GABA 最初是在哺乳动物脑内发现的[5 ~ 7]，其抑制性递质的作用首先是在螯虾的外周神经系统 (peripheral nervous system，PNS) 确立的。在这种和其他甲壳类动物中，有分离的、可鉴别的抑制性神经，当受到刺激时，通过增强氯电导，抑制肌肉纤维和牵张感受器（见第 11 章)。1954 年，Ernst Florey[8] 发现，其在脑内提取的一种抑制性因子（因子 I)，能够阻断牵张感受器的放电，随后他鉴定出 GABA 是主要的抑制组分[9]。然后，两个研究组——Kuffler 和 Edwards[10] 与 Boistel 和 Fatt[11]，分别显示 GABA 精确模拟牵张感受器和肌肉上抑制性神经受刺激的作用。

通过许多艰苦的工作，Kravitz 和他的同事们[12] 的研究显示，GABA 高度浓集于甲壳类动物的抑制性轴突中，关键是，当受刺激后能够足量释放，成为一种递质。

明确 GABA 在哺乳动物中枢神经系统 (CNS) 中的作用花费了较长的时间。一个原因是由于在 CNS，没有类似螯虾 PNS 分离的抑制性纤维束。Curtis 和他的同事们[13] 用的方法是，当刺激兴奋性和抑制性传入时，将 GABA 通过离子电泳的方法注射到 CNS 的一个神经元周围。但是，他们得到结论，GABA 不是抑制性递质，而是对所有的中枢神经元的胞体轴突膜具有普遍的抑制作用，与它们的神经支配无关。应用相同的技术，Krnjevic[14] 和他的同事们采取了更加乐观的看法。应用细胞内记录，他们随后发现 GABA 能够使皮层神经元超极化，并且增强膜的电导，就像刺激抑制性传入神经一样[15]，这两个作用都是源于氯电导的增加[15,16]。Curtis 及其同事之所以否认 GABA 在脊髓抑制中的作用，是因为该作用不能被士的宁阻断[17]，已知这种药物可以阻断脊髓的抑制性突触后电位 (inhibitory postsynaptic potential，IPSP)。脊髓抑制不能被士的宁阻断是因为其主要的抑制性递质是甘氨酸，就像 Werman 及其同事随后的研究显示的那样[18]。

谷氨酸

谷氨酸被认同为 CNS 一种主要的兴奋性递质经历了更长的时间。原因如下：虽然它在脑内含量丰富，但是这并不是脑所特有的 (与 GABA 不同)；它可以兴奋每一个受测试的中枢神经元；它的作用可以被其他二羧基氨基酸类所模拟[19]。当时尚无突触兴奋拮抗剂能鉴定该递质。另外，最强的证据来源于无脊椎动物，特别是 Takeuchi 和 Takeuchi[20] 对龙虾肌肉的实验，他们发现对谷氨酸高度敏感的位点与刺激运动神经元所诱发的兴奋性突触后电位 (excitatory postsynaptic potential，EPSP) 部位相同。正像他们描述的那样，"对 L- 谷氨酸反应的受体与正常的神经受体是同一的"[20]。谷氨酸最终被认为是哺乳动物 CNS 中一种主要的兴奋性递质，是因为其从神经元钙依赖性的释放、特异性拮抗剂的发现、受体的克隆及含谷氨酸突触囊泡的鉴定[21]。

氨基酸类递质的失活

认为氨基酸类不是递质的主要障碍是，似乎并不存在像乙酰胆碱酯酶那样能够快速使其失活的酶。这个问题被 Iversen[22] 和其他人的发现所解决，氨基酸类递质存在特殊的摄取系统，通过这一系统释放的氨基酸 (GABA、谷氨酸和甘氨酸) 能快速重新聚集到释放它们的神经末梢中，以及聚集到邻近的神经胶质细胞中 (见第 9 章和第 15 章)。

■专题 14.2　中枢递质的发现：II. 神经肽类

1955 年，脑内第一个被鉴定和测序的"神经肽"是下丘脑的激素催产素和血管加压素[27]。自此之后，已鉴定出 60 多种其他的中枢神经肽[28]。它们是如何被发现的呢？经典的方法就是发现一种适合的检测方法，对大脑提取物进行测试，随后对活性肽纯化和测序。现代的技术是寻找它的基因或者信使 RNA(mRNA) 产物。脑啡肽和促醒肽的发现分别例示了这两种方法。

脑啡肽

脑啡肽是两个五肽 (5 个氨基酸)，它们是阿片 (吗啡) 受体的天然释放的兴奋剂。1975 年，由 John Hughes、Hans Kosterlitz 和他们的同事所发现 [29]。吗啡自身是一种植物碱，来源于鸦片罂粟 *Papaver somniferum*；在哺乳动物的脑内可能有吗啡样的物质的想法源于吗啡似乎作用于特殊受体这一事实。因此，它们肯定有内源性的配体。为了找到这些配体，Hughes 应用小鼠输精管作为生物测定的组织。当它的传入交感神经受刺激时，引起其收缩；吗啡通过抑制去甲肾上腺素的释放减小其收缩。应用这一组织，Hughes[30] 检测到哺乳动物脑提取物中的吗啡样作用，它似乎是一种肽所产生的，因为它能被肽酶降解。这个肽的氨基酸组成已通过化学方法确定 [29]。实际上是两种肽：一种的顺序是酪氨酸 - 甘氨酸 - 甘氨酸 - 苯丙氨酸 - **甲硫氨酸**，被称为 Met- 脑啡肽，另一种的顺序是酪氨酸 - 甘氨酸 - 甘氨酸 - 苯丙氨酸 - **亮氨酸**，被称为 Leu- 脑啡肽。它们都可以在输精管重现吗啡的作用，其作用可以被吗啡的拮抗剂纳洛酮所阻断。

促醒肽

促醒肽是来源于下丘脑神经释放的肽，刺激觉醒和增强食欲；它们的缺乏导致人类嗜睡症发作。它们是由两个研究组的科学家独立发现的，始于被称为孤儿基因未知功能的基因或者基因产物。一个研究组研究递质本身的基因，另一个研究组研究它的受体的基因。

第一个研究组 (de Lecea 和同事们)[31] 构建了大鼠下丘脑的互补 DNA(cDNA) 文库，然后进行了系统的研究，这些 cDNA 的信使 RNA(mRNA) 产物在下丘脑选择性浓集。这些 mRNA 产物中的一个 (克隆 35)cDNA 编码两种肽，这两种肽在下丘脑背外侧的神经元和突触中含量丰富。这些肽能使下丘脑神经元兴奋 [32]。它们被称为 hypocretins，因为它们与肠激素促胰液素 (下丘脑促胰液素) 相似。

第二个研究组 (Sakurai 和同事们)[33] 从孤儿 G 蛋白偶联受体的基因着手。他们将受体表达在细胞系中，然后在脑提取物中寻找能够激活它们和增加细胞内钙的物质。他们又纯化和测序了两种活性蛋白，命名为促醒肽 A 和促醒肽 B(因为它们在大鼠上有刺激食欲和促醒作用)。这些研究人员也确定了其相应受体的氨基酸序列，称之为 OX1 和 OX2。这个工作显示了研究孤儿受体的巨大作用。有许多这样的受体，通过这些受体又鉴定了许多其他的神经递质 [34,35]。

递质分布的定位

了解 CNS 中各种神经递质生理作用的一种手段是鉴定含有这些递质的特定的神经元、神经纤维和突触，可以通过各种组织化学或免疫组织化学的方法来确定 (图 14.1)。例如，由 Hillarp 和 Falck[23] 设计的荧光法可分别标记含去甲肾上腺素、多巴胺和 5-HT 的神经元和神经纤维，因为这些单胺类物质在紫外线照射下会发出一种特定波长的光 (图 14.2)。对于胆碱能神经元，George Koelle 和他的同事们 [24] 发明了一种用来标记水解 ACh 的胆碱酯酶的组织化学方法。这个方法曾用来标记脑内的胆碱能纤维的分布 [25]，但是随后被一种更特异的标记合成酶——胆碱乙酰基转移酶 (choline acetyltransferase, ChAT) 的免疫组织化学方法所取代 [26]。

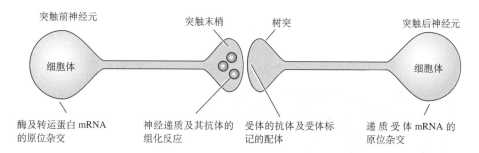

图 14.1　**鉴定 CNS 中神经递质的方法。**在突触前神经元应用标记的抗体或核酸探针检测参与合成和降解过程的酶的表达。神经递质本身能够通过化学反应，或者通过与抗体的结合而被检测出来。放射性标记的递质的特异性摄取能鉴定一些神经元。突触后受体的配体或抗体，以及受体的 mRNA 的核酸探针能用于鉴定对一种特定递质敏感的细胞。

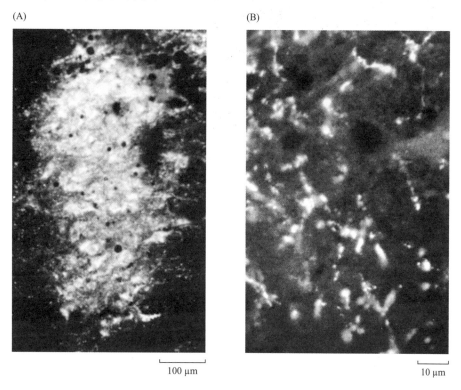

图 14.2　**用甲醛诱发荧光的方法显示含有生物胺的细胞和它们的末梢。**(A) 蓝斑的去甲肾上腺素能细胞。(B) 蓝斑细胞在海马的终末分支。(Harik, 1984。)

　　现在免疫组织化学方法已被用作定位众多递质及其受体的首选方法。应用荧光标记的二抗，通过检测它们发出的不同波长，可以鉴定含有这种递质相关蛋白 (包括合成酶或膜转运体，对于肽类物质，递质本身或者它的前体) 的神经元和神经纤维。图 14.3(A) 显示的是用相应抗体标记，用红色荧光二抗复染的背侧中缝核神经末梢中的囊泡谷氨酸转运体

(vesicular glutamate transporter, Vglut2)(表明囊泡含有和可能释放谷氨酸)，同时抗体标记的肽类神经递质促肾上腺皮质激素释放因子 (corticotrophin-releasing factor，CRF) 用绿色荧光二抗复染，含有两种递质的神经末梢显现为黄色。

免疫组织化学技术还可以应用到电镜水平上，观察在单个突触或突触囊泡内的递质或递质特异性蛋白质。因此，图 14.3(A) 显示含有谷氨酸的突触末梢内的囊泡谷氨酸转运体 Vglut2；用酶免疫过氧化物酶标记的二抗标记后在电镜下显示为褐色沉积，如图 14.3(B) 所示。CRF 的免疫阳性也可以用另一种与电子致密金颗粒相耦合的二抗单独标记出来。

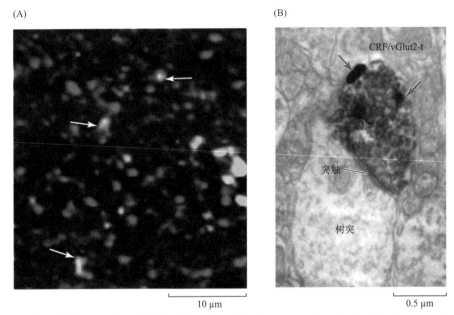

图 14.3　背侧缝核突触末梢促肾上腺皮质激素释放因子 (CRF) 和谷氨酸标记物共存的图像。(A) 低倍镜下，在突触末梢处，抗体标记的 CRF 和囊泡谷氨酸转运体 Vglut2 的免疫荧光定位。CRF 抗体为绿色二抗复染，Vglut2 抗体为红色二抗复染。箭头指的是两种抗体染色的三个末梢。(B) 高倍电镜下的含有两种抗体染色的一个末梢，该末梢与树突形成突触。CRF 的二抗与 1 nm 的金颗粒偶联 (箭头)，而 Vglut2 的二抗则与辣根过氧化物酶偶联，在小的突触囊泡周围形成褐色的沉积。(引自 Waselus and Van Bockstaele, 2007。)

在活体脑组织标记递质特异性神经元

在体条件下，应用转基因技术能够以颜色编码含有感兴趣的神经递质的特定神经元。这非常有利于随后的电生理学实验，特别是对于一些数量不多的神经元。例如，中脑释放多巴胺的 (多巴胺能) 神经元能被海蜇的绿色荧光蛋白 (green fluorescent protein, GFP，见专题 12.6) 所标记，GFP 的 cDNA 连接到合成酶——酪氨酸羟化酶的启动子区域，然后应用转基因技术将它在小鼠中表达[36]。此后，当取出中脑对其细胞进行分离和培养时，通过绿色荧光显示鉴别出释放多巴胺的细胞，虽然它们在混合的细胞培养中数量非常少。

另一种方法是在多巴胺能神经元中表达荧光标记的、光敏感的阳离子导电蛋白光敏感通道 (channelrhodopsin-2)[37][图 14.4(A)]。这样，在离体的中脑脑片上，短暂蓝闪光开放光敏感通道，使神经元去极化，从而能选择性地刺激多巴胺神经元 [图 14.4(B)]。因为光刺激比用微电极进行的单个神经元的电刺激更容易、更灵活，选择性表达光敏感通道和相关蛋白技术已经广泛用作刺激 (或抑制) 神经元的手段[38]，特别是对于在体神经环路的分

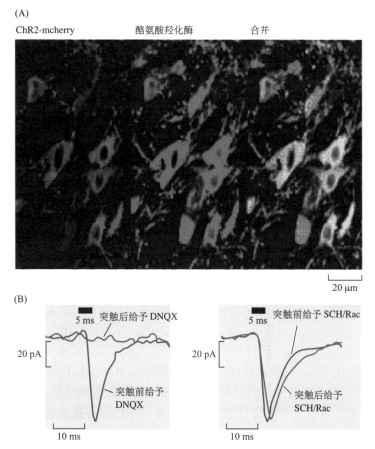

图 14.4　转基因插入一个光 - 激活的离子通道，能使多巴胺能神经元及其突起选择性激活。被红色荧光蛋白 mcherry(ChR2-mcherry) 光敏感性阳离子通道 channelrhodopsin-2，通过转基因方式，在多巴胺转运体启动子的控制下，将其 cDNA 表达在小鼠脑内的多巴胺能神经元。(A) 中脑腹侧被盖区 (ventral tegmental area，VTA) 的多巴胺能神经元表达红色 ChR2-mcherry(左)，绿色荧光二抗标记的多巴胺合成酶——酪氨酸羟化酶 (TH)(中)。右图显示的是左图和中图的重合图，显示 ChR2 在 TH 阳性神经元内。(B) 这些记录源于表达 ChR2 的小鼠脑的中脑脑片中伏核 (受 VTA 多巴胺能神经纤维支配) 的一个神经元，显示当用 5 ms 的蓝光激活突触前纤维的 ChR2 时，产生一个短潜伏期的兴奋性突触后电流。这个电流可以被谷氨酸的拮抗剂 (DNQX，左侧，蓝线) 抑制，但是不能被多巴胺的拮抗剂 SCH23390 + 雷氯必利 (SCH/rac，右侧) 所抑制。这意味着此突触后电流实际上并不是由多巴胺自身的释放引起的，而是由与多巴胺共存于同一个神经末梢的谷氨酸的释放，通过激活促离子型的谷氨酸受体引起的。(引自 Stuber et al.，2010。)

析 [39]。这一研究领域被称为 "光遗传学" [40,41]。

主要递质

　　在本节中，我们重点讨论一起在专题 12.1 和专题 12.2 中提到的一些递质的特性和功能特点。小分子递质的详细的化学结构和代谢途径详见附录 B。更详细的信息可以见 Cooper 等的专著 [42]。

谷氨酸

　　这是整个 CNS 中神经元分泌的快速的、兴奋性递质。它激活两类突触后的离子型受体：快速开放的 α- 氨基 -3- 羟基 -5- 甲基 -4- 恶唑酸 (α-amino-3-hydroxy-5-methyl-4-isoxazolepropionic acid，AMPA) 受体和较慢开放的 N- 甲基 - 天冬氨酸 (N-methyl-D-aspartate，NMDA) 受体 (见图 11.12)。AMPA 受体负责正常的快速传递。它们由 GluA1-4 亚基构成 (见第 5 章)。在不同突触，所诱发的突触电流的速度和时程有很大的差异，依赖于通道的亚基组成和亚基的剪接变异体 (flip 或 flop[43])[44]。GluA2 亚基的存在与否和它的 mRNA 的编辑程度 [45] 也影响 AMPA 受体对钙离子的通透性 [46]。

　　AMPA 受体一个重要的特性是，它们不像神经肌肉接头的烟碱型受体那样与突触后膜紧密相系，而是高度可动的 [47]。据估计，单个 AMPA 受体的寿命是 10 ～ 30min，这些受体在细胞膜和突触下细胞器之间循环 [48]。几种辅助的突触蛋白调节这种转运 [49]。在神经活动中，它允许突触受体在数目和亚基组成上的快速变化，这是多种形式的突触可塑性的基础 (见第 16 章)。

　　NMDA 受体由 GluN1-3 亚基组成 (见第 5 章)。它们与 AMPA 受体主要存在三点不同：NMDA 受体开放缓慢；它们被 Mg^{2+} 所阻断，只有当细胞膜去极化时才允许离子通过；与多数 AMPA 通道相比，它们对 Ca^{2+} 的通透性高得多 (见第 11 章)。它们的电压依赖性说明它们起重合探测器的作用，只有当神经元同时去极化时才允许电流通过，导致去极化的因素诸如 AMPA 通道的高频激活、正在进行的动作电位活动，或者是代谢型谷氨酸受体的同时激活 (见下)。随后的 Ca^{2+} 的内流诱导一系列的下游效应 (见图 12.20)——最显著的是，诱导长时程增强 (见第 16 章)。但是，还存在一种负面效应，Ca^{2+} 通过 NMDA 通道的大量内流也导致神经毒性 (原称兴奋毒性)，可以导致神经变性和缺血性神经元死亡 (中风)[50]。

　　谷氨酸还能激活另一类特殊的 G 蛋白偶联受体——**代谢型谷氨酸受体** (mGluR)[51]。这类受体有 8 种亚型，mGluR1 ～ 8，可分成 3 组：I 组 (mGluR1，5)；II 组 (mGluR2，3)；III 组 (mGluR4，6，7，8)。第 I 组受体是主要的突触后受体。它们与 G_q 蛋白偶联，因此偶联于磷脂酶 C- 磷脂酰肌醇通路 (见图 12.15)。它们的激活导致膜的去极化和兴奋性增加，主要通过抑制 Ca^{2+} 激活的、M 型的电压门控钾电流。它们也通过产生 IP_3，促进细胞内钙库钙的释放。IP_3 和 NMDA 受体在诱导产生长时程增强具有协同作用。因此，敲除 mGluR1 基因的小鼠表现为长时程增强和学习行为的缺陷 [52]，而 mGluR5 基因敲除的小鼠则表现为多种形式的学习和习惯化的缺陷 [53]。相反地，mGluR2，3 和 4 受体则主要 (但不是全部) 分布在突触前谷氨酸能纤维末梢上。它们与 G_0 蛋白偶联，抑制 Ca_V2 Ca^{2+} 通道，从而减少递质释放。通过这种方式，它们介导对谷氨酸释放的负反馈调控，与突触前 $GABA_B$ 受体介导的 GABA 释放的反馈抑制类似 (见图 11.17)。当它们表达在突触后，它们激活内向整流钾通道，使神经元超极化——与激活 mGluR1 或 5 受体的效应相反。mGluR6 受体以一种不同的方式使视网膜的双极细胞超极化：它激活 cGMP 磷酸二酯酶，导致 cGMP 含量的降低，从而关闭环鸟苷酸门控的阳离子通道 (见第 20 章)。

氨基丁酸和甘氨酸

　　CNS 中有两种主要的抑制性神经递质。它们激活对氯离子有通透性的离子型 GABA(氨基丁酸，γ-aminobutyric acid) 受体或甘氨酸受体 (见第 5 章)，在突触后神经元产生抑制性突触后电位 (inhibitory postsynaptic potential，IPSP)(见第 11 章)。氯电导的增强倾向于抑制由兴奋性突触后电位 (excitatory postsynaptic potential，EPSP) 所诱发的动作电位的产生。在大脑皮层和中脑，GABA 是主要的抑制性递质，而在脑干和脊髓，甘氨酸起着主要的作用。有些神经元同时表达这两种递质的受体，分别作用于不同的氯离子通道 [54]，相同神经元有时也可释放这两种递质 [55]。

GABA 和甘氨酸主要浓集于中间神经元。它们的主要功能是通过兴奋性主神经元的轴突的回返性抑制侧支，负反馈调控这些神经元的输出。这可以防止主神经元的过度兴奋性放电。一个例子（已经提到过）是脊髓中支配甘氨酸能中间神经元 (Renshaw 细胞) 的回返性轴突对运动神经元放电的负反馈抑制 [3]。脑内抑制性中间神经元的重要表现在：一旦阻断抑制性 GABA 和甘氨酸受体（荷包牡丹碱或士的宁），会导致抽搐。但是，皮层的抑制性中间神经元也有一些轻微的作用。由于一个中间神经元支配几个主神经元，因此它们能协调主神经元的输出和神经元网络内的活动同步化 [56~58]。除了接受主神经元轴突的回返侧支外，这些 GABA 能的中间神经元还接受前往主神经元的传入纤维侧支的直接输入，产生被称为前馈抑制的现象 [59]。这有助于主神经元对传入刺激以最佳的时间配置产生反应 [60]。

GABA 和甘氨酸受体　促离子型的 $GABA_A$ 和甘氨酸受体是五聚体 (5 个亚基)，与烟碱型 ACh 受体类似，但是不同之处在于它们对阴离子氯离子有通透性，而不是阳离子（见第 5 章）。甘氨酸受体由 2 个 α 亚基和 3 个 β 亚基组成，以 α-β-β-α-β 顺序组成环状，在 α-β 的交界处有 4 个甘氨酸的结合位点 [61]。现在已知 3 种 α 亚基的基因变异体 (α_1 到 α_3)，但只有 1 种 β 亚基的变异体 (β_1)。Sivilotti 基于单通道分析，很有说服力地推断出甘氨酸打开这些通道的机制 [62]。

GABA 受体具有较复杂的结构和亚基组成。它有 19 种不同的亚基：6 个 α 亚基，3 个 β 亚基，3 个 γ 亚基，δ、ε、π、θ 亚基各 1 个，还有一个特别的 ρ 亚基的 3 个变异体 [63]。在抑制性突触中最常见的组合是 $\alpha_1\beta_2\gamma_2$(60%)、$\alpha_2\beta_3\gamma_2$(15%~20%) 和 $\alpha_3\beta_n\gamma_2$(10%~15%)[64]。因为不同的组合其激活、失活和失敏不同，因此它们以最佳组合在不同的突触发挥抑制作用 [64]。含有 δ 亚基的 GABA 受体特别有意思，因为它们不失敏，并且为异常低浓度（低于微摩尔）的 GABA 激活 [65]。δ 亚基和 α_6 亚基存在于小脑和海马齿状回的颗粒细胞的受体中。静息状态下组织间液的 GABA 浓度（估计 300~600 nmol/L）就能使其紧张性激活，从而产生静息膜电流的一种稳态成分 [66]。由 ρ 亚基形成的同源五聚体，构成视网膜 $GABA_A$ 受体的另一个独特类型。

$GABA_A$ 受体也是一些重要药物的首要作用靶点，这些药物产生变构作用以增强 GABA- 介导的电流和 IPSP，包括苯二氮类化合物、巴比妥盐和某些麻醉药（如 propofol、依托咪酯和类固醇麻醉剂 alphaxolone)[64,67]。这三组药物与受体的不同位点结合，产生不同的反应。例如，巴比妥盐 [68,69] 和 alphaxolone[70] 通过延缓通道的关闭从而延长突触后电流 [71]，而苯二氮类化合物增强通道对 GABA 的敏感性（通过减慢解离）而不改变开放时间 [72]。$GABA_A$ 受体电流的增强也参与到乙醇的一些作用 [73,74]，这就是为什么不应将乙醇和苯二氮类化合物混用。脑内 $GABA_A$ 受体的天然调节物包括内源性的神经甾体 [75,76] 和锌离子 [77]。

$GABA_B$ 受体　与谷氨酸一样，GABA 也可以激活 G 蛋白偶联受体。这一类受体被称为 $GABA_B$ 受体。它们是 Norman Bowery 和他的同事们在 1980 年发现的 [78]。他们发现，GABA 能够通过激活一种受体降低外周和中枢神经元递质的释放，这种受体的作用不能被 $GABA_A$ 受体的拮抗剂阻断，却可以选择性地被 GABA 的协同剂氯苯氨丁酸激活 (β- 氯苯 -GABA)。随后，他们鉴定出它是一种 G 蛋白偶联受体，因为（除了其他特性）它的作用可以被百日咳毒素所抑制。实际上，它是一个非常特殊的受体，激活的受体是两个非常类似的受体 GABA$_{B(1)}$ 和 GABA$_{B(2)}$ 形成的二聚体，通过它们的细胞内的 C 端连接到一起[79,80]（图 14.5）。B1 亚基有 GABA 的结合位点，而 B2 亚基是激活 G 蛋白所必需的。因此，这两个亚基要同时表达和聚合才能形成功能性的受体[81]。

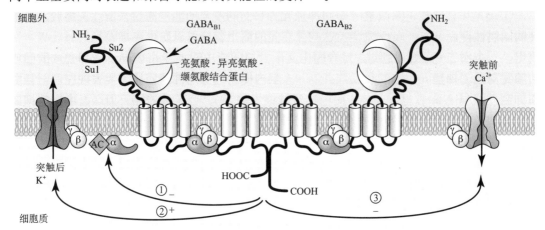

图 14.5 GABA$_B$ 受体二聚体的示意图。 功能性的受体是由 GABA$_{B(1)}$ 和 GABA$_{B(2)}$ 的单聚体通过它们 C 端的一个盘曲的线圈状 (coiled–coil) 功能区形成的二聚体。GABA 与 B(1) 单聚体细胞外的一个部位结合，这个部位与细菌的胞质的亮氨酸 - 异亮氨酸 - 缬氨酸结合蛋白同源，或 LIV-BP。激活的 G 蛋白 G$_i$ 和 G$_o$ 使 B(2) 单聚体作出反应。G$_i$ 的 α 亚基抑制腺苷酸环化酶（通路），而 βγ 亚基激活突触后 G 蛋白门控的内向整流通道（通道 2)。G$_o$ 的 βγ 亚基也抑制突触前末梢的 Ca$_V$2 型钙通道（通道 3)。(引自 Couve et al.，2000。)

GABA$_B$ 受体同时存在于突触后膜和突触前膜，在这两个部位的作用不同[82]。突触后受体的激活能使内向整流 G 蛋白门控的钾通道开放[83]（图 14.6），从而使细胞膜超极化，

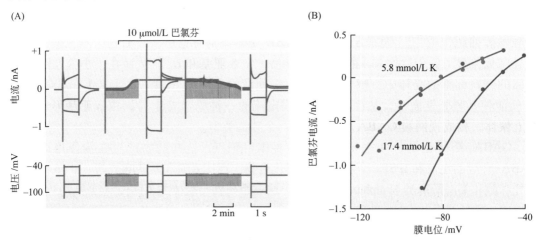

图 14.6 GABA$_B$- 选择性 GABA 拟似剂氯苯氨丁酸激活海马锥体神经元的钾电流。 从离体培养 3 周的大鼠海马脑片上记录到。(A) 在 –61 mV 时连续记录膜电流，每隔 5s 阶跃至 –81 mV 1s 向下偏转。在施加氯苯氨丁酸之前、期间、之后电压分别阶跃至 –41 mV、–81 mV、–101 mV，以较快速度记录电流。氯苯氨丁酸在 –61 mV 时诱导出一种外向电流，并增加膜电导（对阶跃电压反应增大)。(B) 细胞外钾离子浓度在 5.8 mmol/L 和 17.4 mmol/L 时，氯苯氨丁酸诱导的额外的电流（减去静息电流）。该电流系在电压从 –61 mV 阶跃至所示电压 1 s 末时记录。当钾离子浓度增加 3 倍，该电流的翻转电位（即在电流电压曲线图中，电流电压曲线穿过电流为 0 时所对应的电位值）位移 +26 mV，与钾电流的翻转电位 (+29 mV) 相近（见第 6 章和第 11 章）。该电流曲线显示出内向整流特性，即当电压负于翻转电位时所对应的电流值（净钾离子流的方向为向细胞内），高于电压正于翻转电位时所对应的电流值（其时净钾离子的方向为向细胞外）。(引自 Gahwiler and Brown，1985b。)

进而导致突触后抑制[82]。GABA_B 受体主要存在于突触的周围，对单一的传入刺激引起的 GABA 的释放不易作出反应，而且在重复刺激或同时激活几个 GABA 的输入时，被外溢的 GABA 激活[84]。

　　突触前 GABA_B 受体抑制神经末梢的电压门控性钙通道，从而减少递质的释放。当 GABA 释放后，它能够作用于其自身末梢的受体（自身抑制；见图 11.17）或作用于邻近释放 GABA 或其他递质的末梢（异突触抑制）。突触前钙电流的抑制及其对递质释放的影响详见 Held 氏萼状突触的实验中，如图 14.7(A) 所示。这些位于斜方体内侧核的末梢很大，足以进行膜片钳实验[85]。当经电极向突触前末梢注入电流使其去极化时，氯苯氨丁酸能同时降低内向钙电流和 EPSP[图 14.7(B)]。引起 EPSP 降低仅是由于钙电流的减小，因为内向电流和 EPSP 的幅度之间的关系没有改变 [图 14.7(C)]。但是，在其他一些突触， 可能存在 GABA_B 释放的 G 蛋白 βγ 亚基对递质释放机制本身的附加作用[86,87]。

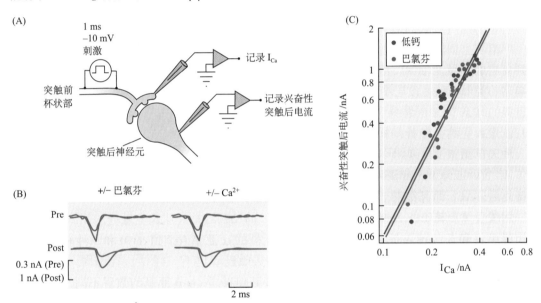

图 14.7　突触前 GABA_B 受体通过减小末梢电流减少递质的释放。(A) 从斜方体内侧核突触前结构和所支配的 Held 氏萼状突触后神经元作同时记录。从 –70 mV 到 –10 mV 的阶跃电压（持续时间 1 ms）施予 Held 末梢杯状部，记录所产生的突触前钙电流 (I_{Ca}) 和谷氨酸能兴奋性突触后电流 (EPSC)。(B) 应用 GABA_B 受体激动剂氯苯氨丁酸 (20 μmol/L) 或减少胞外钙离子浓度（用镁离子替换）减小突触前 I_{Ca}(Pre) 和兴奋性突触后电流 (Post)。(C) 显示在不同浓度氯苯氨丁酸或钙离子存在时，EPSP 幅度相对于突触前 I_{Ca} 作图。注意氯苯氨丁酸并未改变钙电流和递质释放（由 EPSC 来度量）间的关系，提示在此末梢氯苯氨丁酸对递质释放的作用可以完全用抑制钙电流来解释。(引自 Takahashi et al., 1998。)

乙酰胆碱

　　胆碱能神经元主要分布在脑干、中脑和端脑，对大脑的不同区域具有广泛的神经支配[88]。到达皮层和海马的胆碱能纤维的一个重要来源是位于基底前脑的基底核和中隔核的神经元群（图 14.8）。位于被盖区的神经元是胆碱能轴突的第二个来源，投射到丘脑和中脑多巴胺能区域。这些投射广泛而弥散，由无髓鞘轴突组成。界限更分明的第三个通路，由有髓纤维组成，从内侧缰核到脚间核的缰核 - 脚间核通路。第四个重要的细胞群是纹状体的胆碱能中间神经元，它们在纹状体内和嗅结节发挥重要的神经支配作用[89]。

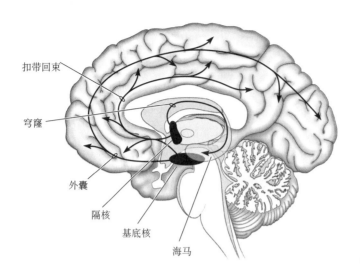

扣带回束

穹窿

外囊

隔核

基底核

海马

图 14.8 皮层和海马受来自隔核和基底核神经元的胆碱能支配。

中枢和外周胆碱能系统的重要差别在于 ACh 从胆碱能纤维释放的部位。尽管有些投射到皮层的胆碱能轴突，终止于形态上确定的锥体细胞树突上的突触[90]，与那些在第 11 章描述的类似，但在皮层中多数释放部位都是沿轴突分布的曲张体，与突触后神经元不形成直接的联系[91]。在组织培养条件下已从这些曲张体记录到 ACh 的局部性释放[92]。释放过程就像真正的突触处一样快，但与其靶受体存在一定的距离，因此 ACh 作用弥散，更像一种局部激素[93]。对于下面论述的其他递质也是这样的情况，这种作用有时被称为容积传递[94](volume transmission) 或 (不过于溢美) 称为传递的美汤理论 (soup theory)[95]。一旦释放后，ACh 即可作用于离子型的烟碱受体和 G 蛋白偶联的毒蕈碱受体。

烟碱受体及其功能 神经元型烟碱受体[96,97]的结构与神经肌肉突触处的同源，但是五聚体仅由 α 和 β 两种亚基组成。有 9 种神经元型的 α 亚基 (α2 到 α10) 和 3 种 β 亚基 (β2 ~ β4)。不同的组合对 ACh 的敏感性不一样，失敏速率也不一样[98]。在脑内，主要的类型是 α4β2 异聚体和 α7 同聚体，但是也有许多其他类型 , α-β 亚基的数目不同[99]。α7 通道非常重要，因为它们对钙离子有高通透性，而且它们也是唯一能被 α- 银环蛇毒阻断的神经元通道 (见第 11 章)。

尽管在一些突触上，这类受体位于突触后膜，产生一个真正的 EPSP(包括以前讨论的脊髓闰绍细胞)，但这些都是相当例外的：绝大多数的受体都存在于突触前轴突和末梢[97,98]。这些受体的功能是为了增加其他递质如谷氨酸的释放。这个作用在脚间束的纤维和脚间核的神经元之间的突触已经很明确地显示出来 (图 14.9)[100]。在这个突触处，尽管这些纤维本身含有 Ach，但是突触传递是由谷氨酸介导的[101]。烟碱不仅能增加刺激传入神经引起的谷氨酸能 EPSC，而且能增加自发 EPSC 的频率。这些作用是由于脚间纤维的 Ca^{2+} 内流的增加所致，可被 α- 银环蛇毒所阻断，说明 Ca^{2+} 内流是由 α7- 烟碱受体介导的。

烟碱型 ACh 受体的由来是因为它们可以被尼古丁激活。问题在于：吸入的尼古丁的作用是由于激活这些突触前烟碱受体吗？答案似乎是肯定的。于是，尼古丁使支配腹侧被盖区多巴胺能神经元的兴奋性传入纤维的谷氨酸释放增加[102]。使这些神经元的活动持续增强，并使其在伏核和前额叶皮层的终末释放多巴胺增加，这可能是尼古丁导致欣快感 (奖赏) 的原因之一[103](见下面有关多巴胺章节)。含有 α4/β2 的烟碱型受体特别参与到尼古丁的一些作用中[104]，这些受体的部分激动剂 verenicline[105]，被用于治疗尼古丁的成瘾。

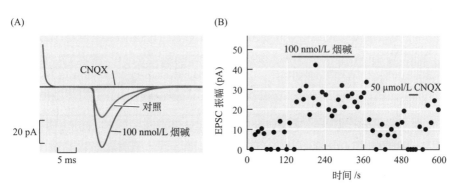

图 14.9 **突触前的烟碱型受体增加兴奋性传递**。刺激离体脑片的缰核 - 脚间核通路，在脚间核的神经元产生一个兴奋性的突触后电流 (excitatory postsynaptic current，EPSC)。(A)EPSC 的产生源于谷氨酸的释放，因为它可以被谷氨酸的拮抗剂 (CNQX) 所抑制。烟碱 (100 nmol/L) 增大 EPSC 的幅度。(B) 其他测试表明这个作用是增强的谷氨酸释放所致，其原因是突触前含 α7 烟碱型受体的激活导致 Ca²⁺ 内流和随后的胞内 Ca²⁺ 浓度的增加。(引自 McGehee et al., 1995。)

毒蕈碱受体及其功能　像图 14.8 描绘的那样，投射到大脑皮层、海马和基底神经节的胆碱能纤维释放的 ACh 的大部分作用都是由毒蕈碱受体介导的[106]。这个受体有 5 种亚型，即 M1 ~ M5。奇数命名的受体 (主要是 M1 和 M3) 与 G_q 蛋白偶联；它们的快速作用是刺激细胞膜磷脂 4,5- 二磷酸 - 磷脂酰肌醇水解。它们大多位于突触后，主要作用是产生突触后兴奋。这些受体实际上不是在亚突触膜上，而是恰在突触外[107]，像前面描述的那样，对扩散释放的 ACh 起反应。偶数编码的受体 (M2 和 M4) 与 G_o 和 G_i 偶联。它们主要是突触前的受体，抑制递质的释放，但有一些是突触后的受体，引起突触后抑制。

突触后兴奋　毒蕈碱兴奋的一种特有形式见于在刺激内侧隔的胆碱能传入纤维后的海马锥体神经元 (图 14.10)。它包含一个慢的去极化和动作电位放电频率的增加[108]。它是抑制两种类型的 K⁺ 通道的结果：①钙离子激活的 K⁺ 通道，通常是在动作电位之后产生一个长时间 ("慢") 的超极化后电位 (sAHP)[109]；② M 通道[110,111]。抑制慢的超极化后电位导致动作电位放电频率和时程的增加；抑制 M 通道能够引起去极化，并通过降低轴突初始段产生动作的电位的阈电位水平而提高兴奋性[112]。在大脑皮层的锥体神经元 (受基底前脑的神经支配) 也可以见到相似的作用[113,114]；M 电流的抑制也解释了为何纹状体中等棘状神经元因胆碱能刺激而兴奋[115]。胆碱能的传入纤维还能兴奋海马和皮层的抑制性中间神经元，从而间接抑制主神经元。这对皮层的网络行为产生巨大的影响[116]。

突触后抑制　毒蕈碱受体的激活直接抑制一些皮层神经元。这个作用通过两种方式发生。其一是，在一些皮层的锥体细胞，突触后 M1 受体的激活可能通过细胞内钙库钙的释放，从而激活钙依赖的 K⁺ 通道，进而产生抑制[117]。其二是，大多数神经元含有突触后 G_i- 偶联的 M2 或 M4 受体，通过激活内向整流型 (Kir)K⁺ 通道从而使神经元超极化[118](见图 12.7)。

突触前抑制　胆碱能纤维 ACh 的释放受到突触前 M2 和 M4 受体的复杂的反馈抑制。1969 年，Dudar 和 Szerb[119] 在激活上行网状结构后，测量猫的大脑皮层表面 ACh 释放时首次注意到这个现象。他们发现当毒蕈碱受体的拮抗剂阿托品加入到集液杯时，收集的 ACh 的量增至 3 倍 [图 14.11(A)]。这个作用的机制不易在脑本身进行研究，但已在组织培养的基底前脑的胆碱能神经元上进行了探索，因为用烟碱受体探测膜片能记录它们的轴突上单

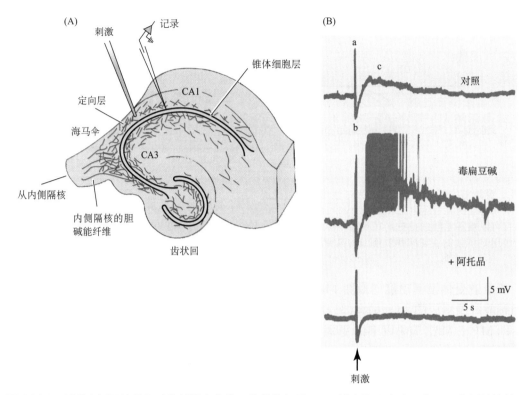

图 14.10 刺激内侧隔核的胆碱能纤维兴奋海马的锥体细胞。(A) 横向海马脑片示意图。内侧隔核的胆碱能纤维通海马伞进入脑片，穿过定向层。刺激电极放在定向层，细胞内电极用于对锥体细胞层的一个神经元进行记录。(B)20 Hz、5s 的定向层刺激可以产生：(a) 由于谷氨酸的释放（可能由胆碱能纤维释放；见第 15 章）产生的综合快速兴奋性突触后电位；(b) 从中间神经元释放的 GABA 导致的综合抑制性突触后电位；(c) 一个慢的兴奋性突触后电位。后者能被抗胆碱酯酶类抑制剂毒扁豆碱（扁豆）所增强，而被毒蕈碱受体的拮抗剂阿托品所抑制。阿托品的这一作用表明，慢的兴奋性突触后电位，是由于毒蕈碱乙酰胆碱受体激活的结果。[(A) 引自 Nicoll，1985；(B) 引自 Cole and Nicoll，1984。]

个曲张体所释放的 ACh(见图 15.9)。毒蕈碱受体的激动剂毒蕈碱显著降低它的释放[92][图 14.11(B)]。这个作用由于 M4 受体激活，可能是激活的 G 蛋白抑制轴突的钙电流所致[120]。这些突触前 M2 和 M4 受体在神经系统是广泛分布的。例如，它们抑制海马和纹状体中胆碱能神经纤维末梢释放 ACh[121]。

对脑功能的整体贡献 投射到大脑皮层和海马的上行胆碱能系统对注意力[122] 和记忆[123] 起了关键的作用。在大脑皮层，ACh 能够在不增强背景活动的基础上，选择性地增强皮层神经元对一个特异刺激的反应，从而使注意力集中到感觉信息上[124 ~ 126]。更重要的是，基底前脑胆碱能神经元以及它们投射到皮层和海马的神经末梢的变性是阿尔茨海默病 (Alzheimer's diseases) 的最早和最重要的神经退行性变化，是导致这种疾病认知功能障碍的主要原因之一[127,128]。基底神经节的胆碱能中间神经元在调节运动传出中具有不同的作用。因此，在应用更有效的多巴胺能激动剂之前，毒蕈碱受体的拮抗剂曾一度被用于减少帕金森病的震颤。

生物胺

生物胺包括去甲肾上腺素、5-HT、多巴胺和组胺。它们的特点是局限于散在几个部

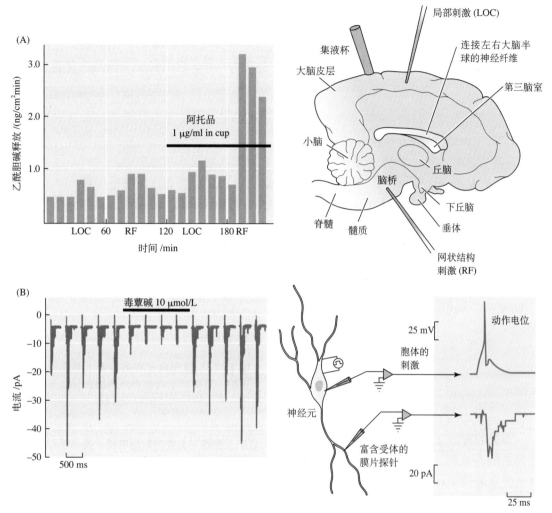

图 14.11　毒蕈碱的自身受体抑制胆碱能前脑传入纤维的乙酰胆碱的释放。 (A) 麻醉猫的额叶皮层表面释放的乙酰胆碱 (ACh) 每 10 min 被收集到一个集液杯，然后被测定。图中显示局部刺激 (local stimulation，LOC) 胆碱能传入纤维和刺激中脑网状结构 (reticular formation，RF)。毒蕈碱受体拮抗剂阿托品 (1 µg/ml)，加到杯里后能够增强诱发的释放。(B) 烟碱受体检测膜片置于组织培养的基底前脑神经元的一支突起上，靠近 ACh 释放部位，从该膜片上记录的电流。神经元受到刺激时每分钟爆发一次动作电位，沿着神经突起传导。每一个动作电位诱发的 ACh 的释放能够在检测的膜片上触发烟碱型受体的阵发性开放。毒蕈碱 (10 µmol/L) 显著降低 ACh 的释放量。[(A) 引自 Dudar and Szerb, 1965；(B) 引自 Allen and Brown, 1996。]

位的很少数神经元中。但是，从这些核团发出的分支的无髓神经纤维支配脑的广大区域，对大脑的许多功能状态如注意、觉醒、睡眠和情绪等产生广泛的影响。多数情况下，它们的轴突并不是终止在分离的突触上，而是与 ACh 一样，沿轴突经过之处，这些递质都可以从曲张体释放出来，以一种称为容积传递的弥散方式产生作用 [129]。与之相对应的是，除了 5-HT 外，它们的靶受体都是间接的 G 蛋白偶联受体，这些受体适于在缓慢的时间尺度对较低浓度的递质作出反应 (见第 12 章)。而且，每一种胺类物质通常都有许多亚型，这些亚型能够作用于几种不同的离子通道，因此，它们对神经元活动的影响是复杂和多变的。

去甲肾上腺素　去甲肾上腺素能神经元集中在脑桥背侧部的一个核团，称为蓝斑 (或蓝点，其蓝色源于黑色素)[130～132]。在大鼠，每一个蓝斑 (中线两旁各一个) 仅含约 1500 个神经元 (在人类约 12 000)；但是，这些神经元的轴突支配 CNS 的广阔区域，包括大脑皮层的大部分 (通过内侧前脑束)、海马、下丘脑和杏仁核，它们甚至下行到达脊髓[133](图 14.12)。

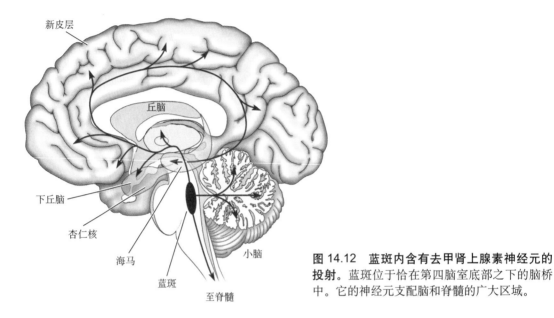

新皮层

丘脑

下丘脑

杏仁核

海马

蓝斑

至脊髓

小脑

图 14.12　蓝斑内含有去甲肾上腺素神经元的投射。蓝斑位于恰在第四脑室底部之下的脑桥中。它的神经元支配脑和脊髓的广大区域。

蓝斑的神经元**在体**和**离体**时都能以稳定的低频自发放电，其速率能够被它们的传入神经释放的谷氨酸、GABA、脑啡肽和其他递质所调节[131,134]。它们的放电频率也能被去甲肾上腺素通过肾 α2 上腺素能受体所抑制；它们通过开放钾通道从而使神经元超极化[135,136]。通过这种方式，蓝斑内去甲肾上腺素的释放对神经元内源性放电率进行负反馈调控[137]。

去甲肾上腺素对它的位于海马和大脑皮层的靶神经元的主要作用是抑制慢的钙激活钾离子通道[131,138]。这一作用通过 β2 肾上腺素受体介导，包括腺苷酸环化酶的激活[139]。它的作用是使神经元的放电频率增加。去甲肾上腺素还能通过激活 α2 受体，使靶神经元超极化，就像它对蓝斑神经元的作用。超极化降低背景活动，而钾电流的抑制能易化对强的传入刺激的反应。这些作用能使蓝斑的传入冲动增强和锐化皮层锥体细胞对感兴趣的感觉刺激的反应，正如图 14.13 所示。通过这种方式，蓝斑能增强注意力，并促进学习和记忆[140]。

5- 羟色胺 (5-HT)　如去甲肾上腺素能神经元一样，5- 羟色胺能神经元局限在脑干中的几个核团。这些核团是位于从中脑到延髓的脑干正中线上的中缝核 (raphe nucleus)(图 14.14)(raphe 这个词来源于法语，是缝的意思)。在大鼠，这些核团仅含约 20 500 个神经元，但是它们的轴突却支配脑的广大区域，并向下伸展到脊髓[141]。中缝核神经元以慢的、1～3 Hz 的稳定频率自发放电，但是此速律可以被多种传入刺激所修饰，当清醒时或被唤醒和活动时，放电频率加快[142]。中缝核神经元有 5-HT 受体，可发生自身抑制，这种抑制由局部释放的 5-HT 通过激活内向整流型钾离子通道[144,145] 而实现[143]。

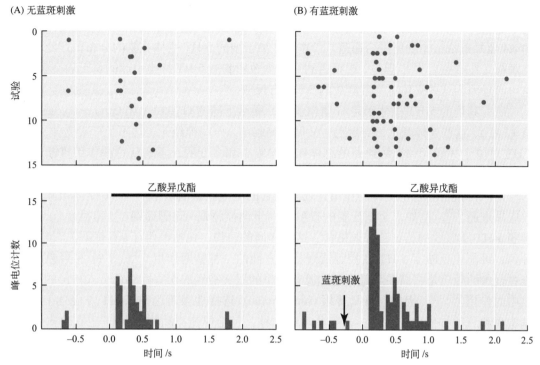

图 14.13　刺激蓝斑刺激锐化和增强大脑皮层的感觉信息处理。 在麻醉大鼠，持续 2 s 的乙酸异戊酯嗅觉刺激，连续 14 次（即 14 次测试），前 1 s 和刺激期间（底部的标记线）在梨状皮层记录到的单个神经元的动作电位。在上图的每一个点表示一个动作电位。底部的直方图显示记录的动作电位数字，50 ms 一个组合。(A) 无蓝斑 (LC) 的刺激。(B) 在嗅觉刺激前刺激蓝斑 250 ms。这种刺激增加反应的可靠性（在上图中空白水平线少得多）并且使它锐化，这种作用是通过增加在第一个数百毫秒内动作电位的聚集，以及降低对第一个动作电位的延迟的颤动而实现的。（引自 Sara，2008。）

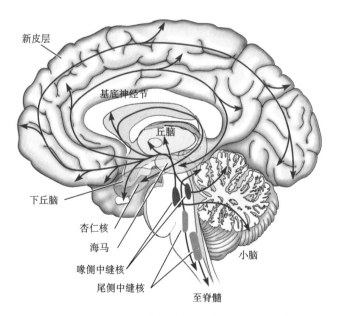

图 14.14　含 5-HT 的神经元形成沿脑干中线的中缝核链。 较多的尾侧核支配脊髓，较多的喙侧核支配脑的几乎所有区域。

5-HT 受体的数量和种类繁多[146,147]。在这些受体中，5-HT₃ 受体是一个配体门控的阳离子通道，与烟碱型受体高度同源[148]（同源度如此之高，以至于实际上，它能与烟碱受体的 α4 亚基形成一个功能嵌合通道[149]）。这些离子型的 5-HT 受体在脑内分布很广泛，既在突触前又在突触后[150]。但是，已报道的只有少数由刺激 5-HT 纤维引起的真正的突触电流，这可能是因为这些受体对弥散释放的 5-HT 有反应。

所有其他的 5-HT 受体都是 G 蛋白偶联，激活不同的 G 蛋白，如 G_o/G_i、 G_q 或 G_s（见第 12 章）。这些受体既见于突触后，又见于突触前，一些神经元表达不止一类受体。因此，5-HT 对单个神经元和突触通路的总体作用是复杂和多变的，不易从这些作用推断对脑功能的影响[147,148]。5-HT 的整体作用容易从某些药物的作用加以推断，这些药物或模拟 5-HT 的作用、拮抗它对特定受体的作用，或阻断它的重吸收，或从单个 5-HT 受体敲除产生的效应来推断[147]。例如，至下丘脑的投射有助于调控睡眠 - 觉醒周期[142]和摄食[151]，因此抑制 5-HT 重吸收的药物会降低摄食。这些相同的药物，包括氟西汀（百忧解），被用于抗抑郁，可能也反映了 5-HT 在控制情绪状态方面的一种普遍作用[152]。下行 5- 羟色胺能纤维更聚焦的效应是它们在降低脊髓和胶状质里的三叉神经的伤害性感觉传入神经的递质释放中的作用[153,154]。因此，舒马普坦 (sumatriptan)[选择性激活这些 (5-HT₁D) 受体] 能抑制偏头痛和三叉神经痛的症状。在一些动物物种，包括甲壳类动物，5-HT 也在攻击性行为的表达中起作用[155]。

多巴胺　多巴胺 (3- 羟酪胺) 是去甲肾上腺合成通路中的一个中间产物 (见附录 B)。但是，一些重要的神经元群没有多巴胺 β- 羟化酶，这种酶把多巴胺转换成去甲肾上腺素，因此多巴胺就是终产物[156]。这些多巴胺能神经元聚集在脑干的 4 个核团 (图 14.15)。位于弓状核的细胞群投射到下丘脑，控制垂体的泌乳细胞催乳素的释放[157]。其他 3 群细胞位于腹侧被盖区和黑质 (之所以叫黑质是因为这些神经元含有神经黑素，染成黑色)。这些神经元的轴突投射到基底神经节的新纹状体、边缘结构 (如伏核) 和前额叶皮层。与其他儿茶酚胺类系统一样，很少数的多巴胺能神经元到达许多靶细胞——在黑质约有 7000 个多巴胺能神经元，但每个神经元在基底神经节中形成的曲张体约 250 000 个[158]。

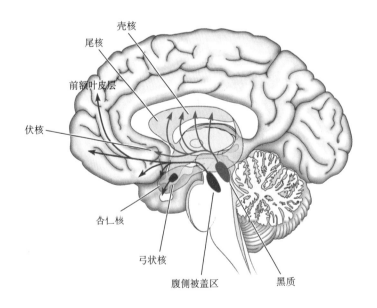

图 14.15　含多巴胺的神经元见于下丘脑和中脑的核团。弓状核的多巴胺神经元投射到下丘脑的正中隆起，形成结节漏斗系统。黑质的多巴胺神经元投射到基底神经节的尾核和壳核 (统称纹状体)，形成黑质纹状体通路。腹侧被盖区的多巴胺神经元投射到伏核、杏仁核和前额叶皮层，形成中脑边缘系统和中脑皮层系统。

与其他儿茶酚胺类神经元类似，多巴胺能神经元也有自发放电，其频率和节律由传入神经调控[159]。释放的多巴胺可以作用于 5 种受体中的一种或多种 ($D_1 \sim D_5$)。D_1 或 D_5 受体的激活能够激活腺苷酸环化酶和磷脂酶 C，而 $D_{2,3,4}$ 受体的激活抑制腺苷酸环化酶，使钾通道开放，且抑制钙通道 (见第 12 章)。因此，释放的多巴胺的突触后作用可因不同的靶神经元发生很大的变化，相当复杂[160]。几乎所有的多巴胺能神经元都有自身受体，存在于它们的末梢和胞体 - 树突区域。它们多数是 D_2 受体，其激活可以抑制神经元的放电 (如果在胞体或树突上) 或抑制多巴胺的释放 (如果在末梢)。

当发现帕金森病 (一种影响运动控制的疾病，见第 24 章) 患者至基底神经节的多巴胺投射显著降低时，这一投射的生理意义才变得明显[161]。在帕金森病中，黑质的多巴胺能神经元选择性退变，导致纹状体多巴胺能神经末梢的丢失。这一发现引起药物治疗上一个惊人的进展，即给予多巴胺前体——L- 二羟基苯丙氨酸 (L- 多巴)，能够增加残存的神经末梢的多巴胺的量，并能显著改善运动缺陷[162,163]。

其他多巴胺投射具有不同的功能。从腹侧被盖区到伏核的投射是一个奖赏信号系统，其神经元在预期快乐事件要发生时或在快乐事件发生时出现增强[103,164]。这个部位是成瘾药物可卡因的主要作用位点，它抑制多巴胺转运体，增加伏核多巴胺的释放量[165]。这个作用，以及伴随的行为学反应，在正常的多巴胺转运体被一个对可卡因不敏感的分子所替代的转基因小鼠中完全消失[166]。像以前所指出的，另外一种成瘾药物尼古丁也通过一种不同的机制增加伏核多巴胺的释放。对前额叶皮层的投射据认为参与认知活动[167]，控制情感状态如精神分裂症[168]；目前用的治疗后者的药物几乎都是通过阻断多巴胺受体起作用的。

组胺　组胺最初被认为是一种炎性介质。但是，当第一种抗组胺药出现时 (在 20 世纪 30 年代，治疗枯草热、皮疹、昆虫叮咬)，它们的主要副作用是使受试者嗜睡。这提供了第一个线索，提示组胺可能在脑中也是重要的——这已被充分证明[169]。在背侧下丘脑的结节乳头核聚集着组胺能神经元 (图 14.16)。从那里，组胺能纤维投射到大脑的广泛区域，包括下丘脑的其他部位、大脑皮层、海马、杏仁核、基底神经节，也下行至脊髓。组胺在

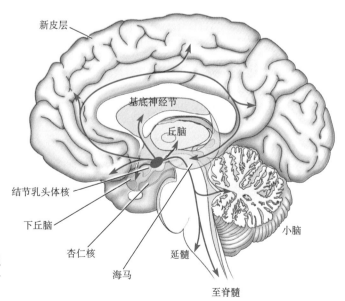

图 14.16　含组胺的神经元位于下丘脑的结节乳头核。这些神经元对整个脑和脊髓有弥散性投射。

无脊椎动物（如节肢动物）也可以作为递质，如光感受器突触[170]。

　　脑内组胺的受体有三种亚型，都是 G 蛋白偶联的：H_1、H_2 和 H_3。H_1 受体（最初的抗组胺受体）是主要的突触后受体。它们通过 G_q 蛋白激活磷脂酶 C（见第 12 章），通过抑制钾电流（包括 M 电流[113]）使神经元去极化 [图 14.17(A)]。H_2 受体也是突触后受体，它们的主要作用是抑制慢钙激活的钾电流，增加动作电位的放电[171][图 14.17(B)]，这些作用通过激活腺苷酸环化酶和增加 cAMP 实现。相反，H_3 受体是自身抑制受体[172]。它们位于组胺能神经元的胞体和树突上，降低其自发放电 [图 14.17(C)]，而在末梢的受体则降低递质释放。

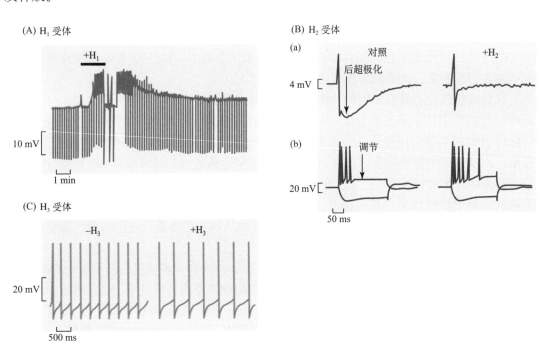

图 14.17　刺激三种不同组胺受体的反应。 (A) 脑桥网状结构一个细胞的记录。注射一个短暂的超极化恒定电流，向下偏转是瞬时的电压反应。施加组胺（横线标明）引起去极化和动作电位的发放（被记录仪截去一段）。在组胺的反应期间细胞复极化时，此短暂的电流注射产生一定更大的电压偏转，表明细胞膜电导的降低。这归于静息钾电导的降低。(B) 在人海马锥体细胞刺激 H_2 受体 (a) 使动作电位后长时程的钙依赖的超极化后电位消失，(b) 使由 250 ms 去极化电流引起的动作电位发放的适应减小。(C) 在一个结节乳头体的组胺能神经元，刺激 H_3 自身受体减慢动作电位的发放。这些记录显示，当 H_3 受体被选择性 H_3 受体拮抗剂噻普酰胺 (–H_3) 阻断后，以及去除噻普酰胺 (+H_3) 对受体的抑制作用后，所记录的神经元的自发活动。(引自 Haas and Panula, 2003。)

　　从它们传出纤维的广泛分布可以预测，结节乳头体的组胺能神经元影响很多脑功能。一个显著的功能是调节睡眠。它们的活动与睡眠 - 觉醒周期密切相关（图 14.18）。在觉醒状态下，它们更活跃，通过对丘脑和皮层的直接投射和激活其他的上行觉醒系统诱导皮层的觉醒[173]。阻断靶神经元上的组胺 H_1 受体能够解释最初的抗组胺剂的嗜睡作用。向视交叉上核或者其他区域的投射也通过改变昼夜节律而影响睡眠 - 觉醒周期[174]。

　　组胺能神经元也控制运动行为。敲除组胺合成酶（组氨酸脱羧酶）的小鼠组胺含量降低，表现出对运动刺激的过度反应[175]；最近，在患 Tourette 氏综合征的一个人类家系中，已发现编码这个酶的基因的一个突变[176]，Tourette 氏综合征是一种神经性疾病，患者表现

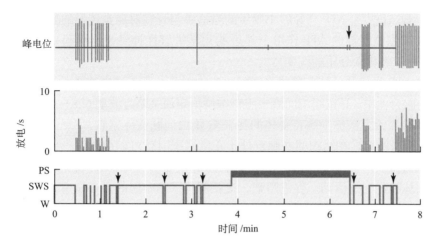

图 14.18 组胺神经元的活动与觉醒状态相关。 上图显示结节乳头核单个组胺能神经元的动作电位放电（标记"锋电位"），以胞外电极记录于未麻醉的小鼠。下迹是动作电位频率的速率信号（锋电位/秒）。底部的示意图代表小鼠的觉醒-睡眠状态，根据脑电图 (EEG) 作出的判断。W，觉醒；SWS，慢波睡眠；PS，异相睡眠。当小鼠觉醒时，神经元放电；当小鼠入睡时，神经元放电消失。当小鼠觉醒很短时间（箭头），神经元仍无放电。（节录自 Takahashi et al., 2006。）

为失控的抽搐式自发运动以及无法克制的言语表现。

三磷酸腺苷 (ATP)

ATP 是 PNS 中一种重要的递质和化学信使。它的发现要追溯到 Pamela Holton 的先驱性工作，他首先证明，当周围神经的轴突受刺激后，其末梢释放 ATP[177]，Geoffrey Burnstock 证实了 ATP 在自主神经系统中的递质功能（见第 17 章），并将释放 ATP 的神经纤维称为"嘌呤能"[178]。现在已经认识到，ATP 在 CNS 细胞间的通讯中具有重要的作用[179]。ATP 有两种类型的受体：P2X 受体，是一种配体门控的阳离子通道[180]；与 G 蛋白偶联的受体 P2Y[181]。目前已知，P2X 受体有 7 种亚型，P2Y 受体有 8 种不同的亚型。P2X 受体中的许多、P2Y 受体的一些亚型（最广泛的是 $P2Y_1$ 受体）在脑内的神经元和胶质细胞上表达。

在脑内的少数突触，ATP 作为快速的递质作用于 P2X 受体[182,183]。在一些突触，它作为唯一的递质[184]，但是通常它与另外一种递质共同释放[185]。然而 CNS P2X 受体的广泛分布（包括在突触前末梢[181]），提示它们中大部分是对弥散释放的 ATP 起反应，与烟碱型 ACh 受体一样。它们的主要作用可能是引起钙的变化，因为这些受体对钙的电导都很高[179]。ATP（更确切的说是二磷酸腺苷 [ADP]）也能通过激活 G 蛋白偶联受体 $P2Y_1$，诱发去极化的阳离子电流[186]或者抑制 M 电流[187]，兴奋海马神经元。

神经胶质细胞也可以表达 ATP 受体，这些受体可能参与神经元和胶质细胞间的信号传递[188]。可以推测：①从神经元释放的 ATP 激活胶质细胞的嘌呤能受体，使细胞内钙离子浓度增加；②胶质细胞内增加的钙离子浓度反过来又促进胶质细胞释放 ATP 和其他化学递质到神经元，改变后者的活动；③释放的 ATP 还激活邻近的胶质细胞，扩布信号[188]。最近的研究表明，从轴突特定部位释放的 ATP[189]和嘌呤能神经纤维末梢释放的 ATP 都能使胶质细胞去极化；神经损伤后释放的 ATP 能激活小胶质细胞，并且能通过 pannexin 或

innexin 通道释放 ATP[190]；ATP 介导的小胶质的激活参与脊髓对痛觉传导的长时程调控[191]；在孤束核，胶质细胞释放的 ATP 作用于邻近的化学敏感性神经元，引起中枢呼吸反应，导致动脉 pH 和二氧化碳分压的改变[192]。

细胞外的 ATP 很快被外核苷酸酶去磷酸化成为腺苷，进入到由神经元和胶质细胞通过转运体释放的腺苷池中，导致组织间液中腺苷浓度恒定而又略有波动 (25 ～ 250 nmol/L)[193]。腺苷也能激活神经元上被称为腺苷受体的另一 G 蛋白偶联受体家族。一些受体 (A$_1$ 和 A$_{2A}$ 受体) 对腺苷相当敏感，在组织间液腺苷处于正常水平时就可以被激活，导致神经元兴奋性和递质释放的持续降低[194]。这对睡眠的调控十分重要[195]。例如，在觉醒期聚积的腺苷抑制结节乳头体神经元的活动，促进睡眠。这就解释了咖啡因的兴奋作用，因为咖啡因能阻断腺苷受体。因此，A$_{2A}$ 基因敲除的小鼠具有异乎寻常的攻击性，而且对咖啡因的兴奋作用不再有反应[196]。

肽类

肽类递质 (或神经肽) 和小分子递质 (像氨基酸和单胺类) 是不同的。首先，肽类不是由神经末梢本身合成，而是从一个大的前体分子由肽酶分解产生。前体是在细胞体合成，通过轴突运送到末梢，(和肽酶一起) 被包装入大的分泌性 (即密芯) 突触囊泡 (见图 15.8)。其次，它们通常是存在于同一个神经末梢 (尽管是在不同的囊泡)，这些末梢释放小分子递质 (如氨基酸)，可能是被共同释放[24]。最后，至少是在哺乳动物的神经系统，肽类完全是作为间接性递质，主要通过 G 蛋白偶联受体发挥作用 (见第 12 章)，往往跨越递质和激素间的界限。真正的肽能传递的最典型例子，是在蛙交感神经节由促性腺激素类的肽所介导的传递[197] (见图 17.2)；大多数肽类在哺乳动物脑内似乎没有非常明确的、较复杂的作用。

肽类是很好的免疫原，因此其抗体被广泛应用来鉴定含有它们或它们前体分子的神经元、纤维束和神经末梢[198]。但是，由于肽类不易进入到脑内，而且能激活或者阻断它们的受体的非肽类的化学物质还很少发现，因此它们在个别突触处的特异功能很难确定。像专题 14.2 指出的那样，在脑内至少有 60 种神经肽，很难逐个都讨论。因此，我们选出 5 种具有不同功能的肽为例：P 物质和阿片肽，与痛感受特别相关 (但还有其他作用)；促醒肽，调节摄食和睡眠 - 觉醒周期；两种密切相关的肽——血管加压素和催产素，在动物和人类互动的方式中发挥有趣的作用。

P 物质

P 物质含有 11 个氨基酸，其组成为精氨酸 - 脯氨酸 - 赖氨酸 - 脯氨酸 - 谷酰胺 - 谷酰胺 - 苯丙氨酸 - 苯丙氨酸 - 甘氨酸 - 亮氨酸 - 甲硫氨酸。它是速激肽类家族的一个成员。在哺乳类的 CNS，还有其他两种速激肽类——神经激肽 (NK)A 和 B，而在非哺乳类的脊椎动物和无脊椎动物中则多得多[199]。P 物质名称的来源是因为，在 1931 年，von Euler 和 Gaddum 首次在马的小肠和脑的提取物粉末 (powder) 中检测到它的生物学活性[200]。P 物质和其他神经激肽都是作用于一类被称为 NK 受体的 G$_q$-G 蛋白偶联受体。P 物质主要作用于 NK$_1$ 受体，但在高浓度时也能激活 NK$_2$ 和 NK$_3$。

P 物质高度浓集于初级传入痛觉感受神经元和它们的无髓神经纤维，以及脊髓背角胶状质中这些神经元的中枢端末梢[201]。当初级传入纤维受刺激后，P 物质（与谷氨酸一起）作为神经递质共同释放，使背角的神经元去极化[202]。它在伤害感受（痛）的传递过程中的作用已经用 NK₁ 受体的拮抗剂和 NK₁ 受体基因敲除（NK₁ 敲除）的小鼠进行了研究。它不参与急性痛刺激的传递，如夹尾或灼伤，而 NK₁ 敲除小鼠对由注射致痛的炎性物质引起的持续疼痛的反应降低[203,204]。对与痛觉刺激敏感化相关的 C 纤维的持续刺激引起背角神经元放电逐渐增强，这种增强在这些动物中也被强烈抑制[205]。然而，令人失望的是，NK₁ 受体的拮抗剂药物似乎对人类的炎性痛没有任何显著的效果[206]。P 物质也在一些脊髓以上的部位（如黑质）高度表达[203]。它可能参与情绪的调控，因为在 NK₁ 受体敲除的小鼠表现出行为学的改变，这些改变与用抗抑郁药处理的小鼠类似[207]。

阿片肽

阿片肽是一个作用于阿片受体的内源性神经肽家族（与外源性物质如吗啡一样）。它们包括五肽 leu- 脑啡肽和 met- 脑啡肽（酪氨酸 - 甘氨酸 - 甘氨酸 - 苯丙氨酸 - 亮氨酸；酪氨酸 - 甘氨酸 - 甘氨酸 - 苯丙氨酸 - 甲硫氨酸），这些肽首先由 Hughes、Kosterlitz 以及他们的同事们发现（见专题 14.2），还有一些含有脑啡肽序列的大肽，如 α- 内啡肽、β- 内啡肽和强啡肽（强啡肽 A 和 B，neo- 强啡肽）[208]。它们由三种大的前体蛋白经酶切而成（图 14.19），激活三种阿片样受体——μ、δ 和 κ 受体（有时也分别称为 MOR, DOR 和 KOR）中的一种或多种。它们是 G 蛋白偶联受体，激活百日咳毒素敏感 G 蛋白 Gₒ 和 Gᵢ。像这种类型的其他受体一样，它们通过抑制钙通道降低递质的释放，激活内向整流型钾通道使神经元超极化和抑制腺苷酸环化酶（见第 12 章）。

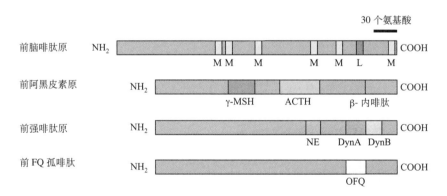

图 14.19　通过肽酶的剪切产生阿片肽和其他肽类激素的 4 种前体蛋白。（引自 Darland et al., 1998。）

阿片肽与疼痛的控制密切相关。因此，它们在中脑的导水管周围灰质和脊髓的背角中高度表达[209,210]。在后一个部位，含脑啡肽的神经纤维支配伤害感受刺激的背角神经元[211]，通过激活内向整流型钾电流从而抑制这些神经元[212]。从脑干下行纤维或脊髓中间神经元释放的脑啡肽还抑制伤害感受的传入纤维释放 P 物质[213]。这可能是由于抑制了钙电流，而钙电流是传入神经末梢递质释放所必需的，就像图 14.20 中对感觉神经元的实验所表明的那样[214]。阿片肽受体的拮抗剂和基因敲除阿片肽受体[215]都会导致痛觉过敏（对疼痛的敏感性增加），说明阿片肽受体在控制疼痛中发挥着生理学作用。但是，这些阿片肽和它们的受体在其他不直接与疼痛相关的脑区也广泛表达，如基底神经节和皮层下的边缘系统 [216]，提示它们也参与其他功能。

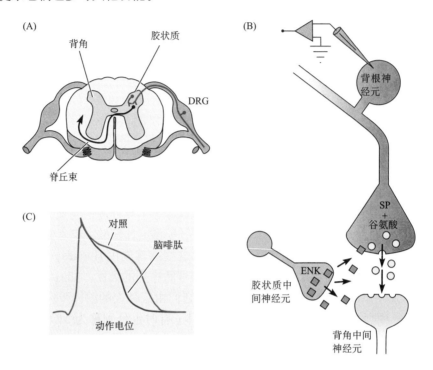

图 14.20　脊髓中痛觉传导通路。(A、B) 对伤害刺激产生反应的背根神经节 (DRG) 细胞，在与脊髓背角的中间神经元的突触处释放 P 物质 (SP) 和谷氨酸。脊髓背角胶状质中含有脑啡肽 (ENK) 的中间神经元，部分通过抑制 DRG 细胞终末释放递质阻断信号传递。(C) 背根神经节细胞的胞内记录，显示脑啡肽通过引起动作电位的时程的缩短起作用，时程缩短反映了钙电流减小，这会使感觉神经末梢释放的递质量减少。[(C) 引自 Mudge，Leeman and Fischbach，1979。]

　　另一种有意思的阿片肽有两个名字——FQ 孤啡肽和痛敏肽 [217,218]。这是因为孤啡肽曾经被认为是 NOP(以前称为 ORL1) 孤儿受体的一种未知配体，因此被称为孤啡肽 [219]，而痛敏肽则是由于它增加动物对疼痛刺激的反应 [220]。之所以在孤啡肽上加上"FQ"，是因为它除了两个氨基酸替换 [苯丙氨酸 (F) 和谷氨酰胺 (Q)] 外，与强啡肽 A 完全一样 (见图 14.9)。NOP 受体与阿片肽受体同源，与它们相同的 G 蛋白偶联在受刺激时对神经元的作用也与激活阿片肽受体的作用相同 [219]。它增加疼痛，而不是像其他阿片肽一样降低疼痛，这可能是因为 NOP 受体与脑啡肽和强啡肽受体位于不同的神经元上。NOP 神经元通常认为是降低疼痛通路的活动，因此当它们的活动被痛敏肽 /FQ 孤啡肽传递抑制以后，痛觉通路被增强 (去抑制)。痛敏肽 /FQ 孤啡肽及其受体也在脑内广泛表达，因此它对脑还有与疼痛无关的作用 [216,217]。

促醒肽

　　促醒肽是下丘脑分泌的一种肽，通过促进觉醒和增强食欲来调节睡眠和摄食 [221,222](见专题 14.2 关于它们的发现)。有两种促醒肽——A 和 B，它们都是从同一个前体蛋白产生。

它们作用于两种 G 蛋白偶联受体——OX₁ 和 OX₂，主要激活 Gq 蛋白，当其被激活后，增强靶神经元的活动。含有促醒肽的神经元位于下丘脑的后外侧部，但是它们的轴突却支配脑的广泛区域（图 14.21）。

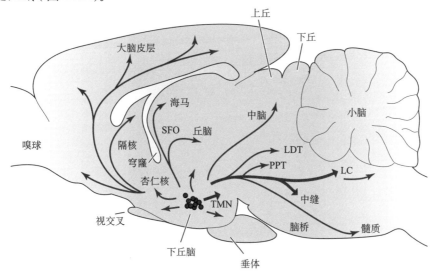

图 14.21　下丘脑含有促醒肽的神经元及其轴突投射。（引自 Tsujino and Sakurai，2009。）

　　促醒肽在调节睡眠中的作用是通过两个遗传学的实验建立起来的。首先，敲除编码促醒肽 DNA 序列的小鼠表现为过多的夜间睡眠[223]（小鼠是夜行动物，所以相当于人类白天睡眠）。还有一个线索来源于对患有嗜睡症的狗的实验，嗜睡症在人类也很常见（在美国，2000 人中约有 1 人）。患者出现重复白昼极度嗜睡，在极不适宜时突然入睡（睡眠发作）；在极端的病例，这些发作会伴随着肌张力的丧失，于是患者就摔倒（猝倒）。研究发现患这种疾病的狗（杜宾犬和拉布拉多犬）在编码 OX₂ 促醒肽受体的基因上有特异性突变[224]。人类嗜睡症患者并不一定含有这种突变，而是含有促醒肽的神经元的丢失，以致不能分泌足够的促醒肽[222]。促醒肽神经元经由到达蓝斑、背侧中缝核和结节乳头核通路，分别激活去甲肾上腺素能、5- 羟色胺能和组胺能神经元，诱导觉醒（图 14.22）。组胺能神经元的兴奋参与促醒肽的觉醒作用，因为当组胺 H₁ 受体基因敲除，再将促醒肽注射到小鼠的侧脑室后这个作用消失[225]。转而，促醒肽能神经元接受来自视交叉上核发出的关于睡眠 - 觉醒周期状态的信息。

　　促醒肽能神经元还可以作为营养状态的感受器，对细胞外的葡萄糖水平产生反应。如图 14.23 所示，当细胞外介质的葡萄糖浓度低时（在这个实验中是 0.2 mmol/L），促醒肽能神经元会自发兴奋。但是，增加葡萄糖浓度会通过激活双孔钾通道，超极化这些神经元，逐渐使它们沉寂下来[226]。促醒肽能神经元还会被一种激素——瘦素所抑制（由脂肪细胞分泌，分泌量与细胞含脂肪量成比例；见第 17 章），但能为另外一种激素——生长激素释放激素所激活（由胃和胰腺分泌，作为一种饥饿信号）（见图 14.22）。因此，促醒肽能神经元能发出关于低糖和饥饿的信号，增加摄食，这一功能部分是通过激活下丘脑的神经肽 Y(neuropeptide Y，NPY) 分泌神经元，但主要是激活促醒肽的觉醒功能。换言之，你必须在觉醒时才能吃，饿了你就会醒。因此，含有促醒肽的神经元有助于协调大脑对机体营养和睡眠 - 觉醒平衡信息的反应。

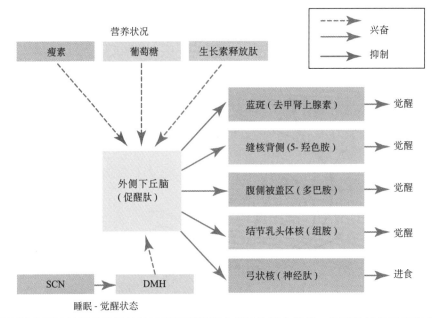

图 14.22　下丘脑外侧区的促醒肽能神经元对睡眠和摄食信号的整合作用。促醒肽神经元接受来自视交叉上核关于睡眠 - 觉醒状态的信息，以及从细胞外葡萄糖水平和激素（瘦素和 ghrlein）水平反映的营养状态的信息。它们通过右边所示的不同通路传递觉醒和睡眠相关信息。SCN，视交叉上核；DMH，下丘脑背内侧核；虚线表示传入信息；实线表示传出信息。（引自 Tsujino and Sakurai，2009。）

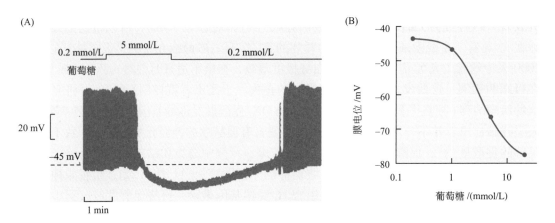

图 14.23　细胞外的葡萄糖浓度调节含促醒肽神经元的放电。(A) 离体大鼠的下丘脑脑片中含促醒肽神经元自发动作电位，先记录置于 0.2 mmol/L 葡萄糖溶液中的反应，然后将葡萄糖浓度升高到 5 mmol/L。葡萄糖使神经元超极化，并抑制动作电位。(B) 这里显示的是，当葡萄糖浓度逐渐从 0.2 mmol/L 至 10 mmol/L 时，细胞膜电位逐渐增大。（引自 Burdakov et al.，2005。）

血管紧张素和催产素：社会脑

　　这两种肽主要存在于下丘脑视上核和室旁核的神经元中，从垂体后部的神经末梢释放至血液中。血管紧张素促进肾脏水的重吸收（它最初叫做抗利尿激素）；催产素导致泌乳。但是，这些神经元的突起支配脑的其他区域（图 14.24），这样，这两种肽能兴奋许多中枢神经元[227]。

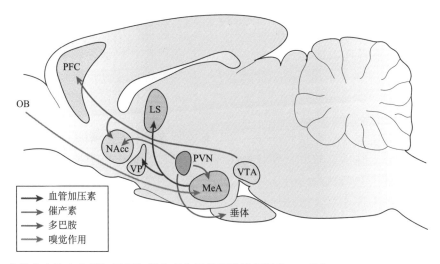

图 14.24　在社会交往中血管加压素和催产素作用的可能神经通路。(引自 McGraw and Young, 2010。)

　　这两种肽都通过直接或间接的与伏核、前额叶皮层和杏仁核的连接，强烈影响动物和人的社会行为。这一结论来源于田鼠实验的一些关键观察[228]。某些田鼠，像草原田鼠(*Microtus ochrogaster*)，它们是单配的：雄鼠与雌鼠形成紧密的配对关系，共同抚育幼崽，对一只陌生草原田鼠是强烈排斥的。其他相关的田鼠种类，如草地田鼠(*M. pennsylvanicus*)或山区田鼠(*M. montanus*)，它们是多配的，并不形成紧密的配对关系。研究发现，这种行为上的差异关键是依赖于血管紧张素 V_{1A} 受体在雄性的表达和分布[229]。在正常的单配的雄性田鼠侧脑室注射血管紧张素 V_{1A} 受体的一种拮抗剂，会增强攻击行为，破坏雄性 - 雌性单配，导致多配[230]，而在多配的草地田鼠，过表达 V_{1A} 受体的基因 *AVPR1A*，则能显著增加单配[228]。这两种种属在 V_{1A} 受体上的差异，主要与草地田鼠 *AVPR1A* 基因的非编码区有一个长的插入片段相关[231]。有趣的是，人类的基因在这个区域呈现多态性，这些多态性与人类男性的配对强度相关[232]。

　　催乳素对加强雌雄田鼠的配对具有辅助作用。在配对后伏核催乳素的释放大量增加，而注射催乳素能加强单配，阻遏催乳素受体则妨碍配对[229]。破坏催乳素受体或者酶 CD38(促进催乳素的释放)，能使那些小鼠的单配和母亲 - 幼鼠的结合减弱[233]。配对的易化包括由杏仁核介导的正常的恐惧反应的抑制，而杏仁核正是对社会行为所必需的嗅觉识别信号被加工之处(见图 14.24)。在人类，这个作用转译为信任和同情的增加[234,235]，这是人际间结合的重要前提。确实，血管紧张素和催乳素至少部分提供人类称之为爱的情绪的化学基础，这种基础是人们长期以来孜孜以求的[236,237]。

小结

■ CNS 有很多种类的化学递质。使用特定递质的神经元可以通过免疫化学或其他可视的方法加以鉴定。

■ 很多神经元释放不止一种递质，每种递质能作用于多种靶受体。因此，它们对各种神经元的突触后作用往往是复杂的。

■ 主要的兴奋性递质是谷氨酸。它作用于两种类型的离子型受体(AMPA 和 NMDA 受体)，产生兴奋性突触后电位。它还作用于代谢型谷氨酸受体(mGluR)，产生突触前和突触后的调制作用。

■ 脑和脊髓的抑制性递质是 GABA 和甘氨酸。甘氨酸作用于离子型受体。GABA 既可作用于离子型受体 ($GABA_A$)，也可作用于代谢型受体 ($GABA_B$)。

■ 胆碱能神经元主要分布在基底前脑。它们的轴突支配大脑皮层的广大区域和许多皮层下区域。它们在皮层的觉醒、注意力和记忆中发挥作用。这些神经释放的 ACh 作用于主要位于突触前膜的离子型烟碱受体和代谢型毒蕈碱受体。

■ 单胺类去甲肾上腺素、5-HT、多巴胺和组胺存在于脑干和中脑的分离核团的相对少数的神经元内。去甲肾上腺能、5-

羟色胺能和组胺能神经元的轴突投射至前脑的广泛区域，影响多种脑功能。多巴胺能神经纤维投射到基底神经节和边缘系统，在运动功能的控制中起到特殊的作用。

■ 在许多神经元，ATP 作为一种共同递质被释放。它作用于神经元和神经胶质细胞上的离子型 P2X 受体和代谢型 P2Y 受体。

■ 中枢神经元也释放若干不同的神经肽类，如控制疼痛的 P 物质和脑啡肽、影响睡眠和摄食的促醒肽、影响社会行为的催乳素和血管紧张素。

（姜　宏 译；杨雄里 校）

参 考 文 献

1　Feldberg, W. 1950. *Br. Med. Bull*. 6: 312-321.

2　Eccles, J. C., Fatt, P., and Koketsu, K. 1954. *J. Physiol*. 126: 524-562.

3　d'lncamps, B. L., and Ascher,P. 2008. *J. Neurosci*. 28: 14121-14131.

4　Furness, J. B. et al. 1992. *Trends Neurosci*. 15: 66-71.

5　Awapara, J. et al. 1950, *J. Biol. Chem*. 187: 35-39.

6　Roberts, E., and Frankel, S. 1950. *J. Biol. Chem*. 187: 55-63.

7　Udenfriend, S. 1950. *J. Biol. Chem*. 187: 65-69.

8　Florey,E. 1954. *Arch. Int. Physiol*. 62: 33-53.

9　Bazemore, A., Elliott, K. A., and Florey, E. 1956. *Nature* 178: 1052-1053.

10　Kuffler, S. w., and Edwards, C. 1958. *J. Neurophysiol*. 21: 589-610.

11　Boistel, J., and Fatt, P. 1958. *J. Physiol*. 144: 176-191.

12　Otsuka, M. et al. 1966. *Proc. Natl. Acad. Sci. USA* 56: 1110-1115.

13　Curtis, D. R., and Phillis, J. W. 1958. *Nature* 182: 323.

14　Krnjevic, K., and Phillis, J. W. 1963. *J. Physiol*. 165: 274-304.

15　Krnjevic, K., and Schwartz,S. 1967. *Exp. Brain Res*. 3: 320-336.

16　Obata, K. et al. 1967. *Exp. Brain Res*. 4: 43-57.

17　Curtis, D. R., Phillis, J. W., and Watkins, J. C. 1959. *J. Physiol*. 146: 185-203.

18　Werman, R., Davidoff, R. A., and Aprison, M. H. 1968. *J. Neurophysiol*. 31: 81-95.

19　Curtis, D. R., Phillis, J. W., and Watkins, J. C. 1960. *J. Physiol*. 150: 656-682.

20　Takeuchi, A., and Takeuchi,N. 1964. *J. Physiol*. 170: 296-317.

21　Lodge, D. 2009. *Neuropharmacology* 56: 6-21.

22　lversen, L. L. 1971. *Br. J. Pharmacol*. 41: 571-591.

23 Falck, B. et al. 1962. *J. Histochem. Cytochem*. 10: 348-354.

24 Koelle, G. B., and Friedenwald, J. S. 1949. *Proc. Soc. Exp. Biol. Med*. 70: 617-622.

25 Lewis, P. R., and Shute, C. C. 1967. *Brain* 90: 521-540.

26 Wainer,B. H. el al. 1984. *Neurochem. Int*. 6: 163-182.

27 Du Vigneaud, V. 1955. *Harvey Lect*. 50: 1-26.

28 Salio, C. et al. 2006. *Cell Tissue Res*. 326: 583-598.

29 Hughes, J. et al. 1975. *Nature* 258: 577-580.

30 Hughes, J. 1975. *Brain Res*. 88: 295-308.

31 Gautvik, K. M. et al. 1998. *Proc. Natl. Acad. Sci. USA* 93: 8733-8738.

32 De Lecea, L. et al. 1998. *Proc. Natl. Acad. Sci. USA* 95: 322-327.

33 Sakurai, T. et al. 1998. *Cell* 92: 573-585.

34 Wise, A. Jupe, S. C., and Rees, S. 2004. *Annu. Rev. Pharmacol. Toxicol*. 44: 43-66.

35 Civelli, O. et al. 2006. *Pharmacol. Ther*. 110: 525-532.

36 Jomphe, C. et al. 2005. *J. Neurosci. Methods* 146: 1-12.

37 Stuber, G. D. et al. 2010. *J. Neurosci*. 30: 8229-8233.

38 Gradinaru, V. et al. 2010. *Cell* 141: 154-165.

39 Kravitz, A. V. et al. 2010. *Nature* 466: 622-626.

40 Pastrana, E. 2011. *Nat. Methods* 8: 24-25.

41 Diesseroth, K. 2011. *Nat. Methods* 8: 26-29.

42 Cooper, J. R., Bloom, F. E., and Roth, R. H. 2003. *The Biochemical Basis of Neuropharmacology*, 8th ed. Oxford University Press.

43 Hollman, M., and Heinemann, S. 1994. *Annu. Rev. Neurosci*. 17: 31-108.

44 Geiger, J. R. et al. 1997. *Neuron* 18: 1009-1023.

45 Seeburg, P. H., and Hartner, J. 2003. *Curr. Opin. Neurobiol*. 13: 279-283.

46 Cull-Candy, S., Kelly, L. and Farrant, M. 2007. *Curr. Opin. Neurobiol*. 17: 277-280.

47 Tardin, C. et al. 2003. *EMBO J*. 22: 4656-4665.

48 Choquet, D., and Trille, A. 2003. *Nat. Rev. Neurosci*. 4: 251-265.

49 Nicoll, R. A., Tomita, S., and Bredt, D. S. 2006. *Science* 311: 1253-1256.

50 Papardia, S., and Hardingham, G. E. 2007. *Neuroscientist* 13: 572-579.

51 Niswender, C., and Conn, P. J. 2010. *Ann. Rev. Pharmacol. Toxicol*. 50: 295-322.

52 Aiba. A. et al. 1994. *Cell* 79: 365-375.

53 Bird, M. K., and Lawrence, A. J. 2009. *Trends Pharmacol. Sci*. 30: 617-623.

54 Gold, M. R., and Martin, A. R. 1984. *Nature* 308: 639-641.

55 Jonas, P., Bischofberger, J., and Sandkühler, J. 1998. *Science* 281: 419-424.

56 Cobb. S. R. et al. 1995. *Nature* 378: 75-78.

57 Whittington, M. A., and Traub, R. D. 2003. *Trends Neurosci*. 26: 676-682.

58 Klausberger, T., and Somogyi, P. 2008. *Science* 321: 53-57.

59 Buszaki. G. 1984. *Prog. Neurobiol*. 22: 131-153.

60 Pouille, F., and Scanziani, M. 2001. *Science* 293: 1159-1163.

61 Betz, H., and Laube, B. 2006. *J. Neurochem*. 97: 1600-1610.

62 Sivilotti. L. 2010. *J. Physiol*. 588: 45-58.

63 Olsen, R. W., and Sieghart, W. 2008. *Pharmacol. Rev*. 60: 243-260.

64 Möhler, H. 2006. *Cell Tissue Res*. 326: 505-516.

65 Brown, N. et al. 2002. *Brit. J. Pharmacol*. 136: 965-974.

66 Farrant, M., and Nusser, Z. 2005. *Nat. Rev. Neurosci*. 6: 215-229.

67 Franks. N. P. 2008. *Nat. Rev. Neurosci*. 9: 370-386.

68 Nicoll. R. A. et al. 1975. *Nature* 258: 625-627.

69 Scholfield, C. N. 1978. *J. Physiol*. 275: 559-566.

70 Scholfield, C. N. 1980. *Pflügers Arch*. 383: 249-255.

71 Steinbach, J. H., and Akk, G. 2001. *J. Physiol*. 537: 715-733.

72 Bianchi, M. T. et al. 2009. *Epilepsy Res*. 85: 212-220.

73 Wallner, M., Hanchar, H. J., and Olsen, R. W. 2003. *Proc. Natl. Acad. Sci. USA* 100: 15218-15223.

74 Kumar, S. et al. 2009. *Psychopharmacology (Berl.)*2 05: 529-564.

75 Hosie, A. M. et al. 2006. *Nature* 444: 486-489.

76 Mitchell, E. A. et al. 2008. *Neurochem Int*. 52: 588-595.

77 Smart, T. G., Hosie, A. M., and Miller, P. 2004. *Neuroscientist* 10: 432-442.

78 Bowery, N. G. et al. 1980. *Nature* 283: 92-94.

79 Couve, A., Moss, S. J., and Pangalos, M. N. 2000. *Mol. Cell. Neurosci*. 16: 296-312.

80 Bettler, B. et al. 2004. *Physiol. Rev*. 84: 835-867.

81 Filippov, A. K. et al. 2000. *J. Neurosci*. 20: 2867-2874.

82 Nicoll, R. A. 2004. *Biochem. Pharmacol*. 68: 1667-1674.

83 Gahwiler, B. H., and Brown, D. A. 1985. *Proc. Natl. Acad. Sci. USA* 82: 1558-1562.

84 Scanziani, M. 2000. *Neuron* 25: 673-681.

85 Takahashi, T., Kajikawa, Y., and Tsujimoto, T. 1998. *J. Neurosci*. 18: 3138-3146.

86 Wu, L. G., and Saggau, P. 1997. *Trends Neurosci*. 20: 204-212.

87 Blackmer, T. et al. 2005. *Nat. Neurosci*. 8: 421-425.

88 Woolf, N. J. 1991. *Prog. Neurobiol*. 37: 475-524.

89 Zhou, F. M., Wilson. C. J., and Dani, J. A. 2002. *J. Neurobiol*. 53: 590-605.

90 Turrini, P. et al. 2001. *Neuroscience* 105: 277-285.

91 Umbriaco, D. et al. 1994. *J. Comp, Neurol*. 348: 351-373.

92 Allen, T. G., and Brown, D. A. 1996. *J. Physiol*. 492: 453-466.

93 Descarries, L., Gisiger,V., and Steriade, M. 1997. *Prog. Neurobiol*. 53: 603-625.

94 Lendvai, B., and Vizi, E. S. 2008. *Physiol. Rev*. 88: 333-349.

95 Sivilotti, L., and Colquhoun, D. 1995. *Science* 269: 1681-1682.

96 Sargent, P. B. 1993. *Annu. Rev. Neurosci*. 16: 403-443.

97 Dani, J. A., and BeRrand, D. 2007. *Annu. Rev. Pharmacol. Toxicol*. 47: 699-729.

98 Role, L. W., and Berg. D. K. 1996. *Neuron* 16: 1077-1085.

99 Millar, N. S., and Gotti, C. 2009. *Neuropharmacology* 56: 237-246.

100 McGehee, D. S. et al. 1995. *Science* 269: 1692-1696.

101 Brown, D. A., Docherty, R. J., and Halliwell, J. V. 1983. *J. Physiol*. 341: 655-670.

102 Mansvelder, H. D., Keath, J. R., and McGehee, D. S. 2002. *Neuron* 33: 905-919.

103 Livingstone, P. D., and Wonnacott, S. 2009. *Biochem. Pharmacol*. 78: 744-755.

104 Xiao, C. et al. 2009. *J. Neurosci*. 29: 12428-12439.

105 Rollema, H. et al. 2007. *Trends Pharmacol. Sci*. 28: 316-325.

106 Brown, D. A. 2010. *J. Mol. Neurosci*. 41: 340-346.

107 Yamasaki, M., Matsui, M., and Watanabe, M. 2010. *J. Neurosci*. 30. 4408-4418.

108 Cole, A. E., and Nicoll, R. A. 1984. *J. Physiol*. 352: 173-188.

109 Madison, D. V., Lancaster, B., and Nicoll, R. A. 1987. *J. Neurosci*. 7: 733-741.

110 Halliwell, J. V., and Adams, P. R. 1982. *Brain Res*. 250: 71-92.

111 Gahwiler,B. H., and Brown, D. A. 1985. *Nature* 313: 577-579.

112　Shah, M. M. et al. 2008. *Proc. Natl. Acad. Sci. USA* 105: 7869-7874.

113　McCormick, D. A., and Williamson. A. 1989. *Proc. Natl. Acad. Sci. USA* 86: 8098-8102.

114　Benardo, L. S. 1993. *Neuroscience* 53: 11-22.

115　Shen, W. et al. 2005. *J. Neurosci.* 25: 7449-7458.

116　Lawrence, J. J. 2008. *Trends Neurosci.* 31: 317-327.

117　Gulledge, A. T. et al. 2009. *J. Neurosci.* 29: 9888-9902.

118　Eggermann, E., and Feldmeyer, D. 2009. *Proc. Natl. Acad. Sci. USA* 106: 11753-11758.

119　Dudar, J. D., and Szerb, J. C. 1969. *J. Physiol.* 203: 741-762.

120　Allen, T. G., and Brown, D. A. 1993. *J. Physiol.* 466: 173-189.

121　Zhang, W. et al. 2002. *J. Neurosci.* 22: 1709-1717.

122　Sarter, M. et al. 2005. *Brain Res. Brain Res. Rev.* 48: 98-111.

123　Hasselmo, M. E. 2006. *Curr. Opin. Neurobiol.* 16: 710-715.

124　Murphy, P. C., and Sillitoe, A. M. 1991. *Neuroscience* 40: 13-20.

125　Herrero, J. L. et al. 2008. *Nature* 454: 1110-1114.

126　Goard, M., and Dan, Y. 2009. *Nat. Neurosci.* 12: 1444-1449.

127　Mesulam, M. 2004. *Leam. Mem.* 11: 43-49.

128　Schliebs, R., and Arendt, T. 2006. *J. Neural Transm.* 113: 1625-1644.

129　Fuxe, K. et al. 2010. *Prog. Neurobiol.* 90: 82-100.

130　Dahlstom, A., and Fuxe, K. 1964. *Acta Physiol. Scand. Suppl.* 232: 1-55.

131　Foote, S. L, Bloom, F. E., and Aston-Jones, G. 1983. *Physiol. Rev.* 63: 844-914.

132　Berridge, C. W., and Waterhouse, B. D. 2003. *Brain Res. Brain Res. Rev.* 42: 33-84.

133　Ungerstedt, U. 1971. *Acta Physiol. Scand. Suppl.* 367: 1-49.

134　Williams, J. T. et al. 1984. *Neuroscience* 13: 137-156.

135　Aghajanian, G. K., and VanderMaelen, C. P. 1982. *Science* 215: 1394-1396.

136　Egan, T. M. et al. 1983. *J Physiol.* 345: 477-488.

137　Aghajanian, G. K., Cedarbaum, J. M., and Wang, R. Y. 1977. *Brain Res.* 136: 570-577.

138　Madison, D. V., and Nicoll, R. A. 1986. *J. Physiol.* 372: 221-244.

139　Madison, D. V., and Nicoll, R. A. 1986. *J. Physiol.* 372: 245-259.

140　Sara, S. J. 2008. *Nat. Rev. Neurosci.* 10: 211-223.

141　Jacobs, B. L., and Azmitia, E. C. 1992. *Physiol. Rev.* 72: 165-229.

142　Vandermaelen, C. P., and Aghajanian, G. K. 1983. *Brain Res.* 289: 109-119.

143　Piñeyro, G., and Blier, P. 1999. *Pharmacol. Rev.* 51: 533-591.

144　Wang, R. Y., and Aghajanian, G. K. 1977. *Brain Res.* 132: 186-193.

145　Penington, N. J., Kelly, J. S., and Fox, A. P. 1993. *J. Physiol.* 469: 387-405.

146　Barnes, N. M., and Sharp, T. 1999. *Neuropharmacology* 38: 1083-1152.

147　Filip, M., and Bader, M. 2009. *Pharmacol. Rev.* 61: 761-777.

148　Barnes, N. M. et al. 2009. *Neuropharmacology* 56: 273-284.

149　van Hooft, J. A. et al. 1998. *Proc. Natl. Acad. Sci. USA* 95: 11456-11461.

150　Chameau, P., and van Hooft, J. A. 2006. *cell Tissue Res.* 326: 573-581.

151　Garfield, A. S., and Heisler, L. K. 2009. *J. Physiol.* 587: 49-60.

152　Cowen, P. J. 2008. *Trends Pharmacol. Sci.* 29: 433-436.

153　Jennings, E. A., Ryan, R. M., and Christie, M. J. 2004. *Pain* 111: 30-37.

154　Yoshimura, M., and Furue, H. 2006. *J. Pharmacol. Sci.* 101: 107-117.

155　Kravitz, E. A. 2000. *J. Comp. Physiol. A* 186: 221-238.

156　Carlsson, A. et al. 1958. *Science* 127: 471.

157 van den Pol, A. N. 2010. *Neuron* 65: 147-149.

158 Yurek, D. M., and Sladek, J. R., Jr. 1990. *Annu. Rev. Neurosci.* 13: 415-440.

159 Diana, M., and Tepper, J. M. 2002. *In Handbook of Experimental Pharmacology,* volume 154, part 1. Springer-Verlag, Berlin. pp. 1-62.

160 Nicola, S. M., Surmeier, D. J., and Malenka, R. C. 2000. *Annu. Rev. Neurosci.* 23: 185-215.

161 Ehringer, H., and Hornykiewicz, O. 1960. *Klin. Wochenschr.* 38: 1236-1239.

162 Birkmayer, W., and Hornykiewicz, O. 1962. *Arch. Psychiatr. Nervenkr.* 203: 560-574.

163 LeWitt, P. A. 2008. *New England J. Med.* 359: 2468-2476.

164 Schultz, W., Dayan, P., and Montague, R. R. 1997. *Science* 275: 1593-1599.

165 Kalivas, P. W., and Duffy, P. 1990. *Synapse* 5: 48-58.

166 Chen, R. et al. 2006. *Proc. Natl. Acad. Sci. USA* 103: 9333-9338.

167 Seamans, J. K., and Yang, C. R. 2004. *Prog. Neurobiol.* 74: 1-58.

168 Howes, O. D., and Kapur, S. 2009. *Schizophr. Bull.* 35: 549-562.

169 Haas, H. L., Sergeeva, O. A., and Selbach, O. 2008. *Physiol. Rev.* 88: 1183-1241.

170 Stuart, A. F., Borycz, J., and Meinertzhagen, I. A. 2007. *Prog. Neurobiol.* 82: 202-227.

171 Haas, H. L., and Konnerth, A. 1983. *Nature* 302: 432-434.

172 Arrang, J. M., Garbarg, M., and Schwartz, J. C. 1983. *Nature* 302: 832-837.

173 Lin, J. S. 2000. *Sleep Med. Rev.* 4: 471-503.

174 Abe, H. et al. 2004. *Brain Res. Mol. Brain Res.* 124: 178-187.

175 Kubota, Y. et al. 2002. *J. Neurochem.* 83: 837-845.

176 Ercan-Sencicek, A. G. et al. 2010. *New England J. Med.* 362: 1901-1908.

177 Holton, P. 1959. *J. Physiol.* 145: 494-504.

178 Burnstock, G. 1972. *Pharmacol. Rev.* 24: 509-581.

179 Abbracchio, M. P. et al. 2009. *Trends Neurosci.* 32: 19-29.

180 Surprenant, A., and North, R. A. 2009. *Annu. Rev. Physiol.* 71: 333-359.

181 Abbracchio, M. P. et al. 2006. *Pharmacol. Rev.* 58: 281-341.

182 Edwards, F. A., Gibb, A. J., and Colquhoun, D. 1992. *Nature* 359: 144-147.

183 Pankratov, Y. et al. 2006. *Pflügers Arch.* 452: 589-597.

184 Robertson, S. J., and Edwards, F. A. 1998. *J. Physiol.* 508: 691-701.

185 JO, Y. H., and Role, L. W. 2002. *J. Neurosci.* 22: 4794-4804.

186 Bowser, D. N., and Khakh, B. S. 2004. *J. Neurosci.* 24: 8606-8620.

187 Filippov, A. K. et al. 2006. *J. Neurosci.* 26: 9340-9348.

188 Fields, R. D., and Burnstock, G. 2006. *Nat. Rev. Neurosci.* 7: 423-436.

189 Thyssen, A. et al. 2010. *Proc. Natl. Acad. Sci. USA* 107: 15258-15263.

190 Samuels, S. E. et al. 2010. *J. Gen. Physiol.* 136: 425-442.

191 Tsuda, M., Tozaki-Saitoh, H., and Inoue, K. 2010. *Brain Res. Rev.* 63: 222-232.

192 Gourine, A. V. et al. 2010. *Science* 329: 571-575.

193 Dunwiddie, T. V., and Masino, S. A. 2001. *Annu. Rev. Neurosci.* 24: 31-55.

194 Haas, H. L., and Selbach, O. 2000. *Naunyn Schmiedebergs Arch. Pharmacol.* 362: 375-381.

195 Basheer. R. et al. 2004. *Prog. Neurobiol.* 73: 379-396.

196 Ledent, C. et al. 1997. *Nature* 388: 674-678.

197 Kuffler, S. W. 1980. *J. Exp. Biol.* 89: 257-286.

198 Hökfelt, T. et al. 2000. *Neuropharmacology* 39: 1337-1356.

199 Severini, C. et al. 2002. *Pharmacol. Rev.* 54: 285-322.

200 von Euler, U. S., and Gaddum, J. H. 1931. *J. Physiol.* 72: 74-87.

201　Hökfelt, T. et al. 1975. *Science* 190: 889-890.

202　Otsuka, M., and Yoshioka, K. 1993. *Physiol. Rev.* 73: 229-308.

203　Cao, Y. Q. et al. 1998. *Nature* 392: 390-394.

204　De Felipe, C. et al. 1998. *Nature* 392: 394-397.

205　Suzuki, R., Hunt, S. P., and Dickenson, A. H. 2003. *Neuropharmacology.* 45: 1093-1100.

206　Hill, R. 2000. *Trends Pharmacol. Sci.* 21: 244-246.

207　Yan, T. C., Hunt, S. P., and Stanford, S. C. 2009. *Neuropharmacology* 57: 627-635.

208　Weber,E., Evans, C. J., and Barchas, J. D. 1983. *Trends Neurosci.* 6: 333-336.

209　Hökfelt, T. et al. 1977. *Proc. Natl. Acad. Sci. USA* 74: 3081-3085.

210　Marvizón, J. C., Chen, W., and Murphy, N. 2009. *J. Comp. Neurol.* 517: 51-68.

211　Ma, W. et al. 1997. *Neuroscience* 77: 793-811.

212　Marker,C. L. et al. 2006. *J. Neurosci.* 26: 12251-12259.

213　Collin, E. et al. 1991. *Neuroscience* 44: 725-731.

214　Mudge, A. W., Leeman, S. E., and Fischbach, G. D. 1979. *Proc. Natl. Acad. Sci. USA* 76: 526-530.

215　Kieffer, B. L., and Gavériaux-Ruff, C. 2002. *Progr. Neurobiol.* 66: 285-306.

216　Mansour,A. et al. 1988. *Trends Neurosci.* 11: 308-314.

217　Darland, T., Heinricher,M. M., and Grandy, D. K. 1998. *Trends Neurosci.* 21: 215-221.

218　Meis, S. 2003. *Neuroscientist* 9: 158-168.

219　Reinscheid, R. K. et al. 1995. *Science* 270: 792-794.

220　Meunier,J. C. et al. 1995. *Nature* 377: 532-535.

221　Tsujino, N., and Sakurai, T. 2009. *Pharmacol. Rev.* 61: 162-176.

222　Bonnavion, P., and de Lecea, L. 2010. *Curr. Neurol. Neurosci. Rep.* 10: 174-179.

223　Chemelli, R. M. et al. 1999. *Cell* 98: 437-451.

224　Lin, L. et al. 1999. *Cell* 98: 365-376.

225　Huang, Z. L. et al. 2001. *Proc. Natl. Acad. Sci. USA* 98: 9965-9970.

226　Burdakov, D. et al. 2006. *Neuron* 50: 711-722.

227　Raggenbass, M. 2001. *Prog. Neurobiol.* 64: 307-326.

228　McGraw, L. A., and Young, L. J. 2010. *Trends Neurosci.* 33: 103-109.

229　Lim, M. M. et al. 2004. *Nature* 429: 754-757.

230　Winslow, J. T. et al. 1993. *Nature* 365: 545-548.

231　Young, L. J. et al. 1999. *Nature* 400: 766-768.

232　Walum, H. et al. 2008. *Proc. Natl. Acad. Sci. USA* 105: 14153-14156.

233　Higashida, H. et al. 2010. *J. Neuroendocrinol.* 22: 373-379.

234　Baumgartner,T. et al. 2008. *Neuron* 58: 639-650.

235　Hurlemann, R. et al. 2010. *J. Neurosci.* 30: 4999-5007.

236　Zeki, S. 2007. *FEBS Lett.* 581: 2575-2579.

237　Young, L. J. 2009. *Nature* 457: 148.

建 议 阅 读

一般性综述

Abbracchio, M. P., Burnstock, G., Verkhratsky,A., and Zimmermann, H. 2009. Purinergic signalling in the nervous system: an overview. *Trends Neurosci.* 32: 19-29.

Brown, D. A. 2010. Muscarinic acetylcholine receptors(mAChRs)in the nervous system: some functions and mechanisms. *J. Mol. Neurosci*. 41: 340-346.

Cooper, J. R., Bloom, F. E., and Roth, R. H. 2003. *The Biochemical Basis of Neuropharmacology,* 8th ed. Oxford University Press.

Dani, J. A., and Bertrand, D. 2007. Nicotinic acetylcholine receptors and nicotinic cholinergic mechanisms of the central nervous system. *Annu. Rev. Pharmacol. Toxicol*. 47: 699-729.

Dayan, P., and Huys, Q. J. 2009. Serotonin in affective control. *Annu. Rev. Neurosci*. 32: 95-126.

Haas, H. L., Sergeeva, O. A., and Selbach, O. 2008. Histamine in the nervous system. *Physiol. Rev*. 88: 1183-1241.

Hokfelt, T. 2010. Looking at neurotransmitters in the microscope. *Prog. Neurobiol*. 90: 101-118.

Iversen, S. D., and Iversen, L. L. 2007. Dopamine: 50 years in perspective. *Trends Neurosci*. 30: 188-193.

Krnjevic, K. 2010. Whan and why amino acids? *J. Physiol*. 588: 33-44.

Livingstone, P. D., and Wonnacott, S. 2009. Nicotinic acetylcholine receptors and the ascending dopamine pathways. *Biochem. Pharmacol*. 78: 744-755.

Lodge, D. 2009. The history of the pharmacology and cloning of ionotropic glutamate receptors and the development of idiosyncratic nomenclature. *Neuropharmacology* 56: 6-21.

McGraw, L. A., and Young, L. J. 2010. The prairie vole: an emerging model organism for understanding the social brain. *Trends Neurosci*. 33: 103-109.

Mesulam, M. 2004. The cholinergic lesion of Alzheimer's disease: pivotal factor or side show? *Learn. Mem*. 11: 43-49.

Sakurai, T 2007. The neural circuit of orexin(hypocretin): maintaining sleep and wakefulness. *Nat. Rev. Neurosci*. 8: 171-181.

Salio, C., Lossi, L., Ferrini, F, and Merighi, A. 2006. Neuropeptides as synaptic transmitters. *Cell Tissue Res*. 326: 583-598.

Sara, S. J. 2008. The locus coeruleus and noradrenergic modulation of cognition. *Nat Rev. Neurosci*. 10: 2 11-223.

Surmeier, D. J. 2009. A lethal convergence of dopamine and calcium. *Neuron* 62: 163-164.

原始论文

Edwards, F. A., Gibb, A. J., and Colquhoun, D. 1992. ATP receptor-mediated synaptic currents in the central nervous system. *Nature* 359: 144-147.

Gourine, A. V, Kasymov,V., Marina, N., Tang, F, Figueiredo, M. F., Lane, S., Teschemacher, A. G., Spyer,K. M., Deisseroth, K., and Kasparov, S. 2010. Astrocytes control breathing through pH-dependent release of ATP. *Science* 329: 571-575.

Kravitz, A. V., Freeze, B. S., Parker, P. R. L., Kay, K., Thwin, M. T., Deisseroth, K., and Kreitzer, A. C. 2010. Regulation of parkinsonian motor behaviours by optogenetic control of basal ganglia circuitry. *Nature* 466: 622-626.

Lin, L., Faraco, J., Li, R., Kadotani, H., Rogers, W, Lin, X., Qiu, X., de Jong, P. J., Nishino, S., and Mignot E. 1999. The sleep disorder canine narcolepsy is caused by a mutation in the hypocretin(orexin)receptor 2 gene. *Celf* 98: 365-376.

Shen, W, Hamilton, S. E., Nathanson, N. M., and, Surmeier,D. J. 2005. Cholinergic suppression of KCNQ channel currents enhances excitability of striatal medium spiny neurons. *J. Neurosci*. 25: 7449-7458.

Stell, B. M., Brickley, S. G., Tang, C. Y., Farrant, M., and Mody, I. 2003. Neuroactive steroids reduce neuronal excitability by selectively enhancing tonic inhibition mediated bv δ subunit-containing GABAA receptors. *Proc. Natl. Acad. Sci. USA*. 100: 14439-14444.

Whim, M. D., and Moss, G. W 2001. A novel technique that measures peptide secretion on a millisecond timescale reveals rapid changes in release. *Neuron* 30: 37-50.

Winslow. J. T., Hastings, N., Carter,C. S., Harbaugh, C. R., and Insel, T. R. 1993. A role for central vasopressin in pair bonding in monogamous prairie voles. *Nature* 365: 545-548.

■ 第 15 章
神经递质的合成、转移、贮存和失活

在化学突触处，神经元释放神经肽和低分子质量的神经递质。乙酰胆碱 (ACh)、γ- 氨基丁酸 (GABA) 和谷氨酸等低分子质量神经递质在轴突终末合成。机体存在多种机制以确保神经递质的供应能满足释放的需要。这些机制包括突触囊泡递质的贮存、介导递质合成酶活性的快速变化，以及终末中酶分子数的长时程改变等。神经肽在胞体合成并被装入囊泡，然后由轴突转运至终末，以进行贮存和释放。同一神经终末可能贮存和释放一种以上神经递质。

通过快速轴浆转运，突触囊泡和其他细胞器运动至终末 (顺向运输) 和返回胞体 (逆向运输)。慢速轴浆运输将胞质蛋白和轴突骨架成分从胞体运送至末梢。

化学突触传递的最后环节是从突触间隙清除递质。低分子质量神经递质释放后或被降解，或被神经胶质细胞或轴突终末摄取，然后在轴突终末被重新包装进囊泡，并再次释放。神经肽通过扩散被清除。递质的清除过程在突触功能中发挥重要作用，因而干预递质降解或摄取的药物对突触信息传递产生深远的影响。

第 11、12 和 14 章已提到了许多不同的化学神经递质。有些是小分子递质（小于 1 kDa），包括乙酰胆碱、氨基酸类的谷氨酸和 GABA、一些单胺类（去甲肾上腺素 [NE]、多巴胺、5- 羟色胺 [5-HT] 和组胺）。其他肽类递质的分子质量可以达 kDa。在本章中，我们主要讲述某些关键递质如何产生（或合成）；如何在神经末梢贮存；递质（或递质的合成酶）如何到达神经末梢（通过轴浆流）；递质释放后如何被降解，或者递质的突触后效应如何被终止（图 15.1）。第 13 章已经描述了递质释放的机制。

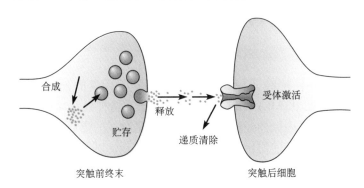

图 15.1　化学突触传递。在化学突触处，神经递质在突触囊泡内合成、贮存，并通过胞吐释放。递质在突触间隙扩散，激活突触后细胞上的受体，然后通过扩散、摄取或降解而清除。

神经递质的合成

递质分子在哪里合成？递质贮存库如何维持和补充？运送到神经终末的递质是成品，还是在终末由从细胞体提供的前体组装的？对不同的递质这类问题的答案是不同的。经典的低分子质量递质由通常的细胞代谢物在突触终末内产生，并被组装进小的突触囊泡（直径 50 nm）贮存和释放。NO、CO 和内源性大麻素也在终末合成。然而由于不能被包装进囊泡，它们立即从神经终末扩散出来，作用于靶位上（见第 12 章）。另一方面，神经肽类递质在胞体合成，包装进大的密芯囊泡（直径 100 ~ 200 nm），然后沿轴突转运。

乙酰胆碱、GABA、谷氨酸、儿茶酚胺（多巴胺、去甲肾上腺素和肾上腺素）和组胺等递质合成和失活的主要生物化学途径显示于附录 B。

乙酰胆碱的合成

Birks 和 MacIntosh 研究了猫颈上神经节节前轴突终末内的乙酰胆碱，这是最早有关递质如何在神经终末聚集，以及活动期间如何维持递质贮存的翔实研究之一 [图 15.2(A)、(B)；又见第 17 章][1]。他们在颈动脉和颈静脉插管，用含有抗胆碱酯酶的溶液灌流神经节，然后分析灌流液的乙酰胆碱。静息时，神经节持续释放少量乙酰胆碱，相当于每分钟释放总量的 0.1%[图 15.2(C)]。神经节的乙酰胆碱水平维持不变，这意味着静息时一直在合成乙酰胆碱。随后，通过监测放射性标记的胆碱组入乙酰胆碱的速率，发现静息时乙酰胆碱的合成速率很高，相当于每 20 min 轴突终末内所有贮存的乙酰胆碱被降解并重新合成 [2]。

Birks 和 MacIntosh 随后用长串脉冲刺激节前神经，发现神经节的乙酰胆碱释放量增加了 100 倍，即每分钟释放初始量的 10%[图 15.2(C)]。值得注意的是，这个释放速率可维持 1 h 以上而未见神经节内乙酰胆碱水平的改变。这样，在施加刺激的 1 h 内，轴突终末能释放的乙酰胆碱总量相当于原有含量的许多倍，却不出现贮存库的耗竭。

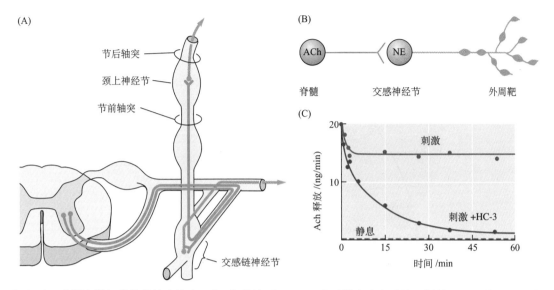

图 15.2　猫颈上神经节节前轴突终末 ACh 释放的测量。(A) 节前轴突由交感神经链较后方的神经节到达颈上神经节。(B) 胞体位于脊髓的节前神经元，在交感神经节突触处释放乙酰胆碱 (ACh) 作为递质。神经节细胞沿着其在外周的突起，由曲张体释放去甲肾上腺素 (NE)。(C) 含 3×10^{-5} mol/L 毒扁豆碱 (抑制胆碱酯酶) 的充氧血浆灌流猫交感神经节所致的 ACh 释放。在对照介质，20/s 的节前神经节刺激持续增加 ACh 的释放速率，比静息时增加 100 倍。当用 2×10^{-5} mol/L 的宓胆碱 (hemicholinium，HC-3) 阻断胆碱摄取时，刺激引起的释放迅速降低。(引自 Birks and MacIntosh，1961。)

在这样的条件下，神经终末维持其乙酰胆碱贮存所需的唯一外源成分是胆碱。神经终末通过主动转运过程从周围液中摄取胆碱 (图 15.3)。用不含胆碱的溶液灌流标本，以及用宓胆碱 (hemicholinium，HC-3) 阻断轴突终末摄取胆碱的实验，都证实了对细胞外胆碱的需要。在这两种情况下，神经节内乙酰胆碱的水平以及刺激引发的释放量迅速降低 [图 15.2(C)]。

如何控制乙酰胆碱的合成以满足释放的需要？我们对胆碱能神经终末调节乙酰胆碱合成和贮存的机制的了解非常有限。图 15.3 总结了酶促反应，详细过程见附录 B。乙酰胆碱由胆碱和乙酰辅酶 A(acetyl-CoA) 在胆碱乙酰转移酶 (ChAT) 的催化下合成，被乙酰胆碱酯酶 (AChE) 水解为胆碱和乙酸。这两种酶均存在于细胞质中。因为胆碱乙酰转移酶催化的反应是可逆的，控制乙酰胆碱水平的一个因素是**质量作用定律** (law of mass action)。例如，由释放引起的乙酰胆碱浓度降低，可促使净合成增加直至重新建立新的平衡。然而，胆碱能轴突终末活动时的调节机制要比这复杂得多。例如，在静息条件下，细胞内乙酰胆碱酯酶的持续水解，限制了乙酰胆碱的积聚；抑制神经终末内的乙酰胆碱酯酶增加乙酰胆碱含量 [1,2]。这样，乙酰胆碱积聚的水平可反映正在进行的合成和降解之间的一种稳定状态。这是低分子质量递质代谢的一个共同特征。尽管看起来很浪费，这种持续的循环可能是确保递质适量供应机制的不可避免的结果。

神经终末内的许多乙酰胆碱处在突触囊泡中，而乙酰胆碱的合成和降解却发生在细胞质，因此，要使乙酰胆碱的释放对其合成速率产生影响，就一定要降低细胞质中乙酰胆碱

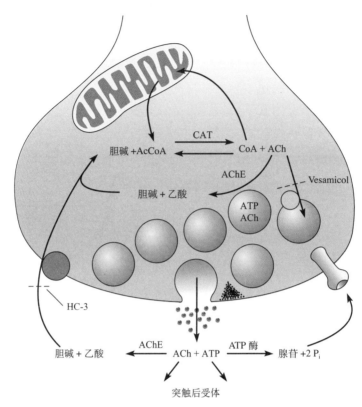

图 15.3 ACh 的合成、贮存、释放和降解途径。乙酰胆碱 (ACh) 由胆碱和乙酰辅酶 A(AcCoA) 在胆碱乙酰转移酶 (CAT) 的催化下合成，由乙酰胆碱酯酶 (AChE) 降解。AcCoA 主要在线粒体合成，胆碱由高亲和力的主动转运系统供给，宓胆碱 (HC-3) 可抑制该系统。ACh 和 ATP 一起包装入囊泡，经胞吐释放。Vesamicol 可阻断 ACh 转运进囊泡。囊泡可保护 ACh 不被降解。ACh 释放后被胞外 AChE 降解为胆碱和乙酸。转运至胆碱能轴突终末的胆碱中，约有一半来自释放的 ACh 的水解。在某些突触，ATP 与突触后受体结合。ATP 被胞外 ATP 酶水解为腺苷和磷酸 (Pi)；腺苷可与突触前受体结合而调制释放 (见第 14 章)。

的浓度。这种减少可能通过细胞质中的乙酰胆碱转移到新形成的囊泡中而发生。细胞质合成与囊泡贮存及释放之间类似的相互作用，是低分子质量递质代谢的一个共同特征。囊泡乙酰胆碱转运体 (VAChT) 基因包含在合成酶 ChAT 的第一内含子基因内 [3]，使全长基因形成一个胆碱能神经元基因 [4]，这样就易于维持乙酰胆碱合成和囊泡摄取之间恰当的平衡。这个过程确保合成和囊泡摄取两种蛋白质可通过一个共同的基因启动子协同表达 [5]。在中枢神经系统胆碱能神经终末，胆碱和共同底物乙酰辅酶 A(在线粒体合成) 的供应，以及胆碱乙酰转移酶的活性，均可调节乙酰胆碱合成的速率 [6,7]。

多巴胺和去甲肾上腺素的合成

控制细胞内物质合成速率的另一个机制是**反馈抑制** (feedback inhibition)，即终产物抑制生物合成途径中的限速环节。von Euler、Axelrod、Udenfriend 及其同事对交感神经元和肾上腺髓质分泌细胞内去甲肾上腺素的合成、贮存和释放的研究提供了一个反馈抑制的佳例 [8]。肾上腺髓质细胞与交感神经元在许多方面相似：它们的胚胎起源相同，均受中枢神经系统的胆碱能轴突支配，受刺激时释放**儿茶酚胺** (catecholamine)。儿茶酚胺是多巴、多巴胺、去甲肾上腺素和肾上腺素等物质的总称，它们都含有儿茶酚核结构 (一个苯环、苯环上有两个相邻羟基) 和一个氨基 (见附录 B)。哺乳动物交感神经元释放去甲肾上腺素 (在蛙类释放肾上腺素)；肾上腺髓质细胞既释放肾上腺素，也释放去甲肾上腺素。

　　去甲肾上腺素由普通的细胞代谢产物酪氨酸经三步合成：首先，酪氨酸由酪氨酸羟化酶转变为多巴；其次，多巴由芳香族 L- 氨基酸脱羧酶 (AAAD) 转变为多巴胺；最后，多巴胺由多巴胺 β- 羟化酶转变为去甲肾上腺素 (图 15.4，也见附录 B)。酪氨酸转变为多巴和多巴转变为多巴胺的反应在细胞质中进行。多巴胺随后转运进突触囊泡，在那里被结合在囊泡膜上的多巴胺 β- 羟化酶转变为去甲肾上腺素。大部分去甲肾上腺素贮存在囊泡内，另一部分则逸出到细胞质，很易被单胺氧化酶降解。

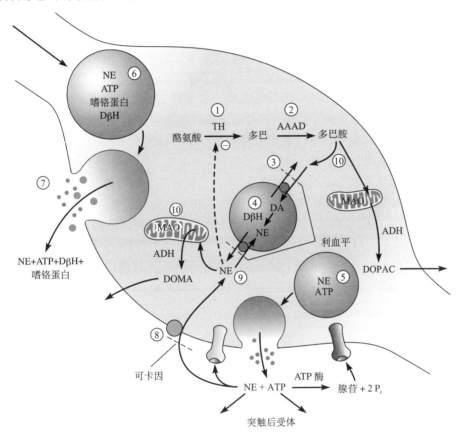

图 15.4　去甲肾上腺素合成、贮存、释放和摄取途径。①酪氨酸在酪氨酸羟化酶 (TH) 作用下转变为多巴。②多巴经芳香族 L- 氨基酸脱羧酶 (AAAD) 转变为多巴胺 (DA)。③多巴胺转运入囊泡，并在此经多巴胺 β-羟化酶 (DβH) 转变为去甲肾上腺素 (NE)。④去甲肾上腺素抑制 TH，从而通过反馈抑制调节合成。利血平阻遏多巴胺和去甲肾上腺素转运入囊泡。⑤囊泡也含有 ATP。⑥大的密芯囊泡还含有可溶性 DβH 和嗜铬蛋白。⑦囊泡内所有的可溶性成分一起释放。NE、ATP、腺苷和来源于嗜铬蛋白的肽可与突触前或突触后受体结合。⑧去甲肾上腺素释放后被摄取回曲张体，可卡因可阻断该摄取机制。⑨细胞质内的去甲肾上腺素被重新包装入囊泡以供释放。⑩在曲张体内，单胺氧化酶 (MAO) 和乙醛脱氢酶 (ADH) 分别将去甲肾上腺素降解为 3,4- 二羟基乙醇酸 (DOMA)，将多巴胺降解为 3,4- 二羟基苯乙酸 (DOPAC)。

　　释放多巴胺作为递质的神经元，含有酪氨酸羟化酶和 AAAD，但缺乏多巴胺 β- 羟化酶。其他神经元及肾上腺髓质细胞，释放肾上腺素。肾上腺素由去甲肾上腺素在苯乙醇胺 -N- 甲基转移酶作用下生成。

　　通常，多步骤反应的第一个酶是限速酶，终产物可抑制其活性。在肾上腺髓质提取物中，酪氨酸羟化酶的活性比 AAAD 和多巴胺 β- 羟化酶的活性低两个数量级，提示酪氨酸羟化作用是限速步骤。而且，酪氨酸羟化酶可被去甲肾上腺素 (同样被多巴胺和肾上腺素) 抑制。因此，随着多巴胺、去甲肾上腺素或肾上腺素的积聚，其进一步合成将受到抑制，直至达到稳态，此时合成的速率与降解及释放的速率相等 (图 15.4)。

Weiner 及其同事有关支配输精管平滑肌的交感神经轴突终末的研究，为反馈抑制调节神经元内去甲肾上腺素的合成提供了证据 [9]。他们用放射性标记的前体浸浴标本，并检测放射性标记的去甲肾上腺素的积累，来测定终末内去甲肾上腺素合成的速率。他们发现，如果提供多巴 (而不是酪氨酸) 作为前体以跳过第一步酶促反应，去甲肾上腺素的合成速率提高了 3 倍多。这证实酪氨酸转变为多巴是限速环节。

为了检验限速步骤受反馈抑制的控制，他们以两种方式改变细胞质内去甲肾上腺素的浓度。首先，利用交感神经轴突终末有特殊的去甲肾上腺素转运机制这一优点，将去甲肾上腺素加到浸浴液中，这引起终末内去甲肾上腺素浓度的升高，并降低由酪氨酸合成去甲肾上腺素的速率。相反，刺激神经降低细胞质内去甲肾上腺素的浓度，使由酪氨酸合成去甲肾上腺素的速率升高近 2 倍。然而，如果在刺激神经期间将去甲肾上腺素加到浸浴液中，则观察不到这种升高。显然，从介质中的摄取足以维持轴突终末内去甲肾上腺素的水平，因而抑制了其生物合成。

其他因素也影响儿茶酚胺的合成 (图 15.5)。当轴突终末受刺激释放去甲肾上腺素时，酪氨酸羟化酶对辅助因子四氢喋啶具有更高的亲和力 (见附录 B)，而对去甲肾上腺素抑制的敏感性降低 [10]。这些改变与钙离子内流激活的激酶对酪氨酸羟化酶的可逆磷酸化有关 [11,12]。另一调节酪氨酸羟化酶活性的因素是四氢蝶啶 (由 GTP 合成) 的浓度 [13]。这样，多种机制共同作用，以确保去甲肾上腺素的合成速率满足其释放的需求。

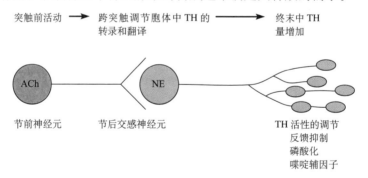

图 15.5 交感神经元内酪氨酸羟化酶的调节。酪氨酸羟化酶 (TH) 的表达受突触前神经元活动的影响，这个过程称为跨突触调节。这决定了存在于胞体和神经终末内 TH 的量。在神经终末内，酪氨酸羟化酶的活性还受局部调控。

5- 羟色胺的合成

5- 羟色胺由色氨酸合成。第一步是色氨酸在色氨酸羟化酶的作用下生成 5- 羟色氨酸 (5-HTP)，此步骤是限速环节 (见附录 B)[14]。5- 羟色氨酸在 AAAD(与将多巴转变成多巴胺的酶相同) 作用下生成 5- 羟色胺 (5-HT)。刺激释放 5-HT 的神经元引起色氨酸转化为 5-HT 的速率的增加，有实验提示，这是由于钙依赖的磷酸化作用改变了色氨酸羟化酶的性质 [15]，与刺激对酪氨酸羟化酶的作用相似。与酪氨酸羟化酶一样，色氨酸羟化酶也需要辅助因子四氢蝶啶，5-HT 的合成可能受这种辅助因子的调节。

　　神经元不能合成色氨酸。因此，5-HT 合成的初始环节是色氨酸更易由血液易化转运入脑脊液（见第 8 章）。同样的载体将其他中性氨基酸（苯丙氨酸、亮氨酸和甲硫氨酸）由血液转运入脑。所以，相对于饮食中其他中性氨基酸，色氨酸的量是决定 5-HT 能神经元内 5-HT 水平的一个重要因素。其结果是，与 5-HT 功能相关的行为（见第 14 章）特别容易受到饮食的影响[16]。例如，给予一天的低蛋白饮食，然后给予不含色氨酸的氨基酸混合物，志愿者表现为攻击性行为的增加[17]以及睡眠周期的改变[18]。

GABA 的合成

　　GABA 由谷氨酸在谷氨酸脱羧酶 (GAD) 作用下合成。最初认为该反应是 GABA 短路 (GABA shunt) 的一部分。所谓 GABA 短路，是指 α- 酮戊二酸转变为琥珀酸的一系列反应（图 15.6）。GABA 短路最初被认为是脑特异的葡萄糖代谢途径，该途径跳过了部分三羧酸 (Krebs) 循环（所以称之为"短路"）。鉴于 GABA 是脑内重要的抑制性递质，而且谷氨酸脱羧酶仅见于释放 GABA 的神经元内（见第 14 章），这就提示 GABA 短路在葡萄糖代谢中没有普遍的重要性。

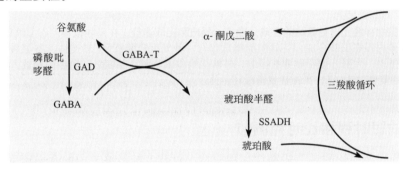

图 15.6　GABA 的合成和代谢。GABA 由谷氨酸在谷氨酸脱羧酶 (GAD) 的作用下合成。谷氨酸脱羧酶需要磷酸吡哆醛作为辅助因子。谷氨酸由 α- 酮戊二酸在 GABA α- 酮戊二酸转氨酶 (GABA-T) 作用下合成，或由谷氨酰胺合成（图 15.7）。GABA 由 GABA-T 和琥珀酸半醛脱氢酶 (SSADH) 代谢为琥珀酸。

　　Kravitz 及其同事的研究发现，在甲壳类动物的抑制性神经元内，生理水平的 GABA 抑制谷氨酸脱羧酶，这表明反馈抑制调节 GABA 的积累[19]。在哺乳类动物脑内鉴定出一些调节 GABA 合成的辅助因子，包括三磷酸腺苷 (ATP)、无机磷酸和辅助因子磷酸吡哆醛[20]。脑内存在两种形式的谷氨酸脱羧酶 (GAD_{67} 和 GAD_{65})[21,22]。GAD_{67} 与磷酸吡哆醛有高亲和力，可能其本身即具有活性。而 GAD_{65} 亲和力低，它的活性可被辅助因子快速调节。缺失 GAD_{65} 的突变小鼠有正常的行为和 GABA 水平，但是略微更易癫痫发作。GAD_{67} 敲除的小鼠脑内 GABA 大量减少，出生后很快死于严重的腭裂[23]。

谷氨酸的合成

　　谷氨酸是脑内主要的兴奋性氨基酸。细胞内有多条途径合成谷氨酸。在神经元内，作为递质释放的谷氨酸，主要在磷酸激活形式的谷氨酰胺酶作用下，从谷氨酰胺衍生而来[24]（图 15.7）。神经元释放的谷氨酸大多被胶质细胞摄取并转变为谷氨酰胺。谷氨酰胺转而被胶质细胞释放，由神经元摄取，并转换回谷氨酸[25～27]。

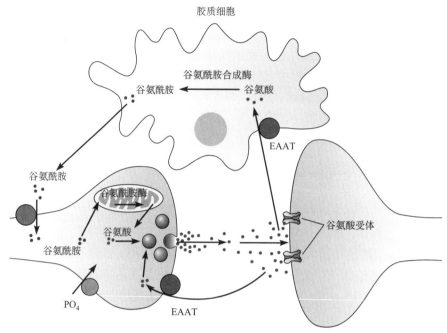

图 15.7　谷氨酸能神经元内谷氨酸的合成、贮存、释放和摄取途径。在磷酸依赖性谷氨酰胺酶的作用下，谷氨酸由线粒体内谷氨酰胺合成。谷氨酸能终末存在一种无机磷酸 (PO_4) 转运体。谷氨酸释放后，有些被突触前终末摄取，大部分被胶质细胞摄取，并转化为谷氨酰胺。谷氨酰胺随后被释放，并被摄入神经终末，转化为谷氨酸。EAAT，兴奋性氨基酸转运体。

递质合成的短时程和长时程调节

　　到目前为止所讨论的调节机制均作用很快，以改变神经终末内的合成速率。除了这种短时程的效应，还存在长时程的调节机制。一个很好的例子是交感神经系统在动物长期处于应激状态时作出的反应。当机体应激时，交感神经元被激活。由于长时间激活，交感神经元胞体、终末内酪氨酸羟化酶及多巴胺 β- 羟化酶水平增加至 3 ～ 4 倍 [28,29]。这种增加是由于合成了新的酶分子。合成和降解去甲肾上腺素的其他酶，如 AAAD 和单胺氧化酶，并未受到影响。

　　上述酶活性的增加由交感神经元突触活动触发 (见图 15.5)。这种**跨突触调节** (trans-synaptic regulation) 提供了一种机制，使神经元合成递质的能力与递质释放的速率相匹配 [30]。对人类交感神经节的实验证实，电刺激节前纤维，在 20 min 内，明显提高酪氨酸羟化酶和多巴胺 β- 羟化酶 mRNA 的水平，提示参与去甲肾上腺素合成的基因的调节非常快和敏感 [31]。

神经肽的合成

　　肽类递质合成和释放的位点是分离的，这使得对其贮存的调控比较复杂。肽类在核糖体合成，核糖体主要 (但不完全 [32]) 位于神经元胞体。这种分布造成两种后果。首先，肽类合成的速率在胞体被调节，然后肽类必须通过轴浆运输 (将在下一节讨论) 到达终末。与轴突终末内低分子质量递质合成和贮存的快速而局部的调控相比，这是一个缓慢的过程。其次，可供释放的肽的总量受限于终末内的贮存量。然而，肽类与其受体结合所需的浓度

(10^{-10} ~ 10^{-8} mol/L) 比乙酰胆碱等低分子质量递质 (10^{-7} ~ 10^{-4} mol/L) 低得多。此外，肽类从突触间隙清除的速度通常较慢。而且，神经肽受体和其他代谢型受体一样，通过细胞内信号通路间接发挥作用，这些通路能产生巨大的放大效应 (见第 12 章)。因此，仅需几个肽分子就可以影响突触后靶细胞。这样，由胞体转运来的神经肽分子可以满足释放的需要。

肽类作为较大的前体蛋白的一部分而合成，而前体蛋白通常含有一种以上有生物活性的肽序列[33](图 15.8)。神经肽前体与分泌蛋白的合成的初始步骤如出一辙：在内质网合成，信号肽裂解，在高尔基体加工，而后组入较大的 (100 ~ 200 nm) 密芯囊泡。后面几步是神经元和内分泌细胞特有的。它们依次为以下酶催化：①特异的蛋白内切酶，将前体蛋白裂解为适当的肽分子；②外肽酶，切除 C 端的残基；③一种双功能的酰胺化酶，将 C 端为甘氨酸的肽转换为相应的肽酰胺[34,35](图 15.8B)。蛋白水解加工在反面高尔基网 (trans-Golgi network) 起始，随着它们沿轴突运输并贮存到终末内，在大的密芯囊泡中继续进行。有些细胞合成一种以上肽类递质，它们可被分装到不同的囊泡，并运送到不同的终末[36]。

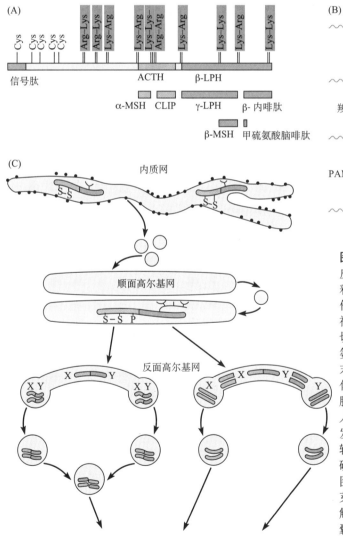

图 15.8　神经肽的合成。(A) 牛前阿黑皮素原的结构。已知的肽组分的定位用彩色方形标记。通常作为加工过程中酶作用位点的碱性氨基酸残基已标出。(B) 神经肽前体的加工，通常起始于一种内切酶对识别位点的羧基端的裂解。碱性氨基酸残基由羧肽酶 E 剪切。如果肽的末端是甘氨酸，则肽酰甘氨酸 α- 酰胺化酶 (PAM) 将其羧基端转换成一个酰胺。(C) 神经肽前体由信号序列引导进入内质网腔，在内质网形成二硫键，并发生 N 端糖基化。前肽而后经高尔基体转运，并在高尔基体进一步作硫酸化和磷酸化等修饰。图示两种包装模式。左图显示一种前肽被包装进由高尔基体出芽形成的囊泡。随着囊泡成熟，前肽裂解生成的两种肽 (X 和 Y) 包装进同一个囊泡。右图显示一种前肽在高尔基体内裂解，产生的肽随后分装进不同的囊泡。(引自 Sossin, Fisher and Scheller, 1989。)

递质在突触囊泡内的贮存

ACh 和 NE 等低分子质量递质，在轴突终末内合成并包装入囊泡。在电镜照片中，这些突触囊泡小（直径 50 nm），透明（如 ACh，氨基酸递质）或有密芯（如生物胺）。囊泡内低分子质量递质的浓度约为 0.5 mol/L，比周围细胞质中的浓度高很多。

递质在突触囊泡的积聚由特异的转运蛋白介导。这种转运蛋白属于大的溶质转运蛋白超家族 (SLC) 成员[37]，已在第 9 章介绍（图 9.5，表 9.1)。值得注意的一点是，囊泡转运体的种类比神经递质少，致使某些溶质转运蛋白转运一种以上递质。这样，存在单独的囊泡 ACh 转运体 (VAChT) 和三种囊泡谷氨酸转运体 (VGLUT1、VGLUT2 和 VGLUT3)，而只有一种囊泡抑制性氨基酸转运体 (VIAAT) 转运 GABA 和甘氨酸两种抑制性递质，只有一种囊泡单胺转运体 (VMAT，包括 VMAT1 和 VMAT2 两个变异体) 转运所有的单胺类（如去甲肾上腺素、多巴胺、5- 羟色胺和组胺)。ATP 的一种囊泡转运体最近被鉴定，这种囊泡核苷酸转运体 (VNUT，来自 SLC17A 基因家族) 也转运二磷酸腺苷 (adenosine diphosphate，ADP) 和三磷酸鸟苷 (guanosine triphosphate，GTP)[38]。

这种较低的底物特异性会产生某些有趣的结果。这意味着有些囊泡可以贮存和释放一种以上递质。例如，GABA 和甘氨酸均为抑制性氨基酸转运体 VIAAT 的作用底物。Jonas 及其同事[39] 发现，脊髓中间神经元突触前终扣内的同一囊泡释放 GABA 和甘氨酸两种递质。由于它们分别激活药理学特性不同的突触后 GABA 和甘氨酸受体，因而可以检测到这种递质的共释放。由单个囊泡内递质释放所产生的微小抑制性突触后电流，包含激活这两种受体所产生的电流成分。

另一结果是囊泡可能摄取错误的递质，然后作为 "假递质" 而不是固有的递质释放。这种特性可以被利用。例如，曾用于降压的药物 α- 对甲基间羟基二苯胺 (α- 甲基多巴)，被肾上腺能神经终末摄取，通过正常的 NE 生物合成途径转换为 α- 甲基去甲肾上腺素（图 15.4)，之后由单胺转运体（置换去甲肾上腺素）转运入突触囊泡，而且随即替换去甲肾上腺素由肾上腺能终末释放[40]。由于 α- 甲基去甲肾上腺素刺激接头后肾上腺素受体的作用比去甲肾上腺素弱得多，所以 α- 甲基多巴可以抑制去甲肾上腺素能传递并降低血压。单胺转运体的广谱特异性也意味着，单胺类递质之间具有相互替换的潜能。因此，当脑内 5-HT 水平增加时，5-HT 可被摄取入纹状体的多巴胺能神经元终末的突触囊泡内，并随后由这些终末释放[41]。

要注意的更深层次的一点是，囊泡摄取机制可能是不饱和的。这是指囊泡内递质的浓度（从而释放递质的量子数）不一定是常数，而可能依赖于多种因素发生改变，这些因素包括递质的可用量、驱动摄取的质子梯度（见第 9 章）以及细胞内氯离子的浓度[42,43]。因此，通过钳制一种名为 calyx of Held 的巨型突触的突触前终末，Takahashi 及其同事发现，由微小突触后电流测得的量子大小，随膜片钳电极内谷氨酸的量（在 1 ~ 100 mmol/L 间）而变[44]。由于氯离子结合到 VGLUT 上的变构位点，终末内氯离子的浓度调节该转运体蛋白的活性。氯离子的这种作用可被酮体等某些代谢产物抑制，结果导致海马微小突触电流的减小[45]。这种谷氨酸能传递的降低可用于解释生酮饮食的抗癫痫效应，所谓生酮饮食是指高脂肪、低蛋白质和低碳水化合物的饮食配方。

共贮存和共释放

按照 Henry Dale 提出的建议 [46]，神经元通常按照其释放的递质来分类。例如，胆碱能神经元(释放 ACh)、肾上腺素能神经元(释放去甲肾上腺素或肾上腺素)、谷氨酸能神经元(释放谷氨酸) 等。然而，目前已清楚许多 (可能是大多数) 神经元能释放一种以上递质，该效应被称为 "共传递 (cotransmission)" [47]。在有些情况下，由于两种递质贮存于同一囊泡而发生共传递如上述的共贮存的甘氨酸和 GABA[39] 的共释放。另一共释放的例子是 ATP，ATP 通常在突触囊泡内与儿茶酚胺或 ACh 共贮存，并作为一种共递质而释放 [48,49]。另一种情况是，共释放的递质贮存在不同的囊泡，但是位于同一神经终末。根据动作电位的频率和模式的不同，这些递质以不同的方式释放 [50,51]。因此，与共释放的氨基酸或胺类递质不同，肽类通常需要重复的动作电位或者簇状动作电位才能有效释放 (见第 13 章)。同样，同一神经元是从终末的透明囊泡还是胞体的密芯囊泡释放同种递质 (5-HT)，也需要不同模式的电活动 [52]。

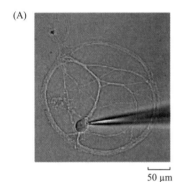

(A)

50 μm

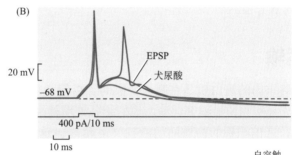

(B)

20 mV
−68 mV
EPSP
犬尿酸
400 pA/10 ms
10 ms

图 15.9 单个神经元同时释放两种神经递质。
(A) 由大鼠脑分离的单个胆碱能基底前脑神经元，单独培养 3 周。在此期间，这个神经元伸出轴突，其侧支返回支配同一神经元，形成自突触。(B) 通过膜片钳电极向神经元胞体注入电流引发一个动作电位。这个动作电位沿轴突传导到自突触，产生一个兴奋性突触后电位 (EPSP)，进而在胞体引发第二个动作电位。这第二个动作电位是由于谷氨酸释放而产生的，因为谷氨酸受体拮抗剂犬尿酸 (1 mmol/L) 使其减小。(C)实验装置。通过膜片钳电极给予刺激，电极也可记录由自突触释放的谷氨酸所产生的兴奋性 EPSC(D 和 E，左列)。第二个带有骨骼肌肌球 (即含有烟碱受体的骨骼肌细胞膜的小球，烟碱受体可用于检测乙酰胆碱) 的膜片钳电极放置于形成自突触的轴突的近旁。肌球对自突触释放的 ACh 所产生的反应显示在 D 和 E 的右列。(D，E) 同时记录单个动作电位在自突触和肌球产生的电流。自突触的电流可被 1 mmol/L 犬尿酸阻断 (D)，表明其由谷氨酸释放所产生，而肌球处的电流被 100 μmol/L 烟碱阻断剂六烃季铵阻断 (E)，表明其由乙酰胆碱释放而产生。(引自 Allen et al., 2006。)

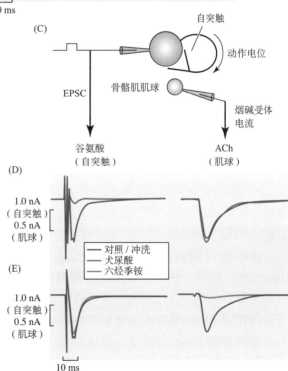

(C)

自突触
动作电位
EPSC
骨骼肌肌球
烟碱受体电流
谷氨酸
(自突触)
ACh
(肌球)

(D)

1.0 nA
(自突触)
0.5 nA
(肌球)

对照 / 冲洗
犬尿酸
六烃季铵

(E)

1.0 nA
(自突触)
0.5 nA
(肌球)

10 ms

在哺乳类动物中枢神经系统，快递质（谷氨酸或 GABA）通常包含在贮存 ACh、单胺或肽的同一神经终末，并由此释放[53]。因此，最初认为脊髓内兴奋闰绍中间神经元的运动轴突的回返性侧支是胆碱能的[54]，近期被证实也可以释放谷氨酸[55]。在基底前脑胆碱能神经元的单一轴突，也记录到谷氨酸和 ACh 的共释放[56]（图 15.9）。之前的免疫细胞化学研究显示，VGLUT 和 ACh 合成酶 ChAT 有时共存于基底前脑神经元内，但是电生理学方法不能直接测试它们在皮层突触的共释放，这是因为 ACh 的突触后（毒蕈碱）作用缓慢，而且从时间上与传入神经冲动并无关联（见第 12 章和第 14 章）。采用的解决办法是在单个培养细胞制备谷氨酸能神经元自突触 [图 15.9(A)、(B)]，然后利用含有烟碱受体的骨骼肌肌球作为快反应 ACh 检测器。以这种方式可观察到两种递质由同一轴突同时释放（显然并不一定由同一终扣）[图 15.9(C)]。利用相似的自突触技术，观察到腹侧中脑单个多巴胺能神经元共释放谷氨酸和多巴胺[57]。在这些情况下，谷氨酸完成突触兴奋的基本功能，而共释放的胺类（或肽类）则提供持续更长时间的调制功能。因为后一效应与神经元的总体功能更紧密相关（见第 14 章），因此保存 Dale[46] 最初所建议的以胺或肽为基础的标记（如胆碱能等）是有用的。

轴浆运输

轴突终末内的蛋白质是在胞体合成的，它们必须由胞体运送到终末。Weiss 及其同事的实验最先证实物质沿轴突运动。他们结扎外周神经，观察到结扎位点近端轴突膨大，去除结扎后，之前积聚的物质随后沿轴突运动[58]。这些效应提示，在正常情况下，轴浆整体沿轴突以每天 1 ~ 2 mm 的速度持续运动，称为**轴浆流**（axoplasmic flow）。随后的实验进一步支持了这个观点，利用放射性标记的氨基酸[59] 和荧光蛋白[60]，追踪到蛋白质由神经元胞体沿外周和中枢轴突的运动。在培养细胞的单根轴突上甚至也观察到这种运动（图 15.10)[61]，运用微连续影像技术观察到细胞器沿着活的神经纤维运动[62]。

轴浆运输的速率和方向

通过测量挤压位点近端或者轴突终末内物质积聚的时间进程，显示诸多不同的被转运成分的运动速率间存在特有的差异。微管蛋白、神经丝蛋白等结构蛋白移动速度很慢（1 ~ 2 mm/d)，而线粒体和囊泡（包括含有递质的突触囊泡）等具有膜结构的细胞器移动速度非常快（可达 400 mm/d)[63]。如此快速的运输不能归之于细胞质的大块流动，因此采用**轴浆运输**（axonal transport）这一一般性术语。

有些蛋白质和细胞器由胞体运送到轴突终末，被称为**顺向轴浆运输**（anterograde transport)；而另一些则由终末运送到胞体，称为**逆向轴浆运输**（retrograde transport)[62,64]。由膜包被的细胞器通过逆向轴浆运输将物质运送回胞体重新利用或降解，这对神经生长因子等营养因子由轴突终末运送至胞体是至关重要的（见第 25 章)[65]。

神经解剖学家已开发了一些示踪剂，如辣根过氧化物酶 (HRP)、荧光标记的微颗粒甚至病毒，这些示踪剂由顺向和逆向轴浆运输运送。使用这些示踪剂，使单根轴突、它们的终末树状分支及其胞体清晰可见，就有可能描绘突触联系[66,67]，甚至在较长距离的情况下也能实现。

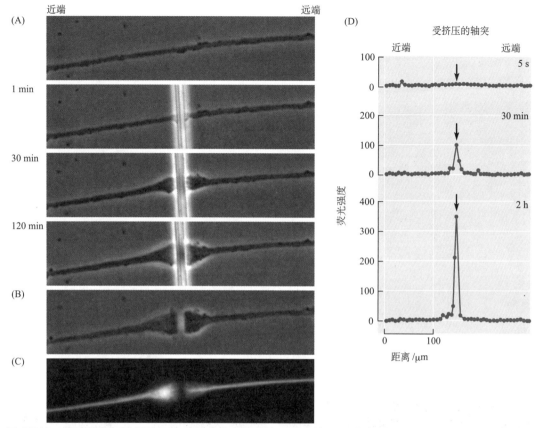

图 15.10　**慢速轴浆运输通过细胞骨架成分在轴突挤压位点的积聚而证实。**在培养的大鼠背根神经节神经元的单根轴突上放置一根玻璃纤维施压。(A) 相差照片显示挤压前、挤压后 1 min、30 min 和 120 min 轴突的情况。(B) 挤压 2 h 后，细胞被固定，玻璃纤维移开。(C) 用抗神经丝蛋白的抗体标记的轴突荧光照片。(D) 挤压 5 s、30 min 和 2 h 后，距挤压位点不同距离的轴突上的荧光强度。神经丝蛋白在挤压位点 (箭头) 积聚的时间进程提示，平均运送速率约为 3 mm/d。(引自 Koehnle and Brown，1999；显微照片承 A. Brown 提供。)

微管和快速运输

　　虽然早期的实验已证实轴浆运输需要代谢能量并依赖完整的微管，但在 30 年里人们对轴浆运输机制的认识进展甚微。之后，两种技术的进步引发了此领域的快速进展：①显微镜技术的发展使我们可能直接观察细胞内的单个囊泡[68,69]；②发现囊泡在无细胞体系 (如挤出的乌贼轴浆) 中依然运动[70]。Reese、Sheetz、Schnapp、Vale、Block 及其同事的研究发现，当线粒体和囊泡等细胞器附着于微管时，轴浆运输即发生。机械化学酶 (或分子马达) 水解 ATP，并利用此能量沿微管轨道转运细胞器 (图 15.11)[71,72]。

　　微管有固有的极性。在轴突内，正端指向远端轴突终末。顺向轴浆运输由驱动蛋白 (kinesin) 驱使，向正端运送细胞器；而逆向轴浆运输由细胞浆内动力蛋白 (dynein) 驱动，向负端运送细胞器 (图 15.12)[73]。细胞器与驱动蛋白或细胞质动力蛋白的附着通过细胞器膜上特殊的受体实现，从而调节细胞器运动的方向 (图 15.13)[74]。令人惊异的是，单个驱动蛋白分子马达即可使一个细胞器以快速轴浆运输的速率移动[75]；每个 ATP 分子水解可使细胞器移动一步，约 8 nm，相当于沿微管蛋白丝从一个 αβ 微管蛋白二聚体到下一个的

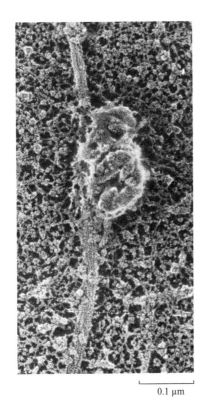

距离[76,77]。不同成分运输速率的差异是由于它们在轨道上停留时间的不同，以及它们穿过轴突内致密细胞骨架和横桥元件的网络时所受的阻力不同。在突触区域，肌动蛋白是主要的细胞骨架蛋白，而肌球蛋白是主要的分子马达[78]。最近，利用高速原子力显微镜，已详细研究了肌球蛋白的相似的运输方式[79]。

0.1 μm

图 15.11　介导快速轴浆运输的细胞器和轨道的鉴定。电镜照片显示，在挤出的乌贼轴浆中，一个囊泡附着在微管上。固定前，在光镜下观察到此细胞器以相当于快速轴浆运输的速度沿一条丝状轨道运动。电镜照片显示此细胞器是一个突触囊泡，轨道是一个微管。玻璃基质上涂有一层颗粒状的纤细丝状物质。（引自 Schnapp et al., 1985。）

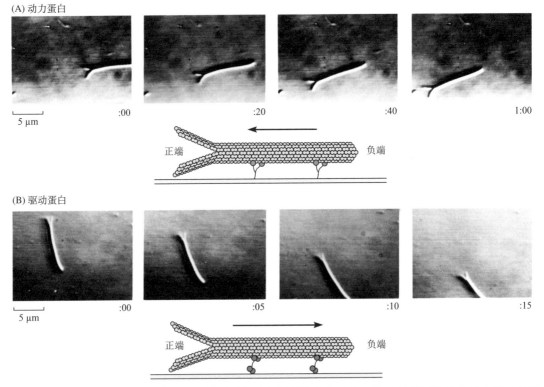

图 15.12　动力蛋白和驱动蛋白分子马达驱动微管向相反的方向移动。(A，B) 序列照片显示在纯化的快速转运分子马达上微管片段的运动。时间单位是 min。纯化的细胞浆动力蛋白 (A) 或驱动蛋白 (B) 吸附在盖玻片上，加上微管片段。当微管片段接触表面，它们在动力蛋白上向其解聚端（远端或正端）移动，在驱动蛋白上向其聚合端（近端或负端）移动。（引自 Paschal and Vallee, 1987；显微照片承 R. Vallee 提供。）

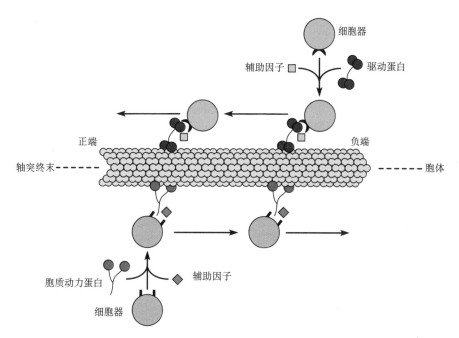

图 15.13　驱动蛋白和动力蛋白驱动的快速轴浆运输。在轴突内，微管是静止的且有极性：正端指向轴突终末，负端指向胞体。驱动蛋白和细胞浆动力蛋白，与辅助因子一起，附着于细胞器上，并驱动它们分别向轴突终末和胞体方向移动。(引自 Vallee, Shpetner, and Paschal, 1989。)

慢速轴浆运输的机制

代谢中间产物中的可溶性蛋白以及微管和微丝等细胞骨架成分，通过慢速轴浆运输由胞体运动至轴突终末[62]。然而，关于微管和微丝是以完整的多聚体形式移动[80]，还是多聚化丝是静止的而以微管和神经丝单体或寡聚体的形式运输[81]，还有许多争论。已经明确的是，细胞骨架蛋白的轴浆运输不是由扩散产生，而是有主动过程的参与。

递质从突触间隙的清除

化学性突触传递的最后环节是从突触间隙清除递质。递质清除的机制包括扩散、降解以及摄取入胶质细胞或神经终末。

乙酰胆碱酯酶清除乙酰胆碱

如第 11 章所述，ACh 的作用被乙酰胆碱酯酶 (AChE) 终止。AChE 将 ACh 水解为胆碱和乙酸。大部分胆碱被转运回神经终末，并再次用于合成 ACh。在脊椎动物骨骼肌的神经肌肉接头，AChE 结合于突触的基底层，基底层是突触间隙和接头皱褶处由细胞外基质形成的肌纤维鞘的一部分 (图 15.14)[82]。突触基底层每平方微米面积上有 2600 个 AChE 催化亚基[83](相比之下，同等大小的突触后膜上有 10^4 个 ACh 受体)。

乙酰胆碱酯酶分布于轴突终末和突触后膜之间，迫使 ACh 分子在有可能与其突触后膜受体作用之前必须跨越一个由降解酶构成的"雷区"，这看起来似乎并不那么有效。然而，如果考虑到间隙的大小，以及 ACh 扩散、结合和水解的速率，就会呈现一种称为"饱

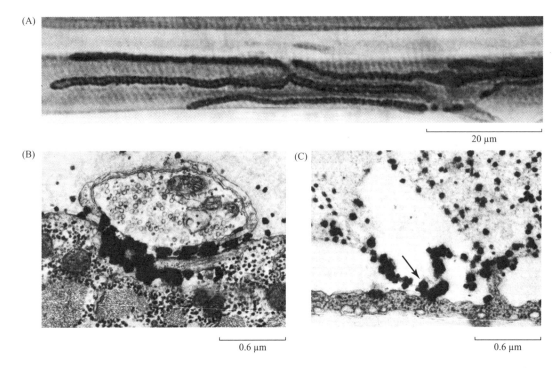

图 15.14　乙酰胆碱酯酶浓集在骨骼肌神经肌肉接头处的突触基底膜。(A) 光镜照片显示组织化学方法染色乙酰胆碱酯酶的蛙皮胸肌的神经肌肉接头。暗的反应产物勾画了突触沟和接头皱褶。(B) 电镜照片显示染色乙酰胆碱酯酶（如 A 图中）的肌肉中一个轴突终末的横切面。电子致密反应产物充满突触间隙和接头皱褶。(C) 损伤肌肉的电镜照片。神经终末、施万细胞和肌肉纤维已变性并被吞噬，只留下空的基底层鞘（见第 27 章）。对损伤肌肉的乙酰胆碱酯酶染色；反应产物与突触基底膜（箭头）相关联。（显微照片承 U. J. McMahan 提供）。

和盘 (saturated disk)" 的简单模式[84]。一个量子 ACh 的释放使间隙内 ACh 浓度几乎瞬间（在 ms 数量级）升至 0.5 mmol/L 的高水平，足以使以释放点为中心约 0.5 μm 直径范围内的 ACh 受体和酯酶饱和。ACh 与受体和 AChE 结合的速度，比 AChE 水解 ACh 的速度(AChE 水解 1 分子 ACh 需要 0.1 ms) 要快。因此，释放的 ACh 分子中最初与突触后受体结合的份额，取决于受体与酯酶之比。这样，约 20% 的 ACh 分子是与 AChE 结合，而 80% 与 ACh 受体结合。

与受体结合造成 ACh 的浓度急剧下降。随后，由于 AChE 水解 ACh 的速度（每毫秒水解 10 分子）比通道关闭时由受体解离的 ACh 的速度（$\tau = 1$ ms；见第 11 章）要快得多，ACh 浓度一直维持在低水平。这样，到了释放后约 0.1 ms，间隙 ACh 的浓度已经降到很低的水平，使得两个 ACh 分子结合并激活另一受体的可能性微乎其微。

以上分析预示，乙酰胆碱酯酶的抑制对突触电位时程的影响比对其幅度的影响要明显。实际情况确实如此。幅度增加了 1.5 ~ 2 倍，而时程增加了 3 ~ 5 倍[85,86]。这样，神经肌肉接头的结构、ACh 受体及 AChE 的密度和动力学特性等因素相结合，使得突触能快速反应，并有效利用 ACh。

在诸如自主神经节内的胆碱能突触，乙酰胆碱酯酶似乎有相似的功能，即它的抑制作用可以延长突触电流的时程[87,88]。然而，此处的多数 AChE 位于突触前纤维[89,90]，这些 AChE 可能具有其他功能：重复神经兴奋期间减少 ACh 的溢出。重复传入刺激可通过激活紧靠突触区之外的 M 型 ACh 受体而产生慢突触电流[91]（见第 14 章和第 17 章），在这种情况下，胆碱酯酶抑制剂对电流增强和延长的作用要显著得多。

通过水解清除 ATP

像 ACh 一样，ATP 的作用也因水解被迅速终止[92]。ATP 二磷酸外切酶 (ADP 酶或腺苷三磷酸双磷酸酶) 将 ATP 水解为 ADP，进一步把 ADP 水解为 AMP。AMP 被 5′ - 核苷酸外切酶水解为腺苷。胶质细胞和神经元突触处均有这两种酶。在许多突触处，腺苷通过与突触前和突触后受体结合，调控突触传递[93]。腺苷的作用通过被摄取和腺苷脱氨酶将其水解为肌苷而终止。

通过摄取清除递质

多巴胺、去甲肾上腺素、谷氨酸、5-HT、甘氨酸和 GABA 等递质通过摄取而终止作用。特异的转运蛋白将上述递质摄取到突触前神经终末、突触后细胞或胶质细胞[94,95]。转运至神经终末的递质可被重新包装后再度释放。Julius Axelrod 及其同事有关去甲肾上腺素摄取入交感神经末梢的发现[96,97]，首次揭示了这一过程。他们发现，放射性标记的 NE 积聚在交感神经支配的组织，去交感神经支配可阻止该现象，而刺激交感神经可使标记的 NE 再释放。

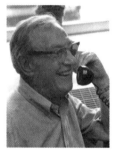

Julius Axelrod, 1970
（照片承 L.L.Iversen 提供）

第 9 章中，详细描述了这些膜转运体的特征。去甲肾上腺素、多巴胺及 5-HT 和谷氨酸、GABA 及甘氨酸等氨基酸类递质分别有不同的膜转运体。这些转运体与囊泡转运体不同，很少有底物的重叠 (尽管在去甲肾上腺素和多巴胺转运体之间有一些重叠)。单胺类转运体是许多药物作用的重要靶点，如治疗抑郁症等精神疾病的药物，以及可卡因和安非他明等娱乐性药物[94]（见第 14 章)。

肽类递质似乎没有专一的摄取机制。肽类递质的作用因扩散而终止，某些肽通过肽酶水解而失活[98]。

小结

- 乙酰胆碱、去甲肾上腺素、肾上腺素、多巴胺、5-HT、组胺、ATP、GABA、甘氨酸和谷氨酸是低分子质量递质。神经肽属于第二组递质。

- 许多神经元释放一种以上递质，通常是一种低分子质量递质和一种或多种神经肽。

- 低分子质量递质在轴突终末合成，组装进小的突触囊泡，贮存以待释放。反馈机制控制催化递质合成的酶的数量及活性，以维持递质的适量供给。

- 神经肽在胞体合成，在高尔基体加工并包装进大的密芯囊泡，然后转运至轴突终末。

- 慢速轴浆运输，以 1 ~ 2 mm/d 的速度，将可溶性蛋白质和细胞骨架成分由胞体运送至轴突终末。

- 快速轴浆运输，以 400 mm/d 的速度，将囊泡和其他细胞器向终末（顺向运输）或胞体（逆向运输）转运。快速运输由分子马达介导，使细胞器沿微管移动。

■化学突触传递的最后步骤是，通过扩散、降解或摄取将递质从突触间隙清除。及时清除递质对正常突触功能很重要。

（陈 蕾 译，杨雄里 校）

参 考 文 献

1　Birks, R. I., and MacIntosh, F. C. 1961. *Can. J. Biochem. Physiol.* 39: 787-827.

2　Potter, L. T. 1970. *J. Physiol.* 206: 145-166.

3　Erickson, J. D. et al. 1994. *J. Biol. Chem.* 269: 21929-21932.

4　Eiden, L. E. 1998. *J. Neurochem.* 70: 2227-2240.

5　Prado, M. A. et al. 2002. *Neurochem. Int.* 41: 291-299.

6　Jope, R. 1979. *Brain Res. Rev.* 1: 313-344.

7　Parsons, S. M., Prior, C., and Marshall, l. G. 1993. *Int. Rev. Neurobiol.* 35: 279-390.

8　Axelrod, J. 1971. *Science* 173: 598-606.

9　Weiner, N., and Rabadjija, M. 1968. *J. Pharmacol. Exp. Ther.* 160: 61-71.

10　Joh, T. H., Park, D. H., and Reis, D. J. 1978. *Proc. Nail. Acad. Sci. UsA* 75: 4744-4748.

11　Zigmond, R. E., Schwarzchild, M. A., and Rittenhouse, A. R. 1989. *Annu. Rev. Neurosci.* 12: 415-461.

12　Nagatsu, T. 1995. *Essays Biochem.* 30: 15-35.

13　Nagatsu, T., and Ichinose, H. 1999. *Mol. Neurobiol.* 19: 79-96.

14　Boadle-Biber, M. C. 1993. *Prog. Biophys. Mol. Biol.* 60: 1-15.

15　Hamon, M. et al. 1981. *J. Physiol. (Paris)* 77: 269-279.

16　Sandyk, R. 1992. *Int. J. Neurosci.* 67: 127-144.

17　Moeller, F. G. et al. 1996. *Psychopharmacology(Berl)*126: 96-103.

18　Voderholzer, U. et al. 1998. *Neuropsychopharmacology* 18: 112-124.

19　Hall, Z. W., Bownds, M. D., and Kravitz, E. A. 1970. *J. Cell Biol.* 46: 290-299.

20　Martin, D. L. 1987. *Cell. Mol. Neurobiol.* 7: 237-253.

21　Erlander, M. G. et al. 1991. *Neuron* 7: 91-100.

22　Soghomonian, J. J., and Martin, D. L. 1998. *Trends Pharmacol. Sci.* 19: 500-505.

23　Asada, H. et al. 1997. *Proc. Natl. Acad. Sci. USA* 94: 6496-6499.

24　Albrecht, J. et al. 2007. *Front Biosci* 12: 332-343.

25　Palmada, M. and Centelles, J. J. 1998. *Front. Biosci.* 3: 701-718.

26　Hertz L. 2004. *Neurochem. Int.* 45: 285-296.

27　Torres, G. E., and Amara, S. G. 2007. *Curr. Opin. Neurobiol.* 17: 304-312.

28　Thoenen, H., Mueller, R. A., and Axelrod, J. 1969. *Nature* 221: 1264.

29　Thoenen, H., Otten, U., and Schwab. M. 1979. In *The Neurosciences: Fourth Study Program*. MIT Press, Cambridge, MA. pp. 911-928.

30　Comb, M., Hyman, S. E., and Goodman, H. M. 1987. *Trends Neurosci.* 10: 473-478.

31　Schalling, M. et al. 1989. *Proc. Natl. Acad. Sci. USA* 86: 4302-4305.

32　Giuditta, A. et al. 2008. *Physiol. Rev.* 88: 515-555.

33　Mains, R. E., and Eipper, B. A. 1999. In *Basic Neurochemistry: Molecular, Cellular, and Medical Aspects,*

6th ed. Lippincott-Raven, Philadelphia. pp. 363-382.

34　Seidah, N. G., and Chretien, M. 1997. *Curr. Opin. Biotechnol.* 8: 602-607.

35　Steiner,D. F. 1998. *Curr. Opin. Chem. Biol.* 2: 31-39.

36　Salio C. et al. 2006. *Cell Tissue Res.* 326: 583-598.

37　Hediger,M. A. et al. 2004. *Pflügers Arch.* 447: 465-468.

38　Sawada, K. et al. 2008. *Proc. Natl. Acad. Sci. USA* 105: 5683-5686.

39　Jonas, P., Bischofberger,J., and Sandkuhler, J. 1998. *Science* 281: 419-424.

40　Kopin, I. J. 1968. *Annu. Rev. Pharmacol.* 8: 377-394.

41　Zhou, F. M. et al. 2005. *Neuron* 46: 65-74.

42　Erickson, J. D. et al. 2006. *Neurochem. Int.* 48: 643-649.

43　Edwards, R. H. 2007. *Neuron* 55: 835-858.

44　Ishikawa, T., Sahara, Y., and Takahashi, T. 2002. *Neuron* 34: 613-621.

45　Juge, N. et al. 2010. *Neuron* 68: 99-112.

46　Dale, H. H. 1933. *J. Physiol.* 80: 10-11.

47　Burnstock, G. 1976. *Neuroscience* 1: 239-248.

48　Dowdall, M. J., Boyne, A. F., and Whittaker, V. P. 1974. *Biochem. J.* 140: 1-12.

49　De Potter,W. P., Smith, A. D., and De Schaepdryver, A. F. 1970. *Tissue Cell* 2: 529-546.

50　Kupfermann, I. 1991. *Physiol. Rev.* 71: 683-732.

51　Whim, M. D., Church, P. J., and Lloyd, p. E. 1993. *Mol. Neurobiol.* 7: 335-347.

52　De-Miguel, F. F., and Trueta, C. 2005. *Cell. Mol. Neurobiol.* 25: 297-312.

53　Seal, R. P., and Edwards, R. H. 2006. *Curr. Opin. Pharmacol.* 6: 114-119.

54　Eccles, J. C., Fatt, P., and Koketsu, K. 1954. *J. Physiol.* 126: 524-562.

55　Lamotte d'Incamps, B., and Ascher, P. 2008. *J. Neurosci.* 28: 14121-14131.

56　Allen, T. G., Abogadie, F. C., and Brown, D. A. 2006. *J. Neurosci.* 26: 1588-1595.

57　Sulzer, D. et al. 1998. *J. Neurosci.* 18: 4588-4602.

58　Weiss, P., and Hiscoe, H. B. 1948. *J. Exp. Zool.* 107: 315-395.

59　Droz, B., and Leblond, C. P. 1963. *J. Comp. Neurol.* 121: 325-346.

60　Dahlstrom, A. B. 2010. *Prog. Neurobiol.* 90: 119-145.

61　Koehnle, T. J., and Brown, A. 1999. *J. Cell Biol.* 144: 447-458.

62　Forman, D. S., Padjen, A. L., and Siggins, G. R. 1977. *Brain Res.* 136: 197-213.

63　Grafstein, B., and Forman, D. S. 1980. *Physiol. Rev.* 60: 1167-1283.

64　Vallee, R. B., and Bloom, G. S. 1991. *Annu. Rev. Neurosci.* 14: 59-92.

65　Bartlett, S. E., Reynolds, A. J., and Hendry, I. A. 1998. *Immunol. Cell Biol.* 76: 419-423.

66　Kuypers, H. G. J. M., and Ugolini, G. 1990. *Trends Neurosci.* 13: 71-75.

67　Teune, T. M. et al. 1998. *J. Comp. Neurol.* 392: 164-178.

68　Inoue, S. 1981. *J. Cell Biol.* 89: 346-356.

69　Allen, R. D., Allen, N. S., and Travis, J. L. 1981. *Cell Motil.* 1: 291-302.

70　Brady, S. T., Lasek, R. J., and Allen, R. D. 1982. *Science* 218: 1129-1131.

71　Vale, R. D., and Fletterick, R. J. 1997. *Annu. Rev. Cell Dev. Biol.* 13: 745-777.

72　Vallee, R. B., and Gee, M. A. 1998. *Trends Cell Biol.* 8: 490-494.

73　Hirokawa, N. 1998. *Science* 279: 519-552.

74　Sheetz, M. P. 1999. *Eur. J. Biochem.* 262: 19-25.

75　Howard, J., Hudspeth, A. J., and Vale, R. D. 1989. *Nature* 342: 154-158.

76　Svoboda, K. et al. 1993. *Nature* 365: 721-727.

77　Mandelkow, E., and Hoenger,A. 1999. *Curr. Opin. Cell Biol.* 11: 34-44.

78   Hirokawa, N., Niwa, S. and Tanaka, Y. 2010. *Neuron* 68: 610-638.

79   Kodera, N. et al. 2010. *Nature* 468: 72-76.

80   Baas, P. W., and Brown, A. 1997. *Trends Cell Biol.* 7: 380-384.

81   Hirokawa, N. et al. 1997. *Trends Cell Biol.* 7: 382-388.

82   McMahan, U. J., Sanes, J. R., and Marshall, L. M. 1978. *Nature* 271: 172-174.

83   Salpeter,M. M. 1987. In *The Vertebrate Neuromuscular Junction.* Alan R. Liss. New York. pp. 1-54.

84   Bartol, T. M. et al. 1991. *Biophys. J.* 59: 1290-1307.

85   Fatt, P., and Katz, B. 1951. *J. Physiol.* 115: 320-370.

86   Katz, B., and Miledi, R. 1973. *J. Physiol.* 231: 549-574.

87   MacDermott, A. B. et al. 1980. *J. Gen. Physiol.* 75: 39-60.

88   Rang, H. P. 1981. *J. Physiol.* 311: 23-55.

89   Weitsen, H. A., and Weight, F. F. 1977. *Brain Res.* 128: 197-211.

90   Davis, R., and Koelle, G. B. 1978. *J. Cell Biol.* 78: 785-809.

91   Brown, D. A., and Selyanko, A. A. 1985. *J. Physiol.* 365: 335-364.

92   Zimmermann, H. 2006. In *Novartis Foundation Symposium 276: Puringeric Signalling in Neuron-Glial Interactions.* Wiley,Chichester,UK. pp. 113-128.

93   Dunwiddie, T. V., and Masino, S. A. 2001. *Annu. Rev. Neurosci.* 24: 31-55.

94   Gether,U. et al. 2006. *Trends Pharmacol. Sci.* 27: 375-383.

95   Iversen, L. 2006. *Brit. J. Pharmacol.* 147(Suppl. 1): S82-S88.

96   Hertting, G. et al. 1961. *Nature* 189: 66.

97   Hertting, G., and Axelrod, J. 1961. *Nature* 192: 172-173.

98   Isaac, R. E., Bland, N. D., and Shirras, A. D. 2009. *Gen. Comp. Endocrinol.* 162: 8-17.

建 议 阅 读

一般性综述

Axelrod, J. 1971. Noradrenaline: fate and control of its biosynthesis. *Science* 173: 598-606.

Chen, N. H., Reith, M. E., and Quick, M. W. 2004. Synaptic uptake and beyond: the sodium-and chloride-dependent neurotransmitter transporter family SLC6. *Pflügers Arch.* 447: 519-531.

Cooper, J. R., Bloom, F E., and Roth, R. H. 2003. *The Biochemicaf Basis of Pharmacology,* 8th ed. Oxford University Press, New York.

Edwards、R. H. 2007. The neurotransmitter cycle and quantal size. *Neuron* 55: 835-858.

Hediger,M. A., Romero, M. F, Peng, J. B., Rolfs, A., Takanaga, H., and Bruford, E. A. 2004. The ABCs of solute carriers: physiological, pathological and therapeutic implications of human membrane transport proteins. Introduction. *Pflügers Arch.* 447: 465-468.

Hirokawa, N., Niwa, S., and Tanaka, Y. 2010. Molecular motors in neurons: transport mechanisms and roles in brain function, development, and disease. *Neblron* 68: 610-638.

Hökfelt, T., Broberger, C., Xu, Z. Q., Sergeyev,V, Ubink, R., and Diez, M. 2000. Neuropeptidesan overview. *Neuropharmacology* 39: 1337-1356.

Iversen, L. 2006. Neurotransmitter transporters and their impact on the development of psychopharmacology. *Brit. J. Pharmacol.* 147, Suppl. 1: S82-88.

Prado, M. A., Reis, R. A., Prado, V F., de Mello, M. C., Gomez, M. V., and de Mello, F. G. 2002. Regulation of acetylcholine synthesis and storage. *Neurochem. Int.* 4 1: 291-299.

Seal, R. P., and Edwards, R. H. 2006. Functional implications of neurotransmitter co-release: glutamate and

GABA share the 10ad. Curr. Opin. Pharmacol. 6: 114-119.

Torres, G. E., and Amara, S. G. 2007. Glutamate and monoamine transporters: new visions of form and function. Curr. *Opin. Neurobiol.* 17: 304-312.

Vallee, R. B., and Bloom, G. S. 1991. Mechanisms of fast and slow axonal transport. *Annu. Rev. Neurosci.* 14: 59-92.

原始论文

Allen, T. G., Abogadic, F. C., and Brown, D. A. 2006. Simultaneous release of glutamate and acetylcholine from single magnocellular "cholinergic" basal forebrain neurons. *J. Neurosci.* 26: 1588-1595.

Birks, R. I., and Macintosh, F. C. 1961. Acetylcholine metabolism of a sympathetic ganglion. *Can. J. Biochem. Physiol.* 39: 787-827.

Brady,S. T., Lasek, R. J., and Mien, R. D. 1982. Fast axonal transport in extruded axoplasm from squid giant axon. *Science* 218: 1129-1131.

Forman, D. S., Padjen, A. L., and Siggins, G. R. 1977. Axonal transport of organelles visualized by light microscopy: cinemicrographic and computer analysis. *Brain Res.* 136: 197-213. [An accompanying movie, *Movement of Organdies in Living Nerve Fibers,* is available at the following website: http: //www. alp. mcgill. ca/Pub/Pub_Main_Display. asp?LC_Docs_ID=4911]

Howard, J., Hudspeth, A. J., and Vale, R. D. 1989. Movement of microtubules by single kinesin molecules *Nature* 342: 154-158.

Jonas, P, Bischofberger, J., and Sandkfihler,J. 1998. Corelease of two fast neurotransmitters at a central synapse. *Science* 281: 419-424.

Kodera, N., Yamamoto, D., Ishikawa, R., and Ando, T.2010. Video imaging of walking myosin V by high-speed atomic foroe microscopy. *Nature* 468: 72-76.

Kuromi, H., and Kidokoro, Y. 1998. Two distinct pools of synaptic vesicles in single presynaptic boutons in a temperature-sensitive *Drosophila mutant, shibire. Neuron* 20: 917-925.

McMahan, U. J., Sanes, J. R., and Marshall, L. M. 1978. Cholinesterase is associated with the basal lamina at the neuromuscular junction. *Nature* 271: 172-174.

Schnapp, B. J., Vale, R. D., Sheetz, M. R, and Reese, T. S. 1985. Single microtubules from squid axoplasm support bi-directional movement of organelles. *Cell* 40: 455-462.

■ 第 16 章
突触可塑性

突触传递的效能不是固定不变的，会随突触活动模式的改变而发生变化。短串的突触前动作电位可引起持续数百毫秒的突触前终末递质释放的易化，或持续数秒的递质释放的压抑，或同时产生两种效应。更长串的突触前动作电位产生强直后增强 (PTP)，即递质释放的增加持续数分钟。突触传递效能提高的一种中间形式是增高 (augmentation)，它随时间而衰减，其时间进程与突触压抑的相似。这些突触效能的改变，都与突触活动时钙离子在突触前胞质的积聚，以及随后的逐出密不可分。

在许多突触处，重复活动不仅能引起突触效能的短期改变，还可产生长达数小时甚至数天的突触效能的加强或减弱，前者被称为长时程增强 (LTP)，后者被称为长时程压抑 (LTD)。LTP 由突触后神经元内钙浓度的升高所介导。钙浓度的升高启动一系列的胞内第二信使反应，从而募集更多的受体进入突触后膜，并增加受体的敏感性。LTD 似由突触后钙浓度的少量增加而引起，并伴随有突触后受体数目减少和受体敏感性降低。突触前机制似也参与 LTP 和 LTD。LTP 和 LTD 被认为是各种形式的学习和记忆形成的物质基础。

至此，我们已经讨论了单个动作电位到达突触前终末所产生的兴奋性和抑制性突触传递的过程。动作电位引起神经终末去极化、钙内流和递质释放，随后是突触后电位的改变。在这种情况下，除了统计学上的变异外，任何给定突触的突触后反应都是相对规则和固定不变的。然而，在日常生活中，神经系统中的突触通常并非由突触前偶尔到来的动作电位所激活，总是有源源不断的动作电位进入末梢，有时有规律，有时则呈不同频率和时程的爆发。这种进行中的神经活动可显著改变突触传递的效能。

信号传递的短时程变化

递质释放的易化和压抑

当一短串刺激作用于突触前神经，所产生的突触后电位的幅度可能会逐步增加（突触易化，synaptic facilitation），或减小（突触压抑，synaptic depression），或两种效应并存。图 16.1(A) 显示，一短串刺激作用于运动神经，在蛙神经肌肉接头上记录到的终板电位。降低浸浴液中的钙浓度，电位的初始量子含量很低（小于 10），终板电位幅度减小。在串刺激期间，终板电位的幅度（从每个上升相的起点测量）逐步增加。而且，这个作用比刺激串持续时间更长，以至于在刺激串停止后 230 ms，测试刺激引起的反应仍比串刺激引起的序列反应中的第一个要大。

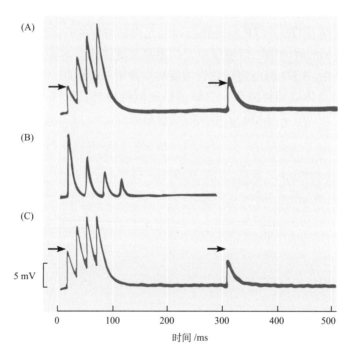

图 16.1　**脊椎动物神经肌肉接头的易化和压抑**。(A) 将肌肉浸浴在低钙溶液中以减小反应的量子含量。给予 4 个冲动的串刺激，刺激期间终板电位的幅度逐步增大。230 ms 后，测试刺激引起的反应仍被易化（箭头所指为初始幅度）。(B) 在箭毒处理过的标本上用高钙液所作的类似实验。在串刺激期间反应幅度逐步减小。(C) 在正常钙液中，易化和压抑的相互作用。第二个反应被易化，但是由于压抑开始，随后的反应幅度未见随后的增加。串刺激结束后 230 ms，测试反应仍被压抑。[(A)、(C) 引自 Mallart and Martin，1968；(B) 引自 Lundberg and Quilisch，1953。]

如果一串刺激引起的递质释放的量子数很大，也会产生突触压抑。图 16.1(B) 显示高钙浓度时在肌肉上所做的类似实验。在此实验中，初始的量子释放量很大，但用箭毒阻遏神经肌肉接头的乙酰胆碱 (ACh) 受体后，反应变小。重复刺激期间，反应幅度越来越小。和易化相似，在刺激串停止后压抑仍存在 (未显示)，并能持续数秒钟。长时间的重复刺激可引起严重的压抑，使突触电位幅度降至初始值的 20% 以下。

图 16.1(C) 显示当递质释放处于中间水平时，易化和压抑是如何相互作用的。在串刺激期间，最初的易化被压抑掩盖，以致在第二个反应后终板电位幅度并未增加。随后，当给予测试刺激时，易化已大大衰竭而只有压抑存在。

强直后增强和增高

长串高频刺激 (通常称为 "强直刺激"，因为这种串刺激作用于肌肉或它的运动神经时，引起强直性肌肉收缩) 常常先引起突触压抑，数秒后，却跟随有持续数十分钟的突触电位幅度的增加，这种作用称为强直后增强 (PTP)。一个实例示于图 16.2，这是在鸡睫状神经节细胞上进行的实验，该细胞已用箭毒处理，以减小兴奋性突触后电位 (EPSP)。此外，为了防止突触电位引发动作电位，刺激突触前神经之前，先使该细胞处于超极化 (长的向下偏转)。第一个向上的偏转是电耦合电位 (见第 11 章)，第二个较慢的去极化是由突触前终末释放的乙酰胆碱所产生的 EPSP。我们感兴趣的是这个 EPSP。最初，该 EPSP 仅为 4 mV(因箭毒处理)。给突触前神经以 100 Hz、持续 15 s 的刺激 (1500 个刺激) 时，EPSP 被瞬时压抑 (未显示)。然而，15 s 后，单个测试刺激产生幅度超过 20 mV 的 EPSP[图 16.2(B)]——它是如此之大，事实上已超过阈电位并引发

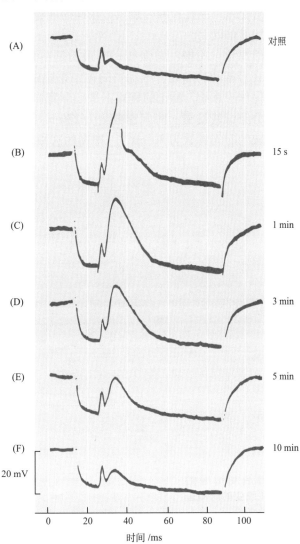

图 16.2 刺激节前神经，引起鸡睫状神经节细胞 EPSP 的强直后增强 (PTP)。用胞内微电极记录电位。为阻止动作电位的引发，实验中用箭毒降低 EPSP 的幅度，并在每个刺激前，经记录电极给细胞施加超极化脉冲。(A) 对照记录显示电耦合电位 (简短去极化) 及随后的小 EPSP。(B) 给节前神经一串 1500 个脉冲的刺激结束后 15 s 所记录的反应。EPSP 幅度比对照增加了 6 倍以上，引起了动作电位。耦合电位的幅度无变化。(C ~ F) 强直刺激后 1 min、3 min、5 min 和 10 min 时记录的对测试刺激的反应。如图所示，增强缓慢减退，最后一个记录的 EPSP 仍高于对照两倍以上。(引自 Martin and Pilar, 1964b。)

了一个动作电位！随后的测试刺激产生的 EPSP 幅度有所下降 [图 16.2(C) ~ (E)]，但强直刺激结束 10 min 后，记录到的 EPSP 幅度仍是刺激前的 2 倍。

PTP 也和神经终末自发性或紧张性递质释放速率的增加有关。强直刺激后，单个微小突触电位出现的频率先加快，然后减慢，并回到静息水平，其时间进程与 PTP 本身相同[1,2]。

重复刺激引起递质释放增加的一个中间相被称为增高[3]。它由中等时程的串刺激引发，产生比易化慢，在几秒钟内衰减。在蛙的神经肌肉接头，增高和易化一起，可使突触电位幅度增加 5 倍以上。

虽然易化、压抑、增强和 PTP 最初是在脊椎动物的神经肌肉接头处发现的，但是这些现象在脊椎动物和无脊椎动物的神经系统中普遍存在。图 16.3(A) ~ (C) 对它们特有的时间进程作了总结。易化的衰减不是一个简单的指数过程，而是包含两个成分。其中一个小的成分衰减较缓慢，时间常数约为 250 ms；叠加之上的是一个大得多也短促得多的成分。衰减的时间常数为 50 ms[4]。增高的衰减和压抑的恢复都发生在长达数秒内。PTP 的

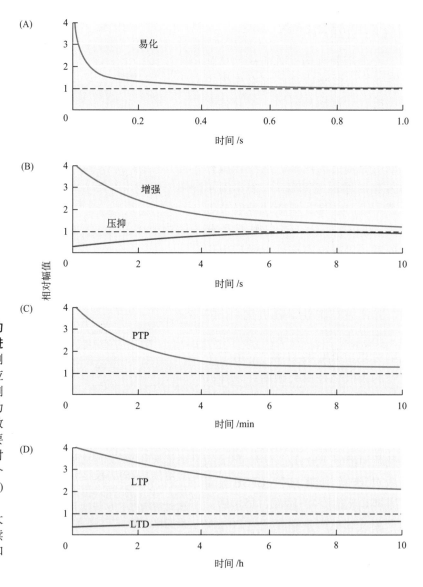

图 16.3 活动诱导的突触传递改变的时间进程。条件刺激后，以测试刺激引起的突触反应的幅值（相对于条件刺激前的反应幅值）作为刺激结束后时间的函数作图。(A) 易化的主要组分在 100 ms 左右的时程内衰减，较小的一个组分持续 0.5 s 以上。(B) 压抑的恢复是完全的，增高作用则在 10 s 后大部分耗散。(C)PTP 持续10 min 以上。(D)LTP 和LTD 可持续 10 h 以上。

衰减时间常数通常为数分钟。这四个现象被称为突触效能的短时程变化，以区别于在中枢神经系统 (CNS) 突触发现的另外两个持续时间更长的变化，即长时程增强 (LTP) 和长时程压抑 (LTD)。正如 16.3(D) 所示，LTP 和 LTD 持续数小时。我们将会在本章稍后处详细讨论 LTP 和 LTD。

短时程突触变化的机制

重复刺激中或刺激后出现的突触效能的短时程变化，与突触前终末递质释放量子数的增加或减少有关，与其他因素，如单个释放量子大小的改变或突触后膜敏感度的变化无关 [1,5,6]。如在第 13 章讨论的，任何单个刺激引起的递质释放量，取决于终末内突触囊泡可释放池的大小和池内的释放比率 (即囊泡释放的平均概率)。释放比率又取决于经电压激活的钙通道进入终末的钙总量。释放概率随着钙内流的 3 或 4 次幂而变化 [7~9]。通常认为，易化和增强归因于释放概率的增加，而这种增加是由于可利用钙的增加；而压抑是因为突触囊泡可释放池的竭尽。最近的实验揭示出短时程突触变化机制其实更为复杂。

易化　Katz 和 Miledi 1968 年取得的实验证据提示，一串动作电位产生的突触前终末递质释放的易化，与先前刺激所遗留的残余钙的逐渐增多有关 [10]。这些残余的钙本身不足以引发递质释放，但是加到下一波内流的钙中会增加递质释放的概率。易化随时间的衰减可能代表着细胞内钙回到了静息水平。在许多不同类型的突触上，用钙离子螯合剂降低胞内钙浓度均可使易化变弱，这些观察都支持钙的积累以某种方式参与易化过程 [11]。

随后的研究表明，增加的胞内钙还通过其他的作用参与易化的形成。例如，在大鼠听觉脑干谷氨酸能突触上的实验表明，易化过程还伴有条件性串刺激中每个刺激引起的钙内流的逐渐增加 [12,13]。这些突触具有花萼形的突触前终末 (Held 花萼状结构)，全细胞膜片钳可以同时记录终末和突触后神经元的电活动 [14]。递质释放由 P 型 ($Ca_V2.1$) 钙通道介导 [15]。钙电流先易化随后衰减，在时间进程上与递质释放的易化相似。同易化一样，钙电流的增加依赖于钙的积累，是由于钙通道激活的电压敏感性上调所致。尽管钙内流的增加很明显是易化形成的主要原因，其他因素，如残余钙对释放的直接作用，也起着一定的作用 [9,16]。

压抑　突触电位的压抑只有在一次相对大的量子释放后才能看到，这提示条件刺激时神经末梢内突触囊泡的耗竭是导致压抑的一个因素 [1,17]。然而，大的量子释放也伴随着大量的钙进入，因此钙的积累可能也起一定的作用。早期在蛙神经肌肉接头上的实验确实表明，压抑伴随着释放概率的减小 [18]。在人工培养的大鼠海马神经元上进行的类似实验得出了同样的结论 [19]。

在 Held 花萼型突触上进行的实验表明，先行条件刺激可引起突触前钙电流的压抑 [15,20]。和易化一样，压抑的程度取决于条件刺激时进入胞质的钙量。低频重复刺激时，钙电流的减小和随之发生的释放概率的降低是压抑产生的主要因素。然而，当刺激频率为 100 次 / 秒或更高，且递质释放处于正常水平时，预备池的耗竭也参与压抑的形成，其在减小释放方面的作用可占到 50%。在这种频率下，钙电流先被易化而后被压抑，从压抑中恢复需要几十秒的时间。尽管条件刺激期间有钙电流的早期易化，兴奋性突触后电流由于耗竭而显示出即刻的压抑。随后的恢复分为两相：第一相历时数秒，反映由耗竭状态的恢复；第二相和突触前钙电流压抑的恢复时间进程类似。

增高和 PTP　与易化和压抑一样，增高和 PTP 也与胞内钙浓度的增加有关。如果在给予条件串刺激时除去浸浴液中的钙，蛙神经肌肉接头的反应将不再增强[21]。在螯虾的神经肌肉接头处，如干扰线粒体钙的摄取和释放，PTP 的幅度和时程都会减小，这提示强直期间钙的内流伴随有线粒体的快速钙摄取[22]。在这种情况下，线粒体内过量的钙会缓慢地释放出来，使胞质内的钙浓度能长时间地维持在高水平，从而使增强作用得以保持。

另一方面，PTP 不依赖于钠内流，因为在河豚毒 (TTX) 存在时，施予神经终末的人工去极化脉冲串能产生 PTP[23]。在这种情况下，增强作用的幅度随着胞外钙浓度的增加而增大。在钙浓度很高 (83 mmol/L) 时，PTP 可持续 2 h 以上。虽然钠在增强作用的产生中不是必需的，但钠内流与增强的时程有关。在大鼠的神经肌肉接头处，阻断钠 / 钾泵对钠的外排 (如加入 ouabain，或除去浸浴液中的钾) 能延长增强作用的时程[24]。这种延长可能是由于胞内钠的增加降低了钠 / 钙交换对积聚钙的外排速度所致。

在 Held 花萼型突触上，采用高分辨率的荧光染色技术已经测量了单个突触前刺激产生的钙瞬变。诱导 PTP 后，突触前钙内流增加约 15%[25]。在 PTP 的峰段，胞质内钙的平均浓度从静息水平的 50 nmol/L 增至 200 nmol/L 以上。随后，钙浓度降至静息水平，其时间进程和 PTP 的衰减同步[26,27]。

突触前钙内流的增加提示，PTP 和增高的产生至少部分是由于递质释放概率的增加。胞内钙浓度持续增加也会使预备池变大。一种估计预备池大小的技术是，先诱导快速的递质释放直至池耗竭，然后测定其释放量。例如，给突触前神经一串 100 Hz 的刺激，所产生的突触电位 (或电流) 的幅度会持续减小至 0。求出所有突触反应的总和就能对池内曾有递质的总量作出估计。但是由于后备储存会不停地补充到池中，突触反应绝不会是 0。这是估算方法上的一个小问题，但可考虑这个因素对估计结果进行适当的调整。

在培养的海马神经元上进行的突触耗竭实验表明，增高的产生是由于释放概率的增加，而不是递质预备池的增大[28]。另一方面，在 Held 花萼型突触进行的耗竭实验显示，PTP 期间释放池的确增大了[29]。PTP 的幅度取决于条件性强直刺激的频率和时程。给予 6000 个强直刺激冲击后，突触后电流会达到一个最大值，约是刺激前的 4 倍。同时，PTP 伴有预备池的增大，最大可增加 70%，释放概率增加约 2.5 倍。PTP 的衰减分两个时相。第一相的时间常数约为 1 min，是由于释放概率回到静息水平，可能代表了增高对整个过程所作的贡献。第二相持续 10 ~ 20 min，代表预备池的大小回到其静息水平。

影响短时程突触可塑性的众多因素初看起来令人惶惑，所以有必要在此总结一下我们已掌握的知识。首先，各种形式的短时程可塑性都与突触前钙的积聚有关。钙的积聚导致经突触前钙通道内流的变化，这种变化由钙所激活。在适中的激活水平，逐渐增加的胞内钙先易化通道电流，而后随着钙浓度的进一步升高，电流的易化被压抑替代。通道电流变化的时间进程与递质释放易化和压抑的时程相同。当递质释放量更大时，压抑的产生部分是由预备池的耗竭所致。在长时间刺激时，钙积聚最终会导致增高。它和易化类似，也与经电压激活的钙通道内流的钙增加有关。PTP 的早期阶段至少部分属于增高，持续时间更长的成分则反映出囊泡预备池的增大。

下一个要回答的问题是细胞内钙的增加如何调节钙通道的功能。Catteral 和他的同事已经通过观察突变的 $Ca_V2.1$ 通道对易化和压抑的作用来研究这个问题[30]。将突变的 $Ca_V2.1$ 通道表达在培养的颈上神经节 (SCG) 神经元上，被转染的细胞与邻近的 SCG 细胞在培养中形成胆碱能突触连接。突变发生在通道 α_1 亚基 C 端两个相邻的氨基酸位点上。在一个位点上，相邻位置上的一个异亮氨酸和一个甲硫氨酸 (IM) 被两个丙氨酸 (AA) 残基所替代。另一个位点上，一个钙调蛋白结合域 (CBD) 被敲除。

给予含原生通道的突触前细胞两个刺激时，突触后细胞上记录到的第二个 EPSP 在刺激间隔时间短 (< 50 ms) 时显示为压抑，在刺激间隔增加到 100 ms 时显示为易化。在刺激间隔接近 200 ms 时，易化减小至 0。在含 IM-AA 突变的突触上，易化实际上是缺失的。另一方面，敲除 CBD 片段后压抑几乎全部消失。由此，作者得出以下结论：在递质释放的易化和压抑中观察到的钙通道电导的变化，系由通道蛋白构象的变化所介导，而这种构象变化则是由钙 - 钙调蛋白选择性地与 C 端的位点结合而产生的。

虽然在这里讨论的这些实验为我们描绘了一个短时程可塑性机制的大体轮廓，实际的细节却因突触类型的不同而有很大的差异。大部分对钙通道电流的改变进行分析的实验都是在 Held 花萼型突触上做的，这种突触含产生 P/Q- 型钙电流的 $Ca_v2.1$ 通道。而在外周神经系统和一部分中枢神经系统，突触的递质释放主要由产生 N- 型钙电流的 $Ca_v2.2$ 通道介导，这些通道的特性可能相当不同 [8]。另一个需要考虑的因素是突触前膜内钙浓度的增加引发的累进效应。在 Held 花萼型突触，胞内钙的增加首先介导通道电流的易化；随着胞内钙浓度进一步升高，易化变成抑制。鉴于这种情况，可以预期钙内流的整体效应明显地依赖于物理因素，比如终末的大小。在很小的终末，表面积 / 体积比值大，钙浓度会很快升高以至于总的效果是抑制；而在很大的终末，钙的积聚可能小得多，只产生易化。相似地，突触前终末胞质浓度的不同和钙螯合剂分布间的不同也能对细胞的反应产生显著的影响。

信号传递的长时程变化

在中枢神经系统，重复活动产生的突触效能改变其持续时间比外周长得多。这些长时程变化存在于多个不同的脑区，提示其可能以某种方式参与记忆形成，因而特别引人关注。长时程增强 (LTP) 和长时程压抑 (LTD) 是两种基本的长时程变化。

长时程增强

1973 年，Bliss 和 Lømo 首次在海马的谷氨酸能突触处描述了长时程增强 (LTP)[31,32]。海马位于脑的颞叶，由海马、齿状回及相邻的脑下脚组成。在脑的横切面上，海马和齿状回呈 C 形交织在一起 (图 16.4)。由于海马内细胞和传入通路排列非常有序，研究者可以把记录电极插入整体动物脑内，并放置在类型已知的细胞近旁甚至插入细胞内，以记录突触电位。同样，也可将刺激电极置于特异的传入通路上。Bliss 和 Lømo 证明，高频刺激齿状回细胞的传入通路，产生长达数小时，甚至数天的兴奋性突触电位幅度的增加 (图 16.5)。这种现象现在称为**同突触长时程增强** (homosynaptic LTP)。虽然 LTP 在其他脑区，包括若干新皮质区，甚至在自主神经节上也有发生 [33]，但主要的研究工作则是在离体海马脑片 CA1 区的锥体细胞上进行的 [34]。

海马锥体细胞的联合型 LTP

T.H.Brown 及其同事的研究发现，重复刺激神经元的一个突触传入，可以增强同一细胞另一传入刺激引起的突触电位 [35]，这种现象称为**联合型长时程增强** (associative LTP)。如图 16.6 所示，在海马 CA1 区的锥体细胞上进行细胞内记录，两个胞外刺激电极置于传

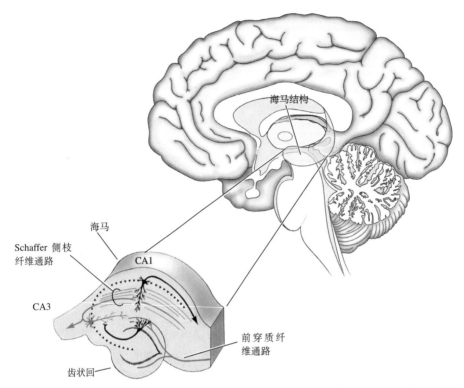

图16.4 海马结构埋藏于颞叶内，由两个交织的C形皮质条片——齿状回和海马，以及相邻的脑下脚组成。齿状回的颗粒细胞（黑色）接受来自脑下脚的前穿质神经纤维（红色）支配，又将轴突（苔状纤维）投射到 CA3 的锥体细胞（绿色）形成突触。CA3 的锥体细胞将轴突 (Schaffer 侧枝纤维) 投射到 CA1 的锥体细胞（黑色）。

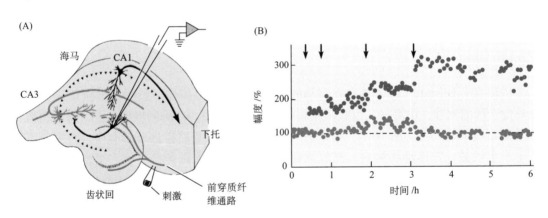

图16.5 麻醉兔的海马中的长时程增强 (LTP)。(A) 刺激前穿质纤维，记录到的齿状回颗粒细胞的突触反应。(B) 短暂强直刺激 (15 Hz，持续 10 s) 在箭头标记的时间给予。每个强直刺激引起反应幅度的增加（红色圆圈），持续数小时。同一细胞上，未接受强直刺激的对照通路的突触反应（蓝色圆圈）不变。（引自 Bliss and Lømo, 1973。）

入通路 (Schaffer 侧枝 / 连合纤维束)，由此可刺激支配锥体细胞树突分支上两个不同区域的轴突亚群 [图 16.6(A)]。调节刺激强度使电极 I 在锥体细胞上诱发一个大的突触电位，而电极 II 则诱发一个小得多的突触电位。图 16.6(B) 显示电极 II 引起的 EPSP。经电极 I 给予短串刺激（频率为 100 Hz，持续 1 s，5 s 后重复一次）可产生 Bliss 和 Lomo 实验中观察

到的由该传入引起的突触电位的 LTP(未显示)。经电极 I 施加的刺激，对电极 II 诱发的较
小的 EPSP 无作用 [图 16.6(B)，第二个记录]。此外，经电极 II 的高频刺激未引起小的突
触反应的长时程增强 (第三个记录)。然而，经电极 I、II 同时施予高频刺激后，电极 II
产生的 EPSP 增大 (第四个记录)，持续数十分钟之久 [图 16.6(C)]。只有当传入 II 上的重
复刺激与传入 I 的刺激同时进行时，对传入 II 的突触反应才会持续增强，因此称之为联合
型长时程增强。

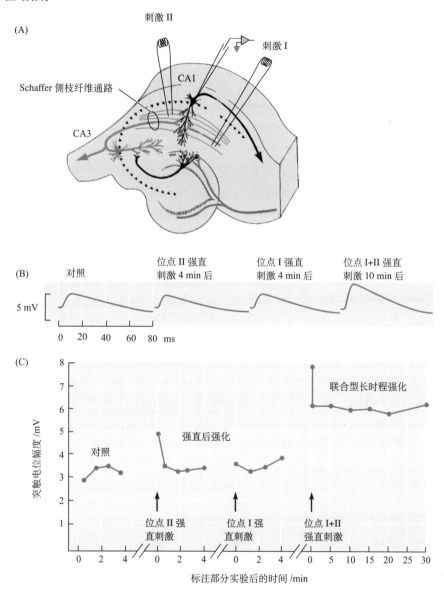

图 16.6　大鼠海马脑片上的联合型 LTP。(A) 刺激两群不同的 Schaffer 侧枝突触前纤维 (刺激 I 和刺激
II)，并对 CA1 锥体细胞行胞内记录。调整刺激强度，使锥体细胞对来自位点 I 的刺激的反应比来自位点
II 的反应大 5 倍。(B) 在对照条件下，在位点 I 的强直刺激 (100 Hz，持续 1 s) 后，在位点 II 的类似强直
刺激后，以及同时在 I 和 II 行强直刺激后，CA1 锥体细胞对来自位点 II 的刺激的平均反应。只有关联强
直刺激才产生增强；10 min 后的测试刺激引起的反应幅度增加 2 倍。(C)B 部分结果的总结，显示反应幅
度变化的时间进程。位点 I 的刺激无作用，位点 II 的刺激产生短暂的反应增强，联合刺激产生长时程增强。
(引自 Barrionuevo and Brown，1983。)

联合型 LTP 之所以特别有吸引力，是因为它演示了条件反射的一种可能机制，条件反射典型的例子是铃声刺激引起狗流涎。

像信号传递的短时程变化一样，根据衰减的时间进程可以将 LTP 分成三个组分 [36]。这些组分的诱导部分取决于条件刺激的时程和强度。图 16.7 汇总了 CA1 锥体细胞对三种不同条件刺激模式的反应。单个 100 Hz 的条件刺激引起 EPSP 幅度增加约 130%，并在 2 h 后回落为零。4 串 100 Hz 的刺激后 EPSP 幅度的增加相同，但衰减比单一刺激诱导的慢——2 h 后 EPSP 仍增强 30%。8 串 100 Hz 刺激后 EPSP 衰减得更慢，2 h 后仍保持 80% 的增强。

LTP 诱导的机制

尽管许多与 LTP 相关的突触变化已作了很详细地描述，但对其机制尚未形成一幅统一的全景图。例如，一些实验清楚地表明 LTP 是一种突触前现象，而另一些实验显示 LTP 的产生仅有突触后因素参与。目前的证据认为两者都参与 [37]。所研究的神经元类型和实验条件决定哪种因素占主导地位。我们首先讨论 LTP 的突触后机制。

LTP 在突触后神经元中表达的一个重要因素是突触后细胞钙浓度的增加。在 CA1 区的锥体细胞，钙浓度的增加是 NMDA 型谷氨酸受体介导的钙内流所致（见第 14 章）。NMDA 受体形成的阳离子通道的独特性在于，在正常静息电位时，通道是被阻遏的。这种阻遏是由于胞外液中镁离子占据了通道。当受体去极化时，镁离子被移走 [38,39]。大多数谷氨酸敏感细胞的突触后膜均表达 NMDA 和非 NMDA 受体 [40]。非 NMDA 受体对 α- 氨基 -3- 羟基 -5- 甲基 -4- 恶唑丙酸 (α-amino-3-hydroxy-5-methyl-4-isoxazolepropionic acid，AMPA) 敏感。这两种类型的受体均被兴奋性突触前终末释放的谷氨酸所激活。NMDA 受体的钙电导相对较高，但钙内流并不发生，一直到突触后膜的去极化足以解除镁对通道的阻遏。

NMDA 受体拮抗剂阻遏 LTP 的诱导，但在 LTP 诱导后则无作用，这一事实说明 NMDA 受体参与 LTP 的发生 [41,42]。但近年来的实验表明，通过 NMDA 受体通道进入的钙本身并不足以诱导 LTP，LTP 的三个不同时相（图 16.7）由不同的钙通路介导 [43]。在树突棘和远端树突，经 NMDA 受体进入细胞质的钙进一步触发内质网 (ER) 释放更多的钙。钙引起的内质网钙释放依赖 Ryanodine(Ry) 受体和 / 或肌醇三磷酸 (IP₃) 受体的激活。阻断 Ry 受体选择性抑制树突棘的内钙释放，使短时 LTP 消失。阻断 IP₃ 受体抑制树突的钙释放，使介于中间时程的 LTP 消失。在前两个时相后仍继续存在的长时程 LTP 完全不依赖

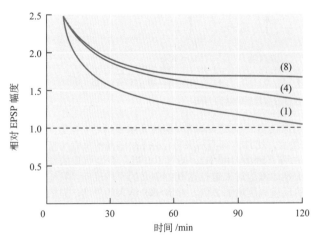

图 16.7　CA1 神经元 LTP 衰减的三个时相。给 Schaffer 侧枝纤维一串短促的 100 Hz 的条件刺激，(1) 使 EPSP 幅度比正常增加 2 倍以上。增强作用 30 min 后衰减到其初始值的一半。4 串条件刺激 (4) 有同样的增强作用，但衰减的时程要长得多。当施加 8 串刺激时 (8)，增强作用经过早期衰减后，维持在正常的 1.7 倍，直至记录结束。(引自 Raymond, 2007。)

NMDA 受体，而是由经胞体的 L 型电压敏感的钙通道的钙内流介导。

安静突触

突触后表达 LTP 的一个主要因素是**安静突触** (silent synapses) 的激活[44]。刚出生几天的大鼠和小鼠，CA1 区的突触实际上缺少 AMPA 受体，因此大多对突触前刺激没有反应。随着树突棘的发育，NMDA 受体先表达，几周后 AMPA 受体才在约一半的突触上出现。假设在成熟的突触，一些兴奋性突触前终扣覆盖的树突棘突触后区上只有几个 AMPA 受体，或完全没有；在静息情况下，从这些突触终扣释放一个量子的谷氨酸，引起的反应会很小，或者根本就没反应。因此这些突触是安静的，只有小部分对突触前刺激有反应 [图 16.8(A)]。现在假设诱导 LTP 导致 AMPA 受体嵌入安静突触的突触后膜，这样它们就将对突触前终末的量子释放有反应，且反应的量子含量会增大 [图 16.8(B)]。

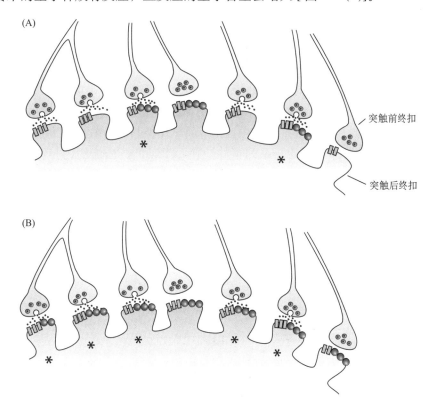

图 16.8　LTP 期间突触后反应增强的可能机制。(A) 由于很多树突棘上无 AMPA 受体 (红圈)，是 "安静" 的，突触前终扣 (终扣膜的 Ω 样图标) 释放 5 个量子的谷氨酸仅激活两个突触后树突棘 (星号)。因此，尽管 5 个量子释放了，但突触反应的量子含量是 2。由于去极化不足以移去镁离子对通道的阻塞，NMDA 受体 (黄色矩形) 并无反应。(B)LTP 期间由于 AMPA 受体被插入树突棘的突触后膜，反应的量子含量增加到 5。

大量证据表明，突触后膜的 AMPA 受体 (在静息状态时周转很快) 在 LTP 表达期间上调 (参见第 14 章)。最直接的证据是，在伴有 NMDA 受体激活的重复刺激后，可看到 AMPA 受体的亚基被输送到树突棘上[45]。在海马 CA1 区锥体细胞中短暂表达外源性的、带绿色荧光蛋白 (GFP) 标签的 AMPA 受体 GluR1 亚基 (现在称为 "GluA1"；见第 5 章)。当用激光扫描和电镜技术观察细胞树突时，发现大多数 GluA1-GFP 融合蛋白位于树突的胞内小室中，只有半数树突棘显示有荧光。刺激后，带标签的受体被快速地运送至树突棘，且聚集在树突上。几乎所有的树突棘均有荧光，甚至刺激前完全看不到标记的树突也如此。这些结果提示，许多兴奋性树突棘是安静的，而在重复刺激后补足了 AMPA 受体。

Nicoll 和他的同事们总结了 AMPA 受体上调的其他证据 [32,44]。例如，免疫组织化学实验显示，所有 Schaffer 侧枝 - 交联纤维通路的突触都有 NMDA 受体，但只有少数有 AMPA 受体共存 [46]。相应地，电生理实验揭示，CA1 锥体细胞上的许多突触只被 NMDA 激活；这些突触在 LTP 期间获得对 AMPA 的反应 [47,48]。还有其他实验证实，LTP 诱导后，CA1 锥体细胞树突上出现新的树突棘 [49]。突触反应增强约 80% 时伴有所测棘密度约 13% 的增加。特别有意思的是，人为施加谷氨酸到 CA1 细胞的树突棘可诱导 LTP 的产生 [50]。这些 CA1 细胞被绿色荧光蛋白转染，可清晰地见到树突棘及棘头。在靠近树突棘的一块很小的区域，用双光子激光把整合的谷氨酸游离出来，其释放量足以产生与微小 EPSC 类似的突触电流。重复释放 (每秒钟一次，持续 1 min) 可使树突棘头端体积增大约 3 倍，增大的体积随后衰减，时程远超过 1 h。突触前的 Schaffer 侧枝纤维的刺激产生同样的反应，其效应在小树突棘上尤为持久。NMDA 受体拮抗剂和钙调蛋白抑制剂可抑制树突棘头端体积的增大。

胞质内钙浓度的升高是如何引起 AMPA 受体上调的呢？研究表明，钙 - 钙调蛋白依赖的蛋白激酶 II (CaMKII) 这一钙依赖的生化通路在 LTP 的诱导中起重要作用 [51]。CaMKII 富集于树突棘上的突触后致密区，细胞内注射 CaMKII 抑制剂可阻止 LTP 的产生 [52,53]。图 16.9 显示导致 AMPA 受体上调的一系列事件。在 LTP 期间，内流的钙与钙调蛋白结合激活 CaMKII。在钙浓度回到基础水平后，CaMKII 仍可通过自身磷酸化作用保持其活性。CaMKII 有两个方面的作用：①它磷酸化膜上的 AMPA 受体，从而增加其通道电导；②它促进 AMPA 受体从胞质动员至胞膜 [54]。由于 AMPA 受体固有的进膜 - 出膜再循环过程，突触在一定时间后最终回到刺激前的静息状态 [55]。

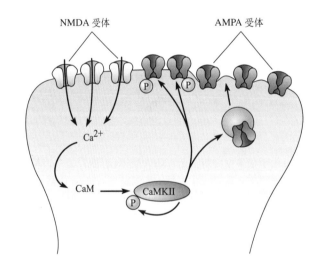

图 16.9 LTP 的可能机制。 NMDA 受体激活使钙进入树突棘，激活钙 - 钙调蛋白依赖的蛋白激酶 II (CaMKII)，后者发生自身磷酸化，从而在胞内钙浓度回复正常后，仍能保持其自身活性。CaMKII 使已存在于突触后膜的 AMPA 受体磷酸化，并促进新的 AMPA 受体由储备池中插入突触后膜。(引自 Malenka and Nicoll, 1999。)

LTP 的第三相取决于基因的转录和蛋白质的合成 [56,57]，可以持续很长时间。正如我们已提到的，它的诱导依赖于钙在胞体内的积聚，是经电压敏感的钙通道的钙内流所致。若干生化通路参与将钙积聚与基因转录联系起来。例如，调制性受体的激活可能与腺苷环化酶有联系，导致 cAMP 反应元件结合蛋白 (CREB) 的磷酸化。所引起的基因表达，不仅包含受体蛋白，还有其他结构和功能蛋白，这提示 LTP 的一个重要的长期结果是突触的生长和重塑。转录产物和蛋白质如何由胞体运输到特定突触部位的机制目前还不知道。

突触前 LTP

　　LTP 不仅在突触后表达。例如，在阻断 NMDA 受体和电压敏感的钙通道，并给突触后细胞以高浓度的钙螯合剂从而完全防止突触后钙浓度增加的情况下，在苔状纤维 -CA3 锥体细胞突触处仍能产生 LTP。这一观察表明，苔状纤维 -CA3 锥体细胞突触处的 LTP 完全是突触前的[58]。其机制并不清楚，但可能与谷氨酸反复作用于突触前的代谢型谷氨酸受体 (mGluR；见第 12 章) 或红藻氨酸受体 (参见第 5 章) 有关。

　　若干实验表明，CA1 锥体细胞也有突触前 LTP[59]。在这些实验中，LTP 与神经终末释放的量子数 (量子含量) 有关，与微小 EPSP 幅度的增加 (量子大小) 无关，从突触后受体敏感性的增加可作出此推测。图 16.10 显示一个实例，给出了增强作用前后突触电位的幅度分布。在这个和其他实验中，均对突触电位幅度分布进行了统计学分析，结果表明增强的突触电位的平均量子含量是增加的[60,61]。

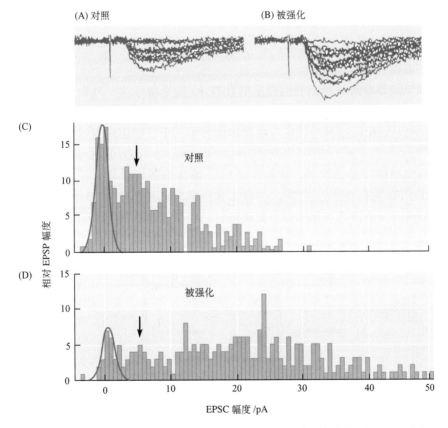

图 16.10　**LTP 期间突触反应的量子含量的改变**。在大鼠海马脑片上进行的记录。(A、B) 条件串刺激前 (A)、后 (B)，全细胞记录的 CA1 锥体细胞 16 次突触电流的叠加。注意电流幅度的量子性阶段。条件刺激后，无效释放的比例降低，并出现很多的多量子反应。(C、D) 条件刺激前 (C)、后 (D) 突触电流幅度的分布图。用正态曲线拟合基线噪声 (即无效释放)；箭头所示为单量子产生的平均电流。增强后，无效释放次数减少，平均电流幅度几乎增加了 3 倍，而单个量子的电流并未改变。(引自 Malinow and Tsien, 1990。)

图 16.10 显示的结果理论上可以用 16.8 所示的模式图解释。图中条件刺激前后量子释放是一样的，但是由于 AMPA 受体的插入活化了额外的突触后树突棘，因此观察到的量子含量在刺激后是增加的。随后的实验表明事实并非完全如此。在 CA1 锥体细胞树突研究了 LTP 诱导后单突触的递质释放[62]。将一种钙敏萤光染料注入锥体细胞后，同时在胞体记录 EPSP 的幅度，在单个树突棘记录荧光的变化。由突触前 (Schaffer 侧枝) 刺激引发的、突触前末梢释放的单个量子的递质产生短暂的钙瞬变。递质的释放是不规则的，在单个或多个量子释放之间散布着多次的无效释放。一般情况下，任何一个刺激引起的递质释放概率约为 20%。重复刺激后，释放概率几乎翻了 3 倍，随后在 1 个多小时的时间内减弱。在增强持续期间，荧光信号的幅度保持不变，说明在各释放位点突触后受体的敏感性没有改变。

综上所述，CA1 锥体细胞的 LTP 包括三个时间组分。条件刺激时，跨过突触膜的钙内流增加了胞浆内的钙浓度，使内质网 (ER) 释放更多的钙。钙离子由内质网释放似有两条途径：一是由树突棘的 Ry 受体介导，二是由沿树突的 IP_3 受体介导。这两条途径分别与 LTP 的第一和第二组分相关。胞质内钙的增加活化了 CaMKII，如图 16.9 所示，导致膜上现有受体的电导性增加及 AMPA 受体插入膜内。LTP 的第三个长时程组分，主要取决于经电压依赖钙通道的钙内流，与基因转录和表达相关。最后，CA1 突触的 LTP 还与可能贯穿 LTP 前两相的突触前神经末梢递质释放的增加相关。突触前变化的详细机制还有待进一步研究。

长时程压抑

与 LTP 相反的是突触传递的长时程压抑 (LTD)，最早演示这一现象的实验之一是海兔的缩腮反射实验。E.R.Kandel 及其同事的实验表明，给予虹吸管或外套膜重复的触觉刺激造成缩鳃反射的习惯化，这种习惯化与腹腔神经节中一个已鉴定的鳃运动神经元突触传递的压抑有关[63]。

在脊椎动物中枢神经系统中，首先在向 CA1 锥体细胞提供输入信号的 Schaffer 侧枝纤维上报道了 LTD 的存在[64]。之后，在许多其他脑区都进行了 LTD 的研究[65]。同突触 LTD 是重复刺激同一通路后引起的突触传递的长时程抑制 [图 16.11(A)]。各种刺激模式，

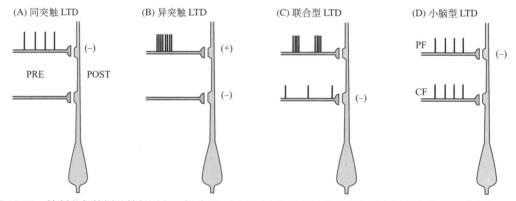

图 16.11 按刺激条件划分的长时程压抑类型。(+) 和 (−) 分别表示条件刺激后突触反应的增强或压抑。(A) 长时间低频刺激同一传入通路，引起同突触的 LTD。(B) 强直刺激邻近的传入通路 (串刺激后，这一传入本身也可能被增强了)，产生异突触的 LTD。(C) 对测试通路的低频刺激和对条件通路的短暂、异相强直刺激一起引起联合型 LTD。(D) 对传入浦肯野细胞的攀缘纤维 (CF) 和平行纤维 (PF) 的协调低频刺激，产生小脑 LTD。(引自 Linden and Connor, 1995)

如长串的低频刺激(1 ~ 5 Hz,持续 5 ~ 15 min)、低频成对刺激或简短的高频刺激(50 ~ 100 Hz,持续 1 ~ 5 s),均可诱导 LTD。在 Schaffer 侧枝, NMDA 拮抗剂[66,67]、锥体细胞超极化及突触后注入钙螯合剂均可阻遏同突触 LTD。然而在其他脑区,NMDA 拮抗剂对 LTD 并无作用,相反,代谢型谷氨酸受体 (mGluR) 似参与 LTD 的诱导。

异突触 LTD (heterosynaptic LTD),是刺激同一细胞的不同传入通路后引起的突触传递的长时程压抑 [图 16.11(B)]。这种形式的 LTD,最先是作为向 CA1 锥体细胞投射的 Schaffer 侧枝同突触 LTP 现象的相关现象被报道的 (即在一个通路上诱导 LTP,导致邻近的突触传递的压抑)。此后,在前穿质纤维 – 齿状回突触上的慢性记录表明,突触压抑能持续数天[68]。这种现象伴随着突触后钙浓度的升高,这种钙升高在海马系由 NMDA 受体激活所介导[69]。然而,没有 NMDA 受体激活时,直接的突触后去极化也能产生 LTD。在齿状回,L 型钙通道阻断剂能阻遏 LTD[70]。

联合型 LTD 可由引起联合型 LTP 的类似刺激模式所诱导。将对一个传入通路的强刺激与对另一个传入通路的弱刺激相联合,可引起弱刺激传入通路的反应被压抑 [图 16.11(C)]。诱导联合型 LTP 和联合型 LTD 所用刺激模式的一个差异在于,诱导 LTD 时两个刺激是异相加的。与联合型 LTP 一样,突触后的去极化脉冲能代替强的突触刺激[71]。然而,总体来说,在海马中演示联合型 LTD 的实验得到的结果并不一致。在某些情况下,需要特殊的刺激模式,如用所谓的 θ 刺激 (5 Hz) 先"引爆"(priming)。

小脑的 LTD

小脑皮层是 LTD 产生的一个重要部位。在小脑,浦肯野细胞接受两种兴奋传入:从颗粒细胞来的平行纤维,在次级和第三级树突上形成突触;从下橄榄核来的攀缘纤维,与胞体和近端树突丛形成强的突触联系。平行纤维的递质是谷氨酸,突触包含 mGluR 和 AMPA 受体;攀缘纤维的递质尚不确定。在成年动物小脑中,没有发现 NMDA 受体[72]。

Ito 及其同事首先对小脑的 LTD 进行了研究[73]。他们将持续 5 min 的一系列低频 (1 ~ 4 Hz) 成对刺激施加于平行纤维和攀缘纤维通路 [见图 16.11(D)]。对刺激平行纤维的后续反应被压抑达数小时。此外,当刺激攀缘纤维的同时在树突野施加谷氨酸,则此后对谷氨酸的反应受到压抑,提示该现象为突触后变化所介导。在活体动物小脑上可靠地演示 LTD 有些困难,但是在小脑薄片[74] 和培养细胞[75] 上,LTD 是明确存在的一种现象。在脑片和培养的小脑细胞上的研究表明,浦肯野细胞的去极化及其产生的树突上的钙动作电位 (见第 7 章),能取代攀缘纤维的刺激来诱导 LTD[76,77]。然而,无论是单独刺激攀缘纤维,还是单独的去极化,均不能有效诱导 LTD 产生;需要同时激活谷氨酸受体 (或通过刺激平行纤维,或直接施加谷氨酸),才能产生 LTD。在刺激平行纤维的情况下,LTD 是传入特异性的,也就是说,只有受刺激的传入通路被压抑。在突触后注入钙螯合剂可阻遏 LTD 的诱导[78],并且刺激攀缘纤维后伴有大量的钙积累[79]。

LTD 的机制

产生 LTD 的条件随研究类型和研究部位的不同有很大的差异。一个不变的特征是,与 LTP 一样,LTD 取决于突触后钙的积聚[63]。在海马,钙主要通过 NMDA 受体进入细胞,然而单独去极化也能诱导异突触 LTD,这种 LTD 不需要受体的激活,且 L 型钙通道阻断剂可使其变弱。这提示，局部去极化和通过 NMDA 受体的钙积聚，使激活的传入通路产生 LTP；同时去极化扩布到邻近突触，通过电压门控钙通道介导的钙内流，产生 LTD。在其他脑区，激活代谢型谷氨酸受体后，IP₃ 引起的胞内钙库钙释放可使游离钙浓度升高（见第 12 章）。在 NMDA 受体缺失的小脑浦肯野细胞，钙是通过产生树突动作电位的电压敏感性钙通道而进入细胞内的。

为什么钙的积聚在有些情况下产生 LTP，而在另一些情况下产生 LTD 呢？对这一问题目前尚无确切的答案，但两者间的区别似乎与浓度的升高有关：钙浓度的较大升高产生 LTP；较小升高产生 LTD。与这一观点相符，在正常胞外钙浓度时几乎不能诱导 CA1 细胞产生同突触 LTP 的刺激，在胞外钙浓度降低时却能产生 LTD[65]。

胞质中钙浓度的增高导致 LTD 表达的机制似乎与 LTP 表达的机制恰好相反。LTD 的表达涉及突触后膜对谷氨酸敏感性的降低，以及微小兴奋性突触电位幅度的降低[80,81]。此外，培养的海马细胞，在 LTD 期间突触后膜上簇生的 AMPA 受体的数量减少[82]。这些变化伴随着 AMPA 受体 GluA1 亚基的去磷酸化[83]。通常认为，LTP 时 AMPA 受体被转运入细胞膜，受体敏感性的增加与蛋白激酶的活动有关，而 LTD 时受体被转运出细胞膜，受体敏感性的降低涉及蛋白磷酸酶的激活。

突触前 LTD

最初的实验结果表明，海兔缩鳃反射的习惯化伴随有鳃运动神经元 EPSP 量子含量的降低[84]。这一发现支持了当时广为流传的观点：长期可塑性和短期可塑性本质上都是一种突触前现象。然而后来在海兔上进行的 LTD 实验揭示，与脊椎动物中枢神经系统的 LTD 一样，突触后机制同样参与其中[85]。

有证据支持突触前机制参与海马 CA1 和 CA3 神经元 LTD 的形成[86,87]。前述的与 LTP 有关的实验提示了这种参与，在这些实验中研究了 CA1 锥体细胞树突上单个突触部位的递质释放[61]。正如我们之前所讨论的，任何特定突触递质释放的概率在 LTP 时显著提高。同样，树突突触递质释放的概率在 LTD 后下降，且与从胞体记录到的 EPSP 幅度的降低成比例。

突触效能变化的意义

在神经系统功能研究群体中一个基本的共识是，学习和记忆涉及突触效能的长时程改变。因此，探讨 LTP 和 LTD 的产生机制具有特殊的意义。更令人感兴趣的是，LTP 和 LTD 有一个共同的特点，即突触前和突触后要素共同激活时突触强度增加。Donald Hebb 认为这个特点是联合型学习所需要的[88]。具有此特性的突触又被称为"Hebb 氏突触"，有时人们假设上述要求得以满足，学习就会发生。无论如何，目前的研究已经在行为的改变和脑区内突触效能的长期改变之间建立了大量的相关性[56,89]。

例如，动物的空间学习和海马脑片的 LTP 间有很多相似性[90～92]。两者都能被 NMDA 受体拮抗剂或者代谢型谷氨酸受体拮抗剂所阻遏，也能被钙-钙调蛋白激酶的抑制剂所阻遏。然而，与阻遏相关联的行为异常的本质并非总是清楚的。例如，NMDA 拮抗剂的应用会造成大鼠总体感觉运动的紊乱，从而干扰水迷宫的学习（提示学习能力受损），但是如果大鼠一开始就熟悉任务的要求，即使应用 NMDA 拮抗剂，它们也能够学会[93]。因此，

NMDA 受体介导的 LTP 似乎不是空间学习所必需的。基因敲除得到的结果也同样是模棱两可的——一些实验消除了 LTP，动物出现空间学习能力缺损；另一些实验结果并非如此[94]。

越来越多的证据表明，杏仁核的 LTP 是厌恶（或恐惧）性条件形成的基础。训练大鼠把足底电击刺激和听觉声音刺激关联起来，这样的大鼠会表现出一种很夸张的听觉惊吓反射，而电刺激来自内侧膝状体的听觉传导通路，杏仁核细胞的突触反应呈现类似 LTP 样的增强[95,96]。相反，通过电刺激在相同突触诱导 LTP，引起大鼠对听觉刺激反应的增加[69]。两种作用都能被 NMDA 受体的拮抗剂所阻断[97,98]。总之，目前虽还不能在 LTP 与空间学习之间建立明确的相关性，但 LTP 可能在更离散的学习过程，如经典的条件反射中起作用。

小结

- 短期的突触激活产生递质释放的易化、压抑或增高，或者这些效应的结合。
- 易化作用在数百毫秒内逐渐减退，突触压抑和增高持续几秒钟。
- 易化与突触前末梢胞浆内钙浓度的持续增加有关。
- 长期的重复刺激产生递质释放的强直后增强 (PTP)，持续数十分钟。同易化一样，PTP 系由突触前终末钙浓度的增加所介导。
- 在中枢神经系统的多个脑区，重复刺激能导致突触强度的长时程增强 (LTP) 或者长时程压抑 (LTD)。
- LTP 或者 LTD 过程中突触效能的改变可能是同突触的，仅仅涉及被刺激的神经传入，也可能是异突触的，影响同一树突上的相邻突触。此外，异突触效应可能是联合的，需要两个突触的协调活化。
- LTP 系由突触后钙浓度的增加所致，也涉及新受体插入到突触后膜以及受体敏感性的增加。
- LTD 的形成同样需要突触后钙浓度的增加，并且由受体数量和敏感性的降低所介导。
- LTP 和 LTD 的形成均涉及突触前终末递质释放的改变。
- 尽管 LTP、LTD 与学习的行为过程之间有一些相关，但这些长时程的突触变化和记忆形成之间明确的相关性还没有建立。

（周　宇 译；杨雄里 校）

参 考 文 献

1　Liley, A. W. 1956. *J. Physiol.* 133: 571-587.

2　Martin, A. R., and Pilar, G. 1964. *J. Physlol.* 175: 16-30.

3　Magleby, K. L., and Zengel, J. E. 1976. *J. Physiol.* 257: 449-470.

4　Mallart, A., and Martin, A. R. 1967. *J. Physiol.* 193: 679-694.

5　del Castillo, J., and Katz, B. 1954. *J. Physiol.* 124: 574-585.

6　Kuno, M. 1964. *J. Physiol.* 175: 100-112.

7　Dodge, F. A., Jr., and Rahamimoff, R. 1967. *J. Physiol.* 193: 419-432.

8　Catterall, W. A., and Few, A. P. 2008. *Neuron* 59: 882-901.

9　　Neher, E., and Sakaba, T. 2008. *Neuron* 59: 861-872.

10　Katz, B., and Miledi, R. 1968. *J. Physiol*. 195: 481-492.

11　Zucker, R. S., and Regehr,W. G. 2002. *Annu. Rev. Physiol*. 64: 355-405.

12　Cuttle, M. F. et al. 1998. *J. Physiol*. 512: 723-729.

13　Borst, J. G. G., and Sakmann, B. 1998. *J. Physiol*. 513: 149-155.

14　Borst, J. G. G., Helmchen, F., and Sakmann, B. 1995. *J. Physiol*. 489: 825-840.

15　Forsythe, I. D. et al. 1998. *Neuron* 20: 797-807.

16　Xu, J., He, L., and Wu, L-G. 2007. *Curr. Opin. Neurobiol*. 17: 352-359.

17　Mallart, A., and Martin, A. R. 1968. *J. Physiol*. 196: 593-604.

18　Betz, W. J. 1970. *J. Physiol*. 206: 629-644.

19　Sullivan, J. M. 2007. *J. Neurophysiol*. 97: 948-950.

20　Xu, J., and Wu, L-G. 2005. *Neuron* 46: 633-645.

21　Rosenthal, J. L. 1969. *J. Physiol*. 203: 121-133.

22　Tang, Y-G., and Zucker, R. F. 1997. *Neuron* 18: 483-491.

23　Weinreich, D. 1970. *J. Physiol*. 212: 431-446.

24　Nussinovitch, I., and Rahamimoff, R. 1988. *J. Physiol*. 396: 435-455.

25　Habets, R. L., and Borst, J. G. 2006. *J. Neurophysiol*. 96: 2868-2876.

26　Korogood, N., Lou, X., and Schneggerburger, R. 2005. *J. Neurosci*. 25: 5127-5137.

27　Habets, R. L., and Borst, J. G. 2005. *J. Physiol*. 564: 173-187.

28　Stevens, C. F., and Wesseling, J. F. 1999. *Neuron* 22: 139-146.

29　Habets, R. L., and Borst, J. G. 2007. *J. Physiol*. 581: 467-478.

30　Mochida, S. et al. 2008. *Neuron* 57: 210-216.

31　Bliss, T. V. P., and Lømo, T. 1973. *J. Physiol*. 232: 331-356.

32　Lømo T. 2003. *Philos. Trans. R. Soc. Lond., B, Biol. Sci*. 358: 617-620.

33　Alkadhi, K. A., Alzoubi, K. H., and Aleisa, A. M. 2005. *Prog. Neurobiol*. 75: 83-108.

34　Malenka, R. C., and Nicoll, R. A. 1999. *Science* 258: 1870-1874.

35　Barionuevo, G., and Brown, T. H. 1983. *Proc. Natl. Acad. Sci. USA* 80: 7347-7351.

36　Raymond, C. R. 2007. *Trends Neurosci*. 30: 167-175.

37　Lisman, J. E. 2009. *Neuron* 63: 261-264.

38　Nowak, L. et al. 1984. *Nature* 307:462-465.

39　Mayer, M. L., Westbrook, G. L., and Guthrie, P. B. 1984. *Nature* 309: 261-263.

40　Takumi, Y. et al. 1999. *Ann. NY Acad. Sci*. 868: 474-481.

41　Collingridge, G. L., Kehl, S. J., and McClennan, H. 1983. *J. Physiol*. 334: 33-46.

42　Muller, D., Joly, M., and Lynch, G. 1988. *Science* 242: 1694-1697.

43　Raymond, C. R., and Redman, S. J. 2006. *J. Physiol*. 570: 97-111.

44　Kerchner, G. A., and Nicoll, R. A. 2008. *Nat. Neurosci*. 9: 813-825.

45　Shi, S. H. et al. 1999. *Science* 284:1811-1816.

46　Takumi, Y. et al. 1999. *Nat. Neurosci*. 2: 618-624.

47　Liao, D., Hessler, N. A., and Malinow, R. 1995. *Nature* 375: 400-404.

48　Isaac, J. T. R., Nicoll, R. A., and Malenka, R. C. 1995. *Neuron* 15: 427-434.

49　Engert, F., and Bonhoeffer, T. 1999. *Nature* 399: 66-70.

50　Matsuzaki, M. et al. 2004. *Nature* 429: 761-766.

51　Schulman, H. 1995. *Curr. Opin. Neurobiol*. 5: 375-381.

52　Malenka, R. C. et al. 1989. *Nature* 340: 554-557.

53　Malinow, R., Schulman, H., and Tsien, R. W.1989. *Science* 245: 862-866.

54　Malinow, R., and Malenka, R. C. 2002. *Annu.Rev. Neurosci*. 25:103-126.

55　Shi, S. et al. 2001. *Cell* 105: 331-343.

56　Abraham, W. C., and Williams, J. M. 2003. *Neuroscientist* 9: 463-474.

57　Lynch, M. A. 2004. *Physiol. Rev*. 84: 87-136.

58　Nicoll, R. A., and Schmitz, D. 2005. *Nat. Rev. Neurosci* 6: 863-876.

59　Veronin, L. L., and Cherubini, E. 2004. *J. Physiol*. 557:3-12.

60　Malinow, R., and Tsien, R. W. 1990. *Nature* 346:177-180.

61　Beckers, J. M., and Stevens, C. F. 1990. *Nature* 346: 724-729.

62　Enoki, R., Hu, Y., Hamilton, D., and Fine, A. 2009. *Neuron* 62: 242-253.

63　Castellucci, V. et al. 1970. *Science* 167: 1745-1748.

64　Lynch, G. S., Dunwiddie, T., and Gribkoff, V. 1977. *Nature* 266: 737-239.

65　Massey, P. V., and Bashir, Z. I. 2007. *Trends Neurosci*. 30:176-184.

66　Dudek, S. M., and Bear, M. F.1992. *Proc. Natl. Acad. Sci.USA* 89: 4363-4367.

67　Mulkey, R. M., and Malenka, R. C. 1992. *Neuron* 9: 967-975.

68　Krug, M. et al. 1985. *Brain Res*. 360: 264-272.

69　Barry, M. F.et al. 1996. *Hippocampus* 6: 3-8.

70　Christie, B. R., and Abraham, W. C. 1994. *Neurosci. Lett*. 167: 41-45.

71　Debanne, D., and Thompson, S. M. 1996. *Hippocampus* 6: 9-16.

72　Levenes, C., Daniel, H., and Crepel, F. 1998 *Prog. Neurobiol*. 55: 79-91.

73　Ito, M., Sakurai, M., and Tongroach, P. 1982 *J. Physiol*. 324: 113-134.

74　Sakurai, M. 1987. *J. Physiol*. 394: 463-480.

75　Hirano, T. 1990. *Neurosci. Lett*. 119: 141-144.

76　Crepel, F., and Jaillard, D. 1991. *J. Physiol*. 432:123-141.

77　Hirano, T. 1990. *Neurosci.Lett*. 119:145-147.

78　Sakurai M. 1990. *Proc. Natl. Acad. Sci. USA* 87: 3383-3385.

79　Ross, W. N., and Werman, R. 1987. *J. Physiol*. 389: 319-336.

80　Oliet, S., Malenka, R. C., and Nicoll, R. A. 1996. *Science* 271: 1294-1297.

81　Murashima, M., and Hirano, T. 1999. *J. Neurosci*. 19: 7326-7333.

82　Carrol, R. C. et al. 1999. *Nat. Neurosci*. 2: 454-460.

83　Lee, H-K. et al. 1998. *Neuron* 21: 1151-1162.

84　Castellucci, V., and Kandel, E. R. 1974. *Proc. Natl. Acad. Sci. USA* 71:5004-5008.

85　Glanzman, D. L. 2009. *Neurobiol. Leam. Mem*. 92: 147-154.

86　Berretta, N., and Cherubini, E. 1998. *Eur. J. Neurosci*. 10: 2957-2963.

87　Domenici, M. R., Berretta, N., and Cherubini, E. 1998. *Proc. Natl. Acad. Sci. USA* 95: 8310-8315.

88　Hebb, D. O. 1949. *The Organization of Behavior*. Wiley, New York.

89　Kessels, H. W., and Malinow, R. 2009. *Neuron* 61: 340-350.

90　Izquierdo, I., and Medina, J. H. 1995. *Neurobiol. Learn. Mem*. 63: 19-32.

91　Martinez, J. L., Jr., and Derrick, B. E. 1996. *Annu. Rev. Psychol*. 47: 173-203.

92　Elgersma, Y., and Silva, A. J. 1999. *Curr. Opin. Neurobiol*. 9:209-213.

93　Cain, D. P.1998. *Neurosci. Biobehav. Rev*. 22: 181-193.

94　Holscher, C. 1999. *J. Neurosci. Res*. 58: 62-75.

95　Rogan, M. T., Staubil, U. V., and LeDoux, J. E. 1997. *Nature* 390: 604-607.

96　McKernan, M. G., and Shinnick-Gallagher, P. 1997. *Nature* 390:607-611.

97　Miserendino, M. J. et al. 1990. *Nature* 345: 716-718.

98　Fanselow, M. S., and Kim, J. J. 1994. *Behav. Neurosci*. 108: 210-212.

建 议 阅 读

一般性综述

Lynch, M. A. 2004. Long-term potentiation and memory. *Physiol. Rev.* 84: 87-136.

Malenka, R. C., and Nicoll, R. A. 1999. Long-term potentiation-A decade of progress? *Science* 285: 1870-1874.

Massey, P. V., and Bashir, Z. I. 2007. Long-term depression: multiple forms and implications for brain functions. *Trends Neurosci*. 30: 176-184.

Raymond, C. R. 2007. LTP forms 1, 2, and 3: Different mechanisms for the "long" in long-term potentiation. *Trends Neurosci*. 30: 167-175.

Südhof T., and Malenka, R. C. 2008. Understanding synapses: Past, present, and future. *Neuron* 60: 468-476.

原始论文

Abraham, W. C., and Williams, J. M. 2003. Properties and mechanishas of LTP maintenance. *Neuroscientist* 9: 463-474.

Barrionuevo, G., and Brown, T. H. 1983. Associative long-term potentiation in hippocampal slices. *Proc. Natl. Acad. Sci. USA* 80: 7347-7351.

Bliss, T. V. P., and Lømo, T. 1973. Long-lasting potentiation of synaptic transmission in the dentate of the anesthetized rabbit fo llowing stimulation of the perforant path. *J. Physiol*. 232: 331-356.

del Castillo, J., and Katz, B. 1954. Statistical factors involved in neuromuscular facilitation and depression. *J Physiol*. 124: 574-585.

Enoki, R., Hu, Y., Hamilton, D., and Fine, A. 2009. Expression of long-term plasticity at individual synapses in hippocampus is graded, bidirectional, and mainly presynaptic: Optical quantal analysis. *Neuron* 62: 242-253.

Ito, M., Sakurai, M., and Tongroach, P. 1982. Climbing fibre induced depression of both mossy fibre responsiveness and glutamate sensitivity of cerebellar Purkinje cells. *J. Physiol* 324: 113-134.

Kessels, H. W. and Malinow,R. 2009. Synaptic AMPA receptor plasticity and behavior. *Neuron* 61: 340-350.

Mallart, A., and Martin, A. R. 1967. Analysis of facilitation of transmitter release at the neuromuscular junction of the flog. *J. Physiol*. 193: 679-697.

Shi, S. H., Hayashi, Y., Petralia, R. S., Zaman, S. H., Wenthold, R. J., Svoboda, K., and Malinow, R. 1999. Rapid spine delivery and redistribution of AMPA receptors after synaptic NMDA receptor activation. *Science* 284: 1811-1816.

Weinrich, D. 1970. Ionic mechanisms of post-tetanic potentiation at the neuromuscular junction of the frog. *J. Physiol*. 212: 431-446.

Zengel, J. E., and Magleby,K. L. 1982. Augmentation and facilitation of transmitter release. A quantitative description at the frog neuromuscular junction. *J. Gen. Physiol*. 80: 582-611.

第4部分

整合机制

除了关心神经元、胶质细胞和突触水平上如何通讯的机制以外，神经生物学的主要兴趣乃是动物整体的行为。本部分内容包括两章（第17章和第18章），首先，第17章论述神经系统的基本功能，即持续执行"管家任务"(housekeeping task)。当动物飞行、游泳、奔跑、摄食或行走时，其心血管、呼吸和肠的活动必须受自主神经系统调节。在这一章里，此前描述的神经元生物物理、分子和化学机制汇合到一起。事实上，诸如神经递质的鉴定等许多关键的发现，最早都是在交感和副交感突触处完成的。此外，本章还将显示自主神经系统并非真正自主，它与脑功能的情绪和激素因素相互作用。

同样，第18章论述相对简单动物的复杂行为是如何通过神经细胞的整合作用而产生的。这些例子包括蚂蚁和蜜蜂寻找食物的方式，以及它们以一种非同寻常的方式，即通过使用对紫外光或对磁场反应的感受器来找到它们回家的路。在水蛭中，对已鉴定的单个感觉神经元、中间神经元和运动神经元之间的回路已进行了追踪，并且分析了它们的生物物理特性。这些信息为解释动物是如何启动和执行复杂运动提供了基础。

■ 第 17 章
自主神经系统

　　自主神经系统控制着机体的基本功能，它的神经元支配眼、肺、肠、血管、膀胱、生殖器和子宫的平滑肌，从而调控腺体分泌、血压、心率、心输出量和体温，以及摄食和摄水。与躯体运动所需的快速传导和肌肉收缩不同，这些"管家的"或"植物性的"功能更缓慢、持久，且不受意识直接控制。

　　自主神经系统由 4 组不同特征的神经元组成。交感神经部分由有髓轴突的神经元组成，其轴突在脊髓胸段和腰段经腹根离开脊髓。这些轴突与脊髓两旁和离脊髓一定距离的交感神经节内的神经元，以及肾上腺髓质的嗜铬细胞形成突触。交感神经节后的轴突无髓鞘，它们长距离伸展至靶区。副交感神经部分由从某些颅神经和骶神经离开的轴突组成，与位于靶器官内或接近靶器官的神经节形成突触。通常，副交感神经节后纤维比交感神经系统的短。第三组高度复杂的部分由肠壁内数百万个神经细胞组成，称为肠神经系统。第四组包括在脊髓、下丘脑和脑干内的神经元。在中枢神经系统 (CNS) 内，自主和躯体神经系统的分界不十分明确。

　　自主神经系统的突触传递特别多样化，利用所有已知的神经递质。在自主神经最先被揭示的突触传递及整合原理包括：突触传递的化学本质、递质的重摄取、突触前终末上的自身受体、单个终末上多种递质的共释放，以及第二信使的作用。在自主神经神经节，神经递质包括乙酰胆碱 (ACh)、多肽和多巴胺。副交感神经节后神经元末梢主要释放乙酰胆碱，作用于靶器官中的毒蕈碱型受体。此外，副交感神经末梢还释放一氧化氮 (NO) 和多肽。而交感神经节后神经元主要释放去甲肾上腺素、肾上腺素、乙酰胆碱、嘌呤或多肽。自主神经系统的神经元能共释放多肽和三磷酸腺苷 (ATP)。

　　虽然关于平滑肌和腺体细胞活动的调节已知之甚多，但对 CNS 内调节自主功能的整合机制却知之甚少。生物活动的 24 h 周期，即所谓的昼夜节律，影响着多种自主功能。记录视网膜和下丘脑内特殊神经元活动的实验揭示了节律产生的细胞机制。

"自主"这个名称意味着这是一个独立的自我运作的系统。这种说法部分是正确的。无需有意识的控制，自主神经系统便控制着血管、心脏、腺体，以及整个胃肠道、支气管、膀胱和脾脏的平滑肌。我们不可能仅仅通过自己的意识去增加瞳孔的直径，或增加自己小指的血流。当然，可以运用某些手段在某种程度上欺骗自主神经系统。例如，通过故意想像一场考试、一个与牙医的就诊约定，或想到一位电影明星，由此产生的情绪变化能刺激交感神经系统，增加心率。

事实上，自主神经系统的活动与随意运动是密切相关的。运动引起适量的血液分配到肌肉并刺激汗腺；从卧位转为站立的动作需要血液循环调整以维持进入脑的血流量；摄食使血回流入胃和肠。通过发动或中止分布广泛的靶细胞的活动，自主神经系统发挥管家和维持机体运行的作用。由脑决定优先程度，通过由非主观意愿决定的机制来发动消化、生殖、排尿、排便或暗光下的聚焦。而且，人们最关注的是自主神经系统的失调引起的气喘、便秘、腹泻、溃疡、高血压、心脏病、中风和尿潴留（或少尿）等情况。我们往往简单地认为基本的人体功能的调节是理所当然的。显而易见的例子是，本书所有读者的体温均在37℃上下，血压值都约为 120/80 mmHg，尽管他们的代谢率（以及阅读时的思维状态）迥然不同。

有关自主神经系统的最新实验及经典工作所涉及的领域是非常广泛和多样的，因此，本章不可能对此作全面的评述。事实上，有完整的教科书[1, 2]和专业杂志[3~5]论述自主神经系统的重要功能。已获得了大量的关于控制肠神经系统和膀胱、瞳孔直径、腺体分泌以及调节呼吸、体温、体重、食欲和生殖机制[6~8]的信息。

与其他章节一样，本章的重点是用几个挑选的实例阐述一些细胞、分子和整合机制。我们可以看到，现在虽然对于自主神经系统了解较多，但仍有许多悬而未决的问题，特别是 CNS 的整合机制。自主神经系统和躯体神经系统之间没有截然的界限。为方便起见，本章从简述外周自主神经系统的主要特征开始。

非随意控制的功能

交感和副交感神经系统

图 17.1 显示交感和副交感神经系统主要的解剖特征。事实上，机体所有的器官皆由自主神经元支配。即使不接受其直接支配的骨骼肌纤维也依赖于自主神经系统——它们的血液供应是按需调节的。交感节前神经元位于脊髓 T1 ~ L3 节段的中间外侧柱。它们的有髓轴突，经过腹根，在位于脊柱两旁或更外周的神经节内形成突触 [图 17.1(A)]。这些神经节再发出无髓轴突至各组织。与此相反，副交感神经传出纤维限于第 III、VII、IX 和 X 颅神经及 2 ~ 4 节骶神经根 (S2、S3 和 S4)[图 17.1(B)]。其神经节位于各组织附近或该组织内部。因此，副交感有髓节前轴突很长，而节后无髓轴突则较短。

这两个系统的作用通常（但不总是）相拮抗（表 17.1）。例如，交感神经元兴奋导致瞳孔扩大、心率增加和肠运动减少。副交感神经兴奋产生相反的效应：瞳孔缩小、心率减慢及肠运动增加。另一方面，这两个系统的兴奋均能使腺体分泌增加。两个系统均能引起平滑肌收缩或舒张，其效应依赖于所释放的递质及肌肉上存在的受体类型。

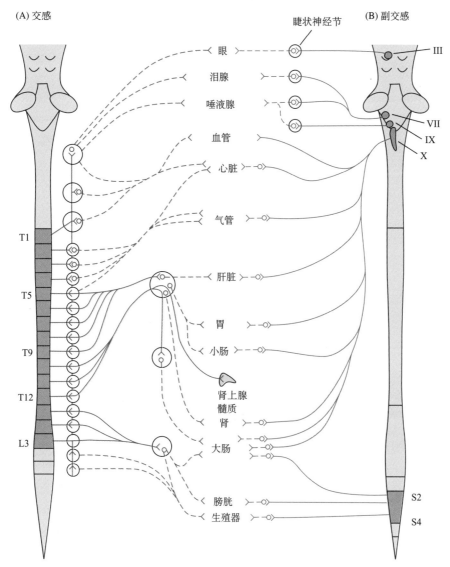

图 17.1　自主神经系统及其支配的靶器官。(A) 交感神经系统的主要特征，包括脊椎旁神经节、外周神经节和肾上腺髓质 (B) 副交感神经系统较为局限的输出及其支配的靶器官。实线为节前有髓轴突；虚线为节后无髓轴突。

表 17.1　肾上腺素能交感和胆碱能副交感神经系统的特有作用

器官	肾上腺素能交感作用		胆碱能副交感作用
	作用 [a]	受体 [b]	作用
眼			
虹膜			
虹膜辐射肌	收缩	α_1	—
虹膜环状肌	—	—	收缩
睫状肌	（舒张）	β	收缩
心脏			
窦房结	加速	β_1	减速
收缩性	增加	β_1	减弱（心房）

续表

| 器官 | 肾上腺素能交感作用 | | 胆碱能副交感作用 |
	作用 [a]	受体 [b]	作用
血管平滑肌			
皮肤、内脏血管	收缩	α	—
骨骼肌血管	舒张	β_2	—
神经末梢	抑制释放	α_2	—
支气管平滑肌	舒张	β_2	收缩
胃肠道			
平滑肌			
壁	舒张	α_1、β_2	收缩
括约肌	收缩	α_1	舒张
分泌	—	—	增加
肌间神经丛	抑制	α	激活
生殖泌尿平滑肌			
膀胱壁	舒张	β_2	收缩
括约肌	收缩	α_1	舒张
代谢功能			
肝脏	葡萄糖合成	α/β_2	—
	糖元分解	α/β_2	—

　a 本表格中所列举的自主神经系统对靶器官的作用，凡本章未曾论及的，参阅有关综述及生理学和药理学教科书（见文中参考文献）。

　b 并非所有的肾上腺素能受体或效应器都包括在内；嘌呤能、肽能和胆碱能机制都在正文阐述。肾上腺素作用于所有的肾上腺素能受体，而去甲肾上腺素对 α_1、α_2 和 β_1 受体有有效作用，但是对 β_2 受体作用微弱。各种类型肾上腺素能受体及毒蕈碱型受体的特征由与其结合的特异性激动剂、拮抗剂，以及这些受体的分子结构决定。

　　这两个自主神经系统主要的差异在于，副交感神经系统以一种较局限的方式发挥作用，而交感神经系统倾向于作为一个整体起作用，对机体产生广泛、普遍性的作用。交感神经系统通常在惊吓、搏斗、追逐，以及在激烈运动的状态下被激活。症状是大家所熟知的，包括瞳孔扩大、口干、心跳加快、出汗和情绪紧张。交感性神经元活动的全身效应被肾上腺髓质嗜铬细胞的活动进一步加强。这些细胞是变异的神经节神经元，它们接受从节前轴突来的胆碱能输入，分泌肾上腺素、去甲肾上腺素、多肽和 ATP，作为激素进入血液[9,10]。血液中的肾上腺素加强并扩展了交感性活动，它可以到达远离交感神经末梢的支气管平滑肌，并与其上的受体结合；肾上腺素也可与去甲肾上腺素不敏感的血管内受体结合（专题 17.1）。与去甲肾上腺素不同，肾上腺素既能引起血管舒张，也能引起血管收缩。

　　相反，副交感神经系统的活动则较局限。这的确有相当大的优越性，使瞳孔在强光下缩小时，使眼在选择性地观察近物的晶状体调节时，不伴生不合时宜的膀胱收缩或更为窘迫的副交感效应。

自主神经节中的突触传递

　　自主神经系统的某些传递机制在前几章（参见第 11、12 和 14 章）中已述及。其中包括：多种递质在神经末梢的共释放、自主神经递质的调节作用、受体利用第二信使的特性，以及乙酰胆碱和肾上腺素对心肌的效应。有关自主神经节突触传递的一些实验，可以很好地说明这些机制相互作用影响信号运作的方式。这些突触也可以用来说明中枢神经系统内更为复杂的整合过程的发生。

自主神经节构成了中继站，其功能上的意义尚不能一目了然的。初看起来，直接快速传递的机制与骨骼肌神经肌肉接头相似[11]。每个突触前冲动释放乙酰胆碱，后者作用于突触后的烟碱型受体，打开通道，并引起快速去极化（见第 11 章）[12]。与神经肌肉接头一样，单个突触前动作电位之后紧接着一个突触后动作电位（图 17.2）。这些烟碱型受体的亚基组成与运动终板的不同，由 α 和 β 亚基构成，但是没有 γ、δ、ε 亚基[13]。

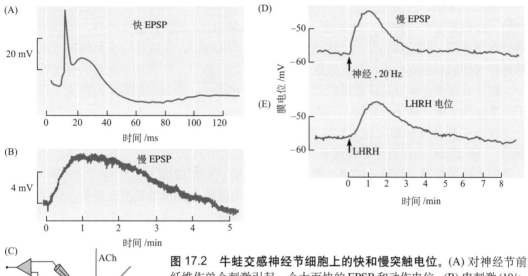

图 17.2　牛蛙交感神经节细胞上的快和慢突触电位。(A) 对神经节前纤维作单个刺激引起一个大而快的 EPSP 和动作电位。(B) 串刺激 (10/s, 共 5s) 引起的慢突触电位。注意时间标尺是 min 而非 ms。(C) 神经节内的细胞接受胆碱能和多肽能的输入，可被选择性地刺激。(D) 刺激多肽能输入 (20/s, 共 5s) 引起慢兴奋性电位，像在 (B) 中一样，去极化持续数分钟。(E) 经微管以压力施加促黄体生成素释放激素 (LHRH) 于同一神经元。多肽模拟自然释放的递质的作用。(引自 Kuffler, 1980。)

神经节节前轴突与神经节细胞的突触传递远比初看起来的要复杂得多。因此，若以与动物正常情况下相似的频率对突触前轴突作反复刺激，情况就大不相同。在这些条件下，神经节就不是一个简单的过道，而是一个复杂的相互作用位点。多串脉冲刺激诱导神经节细胞上出现长时程去极化和超极化的长潜伏期突触电位[14, 15]，它们综合起来产生一个稳恒的阈下去极化电位，持续数秒、数分甚至数小时。在此去极化期内，单个突触前动作电位就可引起多个突触后冲动。快和慢突触电位均由突触前神经终末释放的乙酰胆碱触发。如前所述，快直接突触电位是由烟碱型 ACh 受体激活所致；慢电位是由与 G 蛋白偶联的毒蕈碱型 ACh 受体激活所致[16, 17]（见第 12 章)。与神经肌肉接头处的作用不同，神经节内低水平的胆碱酯酶活性不能显著地提高烟碱型突触传递。然而，它确实能够易化毒蕈碱受体的激活。

Kuffler 和他的同事们发现，另一种递质也与慢去极化和超极化突触电位相关。有些突触前轴突释放一种十肽，它与促黄体生成素释放激素 (LHRH) 相类似 [LHRH 也称为促性腺激素释放激素 (GnRH)，见图 17.8] 。因此，在自主神经节内，神经元的放电及兴奋性由突触前神经元释放的 ACh 和 LHRH 两者共同控制。

但事实似乎并非如此，对神经节突触传递的一些描述过于简化了。交感和副交感神经节内的整合还可进一步被含有儿茶酚胺的所谓强荧光小细胞 (SIF 细胞) 的中间神经元所调制，也可被突触前末梢释放的血管活性肠肽 (VIP) 及脑啡肽所调制 [18]。另外，同神经肌肉接头处一样，神经末梢释放的 ACh 和 ATP 也能反过来作用于突触前受体，调节其后续的释放 [19]。

自主神经节中的 M 电流

ACh 和 LHRH 引起慢去极化的机制是什么？ Brown、Adam 及其同事们已解决了这个问题，他们鉴定了一种由 "M 通道" 携带的特殊钾电流 (之所以这么称呼，是因为它们受毒蕈碱型 ACh 受体影响)[20, 21]。M 通道，又称 KCNQ/K$_v$7，在静息时有高的开放概率，对静息钾电导起到重要作用，其开放概率随着去极化而增加。M 钾离子通道的一个特殊性质是，激活毒蕈碱受体导致该通道关闭 (图 17.3)。结果是：静息时钠离子的内流不再与钾离子的外流相平衡，细胞去极化。

在自主神经节中被发现后，M 通道也随即在脊髓、海马和大脑皮层的神经元上被发现 [22, 23]。磷脂酶 C 的激活是导致递质介导的 M 通道关闭的原因 [17, 23, 24]，这又使得膜磷脂 -4,5-二磷酸水解和耗竭，而该分子是通道开放所需要的 (见第 12 章)。

自主神经节的 M 电流有什么生理意义？ M 电流的主要作用是提高爆发动作电位的阈值。因此，当一个有 M 电流的神经元去极化时，它仅爆发一个或两个动作电位，然后变沉默。导致此现象发生的步骤是：

起始的去极化打开 M 通道 ⟶ M 通道产生外向钾电流 ⟶ 钾电流对抗动作电位起始相的内向钠电流 ⟶ 阻止产生完整的动作电位。

当神经递质通过关闭钾通道而压抑 M 电流时，这一系列的步骤不再发生，神经元可以重复放电 (图 17.3)。换句话说，当 M 电流被压抑时，神经元从**相变型放电** (phasic-firing)模式转为**强直放电** (tonic-firing) 模式。一些交感神经元 (如在椎前神经节内) 没有 M 电流，它们确实是紧张性放电，而非位相性放电 [25]。

M 通道对自主神经系统的放电形式有重要作用。在有较大 M 电流的细胞，如引起瞳孔扩大的细胞，突触前输入并不呈紧张性放电，输出大致是一对一的 [26]。相反，引起缩血管的腰部神经节细胞，从突触前输入接受持续轰炸式的作用，经乙酰胆碱的毒蕈碱型效应抑制其 M 电流。因此，它们根据输入情况产生不同频率的紧张性放电，产生增大或减小的紧张性缩血管作用。这些结果适合于瞳孔按照要求产生非连续、偶发性扩大的要求，以及持续控制血管直径的特殊需要。紧张性和相位性放电还有其他的效应，它们可能决定了哪种神经递质将被神经节细胞的终末释放到靶细胞。

神经节后轴突的递质释放

虽然副交感神经节后轴突的主要递质是乙酰胆碱，它们也共释放一氧化氮 (NO)[27] 和肽类 (图 17.4 和图 17.5)。例如，由副交感轴突释放的 ACh，通过作用于毒蕈碱型受体而引起唾液腺分泌。高频刺激时，该轴突也释放称为血管活性肠肽 (VIP) 的多肽。最初在肠道和脑中发现的 VIP，能引起血管舒张、增加细胞内钙浓度和增加唾液腺分泌，这些作用并不能被毒蕈碱型受体的拮抗剂阿托品所阻断 [28]。

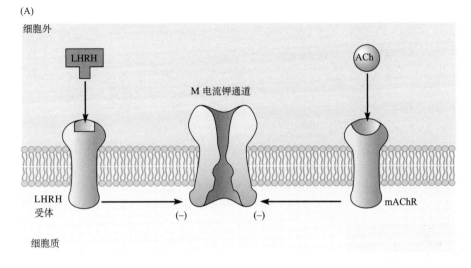

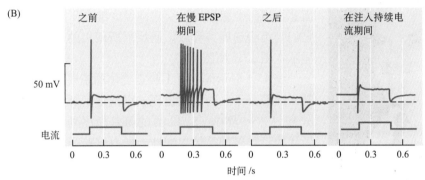

图 17.3　交感神经节细胞钾电流的抑制调控对突触前刺激的反应。(A)ACh 和毒蕈碱型受体 (mAChR) 结合，以及 LHRH 与其受体的结合都能抑制 M 电流钾通道。(B) 在慢突触电位期间，M 电流减小的效应是增加神经节细胞的兴奋性。在慢突触电位之前或之后，通过微电极施加去极化电流脉冲 (下迹) 引起单个动作电位。在慢电位期间，同样的电流脉冲却可以引起动作电位的暴发。用注入持续电流的方法使神经节细胞去极化 (与在 M 通道关闭时发生的去极化达到同样程度)，对细胞的反应性却没有这样的作用。(引自 Jones and Adams，1987。)

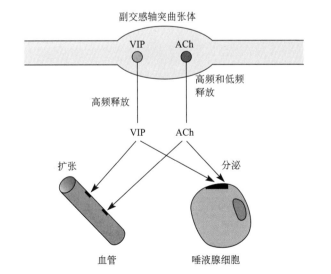

图 17.4　副交感节后神经元的协同传递，它们释放乙酰胆碱和血管活性肠肽 (VIP)。支配唾液腺的副交感神经纤维释放两种递质，分别储存在不同的囊泡之中。低频刺激释放乙酰胆碱而非 VIP，而高频刺激使得两种递质共同释放，引起血管扩张和唾液分泌。(引自 Burnstock，1995。)

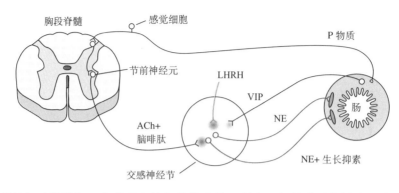

图 17.5 **交感神经系统神经元中递质和神经肽的定位。**所有已知的递质均被发现存在于小肠内。LHRH，促黄体生成素释放激素；NE，去甲肾上腺素；VIP，血管活性肠肽。(引自 Hokfelt et al., 1980。)

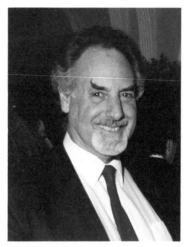

Geoff Burnstock

去甲肾上腺素是交感神经节后神经元的主要递质。交感神经轴突支配汗腺和骨骼肌血管，但释放的是乙酰胆碱而非去甲肾上腺素[29]。交感神经纤维也释放 ATP 和肽类，它们与常规递质共释放。肠反射所使用的一些递质的定位显示在图 17.4 和图 17.5。

表 17.1 显示体内肾上腺素受体的主要定位及其作用机制。随着分子生物学的出现，已清楚了解到肾上腺素受体 α_1 和 α_2，以及 β_1、β_2 和 β_3 的氨基酸序列是相似的，ACh 激活的毒蕈碱型受体也如此。所有这些受体都有 7 个跨膜片段，与 G 蛋白偶联，使用第二信使 (见第 12 章和第 14 章；专题 17.1)。

■专题 17.1 认识交感神经机制的道路

关于自主神经系统突触传递机制概念的发展持续了很多年。Henry 和 Dale 在 20 世纪 30 年代和 40 年代最初的研究显示，在靶器官中的兴奋性和抑制性传递是极度复杂的。混淆源于一个概念，肾上腺素可能是交感神经释放的递质分子 (如 Elliott 最初在 1904 年认为的那样)。一直到 von Euler[32] 发现去甲肾上腺素，而非肾上腺素是交感神经释放的主要递质，才说明了激素和递质作用不同的原因。

从肾上腺髓质释放的肾上腺素，到达那些并非由交感神经轴突支配的细胞的受体。例如，在肺内支气管平滑肌纤维上，肾上腺素也作用于对交感神经纤维释放的去甲肾上腺素不敏感的受体。主要的进展是由 Ahlguis[33] 作出的，他比较了特异的激动剂和拮抗剂，设计方案把肾上腺素能受体分为 α 和 β 两类。这种分类对于解释发生在血压、平滑肌、肠、支气管和腺体的兴奋性和抑制性交感神经作用是至关重要的。某些交感神经轴突释放乙酰胆碱 (ACh) 或嘌呤的发现也很重要。

对交感神经系统所用的递质和受体的认识，使得人们开发治疗疾病的新药。一个例子是肺内支气管管径的控制。支气管收缩发生在哮喘或严重的免疫系统过敏反应时。为了使支气管平滑肌开始舒张，给予肾上腺素或更为特异的激动剂 [如沙丁胺醇 (salbutamol)，一种用作哮喘治疗的 β_2 受体激动剂] 而非去甲肾上腺素来激活 β_2 受体，因为去甲肾上腺素对 β_2 受体几乎没有作用。支气管舒张使患者重新呼吸。另一个例子是治疗高血压、冠状动脉病、青光眼时广泛使用的高度有效的 β 受体阻滞剂。正如它们名称的含义一样，这些药物的作用是阻断去甲肾上腺素和肾上腺素对心脏、血管平滑肌、肾及眼中 β 受体的作用 [34]。

嘌呤能传递

Burnstock 及其同事们在一系列出色的实验中，证明了一类主要的交感递质的存在——嘌呤 (ATP 和腺苷)[30]。有些交感神经纤维的终末分泌 ATP，或者作为主要递质，或者与去甲肾上腺素或乙酰胆碱共释放，说明 ATP 是交感递质的实验，原本是为完全不同的目的而设计的。Burnstock 和 Holman[31] 在生殖系统平滑肌纤维作胞内记录，以研究交感神经突触传递，当时他们推测是由去甲肾上腺素介导的。他们记录到的自发微电位是一个重要发现，因为在这之前，量子式释放只在骨骼肌神经肌肉接头处观察到。然而，Burnstock 及其同事们 [35] 之后证明，去甲肾上腺素不是唯一的递质，交感神经元还共释放嘌呤 (ATP) 和多肽 (神经肽 Y)。事实上，平滑肌中的微电位是由于 ATP，而非去甲肾上腺素直接作用于离子通道受体所引起的。

两个主要的嘌呤受体家族已被鉴定、测序和克隆 (见第 4 章和第 12 章)。一个家族包括 8 个或者更多的 P1 受体，位于外周和脑内的突触前和突触后结构内。它们优先被腺苷所激活，并与 G 蛋白偶联。虽然 ATP 是突触前末梢释放的递质，但酶很快分解其为腺苷，腺苷是 P1 受体的天然激动剂。ATP 本身直接作用于中枢和外周神经系统中 P2 受体家族 [36]，调节内分泌和平滑肌收缩，并激活痛觉 C 类纤维 [37]。

自主神经系统的感觉输入

对自主神经系统的阐述还没有提及一些基本的组成部分：感觉输入和反射调节。的确，在生理学和药理学教科书中，自主神经系统的功能经常被认为纯粹是平滑肌、心肌和腺体的运动系统。

忽视自主调节的一个原因是我们知识的匮乏。平滑肌收缩的机制，如血管收缩和舒张、肠内容物的向前推进、膀胱的排空，若与打网球相比较，则是简单的。但是其所需的整合作用却并不简单。在传入方面，眼、肺、血管、内脏及其他靶组织中的感受器提供了这些器官关注的信息 [8, 38](见图 17.5)。这些感受器包括传递痛刺激信息的伤害性感受器。

一个看似简单但得到详细研究的反射是循环系统对体位改变的反应。在人体平卧时，对脑的血供处于腿部与头部之间没有血压差异的情况下。假设转为直立体位时，则引起高于心脏水平部位的血压降低，血液也积聚在肠道和腿部。如果没有自主调节，由于通过大脑的血流减少，站立时就会失去意识 [2]。改变循环模式所需的信号的感受器位于颈部的大动脉，即颈动脉。末梢就是嵌入动脉壁隆起 (即颈动脉窦) 中的牵张感受器。扩张管壁引起放电增加，如图 17.6 所示。

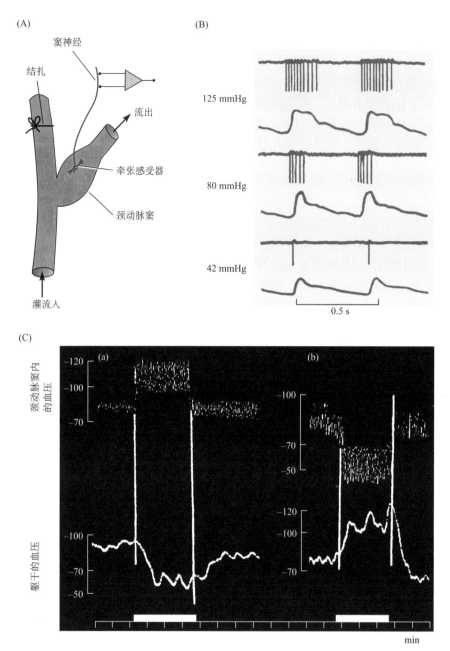

图 17.6　颈动脉窦牵张感受器对血压升高反应时的放电。(A) 当颈动脉窦被血液循环扩张或如图所示进行人工灌注时，记录其感觉神经纤维的实验装置。(B) 不同水平平均动脉压下（用血压计测定从上至下：125 mmHg、80 mmHg 和 42 mmHg），血压与颈动脉窦单根传入纤维上的放电关系（下迹）。(C) 在 1924 年所作的经典记录。该动物的头由另一动物供血以便于头部动脉的血压可由实验者分开控制。(a) 头部血压增加引起动物躯干全身血压降低；(b) 头部血压降低引起全身血压增高。这些记录是在电记录出现之前做的，实验者用水银血压计在记纹鼓上用细笔描记。[(B) 根据 Neil, 1954，重绘；(C) 引自 Starling, 1941。]

　　感觉轴突行至脑干，终止于界限明确的核团（孤束核）。这些神经元再投射至脑干网状结构，然后反过来投射至自主节前神经元。在水平位置，高频感觉放电引起心血管交感输出的抑制（见图 17.6）。当人平躺时，血压、心率、心输出量受到抑制，皮肤和肠道中的血管舒张。若取直立体位，动脉压下降，颈动脉窦轴突放电速率剧降，中枢抑制解除。所产生的交感神经活动，引起皮肤和肠道血管收缩、心输出量和心率增加。这样，血压增高，维持了通过大脑的血流。

图 17.6(C) 中由 Anrep 和 Starling 用笔在记纹鼓表面描记的古老的记录，仍然为这一作用提供了良好的说明[39]。正是 E. Starling，在 1902 年与 W. M. Bayliss 一起首先创造了"激素"这个词，并在研究肠道分泌控制时提出了激素作用的概念。

图 17.6 显示的对反射的描述似乎简单了。但是重新调整血液使其流向急需处的这一中枢交感和副交感的整合机制，仍然是一个黑箱[8]。对已知感觉和运动类的自主反射，如肠反射、排出反射和呼吸反射，情况也如此[2, 40]。

肠神经系统

肠道的局部调节反射是极为复杂的 (见图 17.5)，有大量的神经元参与。肠神经系统包含有 1000 万个以上的神经细胞，它们是位于肠壁内的感觉神经元、中间神经元和运动神经元。每种已知的递质在这里都存在 (其中很多是在肠道内首次发现的)。要分析内在的环路是困难的，因为局部反射的丰富和连接的数量极其可观[41, 42]。甚至在龙虾内脏这种比较简单的系统中，进行功能分析也是巨大的挑战。Selverston 及其同事们[43] 开始时用仅含有 30 个神经元的胃肠神经节进行研究，似乎这样就可以完全研究清楚了。然而，尽管从已鉴定的神经元进行电记录获得了巨大的进展，并且发现了对神经生物学具有普遍意义的原理，完整的认识依然阙如。最初以为调节肠道功能是一个简单回路，后来发现这是可塑的和多变的，而非静态的和固定的。

下丘脑对自主功能的调节

激素为自主神经系统功能控制提供了重要方面。腺体 (如甲状腺、卵巢、肾上腺皮质) 的激素分泌是由 CNS 分泌的释放因子所调节的 (后续的章节将予以讨论)。激素又反过来作用于 CNS，调节释放因子的分泌，形成了一个反馈环路。

下丘脑 (图 17.7 和图 17.8) 是控制包括体温、食欲、摄水、排便、排尿、心率、动脉压、性活动、哺乳以及生长 (在较慢的时间尺度上) 在内的整合性自主功能的脑区[44]。这些精确的稳态机制使我们都能保持 37℃ 的体温、120/80 mmHg 左右的血压、70 次 / 分的心率和 1.5 L/d 的水摄入与排出。此外，下丘脑还使食物持续地沿消化道向前推进，并伴随着每个水平上适宜于消化吸收的消化液分泌成为可能。下丘脑还是调节食欲、情绪和身体锻炼反应的脑区。情绪与自主反应相关联，甚至想到

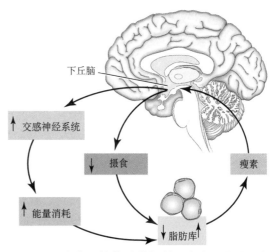

图 17.7　瘦素调控体重的机制。 瘦素由脂肪储备库的脂肪细胞分泌入血液循环，它作用于下丘脑中的神经元，通过激活交感神经系统抑制摄食，增加能量消耗，结果导致身体的脂肪含量下降。(引自 Rahmouni, Haynes, and Mark, 2004。)

吃食物就会导致唾液分泌、想到参加体育运动就会增加交感神经的活动。

食欲通过涉及储脂细胞的一系列不寻常的步骤而被调控[45, 46]。当脂肪细胞被 β_3 受体激活时，它们分泌一种称之为瘦素的、含有 167 个氨基酸的蛋白质，瘦素作用于下丘脑多个核团内神经元膜上的细胞因子受体。过度摄食增加瘦素基因的表达，饥饿则降低表达 (图 17.7)。其他受到精密控制的功能还有下丘脑产生的极为精确和有规律的节律性。慢节律包括对内分泌的控制。

例如，性功能和生殖功能以周为周期变化，这取决于下丘脑细胞分泌的多肽激素。这些激素作用于垂体前叶，并刺激其他激素分泌进入血流。

释放激素的下丘脑神经元

一个得到详细研究的激素释放的例子是下丘脑内的神经元分泌促性腺激素释放激素 (GnRH，又称 LHRH)[47]。这种神经元的主要作用是把 GnRH 分泌到门脉系统，直接从下丘脑运输到垂体前叶 (图 17.8)。神经性释放的 GnRH 选择性地作用于不受神经直接支配的腺体，这些支配使得中枢神经系统控制激素的分泌。然后，释放激素在循环系统的主要血管内被稀释，不能影响诸如自主神经节突触传递的过程。在垂体前叶 (腺垂体)，GnRH 刺激特异的细胞分泌促性腺激素，此激素对性及生殖节律和功能相当重要。

这一简短且过于简化的叙述还不能充分表述 G. W. Harris 的出色实验。他首先证明，下丘脑局部释放的释放激素提供了一种重要的控制机制[48]。他的关于化学信息经血管系统高度局域化的转运的叙述，曾是一个革命性的概念。

GnRH 细胞的分布和数目

GnRH 细胞散布于整个下丘脑，没有清楚界定的核团或聚合体。前一节只提到那些靠近垂体前叶 (正中隆起) 的 GnRH 细胞促进促性腺激素的分泌 (见图 17.8)。释放激素的释放本身受激素影响，如卵巢分泌的激素，它们反馈至脑，也受到诸如去甲肾上腺素、多巴胺、组胺、谷氨酸和 γ- 氨基丁酸 (GABA) 等各种递质介导的突触输入的影响[49]。

GnRH 细胞的一个显著特征是它的数量很少：大鼠有 1300 个，小鼠有 800 个[50]。假如脑内没有这些少量且散在的细胞，大鼠、小鼠 (以及人类) 就会灭绝。第二个显著特点是它们的发育 (见第 23 章)。在大鼠胚胎 10 ～ 15 天期间，这些细胞的前体细胞首先出现在嗅基板上，这个部位注定将来发育为嗅黏膜。分裂后，细胞沿着嗅神经的轴突迁移，并终止于下丘脑[51]。GnRH 细胞迁移的通路和分子机制已在胚胎、新生负鼠以及培养系统上进行了研究[52]。因为所有这些细胞都能可靠地被特异的 GnRH 抗体所标记，它们可在原发地和迁移时被定量计数。其他一些神经元也沿着与 GnRH 细胞同一条轴突通路迁移。但是，在到达下丘脑之前，它们分叉到沿着其他轴突到达完全不同的目的地[53]。

图 17.8 显示，除了下丘脑中 GnRH 细胞外，尚存在分泌自主功能所需的其他激素的特异神经元群。新陈代谢、甲状腺功能、肾脏对盐的吸收以及生长等，均依赖于分泌入门脉系统和作用于垂体前叶的一些释放激素。

视上核和室旁核特异的下丘脑神经元 (见图 17.8) 直接支配垂体后叶。它们的末梢释放抗利尿激素 (ADH，又称血管加压素) 和催产素进入血液[54 ~ 56]。因此，肾脏对水的吸收和对子宫收缩的控制，直接取决于下丘脑神经元的放电。

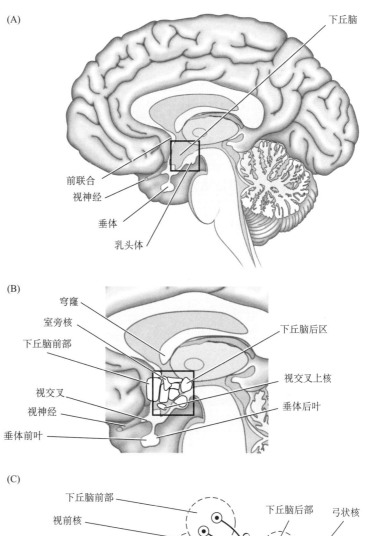

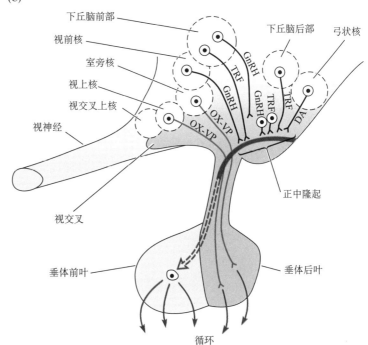

图 17.8 人脑下丘脑和垂体。
(A) 脑的矢状切面，对 (B) 中显示的区域已经描出了轮廓。(B) 下丘脑神经核及其邻近结构。(C) 下丘脑神经元与神经垂体 (垂体后叶) 和腺垂体 (垂体前叶) 的连接。轴突直接到达神经垂体，在那里终末分泌激素进入循环。相比之下，由下丘脑释放的释放激素，通过一组精巧的 "门" 血管 (红色虚线)，以高浓度到达腺垂体，它们在此激活分泌细胞，后者释放激素进入血液循环。DA，多巴胺，GnRH，促性腺激素释放激素，TRF，甲状腺激素释放因子，OX-VP，催产素 - 血管升压素。

昼夜节律

　　控制昼 - 夜、睡眠 - 觉醒周期的昼夜节律对动物的生存具有特别的重要性。在没有任何外界同步化线索的情况下，在无脊椎动物和脊椎动物，24 h 周期节律是由内在的生物钟来维持，并可持续很长时间——几周或几个月 [57~59]，甚至在培养中的离体组织或神经元也是如此 [60]。这种内在的定时机制可被有规律间隔的光、暗刺激所改变 (或被"牵制")。自主功能受到生物钟的强烈影响，后者作用于松果体和褪黑激素的分泌 [61, 62]。

　　在哺乳动物中，下丘脑中产生内在生物钟节律的一个关键结构是视交叉上核 (SCN)。该神经核团的一个重要信息输入来自眼 [63, 64]。损毁大鼠视交叉上核，光 - 暗对内在节律的牵制作用消失，行进活动、饮水、睡眠 - 觉醒周期及激素分泌节律都被中断。如果把含有 SCN 的胚胎下丘脑组织移植于事先因完全损毁 SCN 而致无节律的宿主中，可恢复其节律性，恢复所需的时间与供体的基因型相关 [65]。目前，已在无脊椎动物和脊椎动物上获得了产生规律的昼夜周期的细胞和分子机制的信息 [66~68]。图 17.9 和图 17.11 显示了培养细胞产生昼夜节律的例子。

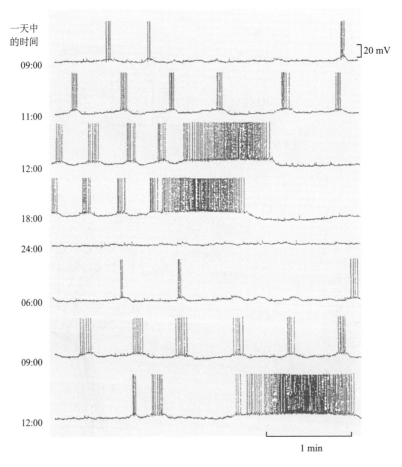

图 17.9　保存在培养液中的螯虾眼柄神经元的昼夜节律性放电。在 24 h 周期中，胞内记录所得的单个细胞的动作电位活动呈现出周期性变化。上午 10:00 发生规则的爆发性放电，随后是从中午 12:00 至下午 6:00 发生不规则放电，然后在午夜则静寂，第二天上午又开始规则的爆发性放电。(引自 H. Arechiga and U. Garcia 友情提供的记录。)

　　直到最近，关于光和暗牵制昼 - 夜周期的途径尚有一个明显的矛盾。这个矛盾源于视觉皮层内神经元的特性，即它们对光照水平的变化完全没有反应，但是只对光栅、边界和移动方式产生反应。甚至在视网膜中，对神经节细胞的记录显示，引起神经节细胞放电的最适刺激不是光照水平，而是对比度（见第 1 ～ 3 章和第 20 章）。由于一类小数目的特化神经节细胞的发现，这个问题已经得以解决，这些神经节细胞自身就是光感受器。这些感光的神经节细胞含有视黑素 (melanopsin)，并且对弥散光照起反应（图 17.10），它们的轴突投射至视交叉上核，而不是外膝核。如果把所有视杆和视锥感受器的反应都清除掉，在明亮光线下瞳孔依旧收缩，昼 - 夜节律仍然能产生 [69 ~ 72]。

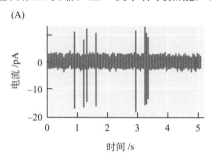

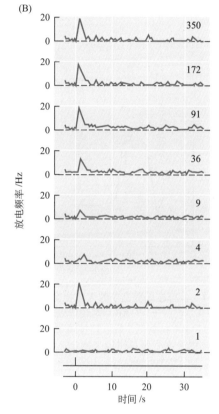

图 17.10　在一个原位的神经节细胞记录其对小光斑照射细胞胞体的反应。(A) 在暗中的自发性放电。(B) 不同强度光照的效应（时长 50 ms，波长 480 nm，直径 40 μm）。光照监视器显示在下迹，相对强度表示为每条记录右边的数字。反应通过几次试验而进行平均。（引自 Do et al., 2009。）

　　如同图 17.11 显示的一样，视交叉上核神经元的自发动作电位的频率在白天增加，夜晚降低。该节律产生的机制是什么？这个问题已经在培养的含有视交叉上核的大鼠脑片上进行了研究，GABA 已被证明是该核团的主要递质 [73]。Yarom 及其同事们 [74] 证明，在白天，脑片中的某些视交叉上核神经元群对 GABA 的反应是去极化和放电频率增加 [图 17.11(A)]；在夜晚，施加同样浓度的 GABA 则引起超极化和放电频率的降低 [图 17.11(B)]。因此，和在发育中的中枢神经系统一样 [75]，GABA 可以是兴奋性递质，也可以是抑制性递质 [76]（见第 11 章和第 25 章）。反应的类型取决于胞内氯离子水平。如第 11 章所述，当胞内氯离子浓度低时，氯离子平衡电位 (E_{Cl}) 比静息电位更负。GABA 打开通道使氯离子进入，膜超极化。随着胞内氯离子的升高，E_{Cl} 的值发生变化，当 E_{Cl} 的值变至相对于静息膜电位为正时，GABA 导致氯离子流出细胞，产生去极化。从抑制到兴奋的转变受到 NKCC1 和 KCC2 氯离子转运体活动的主动调节 [77, 78]（见第 9 章）。这些转运体在昼 - 夜周期中被施以不同调控的机制仍不清楚。

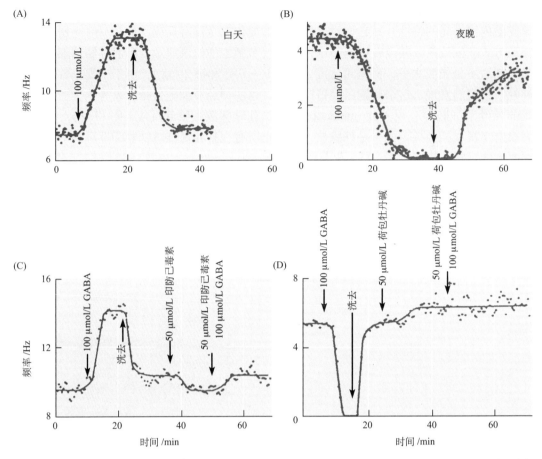

图 17.11　保存在培养液中的大鼠视交叉上核脑片的昼夜节律。对神经元进行胞外记录，在不同时间内施加 GABA，在白天，GABA 使动作电位频率增加 (A)；在夜晚则降低 (B)。记录 (C) 和 (D) 显示 GABA 的作用被 GABA 拮抗剂 (荷包牡丹碱和印防己毒素) 所阻断。从兴奋向抑制的变化，可按照胞内氯离子浓度变化 (由全细胞膜片钳法来测定，图中未示) 来解释。在昼夜周期中，GABA 所产生的电导变化仍保持不变。(引自 Wagner et al., 1997。)

与整个动物界周期性相关联的共同蛋白已被遗传学技术所揭示。果蝇中控制昼夜节律的基因和蛋白质已被鉴定并克隆 [79]。在许多种属中，这些蛋白质被观察到存在于诸如视交叉上核的起搏区，其中一种蛋白质称为 per(period) 蛋白 [66]。剔除苍蝇中的 *per* 基因可消除昼夜节律；重新引入 *per* 基因可重建节律 [80]。虽然并未发现调节蛋白与胞内氯离子浓度之间的联系，但可喜的是，我们已经可以在明确的神经元中开始按照基因和离子浓度来解释昼夜节律。

小结

- 自主神经系统调节所有内脏器官的主要功能，它本身又受激素和感觉反馈的调节。
- 与交感神经激活的广泛效应相比，副交

感神经效应是局限的。
- ACh 是自主神经节、副交感神经末梢和一些交感神经末梢信息传递的主要递质。去甲肾上腺素是大多数交感神经末梢的主要递质。其他递质还包括 ACh、肽类和 ATP。

■ 单个分子，如 LHRH，也称为 GnRH，能在突触处作为递质，在脑内作为激素。

■ 由于其多种多样的受体及其大量的多肽和非多肽递质，分析由自主神经系统介导的效应十分复杂。

■ 肾上腺素，作为激素从肾上腺髓质释放至血液循环，到达靶细胞的受体，这些靶细胞不受神经末梢释放的递质的影响。

■ 下丘脑是脑中控制自主神经系统全部活动的区域，也调节激素的分泌。

■ 下丘脑反过来受到中枢神经系统的更高级中枢和激素的影响。

（王霄汉 译；王中峰，陈　芳 校）

参 考 文 献

1　Burnstock, G., ed. 1990-19. *The Autonomic Nervous System* 8 vols. Harwood Academic, New Jersey.

2　Robertson, D. ed. 2004. *Primer on the Autonomic Nervous System,* Academic Press, London.

3　*J. Autonomic Nervous System.*

4　*Autonomic Neuroscience.*

5　*J. Autonomic Pharmacology.*

6　Cooper, J. R., Bloom, F. E., and Roth, R. H. 2002. *The Biochemical Basis of Pharmacology.* Oxford University Press, New York.

7　Fowler, C. J., Griffiths, D., and de Groat, W. C. 2008. *Nat. Rev. Neurosci.* 25: 7324-7332.

8　Spyer, K. M., and Gourine, A. V. 2009. *Philos. Trans. R. Soc. Lond., B, Biol. Sci.* 364: 2603-2610.

9　Crivellato, E., Nico, B., and Ribatti, D. 2008. *Anat. Rec. (Hoboken)* 291: 1587-1602.

10　Fulop, T., Radabaugh, S., and Smith, C. 2005. *J. Neurosci.* 25: 7324-7332.

11　Gibbins, I. L., and Morris, J. L. 2006. *Cell Tissue Res.* 326: 205-220.

12　McLachlan, E. M., ed. 1995. *Autonomic Ganglia.* Gordon and Breach, London.

13　UIlian, E. M., McIntosh, J. M., and Sargent, P. B. 1997. *J. Neurosci.* 17: 7210-7219.

14　Kuffler, S. W. 1980. *J. Exp. Biol.* 89:257-286.

15　Jan, Y. N., Jan, L. Y., and Kuffler, S. W. 1980. *Proc. Natl. Acad. Sci. USA* 77:5008-5012.

16　Brown, D. A. et al. 2007. *J. Physiol.* 582: 917-925.

17　Suh, B. C., and Hille, B. 2008. *Annu. Rev. Biophys.* 37: 175-195.

18　Prud'homme, M. J. et al. 1999. *Brain Res.* 821: 141-149.

19　Rogers, M., and Sargent, P.B. 2003. *Eur. J. Neurosci.* 18: 2946-2956.

20　Adams, P.R., and Brown, D. A. 1980. *Brit. J. Pharmacol.* 68: 353-355.

21　Delmas, P., and Brown, D. A. 2005. *Nat. Rev. Neurosci.* 6: 850-862.

22　Hansen, H. H. et al. 2008. *J. Physiol.* 586: 1823-1832.

23　Brown, D. A., and Passmore, G. M. 2009. *Brit. J. Pharmacol.* 156:1185-1195.

24　Hernandez, C. C. et al. 2008. *J. Physiol.* 586:1811-1121.

25　Wang, H-S., and McKinnon, D. 1995. *J. Physiol.* 485: 319-325.

26　Janig, W., and McLachlan, E. M. 1992. *Trends Neurosci.* 15: 475-481.

27　Toda, M., and Okamura, T. 2003. *Pharmacol. Rev.* 55: 271-324.

28　Burnstock, G. 2006. *Trends Pharmacol. Sci.* 27:166-176.

29　Guidry, G. et al. 2005. *Auton. Neurosci.*123: 54-61.

30 Burnstock, G. 1995. *J. Physiol. Pharmacol.* 46: 365-384.

31 Burnstock, G., and Holman, M. E. 1961. *J. Physiol.* 155:115-133.

32 von Euler, U. S. 1956. *Noradrenaline.* Charles Thomas, Springfield, IL.

33 Ahtquist, R. P. 1948. *Am, J. Physiol.* 153: 586-600.

34 Black, J. W., and Prichard, B. N. 1973. *Br. Med. Bull.* 29: 163-167.

35 Kasakov, L. et al. 1988. *J. Auton. Nerv. Syst.* 22: 75-82.

36 Soto, F., Garcia-Guzman, M., and Stühmer, W. 1997. *J. Membr. Biol.* 160: 91-100.

37 Giniatullin, R., Nistri, A., and Fabbretti, E. 2008. *Mol. Neurobiol.* 37: 83-90.

38 Saper, C. B. 2002. *Annu. Rev. Neurosci.* 25: 433-469.

39 Starling, E. H. 1941. *Starling's Principles of Human Physiology.* Churchill, London.

40 Cameron, O. G. 2009. *Neuroimage* 47: 787-794.

41 Obaid, A. L. et al. 2005. *J. Exp. Biol.* 208: 2891-3001.

42 Aitaf, M. A., and Sood, M. R. 2008. *Dev. Disabil. Res. Rev.* 14: 87-95.

43 Selverston, A. I., and Ayers, J. 2006. *Biol. Cybem.* 95: 537-554.

44 Eikeles, N., and Esler, M. 2005. *Exp. Physiol.* 90: 673-682.

45 Rahmouni, K., Haynes, W. G., and Mark, A. L. 2004. In *Primer on the Autonomic Nervous System.* Academic Press, London. pp. 86-89.

46 Williams, K. W., Scott, M. M., and Elmquist, J. K. 2009. *Am. J. Clin. Nutr.* 89: 9855-9905.

47 Lee, V. H., Lee, L. T., and Chow, B. K. 2008. *FEBS J.* 275: 5458-5478.

48 Harris, G. W., and Ruf, K. B. 1970. *J. Physiol.* 208: 243-250.

49 Bhattarai, J. P. et al. 2011. *Endocrinology* 152: 1551-1561.

50 Wray, S., Grant, P., and Gainer, H. 1989. *Proc. Natl. Acad. Sci. USA* 86: 8132-8136.

51 Cariboni, A., Maggi, R., and Parnevalas, J. G. 2007. *Trends Neurosci.* 30: 638-644.

52 Tarozzo, G. et al. 1998. *Ann. N Y Acad. Sci.* 839: 196-200.

53 Tarozzo, G. et al. 1995. *Proc. R. Soc. Lond., B, Biol. Sci.* 262: 95-101.

54 Burbach, J. P. et al. 2001. *Physiol. Rev.* 81: 1197-1267.

55 Amar, A. P., and Weiss, M. H. 2003. *Neurosurg. Clin. N. Am.* 14:11-23.

56 Kosterin, P.et al. 2005. *J. Membr. Biol.* 208:113-124.

57 Blau, J. et al. 2007. *Cold Spring Harb. Symp. Quant. Biol.* 72: 243-250.

58 Saper, C. B., and Fuller, P. M. 2007. *Cold Spring Harb. Syrup. Quant. Biol.* 72: 543-550.

59 Colwell, C. S. 2011. *Nat. Rev. Neurosci.* 12: 553-569.

60 Kononenko, N. I. et al. 2008. *Neurosci. Lett.* 436: 314-316.

61 Piggins, H. D., and London, A. 2005. *Curr. Biol.* 15: 455-457.

62 Pandi-Perumal, S. R. et al. 2006. *FEBS J.* 273: 2813-2838.

63 Ralph, M. R. et al. 1990. *Science* 247: 975-978.

64 Davidson, A. J., Yamazaki, S., and Menaker, M. 2003. *Novartis Found. Symp.* 253: 110-121.

65 Kaufman, C. M., and Menaker, M. J. 1993. *J. Neural Transplant. Plast.* 4: 257-265.

66 Numano, R. et al. 2006. *Proc. Natl. Acad. Sci. USA* 103: 3716-3721.

67 Siepka, S. M. et al. 2007. *Cold Spring Harb. Syrup. Quant. Biol.* 72: 251-259.

68 Lowrey, P. L., and Takahashi, J. S. 2004. *Annu. Rev. Genomics Hum. Genet.* 5: 407-441.

69 Berson, D. M., Dunn, F. A., and Takao, M. 2002. *Science.* 295: 1070-1073.

70 Hattar, S. et al. 2002. *Science* 295: 1065-1070.

71 Güler, A. D. et al. 2008. *Nature* 453:102-105.

72 Do, M. T. et al. 2009. *Nature* 457: 281-287.

73 Choi, H. J. et al. 2008. *J. Neurosci.* 28: 5450-5459.

74　Wagner, S. et al. 1997. *Nature* 387: 598-603.

75　Cherubini, E., Gaiarsa, J. L., and Ben-Ari, Y. 1991. *Trends Neurosci.*14: 515-519.

76　Albus, H. et al. 2005. *Curr. Biol.* 15: 886-893.

77　Wagner, S., Sagiv, N., and Yarom, Y. 2001. *J. Physiol.* 537: 853-869.

78　Belenky, M. A. et al. 2010. *Neuroscience* 165: 1519-1537.

79　Saez, L., Meyer, P., and Young, M. W. 2007. *Cold Spring Harb. Syrup. Quant. Biol.* 72: 69-74.

80　Zehring, W. A. et al. 1984. *Cell* 39: 369-376.

建 议 阅 读

一般性综述

Delmas, P., and Brown, D. A. 2005. Pathways modulating neural KCNQ/M(Kv7)potassium channels. *Nat. Rev. Neurosci.* 6: 850-862.

Burnstock, G. 2008. The journey to establish purinergic signalling in the gut. *Neurogastroenterol. Motil.* 20 (Suppl 1): 8-19.

Cooper, J. R., Bloom, F. E., and Roth, R. H. 2002. *The Biochemicaf Basis of Pharmacology.* Oxford University Press, New York.

Fu, Y, Liao, H. W, Do, M. T., and Yau, K. W. 2005. Non-image forming ocular photoreception in vertebrates. *Curr. Opin. Neurobiol.* 15: 415-422.

Robertson, D. 2004. *Primer on the Autonomic Nervou System.* Academic Press, London.

Siepka, S. M., Yoo, S. H., Park, J., Lee, C., and Takahashi, J. S. 2007. Genetics and neurobiology of circadian clocks in mammals. *Cold Spring Harb. Symp. QuanL Biol.* 72: 25 1-259.

Suh, B. C., and Hille, B. 2008. PIP, is a necessary cofactor for ion channel function: how and why?*Annu. Rev. Biophys.* 37: 175-195.

Williams, K. W., Scott, M. M., and Elmquist, J. K. 2009. From observation to experimentation: leptin action in the mediobasal hypothalamus. *Am. J. Cltr. Nutr.* 89: 9855-9905.

原始论文

Banks, F. C., Knight, G. E., Calvert, R. C., Thompson, C. S., Morgan, R. J., and Burnstock, G. 2006. The purinergic component of human vas deferens contraction. *Fertil. Steril.* 85: 932-939.

Brown, D. A., and Passmore, G. M. 2009. Neural KCNQ(Kv7)channels. *Brit. J. Pharmacol.* 156: 1185-1195.

Güler, A. D., Ecker,J. L., Lall, G. S., Haq, S., Altimus, C. M., Liao, H. W, Barnard, A. R., Cahill, H., Badea, T. C., Zhao, H., Hankins, M. W, Berson, D. M., Lucas, R. J., Yau, K. W., and Hattar, S. 2008. Melanopsin cells are the principal conduits for rod-cone input to non-image forming vision. *Nature* 453: 102-105.

Kuffler, S. W. 1980. Slow synaptic responses in autonomic ganglia and the pursuit of a peptider-gic transmitter. *J. Exp. Biol.* 89: 257-286.

Merlin, C. Gegear, R. J., and Reppert, S. M. 2009. Antennal circadian clocks coordinate sun compass orientation in migratory monarch butterflies. *Science* 325: 1700-1704.

Numano, R., Yamazaki, S., Umeda, N., Samura, T., Supino, M., Takahashi, R., Ueda, M., Mori, A., Yamada, K., Sakaki, Y, Inouye, S. T., Menaker,M., and Tei, H. 2006. Constitutive expres-sion of the Periodl gene impairs behavioral and molecular circadian rhythms. *Proc. Natl. Acad. Sci. USA.* 103: 3716-3721.

Spyer, K. M., and Gourine, A. V 2009. Chemosensory Pathways in the Brainstem Controlling Cardio-Respiratory Activity. *Philos. Trans. R. Soc. Lond.* 364: 2603-2610.

Wagner S., Sagiv, N., Yarom, Y 2001. GABA-induced current and circadian regulation of chloride in neurones of the rat suprachiasmatic nucleus. *J. Physiol.* 537: 853-869.

■ 第 18 章
蚂蚁、蜜蜂和水蛭行为的细胞机制

在无脊椎动物上所做的实验已为认识信号传递的细胞和分子机制提供了重要的见解。因其简单的神经系统和广泛的多样性，蝇、蜜蜂、蚂蚁、蠕虫、蜗牛、龙虾和螯虾等动物都有利于研究神经细胞如何整合信息以产生协调的行为。

蚂蚁和蜜蜂是社会性昆虫，其复杂的行为是一个重要原则的范例：行为的测量可以为认识整合机制提供思路。沙漠蚁和蜜蜂在觅食时的长途跋涉是蜿蜒前进的。然而，一旦发现了食源，该蚁或蜂便转向巢穴，并以直线路径直接返回那里。各只蚂蚁或蜜蜂均以某种方式来计算其起始位置，进而笔直地向巢穴前进。这样的导航需要对太阳发出的偏振光提供的信息加以整合。沙漠蚁的眼具有对偏振光敏感的特异光感受器群，这些光感受器向中枢神经系统提供信息，由后者计算并记录在空间中的运动，进而建立一种新的矢量。与此不同，蜜蜂虽然与蚂蚁是近亲，却更依赖于磁场等其他导航线索。

如果我们的目标是从上至下进行研究，即从行为到脑，再到单个神经元的特性及其相互联系，那么蚁或蜜蜂都不是一种实验上有利的标本，因为昆虫中枢神经系统的尺寸相对较小，而细胞数又较多。相比之下，水蛭则是一个方便的标本，可以用来分析行为如何由神经元网络产生。这种简单动物的所有行为，包括游泳、爬行、选择合适的受害者作为食源并和同种的其他水蛭交配等，均由 32 个神经节组成的中枢神经系统控制，而这些神经节都可进行实验操作。每个神经节只含有约 400 个神经元。单个感觉细胞、运动神经元和中间神经元可通过视觉观察和直接电记录来识别。所以，在水蛭中，我们有可能一个接一个神经节、一个接一个标本地入手来鉴定单个神经元，测量其生物物理特性，追踪其连接，以及确定其在整合活动（如反射、游泳和逃避行为）中的作用。神经节中的每个机械感觉细胞选择性地对触碰、压力或伤害性刺激作出反应，并支配皮肤的一块确定区域。感觉细胞通过电突触和化学突触传递信息至中间神经元和运动神经元。当以自然频率反复刺激后，感觉神经元中的传递在小轴突汇入大突起的分支点处被阻断，这种作用暂时改变了该感觉神经元的感受野及其通过突触相联系的伙伴间的相互作用。对于由已鉴定的神经元组成的环路，人们也有可能研究个别神经元在发育以及损伤后再生期间如何形成连接。蚂蚁、蜜蜂和水蛭例示了包含较少神经元的无脊椎动物神经系统如何演示复杂运算的能力。因此，这些无脊椎动物可谓是研究行为的细胞机制的吸引人的标本。

通览全书，无脊椎动物神经元被用来说明对认识神经系统运作具有重要意义的基本机制。例如，对动作电位传导及突触传递普遍有效的原理，就是从乌贼的巨轴突和巨突触上推演出的。另一些无脊椎动物的细胞被用来说明被动电特性及突触抑制的机制。

选择某种特定的动物作为实验对象通常出于技术上的原因。某些问题在无脊椎动物神经系统中可以更简单地得以解决。首先，无脊椎动物的行为虽然可能很精细，但往往高度定型，因而更容易分析。其次，较之脊椎动物，许多无脊椎动物的神经系统相对简单，且易于着手实验，人们常能识别其单个神经细胞，并用电生理和分子技术来研究。再次，有可能在果蝇 (*Drosophila melanogaster*) 和线虫纲动物秀丽隐杆线虫 (*Caenorhabditis elegans*)[1,2]进行遗传学操作，对研究神经系统的发育和功能非常有利 (见第 25 章)。尽管各种动物的形态千差万别，它们的大多数基因，包括编码发育调节物、受体和通道的基因，却惊人地相似 (见第 5 章和第 25 章)[3]。

从神经元到行为以及从行为到神经元

无脊椎动物使人们能循序追踪从单个细胞的水平，包括其特定的分支模式及细胞间的联系，直至协调的动物行为的生理机制。在具有大神经元的合适动物中，人们能分析单个细胞的生物物理特性，并观察它们如何导致细胞网络的特性和整体动物行为的产生。同样，我们可以在该动物对外界影响和内在程序做出反应而改变其行为时，跟踪那个细胞中所发生的分子事件[4,5]。如此的分析之所以可行，是因为无脊椎动物的定型的行为反应是由相对少的神经元实施的，而哺乳类中相似的反应需要成千上万个神经元。

通过对蚂蚁和蜜蜂行为的定量观察，我们可以推断并进而确定其内在的细胞和整合机制。昆虫的中枢神经系统已被用来研究许多种问题，包括发育和可塑性、飞行、行走、导航及声音通讯[6 ~ 12]。这些动物自身，以及这些问题所涉及的范围如此之广，进行完全的综述是不可能的。在以后阐述哺乳类 CNS 中的感觉机制、感知和运动协调的章节中，我们将再次看到，行为 (如对一个声音从哪里产生的感觉) 提供了揭示细胞机制的起点。

对于分析行为的神经基础而言，每种系统除其优点外，也有各自的缺点——事实上，要警惕那些声称拥有理想系统的科学家们！蚂蚁和蜜蜂单个神经元较小，难以作生理研究。让人高兴的是，另一些标本的细胞神经生物学研究，为"从行为到大脑"式的分析提供了一种互补的研究途径。在这里，例子同样比比皆是。诸如姿态反射、摄食、心跳、昼夜节律、逃逸反应和游泳这类协调的、基本行为单位的神经环路，已经在甲壳动物、环节动物、软体动物中得到研究。

相对本书的篇幅，有关甲壳动物、昆虫、尤其是海蛞蝓类动物海兔 (*Aplysia*, Kandel 和他的同事们已对之进行了广泛研究) 的文献显然过于浩繁。事实上，有关这些系统的完整专著已经问世[13 ~ 18]。因此，和在其他章节中一样，我们选择性地使用一些范例来对环路和行为进行详细讨论。我们挑选了蚂蚁、蜜蜂和水蛭的神经系统作为讨论的对象。在蚂蚁和蜜蜂中，对行为的分析是一个起始点。这已经揭示了为动物提供外部世界中偏振光和磁场信息的神经元机制。相反，与本文特别相关的是，较之蚂蚁或蜜蜂，水蛭具有有限的行为，并具有一个高度定型的中枢神经系统和较少的神经元。因此，水蛭为细致地研究单个鉴定的神经细胞的特性、连接和功能提供了合适的标本。

蚂蚁和蜜蜂的导航

研究神经系统运作的一个重要技术是对行为的定量分析。解释人的色觉和暗适应的关键概念，首先是通过心理物理实验建立的。以上实验通过分析受试者对不同波长或强度光的反应，推知了感知的机制（见第 1 章、第 2 章和第 20 章）。与此类似，在无脊椎动物中，对自然条件下的动物的观察，已导致了对感受器和中枢神经系统整合机制作用的深入了解。

通过关注蚂蚁的复杂导航活动，可以了解无脊椎动物神经系统的出色表现[19~21]。它们蜿蜒跋涉很长距离来寻找食物，然后准确地找到归巢之路。如此成功的导航，需要大量感觉线索。由于昆虫的神经细胞尺寸小，直接分析膜特性和突触传递通常是困难的。但是，正如后面几节显示的那样，可以通过从行为实验得到的见解来推测，并进而在细胞水平分析这些动物的感觉机制。

沙漠蚁的归巢之路

Wehner 和他的同事们已通过实验来分析沙漠蚁 (*Cataglyphis bicolor*) 及相关物种（图 18.1）如何能蜿蜒跋涉很长距离寻找食物，随后以直线路径返回巢穴。图 18.2 和图 18.3 图示了他们的实验原理[22,23]。如图 18.2 所示，他们将突尼斯沙漠中的一块邻近蚁巢和食物供给

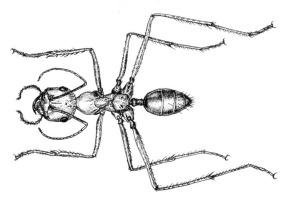

图 18.1　沙漠蚁 (*Cataglyphis bicolor*) 通过对紫外光的探测而成功地导航。它在寻找食物后可依直路回巢。（引自 Wehner，1994b。）

(A)

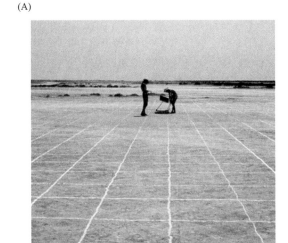

(B)

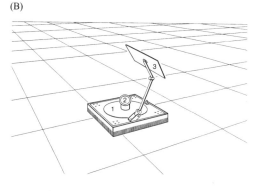

图 18.2　为测量其运动，将一只蚂蚁置于沙漠地面上画出的一个栅格上。(A) 当一只沙漠蚁沿沙漠地面迁移时，使用一辆滚动着的光学实验车追踪此蚁，并控制其所看到的那片天空的位置。(B) 实验者移动这辆小车，使该蚂蚁始终位于光学装置的中央。水平孔 (1) 可装入滤片，以去除所有非紫外的光线，或只通透某一方向的偏振光。小孔 (2) 位于一个环状管的顶部，屏幕 (3) 用来阻止蚂蚁直接看见太阳光，因为小车有一个外框，所以小小的蚂蚁不能看见天边或地面上的标志，而且也不会被风吹到。白线间距 1 m，涂在沙漠地上，使得观察者能准确地跟踪蚂蚁的行迹。（引自 Wehner，1994b，图片承 R.Wehner 提供。）

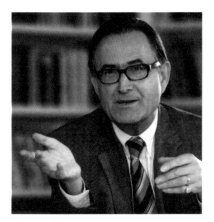

Rüdiger Wehner

的区域用方块标记出来，然后跟踪一只蚂蚁如何走向食源并返回巢穴。图 18.3 显示，从 A 向外 (巢穴) 到 B(食源) 的路径是曲折的，耗时 19 min(每一个点代表 1 min)。与之相反，回巢的旅行是直接、不犹豫且准确的，只花了约 6 min。

实验显示，这只蚂蚁整合了有关它移动的所有信息。当它跋涉于一块超过 19 000 m^2 的区域时，它记录了所转角度 (就像有个罗盘) 和所旅行的距离 (就像有个里程表)。一只蚁在觅食时可以跋涉数百米，然后回到其巢，误差在 1 m 以内，即误差小于 1%(就此而言，这只蚂蚁至少比本书的一位作者强得多，其人没有作这类运算的数学技能)。

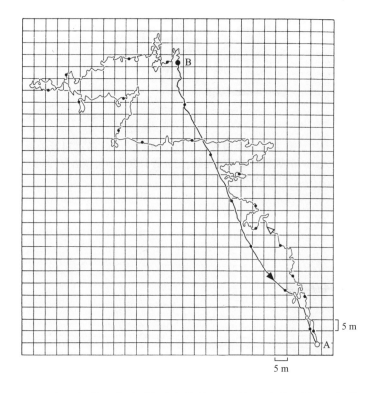

图 18.3　一只沙漠蚁从其巢 (A) 到食源 (B) 之间往返所行路径。轨迹上连续两点的间距表示 1 min 内所行的距离。该蚁以曲折的路径 (超过 592 m) 向食物前进，直至其发现食物。然后，它径直回巢 (140 m)，不曾偏离，具有惊人的准确性。(引自 Wehner，1994a。)

这只蚂蚁是如何做到这些的呢？第一个猜测是，它使用了外激素或者其他化学信号，以留下无需罗盘或里程表即可跟踪的痕迹。然而，化学线索并未被使用，而且在极度的沙漠高温 (达 45℃) 下，无论如何都不会有用。沙漠中没有很多空间线索和可利用的路标。虽然在短距离内，巢穴附近的物体的确可提供寻找巢洞的信息[24]，但沿途的物体并非蚂蚁用于长途导航的主要线索。实验显示，当蚂蚁只能看见部分天空时仍能作来回的旅行，即可为证[25]。为排除太阳和其他所有线索，实验者推一辆小车，使蚂蚁保持在一个通向天空的孔下的中央 [见图 18.2(B)]，并跟随这只蚂蚁行进。在孔中放置滤光片，以确定该蚁透过孔看到天空时所见光的方向、波长或偏振角。当实验者推着小车慢慢前进以遮蔽该蚁时，即使没有太阳、路标和气味，仅靠来自天空的光的偏振的引导，它仍能笔直地归巢。

电磁辐射的偏振是指电磁波的电向量限定在单个平面的情况（而磁向量则限定在其正交平面）。阳光在穿过大气层时发生偏振，这一点，在我们发现一枚恰当朝向的偏振滤片通过阻挡朝不同方向偏振的光使得天空变暗时，就会意识到。然面，云的不平整的表面所反射的光不再是偏振的。因此，云的亮度受这样的一枚滤片的影响要小得多。当太阳位于头顶的垂直上方时，偏振光的模式在所有方向上都是一样的，因此这一模式不能作为一个罗盘使用。但是，如果太阳以任何非垂直的角度照射，偏振朝向的不对称模式就会出现，如图 18.4 所示。这一模式原则上可用作导航的地图。虽然人眼不能觉察偏振光，沙漠蚁却能（其他节肢动物，如蜜蜂、黄蜂和甲壳类动物也能）[26,27]。不论太阳能否被直接看见，偏振光的模式都界定了太阳的位置，从而提供了所需的罗盘。

(A)

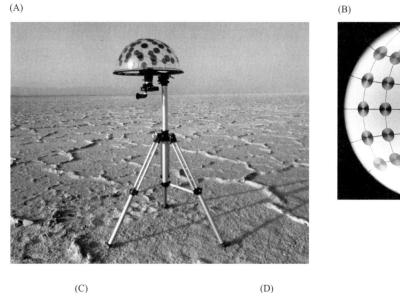

(B)

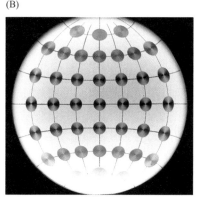

(C)　(D)

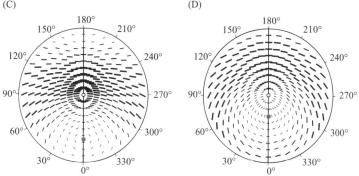

图 18.4　偏振光的模式。(A) 一个偏振滤片阵列安装在一个透明圆顶内，圆顶朝向平行于地平线。(B) 这样，每块滤片就面向天空的不同部分，并从这些不同部分采集偏振光。对一个于中午时分站在赤道上、太阳光直射头顶的人来说，该模式是完全对称的。(C, D) 太阳在两个不同的位置（在每小图中以红点表示）时产生不同模式的偏振。于是，蚂蚁通过观察偏振模式，只需要观察一小块天空以计算出太阳的位置，就能成功地导航。[(A) 和 (B) 引自 Wehner, 1994a；(C) 和 (D) 引自 Wehner, 1997。]

用于寻路过程的里程表功能，看来是通过综合与蚂蚁腿部行进运动相关的本体感觉信息而产生的（所以与其说是里程表，还不如说是计步器！），在此过程中，每一步都与其所覆盖的一定距离联系了起来。一个巧妙的实验显示了这种对自发运动信息的整合，实验中，即将开始归巢之旅的单个蚂蚁的步幅长度被改动了。有些蚂蚁的腿因粘上了猪毛制成的"高跷"而延长了*；这些蚂蚁总是在归巢之路上，在尚未开始那种局部搜索运动（实验者可由之知晓它们觉得离家很近了）之前，便已走过了头。相反的，腿和步幅因腿末段被截肢而缩短了的蚂蚁，则在到达蚁巢的附近之前，就已经开始做局部搜索运动了 [28,29]。

蚁眼对偏振光的检测

昆虫圆顶状的复眼由一个感光单元的多面阵列组成，这些单元呈放射状排列，称为小眼 (ommatidia)，每个小眼有自己的神经束并从各自的角度观察世界 [30]。在蚂蚁中，每个小眼具有 9 个细长的光感受器细胞（称为感杆，rhabdomere），这些细胞各不相同，有些对绿光最为敏感，另一些则对紫外光最敏感。和脊椎动物对光的检测一样（见第 20 章），蚂蚁和其他昆虫的视觉反应，起始于结合在膜上的色素分子（视紫红质）对光的吸收，这发生在每个感杆中紧密排列的细胞器上。但在昆虫的感杆中，这些细胞器的取向垂直于细胞的长轴，类似于紧密包装的香肠（即微绒毛），而不同于在脊椎动物视杆和视锥中所见的一摞摞薄饼（即膜盘）的形式。这一区别，使某个特化的小眼能对朝特定方向偏振的光线优先反应。在沙漠蚁中，这些特化的小眼位于眼的背侧边缘区域，所以在一般情况下，它们朝向天空（图 18.5）。

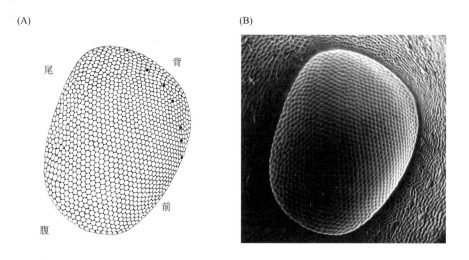

(A)　　　　　　　　　　　　　　(B)

尾　背

前

腹

图 18.5　沙漠蚁眼中的偏振光检测器。(A) 光感受器（小眼）在复眼中的排列。蚂蚁用来导航的对偏振光的感受器位于用黑点圈出的背侧边缘区域。(B) 蚂蚁眼睛的扫描电镜图。（引自 Wehner, 1994a。）

这些小眼之所以对偏振具有敏感性，是因为沿其对紫外光敏感的感杆的全长，那些微绒毛是精确地彼此平行堆积起来的（图 18.6）。其结果是，微绒毛中的视紫红质分子相对于入射光的电矢量总体上是对齐的 [31]。

因为视紫红质对光的吸收沿该分子的长轴最强，偏振光的某一特定平面就将最有效地在那一感杆中产生电信号。此外，小眼背部边缘区中，不同的紫外敏感感杆的微绒毛的朝向，如图 18.6 所示精确地互成 90°，这种排列仅见于与偏振光相关的光感受器中。一个

---

* 因此，其步幅也同样。

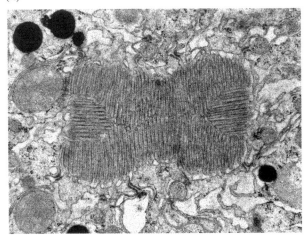

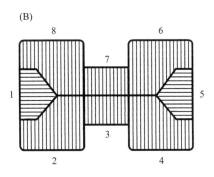

图 18.6　对偏振光反应的光感受器的排列。(A) 位于蚂蚁眼背部区内的一个小眼的电镜图。(B) 微绒毛正交排列，非常精确，在图中以模式图方式总结。粗线划分出 8 个编号的光感受器。1 号和 5 号光感受器偏好性地对一定方向的偏振光有反应，该方向与其他光感受器所偏爱的方向成直角。在眼内别处，微绒毛不以此方式排成直角。[电镜图像承 R.Wehner 提供；(B) 引自 Wehner，1996。]

小眼中的感受器的这种正交分布，对于感知偏振的角度而言是最优的，这通过比较正交朝向的感受器的输出来实现——单个光感受器自己并不能区分不同的光强、波长和偏振。类似的偏振光感受器的排列见于蜜蜂眼的背侧边缘区和甲壳动物眼中。

　　蚂蚁的导航需要偏振光的证据来自以下实验。第一，如果眼被一枚接触镜片覆盖，仅留下背侧边缘区暴露在外，蚁仍能以直线回巢。第二，如果眼的背侧边缘区被阻挡，寻路过程便被扰乱。第三，如果用适当的滤片 (置于手推车上) 改变到达蚁眼的偏振模式，回程的路线就会发生偏差，这种偏差十分精确，并且是可计算的。

　　为了成功地导航，到达眼睛的信息必须与某一天体图相关，而此图中太阳的位置决定偏振光的朝向。当蚁从巢中走出，天空中复杂而又有规则的模式便被小眼用作持续的参照。这为神经系统提供了关于所经距离和角度的信息。复眼是半球状的，使之有可能获得如图 18.4 所示的关于朝向的忠实的空间印象。此外，在分析各小眼的朝向偏好时，可以发现一种很有条理的排列，这种排列适合于用神经活动来表示天空中偏振光的模式。其结果是，与偏振光的模式符合或不符合的数量，可用于以一种可预测的方式 (指对蚂蚁和蚂蚁的研究者来说是可预测的) 来决定罗盘的方向。

寻巢的策略

　　太阳不是静止的，这就产生了又一个问题，即蚂蚁必须补偿一天中变化着的偏振模式。实验显示蚂蚁能做到。在实验中，一只蚂蚁在某一时刻被置于巢外的一个地点，留在那里一段时间，接着在晚些时候被释放。一只对太阳的运动速率已经熟悉了至少一天的蚂蚁，能以适当的方式校正其轨迹，就好像它已经知道了一天中不同时间偏振光的模式。除偏振光罗盘外，太阳自身以及沿途的外界物体可用来帮助导航 [32]。地势和物体的鉴别性特征主要对回巢 (沙漠中的一个微小的洞) 之路的最后部分很重要。如果回巢航向指示导致误差，以致蚂蚁未精确地到达其巢，它就会采用一种新策略，即进行一系列路线呈环状的探索，并逐渐增大环的直径，但总是回到起点。这是一种不会引起迷路的最佳勘察策略。

偏振光和"扭曲"的光感受器

蚂蚁和蜜蜂在进化上是近亲——和黄蜂一起，它们组成了昆虫中的膜翅目。所以，蚂蚁和蜜蜂都使用偏振光的感受器来作为导航的罗盘一点也不让人惊奇。然而总体上讲，这样的感受器的存在，可能是件好坏参半的事。一方面，正如我们已经知道的，微绒毛的精确排列可用于扫描天空中偏振光的朝向。但另一方面，对分辨形状和颜色来说，偏振可能带来困难。例如，当蜜蜂飞行时，它们需要根据颜色来鉴别花。然而，叶片和花瓣反射光的方式随其表面的蜡化程度而不同。有光泽的叶片反射的偏振光比粗糙的叶片要多。因此，照射及观察一片叶子或花瓣的角度，将影响其反射的偏振光的量和方向。

对蜜蜂色觉所必需的光敏色素，存在于对绿光、蓝光或紫外光敏感的特定感受器的微绒毛（和蚂蚁的那些微绒毛一样）中。和蚂蚁一样，蜜蜂眼中的光敏色素位于精确的平行排列的感杆序列中。偏振光变化无常且未经校准，使得关于颜色的信号变得模糊不清，因为对颜色的感觉不仅依赖于波长，而且依赖于不同种类颜色感受器的相对吸收。正如 Wehner 和 Bernard[33] 所写的那样："这意味着，对一只飞向一棵植物的蜜蜂来说，当它改变飞行方向从而改变视角时，一个给定的部位的色调就会改变。这完全是一个不为所愿的现象。例如，当蜜蜂在一片叶子的倾斜面全都各不相同的草地上左右穿行时，它将像欣赏点画状烟花般看到错误的颜色，从而使得对花的真正颜色的探测变得困难，甚至不可能。"为避免这一问题，蜂眼背侧边缘区之外的小眼包含所谓"扭曲"的感受器。光镜和电镜的研究发现，感杆沿其长轴扭曲，从而使其微绒毛的朝向产生一个渐进的变化（图 18.7），微绒毛因而不再沿感杆纵深形成一个平行的阵列。所以，感受器不再选择性地对偏振光有反应。类似的微绒毛排列的不规则性，也见于蚁眼背侧边缘区以外的小眼。同蜜蜂一样，这些小眼并不感知光的偏振平面，故而能用于路标的辨识。

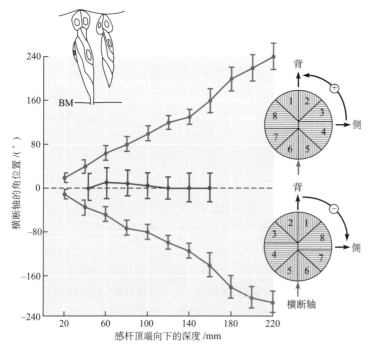

图 18.7　**大多数蜜蜂光感受器的扭曲使偏振光的影响最小化。**小插图显示在两个发育中小眼内的感杆的螺旋状扭曲（从侧面观察），这一扭曲始于感杆在眼表面（顶部）附近的末梢，向基底膜 (BM) 发展。点线图所绘的是在末梢下不同深度，各个光感受器的水平轴线的角位置 (TRA，示于图中右方的模式图）。眼背侧边缘区的感受器不对偏振光敏感，它们不呈现扭曲（红点）。在眼的其他位置，光感受器顺时针或逆时针地发生扭曲。其结果是，它们并不选择性地对任何特定朝向的偏振光反应。（引自 Wehner and Bernard，1993。）

蚂蚁和蜜蜂导航的其他机制

没有哪个经验丰富的探险家会在只携带一种导航系统出行时仍然气定神闲——据称，Steve Wozniak，苹果电脑公司的创始人之一，在开车时带有四台甚至更多的 GPS 设备，这就需要有一定步骤对各种矛盾的信息做出权衡。在这一点上蚂蚁也不例外。一种沙漠蚁——箭蚁，除拥有"偏振罗盘"和"步数计"系统外，还能凭借对太阳和风的直接观察，在通过视觉线索稀疏的环境时寻找路径。它根据太阳在天空中有多高来对这两种输入做出不同的权衡 [34]。同样，居住在不同视觉环境中的蚂蚁，也各使用一套不同的寻路策略 [35,36]。

在寻找目标时，蜜蜂除使用视觉线索和偏振光外 [37,38]，还能用一种磁罗盘来为自己定向。Collett 及其同事的实验证实了这一现象。在实验中，他们训练蜜蜂从一个小瓶盖里采集蔗糖，而瓶盖置于一块平板之上 [39]。为了定向，他们在瓶盖边放置了一个黑色的圆筒，圆筒与瓶盖的间距固定，且圆筒所在位置相对瓶盖的罗盘方向也是恒定的。在不同测试中，圆筒和蔗糖被移动到平板上的不同处。每隔一定时间，瓶盖被移走，而只留下圆筒。一只经过训练的蜜蜂在搜寻蔗糖及随后返巢时对平板的勘查过程，由录像记录监视。图 18.8 显示了一只蜜蜂飞近然后离开圆筒（黑圈）和食源（十字）的轨迹。十分清楚，该蜜蜂在着陆之前转向，从而面对南方，然后在起飞后立刻再次面对南方。它通过这种方式，每次都以恒定的方向观察视觉线索和引诱剂（糖）。这种行为如单以观察天空来解释并不足够。在雨中、在阴云密布的天空下，或在天空罗盘被去除时，蜜蜂始终面向南方。根据以上观察，人们可以得出结论：该动物可以采用某种方式将南方和东、西、北方进行区分。

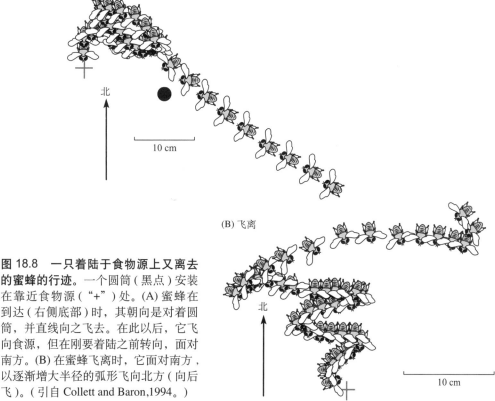

图 18.8　一只着陆于食物源上又离去的蜜蜂的行迹。一个圆筒（黑点）安装在靠近食物源（"+"）处。(A) 蜜蜂在到达（右侧底部）时，其朝向是对着圆筒，并直线向之飞去。在此以后，它飞向食源，但在刚要着陆之前转向，面对南方。(B) 在蜜蜂飞离时，它面对南方，以逐渐增大半径的弧形飞向北方（向后飞）。（引自 Collett and Baron,1994。）

在带有外加磁场使磁场北极偏移的帆布下训练蜜蜂的实验证明，蜜蜂对磁场敏感。蜜蜂再次将自己定向南方，不过这次的方向是外加磁场的南方。外加磁场的改变如何产生行为和图像识别的变化尚属未知。这些感觉机制在我们的神经系统中并不存在，但存在于鸟、鳖等动物和某些无脊椎动物中。

在飞行时，蜜蜂得不到行走相关的本体感觉信息，那么，它们如何依靠每条腿来判断所移动的距离呢？借助与蚂蚁的本体感觉记忆相类比，人们会猜想蜜蜂对翅膀扇动的次数进行了计数，然而，这样会产生误差，取决于盛行风的速度和方向。相反，现已证明蜜蜂使用一种"视觉驱动型里程表"来判断距离。例如，当蜜蜂飞经一条隧道时，它们能和两面墙间保持距离，这是通过平衡其左、右视网膜上所投射的图像的角速度来实现的。在一个完全整洁的视觉环境中，它们就会失去判断距离的能力 [40]。

导航的神经机制

上述关于昆虫导航的研究中，一个令人满意的方面是，现已获得关于其初始感觉机制的详细信息。由于背侧边缘区的每个小眼含有两套对互成直角的偏振光平面敏感的光感受器，也由于每个小眼从不同角度观看天空，小眼的阵列向脑提供了关于偏振光向量的空间分布的信息。此外，我们能计算出系统在接受挑战时如何行动。在行为学研究中，若在其行进道路中放置障碍物，蚂蚁就必须校正路径、绕路而行。对蚂蚁的另一个挑战是，在一天中的不同时间，或在其接受不同畸变的偏振光输入时，改变其位置。

同时，技术性挑战目前依然阻碍着科学家，使他们尚不能通过详细记录来全面阐明昆虫，如蚂蚁或蜜蜂脑的神经元的整合步骤。蚂蚁视叶中的神经元尤其难以记录，因为它们的尺寸很小，包被它们的鞘又特别坚硬。于是，Labhart 及其同事研究了蟋蟀中接受偏振光感受器输入的中间神经元 [41,42]。就像在蚂蚁和甲壳类动物一样，蟋蟀对偏振光敏感的小眼也包含微绒毛呈正交排列的感杆——这些感杆投射到负责对偏振向量进行计算的中间神经元。从这些细胞得到的电记录示于图 18.9。它们的反应与使用偏振光进行的行为学研究

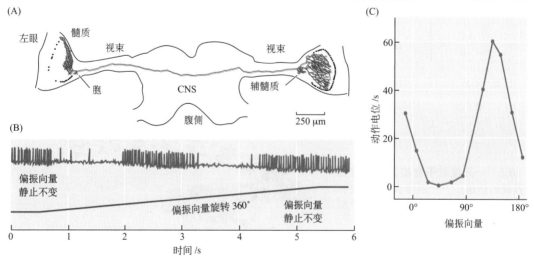

图 18.9　**蟋蟀中枢神经系统中对偏振敏感的中间神经元的电反应。**这些中间神经元大到足以用微电极刺入。(A) 对经胞内注射神经生物素（一种组织学标记物）染色的神经元进行重构。这一神经元从左眼接受输入。(B) 当偏振向量旋转360°时，此类神经元对偏振光的反应。(C) 反应强度与偏振向量角度关系的图示。（引自 Labhart，1988。）

所预测的完全一致。新近又对难度更高的（在 40 个标本中，只成功记录到了 6 个对偏振敏感的神经元）蚂蚁标本中的类似神经元进行了记录[43]。有趣的是，通过一种应用了已知神经元特性的计算方法，人们能建立模型，甚至制造出机器人，它们会精确模拟沙漠蚁的行为，使用偏振光所提供的线索来导航（图 18.10）。然而，为了研究感觉输入和运动功能间的详细联系，我们必须转而使用其他系统。

在水蛭中枢神经系统的单细胞水平进行的行为学分析

自古希腊和罗马时起，水蛭就已被医生用于治疗各类患者，他们所患的疾病从癫痫、咽喉痛、结核病、脑膜炎到黑眼圈、痔疮，不一而足——这并非一种愉快的治疗方法，且几乎可以肯定的是，对不幸的牺牲品们来说，其害大于其利。到了 19 世纪，医用水蛭 (Hirudo) 的使用如此盛行，以至于该动物几乎在西欧绝灭，有一年还迫使拿破仑从匈牙利进口了 600 万只

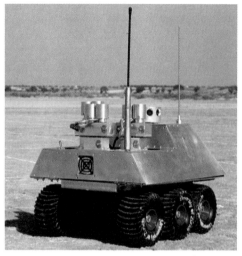

图 18.10 由 Wehner 及其助手设计的、被称为 Sahabot 的可动机器人。这个机器人装备有 6 个成对排列的偏振光感受器。每对形成一个偏振拮抗单元，其性质与图 18.9 中所示的神经元相似。每个单元可调谐于一个特定的偏振方向。该机器人可以用这个偏振光罗盘来导航，成功地再现了蚂蚁的行为。例如。它能以蜿蜒的路径行驶，然后能计算出回到起点的最短路径。这类模型例示以此方式计算轨迹的可能性，但当然不证明这就是蚂蚁所使用的系统。（引自 Wehner，1997，图片承 R.Wehner 提供。）

水蛭来治疗他的士兵。这股使用水蛭吸血法的狂热，对当代生物学有一个好处：医用水蛭唾手可得，为针对其繁殖、发育和解剖的基础研究打开了方便之门。在 19 世纪后期，一批杰出的解剖学家，包括 Ramón y Cajal、Sanchez、Gaskell、Del Rio Hortega、Odurih 和 Retzius 等，对水蛭的神经系统开展了广泛的研究[44]。大约在同一时期，实验胚胎学的奠基人之一 C. O. Whitman，使用另一品种的水蛭来追踪早期胚胎细胞的命运[45]（见第 25 章）。此后，人们对水蛭的兴趣逐渐降温，直到 1960 年，Stephen Kuffler 和 David Potter 首次将现代神经生理学技术用于其神经系统的研究，这一兴趣卷土重来[46]。这一工作为广泛研究水蛭的环路和行为搭建了舞台[47~49]，继而导致了对水蛭发育[50,51]、再生[52] 及其分离神经元的细胞生物学和生物物理学[53] 的后续研究。让人稍感意外的是，近几十年来，水蛭已重新进入了医疗领域，它一方面可以用作抗凝血剂的一种新来源，另一方面又在静脉淤血的术后微创治疗中重拾起了其传统的"放血"角色[54,55]。

虽然水蛭神经系统包含的神经元的数目只有前文所讨论的昆虫的约 1/10，它依然能对机械刺激做出如蜷缩和局部弯曲这样的反射，并伴随着涉及全身协调的行为，如游泳和爬行。水蛭通过感觉线索来定向，这些线索使它们能接近潜在的食源，这种定向的效率甚高，足以危害在水蛭的栖息地游泳或跋涉的人。和其他动物一样，水蛭为了应对生理状态的变化而调节其行为，并必须在互不兼容的各种行为，如进食、交配、游泳或爬行中做出选择。人们对理解这些过程如何进行已取得显著进展，其中首当其冲的便是对单个神经元的特性及其连接的研究。

水蛭神经节：半自主性单位

水蛭的身体和神经系统分成节段，即沿整个动物前－后轴的全长，各种组织和器官系统组成了重复单位（体节），这些单位虽不完全相同，但彼此相似。水蛭的身体包含 32 个体节，其中，21 个标准体节构成动物的中段，4 个体节融合构成头的大部分，另 7 个体节融合构成尾。每个中段体节由一个形态固定的神经节支配。甚至如图 18.11 所示的类似"脑"的头部和尾部神经节，也主要由各体节的神经节融合形成，中段神经节的基本特征在其中仍然清晰可辨[56]。

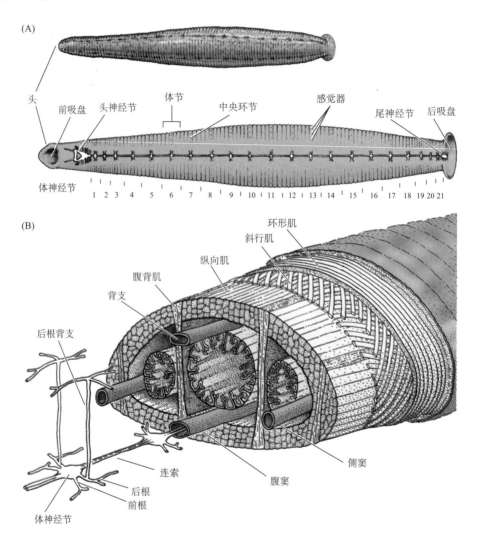

图 18.11　水蛭的中枢神经系统。水蛭分成节段的中枢神经系统包括一个由 21 个分离的体神经节组成的链，外加由融合的体节单位形成的头神经节和尾神经节。在身体的大部分，每个体节由 5 个环状的环节构成；中间的环节上有对光和触摸反应的感觉器官（感觉器，sensillae）。(B) 神经索位于身体腹部的一个血窦中。神经节彼此之间通过由成束的轴突（连索）相互连接，并通过成对的根支配体壁。肌肉主要排列成 3 层：环形、斜行和纵向。此外，有展平该动物的腹背肌和紧贴皮肤之下而将皮肤抬高成脊的纤维。

每个神经节只含有约 400 个神经细胞[57]，和外周的神经元一样，它们的形状、大小、位置和分支模式各不相同[58]。每个神经节通过一对轴突束（**根**，root）从一片确定的身体区域接受感觉信息，并支配其上的肌肉和其他目标；同时，它通过另一套轴突束（**神经节间的连索**，interganglionic connectives）与邻近或远处的神经系统各部分进行交流。整条神经索的协调运作还受到动物两端的脑的影响。

水蛭作为神经生物学标本的主要魅力，也许在于它的神经节在显微镜下的精美有序；其神经元在不同体节之中、不同标本之中、不同物种之中都是如此的易于识别和如此相似（图 18.12）。当我们看到这些数量有限的细胞聚集体以一种有序的模式呈现在我们面前时，便不能不惊奇，作为该生物的脑的这些聚集体，何以凭其本身，便能主司其运动、迟疑、逃避、交配、摄食和感觉等所有活动。除了这一标本提供的美学意义上的愉悦之外，努力求索一个规模有限、组织精良的神经系统的环路及其运行规律，也带来思维上的兴奋。但是，在我们能回答关于此动物如何运动的问题之前，有必要先了解其单个细胞：它们的特性、连接和功能。

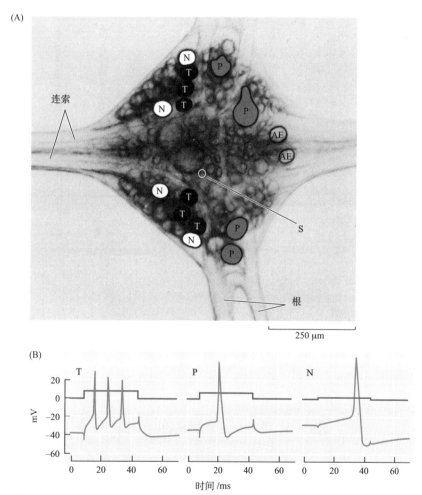

图 18.12　水蛭体节神经节具有单个可辨认的神经元。(A) 水蛭体神经节的腹面观。据其大小和在神经节中的位置，一些细胞清晰可辨。例如，成对的对触摸 (T)、压力 (P) 和皮肤的伤害性机械刺激 (N) 反应的感觉细胞被标记出来，而环形立肌运动神经元 (AE) 则在神经节的后部被勾画出来。根据更加微但同样清晰的生理学或形态学标准，可对神经节内的其他细胞进行鉴别。例如，S 细胞是一种与邻近神经节中的同类神经元相连的、不成对的小神经元；S 细胞在去习惯化和敏感化中起作用。(B) 每种类型的感觉细胞产生全然不同的动作电位。T 细胞的冲动较 P 和 N 细胞短促且小。N 细胞的冲动的后超极化比 T 和 P 细胞更大。通过微电极注入细胞的电流显示为上方的红线。（引自 Nicholls and Baylor，1968；Stuart，1970。）

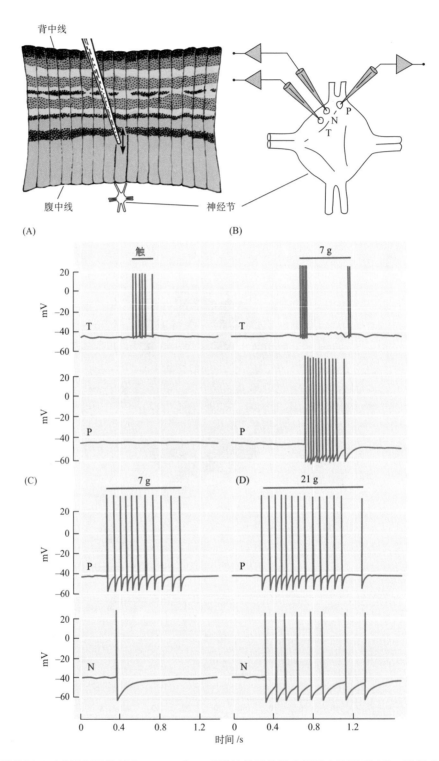

图 18.13 感觉神经元对皮肤刺激的反应。 T、P 和 N 感觉神经元的胞内记录 (见图 18.12)。该标本由一片皮肤和支配它的神经节组成。当细胞在皮肤上的感受野被触碰或压迫时,它被激活。(A) 一个 T 细胞对轻触有反应,而这样的刺激对 P 细胞而言则不够强。(B) 更强的、持续的压力在 P 细胞诱发长时间的发放,在 T 细胞则诱发快速适应的 "on" 和 "off" 反应。(C, D) 激活 N 细胞需要进一步增强的压力。(引自 Nicholls and Baylor,1968。)

水蛭神经节中的感觉细胞

当一个水蛭的皮肤受到敲击、压迫或掐捏后，一连串运动随之出现。一个或多个体节突然缩短，且其皮肤隆起形成一系列明显的脊。然后，该动物弯曲、翻滚或游开。我们可以根据其形状、大小、位置和电特征，可靠地鉴别介导这些反射的各个感觉和运动细胞 [59~62]。图 18.12 所示为一个水蛭神经节中鉴别出的感觉细胞、运动神经元和中间神经元的分布。图 18.12 中标为 T、P 和 N 的 14 个神经元是感觉细胞，并且代表 3 种感觉模态 (modality)。每个细胞分别选择性地对皮肤的触 (T)、压 (P) 或伤害性 (N) 机械刺激做出反应。图 18.13 显示感觉细胞对不同形式的皮肤刺激的反应。

T 细胞对皮肤表面的轻触产生瞬变的反应 [图 18.13(A)]。它们的感觉末梢由皮肤表面位于上皮细胞间的小型膨大组成。T 细胞对小而持续的凹陷压迫很快适应 (亦即它们在几分之一秒的时间内便停止发放)。P 细胞只对很强的压力或皮肤形变做出反应，且其发放缓慢适应 [图 18.13(B)]。N 细胞需要更强的机械刺激，如用钝镊子掐皮肤 [图 18.13(C、D)]。与哺乳动物中的多模态伤害性感受器类似，两个 N 细胞之一或两者都选择性地对酸、热和辣椒素有反应 [63]。水蛭中这些神经元的感觉模态及反应与人皮肤的机械感受器相似 (见第 21 章)，可区分触、压和伤害性或痛刺激。但是，在水蛭中，一个神经细胞所做的工作，抵得上我们的一块受密集支配的皮肤区域 (如指尖) 中许多同等神经元的工作。

图 18.14 显示，每个感觉细胞支配一个确定的区域，这一区域通过以下方式绘出：在对皮肤施加机械刺激时对一个细胞进行记录，或用标记物，如辣根过氧化物酶，标记此细胞及其轴突 [64]。感受野的边界可以通过界标 (如体节的界线或肤色) 方便地辨认，因此能可靠地预测当某一特定区域被触、压或掐时，哪些细胞会发放。对触觉敏感的 T 细胞之一支配背部皮肤，另一个支配腹部皮肤，而第三个支配位于侧面的皮肤。与此类似，两个 P 感觉细胞大致平均地把皮肤分成背侧区和腹侧区。一个被注射了辣根过氧化物酶的 P 细胞的精细、定型的分支模式示于图 18.14。类似于 P 细胞，T 细胞和 N 细胞也沿连索发出轴突，它先前往邻近神经节，然后向外前往主要支配区两侧的次要感受野 [65]。有意思的是，虽然一个细胞的每根末梢分支支配皮肤的一个限定的区域，它们相互间没有重叠，但同一感觉模态的其他感觉神经元的终末则会侵占同一区域，这可能以有限的程度发生于每个体节之内 (如位于神经节一侧的背侧和腹侧 P 细胞在外侧区域发生重叠)，也可能在不同体节间广泛地发生 (如来自相邻体节的同侧 P 细胞)。在后续的讨论中我们将会发现，这种看似杂乱的支配模式，对处理感觉信息非常重要。

在一个外周有如此清楚界限的系统中，人们也有可能测定，感受野在发育和再生中是如何建立的 [58,66,67]。其他一些特异地对光、化学刺激、振动和体壁牵张作反应的感觉细胞，也已在水蛭的头和外周中发现 [68,69]。

运动细胞

一个细胞的确为运动细胞的标准是，该细胞中的每一个神经冲动在其通向肌肉的轴突产生一个被传导的动作电位，之后在肌肉纤维中产生一个突触电位。在体节神经节中已鉴别出 20 多对运动细胞 (运动神经元)，它们中有的支配使身体展平、延长、缩短、弯曲的各种肌肉，有的则控制心脏 [图 18.15(A)、(B)][60]。肌肉接受抑制性的 GABA 能和调制

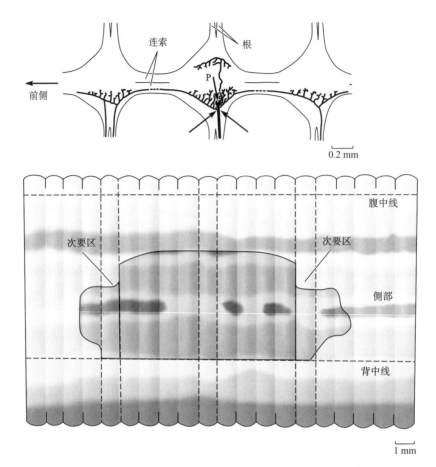

图 18.14 一个压力感觉 (P) 细胞的感受野。这一 P 细胞有一根轴突穿过其自身的神经节根而支配其所在体节的皮肤。其他直径较小的轴突穿过连索到达邻近神经节。这些轴突穿过适当的神经节根，支配邻近体节的另一些 (次要) 区域。第二个 P 细胞 (未显示) 支配更接近中间 (即更靠近腹中线) 的区域，但有相似的纵向延伸。这两个细胞的感受野之间有相当大的重叠。因此，施加在背部皮肤的压力将激活显示于本图中的这个 P 细胞，施加在腹部皮肤的压力将激活另一个 P 细胞，而施加在侧面皮肤的压力将同时激活这两个 P 细胞。小直径轴突支配邻近体节的次要区这一事实对于传导具有意义。虽然在感受野以内任何地方的压力都将激发动作电位，但传导会在小直径轴突馈入大直径轴突处 (箭头标记处) 被阻断。(引自 Gu，1991。)

性的肽能输入，以及由乙酰胆碱介导的兴奋性输入。去除单个细胞可产生一种明显而特异的行为缺陷[70]。例如，在每个神经节中，每侧只有一个环行立肌运动细胞 [在图 18.12 和图 18.15(B) 中标为 AE]。该细胞中的冲动导致水蛭的皮肤像手风琴一样的隆起脊 [图 18.15(C)]。如注射蛋白水解酶的混合物 (链霉蛋白酶) 杀死一个 AE 运动细胞，而保持动物的其余部分完整，原来完全由被杀死的细胞支配的皮肤区域便不能对适宜的感觉刺激作反应而竖立起来。但是，这一缺陷不是永久性的。最终，其他 AE 细胞的分支会过来接手已去神经支配的区域[71]。

感觉和运动细胞的连接

在无脊椎动物的神经系统中，神经元间的突触通常并不位于细胞体上，而是位于神经

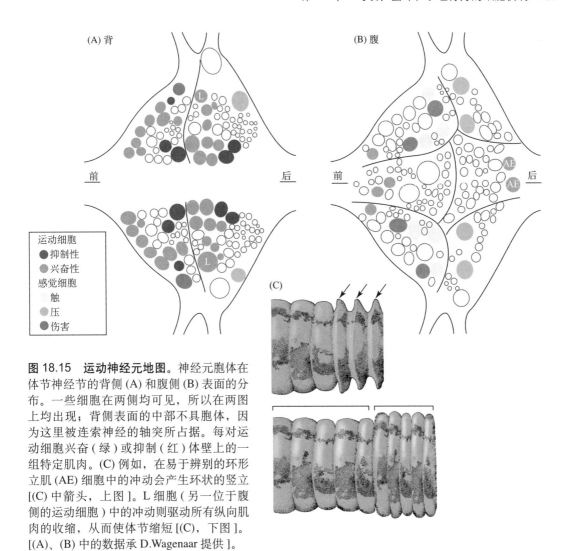

图 18.15 运动神经元地图。 神经元胞体在体节神经节的背侧 (A) 和腹侧 (B) 表面的分布。一些细胞在两侧均可见，所以在两图上均出现；背侧表面的中部不具胞体，因为这里被连索神经的轴突所占据。每对运动细胞兴奋 (绿) 或抑制 (红) 体壁上的一组特定肌肉。(C) 例如，在易于辨别的环形立肌 (AE) 细胞中的冲动会产生环状的竖立 [(C) 中箭头，上图]。L 细胞 (另一位于腹侧的运动细胞) 中的冲动则驱动所有纵向肌肉的收缩，从而使体节缩短 [(C)，下图]。[(A)、(B) 中的数据承 D.Wagenaar 提供]。

节的一个中央区域 (神经毡，neuropil) 内的细突起上 [56,72 ~ 75]。源自神经毡的突触电位扩布入胞体，在此被记录为兴奋性和抑制性电位。注入胞体的电流可影响突触电位和递质释放。神经毡虽很复杂，但组织有序。Muller 和 McMahan 的实验揭示了这一事实，实验中他们应用已鉴定的水蛭神经细胞，并设计了胞内注射辣根过氧化物酶的技术。

　　神经毡内的感觉和运动细胞的分支模式具有特征性，每个细胞表现出其独有的组构。经鉴定的神经元的典型分支的例子示于图 18.16(也参见图 18.14)。一个感觉细胞支配许多突触后目标，而其突触前末自身也接受众多终末所提供的输入，这些终末来自调节其递质释放的其他神经元。电突触可见于由缝隙连接所形成的、神经元间狭窄而直接的细胞质连接 (见第 11 章)。注入一个细胞的荧光染料或其他标记物，通常将扩散入与此细胞电耦合的其他细胞 [如果 (以荧光黄为例) 标记物小到足以通过缝隙连接]。

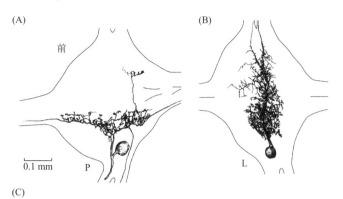

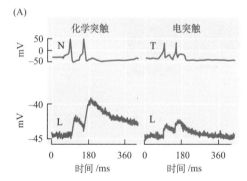

图 18.16　胞内注射辣根过氧化物酶标记的突触前和突触后细胞的结构。(A) 一个压力 (P) 细胞 (示于图 18.14) 的分支十分丰富，具有许多膨体，它们代表释放递质的突触前终末的位点。(B)L 运动神经元发出轴突穿过对侧神经节根。其位于神经节内的分支是平滑的，代表突触后位点，突触在其上形成。(C) 神经毡中一个 P 细胞在 L 运动神经元上形成的突触 (箭头)。两个细胞均经辣根过氧化物酶注射。(引自 Muller, Nicholls, and Stent，1981。)

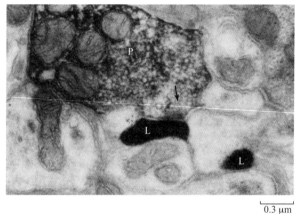

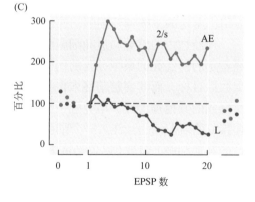

图 18.17　感觉和运动神经元间突触可塑性的短时程变化。(A) 化学和电传递。连续两次刺激一个伤害性感觉 (N) 或 T 细胞，并记录其冲动 (上迹)。N 和 L 细胞间的化学突触发生易化，所以第二个冲动引起更大的突触电位 (易化，左下)。相反，在 T-L 突触则未见易化，这是电突触的典型特征。(B) 同一个突触前神经元形成的不同突触处递质释放的特征。刺激 N 细胞，并记录 L 和环形立肌 (AE) 细胞的反应。易化在 N-AE 突触更明显 (箭头所指为 AE 细胞的第一个小电位)。(C) 当以每秒 2 次的频率刺激 N 细胞诱发出一串冲动时 (Ca²⁺ 增高)，AE 细胞的突触电位被易化，增大到原来幅度的两倍以上，而 L 细胞的突触电位幅度则降低 (压抑)。横坐标表示串中的突触电位的序数；纵坐标表示在每次刺激时，突触电位的高度与刺激前平均值 (设为 100%) 的相对值。[(A) 引自 Nicholls and Purves，1972；(B) 和 (C) 引自 Muller and Nicholls，1974。]

对机械刺激反应的 T、P 和 N 感觉细胞，与用于缩短水蛭的 L 运动神经元（因其支配纵向，即 "longitudinal" 肌肉而被称作 "L"）形成兴奋性连接。包括电镜在内的几方面证据已显示，这一连接是直接的（即没有已知的中介细胞存在；见图 18.16)[76]。这一事实是重要的，因为只有一个环路中的每个组件及其特征被了解后，才能确认信号传导中任何有意思的修饰的发生位点。

例如，每类感觉细胞向 L 运动细胞的传递机制各不相同。N 细胞通过化学突触起作用（只有少数通过电耦合），T 细胞通过整流电突触起作用，而 P 细胞则通过这两种机制相结合起作用[76]。同样的，P 和 N 细胞也在另一种细胞 (AE 运动神经元) 上直接形成化学突触。如图 18.17 所示，通过特异成对方式结合的神经元，连接它们的突触具有不同特性，这意味着同一细胞可能受到相似的突触前输入的不同影响，而来自一个细胞的给定的输出，可对两个突触后目标产生不同的影响。水蛭神经元使用的递质是乙酰胆碱、GABA、谷氨酸、多巴胺、5- 羟色胺和肽类[77～81]。

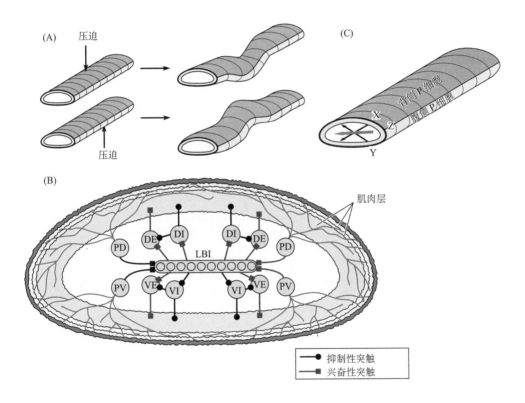

图 18.18　水蛭弯曲反射时中间神经元的整合。当水蛭皮肤的某一处受压时，其身体反射性地弯曲，使这一部位远离刺激。触觉及压力 (P) 细胞传递信号给一列中间神经元。这些中间神经元进而与运动神经元产生兴奋性或抑制性连接。(A) 当支配背部皮肤的 P 细胞被压力（箭头）激活时，纵向肌在接触点附近收缩（接受来自兴奋性中间神经元的输入），而身体另一侧，即腹侧的肌肉则由于抑制而舒张。同样，当腹部皮肤受压时，腹部肌肉收缩，而身体背侧肌肉舒张。(B)4 个 P 细胞与中间神经元连接的模式图，这些中间神经元转而兴奋用于弯曲的运动神经元 (PD 和 PV 分别代表支配背侧和腹侧区的 P 神经元；LBI 代表负责局部弯曲的中间神经元群；DE、DI 和 VE 分别代表支配背侧和腹侧肌肉的兴奋性和抑制性运动神经元)。当 X 和 Y 点同时受压，或背侧和腹侧感觉区重合地带 (Z) 受压，两侧的 P 细胞均因而被激活时，中间神经元整合背侧和腹侧 P 细胞的相对发放频率提供的信息（黑色向量箭头），并驱动运动神经元，产生一次适当的弯曲（蓝色向量箭头）。这样，可根据两个 P 细胞的放电频率，对弯曲方向作出预测 [(A) 和 (C) 引自 Lewis and Kristan，1998；(B) 引自 Baca et al.,2008。]

　　与脊椎动物更为复杂的神经系统一样，在水蛭及海兔中 [82,83]，存在与直接路径平行的、通过中间神经元的延迟性路线，以协调机械刺激引起的更复杂的方向性运动。例如，Kristan 及其同事的实验显示，施加在水蛭身体一侧的压力导致动物身体弯曲，弯曲的方向决定于机械刺激在体壁上的位置 [48,84]。这一反射导致身体向远离刺激的方向弯曲。由于其感受野部分重叠，一个刺激会激活多个 P 神经元，而通过比较它们的相对发放频率，能获得有关刺激位置的信息。这一过程所提供的空间分辨率，相比神经元数目相等，但其感受野完全不重叠时所能获得的空间分辨率要大得多，同时，它还为上文中提到的感受野的松散重叠提供了具有说服力的解释。每体节中，来自各个 P 细胞的信息，经一个由大约二十余个中间神经元组成的网络处理后，传递至和这一数字大体相等的兴奋性及抑制性运动神经元，这样才能通过收缩某些肌肉并舒张另一些，使恰当方向的弯曲得以发生（图18.18）。这一运动是通过一种分布式处理机制实现的：每一感觉细胞向许多中间神经元提供兴奋性输入；后者又各自向许多运动神经元提供兴奋性输入。中间神经元的连接其本身是十分有限的，而一种普遍性的抑制看来对反射的正常运作是非常关键的。

水蛭的高级行为

　　分析复杂的行为活动如何由简单的单元性反射组建起来，是神经生物学的一个主要目标，也是一种科学上的目的。对于实现此目的，便于操作的无脊椎动物是特别适合的。另一个主要目标，是在细胞和分子水平理解经验如何导致行为的改变。这类行为的改变，我们通常指的是学习和记忆。例如，在大多数哺乳动物，反复的刺激会引起其诱发的行为的改变。因此，一个轻微的触觉刺激如果重复足够多的次数，其导致的反射性回缩就会变弱（习惯化），而一个强刺激则会导致敏感度的总体上升（敏感化）。海兔已被用于阐明信号传递在单个突触处发生修饰的机制 [4,85~87]。单个已鉴定细胞通过环路协调活动，从而产生并维持心搏和游泳节律，对于追踪这样的环路，水蛭是很有价值的标本。

习惯化、敏感化和传导阻断

　　在一个简单的神经系统中，可能鉴定出一个以 **"指挥神经元"** 形式存在、在动物行为中扮演协调角色的神经元，它能启动或协调动物的某一特定行为反应。这一观点已在昆虫和甲壳类中受到广泛研究。在水蛭中，这类复杂的功能可以用一个非配对的中间神经元来很好地说明，此神经元存在于每个神经节中，称为 S 细胞（图 18.19；也参见图 18.12）[88]。S 神经元接受触觉及压力感受细胞的兴奋性输入，进而激活 L 运动神经元，后者引起缩短的运动（前文已作讨论）。每个 S 细胞均通过大而传导迅速的轴突，与相邻神经节中的同类细胞的轴突形成电连接。向一个 S 细胞注入辣根过氧化物酶或其他高分子质量、不能通过缝隙连接的标记物（见图 18.19），已揭示这些 S 细胞间的接头发生在连索的中间区。

　　这一由 S 细胞形成的链在适应性行为中是不可缺少的。如果在水蛭的一个体节上反复施加触觉刺激，一种反射性的缩短将会产生。这一反应随着每一次的重复触摸而逐渐减弱，此过程称为 **习惯化** (habituation)（图 18.20）[89]。在身体另一部位施加能同时激活 P（压力）、N（痛觉）及 T（触觉）细胞的强刺激后，触觉引起的缩短反应又再次变得明显了。这个恢复的过程叫做去 **习惯化** (dishabituation)。同样，在没有先前习惯化的条件下施加一个强刺激，

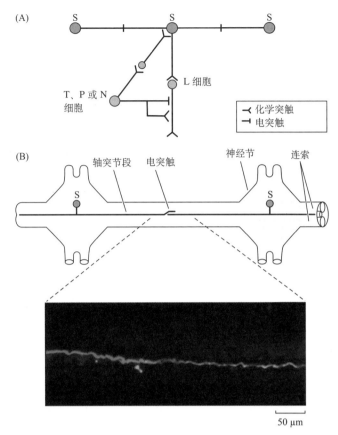

图 18.19　**具快速传导特性的 S 细胞的已知连接。**(A) 感知触 (T)、压 (P) 和痛 (N) 的细胞以及 S 细胞，与 L 运动神经元间的电和化学连接。每一神经节只包含一个 S 细胞，其轴突与其同类细胞形成电突触。S 细胞链调制对感觉刺激产生的快速缩短反应，但此细胞链对反应的产生并非必需。(B)S 细胞的突起，沿神经节间的连索在中途和来自邻近神经节中的其同类细胞的突起产生连接——通过电突触。这一显微图片显示的是一个标本中的一条神经节间连索。标本中，S 细胞的突起从左侧进入（红），此细胞被注射了荧光黄 (LY；黄 - 绿) 和罗丹明 - 葡聚糖 (RD；红) 的混合物。RD(分子质量大于 10 kDa) 不能通过电耦合从一个细胞进入另一个细胞，而 LY(分子质量约 0.5 kDa) 则可通过。因此，右侧的 S 细胞的轴突就被 LY 而非 RD 标记。S 细胞的轴突在损伤后可再生，并以很高的特异性重新形成其连接。此显微图片与正常动物的图片相似，但实际上摄自一个轴突曾被切断的 S 细胞的标本，再生后，这一轴突重新形成了连接。(引自 Mason and Muller，1996 和 Burrell et al.，2003；显微图片承 K. Muller 提供。)

会出现**敏感化** (sensitization)，就是说，对触碰的反应强度变得超过正常。但是，S 细胞的连接在敏感化和去习惯化过程中均是必需的 (图 18.20)。在实验中，可运用高难度技术切断 S 细胞的轴突，或使用链霉蛋白酶毁坏整个 S 细胞。杀死 S 细胞并不影响上述的缩短或习惯化，但使去习惯化及敏感化消失了。

　　一组相关实验证实了 S 细胞在这一过程中的重要性；在此工作中，先损伤一个 S 细胞的轴突，再使其再生。S 细胞的一个引人注目的特性是，它的轴突在被切断后可以再生，并极其准确地与目标 S 细胞的轴突重新形成电连接[90]。正如预期的那样，阻断沿 S 细胞在动物身体全长传递的信息，可以使敏感化消失。几周之后，如图 18.20 所示，当 S 细胞轴突再生而重新形成连接后，敏感化又出现了[91]。

　　这些实验清楚地显示，单个细胞能参与像敏感化这样的高度复杂的反应。在水蛭[92]和海兔[4]中，敏感化涉及 5- 羟色胺。

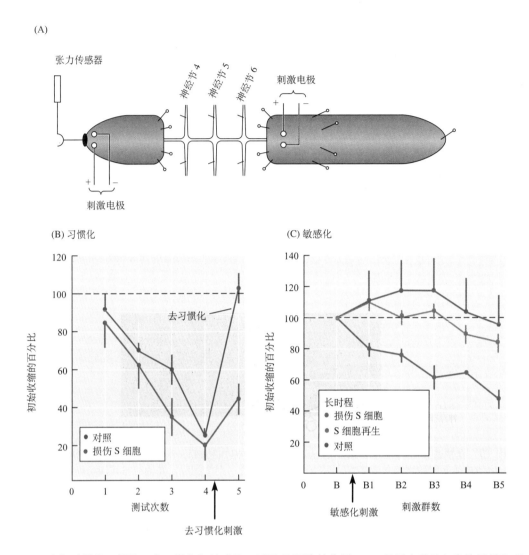

图 18.20　水蛭反射的习惯化、去习惯化和敏感化，以及 S 细胞的作用。 (A) 暴露在外且与身体前部和后部相连的神经节。通过电极，或通过能激活触 (T)、压 (P) 和／或痛 (N) 细胞的机械刺激，对前部或后部皮肤施加刺激。从 S 细胞、感觉细胞和运动神经元作胞内记录，肌肉收缩由张力传感器测量。施加在该动物后部的重复弱刺激产生习惯化。较强的刺激产生敏感化和去习惯化。(B) 对后部皮肤上的弱电击的反应。在重复的测试中，反应变小 (习惯化，红点)。在第四次侧试后，一个去习惯化的强刺激产生一个较大的反应。在杀死一个体节中的一个 S 细胞后，只有习惯化发生 (蓝点)。(C) 当给以一个强敏感化刺激时 (敏感化，红点)，反应变得比正常强，而不产生习惯化。通过杀死一个体节中的 S 细胞或切断其轴突，从而将之去除后，敏感化不再能被诱发 (蓝点)。重复刺激只产生习惯化。被切断的 S 细胞轴突以图 18.19 所示的方式再生后，强刺激再次产生敏感化 (绿点) 和去习惯化 (未显示)。(B，C) 对照组动物接受假手术，即体壁被打开但 S 细胞保持完好。这一实验证明，单个细胞对这些复杂的反应是至关重要的。(引自 Sahley et al., 1994 和 Modney, Sahley, and Muller, 1997。)

　　改变一个细胞作用于其突触后目标的突触作用，有一完全不同的机制，即沿轴突的冲动传导的停止。在水蛭和蟑螂的中枢神经系统以及甲壳动物的运动轴突[93] 中，按自然频率重复出现的动作电位串会导致在特定轴突分支点上的传导阻断。在水蛭的 T、P 和 N 感觉神经元中，这种传导阻断依赖于超极化，而此超极化则由生电性钠泵以及钙激活的钾电导的长时程变化导致。例如，反复触摸或按压水蛭的皮肤，可在 P 感觉细胞中导致成串的冲动及持续的超极化。其结果是，冲动的扩布在神经毡的分支点上被阻断——此处，直径较小的轴突会聚成直径较大的轴突，因而从几何学的角度看，不利于冲动传导[94]。同时，同一轴突的其他分支则继续传递信息[95]。所以，传导阻断代表了一种非突触性机制，它将 P 或 T 细胞与一定界限内的突触后目标暂时分隔。当与一个细胞连接的部分 (但非全部) 突触前纤维不能传导时，递质释放及传递效率降低。Muller 和他的同事们用激光损伤特定的分支点，来测定 P 感觉细胞的不同分支对其施加于运动细胞的突触作用的贡献[96]。图 18.21 显示 P 细胞中传导阻断的一个例子。当标记为"X"处的冲动被阻断时，突触后 AE 运动细胞上记录到的突触电位消失 [图 18.21(B)]。同时，因为 L 运动神经元尚接受 P 细胞其他分支的输入，而这些分支继续传导，所以 L 运动神经元中仍然产生突触电位。传导阻断的另一后果是，通过减小激发 AE 细胞反应的皮肤的面积 (在此例中)，它引起感受野的暂时缩小 (从胞体角度看)，从而在持续刺激情况下，具有改善感觉神经元的空间分辨能力的效果。

　　传导阻断代表了一种范例，说明对哺乳动物神经系统的工作能应用于了解无脊椎动物——在研究低等动物时，与此相反的思路常被提及。1935 年，Barron 和 Matthews 在哺

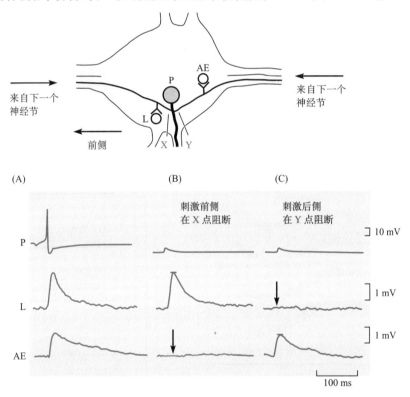

图 18.21　传导阻断对突触传递和整合的影响。 压力 (P) 细胞 (支配背侧皮肤，与图 18.14 所示类似) 位置居中，向运动细胞发出突触前轴突，这些运动细胞会引起纵向肌收缩 (L 运动神经元细胞) 和环形肌竖立 (环形竖肌 "AE" 细胞)。(A) 通过胞内刺激 P 细胞，可在 L 细胞和 AE 细胞诱发突触电位。类似的，当冲动以很低频率从邻近体节产生，它们沿着连索中的小轴突转递，蔓延到 P 细胞的所有分支，并在 AE 和 L 细胞中产生突触电位。(B) 当下一个最前端体节的皮肤受到压迫，P 细胞在那里以很高频率产生冲动时，P 细胞变得超极化，且冲动传导在标为 X 的点处中断。当这种情况发生时，L 细胞仍接受其输入并产生一个突触电位，但 AE 细胞与其的连接暂时中断 (箭头)。(C) 相反，当后部区域受刺激产生高频冲动时，它们在 Y 点处，即小轴突遇到大轴突处被阻断。细胞的连接再次中断 (箭头)。然而，这一次是 L 细胞不能产生突触电位，而 AE 细胞则继续反应。(引自 Gu，1991。)

乳动物脊髓背根轴突的实验中首先发现了传导阻断[97]。在被遗忘多年之后，这一结果才在无脊椎动物中被重新发现。现在已经很清楚，传导阻断是哺乳动物中枢神经系统树突整合机制的一个关键特征[98]。

产生节律性游泳的回路

水蛭游泳时蛇形前进，背面朝上[图 18.22(A)]。像脊椎动物一样（间第 14 章），生物胺再次在调制运动功能中扮演角色[80,99～101]。静止（懒惰！）、不游动的水蛭，与活跃的水蛭相比，血中 5- 羟色胺水平较低。刺激经鉴定分泌 5- 羟色胺的细胞（称为 Retzius 细胞）可以提高 5- 羟色胺在血液中的浓度，同时促进动物游动。通过一种特殊的化学物质 (5,7-

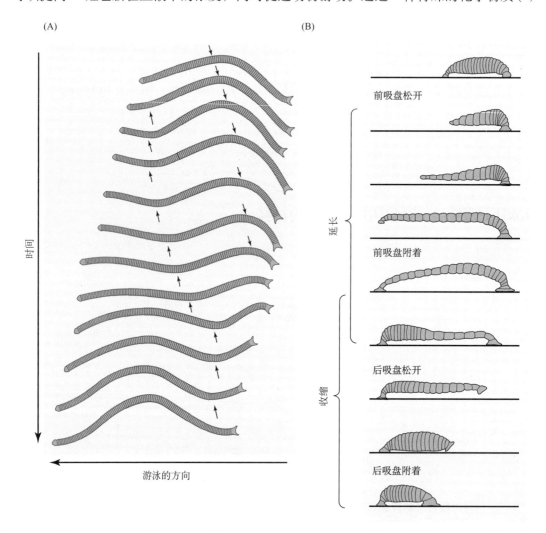

图 18.22　**水蛭的行进行为。**(A) 游泳时，水蛭先将其前端吸盘从附着物上松开，向前伸展身体，并沿背 - 腹侧方向展平身体，使之呈刀片状；接着，它松开后端吸盘，并通过由前向后一波快速交替的背侧和腹侧弯曲，推动自己在水中通过。(B) 在蠕状（与尺蠖状相反）爬行时，水蛭先松开前吸盘，然后通过同时舒张纵向肌和收缩环形肌使静水骨架伸展，从而往前进。在伸展后，前吸盘附着，后吸盘脱离。动物随即通过纵向肌的收缩和环形肌的舒张而缩短，并最终使后吸盘重新附着而完成整个循环。这种交替出现的延伸和收缩循环，也可从前向后进行。[(A) 引自 Stent et al., 1978；(B) 引自 Kristan, Calabrese, and Friesen,2005。]

二羟色胺，5, 7-DHT) 选择性地损毁发育中神经节内的 5- 羟色胺神经元，可降低胚胎中 5- 羟色胺的水平。当发育成年后，经此处理耗竭了 5- 羟色胺的水蛭不能自发地游泳，但当被浸泡在低浓度的 5- 羟色胺溶液中时，它们又恢复了游泳的能力。

游泳的节律是由哪些神经元启动、协调和保持的呢？ Stent、Kristan、Friesen 及其同事们首先研究了这一问题[102]。水蛭头、尾的神经节对产生游动节律而言并不重要，它能产生于分离后的数个体节，甚至动物的单个体节。和其他的无脊椎动物 (如蟑螂、蝗虫和蟋蟀，这些动物的中枢运动程序由数量有限的细胞参与，已显示能控制复杂的运动模式) 一样，水蛭的游泳节律是通过中枢神经系统内抑制性和兴奋性的突触间相互作用建立起来的。外周感受器的功能是触发、增强、减弱或阻止水蛭游泳。同样，从哺乳动物身体分离出来的中枢神经系统标本可在体外产生呼吸节律 (见第 24 章)。

对水蛭游泳行为进行成功分析的关键是建立了一种半完整的标本。此标本暴露身体中段的单个神经节并使之固定，用于电记录，且其仅通过体节间的连索附着于可自由移动的动物的前、后端。这一标本使 Kristan、Stent 及其同事们得以在动物两端正在明显地游动时，从单个神经元及暴露的体节神经上进行记录。身体两端仍能保持协调的游泳运动的事实，也证明了中枢神经系统不需要任何外周神经网络，就足以协调游泳运动。一个类似的方法被用来鉴定和水蛭爬行行为相关，但在协同上完全不同的中间神经元回路和运动输出 [图 18.22(B)]。在这个实验中，半完整标本能自由移动的前、后端吸盘附着在一个漂浮的乒乓球上，并像有训练有素的马戏团大象一样使之滚动[103]。

游泳还是爬行？ 水蛭中决定行为的神经元

对引发游泳和爬行行为的神经回路的分析显示，许多相同的中间神经元同时参与控制这两种行为[104]。类似地，对另一种经仔细观察的无脊椎动物系统——甲壳类胃神经节的研究[105 ~ 108]显示，特定的中间神经元可能参与产生多种不同模式的运动。

这一发现强调了一个问题，即动物，包括我们本身，如何在互不相容的行为中做出选择。Briggman、Kristan 及其同事们受惠于进一步完善的行为学分析和现代光学记录手段，得以从水蛭中经单个鉴定的神经元的活动入手，探究这个问题[109]。

一个重要的突破，是能通过完全分离的神经索，观察和引发游泳或爬行的行为 [图 18.23(A)]。当然，在这些实验中，因为动物身体的大部分已被去除，所以呈现的并非整体动物的行为。尽管如此，使用半完整的标本，我们能通过记录不同体节的中间神经元和运动神经元的反应模式及其如何在体节间进行协调，来对分离神经索的假想行为加以归类。此外，我们还能通过对某一根体节的神经施加轻度刺激 (相当于刺激一组 T 和 P 神经元的轴突) 来诱发这些行为。研究者已建立了一种特定训练范式，在这种范式中，同一刺激在多次测试中，可以大致相等的概率，或者诱发假想的游泳，或者诱发假想的爬行。那么，归根到底，水蛭是如何决定采取哪种行为的呢？

这一问题已受到了研究，研究期间，光学手段和系统方法被结合使用，而后者可对许多神经元的电活动进行并行分析。在多次实验中，对从一个神经节延伸出来的体节神经进行电刺激 [模式图见于图 18.23(A)]。所诱发的行为反应 (游泳或爬行) 通过记录来自另一个神经节的体节神经的运动输出加以监测。同时，对第三个神经节中的 100 多个神经元的活动进行分析 (使用电压敏感染料和数字摄相机)，集中关注刺激后但运动程序启动前繁

杂的神经元活动的时间间隔 [图 18.23(B)]。这一间隔代表的是分离神经索正在决定是游泳
或是爬行。他们使用一种系统的方法 [图 18.24(A)]，鉴定了数个候选的神经元，它们的活
动与爬行 / 游泳的结果相关 [图 18.24(B)]。

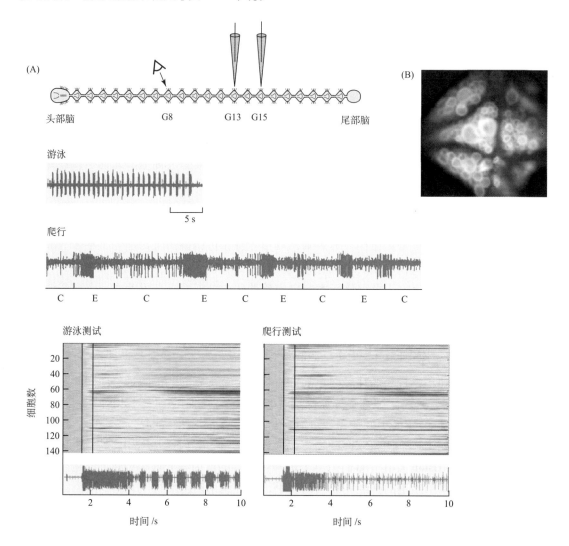

图 18.23　游泳还是爬行？水蛭对相互排斥的行为的选择。(A) 模式图，显示一条分离的神经索。水蛭神
经索分布于多个体节又相互连接的构造，使我们能通过在某一体节 (G15) 施加电刺激来诱发行为；通过
对另一体节 (G13) 进行记录来监测一个或多个神经元的活动；随后在第三个体节 (G8) 使用光学方法监测
一大群神经元的活动。分离神经索标本的假想的行为 (由对半完整标本的研究实现)，使 Kristan 和同事
们得以研究中枢神经系统在表现不同行为时，如何产生适当模式的运动神经元的活动。在此处所示的例
子中，对支配背侧体壁的体节神经进行胞外记录，所观察到的最大的锋电位，可反映 G13 中背侧兴奋 (DE)
运动神经元的活动。在上迹中，DE 的簇式发放活动对应于一个游泳周期中 13 号体节的背侧弯曲。在下
迹中，持续时间较长的低频簇式发放对应于纵向收缩相 (C)，它在一个爬行周期中和舒张相 (E) 相互交替。
在多次不同测试中，刺激以相同的概率引发假想的游泳或假想的爬行。(B) 在相同的标本中，使用电荷耦
合器件 (CCD) 摄像机和电压敏感荧光染料来监测 G8 中大量神经元的同时活动。每个神经元膜电位的变
化以颜色表示 (红 = 去极化；蓝 = 超极化)，所诱发的游泳和爬行行为的数据单独采集，以做进一步分析。
黑色垂直线之间为刺激时段。[(A) 引自 Mesce, Esch, and Kristan, 2008；(B) 引自 Briggman, Abarbanel, and
Kristan, 2005。]

(A)

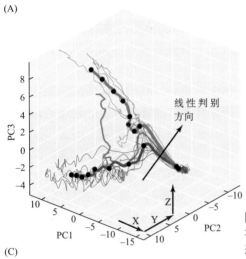

(B)

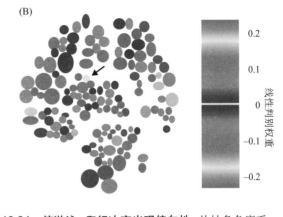

(C)

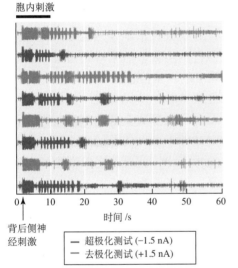

图 18.24　**使游泳 - 爬行决定出现偏向性**。从抽象角度看，在游泳 / 爬行测试期间的每一瞬间，神经节活动的整体状态可用一个 N 维空间中沿某条轨迹出现的一个点来代表，而每一维度则对应于由光学手段记录的神经元（此实验中共 143 个）中其中一个的活动。应用一种称为主成分分析 (principal component analysis，PCA) 的数学处理，形成一个新的空间，在此空间中通过对不同神经元活动进行不同的线性组合，将尽可能多的轨迹局限于这 143 个可能维度中的仅 3 个维度（主成分 1 ～ 3= PC1、PC2、PC3；左图）。细线描记的是游泳（蓝）和爬行（红）测试时的单个轨迹，粗线显示的则是平均后的游泳和爬行轨迹。绿线突出显示了一次异常情况，这次，标本开始时遵循典型的游泳轨迹，但接着出现偏移，展现出"类"爬行。进一步的分析可计算出一个线性判别值 (linear discriminant，黑色长箭头)，它对应于游泳和爬行的平均轨迹出现分歧的点。(B) 对每一神经元在线性判别中的加权系数回溯至神经节数据集，发现第 208 号细胞（箭头）是一个候选者，它左右对刺激做出反应的选择：游泳或爬行。(C) 与回溯的结果相一致，超极化或去极化神经节链中的一个单独的 208 号细胞，就足以使对刺激的反应的偏向性达到在统计学上具有显著性的程度。(引自 Briggman, Abarbanel, and Kristan, 2005。)

随后，他们在同一标本中进一步开展实验。实验中，在一类候选神经元中仅取其中之一（细胞 208，仅在一个神经节中），在刺激时使之超极化或去极化。这一微小的干扰使游泳 / 爬行的结果出现了明显的偏向性 [图 18.24(C)]。假想一下，在你大脑中有这么一个或者一组神经元，每天早晨它们活动水平的不同，影响你在早餐时选择向吐司上涂橙子糊或是草莓酱。问题不在于这样的神经元存在与否，而是我们无法想象通过系统性实验研究途径竟然能够鉴别出这样的神经元。

为什么要研究无脊椎动物的神经系统？

通览本书及从本章所描述的例子可见，无脊椎动物的神经系统对探讨与神经细胞的生物物理学、细胞生物学和发育有关的各种问题至关重要。尤其突出的是基本机制在进化阶梯的不同物种中的保守性。正是在无脊椎动物上进行的实验，经常对哺乳类中启动相似问题研究形成重要的启示。例如，对哺乳类脑薄片技术发展的一个重大驱动力，来自对无脊椎动物神经节的工作（在这种神经节中，经鉴定的神经元在电极刺入后在显微镜下直接可见）。Hartline 在鲎眼上的工作[110]，对 Kuffler 在猫视网膜上的实验是关键的激发因素[111]。与此同时又必须认识到，希望通过对无脊椎动物的研究了解猴的视皮层如何执行其功能，将无功而返。

那么，研究蚂蚁或蜜蜂的导航等的"用处"是什么？首先，我们可以猜测，即使我们看不见偏振光，也感觉不到磁场，但是，分析感觉信息并将之翻译成有效的输出的基本原理，会被高级神经系统同样以这种或那种方式采用。其次，在无脊椎动物上的工作说明了一个对待生物学的根本态度：神经生物学并不局限于研究"此"脑（即我们的脑）。尝试了解无脊椎动物微小且有限的脑如何进行对其生存至关重要的、令人惊叹和复杂的运算本身，就有一种内在的魅力。水蛭怎么游泳、蚂蚁如何导航、蜜蜂何以舞蹈、蟋蟀如何歌唱、海兔怎样学习，或者果蝇如何飞翔……这些问题自有其引人入胜之处[112]。

小结

- 无脊椎动物神经元和胶质细胞的特性与脊椎动物的相似。然而，无脊椎动物神经系统所具细胞数相比脊椎动物普遍要少得多，且其组织也相应地更为简单。

- 比较而言，无脊椎动物较为简单，与此相关的是，其行为虽然极为复杂，但往往较脊椎动物更为定型，从而更适于研究。对这些行为的定量测量为揭示神经生物学的基本原理提供了启示。

- 蚂蚁和蜜蜂按常例能进行出色的导航，为此它们并行使用多种感觉系统，包括视觉线索、偏振光的方向，以及凭借外部磁场定位的能力。然而，对于距离的测量，蚂蚁依赖于本体感觉信息处理来测算移行的步数，而蜜蜂则通过整合其视网膜上的视觉信息流来实现这一点。

- 在水蛭或其他一些无脊椎动物标本中，神经系统的大部或全部由相对较大、已经鉴定并便于展开实验的细胞组成。在这样的标本中，就可能在单细胞和单突触水平，对各种行为（涵盖范围从简单反射直到高级行为，如学习和决策）进行分析。

- 无脊椎动物中枢神经系统的研究本身就令人着迷，无需针对于认识人脑的机制。

（翁史钧 译；杨雄里 校）

参 考 文 献

1　Dittman, J. 2009. *Adv. Genet.* 65: 39-78.

2　Leyssen, M., and Hassan, B. A. 2007. *EMBO Rep.* 8: 46-50.

3　Copley, R. R. 2008. *Philos. Trans. R. Soc. Lond., B, Biol. Sci.* 363: 1453-1461.

4　Bailey, C. H., and Kandel, E. R. 2008. *Prog. Brain Res.* 169:179-198.

5　Leonard, J. L., and Edstrom, J. P. 2004. *Biol. Rev. Camb. Philos. Soc.* 79: 1-59.

6　Lichtneckert, R., and Reichert, H. 2008. *Adv. Exp. Med. Biol.* 628: 32-41.

7　Jacobs, G. A., Miller, J. P., and Aldworth, Z. 2008. *J. Exp. Biol.* 211:1819-1828.

8　Frye, M. A., and Dickinson, M. H. 2001. *Neuron* 32: 385-388.

9　Edwards, J. S. 1997. *Brain Behav. Evol*. 50:8-12.

10　Arthur, B. J. et al. 2010. *J. Exp. Biol*. 213:1376-1385.

11　Cator, L. J. et al. 2009. *Science* 323: 1077-1079.

12　Engel, J. E., and Wu, C. F. 2009. *Neurobiol. Learn. Mem*. 92: 166-175.

13　Kandel, E. R. 1979. *Behavioral Biology of Aplysia*. W. H. Freeman, San Francisco.

14　Wiese, K., ed. 2002. *The Crustacean Nervous System*. Berlin, Germany.

15　Muller, K. J., Nicholls, J. G., and Stent, G. S., eds. 1981. *Neurobiology of the Leech*. Cold Spring Harbor Laboratory, Cold Spring Harbor, NY.

16　Shain, D. H., ed. 2009. *Annelids in Modem Biology*. Wiley-Blackwell, New Jersey.

17　Atwood, H. L., ed. 1982. *Biology of Crustacea*. Academic Press, New York.

18　Beadle, D. J., Lees, G., and Kater, S. B. 1988. *Cell Culture Approaches to Invertebrate Neuroscience*. Academic Press, London.

19　Wehner, R., and Muller, M. 2006. *Proc. Natl. Acad. Sci.USA* 103: 12575-12579.

20　Merkle, T., and Wehner, R. 2008. *J. Exp. Biol*. 211: 3370-3377.

21　Muller, M., and Wehner, R. 2010. *Curr. Biol*. 20:1368-1371.

22　Wehner, R. 1997. In *Orientation and Communication in Arthropods*. Birkhauser, Basel, Switzerland. pp. 145-185.

23　Collett, M., Collett, T. S., and Wehner, R.1999. *Curr. Biol*. 9: 1031-1034.

24　Bregy, P., Sommer, S., and Wehner, R. 2008. *J. Exp. Biol*. 211: 1868-1873.

25　Muller, M., and Wehner, R. 1994. *J. Comp. Physiol. A* 175: 525-530.

26　Muller, K. J. 1973. *J. Physiol*. 232: 573-595.

27　Wehner, R. 1989. *Trends Neurosci* 12: 353-359.

28　Wittlinger, M., Wehner, R., and Wolf, H. 2006. *Science* 312: 1965-1967.

29　Wittlinger, M., Wehner, R., and Wolf, H. 2007. *J. Exp. Biol*. 210: 198-207.

30　Zollikofer, C., Wehner, R., and Fukushi, T. 1995. *J. Exp. Biol*. 198: 1637-1646.

31　Goldsmith, T. H., and Wehner, R. 1977. *J. Gen. Physiol*. 70: 453-490.

32　Collett, M. et al. 1998. *Nature* 394: 269-272.

33　Wehner, R., and Bernard, G. D. 1993. *Proc. Natl. Acad. Sci.USA* 90:4132-4135.

34　Muller, M., and Wehner, R. 2007. *Naturwissenschaften* 94: 589-594.

35　Collett, T. S., and Graham, P. 2004. *Curr. Biol*. 14: R475-477.

36　Cheng, K. et al. 2009. *Behav. Processes* 80: 261-268.

37　Lehrer, M., and Collett, T. S. 1994. *J. Comp. Physiol. A* 175:171-177.

38　Dacke, M., and Srinivasan, M. V. 2007. *J. Exp. Biol*. 210: 845-853.

39　Collett, T. S., and Baron, J. 1994. *Nature* 368:137-140.

40　Srinivasan, M. et al. 1996. *J. Exp. Biol*. 199: 237-244.

41　Labhart, T. 1988. *Nature* 331: 435-437.

42　Labhart, T., Petzold, J., and Helbling, H. 2001. *J. Exp. Biol*. 204: 2423-2430.

43　Labhart, T. 2000. *Naturwissenschaften* 87: 133-136.

44　Payton, W. B. 1981. In *Neurobiology of the Leech*. Cold Spring Harbor Laboratory, Cold Spring Harbor, NY. pp. 27-34.

45　Maienschein, J. 1978. *J. Hist. Biol*. 11: 129-158.

46　Kuffler, S. W., and Potter, D. D. 1964. *J. Neurophysiol*. 27: 290-320.

47　Friesen, W. O., and Kristan, W. B. 2007. *Curr. Opin. Neurobiol*. 17:704-711.

48　Kristan, W. B., Jr., Calabrese, R. L., and Friesen, W. O. 2005. *Prog Neurobiol*. 76: 279-327.

49　Li, Q., and Burrell, B. D. 2009. *J. Comp. Physiol. A* 195: 831-841.

50   Weisblat, D. A., and Kuo, D.-H. 2009. In *Emerging Model Organisms*, *a Laboratory Manual*. Cold Spring Harbor Laboratory, Cold Spring Harbor, NY. pp. 245-274.

51   Marin-Burgin, A., Kristan, W. B., Jr., and French, K. A. 2008. *Dev. Neurobiol*. 68:779-787.

52   Duan, Y. et al. 2005. *Cell Mol. Neurobiol*. 25:441-450.

53   Trueta, C., Mendez, B., and De-Miguel, F. F. 2003. *J. Physiol*. 547: 405-416.

54   Weinfeld, A. B. et al. 2000. *Ann. Plast. Surg*. 45:207-212.

55   Mineo, M., Jolley, T., and Rodriguez, G. 2004. *Urology* 63: 981-983.

56   Coggeshall, R. E., and Fawcett, D. W. 1964. *J. Neurophysiol*. 27: 229-289.

57   Macagno, E. R. 1980. *J. Comp. Neurol*. 190: 283-302.

58   Huang, Y. et al. 1998. *J. Comp. Neurol*. 397: 394-402.

59   Nicholls, J. G., and Baylor, D. A. 1968. *J. Neurophysiol*. 31: 740-756.

60   Stuart, A. E. 1970. *J. Physiol*. 209: 627-646.

61   Lockery, S. R., and Kristan, W. B., Jr. 1990. *J. Neurosci*. 10: 1816-1829.

62   Rodriguez, M. J., Perez-Etchegoyen, C. B., and Szczupak, L. 2009. *J. Comp. Physiol. A* 195: 491-500.

63   Pastor, J., Soria, B., and Belmonte, C. 1996. *J. Neurophysiol*. 75: 2268-2279.

64   Blackshaw, S. E. 1981. *J. Physiol*. 320: 219-228.

65   Yau, K. W. 1976. *J. Physiol*. 263: 489-512.

66   Wang, H., and Macagno, E. R. 1997. *J. Neurosci*. 17: 2408-2419.

67   Wang, H., and Macagno, E. R. 1998. *J. Neurobiol*. 35: 53-64.

68   Blackshaw, S. E., and Nicholls, J. G. 1995. *J. Neurobiol*. 27: 267-276.

69   Blackshaw, S. E., and Thompson, S. W. 1988. *J. Physiol*. 396: 121-137.

70   Bowling, D., Nicholls, J., and Parnas, I. 1978. *J. Physiol*. 282:169-180.

71   Blackshaw, S. E., Nicholls, J. G., and Parnas, I. 1982. *J. Physiol*. 326: 261-268.

72   Muller, K. J., and McMahan, U. J. 1976. *Proc. R. Soc. Lond., B, Biol. Sci*. 194: 481-499.

73   French, K. A., and Muller, K. J. 1986. *J. Neurosci*. 6: 318-324.

74   Macagno, E. R., Muller, K. J., and Pitman, R. M. 1987. *J. Physiol*. 387: 649-664.

75   Baker, M. W. et al. 2003. *J. Neurobiol*. 56: 41-53.

76   Nicholls, J. G., and Purves, D. 1972. *J. Physiol*. 225: 637-656.

77   Cline, H. T. 1986. *J. Neurosci*. 6: 2848-2856.

78   Thorogood, M. S., Almeida, V. W., and Brodfuehrer, P. D. 1999. *J. Comp. Neurol*. 405: 334-344.

79   De-Miguel, F. F., and Trueta, C. 2005. *Cell Mol. Neurobiol*. 25: 297-312.

80   Calvino, M. A., and Szczupak, L. 2008. *J. Comp. Physiol. A* 194: 523-531.

81   Glover, J. C. et al. 1987. *J. Neurosci*. 7: 581-594.

82   Hickie, C., Cohen, L. B., and Balaban, P. M. 1997. *Eur. J. Neurosci*. 9: 627-636.

83   Walters, E. T., and Cohen, L. B. 1997. *Invert. Neurosci*. 3: 15-25.

84   Lewis, J. E., and Kristan, W. B., Jr. 1998. *Nature* 391: 76-79.

85   Si, K., Lindquist, S., and Kandel, E. 2004. *Cold Spring Harb. Symp. Quant. Biol*. 69: 497-498.

86   Kandel, E. R. 2001. *Science* 294: 1030-1038.

87   Glanzman, D. L. 2009. *Neurobiol. Leam. Mem*. 92:147-154.

88   Muller, K. J., and Carbonetto, S. 1979. *J. Comp. Neurol*. 185: 485-516.

89   Sahley, C. L. et al. 1994. *J. Neurosci*. 14: 6715-6721.

90   Elliott, E. J., and Muller, K. J. 1983. *J. Neurosci*. 3: 1994-2006.

91   Modney, B. K., Sahley, C. L., and Muller, K. J. 1997. *J. Neurosci*. 17: 6478-6482.

92   Burrell, B. D., and Crisp, K. M. 2008. *J. Neurophysiol*. 99: 605-616.

93   Grossman, Y., Parnas, I., and Spira, M. E.1979. *J. Physiol*. 295: 283-305.

94　Yau, K. W. 1976. *J. Physiol*. 263: 513-538.

95　Gu, X. N. 1991. *J. Physiol*. 441: 755-778.

96　Gu, X. N., Muller, K. J., and Young, S. R. 1991. *J. Physiol*. 441: 733-754.

97　Barron, D. H., and Matthews, B. H. 1935. *J. Physiol*. 85: 73-103.

98　Tsubokawa, H., and Ross, W. N. 1997. *J. Neurosci*. 17: 5782-5791.

99　Glover, J. C., and Kramer, A. P. 1982. *Science* 216:317-319.

100　Willard, A. L. 1981. *J. Neurosci*. 1:936-944

101　Brodfuehrer, P. D. et al. 1995. *J. Neurobiol*. 27:403-418.

102　Stent, G. S. et al. 1978. *Science* 200: 1348-1357.

103　Baader, A. P., and Kristan, W. B., Jr. 1995. *J. Comp. Physiol. A* 176: 715-726.

104　Briggman, K. L., Abarbanel, H. D., and Kristan, W. B., Jr. 2006. *Curr. Opin. Neurobiol*. 16: 135-144.

105　Bucher, D., Taylor, A. L., and Marder, E. 2006. *J. Neurophysiol*. 95:3617-3632.

106　Marder, E., and Bucher, D. 2007. *Annu. Rev. Physiol*.69: 291-316.

107　Hooper, S. L., and DiCaprio, R. A. 2004. *Neurosignals* 13: 50-69.

108　Prinz, A. A., Bucher, D., and Marder, E. 2004. *Nat. Neurosci*. 7: 1345-1352.

109　Briggman, K. L., Abarbanel, H. D., and Kristan, W. B., Jr. 2005. *Science* 307: 896-901.

110　Hartline, H. K. 1940. *Am. J. Physiol*. 130: 690-699.

111　Kuffler, S. W. 1953. *J. Neurophysiol*. 16: 37-68.

112　Baca, S. M. et al. 2008. *Neuron* 57: 276-289.

建 议 阅 读

一般性综述

Bailey, C. H., and Kandel, E. R. 2008. Synaptic remodeling, synaptic growth and the storage of long-term memory in Aplysia. *Prog. Brain Res*. 169: 179-198.

Cheng, K., Narendra, A., Sommer,S., and Wehnea R. 2009. Traveling in clutter: navigation in the Central Australian desert ant *Melophorus bagoti. Behav. Processes* 80: 261-268.

Collett, T. S., and Waxman, D. 2005. Ant navigation: reading geometrical signposts. *Curr Biol*. 15: R171-173.

Kristan, W. B., Jr., Calabrese, R. L., and Friesen, W. 0. 2005. Neuronal control of leech behavior. *Prog. Neurobiol*. 76: 279-327.

Leonard, J. L., and Edstrom, J. P 2004. ParaHel processing in an identified neural circuit: the Aplysia californica gill-withdrawal response model system. *Biol. Rev. Camb. Philos. Soc*. 79: 1-59.

Marder, E., and Bucher, D. 2007. Understanding circuit dynamics using the stomatogastric ner-vous system of lobsters and crabs. *Annu. Rev. Physiol*. 69: 291-316.

Srinivasan, M. V. 2010. Honey bees as a model for vision, perception, and cognition. *Annu. Rev. Entomol*. 55: 267-284.

Waiters, E. T, and Cohen, L. B. 1997. Function of the LE sensory neurons in *Aplysia. Invert. Neurosci*. 3: 15-25.

原始论文

Bao, L., Samuels, S., Locovei, S., Macagno, E. R., Muller,K. J., and Dahl, G. 2007. Innexins form two types of channels. *FEBS Lett*. 581: 5703-5708.

Briggman, K. L., Abarbanel, H. D. and Kristan, W. B., Ir. 2005. Optical imaging of neuronal populations during decision-making. *Science* 307: 896-901.

Fuchs, P A., Henderson, L. P and Nicholls, J. G. 1982. Chemical transmission between indi-vidual Retzius and sensory neurones of the leech in culture. *J. Physiol*. 323: 195-210.

Gu, X. 1991. Effect of conduction block at axon bifurcations on synaptic transmission to diflfer-ent postsynaptic neurones in the 1eech. *J. Physiol*. 441: 755-778.

Lewis, J. E., and Kristan, W. B., Jr. 1998. quantitative analysis of a directed behavior in the me-dicinal leech: Implications for organizing motor output. *J. Neurosci*. 18: 1571-1582.

Modney, B. K., Sahley. C. L., and Muller,K. I. 1997. Regeneration of a central synapse restores nonassociative learning. *J. Neurosci*. 1 7: 6478-6482.

Muller,M., and Wehner,R. 2007. Wind and sky as compass cues in desert ant navigation. *Natur-wissenschaften* 94: 589-594.

Nicholls, J. G., and Wallace, B. G. 1978. Quantal analysis of transmitter release at an inhibitory synapse in the CNS of the leech. *J. Physiol*. 218: 171-185.

Srinivasan, M., Zhang, S., Lehrer,M., and Collett, T.1996. Honeybee navigation an route to the goal: visual flight control and odometry. *J. Exp. Biol*. 199: 237-244.

Wang, H., and Macagno, E. R. 1997. The establishment of peripheral sensory arbors in the leech: In vivo time-lapse studies reveal a highly dynamic process. *J. Neurosci*. 17: 2408-2419.

Wittlinger, M., Wehner,R., and Wolf,H. 2006. The ant odometer: stepping on stilts and stumps. *Science* 312: 1965-1967.

第 5 部分

感觉与运动

　　这一部分我们将探讨大脑从环境中如何获取和分析信息，并按之行动的机制。不同形式的刺激能量由特定的感觉器官、感受器细胞和分子机制转换（或转导）为电信号。感觉转导的基本原理将在第 19 章论述。感觉毛细胞对机械刺激的转导提供了一个实例，显示一种刺激如何经由产生感受器电位从而较直接地门控离子通道。与之形成对照的是，嗅觉神经元只有当环境中的化学物质与一类 G 蛋白偶联的受体结合，激活腺苷酸环化酶合成环腺苷单磷酸 (cAMP)，导致环核苷酸门控离子通道开放后才能被兴奋。如第 20 章所述，由酶介导的刺激能量的转导也发生于视网膜的光感受器细胞，但显著的不同在于：光照引起环核苷酸水平降低时，光感受器细胞是超极化的。为了将具有光反差的图案向中枢传递，对视网膜神经节细胞有一定的要求，本章也将阐述视网膜的功能组构如何使光感受器细胞的相对简单的反应转换成神经节细胞的独特的反应模式，从而达到这些要求的。

　　如第 21 章所述，触觉、痛觉和纹理知觉是由于支配皮肤的特异类群的感受器神经元活动的结果。啮齿类口鼻部的触须提供了一个典型例子，显示躯体部位如何映射于皮层，以及如何对刺激特征进行分类分析。虽然内耳末梢器官的特化结构使之具有检测独特的刺激性质的能力，从而使映射于初级听皮层的是一种声频的梯度变化，但同样的组构原理也适用于其中的感觉信号传递（见第 22 章）。

　　神经生物学的主要挑战之一是了解在外周的感觉转导与所引发的行为之间的联系。第 23 章将从初级感觉皮层推进至更高级区域，在这些高级区域，"涵义"可能由刺激特征的恰当的组合产生。最后，将在第 24 章阐述运动的机制，包括从牵张反射的组构至为行将发生的运动确定合适的感觉调定点的预期运动程序的产生。虽然在感觉和运动之间还有许多问题仍然是一个"黑盒子"，但这些章节的论述将显示"盒子正在变小"。

■ 第 19 章
感觉转导

　　感觉细胞的感觉末梢通过所产生的感受器电位而编码刺激的强度和时序。感受器电位可能是去极化或超极化，它们的幅度随着刺激强度的增加而增加，在较高刺激水平时达到饱和。在持续刺激过程中，感受器电位适应于一个较低的水平。适应可以迅速或者缓慢地发生，它由机械、电或者生物化学的过程在不同的细胞中产生。慢适应感受器能更好地编码刺激时程，快适应感受器特异地检测刺激的变化。

　　转导可以是很直接的，如声音或者头部运动是通过刺激机械感受器的毛细胞而转导的。在这种情况下，刺激能量直接改变感觉毛束上机械敏感的离子通道的门控概率。这样的直接转导快速，使得接听高频声音成为可能。与之相比较，转导的间接机制则依赖于生化的级联反应，它们本身就比通道的门控慢，但能通过逐级的信号放大使敏感性大大增加。例如，气味分子（嗅质）与鼻腔内部的纤毛状嗅觉感受神经元上的一大类 G 蛋白偶联的受体结合，随后环腺苷单磷酸(cAMP)的增加使得阳离子通道开放，所产生的去极化引起动作电位。

　　刺激模态依赖于直接和间接转导机制的结合。例如，在味蕾中，某些味觉刺激（氨基酸、糖、苦味物质）通过 G 蛋白偶联的膜受体转导。同样，cAMP 的升高使阳离子通道开放产生动作电位。但是，盐和酸（酸味）也可直接作用于某些味觉感受器中的离子通道。组织中痛刺激的转导包含了直接的机械机制和间接的生化转导机制，以及从损伤细胞释放的物质，如腺苷三磷酸 (ATP) 所致的敏化。

我们通过感觉了解自然世界。我们能触摸到附近的物体，并能接受远处传送来的信号。神经元的感觉感受器是这些信号通过的入口。正是这些入口处的感受器为所有随后由中枢神经系统所进行的感觉事件的分析提供了舞台。它们确定感觉敏感度的极限，决定能被检测到和发生作用的刺激的范围。每类神经元的感受器特化为仅对一类刺激能量——**适宜刺激** (adequate stimulus)——有良好反应，很少有例外。例如，眼的视杆和视锥对光产生反应(见第 20 章)；皮肤的神经末梢对触、压或振动有反应，舌上的感受器对化学味质有反应。刺激，不论其模态如何，总是转换[或者转导(transduce)]为电信号——**感受器电位** (receptor potential)。一般来说，刺激的强度和时程被编码为电信号；中枢神经系统对刺激模态及其位置的识别，依赖于感觉神经末梢的特性和解剖定位。因此，足上的温度感受器具有自身通往神经系统的通路，与手上的振动感受器的通路十分不同，但是这两者轴突中的通讯信号均是频率和时程可变的动作电位串。

在感受器水平上的感觉信号经受高度的放大，使很小的外界信号可以引发贮存电荷的释放，表现为电位。例如，仅几个特异的嗅质(外激素)分子的气味足以使蛾产生性吸引。同样，几个光量子为视网膜感受器所俘获足以产生视觉。内耳也有这样极高的敏感度，它能检测到 10^{-10} m 的机械位移[1]。一些鱼类的电感受器的敏感度同样很高，能检测到每厘米几个纳伏的电场[2,3]。如果把一节普通的照明电池的两极用导线连接，把导线沉于大西洋，一头放在波尔多(Bordeaux)，一头放在纽约，所产生的电场的大小与这个电场相似!

感觉感受器产生反应的刺激有很确定的范围。例如，我们听觉毛细胞只能对带宽在 20 ~ 20 000 Hz 的声音产生反应。我们的视网膜光感受器只能对波长在 400 ~ 750 nm 的电磁波产生反应，不能检测更短(近紫外)和更长(近红外)的波长。这种限制通常不是因为不可避免的物理上的限制，而是每个系统均调谐于机体的特定需要：鲸鱼和蝙蝠能够听见频率高得多的声音；蛇可以检测到红外辐射，蜜蜂可以检测到紫外辐射，而狗和猪的嗅觉比人更精细。

什么机制使感受细胞具有这么高的敏感度和选择性呢? 因刺激和感受器的类型而异。我们将通过肌肉的牵张感受器、皮肤的触觉感受器和内耳的毛细胞来描述**机械转导** (mechanotransduction)，即机械敏感的离子通道直接转导刺激。与物理刺激直接作用于毛细胞上的离子通道不同，在嗅神经元中的**化学转导** (chemotransduction) 是通过 G 蛋白与嗅感受器蛋白偶联而发挥作用的。而**味觉** (gustation) 的转导则利用了多种机制，一些是 G 蛋白偶联的，另一些是更直接的。最后，我们将讨论**伤害性感受** (nociception)，这种感受是痛觉的基础，并且把化学和机械刺激的转导结合起来。视网膜的视杆和视锥的光转导的详细机制在第 20 章中单独讨论。

机械感受器的刺激编码

短程感受器和长程感受器

由转导过程所产生的感受器电位反映原始刺激的强度和时程。某些感受器如视网膜的视杆和内耳的毛细胞，它们无长轴突，感受器电位从细胞的感受区被动地扩布至突触末端[图 19.1(A)]。这些感受器称为**短程感受器** (short receptor)。信息从细胞的感受器端传到突触端的过程中，并不需要动作电位的介入。在某些细胞中，感受器电位的被动扩布能达到相当长的距离。例如，在一些甲壳类动物 [4] 和水蛭 [5] 的机械感受器以及藤壶 (barnacle) 眼的光感受器中 [6]，感受器电位能被动地扩布几毫米的距离。在这些细胞中，膜电阻和被动去极化扩布的长度常数非常大。

(A) 短程感受器

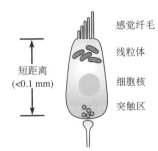

感觉纤毛
线粒体
细胞核
突触区

短距离
(<0.1 mm)

(B) 长程感受器

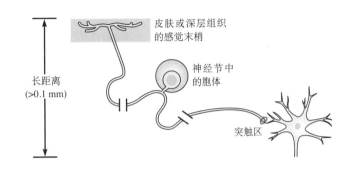

皮肤或深层组织的感觉末梢

神经节中的胞体

突触区

长距离
(>0.1 mm)

图 19.1　短程和长程感觉感受细胞。(A) 短程感受器，如视网膜视杆和视锥，内耳毛细胞的机械感受器，长度通常小于 100 μm。因此，感觉末梢产生的感受器电位有效地传递至整个细胞，改变突触区的递质释放。(B) 长程感受器，如肌梭的传入纤维和皮肤的机械感受器，通过动作电位传导其信号到远距离的次级神经元，感受器电位的振幅编码为其产生的动作电位的频率。

感受器电位通常是去极化，但某些短程感受器对其适宜刺激也产生超极化电位变化。如脊椎动物视网膜的光感受器和耳蜗的毛细胞，既可以产生去极化反应，也可以产生超极化反应。无论感受器电位的极性如何，短程感受器从其突触区持续释放神经递质，去极化增加释放速率，而超极化降低释放速率。

在**长程感受器** (long receptor)[图 19.1(B)]，如皮肤或肌肉的感受器中，单个感受器上的信息必须经过长得多的距离传递，才能到达次级感受细胞 (如从大脚趾到脊髓)。为了完成信息的传递，感受器完成一个次级转换过程：感受器电位引起动作电位串，其时程和频率编码原始刺激的时程和强度的信息。随后这些脉冲把信息传送至细胞的突触终末。

刺激强度的**频率编码** (frequency code)，是通过感觉末梢持续的感受器电流，以及与动作电位相关的电导变化之间的相互作用而建立起来的。在每次动作电位结束时，发生在恢复期的钾电导的增大使膜趋向超极化，即向 E_K(钾平衡电位) 方向改变。钾电导的增加是瞬时的，而持续的转导电流使膜再次去极化到能放电的水平。感受器电流越强，再次达到放电水平的时间越短，冲动的频率越高。对于将其突触输入 (而不是感受器电位) 综合起来改变动作电位的频率的所有神经元，均可作相似的考虑。

牵张感受器对刺激参数的编码

Adrian 和 Zotterman[7] 早期研究了感觉感受器产生电信号的方式，他们利用胞外记录的方法研究脊椎动物肌肉牵张感受器上感觉神经纤维的放电。Katz [8] 首先演示了机械感受器中感觉刺激和电信号之间的联系，他记录了感受器电位，显示牵拉引起**感觉末梢** (sensory ending) 的去极化。当用普鲁卡因 (一种局部麻醉剂)

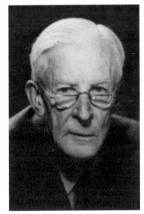

E.D.Adrian

阻遏神经放电，观察分离的感受器电位时，发现牵拉肌肉使感受器电位的振幅以分级的方式增加。

图 19.2 显示感受器电位幅度和牵拉的关系。该函数在开始时斜率为每毫米牵拉产生约为 0.1 mV 电位（胞外记录），但在更高水平时斜率变平。因此，感觉末梢的敏感度（以几个毫伏每毫米牵拉表示），随刺激强度的增大而降低。很多感觉感受器利用这种非线性关系的优点，在广阔的刺激强度范围提供振幅的编码。在这样的感受器中，反应的幅度随着刺激的增强而继续增大，但与刺激强度的对数成比例。这个关系在对强度有几个数量级变化的刺激产生反应的感受器上很有用，如毛细胞和光感受器。

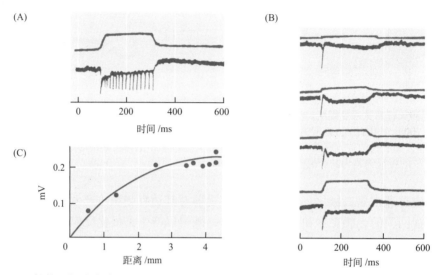

图 19.2　从肌梭的一根感觉神经纤维上胞外记录的感受器电位。记录电极置于尽量靠近感受器处。记录的电压向下偏转（下迹）表示感受器去极化。(A) 牵拉肌肉（上迹）产生一个感受器电位，在此电位上叠加有一串动作电位（下迹）。(B) 在灌流液中施加普鲁卡因时，4 个强度递增的牵拉作用于肌肉。动作电位（除了第一个）被普鲁卡因阻遏，但感受器电位不变。(C) 感受器电位幅度相对于肌肉牵拉长度的增加作图。（引自 Katz，1950。）

刺激强度和敏感度之间的这种关系与 1846 年 Weber 首先描述的相一致。他测定了受试者区分握在两手中的两个重量的能力，表明其能力与重量成比例变化。也就是，约 100 g 重时能区分的差异是 3 g，但是 1 kg 重得 30 g 才能被区分（在每个例子中能检测到的差异是每个物体重量的 3% 左右）。Fechner 正式确定了这个关系，他指出这个结果暗示刺激和反应之间存在对数关系。Weber-Fechner 定律 [9] 是刺激强度和感觉之间非线性关系的一种公式化的表达，虽然这个关系的严格形式依赖于刺激模态，但是这一过程适用于知觉和行为的很多方面（例如，买铅笔时我们可能想几分钱也要节约，但是在买更好的电脑时我们愿意多花费好几百美元）。

螯虾的牵张感受器

Eyzaguirre 和 Kuffler[10] 详细分析了螯虾的牵张感受器的刺激编码。螯虾标本特别有用，因为其牵张感受器的细胞体是分离存在的——不是在神经节中，而是在外周独立存在，活体标本上清晰可见 [图 19.3(A)]。它足够大，可以让细胞内微电极刺入。细胞的树突插入附近的细肌束，轴突向中伸至节段神经节 [图 19.3(B)]。此外，感受器接受神经节的抑制性支配；它所插入的肌纤维接受兴奋性和抑制性的神经支配。这样，感受器敏感性受到中枢神经系统 (CNS) 调节。

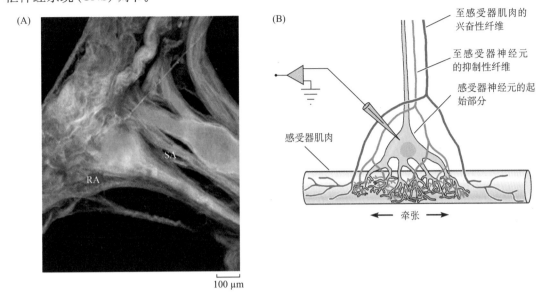

图 19.3 甲壳类牵张感受器。(A) 肌肉中的微管丝（灰色）和感受器神经元（红色）的叠加图。(B) 牵张感受器的神经元和肌肉的关系，显示细胞内记录方法。兴奋性纤维使肌肉产生收缩；抑制性纤维支配该神经元。另外的两种抑制性纤维未显示。[(A) 引自 Purali, 2005; (B) 引自 Eyzaguirre and Kuffler, 1955。]

　　根据结构和生理特征的不同，甲壳类动物的牵张感受器分为两类，它们的树突包埋在不同种类的肌肉中。一种在牵张开始时有良好的反应，但是其反应迅速减弱。这种对持续刺激的反应的减小叫做**适应** (adaptation)。与**快适应感受器** (rapidly adapting receptor) 相对照，第二类是慢适应；也就是说，其反应在长时程的牵拉过程中能很好地维持。快适应和慢适应牵张感受器的反应示于图 19.4。在**慢适应感受器** (slowly adapting receptor) 中 [图 19.4(A)]，

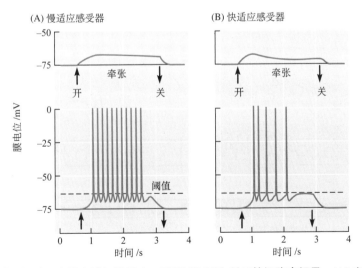

图 19.4 牵张感受器对肌肉长度增加的反应，同图 19.3(B) 所示的细胞内记录。(A) 在慢适应感受器中，一个持续约 2 s 的轻微牵拉产生阈下感受器电位（上迹），该电位持续于整个牵拉过程。更强的牵拉产生更大的感受器电位，引起一串动作电位（下迹）。(B) 在快适应感受器中，感受器电位并不保持（上迹）。大的牵拉时动作电位频率下降（下迹）。（引自 Eyzaguirre and Kuffler, 1955。）

轻度牵拉肌肉，产生约 5 mV 的去极化感受器电位，这个去极化电位存在于整个牵拉时程。更大的牵拉产生更大的电位，使细胞去极化超过阈值而产生一串动作电位，沿轴突向中枢传递。对肌肉作类似的牵拉，在快适应感受器中，仅产生瞬变的反应 [图 19.4(B)]。

肌梭

　　哺乳动物骨骼肌中的牵张感受器的作用机制，类似于甲壳纲动物的牵张感受器。因为这些牵张感受器与织布工使用的纺锤相似，所以早期的解剖学家把它们叫做**肌梭** (muscle spindle)(肌梭内的肌纤维称为梭内纤维，来自拉丁词 *fusus*，是"梭"的意思)。图 19.5 为猫腿肌中肌梭感觉装置的示意图。肌梭由含 8 ~ 10 条梭内纤维的囊组成。在中心区或赤道区，每根纤维中都有一大群核的聚集。它们的排列提供了把梭内纤维分类成核袋形或核链形纤维的基础，取决于这些核是在中心区聚集在一起，还是线性排列。

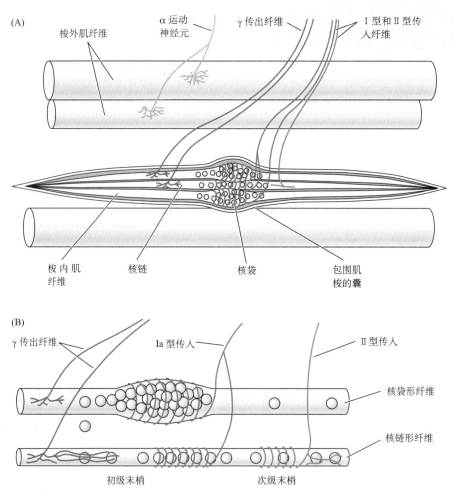

图 19.5　哺乳动物的肌梭。(A) 哺乳动物的肌梭神经支配示意图。肌梭由小的梭内纤维组成，包埋在由 α 运动神经元支配的大肌纤维组成的肌肉中。γ 运动纤维 (梭状运动纤维) 支配梭内肌纤维，Ⅰ 型和 Ⅱ 型传入纤维把感觉信号从肌梭传到脊髓。(B) 梭内肌类型及其神经支配的简化图解。[(B) 引自 Matthews, 1964。]

每个肌梭受两类感觉神经元支配。较大的神经纤维——Ia 型传入纤维，直径 12 ～ 20 μm，冲动传导速度达 120 m/s(纤维分类的总结参见此处和第 8 章)。传入纤维末梢卷绕在袋状纤维和链状纤维中部，形成**初级末梢** (primary ending)。较小的感觉神经 (Ⅱ 型纤维) 直径 4 ～ 12 μm，传导速度较慢，它们和链状纤维联系，形成**次级末梢** (secondary ending)。肌梭也受运动神经元 [**梭状运动纤维** (fusimotor fiber)，或 γ 运动神经元] 的支配。它们引起梭内肌纤维收缩，从而牵拉感觉末梢所在的中心核区，使其发放冲动。这种相互作用为肌梭敏感性的输出控制提供了一种机制，这将在第 24 章描述。

对静态和动态肌肉牵拉的反应

当快速牵拉肌肉和肌肉内的肌梭时，Ia 在 和 Ⅱ 型感觉神经纤维中都产生感受器电位和一串冲动。不过两类末梢的放电特性有明显的差异 (图 19.6)。初级末梢与大的 Ia 型轴突相连接，主要对牵拉的变化速率敏感。因此，当牵拉增大时，其放电频率在牵拉的动态相最大，而当牵拉维持时，下降到一个较低的稳定水平。次级末梢与小的 Ⅱ 型纤维连接，对牵拉的速率相对不敏感，但对静态的张力敏感[11]。Ia 型 (动态) 和 Ⅱ 型 (静态) 传入纤维类似于螯虾肌肉和其他感觉系统中的快适应和慢适应感受器。

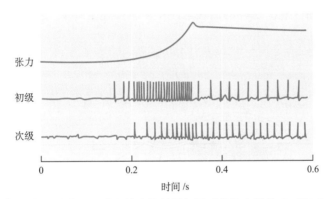

图 19.6　特异的肌梭反应。 从来源于猫肌梭上的单根初级感觉传入纤维 (Ia 组) 和次级感觉传入纤维 (Ⅱ 组) 上记录的动作电位。在牵拉期间，随着张力增加，初级纤维的放电频率大大增加；在牵拉的维持相时，其快速适应达到一个较低的频率。随着张力增加，次级纤维的放电频率缓慢增加，在稳态牵拉期间维持其放电。(引自 Jansen and Matthews, 1962。)

机械感受器的适应机制

在肌梭中，梭内纤维的黏滞弹性，使感觉末梢的变形逐渐减小[12]。已经显示多种过程对螯虾牵张感受器的适应起作用[11, 13 ~ 15]。在慢适应的牵张感受器中，冲动串使胞内钠浓度增加，并激活钠泵。泵引起的正电荷的净外向转运，降低了感受器电位的幅度，并因此降低了放电频率。另一个对适应有贡献的因素是钾电导的增加。例如，在螯虾牵张感受器中产生一串冲动期间，钙通过电压激活的通道进入，引起钙依赖的钾通道开放。钾电导的这种增加"短路"了感受器电位，降低了感觉冲动的幅度和频率。快速适应的螯虾牵张感受器，甚至对实验性施加的稳态去极化电流也显示其放电频率的迅速适应。在牵拉期间，钙经转导通道内流，激活附近的钙依赖的钾通道，使细胞超极化[16]。

环层小体的适应

环层小体 (pacinian corpuscle) 是一种快适应的皮肤机械感受器[17]，其神经末梢被包裹在洋葱状的囊中。对囊缓慢施加压力完全不产生反应；更迅速施加的压力只产生 1 ~ 2 个动作电位。然而，感受器对频率直至 1000/s 的振动极敏感。虽然它们一般见于皮肤组织，但特别多见于哺乳动物的脚底和爪子，以及跨在大腿和前臂骨骼上的骨间膜中——在这里，它们作为地面振动的灵敏检测器起作用[18]。类似的结构——Herbst 小体，见于鸟的腿、嘴和皮肤组织中（以及在啄木鸟的舌头中！）。它们的生理功能可能包括鸭嘴检测小猎物所产生的水的振动、高飞的鸟检测由于异常的空气动力的微调造成的飞行时羽毛的振动[19]。在第 21 章，我们将论述指尖中的环层小体在感觉物体纹理时所起的作用。

Werner Loewenstein 及其同事详细研究了环层小体的适应机制，他们显示，适应的部分机制在于囊的动力学特性[20]。当一个机械脉冲施加于分离而完整的小体上时，在脉冲的开始和撤回时出现短暂的感受器电位 [图 19.7(A)]。对持续的压力的反应是瞬变的，因为感觉末梢上的压力会因囊内液体的重新分布而减轻。当小心地把囊从神经末梢剥离掉之后，感受器电位在脉冲施加过程中仅缓慢衰减 [图 19.7(B)]。尽管如此，即使感受器电位延长，传入轴突里还是仅见短暂发放的动作电位（未显示）；也就是说，轴突本身的特性与完整感受器的特性相匹配。这样的内在适应可能有如在螯虾牵张感受器中所描述的那些离子机制的参与。

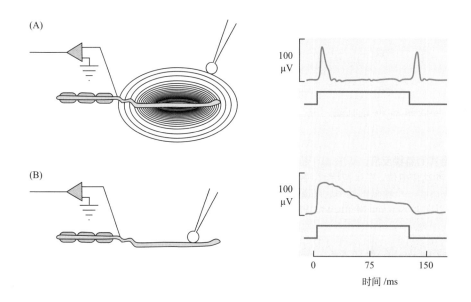

图 19.7 环层小体的适应。(A) 当一种阶跃压力施加到环层小体上时（下迹），产生一个快适应的感受器电位（上迹），这是由于一个瞬时的变形波经囊传至神经终末的结果。在脉冲撤去时也产生相似的反应。(B) 在把囊壁剥离掉后，在神经终末施加压力产生的动作电位，持续于整个脉冲时程。(引自 Loewenstein and Mendelson, 1965。)

机械感受毛细胞的直接转导

很明显，一定存在对牵拉敏感的离子通道位于机械感受神经终末——感受器电位的发生位点。此外，那些转导通道必定与产生动作电位的通道不同，因为用局部麻醉剂阻遏传导时，牵拉诱发的感受器电位仍然存在。机械敏感的离子通道见于许多种类型的细胞和器官，包括血管中的内皮细胞、颈动脉窦里的压力感受器、皮肤中的触觉和压力感受器、肌肉的牵张感受器，以及内耳的机械敏感的毛细胞[21~23]。

利用电压钳技术，已经知道螯虾牵张感受器中作为感受器电位基础的电流与钠和钾的通透性增加有关[24, 25]，也与二价阳离子[26]、较大的有机阳离子（如三羟甲基氨基甲烷）和精氨酸的通透性有关。牵拉产生的电导增加不受河豚毒素的影响[27]，但可为一些局部麻醉剂所改变[28]。脊椎动物肌梭的感受器电位也依赖于阳离子通透性的增加[29]。

膜变形引起的单通道激活首先在鸡胚肌肉细胞的膜片[30]和其他不参与感觉转导的细胞膜[31]的膜片中观察到。对螯虾牵张感受器的初级树突上类似通道的膜片钳记录[32]显示，通道对钠、钾和钙的相对通透性与先前对整个细胞的观察是一致的。膜变形怎样引起通道开放仍不清楚。

脊椎动物耳内的机械感受毛细胞

研究脊椎动物的**毛细胞**(hair cell)，使我们对机械转导的认识取得了长足的进步。内耳的机械敏感毛细胞对声音振动或头部运动引起的内耳室里的液体运动产生反应。液体运动的准确形式依赖于参与的特定终端器官的形状和组成。我们将在第 22 章中讨论某些结构和功能的特化，正是这些特化使听觉和前庭信号的产生成为可能。现在，指出这点便足够了：**耳蜗**(cochlea) 中的毛细胞的反应在一定的声频范围内（在人类为 20 ~ 20 000 Hz）为液体运动所产生。内耳的前庭终端器官的结构有很大的差异，对头部运动过程中所产生的低得多的频率作出响应。由覆置其上的**内耳石膜**(otolithic membrane) 产生的球囊和椭圆囊的质量负荷，使这些上皮层对线性加速敏感。头部转动引起角速度加速，使半规管毛细胞受刺激。无论液体运动的方式如何，在以上情况中都引起自毛细胞顶部表面伸出的变型微绒毛（或称静纤毛）束偏转。毛束偏转直接引起机械敏感的离子通道的开放。

毛细胞感受器的结构

毛细胞和周围的支持细胞形成的上皮层，把内耳分成不同的液体空间。毛细胞的基底侧膜浸浴在外淋巴中，其成分类似普通高钠低钾的细胞外液（图 19.8）。毛细胞顶端的有毛表面朝向内淋巴——一种在某些方面类似于含高钾、低钠、低钙的胞质液。毛细胞在其基底侧表面与传入纤维有突触联系。许多毛细胞也接受从脑干发出的传出神经元的突触输入。

在不同种类的毛细胞上，各处都有从几十到数百根不等的不同长度的静纤毛（如含有聚合化肌动蛋白丝的变型微纤毛）。最长的静纤毛位于半规管的毛细胞上，最短的在耳蜗的高频区域。在任何一束中静纤毛均以排箫式或阶跃方式排列，长度逐渐递增。在许多毛细胞中，单根的真纤毛——动纤毛（包含 9 + 2 的微管阵列），见于静纤毛的最长一列的中位附近。耳蜗毛细胞在发育早期有动纤毛，但后来消失。静纤毛变窄插入护膜板 (cuticular plate)。当纤毛束偏转时，静纤毛就像硬的小杆，在此插入点弯曲[33]。各种侧向的连接使静纤毛群就像单一的毛束一样运动。

(A)

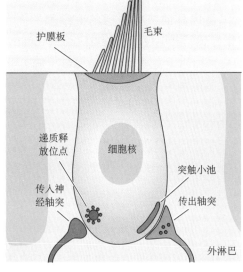

(B)

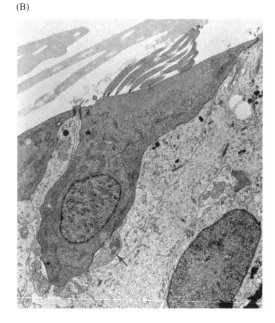

图 19.8 机械感受毛细胞。 (A) 专门显示毛细胞功能特化部分的示意图。一束叫做静纤毛的特化微纤毛从护膜板投射到内淋巴空间。在一些毛细胞中，一根真纤毛（动纤毛）见于毛束的一侧。在细胞核下面，毛细胞与传入、传出神经元形成突触。突触囊泡包围着致密体，与传入神经元末梢相对。来自脑干的传出神经元，形成胆碱能突触。在毛细胞内部，一个突触小池与传出接触之下的质膜紧密并置。(B) 鸡内耳毛细胞的透射电子显微镜照片。固定时毛束弯曲。这种毛细胞的护膜表面扩展。传入性接触（在左侧）与突触带相联系（红色箭头）。与传出性接触相联系的一个突触小池（蓝色箭头）在这样的放大倍率下不可见。（显微照片承 R. Michaels 提供。）

毛束偏转引起的转导

多年前人们就已经知道，毛束偏转引起毛细胞的电反应[34,35]，然而，直接的实验证实，需要发展灵敏的技术，在记录毛细胞时产生和测量非常小的运动。冷血脊椎动物（如鳖和蛙）的听觉和前庭上皮已证明对这些实验特别有利。图 19.9(A) 显示对龟内耳的毛细胞进行极微小刺激的实验程序。当用与压电微操纵器相联的一根玻璃纤维推毛束时，用微电极记录毛细胞的膜电位。通过把玻璃纤维或毛束自身的像投射到一对光电二极管上，可以检测小至 1 nm 的运动。这样的刺激使毛细胞产生 0.2 mV 的电压变化[36]。

Hudspeth 及其同事精细地揭示了蛙前庭毛细胞转导的很多细节[37~39]。在其中的一例实验中，他们通过用压电微操纵器改变刺激方向，直接显示了毛束的功能朝向。指向动纤毛方向的偏转使细胞去极化，而背向动纤毛的方向则使细胞超极化。毛束与该轴垂直的偏转不引起膜电流的变化[40]。这样一个实验的结果见图 19.9(B)，显示毛细胞产生的电压变化的幅度随毛束偏转的角度而变化。

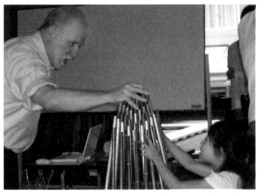

A.J.Hudspeth（左）在演示由感觉毛束的偏转引起的力反馈实验。

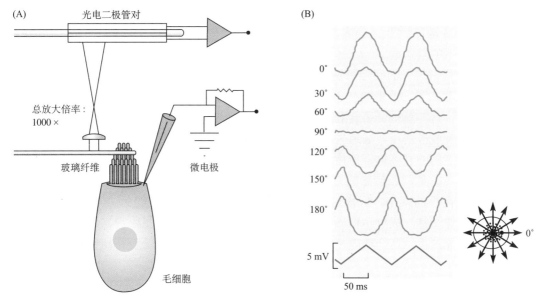

图 19.9　毛细胞机械转导的记录。(A) 微电极插入放置在复合式显微镜载物台上的分离上皮的毛细胞中。通过与压电微操纵器相连的一根玻璃纤维使毛束偏转，玻璃纤维的像放大后投射到一对光电二极管上，使运动引起两者间的差分信号。可利用这种方法检测到小至 1 nm 的运动。(B) 在毛束偏转不同角度时，自蛙分离球囊的毛细胞记录到的感受器电位。位于最长一排纤毛中心的动纤毛处在 0°。最大的反应发生在朝向或远离动纤毛的运动时；与该线成直角方向运动时见不到任何反应。[(A) 引自 Crawford and Fettiplace,1985；(B) 引自 Shotwell, Jacobs, and Hudspeth, 1981。]

顶端连接和门控弹簧

　　毛束的什么结构特征可以使它具有转导的方向选择性？　Pickles 及其同事应用扫描电子显微镜，描述了一纤毛顶端和其邻近较长的纤毛的一侧连接起来的一类独特的胞外联系[41]。这些**顶端连接** (tip link)[图 19.10(A)] 只在沿着机械刺激的轴向 (即阶梯的上、下

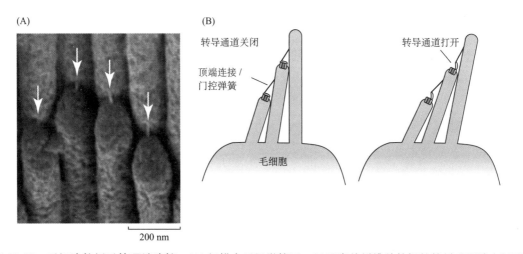

图 19.10　毛细胞静纤毛的顶端连接。(A) 扫描电子显微镜图，显示胞外纤维从较短的静纤毛顶端走行至其邻近的较长的静纤毛的侧方。(B) 顶端连接处于这样的位置，使毛束向兴奋性方向偏转拉伸顶端连接，使转导通道打开 (右)，而反向的运动缩短顶端连接 (左) 使转导通道关闭。电流模型包含转导组织 (而非顶端连接本身) 中的一个弹簧样元件，且机械敏感通道位于静纤毛的顶部。(显微照片承 D. Furness 提供。)

朝向) 观察到。顶端连接的位置提示，它们可能参与机械转导；当用一定方法将顶端连接断开，即不再有转导 [42,43]。确实，胞外记录 [44,45] 及钙成像表明 [46,47]，机械刺激所激活的通道位于静纤毛的最顶端。

在毛细胞机械转导的**门控弹簧** (gating spring) 假说中，对转导的定量测量和对顶端连接的鉴定结合起来了。毛束向"正"方向 (即向较长的毛的方向) 的偏转把尖端分开，并拉伸门控弹簧，这样就拉开了转导通道的门 [图 19.10(B)]。当毛束向最长的毛相反的方向被推离开时，弹簧被挤压，通道关闭。虽然这样的模式看起来有点异想天开，但毛束的力学和通道门控之间的直接物理连接，是毛细胞上的转导快速发生所需要的，其开放的时间常数约 40 µs[48,49]。此外，转导的力能学和机制与此模型一致。例如，有可能测量到转导通道开放时毛束刚性的减小，好像这种分子运动减轻了门控弹簧上的张力 [50]。虽然这个机制需要一个"弹簧样"成分，但顶端连接本身由钙黏着蛋白 -23 和原钙黏蛋白 -15 构成，使其太僵硬而无法行使这一功能 [51]；因此，门控弹簧的分子鉴别还有待研究。

毛细胞中的转导通道

什么类型的通道在毛细胞的顶端开放? 这些通道似乎是有相当大钙通透性的非选择性阳离子通道。单通道电导约为 100 pS[42,52,53]。很明显地，当从低频递进至高频毛细胞时，单通道电导增加。从电导的测量和转导总电流的测量可算出，每个毛细胞只有约 100 个转导通道。这对应于每个静纤毛或许仅有两个通道!

每个毛细胞里只有非常少的几个通道，使对此进行的生物化学和分子生物学的研究特别困难而有趣。毛细胞转导通道没有固有的电压依赖性，也不同于任何传统意义上的配体门控通道。因此，它们与大多数电压门控或配体门控通道不大可能有很大的同源性。大量的机械敏感离子通道已经从细菌、酵母、线虫和苍蝇中被克隆 [21]，为将来的研究提供了候选基因 [54]。然而，到目前为止，甚至连一个很强的候选者也没有选到，因为在小鼠，基因的敲除并没有消除毛细胞转导 [55]。

毛细胞的适应

毛细胞极灵敏，对毛束运动反应的阈值低于 10^{-9} m[56]。这样，似乎存在某种类型的适应过程，使其在有"背景"刺激时还能保持其敏感度。例如，球囊和椭圆囊的前庭毛细胞，在重力持续作用于其上的耳石膜的情况下 (见第 22 章)，还必须保持对头部轻微运动的敏感性。确实，直接的测量显示，毛细胞对长时间位移产生的适应，是通过在其运作范围内建立一新的调定点而并不丧失其敏感性来实现的。这种形式的调定点适应的产生，是由于非肌肉形式的肌球蛋白的作用：肌球蛋白拉动静纤毛的肌动蛋白芯以施加张力于转导通道上 [57]。肌球蛋白已经从内耳中克隆得到 [58]，而应用特异的抗体显示，肌球蛋白 1C 位于蛙毛细胞静纤毛的近顶端 [59]。这种以肌球蛋白为基础的适应依赖于钙的内流，并且相对较慢，可能在前庭毛细胞最为显著。听觉毛细胞里的一种更快的适应方式的产生，是由于钙离子直接作用在转导通道上，使其关闭 [60]。

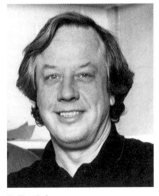

R.Fettiplace

机械输入和转导通道门控之间的紧密耦合对内耳功能有重要意义。这种紧密耦合提示，在转导时会发生反馈[61]。这样，当毛束偏转时，钙通过开放的转导通道进入，引起毛束刚性或位置的进一步改变。相似地，毛细胞膜电位的改变，能通过改变钙内流的驱动力而使毛束移动。这些反馈过程在毛束移动时能产生机械共振 (或振荡)。Fettiplace 和 Crawford 在鳖的听毛细胞研究了这种现象，他们用柔韧的玻璃纤维直接使毛束偏转[36]。给予玻璃纤维尖端 75 nm 的移动，引起与毛束连着的尖端一个较小的偏转 (图 19.11)。与纤细的玻璃纤维相比，毛束相对不易弯曲，因而尖端的运动较小。此外，虽然驱动运动的是方波，但纤维尖端呈现出一小的振荡，与从毛细胞记录到的振荡性感受器电位相重合。换言之，玻璃纤维推动毛束，而毛束则 "推回去"！毛束的这种振荡运动的产生，是由于转导通道的门控作用。毛束偏转与膜电位之间的相互作用导致耳声的产生 (即耳声发射)，这种耳声发射见于大部分动物，包括人在内[62]。能从耳中诱导出耳声发射，为听力学家直接评估毛细胞的功能提供了一种途径，即使是对幼儿或昏睡的患者[63]！

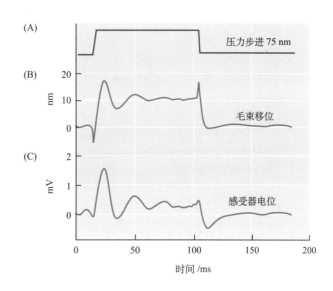

图 19.11　机械感受毛束的内在运动。
(A) 移动与压电微操纵器相连接的一根柔韧的玻璃纤维使得鳖毛细胞的静纤毛束偏转 [如图 19.9(A) 所示]。(B) 毛束运动由光电二极管探测器报告。(C) 振荡感受器电位由胞内的微电极阵列记录到与毛束相连接的玻璃纤维的振荡运动。对于电压记录，纵坐标是相对于静息电位 (–50 mV) 的膜电位。衰减的 (damped) 振荡频率为 39 Hz。结果提示，毛束能使玻璃纤维移动。(引自 Crawford and Fettiplace, 1985。)

嗅觉

耳内的机械转导，通过刺激能量和毛细胞膜电位的紧密偶联，而获得很高的灵敏度。与之形成对照的是，在嗅觉和视觉，以及某些形式的味觉，获得很高的敏感度是通过化学放大的，即第二信使途径。在此途径中，酶级联反应产生大量中间产物，因而使一个激活的受体分子的作用增加上千倍。

与狗、猪或蝴蝶相比较，人的嗅觉发育得很不完善。但与此同时，为了人类所谓的嗅觉行为 (想一想，有如许多的香皂、除臭物和香水，目的是为了营造一个社会接受的个人气味) 作出了相当可观的努力 (和花费了许多广告费用)。嗅觉信号对人的生存、促进食欲、生殖和母婴吸引是必不可少的[64,65]。对独特的混合气味的检测，以及区别与这些行为相联系，始于嗅感受神经元内的一个分子受体大家族。

嗅感受器

　　哺乳动物是由约 100 000 个嗅感受神经元组成的小片状结构感受气味的，神经元的轴突穿过前颅的一个薄层 (筛状板) 投射到嗅球 (图 19.12)。嗅感受器上的长纤毛伸展到鼻腔，位于黏液层中 (人约 50 μm 厚)，黏液层每 10 min 完全更换。黏液层保护感觉上皮，清洗掉空气中潜在的有毒化合物；所有的嗅质只有溶解并通过黏液层才能到达感觉纤毛。嗅质结合蛋白协助把疏水嗅质浓集在此贮水层[66]。嗅感受器在动物的一生中都在不停地更换。每个感受器寿命为一两个月，之后新的感受器从嗅上皮的基细胞层中产生出来[67]。

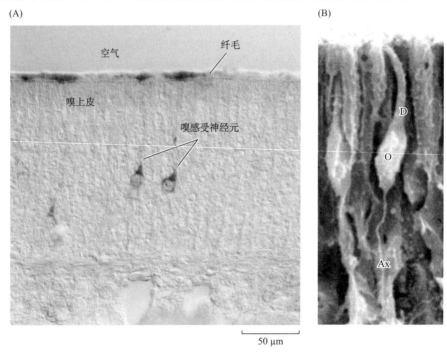

50 μm

图 19.12　在光镜水平和扫描电子显微镜下的嗅上皮。 (A) 小鼠嗅上皮的切片，显示用抗单分子受体的抗体标记的单个嗅神经元。(B) 仓鼠嗅上皮的扫描电子显微镜照片。每个感受神经元 (O) 有一根长树突 (D) 伸展至表面，另有一轴突 (Ax) 从上皮投射到嗅球。在这一标本上，树突末梢的长感觉纤毛形成一个致密区，单根纤毛无法分辨。[(A) 显微照片承 R. Reed；(B) 显微照片承 R. Costanzo 提供。]

嗅觉反应

　　早期对嗅觉反应的测量是由 Adrian[68] 和 Ottoson[69] 进行的。从那以后，已积累了不少证据，表明嗅质分子与纤毛膜上的感受器相互作用使电导增加，导致去极化。随后，动作电位沿嗅感受器的轴突进入中枢神经系统。膜片钳技术已用于记录分离的嗅细胞上嗅质诱导的电流[70]，并记录气味反应的精细的时间进程和定位。

　　图 19.13 显示用这种方法在蝾螈黏膜分离的一个细胞上的实验[71]。细胞的膜电位钳制在 –65 mV，通过短暂 (35 ms) 的压力脉冲，从第二个微管施加含嗅质分子 (约 0.1 mmol/L) 混合物的 100 mmol/L KCl 的溶液——先施加在胞体，然后是树突的远端和纤毛。微管中的溶液施加到胞体上时，由于局部钾浓度升高，产生一个快速的内向电流。钾反应的时间进程，可用来测定施药速度和其后经扩散到周围的浸浴液而使溶液稀释的速度。当嗅质到达顶树突时，出现另一个更小、更慢的内向电流。

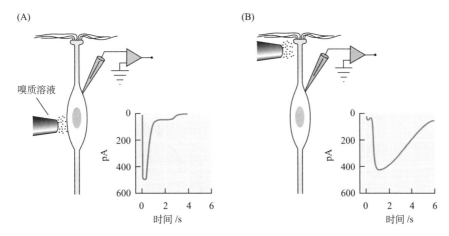

图 19.13　蝾螈分离的嗅细饱的反应。 膜片钳电极用来记录全细胞电流。通过短暂 (35 ms) 的压力脉冲，将含有 0.1 mmol/L 的嗅质混合物的 100 mmol/L KCl 溶液施加在细胞上。(A) 当溶液施加至胞体时，因局部钾浓度升高而产生一个快速的短暂内向电流，当嗅质到达顶树突时，出现另一个更小、更慢的内向电流。快速的内向电流的时间进程是施药时间进程和电极液稀释的指标。(B) 当溶液旅加于树突时，只产生一个 KCl 引起的快速小反应，但在电极液洗除后，嗅质本身产生一个持续数秒的大的内向电流。(引自 Firestein, Shepherd, and Werblin, 1990。)

溶液施加到树突末梢和纤毛时，只产生一个小的钾引起的反应；细胞的那个部分只有较少的钾通道。然而，嗅质本身产生一个大的内向电流，比施药时间长数秒。实验清楚地表明，对嗅质的敏感区域是远端树突和纤毛，树突反应较长的时间进程与电导变化系由第二信使系统产生的观点相吻合；第二信使系统的活动比最初的嗅质结合反应更持久。

嗅感受器中的环核苷酸门控通道

嗅质引起的去极化是由于非选择性阳离子通道的开放，允许 Na^+、K^+ 和 Ca^{2+} 通过而产生的 [72,73]。那些被胞内 cAMP 激活的通道 (图 19.14) 与在视杆光感受器中由环鸟苷一磷酸 (cGMP) 所开放的阳离子通道紧密相关 [74]。实际上，这种转导级联有几个特征与在光感受器中的运作相似，但显著不同的是，光强增加引起环核苷酸浓度降低，随后超极化 (见第 20 章)。如同视杆光感受器的通道一样，嗅感受器的通道对膜电位的变化不敏感。钙内流打开钙激活的氯通道，进而对感受器电位有贡献 [75~77]。氯通道激活引起的感受器电位的增高似乎是反常现象，因为在大多数细胞中，氯通道激活预期产生超极化，或者至少产生极小的膜电位变化。然而，嗅细胞的受体区域有很小的静息氯电导，并且胞内的氯浓度与其浸浴的黏液中的氯浓度相似。因此，氯平衡电位并不靠近静息膜电位，而是接近 0 mV，而且，氯通道的开放导致氯的外向流动 (如内向，正电流)[78]。因为嗅感受器有很高的输入电阻，只需要几个通道的开放就可以引发动作电位，提示即使单个嗅质分子也能被检测 [79]。

受体和离子通道的偶联

嗅质的结合是怎样与 cAMP 依赖的阳离子通道的门控相偶联的呢？图 19.14 概括了激活的机制。G 蛋白偶联的受体首先和嗅质结合，激活的 G 蛋白游离出 α 亚基，α 亚基刺

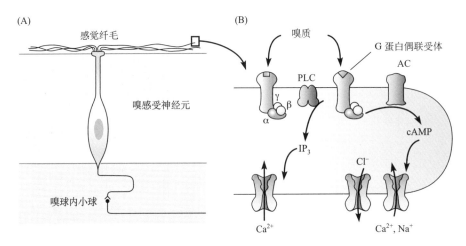

图 19.14　**嗅纤毛中的转导。**(A) 嗅质的分子感受器见于投射到嗅上皮黏液层的感觉纤毛中。在这些长程感受器中，去极化的感受器电位引起动作电位的产生。动作电位沿着嗅感受神经元的轴突传递到中枢神经系统。(B) 嗅质分子结合在嗅纤毛质膜上的特异 G 蛋白偶联的受体上。这使得 α 亚基游离，激活腺苷环化酶(AC)，从而增加环腺苷一磷酸(cAMP)的浓度，cAMP 又引起非选择性阳离子通道开放，使膜去激化。钙门控的氯电流可增强这种作用。其他的途径可能涉及磷酯酶 C(PLC) 的激活，以及随后 IP$_3$ 的升高，直接作用于质膜上的钙通道。

激腺苷酸环化酶产生 cAMP。一个由候选嗅质受体基因组成的大家族已被鉴定[80]，它们编码 7 次跨膜、G 蛋白偶联的蛋白质，结构上与代谢型神经递质受体相关 (见第 12 章)。在编码蛋白间最大的变异，发生在形成配体结合体的 3 个跨膜结构域的序列中。已经鉴定了一种在嗅上皮中特异表达的 G 蛋白 (G$_{olf}$)[81]，并且嗅腺苷酸环化酶存在于嗅纤毛中[82,83]。

受体的激活引起相对快速的反应。例如，Breer 及其同事[84] 用一种止流 (stop-flow) 装置显示，在分离的嗅纤毛标本上施加嗅质，cAMP 的浓度在 50 ms 内增加了 10 倍。也有证据表明，嗅神经元在转导中通过 G 蛋白激活磷酯酶 C，产生三磷酸肌醇 (IP$_3$)[85]。在这种情况下，IP$_3$ 可以直接作用，打开质膜上的钙通道[86] (图 19.14)。IP$_3$ 对无脊椎动物的嗅觉似乎特别重要[87]。但对哺乳动物，IP$_3$ 的作用似乎很小，因为缺失 cAMP 门控通道的转基因小鼠，不再能分辨气味[88]。然而，IP$_3$ 信号对于鼻黏液的产生是必需的；因此，IP$_3$ 受体的基因敲除引起转基因小鼠黏液的产生减少，炎症增多，嗅阈值提高[89]。

嗅质的特异性

哺乳动物能区别很大数量的气味，有数百 (可能数千) 的嗅觉受体蛋白存在，为这种能力提供了基础。剩下的问题是，单个嗅感受神经元 (ORN) 缺乏嗅觉特异性，每个神经元能识别一定范围的气味，并不具有很高的选择性[90]。进一步认识这个问题的一种方法是，利用原位杂交或再结合蛋白的表达，研究嗅感受神经元中已克隆的受体分子的表达模式。每个特定的嗅质感受器见于嗅上皮的局限区域[91,92]。看来，不同家族的受体基因表达于沿上皮长度伸展的带中 [图 19.15(A)、(B)]。而任何给定的基因只在少数的嗅感受神经元中表达。被嗅受体蛋白反馈调节的一个引人注目的结果[93,94] 是，每个 ORN 只表达一种嗅受体基因。每个分子受体有相当宽范围的结合亲和力，能解释单个 ORN 的有限的特异性。事实上，在各种特殊的嗅质和单个受体蛋白之间没有 1∶1 的对应关系。

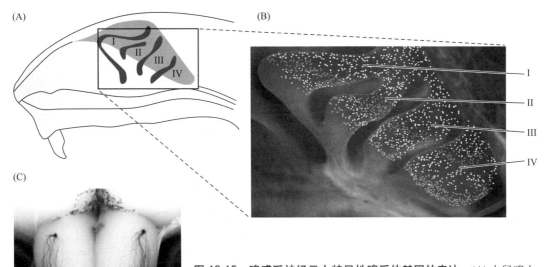

图 19.15 嗅感受神经元上特异性嗅受体基因的表达。(A) 大鼠嗅上皮位于鼻腔内称为鼻甲的一系列回转中，标记为 I～IV。嗅感受神经元对嗅受体 mRNA 呈阳性标记带。(B) 不同 mRNA 探针标记的神经元不相重叠。(C) 表达一种受体基因的嗅感受神经元投射至各个嗅球内特定的小球中。[(A) 引自 Vassar, Ngai, and Axel, 1993；(B) 承 R.Vassar 提供；(C) 引自 Tadenev et al., 2011。]

很明显，那些表达相同分子受体的 ORN 投射至位于第一中枢中继站——嗅球的一对中部和外侧的小球中[95][见图 19.5(C)]。这种高度特化的神经支配模式，包括在到达嗅球之前"类似"的轴突伴行成束，并且依赖于分子受体蛋白的表达[96]。当想到在一生中嗅感受神经元每几周便更换一次，就会觉得嗅组织的这些特征仍有很多能引起人们的兴趣[90]！产生这种选择性神经支配模式的机制尚不清楚。

除了主要的嗅觉上皮外，哺乳动物还有犁鼻骨器官参与对刺激交配和其他行为的外激素的检测。犁鼻骨感受器神经元 (VRN) 投射到副嗅球，转而投射到边缘系统。VRN 还表达其他家族的分子受体。在小鼠，G 蛋白偶联的犁鼻骨受体 1 和受体 2(VR1 和 VR2)[97~99]每个都含有 100 个以上的基因，其中一些能与已知的外激素特异地结合[100]。G 蛋白偶联的甲酰肽受体介导免疫细胞对细菌的反应，并且作为"微量胺"(trace-amine) 结合受体[102]特异地表达在 VRN 上[101]。由于尿中含有甲酰肽和微量胺，有助于性别、社会地位或个体的健康状态的评价[103]。每个犁鼻骨神经元可能都只表达一类分子受体，其表达模式在雌鼠和雄鼠中存在差异[104]。

味觉的转导机制

味和气味的论述经常综合起来，因为两种感觉都是由来自外界的化学物质刺激产生的。确实，一些味质 (味刺激) 作用到 G 蛋白偶联受体 (GPCR) 上，其方式与嗅觉的情况很相似。然而，另一些味质，主要是盐和酸，直接作用于膜电导上。此外，味感受细胞在解剖学上不同于嗅感受神经元。

味感受细胞

味感受器是纤毛状神经上皮细胞，见于舌表面的味蕾中（图 19.16）。与嗅感受器类似，味细胞可终生再生。与嗅感受器不同的是，味细胞没有轴突，但与味蕾中的传入轴突形成化学突触。微纤毛从味细胞的顶端投射到味蕾的开孔，在那里它们与溶于舌表面的唾液中的味质接触。令人惊讶的是，在味蕾中仅有一类细胞对味质产生反应[105][图 19.16(B)]。另一类细胞对味质无反应，却有超微结构证据显示，它们接受来自味细胞的化学突触输入。两类细胞之间的交流可能通过 ATP[106] 和 5- 羟色胺[107] 介导。

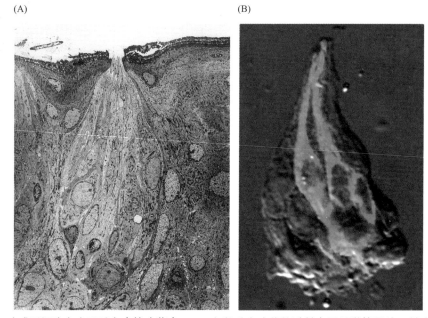

(A)　　　　　　　　　　　　　　　　　　(B)

图 19.16　**味感受细胞存在于舌上皮的味蕾中。** (A) 大鼠舌内味蕾的透射电子显微镜照片。单个味感受细胞有微绒毛，微绒毛投射到味孔，以接触唾液。(B) 从大鼠舌里分离出来的单个味蕾。味感受细胞由抗味转导蛋白 (gustducin，一种参与味觉转导的 G 蛋白) 的抗体标记。[(A) 承 R.Yang and J. Kinnamon 提供；(B) 承 I. Wanner and S. D. Roper 提供。]

味觉的模态

味觉刺激通常分为 5 类：咸、酸、苦、甜和鲜味 (umami)——这最后一种来源于日本语，指谷氨酸钠 (MSG) 的味道，或更一般地指氨基酸 (如肉) 味。每一类都有其本身的转导机制 (图 19.17)。这些机制可以分为两大类。两类都导致味感受器膜去极化：①味质直接作用于离子通道上；②味质受体通过 G 蛋白偶联受体 (GPCR) 介导的第二信使途径与离子通道相偶联[108]。

普遍认为，咸味是钠离子 (或其他一价阳离子) 直接通过味细胞顶端膜上的通道介导的，这些通道在静止时是开放的[109]。咸食物中的钠浓度 (> 100 mmol/L) 比唾液中高，钠单纯地沿电化学梯度扩散入味细胞，从而产生去极化。候选通道与在蛙皮肤和肾脏中发现的上皮的钠通道 (ENaC) 相似。它们对电压不敏感，并且可以被利尿化合物氨氯吡咪 (amiloride) 阻遏。有功能的钠通道由 3 个亚基组成[110]。α 亚基已经在舌上皮中检测到[111]，而且 ENaC 的 α 亚基基因敲除的小鼠丧失了对钠的味觉[112]。

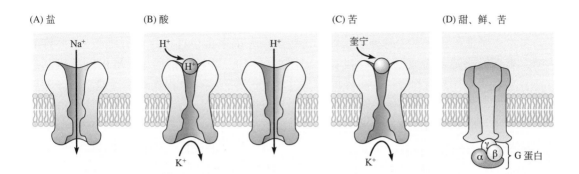

图 19.17　味觉转导的机制。 味质分子的范围包括从质子 (酸) 到简单的盐，直至复杂的有机化合物。这种广范围的化学刺激由多种机制转导。盐 (A) 和酸 (B) 可以直接通过感觉末梢的离子通道，或阻遏正常开放的钾通道。(C) 一些苦味化合物也阻遏钾通道，引起去极化。(D) 糖和氨基酸与 G 蛋白偶联受体相互作用，启动第二信使级联反应。所有这些机制最终都引起去极化、电压门控的钙内流，以及释放至相关传入纤维树突的递质的增加。

　　酸味食物中的酸味由高浓度的质子引起，质子可以从为氨氯吡咪阻遏的通道进入味细胞 [113]。另一个机制是质子使正常开放的 K^+ 通道关闭而引起去极化 [114]。第三种机制见于蛙的味细胞，这些细胞中有为质子激活的阳离子通道 [115]。除了作用于味细胞的纤毛，盐和质子还可以渗透通过味觉小孔 (旁细胞通路，paracellular pathway) 作用于细胞的基底侧膜中相同或不同的离子通道上 (包括一些对氨氯吡咪不敏感的通道)[108]。这似乎示例了味觉的一般原理：对任一种味质可能存在几种平行的转导途径。

　　甜味、苦味和鲜味由 GPCR 介导，其作用可能通过磷脂酶 C 和 IP$_3$ 引起胞内钙库释放 Ca^{2+}[116] (见第 12 章)，从而激活钙依赖的阳离子通道 [117]。此外，通过一种对味细胞特异的 G 蛋白——味转导蛋白 (gusducin) 的活动改变胞内信使 cAMP 的浓度 [118]。味转导蛋白基因敲除的小鼠对甜、苦和鲜味的敏感度降低 [108]。近年来，越来越多的感受甜、苦和鲜味的分子受体已被鉴定。GPCR 分子家族——T1R1、T1R2 和 T1R3 表达在甜感受细胞中，另一 GPCR 大家族 T2R[119,120] 在品尝大量不同的苦味化合物时起作用。最后，已发现代谢型谷氨酸受体的独特亚型 [121] 介导鲜味觉。

　　值得注意的是，除了那些来自味蕾的报告外，味觉是一种来源于感受的感觉。由嗅觉感受的芳香，以及由体感神经元感知的口感和温度，所有这些均有助于最终对食物的鉴定和评价。红辣椒的辣味特别地增强了这种观念。辣的辣椒不能被味细胞本身感觉，而是为舌中被化合物辣椒素 (capsaicin) 所激活的痛觉纤维感觉到。辣椒素受体已被克隆，证明是钙选择性的阳离子通道 [122]。辣受体称为瞬时受体电位通道 (transient receptor potential channel)(亚家族 V，成员 1)，或称 TRP-V1，存在于小直径感觉纤维 (C 纤维) 中，对有害的温度发生反应 (见以下部分)。这样，大自然向辣椒提供了以这种感受器为目标的化学物质——可能是通过激活草食动物的痛觉纤维而使其对这种食物失去兴趣，但对偏爱香辣食物的人类来说，这并非完全成功的策略。

皮肤的痛觉和温度感觉

　　躯体感觉系统含有丰富多样的、有囊包围的和游离的神经末梢，它们从躯体、皮肤表面以及深部组织获得输入信号。精细触觉和振动知觉的特殊感受器在第 21 章论述。在此，我们将论述痛觉和温度感觉的神经基础。这些观点大都来自小直径的 C 纤维和 Aδ 纤维的活动。刺激影响游离的神经末梢（没有任何附加结构），并且大都通过转导的间接机制进行。一类末梢为有害的刺激——机械损伤、过热或过冷，或化学损伤选择性地激活。随后自然会假设在这些纤维的活动与痛的感受之间有直接的关联。由于发现存在不同类群的伤害性感受器，加上低阈值的机械感受器对痛刺激不反应，排除了早期的理论，即"痛来源于对机械感受器的过度刺激"的可能性。确实，越来越多的证据显示有伤害感受器的亚型 (submodality) 存在，例如，痒特异的传入神经元构成一个类群[123]。

游离神经末梢通过激活 TRP 离子通道来转导温度的变化。通道的通透性随皮肤温度的变化而改变。四种不同的 TRP 通道——TRPV1 ~ TRPV4 在不同的温热范围内被激活[124]（图 19.18）。如上所述，TRPV1 为有害的温度激活，并对辣椒素敏感。TRPM8 是一种 Ca^{2+} 通透的通道，为降低的温度激活[125]。薄荷醇 (menthol) 和桉油醇 (eucalyptol) 也激活这种通道，这就解释了这些化合物为何能唤起清凉的感觉。痛的（或有害的，< 17℃）冷感受需要 TRPA1 通道附加参与[126]。

(A)

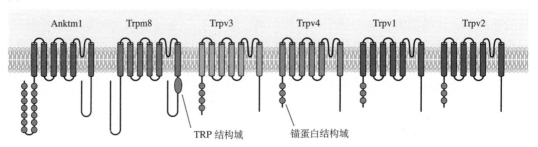

(B)

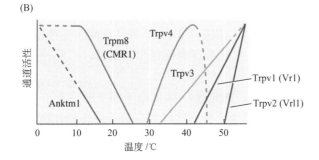

图 19.18　TRP 通道和温度的编码。(A) TRP 通道具有 6 次跨膜结构域，以及位于胞质的 N 端和 C 端。(B) 感受热的 TRP 通道有不同的热激活范围。在某些情况下，化学化合物也激活该受体，产生清凉的感觉（如薄荷醇作用于 Trpm8 通道）或热的感觉（如红辣椒作用于 Trpv1 通道）。平均多项研究得到的激活曲线；虚线部分为推算值。(引自 Patapoutian et al., 2003。)

伤害感受器的激活和敏感化

伤害性感受（有害或者损伤性刺激感受）产生于对外周感受器直接和间接作用的结合。引起疼痛的热（约 43℃以上）引起 C 纤维末梢非特异性阳离子通道的开放[127, 128]。钙和钠离子进入，使细胞去极化，引起动作电位的产生。这些末梢长期暴露于辣椒素，最终可以引起钙积累和细胞死亡。因为这种原因，辣椒素也用作长时程的镇痛剂，可能通过减弱 C 纤维的传入而缓解慢性痛[129]。酸也可以直接开放阳离子通道，一种酸敏感的离子通道 (ASIC) 已从伤害性感受神经元中克隆[130]。引起皮肤损伤的机械刺激也能直接激活伤害感受末梢。

除了被致痛刺激直接激活外，伤害性感受器也对化学激活剂，如损伤细胞释放出的 ATP 产生反应。ATP 受体的一个亚基 (P2X₃) 在背根神经节的 C 纤维胞体中特异地表达，并可能是感觉末梢中伤害性感受 ATP 受体的组成单元[131~133]。细胞的损伤也引起细胞质蛋白酶的释放，释放的蛋白酶降解血清蛋白质。含 9 个氨基酸的缓激肽 (bradykinin) 就是通过这种方式从激肽原 (kininogen) 中产生的，激肽原是普遍存在的非活性前体。缓激肽是 C 纤维末梢潜在的激活剂。与 ATP 不同，它的作用经代谢型受体介导，而不是直接作用于膜通道上[134]。在损伤的皮肤，缓激肽和其他的化学物质也增加被其他刺激激活的伤害性感受末梢的兴奋性 (如敏化)。例如，在缓激肽存在时，对有害的热刺激的反应更大，而且反应发生的温度比正常情况时更低[128]。其他的致炎物质包括前列腺素、5- 羟色胺、组胺和 P 物质。前列腺素 E₂ 和 5- 羟色胺通过降低电压门控钠电流的激活阈值而增加敏感度[135]。激活的痛纤维不仅从其在脊髓内的突触 (第 14 章)，也可以从其皮肤里的末梢释放 P 物质。在外周中，P 物质可以通过阻遏 K⁺ 通道而增加 C 纤维的兴奋性[136]。敏感化过程常伴随着局部的血管舒张和水肿。受影响的区域变得"痛觉过敏"(hyperalgesic)，痛阈降低。

小结

- 每种感觉感受器都对一类刺激能量，即适宜刺激有较好的反应。
- 短程和长程感受器在形态学、功能上有差别。短程感受器直接以感受器电位的幅度编码刺激强度。长程感受器再进一步把感受器电位的幅度转化为频率代码的动作电位。
- 很多感受器的反应随刺激强度的对数而变。这使一些感受器能有宽广的动态范围。
- 大多数感受器对持续的刺激有某种形式的适应。适应因机械和电两个因素而产生。在一些感受器中，非常快速的适应使它们能迅速地"调谐"于快速变化的刺激，如振动。
- 内耳中机械感受毛细胞的运动，通过物理的连接，直接与离子通道的门控偶联。连接邻近静纤毛的顶端连接因毛束的偏转而被牵拉，从而牵引开一个离子通道。
- 钙进入毛细胞的非特异性机械转导通道，引起适应和通道的关闭。
- 嗅觉神经元通过 G 蛋白偶联的膜受体，使质膜上的 cAMP 门控的阳离子通道开放。
- 嗅感受器蛋白大家族的每个成员都在少数嗅感受器中被表达。所有表达一种特异受体蛋白的神经元投射到嗅球中单个小球上。
- 氨基酸、糖和苦味化合物结合于味觉感受细胞上的 G 蛋白偶联受体。
- 盐和质子 (酸) 直接作用于味细胞上的离子通道，产生感受器电位。
- 痛觉和温度觉由多种化学信使介导。直接的机械损伤或过热，在痛纤维上引发动作电位。从损伤组织释放的化合物，如缓激肽，提高伤害性末梢的敏感度。

(钟咏梅 译；杨雄里 校)

参 考 文 献

1　Bialek, W. 1987. *Annu. Rev. Biophys. Biophys. Chem.* 16: 455-478.

2　Kalmijn, A. J. 1982. *Science* 218: 916-918.

3　Heiligenberg, W. 1989. *J. Exp. Biol.* 146: 255-275.

4　Roberts, A., and Bush, B. M. 1971. *J. Exp. Biol.* 54:515-524.

5　Blackshaw, S. E., and Thompson, S. W. 1988. *J. Physiol.* 396:121-137.

6　Hudspeth, A. J., Poo, M. M., and Stuart, A. E. 1977. *J. Physiol.* 272: 25-43.

7　Adrian, E. D., and Zotterman, Y. 1926. *J. Physiol.* 61:151-171.

8　Katz, B. 1950. *J. Physiol.* 111: 261-282.

9　Boring, E. G. 1942. *Sensation and Perception in the History of Experimental Psychology.* Appleton-Century, New York.

10　Eyzaguirre, C., and Kuffler, S. W. 1955. *J. Gen. Physiol.* 39:87-119.

11　Matthews, P.B. 1981. *J. Physiol.* 320: 1-30.

12　Fukami, Y., and Hunt, C. C. 1977. *J. Neurophysiol.* 40:1121-1131.

13　Nakajima, T., and Takahashi, K. 1966. *J. Physiol.* 187: 105-127.

14　Nakajima, S., and Onodera, K. 1969. *J. Physiol.* 200: 187-204.

15　Sokolove, P.G., and Cooke, I. M. 1971. *J. Gen. Physiol.* 57: 125-163.

16　Erxleben, C. F. 1993. *Neuroreport* 4: 616-618.

17　Bell, J., Bolanowski, S., and Holmes, M. H. 1994. *Prog. Neurobiol.* 42: 79-128.

18　Quilliam, T. A., and Armstrong, J. 1963. *Endeavour* 22: 55-60.

19　McIntyre, A. 1980. *Trends Neurosci.* 3: 202-205.

20　Loewenstein, W. R., and Mendelson, M. 1965. *J. Physiol.* 177: 377-397.

21　Ingber, D. E. 2006. *FASEB J.* 20:811-827.

22　Garcia-Anoveros, J., and Corey, D. P. 1997. *Annu. Rev. Neurosci.* 20: 567-594.

23　Chalfie, M. 2009. *Nat. Rev. Mol.Cell. Biol.* 10: 44-52.

24　Brown, H. M., Ottoson, D., and Rydqvist, B. 1978. *J. Physiol.* 284:155-179.

25　Rydqvist, B., and Purali, N. 1993. *J. Physiol.* 469:193-211.

26　Edwards, C. et al. 1981. *Neuroscience* 6: 1455-1460.

27　Nakajima, S., and Onodera, K. 1969. *J. Physiol.* 200:161-185.

28　Lin, J. H., and Rydqvist, B. 1999. *Acta Physiol. Scand.* 166: 65-74.

29　Hunt, C. C., Wilkinson, R. S., and Fukami, Y. 1978. *J. Gen. Physiol.* 71: 683-698.

30　Guharay, F., and Sachs, F. 1984. *J. Physiol.* 352: 685-701.

31　Sachs, F. 1988. *Crit. Rev. Biomed. Eng.* 16: 141-169.

32　Erxleben, C. 1989. *J. Gen. Physiol.* 94: 1071-1083.

33　Flock, A., Flock, B., and Murray, E. 1977. *Acta Otolaryngol.* 83: 85-91.

34　Flock, A. 1965. *Cold Spring Harb. Symp. Quant. Biol.* 30: 133-145.

35　Lowenstein, O., and Wersall, J. 1959. *Nature* 184: 1807-1808.

36　Crawford, A. C., and Fettiplace, R. 1985. *J. Physiol.* 364: 359-379.

37　Hudspeth, A. J., and Corey, D. P. 1977. *Proc. Natl. Acad. Sci.USA* 74:2407-2411.

38　Hudspeth, A. J., and Jacobs, R. 1979. *Proc. Natl. Acad. Sci. USA* 76: 1506-1509.

39　Corey, D. P., and Hudspeth, A. J. 1979. *Nature* 281:675-677.

40　Shotwell, S. L., Jacobs, R., and Hudspeth, A. J. 1981 *Ann. N YAcad. Sci.* 374: 1-10.

41　Pickles, J. O., Comis, S. D., and Osborne, M. P. 1984. *Hear. Res*. 15:103-112.

42　Crawford, A. C., Evans, M. G., and Fettiplace, R. 1991. *J. Physiol*. 434: 369-398.

43　Assad, J. A., Shepherd, G. M., and Corey, D. P. 1991. *Neuron* 7: 985-994.

44　Hudspeth, A. J. 1982. *J. Neurosci*. 2: 1-10.

45　Jaramillo, F., and Hudspeth, A. J. 1991. *Neuron* 7: 409-420.

46　Beurg, M. et al. 2009. *Nat. Neurosci*. 12: 553-558.

47　Lumpkin, E. A., and Hudspeth, A. J. 1995. *Proc. Nail. Acad. Sci. USA* 92: 10297- 10301.

48　Corey, D. P., and Hudspeth, A. J. 1983. *J. Neurosci*. 3: 962-976.

49　Crawford, A. C., Evans, M. G., and Fettiplace, R. 1989. *J. Physiol*. 419: 405-434.

50　Howard, J., and Hudspeth, A. J. 1988. *Neuron* 1 : 189-199.

51　Kazmierczak, P. et al. 2007. *Nature* 449: 87-91.

52　Ohmori, H. 1985. *J. Physiol*. 359:189-217.

53　Denk, W. et al. 1995. *Neuron* 15:1311-1321.

54　Vollrath, M. A., Kwan, K. Y., and Corey, D. P. 2007. *Annu. Rev. Neurosci*. 30: 339-365.

55　Kwan, K. Y. et al. 2006. *Neuron* 50: 277-289,

56　Gillespie, P.G., and Muller, U. 2009. *Cell* 139: 33-44.

57　Hudspeth, A. J., and Gillespie, P. G. 1994. *Neuron* 12: 1-9.

58　Libby, R. T., and Steel, K. P. 2000. *Essays Biochem*. 35: 159-174.

59　Gillespie, P. G., Wagner, M. C., and Hudspeth, A. J. 1993. *Neuron* 11: 581-594.

60　Ricci, A. J., and Fettiplace, R. 1997. *J. Physiol*. 501: 111-124.

61　Martin, P. Mehta, A. D., and Hudspeth, A. J. 2000. *Proc. Natl. Acad. Sci. USA* 97: 12026-12031.

62　Kemp, D. T. 1978. *J. Acoust. Soc. Am*. 64: 1386-1391.

63　Lonsbury-Martin, B. L., and Martin, G. K. 2003. *Curr. Opin. Otolaryngol. Head Neck Surg*. 11: 361-366.

64　Stern, K., and McClintock, M. K. 1998. *Nature* 392:177-179.

65　Brennan, P. A., and Kendrick, K. M. 2006. *Philos. Trans. R. Soc. Lond., B, Biol. Sci*. 361: 2061-2078.

66　Pevsner, J. et al. 1988. *Science* 241: 336-339.

67　Farbman, A. I. 1994. *Semin. Cell Biol*. 5: 3-10.

68　Adrian, E. D. 1953. *Acta Physiol. Scand*. 29: 5-14.

69　Ottoson, D. 1956. *Acta Physiol. Scand*. 35: 1-83.

70　Maue, R. A., and Dionne, V. E. 1987. *J. Gen. Physiol*. 90:95-125.

71　Firestein, S., Shepherd, G. M., and Werblin, F.S. 1990. *J. Physiol*. 430: 135-158.

72　Nakamura, T., and Gold, G. H. 1987. *Nature* 325: 442-444.

73　Pifferi, S., Boccaccio, A., and Menini, A. 2006. *FEBS Lett*. 580: 2853-2859.

74　Dhallan, R. S. et al. 1990. *Nature* 347: 184-187.

75　Kleene, S. J., and Gesteland, R. C. 1991. *J. Neurosci*. 11: 3624-3629.

76　Kurahashi, T., and Yau, K. W. 1993. *Nature* 363: 71-74.

77　Pifferi, S. et al. 2009. *J. Physiol*. 587: 4265-4279.

78　Kleene, S. J. 2008. *Chem. Senses*. 33: 839-859.

79　Menini, A., Picco, C., and Firestein, S. 1995. *Nature* 373: 435-437.

80　Buck, L., and Axel, R. 1991. *Cell* 65: 175-187.

81　Jones, D. T., and Reed, R. R. 1989. *Science* 244: 790-795.

82　Pace, U. et al. 1985. *Nature* 316: 255-258.

83　Bakalyar, H. A., and Reed, R. R. 1990. *Science* 250:1403-1406.

84　Breer, H., Boekhoff, I., and Tareilus, E. 1990. *Nature* 345: 65-68.

85　Boekhoff, I. et al. 1990. *EMBO J*. 9: 2453-2458.

86   Restrepo, D. et al. 1990. *Science*. 249: 1166-1168.

87   Ache, B. W., and Zhainazarov, A. 1995. *Curr. Opin. Neurobiol*. 5: 461-466.

88   Brunet, L. J., Gold, G. H., and Ngai, J. 1996. *Neuron* 17: 681-693.

89   Fukuda, N. et al. 2008. *Eur. J. Neurosci*. 27: 2665-2675.

90   Reed, R. R. 2004. *Cell* 116: 329-336.

91   Ressler, K. J., Sullivan, S. L., and Buck, L. B. 1993. *Cell* 73: 597-609.

92   Vassar, R., Ngai, J., and Axel, R. 1993. *Cell* 74: 309-318.

93   Serizawa, S. et al. 2003. *Science* 302: 2088-2094.

94   Lewcock, J. W., and Reed, R. R. 2004. *Proc. Natl. Acad. Sci. USA* 101: 1069-1074.

95   Mombaerts, P. et al. 1996. *Cell* 87: 675-686.

96   Bozza, T. et al. 2002. *J. Neurosci*. 22: 3033-3043.

97   Dulac, C., and Axel, R. 1995. *Cell* 83: 195-206.

98   Matsunami, H., and Buck, L. B. 1997. *Cell* 90: 775-784.

99   Ryba, N. J., and Tirindelli, R. 1997. *Neuron* 19: 371-379.

100   Boschat, C. et al. 2002. *Nat. Neurosci*. 5: 1261-1262.

101   Riviere, S. et al. 2009. *Nature* 459: 574-577.

102   Liberles, S. D., and Buck, L. B. 2006. *Nature* 442: 645-650.

103   Tirindelli, R. et al. 2009. *Physiol. Rev*. 89: 921-956.

104   Herrada, G., and Dulac, C. 1997. *Cell* 90: 763-773.

105   DeFazio, R. A. et al. 2006. *J. Neurosci*. 26: 3971-3980.

106   Finger, T. E. et al. 2005. *Science* 310: 1495-1499.

107   Huang, Y. J. et al. 2005. *J. Neurosci*. 25: 843-847.

108   Roper, S. D. 2007. *Pflügers Arch*. 454: 759-776.

109   Avenet, P., and Lindemann, B. 1991. *J. Membr. Biol*. 124: 33-41.

110   Canessa, C. M. et al. 1994. *Nature* 367: 463-467.

111   Li, X. J., Blackshaw, S., and Snyder, S. H. 1994. *Proc. Natl. Acad. Sci. USA* 91: 1814-1818.

112   Chandrashekar, J. et al. *Nature* 464: 297-301.

113   Gilbertson, T. A., Roper, S. D., and Kinnamon, S. C. 1993. *Neuron* 10: 931-942.

114   Kinnamon, S. C., Dionne, V. E., and Beam, K. G. 1988. *Proc. Natl. Acad. Sci. USA* 85: 7023-7027.

115   Okada, Y., Mitamoto, T., and Sato, T. 1994. *J. Exp. Biol*. 187:19-32.

116   Zhang, Y. et al. 2003. *Cell* 112: 293-301.

117   Zhang, Y. et al. 2007. *J. Neurosci*. 27: 5777-5786.

118   McLaughlin, S. K., McKinnon, P. J., and Margolskee, R. F. 1992. *Nature* 357: 563-569.

119   Adler, E. et al. 2000. *Cell* 100: 693-702.

120   Matsunami, H., Montmayeur, J. P., and Buck, L. B. 2000. *Nature* 404: 601-604.

121   Chaudhari, N., Landin, A. M., and Roper, S. D. 2000. *Nat. Neurosci*. 3: 113-119.

122   Caterina, M. J. et al. 1997. *Nature* 389: 816-824.

123   Liu, Q. et al. 2009. *Cell* 139: 1353-1365.

124   Lumpkin, E. A., and Caterina, M. J. 2007. *Nature* 445: 858-865.

125   Reid, G. 2005. *Pflügers Arch*. 451: 250-263.

126   Kwan, K. Y., and Corey, D. P. 2009. *J. Gen. Physiol*. 133:251-256.

127   Bevan, S., and Yeats, J. 1991. *J. Physiol*. 433:145-161.

128   Cesare, P., and McNaughton, P. 1996. *Proc. Natl. Acad. Sci. USA* 93: 15435-15439.

129   Szallasi, A., and Blumberg, P. M. 1996. *Pain* 68: 195-208.

130   Waldmann, R. et al. 1997. *Nature* 386: 173-177.

131 Chen, C. C. et al. 1995. *Nature* 377: 428-431.

132 Lewis, C. et al. 1995. *Nature* 377: 432-435.

133 Cook, S. P. et al. 1997. *Nature* 387: 505-508.

134 Burgess, G. M. et al. 1989. *J. Neurosci.* 9: 3314-3325.

135 Gold, M. S. et al. 1996 *Proc. Nail. Acad. Sci. USA* 93:1108-1112.

136 Adams, P. R., Brown, D. A., and Jones, S. W. 1983. *Brit. J. Pharmacol.* 79: 330-333.

建 议 阅 读

一般性综述

Dussor, G., Koerber,H. R., Oaklander, A. L., Rice, E L., and Molliver, D. C. 2009. Nucleotide signaling and cutaneous mechanisms of pain transduction. *Brain Res. Rev.* 60: 24-35.

Fettiplace, R. 2009. Defining features of the hair cell mechanoelectrical transducer channel. *Pflügers Arch.* 458: 1115-1123. Review.

Fings, S. 2009. Primary processes in sensory cells: current advances. *J. Comp. Physiol. A* 195: 1-19.

Gillespie, P G., and Müller, U. 2009. Mechanotransduction by hair cells: models, molecules, and mechanisms. *Cell* 139: 33-44.

Hudspeth, A. J. 2008. Making an effort to listen: mechanical amplification in the ear. *Neuron* 59: 530-545. Review.

Kleene, S. J. 2008. The electrochemical basis of odor transduction in vertebrate olfactory cilia. *Chem. Senses* 33: 839-859.

Lumpkin, E. A., and Caterina, M. J. 2007. Mechanisms of sensory transduction in the skin. *Nature* 445: 858-865.

Roper, S. D. 2007. Signal transduction and information processing in mammalian taste buds. *Pflügers Arch.* 454: 759-776.

Roper, S. D., and Chaudhari, N. 2009. Processing umami and other tastes in mammalian taste buds. *Ann. N Y Acad. Sci.* 1170: 60-65.

Touhara, K., and Vosshall, L. B. 2009. Sensing odorants and pheromones with chemosensory receptors. *Annu. Rev. Physiol.* 7 1: 307-332.

Vega, J. A., García-Suárez, O., Montaño, J. A., Pardo, B., and Cobo, J. M. 2009. The Meissner and Pacinian sensory corpuscles: revisited new data from the 1ast decade. *Microsc. Res. Tech.* 72: 299-309.

Vollrath, M. A., Kwan, K. Y., and Corey, D. P 2007. The micromachinery of mechanotransduction in hair cells. *Annu. Rev. Neurosci.* 30: 339-365.

原始论文

Beurg, M., Fettiplace, R., Nam, J. H., and Ricci, A. J. 2009. Localization of inner hair cell mecha-notransducer channels using high-speed calcium imaging. *Nat. Neurosci.* 12: 553-558.

Buck, L., and Axel, R. 1991. A novel multigene family may encode odorant receptors: A molecu-1ar basis for odor recognition. *Cell* 65: 175-187.

Caterina, M.J., Schumacher,M. A., Tominaga M., Rosen T. A., Levine J. D., and Iulius D. 1997. The capsaicin receptor: A heat-activated ion channel in the pain pathway. *Nature* 389: 816-824.

Chaudhari, N., Landin, A. M., and Roper,S. D. 2000. A metabotropic glutamate receptor variant functions as a taste receptor. *Nat. Neurosci.* 3: 113-119.

Crawford, A. C., and Fettiplace, R. 1985. The mechanical properties of ciliary bundles of turtle cochlear hair cells. *J. Physiol.* 364: 359-379.

DeFazio, R. A., Dvoryanchikov,G., Maruyama, Y, Kim, J. W., Pereira. E Roper, S. D., and Chaudhari, N. 2006. Separate populations of receptor cells and presynaptic cells in mouse taste buds. *J. Neurosci.* 26: 3971-3980.

Dhallan, R. S., Yau, K. W., Schrader,K. A., and Reed, R. R. 1990. Primary structure and func- tional expression of a cyclic nucleotide-activated channel from olfactory neurons. *Nature* 347: 184-187.

Eyzaguirre, C., and Kuffler, S. W. 1955. Processes of excitation in the dendrites and soma of single isolated sensory nerve cells of the Iobster and crayfish. *J. Gen. Physiol.* 39: 87-119.

Howard, J and Hudspeth, A. J. 1988. Compliance of the hair bundle associated with gating of mechanoelectrical transduction channels in the bullfrog's saccular hair cell. *Neuron* 1: 189-199.

Hudspeth, A. J., and Corey, D. P 1977. Sensitivity, polarity and conductance change in the re-sponse of vertebrate hair cells to controlled mechanical stimuli. *Proc. Natl. Acad. Sci. USA* 74: 2407-2411.

Kazmierczak, P, Sakaguchi, H., Tokita, J., Wilson-Kubalek, E. M., Milligan, R. A., Muller,U., and Kachar, B. 2007. Cadherin 23 and protocadherin 15 interact to form tip-link filaments in sensory hair cells. *Nature* 449: 87-91.

Loewenstein, W. R., and Mendelson, M. 1965. Components of adaptation in a Pacinian cor-puscle. *J. Physiol.* 177: 377-397.

Nakamura, T, and Gold, G. H. 1987. A cyclic nucleotide-gated conductance in olfactory recep-tor cilia. *Nature* 532: 442-444.

Ricci, A. J., Crawford, A. C., and Fettiplace, R. 2003. Tonotopic variation in the conductance of the hair cell mechanotransducer channel. *Neuron* 40: 983-990.

Riviere, S., Challet, L., Flueggr, D., Spehr,M., and Rodriguez, I. 2009. Formyl peptide receptor-like proteins are a novel family of vomeronasal chemosensors. *Nature* 459: 574-577.

Vassar,R., Ngai, J., and Axel R. 1993. Spatial segregation of odorant receptor expression in the mammalian olfactory epithelium. *Cell* 74: 309-318.

Zhang, Y., Hoon, M. A., Chandrashekar, J., Mueller, K. L., Cook, B., Wu, D., Zuker,C. S., and Ryba, N. J. 2003. Coding of sweet, bitter,and umami tastes: difierent receptor cells sharing similar signaling pathways. *Cell* 12: 293-301.

■ 第 20 章
视网膜中视觉信号的转导与传递

由光引起神经元信号，并由此产生的对物体、背景、运动、阴影和颜色的感知的整个过程起始于视网膜。对光的反应开始于含有视色素的光感受器——视杆和视锥。视杆具有很高的敏感度，能被单个光量子激活。颜色和白昼视觉则依赖于视锥。光感受器中的视色素吸收光后激活 G 蛋白，引起生化的级联反应。其结果是，膜上的核苷酸门控阳离子通道关闭，导致光感受器超极化。因此，光减少了作用于突触后双极细胞和水平细胞的递质的持续释放。光感受器的信号最后传送至神经节细胞。神经节细胞的轴突进入到视神经，组成眼的唯一输出通路。

光感受器通过双极细胞、水平细胞和无长突细胞与神经节细胞相连。与视杆、视锥一样，水平细胞和双极细胞都产生局部的分级电位，而不产生动作电位。对视网膜及其上级的视系统各层次中各种神经元的信号处理，以在感受野方面进行的分析最为突出，而感受野是感知的基本单元。视系统中，一个神经元的感受野，是指光照能增强或压抑该细胞产生信号的一块有限的视网膜表面区域。一个视网膜神经节细胞的感受野是视网膜上的一个圆形小区域。"给光"型神经节细胞由照射感受野中心的光点引起动作电位的发放；"撤光"型神经节细胞则由降低感受野中心的光照（如阴影）引起动作电位的发放。大小、位置、突触连接、生理反应各不相同的大 (M)、小 (P) 两类神经节细胞在功能上非常重要。较小的 P 型神经节细胞有精细的空间分辨能力，其中一些细胞还具有颜色敏感性。较大的 M 型神经节细胞对运动刺激和小的对比度变化有更佳的反应。M 型和 P 型神经节细胞之间的这种显著不同的特性，在脑中相继的中继站均保持着。此外，一小群特化的神经节细胞能直接对光照产生反应，提供背景照明的信息。

与第 1 章和第 2 章相比，本章将对视网膜中神经元的活动进行更详尽的论述，旨在例示信号产生和组织的原理。我们首先将简要概述视觉通路，而后详细介绍视网膜的组构。由于光感受器所产生的不寻常的信号，引发视网膜中的功能传递，因此，它们的对光反应将在本章而不是第 19 章论述。

眼

眼中的视网膜可作为大脑的一个独立前哨。它接受并分析信息，然后把这种信息通过一条清晰的通路——视神经传入高级中枢作进一步处理。视觉信息处理的第一步，开始于外部世界在每侧视网膜上形成的清晰的倒立像。形成清晰视觉的关键是：①通过调节晶状体的厚度，对像正确聚焦（调节）；②通过调节瞳孔直径而改变进入眼的光；③双眼的会聚，以保证匹配的像落在两个视网膜的相应点上；④眼的运动，以补偿头部自发或被动的移动。我们视觉的精细分辨程度在整个视野是不均一的，中心视野最为敏锐。在注视的中心，我们能辨认小的印刷字符，而在周围视野则不能。这种视锐度的丢失更多地源于周围视网膜中感受器密度的下降及神经连接的改变，而并非光学效应。我们首先描述视通路的基本解剖特性，然后描述当视色素吸收光产生电信号后，视网膜神经元对信号所作的一步步处理。

视系统的解剖通路

图 20.1 描绘了从眼到大脑皮层的神经通路，标明了大鼠脑中视系统的某些主要部位。视网膜神经节细胞的轴突进入视神经，约一半通过视交叉终止于丘脑中的外侧膝状体。由于晶状体的光学倒像作用，使动物左侧视野成像于右侧视网膜上，以致每侧大脑半球"看到"视野中相反的一侧。

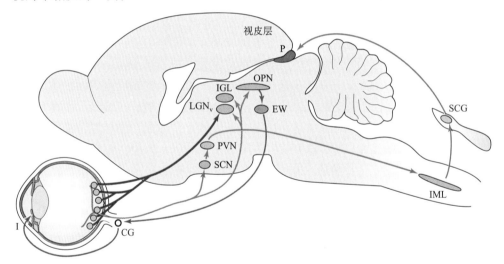

图 20.1　视网膜神经节细胞的中枢投射。光由光感受器转导，经双极细胞传递，大多数神经节细胞对此作出反应，其轴突投射至丘脑的外膝核，信息从这里传至视觉皮层（见第 2 章）。这些经典的视网膜神经节细胞（粗紫线）携带着颜色、形状、运动的信息，所有这些详细信息使我们产生形状视觉，并能分析视觉世界。少数视网膜神经节细胞由于表达光敏色素视黑质而成为自身感光细胞。这些自身感光神经节细胞 (ipRGCs，细绿线)，投射至视交叉上核 (SCN)（见第 17 章），经视旁核 (PVN) 形成产生昼夜节律的视网膜下丘脑束（橙线）。这一环路包括脊髓中的中间外侧核 (IML)，以及能最终刺激松果腺 (P) 释放褪黑素的颈上神经节 (SCG)。其他的 ipRGC 投射至橄榄顶盖前核 (OPN)，由此经 Edinger-Westphal 核 (EW) 激活睫状神经节 (CG) 中的运动神经元而控制虹膜肌（蓝线）。（引自 Berson，2003。）

视网膜的细胞分层

视网膜具有清晰的细胞分层，并仅有 5 种具有定型的形态特征的主要细胞类型[1~4]，这些特点都成为其特别吸引生理学研究的原因之一。图 20.2 所示为视网膜纵切面上各种类型细胞的排列及其典型位置。在离晶状体和瞳孔最远的深层分布着光感受器，包括司弱光视觉的**视杆** (rod) 和司白昼及颜色视觉的**视锥** (cone)。视锥与**双极细胞** (bipolar cell) 相连接，后者又与发出视神经纤维的**神经节细胞** (ganglion cell) 相连接。视杆的连接更为复杂，它与中间神经元 (无长突细胞) 相连接，后者作用于视锥环路。

(A)

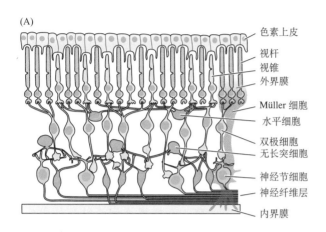

色素上皮
视杆
视锥
外界膜
Müller 细胞
水平细胞
双极细胞
无长突细胞
神经节细胞
神经纤维层
内界膜

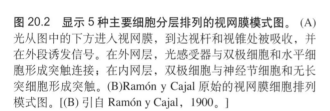

(B)

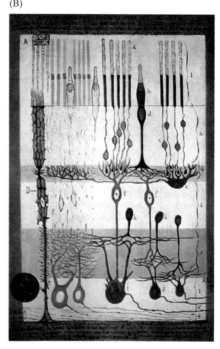

图 20.2　显示 5 种主要细胞分层排列的视网膜模式图。 (A) 光从图中的下方进入视网膜，到达视杆和视锥处被吸收，并在外段诱发信号。在外网层，光感受器与双极细胞和水平细胞形成突触连接；在内网层，双极细胞与神经节细胞和无长突细胞形成突触。(B)Ramón y Cajal 原始的视网膜细胞排列模式图。[(B) 引自 Ramón y Cajal，1900。]

除了这种直通线外，还有其他细胞主要形成横向 (即侧向) 连接。这些细胞是**水平细胞** (horizontal cell) 和**无长突细胞** (amacrine cell)。只有神经节细胞和某些无长突细胞能产生动作电位。光感受器、水平细胞和双极细胞只能产生局部的分级电位。每一种主要的细胞类型中，含结构和功能有显著差异的细胞亚型。Müller 细胞和星形胶质细胞构成视网膜的胶质细胞，其特性已在第 10 章论述。

视网膜中视杆和视锥的光转导

光感受器为视觉设置了舞台，并限定了感知外部世界的方式；它们所感知的光谱范围因种属而异。例如，许多无脊椎动物能检测到紫外光，还有一些能够利用光的偏振特性来导航 (见第 18 章)。人类的光感受器在正常情况下对这些信号均不能察觉，但是比某些同类哺乳动物表现得更出色。由于缺乏合适的感受器，猫是色盲 (尽管人类在夜晚的视觉也是这样，但所有的猫均是灰色的)。另一方面，在暗中，哺乳动物的视杆敏感度很高，单个光量子就能引起视杆产生可测量的信号，并且只需约 7 个左右的视杆被单个光量子激活就能产生感知 [5]，而在明亮的白天，当光强度增强 10 亿倍时，用不那么敏感的视锥，我们能察觉精细的色调、对比度和颜色的差别。

就信号的转导机制而言，光感受器对光产生反应，与第 19 章中描述的嗅觉受体对气味产生反应的机制有着惊人的相似。

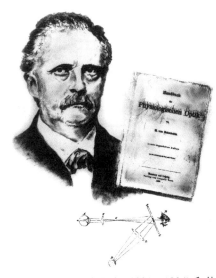

Hermann von Helmholtz(1821—1894) 和他的关于视觉的一幅绘图及书的扉页。他在医学、听觉、神经生理学和热力学研究方面均作出了同等重要的原创性贡献。如今重读他的著作仍能给人耳目一新之感。（图片承 Rolf Boch 博士提供。）

光感受器的排列和形态

在远离角膜和入射光而邻近视色素上皮的视网膜层中，视杆和视锥组成紧密排列的阵列（图 20.3；见图 20.2）。色素上皮吸收未被光感受器吸收的光，因此降低了光在眼内的散射。因而，除了在中央凹这一小块区域外，光必须穿过细胞层和纤维层，才能到达吸收光子的光感受器外段。正如 Helmholtz 在 1867 年写道：

在视网膜的中心附近有一特殊的点，称之为中央凹或窝。由于在该处有着最精细的分辨率，所以中央凹在视觉中非常重要。视锥在此高度密集，并接受没有被视网膜中其他半透明部分所阻挡过的光线。我们可以假设，单个神经元连接，经视神经干，从每个视锥通向大脑，在那里产生其特有的印象，从而使单个视锥的兴奋对视觉产生不同的、独特的影响[6]。

在"突触"这个词甚至在细胞理论诞生之前，Helmholtz 就进行了这段描述是极不寻常的。

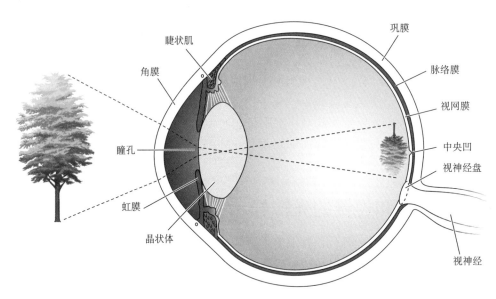

图 20.3 眼的结构。 眼横切面显示视物成像于视网膜。睫状肌的激活能改变晶状体的厚度和瞳孔大小。在神经节细胞轴突出口处光敏的视网膜上皮断开，视神经从中穿出。近旁是视网膜中央凹，由于视锥密度高、其上细胞层薄而具有最佳的视锐度。

对中央凹处的细胞计数发现，视锥高度密集，其密度为 200 000 个 /mm^2，但缺乏视杆。而且，中央凹处的视锥比周边视网膜的更细长[2]。由于中央凹处无视杆，因此在很弱光处（如夜晚）为一盲点。但它与视神经离开眼睛处的盲点不同，因为在视神经盘处无任何光感受器。

图 20.4 显示光感受器结构的 3 个主要特征：①外段，其中的视色素吸收光；②内段，

含细胞核、离子泵、转运体、核糖体、线粒体和内质网；③突触终末，向第二级神经元释放谷氨酸，并接受突触输入。突触终末释放递质处的显著特征为包含一个或多个带形结构，沿此结构排列着含递质的囊泡[7](见图 20.17)。

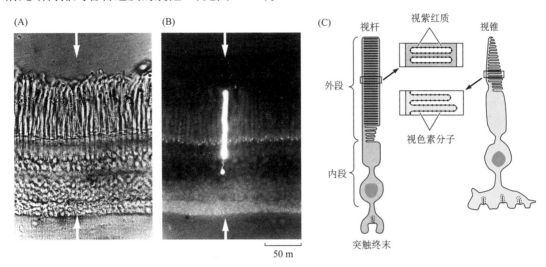

图 20.4　视网膜的光感受器。(A, B) 显示向蟾蜍视杆中注射荧光黄后，在可见光 (A) 和紫外光 (B) 下的图像。箭头标示视网膜中同一位置。(C) 视杆和视锥的模式图。视杆的视紫红质 (小黑点) 包埋在膜盘的膜中，膜盘与细胞外膜不相连续。视锥色素分子则排列在与表面膜相连续的内褶膜上。外段和内段由一窄柄相连。暗中，突触终末持续释放递质。[(A) 和 (B) 承已故的 B. Nunn 提供，未发表的图片；(C) 引自 Baylor，1987。]

脊椎动物光感受器对光的电反应

如前所述，感受器对适宜刺激的典型反应为诱发动作电位的局部分级去极化。虽然大多数无脊椎动物的光感受器以此方式对光反应 [图 20.5(A)][8]，但大多数脊椎动物光感受器对光的反应与此很不相同。图 20.5(B) 显示细胞内电极所记录的鳖的视杆电反应[9]。暗中 (静息时)，有一持续的内向电流流入外段，使光感受器去极化。光关闭持续的内向电流，留下始终存在的外向钾电流，从而使细胞超极化。以下几节将论述光感受器怎样吸收以及光如何产生电信号的机制。

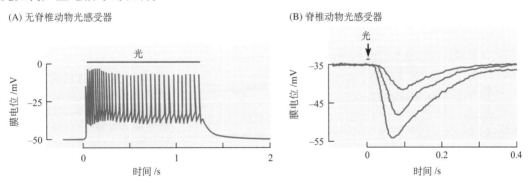

图 20.5　光感受器的反应。(A) 无脊椎动物 (鲎) 光感受器的光反应是能产生冲动的去极化。这是各种刺激，如触、压或牵张引起的感觉感受器的常见反应 (见第 19 章)。(B) 脊椎动物 (鳖) 光感受器的光反应为超极化，且对不同强度的闪光呈现分级变化。[(A) 引自 Fuortes and Poggio，1963；(B) 引自 Baylor，Fuortes and O'Bryan，1971。]

视色素

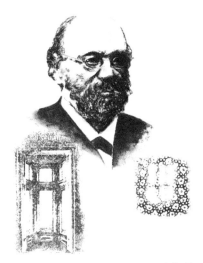

Wilhelm Kuhne(1837—1900)。画像的左下侧，显示从他的房间所看到的图景。将这幅图景呈示于兔视网膜，使之漂白，即可形成清晰可见的窗户布局像（右侧）。Kuhne 首次分离出视紫红质。（图片承 Rolf Boch 博士提供。）

视色素集中于外段上。每个视杆约含有 10^8 个视色素分子，它们聚集于数百个（猴视杆约为 750 个）与外膜分离的膜盘上 [见图 20.4(C)]。相反，视锥的色素分子聚集在与细胞膜相连续的内褶处。色素分子占总膜盘蛋白的 80%。视色素在外段膜上的排列非常紧密，以至于视杆中的视色素分子间距小于 10 nm[10]。视色素分子在光所经过的各层上的这种密集排列，提高了光子通过外段时被俘获的概率。那么，视色素吸收光时，信号是怎样产生的呢？

视色素对光的吸收

光由视杆中的**视紫红质**和视锥中的相关色素吸收。应用心理物理、生物化学、生理和分子技术，已对视色素吸收光后所发生的事件进行了研究。视色素分子由两部分构成：①一种蛋白质，称为视蛋白；②生色基团（也就是在化合物中产生颜色的化学基团），11- 顺维生素 A 醛 [称为**视黄醛** (retinal)]。采用分光光度法已对视色素的吸收特性进行了定量测量[11,12]。当不同波长的光照射含视杆色素（视紫红质）的溶液时，波长为 500 nm 左右的红绿光的吸收最有效。这与在显微镜下用不同波长的小光点照射单个视杆的吸收光谱相似。已证实，弱光下的感知与视紫红质的吸收特性吻合良好。对人的定量心理物理测量表明，500 nm 左右的蓝绿光在暗中是最易被感知的弱光。在白天，视杆不活动，视锥活动，此时，我们对红光更敏感，这与视锥的吸收光谱相吻合（我们随后将对此进行简短论述）[10]。

一旦视紫红质吸收了一个光子，视黄醛将发生光致异构化，从 11- 顺型变成全反型。这种变化非常之快，仅需 10^{-12} s，随后，该蛋白质通过各种中间产物而发生一系列构型变化[13]。该蛋白质的一种构型——间视紫红质 II，对光转导过程非常关键（本章随后将做讨论）。图 20.6 显示漂白和活性视紫红质复生中所发生的变化序列。间视紫红质 II 产生于光

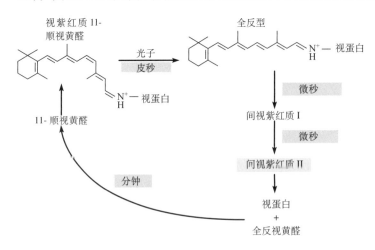

图 20.6 光对视紫红质的漂白。黑暗中，11- 顺视黄醛与视蛋白结合。吸收光子后，11- 顺视黄醛异构化为 11- 全反视黄醛。随后，视蛋白 - 全反型分子迅速转变为间视紫红质 II，后者解离为视蛋白和全反视黄醛。视紫红质的复生依赖于光感受器和色素上皮细胞之间的相互作用。间视紫红质 II 则出发第二信使系统的活化。（引自 Dowling，1987。）

子吸收约 1 ms 后。漂白后视色素复生很慢，需数分钟，它要求视黄醛在光感受器和色素上皮之间进行传递[14]。

视紫红质的结构

视蛋白由 348 个氨基酸残基组成，有含 20 ～ 25 个氨基酸的 7 个疏水区，构成 7 个跨膜螺旋区[15]。氨基端在胞外（即视杆膜盘内），而羧基端在胞质中（图 20.7）。视黄醛连接在视蛋白的第 7 个跨膜段的赖氨酸残基上。视蛋白是 7 次跨膜蛋白家族的一员，该家族蛋白包括诸如肾上腺素受体和毒蕈碱受体等的代谢型神经递质受体。与视紫红质一样，那些受体通过激活 G 蛋白经第二信使起作用（见第 12 章）。暗中，视紫红质极其稳定。Baylor 通过计算表明，单个视紫红质分子自发的热异构化约每 3000 年发生一次，这比光致异构化慢 10^{23} 倍[16]。

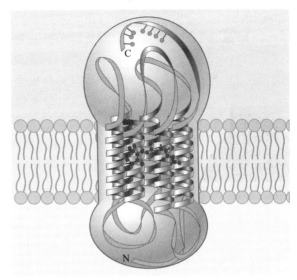

图 20.7　脊椎动物视紫红质在膜上的结构。螺旋部分打开，暴露出视黄醛（红色）的位置。C 为羧基端；N 为氨基端。（引自 Stryer and Bourne，1986。）

视锥和色觉

早在 19 世纪，Young 和 Helmholtz 以他们非凡的洞察力和实验提出了色觉的关键问题，同时给出了清晰、确切的解释。他们关于颜色感知必定有 3 类光感受器的结论经受住了时间的考验，并在分子水平得到了证实。为了用作铺垫，我们再次引用 Helmholtz 的话，他比较了光、声、颜色、音调的感知。尤其是在当时令人混淆的活力论概念正流行时，他思维的清晰、富有魅力以及历久弥新的华美令人惊叹：

色彩的差异取决于 3 种原色——红、绿和紫，不同比例的组合。正如光和温度感觉的差异取决于阳光是刺激了视觉神经还是感觉神经，在 Young 的假设中也是这么想的：颜色感觉的差异仅取决于是这种或是另一种神经纤维被更强地刺激了。当所有 3 种神经被同等兴奋，其结果是白光的感觉。如果我们让两种不同颜色的光同时照射一个白色屏幕时，我们看到的是单一复合色，与原来两种颜色多少有差别。如果我们将眼和耳进行比较，我们将会更好地理解这样值得注意的事实：我们能将外界光成分的多种多样归之于 3 种原色的混合。对于声音，我们将长波长感知为低音调，短波长感知为高音调，而耳朵能同时接收许多声波，也就是说许多音调。但各种音调并不像颜色融合成复合色一样能融合成复合音调。如果我们用橙色取代红和黄，眼睛无法区别；但若同时听到 C、E 两种音调，我们并不能用 D 调来代替。若耳朵感知音乐的音调像眼睛感知颜色一样，每一种和弦就可以完全由低、中、高 3 种恒定音调的综合而产生，只要改变 3 种基本音调的相对强度就能产生所有可能的音乐效果。但我们发现从一种颜色至另一种颜色是连续的转折，之间有无数的中间阶梯。（颜色）所呈现的方式主要依赖于我们的神经系统的组成。必须承认，无论是在人类还是四足类动物，对这种颜色理论我们至今尚无解剖学证据[6]。

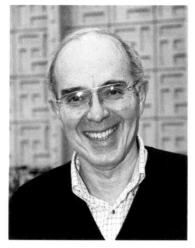

这些富有远见的、精确的预言为不同类型的实验观察所证实。Wald、Brown、MacNichol、Dartnall 和他们的同事们[11,12,17]，利用分光光度技术，显示了人视网膜存在 3 类具有不同色素的视锥 [图 20.8(A)]。其次，Baylor 及其同事记录了人和猴的视锥电流，结果如图 20.8(B) 所示[18]。已发现有对光谱中蓝、绿和红色部分敏感性显著不同又有重叠的三群视锥。引起电信号的最佳刺激的波长，与分光光度计技术测定的视色素的吸收峰及心理物理测量的光谱敏感性精确地吻合 [图 20.8(C)]。此外，Nathans 已经对蓝、绿、红视锥色素和视紫红质的基因进行了克隆并测序[19~21]。

Denis Baylor，1991

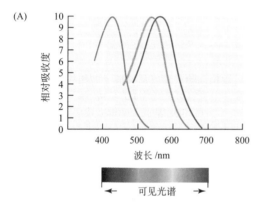

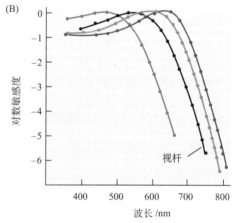

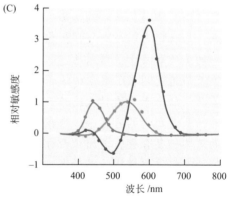

图 20.8   人光感受器和视色素的光谱敏感性。(A)3 种不同颜色视色素的光谱敏感性曲线显示，吸收峰的波长分别对应于蓝光、绿光和红光。(B) 猕猴的蓝敏、绿敏和红敏视锥 (如颜色标记) 及视杆 (黑色) 的光谱敏感性。用吸收电极记录反应，并对反应进行平均和归一处理。视杆光谱敏感曲线来自人的视色素。(C) 猴视锥光谱敏感性和通过颜色比配得到的人的视锥光谱敏感性比较。连续的曲线代表通过颜色比配实验得到的各波长处人的敏感性。黑点显示经对晶状体和外段通路的色素校正后，从单个视锥记录的电流反应所预测的结果。单细胞的结果和通过颜色比配所得结果间吻合极好。[(A) 引自 Schnapf and Baylor，1987；(B) 引自 Baylor，1987；(C) 引自 Dowling，1987。]

为什么不同的视色素分子能有偏爱地捕获特定波长的光呢？原来，视杆色素 (视紫红质) 和 3 种视锥色素含有同种生色基团——11- 顺视黄醛。然而，各种不同的视色素蛋白的氨基酸序列各不相同 (图 20.9)。仅有几个氨基酸的差别就能产生不同的光谱敏感性。在比较脊椎动物 (特别是旧大陆猴和新大陆猴) 的视蛋白基因后[22]，可以得到色觉进化的概貌，而对人类遗传缺陷[23,24] 的研究，进一步认识了色觉的分子基础。

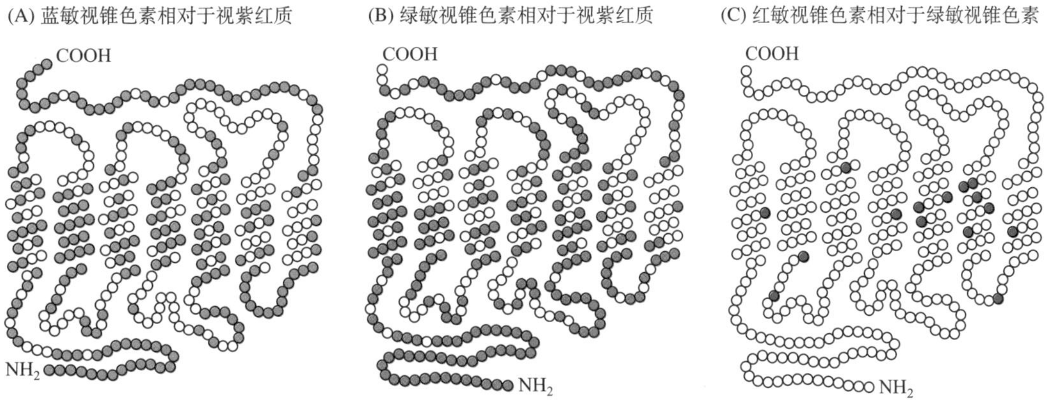

(A) 蓝敏视锥色素相对于视紫红质　　　(B) 绿敏视锥色素相对于视紫红质　　　(C) 红敏视锥色素相对于绿敏视锥色素

图 20.9　红敏、绿敏、蓝敏视色素间及其与视紫红质的氨基酸序列的比较。每个颜色的点代表一个氨基酸的不同。(A，B) 蓝敏和绿敏视锥色素与视紫红质的比较。(C) 绿敏和红敏视锥色素的比较。绿敏和红敏视锥色素的序列高度相似。(引自 Nathans，1989。)

色盲

虽然一种光感受器仅靠其本身并不能提供颜色信息，但如图 20.8 所示的 3 种各具特性的视锥却能做到。原理上，具有不同色素的两种视锥就足以区别颜色，但在这种情况下，许多不同的混合色看起来会没有区别。某种色盲者即是这种情况。Nathans 证实，这些色盲者的基因缺陷导致了一种视色素的缺失。以我们目前的观点，人们唯能惊叹，在分子水平上如此完美地证实了 Young 和 Helmholtz 智慧而又严谨的推测。他们关于色觉和色盲主要归于光感受器本身的观点，已为直接的生理学测量，以及基因和蛋白结构相应的差异所证实 [21]。

光感受器的转导

视紫红质的光致异构化如何引起膜电位的变化？多年来一直认为，在产生视杆和视锥电信号时需要某种内部信使来介导。第一个理由是，视杆外段俘获光子的信息，必定要以某种方式从膜盘上的视紫红质经过胞质传递至外膜。第二个理由是这个反应极高的放大倍数。Baylor 及其同事 [25] 发现，当鳖的光感受器吸收一个光子而激活 10^8 个视色素分子中的一个时，即可产生膜电导的减小和可测量的电信号。

应用视杆和视锥外段的膜片钳记录及分子技术，已阐明了通过激活视色素分子而引起膜电位变化的事件序列 [26]。图 20.10 显示光转导为电信号的模式图。

黑暗中，视杆和视锥的外段有一持续的暗电流流入 [27]。该电流使视杆和视锥的膜电位为 -40 mV 左右，大大偏离了钾离子的平衡电位 E_K(-80 mV)。内向的暗电流主要由钠离子承载，钠离子在电化学梯度驱动下经外段的阳离子通道流入。光引起的光感受器的超极化由这些通道的关闭而产生，从而使膜电位趋向于 E_K。

光感受器通道的特性

正常生理条件下，外段的阳离子通道对钙 / 钠 / 钾离子的通透性比率为 12.5∶1.0∶0.7，

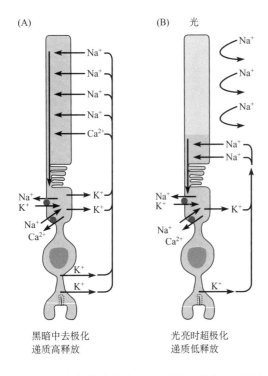

图 20.10　视杆的暗电流。(A) 暗中，钠离子经视杆外段的阳离子通道内流，使膜去极化。钙离子也经阳离子通道流入。此时，通过视杆颈部与钾离子在内段膜的外流而形成电流环路。(B) 当光照射外段时，因胞内 cGMP 的减少而使阳离子通道关闭，视杆超极化。超极化引起递质释放的减少。视杆内的钠、钾和钙的浓度，由内段的离子泵和交换体（红圈）维持；外段也有钙交换体（参阅专题 20.1）。（引自 Baylor，1987。）

其单通道电导低至约 25 fS[28]。然而，单通道电导之值部分依赖于其激活水平[29]，部分依赖于二价阳离子的阻遏效应[30]。由于钠离子浓度比钙离子高得多，因此约 85% 的内向电流由钠离子承载，而钾离子的电化学驱动力当然是外向的。当钙离子通过这些通道时，会与通道孔内的位点紧密结合，从而干扰其他阳离子的进出。因为这一特性，去除细胞外液中的钙能使钠离子和钾离子更自由地进出通道，使其电导增至约 25 pS。

Fesenko、Yau、Baylor、Stryer 与他们的同事[28,31,32]发现，环化鸟苷酸 (cGMP) 是将信息从膜盘传递到细胞膜表面的内部信使，并满足传递的动力学和高放大倍数的要求。如图 20.11 所示，胞质内高浓度的 cGMP 能使阳离子通道保持开放状态。当膜内侧液中 cGMP 浓度降低时，开放的通道也减少。因而，光感受器的膜电位是胞质内 cGMP 浓度的反映：cGMP 浓度越高，细胞去极化程度也越高。而 cGMP 的浓度与环境光强度呈负相关。增加光强会降低 cGMP 的浓度和开放通道的比例。在无 cGMP 时，几乎所有的通道均关闭，此时，外段膜的阻抗接近于无通道的脂双层的阻抗。

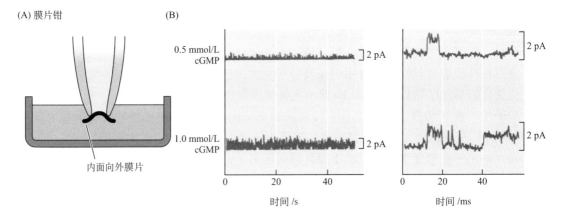

图 20.11　cGMP 在打开视杆外段膜上钠通道中的作用。将内面向外膜片浸浴于各种浓度的 cGMP 溶液中进行单通道记录。通道开放引起向上偏转。对照记录中，通道开放的频率极低。cGMP 的加入引起单通道开放，且浓度越高，开放频率也越高。（引自 Baylor，1987。）

cGMP 门控通道的分子结构

视杆外段通道的互补 DNA 已经得以分离，并且构成这些通道亚基的氨基酸序列在人、牛、小鼠和鸡的视网膜中已被测定。外段通道亚基的 cDNA 序列与其他环核苷酸门控通道亚基 (如嗅系统中的) 的非常相似[33]。它们的膜区域与其他阳离子选择性通道的结构相似，尤其是 S4 区段和孔道部分 (见第 5 章)。光感受器通道是至少由两种不同的亚基蛋白 (α, β) 组成的四聚体，这两个亚基表观分子质量分别为 63 kDa 和 240 kDa。胞内核苷酸的结合位点在 α 亚基和 β 亚基的羧基端附近 [34]。

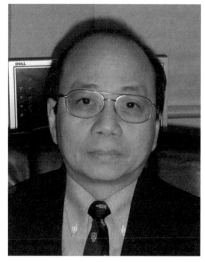

King Wai Yau

cGMP 的级联反应

图 20.12 所示为导致 cGMP 浓度降低及随后的阳离子通道关闭的事件序列。光照引起的胞内 cGMP 浓度的降低，是由漂白过程中生色基团脱离蛋白时所产生的一种中间产物——间视紫红质 II 所致 (见图 20.6)。间视紫红质 II 作用于由 α、β 和 γ 3 条多肽链所组成的 G 蛋白——**转导蛋白** (transducin)[35,36]。

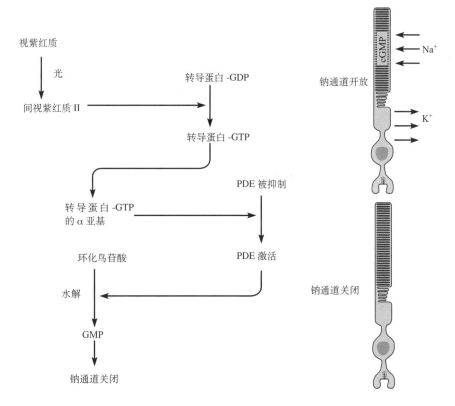

图 20.12　视色素激活与 G 蛋白激活的偶联。 有间视紫红质 II 存在时，G 蛋白 (转导蛋白) 与 GTP 结合，激活 PDE，后者水解 cGMP，使 cGMP 浓度减少，钠通道关闭。(引自 Baylor，1987。)

间视紫红质 II 和转导蛋白的瞬间相互作用导致三磷酸鸟苷 (GTP) 置换与 α 亚基结合的二磷酸鸟苷 (GDP)。这将激活 α 亚基，使之与 β、γ 亚基分离，转而激活膜上的磷酸二酯酶 (PDE)，PDE 水解 cGMP。cGMP 的浓度降低，钠通道开放减少，导致视杆超极化。此级联反应为活化的间视紫红质 II 羧基端的磷酸化所终止 (见专题 20.1)。cGMP 在反应期间控制通道的关键作用，得到了许多生化实验的支持。光照光感受器可引起胞内 cGMP 浓度下降 20%[16]。

■专题 20.1 光感受器的适应

人们用于视觉的光强范围，从对单个光子的检测到热带海滩上明亮的阳光，这个动态范围跨越了 10^{13} 倍。由于瞳孔收缩只降低 10 倍的光强，因此视觉敏感度如此宽广的范围主要依赖于光感受器的适应 [39]，其中视锥起主要作用，它们在日光和星光下活动。尽管我们的视杆在与白昼视觉相关的亮度水平下，甚至在室内光照下就已饱和，但我们的视锥却能适应非常亮的光，且只在光强损伤视网膜之前才饱和。

然而，在不同背景光照水平下，保证光反应均能产生是很重要的。如果强背景光能关闭所有的核苷酸门控通道，光感受器将不能感受光强的进一步增加。

钙是光感受器适应的关键因子之一 [40,41]。黑暗中，核苷酸门控通道开启，钙离子持续流入光感受器，同时钙也被外段的离子泵和交换器外排 (见图 20.10)[42]。在持续光照时，通道关闭，钙内流减少。由于钙仍主动地被外排 (见图 20.10)，胞内钙浓度下降。胞内钙浓度的降低，通过几种机制对抗核苷酸门控通道的关闭。

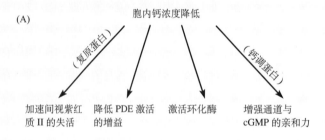

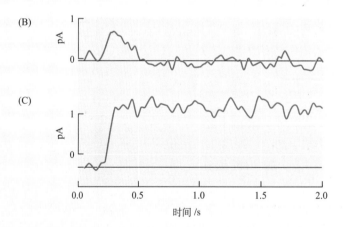

首先，钙通过钙调蛋白降低通道对 cGMP 的亲和性。因此，降低钙浓度可增加通道对 cGMP 的亲和性，并以此在光照期间增加通道的开放和电流流动。其次，降低胞内钙浓度，有利于胞内 cGMP 的积聚：它增加鸟苷酸环化酶 (促进 cGMP 合成) 活性，并抑制了 PDE

适应的机制。(A) 该模式图显示，胞内钙浓度的降低对光感受器在持续光照时适应机制的影响。(B) 用吸引电极记录闪光给予开始时 (0 时刻) 视杆的反应。与预期相同，激活正常视紫红质分子诱发的反应减小。(C) 从转基因鼠视杆所作的记录，视紫红质分子羧基端 15 个氨基酸已剔除。因发生改变的视紫红质分子不能磷酸化，反应时程延长至闪光关闭后。PDE，磷酸二酯酶。(引自 Baylor，1996。)

活性（即减慢 cGMP 的水解）。最后，降低胞内钙浓度，使间视紫红质 II 磷酸化，从而加速后者的失活。间视紫红质 II 催化活性的终止，对光转导很重要。因为当它有活性时，级联反应持续产生信号。激活的视紫红质的磷酸化由复原蛋白 (recoverin)(参与 PDE 抑制的钙结合分子) 所介导 [43]。暗适应是明适应的相反过程，主要受限于光敏色素的复生，视锥完全适应需 10 min，视杆则需 30 min。

　　Baylor 及其同事分析了适应的分子机制 [41]，他们测定了正常鼠和转基因鼠 (剔除了视紫红质羧基端参与活化视紫红质磷酸化的 15 个氨基酸) 的光感受器的适应速度 [44,45]。在正常鼠视杆 [图 (B)]，一次闪光产生外向电流，此电流表现出预期的适应特性 (即减小)。图 (C) 显示光照引起的转基因鼠视杆的反应，这种反应不递减，其持续时间比正常鼠长约 20 倍。因此，这 15 个被剔除的氨基酸组成了从光照效应中恢复所需的分子区段。

经 cGMP 级联反应的放大

　　cGMP 级联反应中的两步产生了巨大的放大作用，这能解释为何视杆对光有极高的敏感度。首先，单个活化的间视紫红质 II 催化了许多分子的 GDP 与 GTP 的交换，因此释放了数百个 G 蛋白的 α 亚基 [36]。其次，每个 α 亚基激活膜盘上的一个 PDE 分子，后者能水解大量的胞质 cGMP 分子，从而使许多通道关闭。

对单个光量子的反应

　　单个光量子能引起有意识的感觉提出了许多诱人的问题。单元反应有多大？怎样将它与噪声相区别？如此之小的信息如何经视网膜不失真地传至高级中枢？为了测量对单个光量子的单元反应，Baylor 及其同事记录了蟾蜍、猴和人视网膜中单个视杆所产生的电流 [37]。这个实验提供了一个罕见的成功例子，把一个复杂的过程 (能看见的最暗淡的闪光) 与单个分子上发生的事件关联起来 [38]。

　　实验过程是从动物或尸体上分离一片视网膜，置于暗中。为了测量电流，将视杆外段吸入一根细小的玻璃电极中 (图 20.13)。如预期的一样，黑暗中有一电流持续地流入外段。

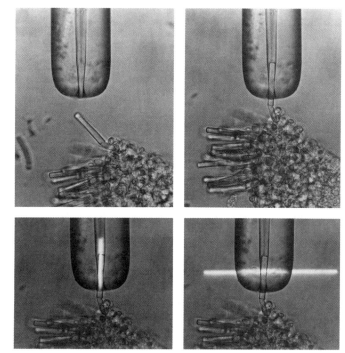

图 20.13　**记录视杆外段膜电流的方法**。用一根有微细尖端的吸引电极，吸入突出于一片蟾蜍视网膜视杆外段用细光条精细地照射此光感受器。因为电极紧紧包围着感受器，所以能记录到流入和流出的电流。(引自 Baylor，Lamb and Yau,1979。)

闪光关闭外段的通道，导致暗电流减小。图 20.14 显示仅含一至两个光量子的弱光在外段引起的反应。电流很小，且具有量子特性。亦即，弱光有时诱发一个单元反应，有时正好是两倍，有时则不产生任何反应。

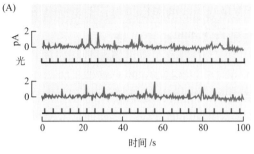

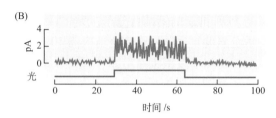

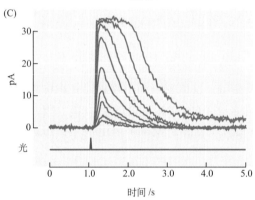

图 20.14　用吸引电极对猴视杆外段的记录。(A) 两条电流记录为对弱光 (在标明为 "光" 的黑线处施加) 反应的记录。电流以量子方式涨落。较小的偏转系单个光量子与视色素的相互作用引起的电流。光致异构化常不发生。(B) 持续的更强光照 (下线) 引起一串信号。(C) 随着闪光强度的增加，猴视网膜视杆反应的记录。这些电流对应于图 20.5(B) 所示的电压记录。(引自 Baylor, Nunn and Schnapf,1984。)

　　在猴视杆中，单个光量子引起电流减小约 0.5 pA。这相当于关闭约 300 个通道，或关闭 3% ~ 5% 暗中视杆开放的通道。这是由 cGMP 级联反应的高放大机制造成的。而且，由于如前所述的视色素的极端稳定性，随机的异构化和错误的通道关闭是很少发生的。这使单个光量子的作用突出于极安静的背景上。实验表明，光感受器之间通过缝隙连接的电耦合，为降低背景噪声提供了另一途径，并改善了视杆对单个光量子反应的信噪比[46]。

哺乳动物视网膜的昼夜相关光感受器

　　哺乳动物的形状和颜色视觉，由含特异的光敏色素的视杆和视锥产生。与之形成对照的是其他光依赖性的行为，如瞳孔对光反射和昼夜节律的引导都依赖于完全不同的感觉感受器和视色素。没有视杆和视锥的盲鼠仍然具有昼夜节律，并且这种节律在夜间给予光照后可发生位移 (光引导)[47,48]。这种行为依赖于一小群内源性对光敏感神经节细胞 (ipRGC)，约占神经节细胞总数的 3%，这些细胞表达光敏蛋白视黑质 (melanopsin)(参见第 17 章)，其轴突投射至视交叉上核 (昼夜节律发生地)[50](见图 20.1)。视黑质最初在蛙皮肤的黑素细胞中发现，它与视紫红质的结构及光吸收特性相似[51]。含视黑质的视网膜神经节细胞对亮光的刺激呈现缓慢的去极化。大量证据提示，视黑质与一种非转导蛋白的 G 蛋白偶联，激活磷脂酶 C，生成 IP_3 和二酰基甘油 (DAG)，最终通过瞬时感受器电位 (TRP) 样通道门控阳离子流[52]。这个过程与已知的无脊椎动物光感受器对光产生去极化的光转导级联过程相似[53,54][见图 20.5(A)]，但明显不同于视紫红质吸收光后导致视杆和视锥超极化的过程。

视网膜的突触组构

在视网膜的信号传递中产生许多问题。视杆和视锥如何影响双极细胞？水平细胞和无长突细胞如何参与信号传递？对内、外网状层这些神经元（图 20.15）的信号处理的分析，需要包括胞内记录、染料注射、形态研究、细胞神经化学，以及对递质与受体的鉴定等各种技术的结合。

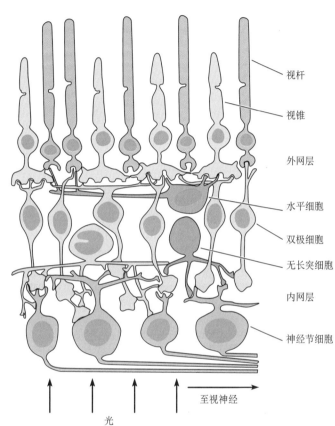

视杆

视锥

外网层

水平细胞

双极细胞

无长突细胞

内网层

神经节细胞

图 20.15　灵长类视网膜的主要细胞类型和连接，以此图示视杆和视锥至神经节细胞的通路。（引自 Dowling and Boycott，1966；Daw，Jensen and Brunken，1990。）

至视神经

光

双极细胞、水平细胞和无长突细胞

Ramón y Cajal 在形态上描述了视网膜神经元连接的普遍模式：传递的直通线是从光感受器经由双极细胞到神经节细胞，并由水平细胞和无长突细胞介导侧向相互作用[55,56]。灵长类视网膜的连接模式清晰的表明，眼的输出必定是高度复杂的信息整合过程的结果。例如，图 20.15 所示的水平细胞，从许多光感受器接受突触输入并反馈回后者。水平细胞也终止于双极细胞上。类似的，接受双极细胞输入的某些无长突细胞 [图 20.16(B)]，既经突触反馈给双极细胞，也和神经节细胞形成突触连接。总之，水平细胞和无长突细胞传递并修饰了视网膜传递的信号。另一个复杂性是，图 20.15 和图 20.16 所示的每一种主要类型的神经元，都有众多形态和药理上的亚型。按生理、生化和解剖标准，发现主要有 5 种双极细胞、2 种或以上的水平细胞、至少 20 种无长突细胞，以及超过 10 种的神经节细胞[57,58]。据认为，所有从形态上确定的视网膜细胞类型都已得以鉴定，其中近一半的类型具有各自不同的功能作用[59]，使视网膜无疑成为了解得最清楚的神经系统的组成部分。

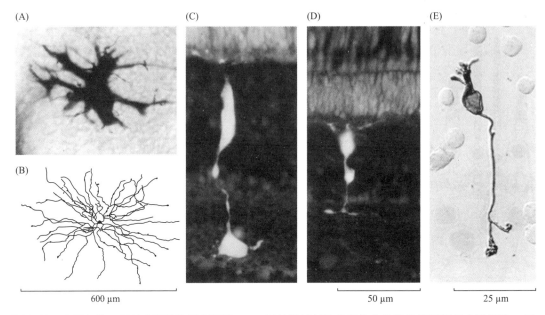

图 20.16　水平细胞、无长突细胞和双极细胞。(A) 用辣根过氧化物酶染色的狗鲨视网膜的水平细胞。(B) 注射了荧光黄的兔视网膜中积聚吲哚的无长突细胞。(C) 用荧光黄染色的金鱼去极化给光中心双极细胞。(D) 金鱼超极化撤光中心双极细胞。(E) 分离的大鼠视网膜双极细胞，用蛋白激酶 C 染色。[(A)、(B) 和 (D) 承 A.Kaneko 提供，未发表；(C) 引自 Yamashita and Wässle，1991；(E) 引自 Masland，1988。]

视网膜中突触传递的分子机制

　　实际上，所有已知的神经递质均见诸于视网膜[60~63]。光感受器和双极细胞释放谷氨酸；水平细胞释放 γ- 氨基丁酸 (GABA)；无长突细胞中有些释放多巴胺，有些释放吲哚类，还有些释放乙酰胆碱。存在一些不常见的递质，如一氧化氮，也已在视网膜信号传递中发现。用免疫组化、原位杂交和药理学方法，已对递质、受体、受体亚基和转运体的分布及功能的重要性进行了详细的研究。

　　在视网膜中还发现了肽类递质[64]，它们在视网膜发育和疾病方面起作用。例如，表达于一类无长突细胞亚型上的血管活性肠肽 (VIP)，受脑源性神经营养因子 (BDNF) 调控[65]，其表达可能与近视的形成有关[66]。VIP、胰高血糖素和其他神经递质，介导神经性视网膜和色素上皮层之间的通讯，这种通讯参与活动依赖性眼球生长[67]。

　　视网膜光感受器和双极细胞通过特化的活化带 (带状突触) 持续地以量子化的方式释放谷氨酸[7]。图 20.17 所示为来自视网膜视锥细胞的一个例子。视锥终末的囊泡，沿长扁形、电子致密细胞器——突触带聚集。有工作提示，该带状结构反映其特化的功能，即不通过动作电位增加其带宽或频率响应，而经由突触前电压的改变来维持囊泡高频率释放的能力。感觉毛细胞中发现了类似的结构，可能用于浓集囊泡到膜附近的锚定区[68]。与其功能特化相匹配，带状结构在规范的可溶性 N- 乙基马来酰亚胺敏感因子附着蛋白受体 (或称 SNARE) 神经元突触复合体中，有其自身的分子元件变异体[69](见第 13 章)。带状突触所特有的是蛋白质 RIBEYE[70]，其功能未知，但可能构成了 2/3 体积的带状结构[71]。

　　对定位于带状突触的其他蛋白质 (图 20.18) 的功能也知之甚少。其中对其特征及功能有确切了解的是电压门控钙通道。带状突触连续释放递质，但也需要随刺激强度的变化而

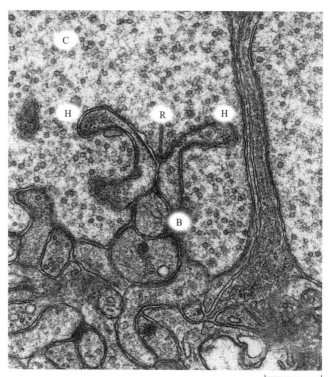

图 20.17 光感受器终末与双极细胞和水平细胞末梢形成的带状突触。视锥终末 (C) 的突触前囊泡排列在突触前 (R) 的两侧。这种类型的突触适合于在暗中向双极细胞 (B) 和水平细胞 (H) 持续释放谷氨酸。释放 γ- 氨基丁酸 (GABA) 的水平细胞向光感受器的终末提供反馈输入。(显微照片承 P.Sterling 提供。)

0.5 μm

进行快速的调制 (对听觉毛细胞来说尤为如此，见第 22 章)。与标准的化学突触中 N、P/Q 和 R 型钙通道介导递质释放不同 (见第 13 章)，带状突触由所谓的 L 型钙通道来介导，此通道具有快速的门控动力学特性，失活程度相对较小且激活范围覆盖细胞的静息电位[72]。虽然快速释放是如何发生的、是什么机制保证了稳定的囊泡供应仍不清楚，但每个带状结构经 L 型通道的随机门控每秒能释放数以百计的囊泡。

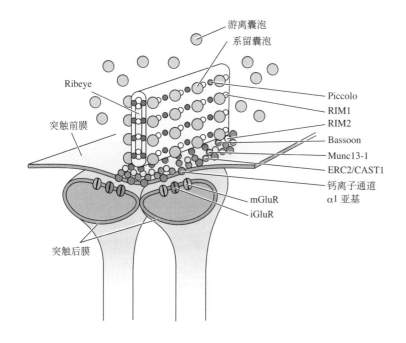

图 20.18 带状突触的分子组分。电子致密的带状结构主要由 Ribeye (CtBP2) 蛋白构成，同时也包含 CtBP1/BARS 和 KIF3A。Piccolo 和 Rab3- 相互作用分子 1 (RIM1) 是带关联蛋白。带下方的细胞膜中聚集着 L 型钙通道簇，并与 Bassoon、RIM2、Munc13-1 和 ERC2/CAST1 蛋白相关联。代谢型谷氨酸受体 (mGluR) 和离子型谷氨酸受体 (iGluR) 位于双极细胞及水平细胞的突触后膜上。(引自 Dieck and Brandstatter, 2006。)

视网膜神经元的感受野

视系统神经元的感受野被定义为光照视网膜能改变该神经元活动的区域。如第 2 章所述，我们对视网膜感受野的了解最初是从对视网膜神经节细胞的轴突输出研究开始的。在对单个视网膜神经元进行胞内电极记录之前，胞外记录动作电位技术早已成为可能。尽管这是必然的产物，但对于视网膜的信号加工的分析，从输出信号入手，是一个绝佳的研究起始点。这种记录确定了两个重要的特征。其一，视网膜神经节细胞的感受野构成一个圆形的**中心周围** (center-surround) 的方式，即光在感受野周围区会产生与中心区相反的效应（见图 2.5）。

对神经节细胞记录所获得的第二个重要特征是，光刺激某些神经节细胞的感受野中心使之兴奋，即给光型神经节细胞；相反的，光刺激另一些神经节细胞的感受野中心产生抑制，即撤光型神经节细胞。现在知道，给光型和撤光型通路的这种双重性是所有脊椎动物视网膜的一种基本特点，也确定了高级视觉中枢的组构原理[56]。从对视网膜神经节细胞的记录可以清晰地知道，眼睛是把光暗的模式信息传递给大脑。由于光感受器仅能传递光强度信息，必定是视网膜中间神经元提供逐级的分析，从而导致更有组构的视网膜信号输出。

双极细胞的反应

每个双极细胞直接接受视杆或视锥的输入。视杆双极细胞一般接受 15 ～ 45 个感受器的输入。一种视锥双极细胞——侏儒型双极细胞，从单个视锥接受输入。可以期望，在视锐度最高的中央凹，在直通线上存在侏儒型双极细胞。它们终止于特化的神经节细胞。其他双极细胞接受 5 ～ 20 个相邻视锥的会聚输入。H 型双极细胞，与光感受器类似，光照增强时超极化；而 D 型双极细胞，光照时去极化，为视网膜神经节细胞的撤光和给光信号输出奠定了基础。

双极细胞的光反应和感受野由两种机制形成。首先，光感受器在黑暗中持续释放谷氨酸，使某些双极细胞保持去极化，另一些保持超极化，这取决于这些细胞上有兴奋性还是抑制性的谷氨酸受体。其次，光引起光感受器超极化，从而导致谷氨酸释放的减少。因此，受光照的光感受器谷氨酸持续释放的减少，将降低有兴奋性（即同号型）受体的双极细胞的兴奋，产生超极化[73]，这些细胞称为 H 型（超极化）双极细胞（图 20.19）。反之，受光照的光感受器引起谷氨酸持续释放的减少，使具有抑制性谷氨酸（即反号型）受体的双极细胞去极化，这些细胞称为 D 型（去极化）双极细胞。D 型双极细胞是由谷氨酸介导抑制作用的少数几种细胞类型之一（见第 14 章）。这样，视觉系统的一个基本特点即给光和撤光两种对光反应，源于双极细胞对谷氨酸的不同反应，而这些反应由每个细胞的谷氨酸受体所决定。

H 型双极细胞有 α- 氨基 -3- 羟基 -5- 甲基 -4- 恶唑丙酸 (AMPA) 或红藻氨酸型选择性阳离子谷氨酸受体[74]。在暗中，光感受器释放谷氨酸引起 H 型细胞去极化；当光照减少谷氨酸释放时，这些细胞超极化。相反，如 Kaneko 和其同事，以及其他人所发现的，暗中超极化传递至 D 型双极细胞，是由代谢型谷氨酸受体 (mGluR6) 介导的，这种受体通过 G 蛋白和第二信使起作用[75,76]。这些信使关闭 melastatin 1 型瞬时受体电位 (TRPM1) 阳离子通道，正是这些通道光照开放，使 D 型双极细胞去极化[77,78]。

(A) 中心光照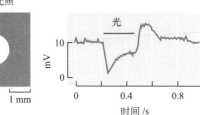

(B) 环形光照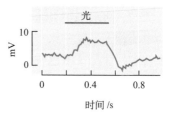

图 20.19 超极化 (H) 型双极细胞的感受野组构。(A) 从金鱼视网膜的双极细胞所作的记录。该细胞对感受野中心的光照为超极化。光环照射引起细胞的去极化反应。(B) 弥散光对细胞几乎无作用。对于 D 型双极细胞来说,中心光照产生去极化,而光环产生超极化。(引自 Kaneko,1970。)

双极细胞的感受野组构

图 20.19 显示超极化双极细胞的感受野。小光点照射感受野中心区产生持续的超极化。光环照射(中心无光照)引起去极化。因此,直接接受光感受器输入的中心区为一拮抗的周围区所包围。图 20.19 的 H 型双极细胞,因光点撤去时去极化,可称之为具有撤光中心感受野。

D 型双极细胞也有类似的同心圆感受野,区别是,光照中心引起去极化,而光照周围引起超极化。因为光照时引起细胞去极化,D 型双极细胞具有给光中心感受野。给光和撤光反应这两个术语将广泛的用于描述视系统的相继各层次的感受野特性。一条重要的原理是,单个光感受器对给光和撤光双极细胞的感受野中心,以及另一些细胞的感受野周围均有作用。

视杆双极细胞

视锥双极细胞的运作模式易于理解,视杆双极细胞与之不同。所有的视杆双极细胞均为给光型,表达反号抑制性代谢型谷氨酸受体 mGluR6[79]。视杆双极细胞与 AII 无长突细胞形成突触联系,而非直接地与神经节细胞相连[80]。每个 AII 无长突细胞因许多视杆双极细胞的汇总输入而去极化,并转而与视锥双极细胞的轴突末端形成突触,从而影响视网膜神经节细胞的活动[81]。有工作提示,这种间接的联系方式是脊椎动物视网膜在后期进化过程中出现视杆光感受器的结果,视杆信号夹杂至原先存在的视锥回路中[82]。AII 无长突细胞会集大量来自视杆光感受器的信号输入,在给光型视锥双极细胞的突触小足处形成电突触,并与撤光型视锥双极细胞形成抑制性甘氨酸能突触[80]。这一连接方式提示视杆提供了关于广阔视野的背景光照水平的一种度量[81]。鉴于最近有证据显示,视杆与视锥间存在电突触,而视杆和视锥与某些相同的双极细胞间存在谷氨酸能突触,视杆信号在视网膜中的处理正引起人们的注意[84,85]。

水平细胞和周围抑制

视杆和视锥与双极细胞和水平细胞有突触联系。D 型和 H 型双极细胞周围光照的反应由水平细胞介导。每个水平细胞接受大量光感受器的输入。和 H 型双极细胞一样,水平细胞对光照光感受器的反应为超极化(因为光感受器终末释放的谷氨酸打开了去极化的离子型受体通道，而递质释放因光照而减少）。水平细胞的另一特性是，彼此间存在电耦合[86,87]。向水平细胞注入的荧光黄易于通过缝隙连接扩散至其他水平细胞。由于领近细胞的电流输入，任一水平细胞都能为光照视网膜上大片区域所影响。水平细胞间电突触的一个有趣特性是，多巴胺能使彼此细胞间去耦合[88]。

水平细胞向光感受器和双极细胞释放 GABA，与之形成抑制性突触连接[89~92]。所以，黑暗中光感受器的去极化，能被水平细胞的抑制性输入所拮抗。光照光感受器引起水平细胞的超极化，使 GABA 释放减少。因此，弥散光引起的光感受器的超极化，被来自水平细胞的 GABA 抑制的减少所拮抗。有证据提示，光感受器和水平细胞合成的一氧化氮，也能抑制光感受器的谷氨酸释放[93]。总之，从水平细胞至光感受器存在负反馈：

光照 ⟶ 光感受器超极化 ⟶ 水平细胞超极化 ⟶ 光感受器去极化

图 20.20 所示为 H 型双极细胞的撤光中心和给光周围反应的突触连接模式图。为简洁起见，中心由单个光感受器表示，周围用与一个水平细胞相连的几个相邻光感受器表示。中心光感受器的对光反应易于理解 [图 20.20(A)]。光感受器的激活产生超极化，使谷氨酸释放减少，其结果是双极细胞超极化。水平细胞也接受超极化输入，但由于仅来自一个光感受器，其影响小，因而对中心光感受器的负反馈作用也小。

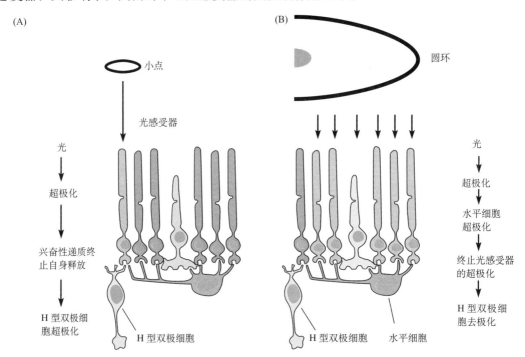

图 20.20 光感受器、双极细胞和水平细胞的连接。该图显示为产生双极细胞反应所需的连接。(A) 光照单个光感受器，使之超极化。其结果是，谷氨酸停止释放。如图 20.19 所示的 H 型双极细胞因兴奋性减小而超极化。(B) 光环照射周围区也引起光感受器的谷氨酸释放减少。其结果是，水平细胞超极化；此超极化阻遏水平细胞向光感受器释放抑制性递质 γ- 氨基丁酸 (GABA)。与 H 型双极细胞连接的光感受器则去极化 (由于去抑制)。光感受器又释放谷氨酸，使双极细胞去极化。若采用弥散光，超极化和去极化效应相互抵消。所以，水平细胞在双极细胞的感受野形成中起关键的作用。

对周围光照的反应多了一个步骤 [见图 20.20(B)]。光照引起接受周围较多光感受器输入的水平细胞超极化。这种超极化使水平细胞的 GABA 释放减少。对光感受器抑制的减弱，倾向于使之产生去极化。周围光感受器被光强烈地超极化，所以上述去极化负反馈影响极小。然而，中心光感受器并没有接受光照，它的唯一输入是水平细胞抑制的去除。因此，中心光感受器去极化，谷氨酸释放增加，引起 H 型双极细胞去极化。光感受器终末、双极细胞，以及水平细胞至双极细胞的反馈性突触的特征和形态特征参见综述和论文 [2,10,94,95]。

双极细胞感受野组构的意义

双极细胞感受野的生理意义是什么？ D 型和 H 型双极细胞并不只是简单的对光起反应，而是开始分析图像信息了。双极细胞的信号中传递了具有暗周围的小光点或具有亮周围的小暗点的信息。双极细胞对视网膜上小片区域的亮暗对比图像有反应。除上述的 D 型和 H 型两大类的双极细胞外，按形态和免疫组织化学标准已鉴别了约 11 种视锥双极细胞，可能是另一些功能特异性的基础 [4,96]。在此，我们总结 3 种主要类型：

1. 对小的亮、暗光点有最优反应的 D 型和 H 型视锥双极细胞；
2. D 型和 H 型侏儒双极细胞的中心接受单个视锥输入；
3. 视杆双极细胞均为 D 型，或给光中心型。

神经节细胞的感受野

视网膜的输出

如第 2 章所述，对哺乳动物视系统的先驱性实验分析，始于 Stephen Kuffler 对猫视网膜神经节细胞的感受野组构和信号含义的实验研究。Kuffler 早期实验的关键，在于使用了未分离的完整眼——其正常的屈光系统用作刺激通道 [97]。光照视网膜特定区域的一种常规方法是，将动物麻醉，使它面对一屏幕或电视监视器，让动物眼睛处于恰当的屈光状态。当光图案照射屏幕或显示计算机控制的电视图像时，它们能良好地聚焦于视网膜的表面上（图 20.21）。事实上，Kuffler 经眼底镜直接把光图案照射入眼。

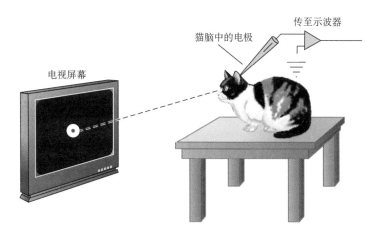

图 20.21　用光学图案刺激视网膜。 使明适应的麻醉猫或猴的眼聚焦于电影或电视屏幕上，屏幕上有由计算机产生的或投影仪投射的各种光学图案。用一根电极记录视通路中单细胞的反应，投射到屏幕上给定区域上的光或阴影，可以引起该神经元信号频率增加或减少。通过确定屏幕上能影响该神经元放电的区域，能描绘出该神经元的感受野。

神经节细胞的感受野组构

对特定神经节细胞作记录时，第一个任务是找到其感受野位置。一个显著的特点是，即使在不存在光照模式刺激的安静状态时，大多数神经节细胞乃至视系统至高中枢的其他神经元也有放电。适宜刺激并不一定能诱发活动，也可以是调制静息放电。神经节细胞的光反应既可以是动作电位频率的升高，也可以是降低。

正如多年后首次研究的双极细胞一样，神经节细胞有两种基本感受野类型：给光中心和撤光中心。这两种感受野大致呈同心圆结构，神经节细胞的胞体则位于感受野的几何中心区。图 20.22 引自 Kuffler 的一篇论文。该图显示一个给光神经节细胞对照射其感受野中心或环形周围光点强度增加时的反应。当光完全覆盖中心时，产生最强的反应；而光覆盖整个环型周围时，对动作电位发放产生最有效的抑制。当抑制性的光环撤去时，神经节细胞产生最强的撤光反应（图未显示）。撤光中心感受野则具有相反的组构，在圆形的中心区产生抑制。对任何一种细胞，点形的中心和它的周围是相拮抗的。因此，如果对中心和周围同时给予光照，它们趋向于彼此抵消，虽然中心区反应占优势。

(A) 给光中心野

(B) 撤光中心野

(C) 弥散光照

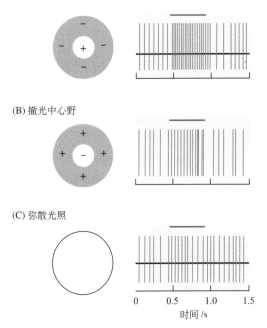

图 20.22 视网膜神经节细胞的感受野。视网膜神经节细胞有中心 - 周围感受野，光照在不同的位置产生相反的效应。(A) 对于视网膜给光中心神经节细胞，照射感受野中心区的光点（用正号表示），使动作电位发放增加（右边显示记录的模式图，红色条标明光照时间）。同样的光点照射抑制性周围区时，会使这些细胞活动降低。(B) 视网膜撤光中心神经节细胞在光照感受野中心区时动作电位发放频率降低，反之，照射周围区时放电增加。(C) 对于视网膜给光中心和撤光中心神经节细胞，弥散光覆盖其中心区和周围区产生很少的放电改变，或并不引起放电改变。（引自 Kuffler，1953。）

感受野的大小

相邻的神经节细胞从十分相似但不完全等同的视网膜区域接受信息。即使在视网膜上的 0.1 mm 的小光点，也能覆盖许多神经节细胞的感受野。其中一些神经节细胞为抑制性的，另一些为兴奋性的。视网膜相邻光感受器投射到相邻的神经节细胞的典型组构，贯穿于视通路的所有层次。在整个视系统中，对各种神经元的位置和感受野的系统分析，揭示了一条普遍的原理：处理相关信息的神经元聚集在一起。在感觉系统中，这意味着处理表面特定区域信息的中枢神经元，能在短距离内相互作用。这似乎是一种经济的结构，因为它节省了长的通讯线，并简化了连接的形成。

　　神经节细胞感受野的大小，取决于它在视网膜中的位置。视网膜中心区的神经节细胞，比周边区细胞有更小的感受野中心；视锐度最高的中央凹的神经节细胞感受野最小[98,99]。这种侏儒型神经节细胞感受野的给光和撤光中心区由单个视锥提供输入，因此其直径仅约 2.5 μm，对应于 0.5′ 的弧度，即比一个英文句点还小。请注意，感受野可以用视网膜上的尺寸大小来描述，也可以用对应于刺激的弧度来描述。对于人眼来说，视网膜上的 1 mm 相当于约 4°。作为参考，月亮在视网膜上的像直径为 1/8 mm，相当于 0.5° 或 30′ 的弧度。

神经节细胞的分类

　　与给光和撤光中心感受野这种一般模式相重叠，猴视网膜的神经节细胞能分成 M 型和 P 型两种主要类型。这种分类兼考虑解剖和生理的标准。M 和 P 术语，是基于这些神经元向外膝核转而向皮层的解剖投射（见第 2 章）。P 型神经节细胞投射到外膝核背侧的 4 层小细胞（小细胞层——parvo 拉丁语意为 "小" 的意思），M 型神经节细胞则投射至腹侧的两层较大大细胞（大细胞层——magno 拉丁语意为 "大" 的意思）。M 和 P 通道中神经元各自的特性穿过并超越初级视皮层，在视系统的相继各层仍保持。简言之，P 型神经节细胞（也称为侏儒型神经节细胞）有小的感受野中心、高的空间分辨率，并对颜色敏感。P 型细胞提供高对比度刺激时精细的细节信息[100,96]。M 型细胞（也称为伞形神经节细胞，因具有分布广泛的树突分支，能收集较广阔区域的信号输入而得名）的感受野比 P 型细胞的大，对比度的微小变化和运动更敏感。M 型细胞高频发放呈相变型，与 P 型细胞冲动沿较小直径的轴突传导相比，其冲动沿其较大直径的轴突传导速度较快。猫没有颜色视觉，仅有一种类型的视锥，神经节细胞分类不同，分为 X、Y 和 W 细胞[101]。猫的 X、Y 和 W 系统也与图像的辨识和运动有关，但与灵长类动物的 M 和 P 型分类仍有显著的差别[102]。兔的神经节细胞对运动显示方向敏感性[103]。在灵长类视系统中的大细胞/小细胞分类，为研究通路和特性提供了一种方便而实用的框架，反映了功能上不同的信号加工方式。

形成神经节细胞感受野组构的突触输入

　　双极细胞和无长突细胞在内网状层向神经节细胞提供输入（见图 20.15），按双极细胞和无长突细胞在神经节细胞树突上的终止位置，内网状层已进一步细划分为至少 10 层。Sterling 对光感受器至神经节细胞的复杂连接作了全面、清晰的描述[2]，更近的概述参看 Wu[104]。正如所预期的一样，去极化的给光中心和超极化的撤光中心视锥双极细胞，与相应的给光和撤光中心神经节细胞形成兴奋性的谷氨酸能突触。因而，双极细胞膜电位的变化导致与之相连的神经节细胞有同方向的膜电位变化。给光中心双极细胞的轴突终末与撤光中心双极细胞相比，更靠近神经节细胞层，而参与 P 型通路传递的双极细胞与参与 M 型通路的细胞是分开的。如前所述，由视杆双极细胞向神经节细胞的传递是间接的，经由某一特定类型的无长突细胞（称为 AII 无长突细胞）[4,85]。这种连接是如此之精细，以至于视网膜同一区域的视杆和视锥向同一神经节细胞提供输入，但一般经由不同的中间细胞。这种连接的精细性也反映在每种神经节细胞的分支模式上（图 20.23）。给光和撤光神经节细胞各自具有特异的树突分布模式，以便每一个功能类型都能最佳地覆盖视网膜表面[81]。

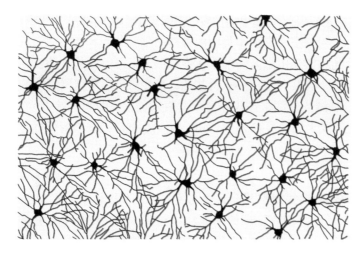

图 20.23 猫视网膜 On 型神经节细胞的树突分支模式用神经丝蛋白抗体标记。 胞体形成一个规则的镶嵌结构，其树突丛覆盖视网膜的整个区域，既不留空隙，又没有广泛的重叠。其他解剖和功能上已确定的神经节细胞类型也覆盖相似的视网膜范围，这样在视网膜的每个位置上均有多个平行通道处理光的信息。（引自 Wässle, 2004。）

无长突细胞对神经节细胞反应的调控

哺乳动物视网膜中有近 30 种不同类型的无长突细胞，视杆无长突细胞仅代表其中一类。虽然在不同的物种，不同类型的无长突细胞所占的相对比例有所不同，但它们均介导或参与视网膜神经节细胞的各种不同类型的反应及感受野特性[105,106]。其中的许多作用可谓之动态的或变化的，它们依赖于刺激强度的变化范围、刺激相对于背景的运动或者图案的空间不对称性。例如，无长突细胞及双极细胞都显示出对信号的早期处理，称为**对比适应** (contrast adaptation) 或**对比增益控制** (contrast gain control)，其可迅速影响神经节细胞的对比敏感度，从而使得神经节细胞在经历数秒时段内的光照强度变化时，就能作出一系列的反应[107]。这种运作有点像对数码照片进行反差调节，但却是随着时间每秒都进行的反差调整。

视网膜神经节细胞的感受野也能作动态的改变，使细胞最大限度地提高敏感度来检察不同于周围图案的空间特征[108]。例如，与较不规则的背景相比，在一个有图案的背景，比如森林中高大的树干，细胞能改善其探测物体的能力。实验和模型的研究表明，无长突细胞通过其侧向投射和双极细胞参与了这种谓之预测编码 (predictive coding) 的作用。

尽管在灵长类动物中，对刺激的运动方向最敏感的被认为是产生于皮层或顶盖的连接，但视网膜的神经节细胞 (特别是兔的) 能检测运动的方向。兔的星爆型无长突细胞对运动方向的刺激敏感[109,110]，具有相似特性的星爆型无长突细胞已见于灵长类 (包括人)[111,112]。眼球运动引起整个视野移动。作为一种补偿机制，某些视网膜神经节细胞以某种特殊的方式连接起来，从而倾向于对小物体在视野的整体移动的背景上所做的相对运动作出反应。实验和相关模型研究表明，特定的无长突细胞提供了合适的信息加工方式和连接，从而能感知在移动的视野中物体的这种相对运动[113,114]。眼的较大范围的运动 [称为扫视 (saccades)]，与视线的转移有关。在这种情况下，视觉感知受到抑制，部分原因是由于动眼中枢的控制，但除此之外，某些视网膜神经节细胞的反应也受到了抑制[115]，这显然是检测整个眼球运动的神经回路的作用。最后一点是，对于视网膜神经节细胞来说，一个运动的刺激信号先到达每一个神经节细胞的树突野的边缘，然后刺激胞体，这种刺激引起细胞敏感性的改变，导致该群神经节细胞的放电先于刺激而发生，谓之运动预测[116]。

神经节细胞传递了何种信息？

很清楚，神经节细胞信号的运作方式不同于初级感觉感受器。它们的感受野的大小、形状和动态特征调谐于检测空间、时间或颜色对比；像它们所接受信号的双极细胞一样，约一半的神经节细胞对光反应是去极化。它们的突触输入对它们进行调谐，使这些细胞能检测这样的刺激，如横贯其感受野拮抗区的像的边缘。正如在第 2 章详细描述的，从这点出发，视觉系统的高级神经元的活动构筑了直线、拐角，以及对于视觉识别物体而言所有基本的特征，极少数的神经节细胞提供有关环境光照水平的信息。

在前面的讨论中，单个神经元的峰电位串是作为分开的传输线来处理的，通过这些传输线，脑对视觉输入进行分析。鉴于成群视网膜神经节细胞的放电对于至皮层起各层次的分析十分关键，一些研究已对神经节细胞群体内的活动进行比较，并确定了无长突细胞的其他功能 [117,118]。Baylor、Meister 和他们的同事在虎蝾螈上的研究提示，神经节细胞放电的时序特性也能对视网膜分析有作用 [119,120]。当从具有紧密相邻感受野的神经节细胞作同时记录时，发现其对某些视觉刺激产生同步化的动作电位。例如，跨越两个视网膜撤光中心神经节细胞界线的光点，能使两个细胞同步放电。无长突细胞与神经节细胞间的电突触，或神经节细胞间的电突触有助于协调放电活动，称为神经节细胞的协同信号运作 [121,122]。

引用 Sherrington 在单个细胞的感受野测定前写的一段话来结束本章是合宜的。不同于 Helmholtz，Sherrington 隐晦的风格使得他那些深奥的原始论文和著作读起来很困难。然而，下面这一段话体现了他对视觉生理的诗意般的洞察力：

我们至今尚未触及所有奇迹中最主要的。这可谓是奇迹中的奇迹，虽然熟悉得甚或让人觉得枯燥。这是如此司空见惯，以至于我们总是把它给遗忘了。在清醒的整个白天，当我们看到东西时，眼睛把连续有节律的、微小的、瞬息而逝的电信号流送入脑的神经细胞和纤维的丛林中。在海绵状大脑中，这种由电位变化组成的跳动的电流，空间模式无明显的相似性，甚至在时间关系上虽有相似，但与眼球在其神经纤维转换为电活动之初所摹写的外部世界的两维倒立像也无甚相干。如此形成的电流能影响整群脑细胞。电荷本身并不携带哪怕是最微不足道的视觉单元，诸如"距离"、"右上方"、"垂直"、"水平"、"颜色"、"亮度"、"阴影"、"圆"、"方"、"轮廓"、"透明"、"混浊"、"近"、"远"或其他任何视觉的信息。但我们的大脑中却魔术般地显示出所有这些特性。当我环顾四周时，脑中的一阵微小电流流动就为我呈现出景色、高处的城堡，或我们的朋友的脸以及他离我有多远。接受了这些信息后，我走上前去，我的其他感觉证实他确实在那儿。

小结

- 视杆和视锥分别在弱光和强光条件下反应。
- 视杆和视锥膜上密集地聚集着视色素。
- 光传导有一系列步骤，有 G 蛋白和 cGMP 的参与。
- 黑暗中，光感受器去极化，并持续释放谷氨酸。

- 光照引起腺苷酸门控的阳离子通道关闭、超极化和谷氨酸释放减少。
- 暗中，光感受器释放的谷氨酸，引起 H 型双极细胞去极化；光照时，与光感受器一样，细胞超极化。
- 暗中，光感受器释放的谷氨酸，引起 D 型双极细胞超极化；细胞因光照而去极化。
- 感受野指的是视野内或视网膜的某一区域，光照这一区域能影响视系统中一神经元的信号。
- 光感受器、水平细胞和双极细胞不产生动作电位。
- 神经节细胞和无长突细胞产生动作电位。
- 双极细胞和神经节细胞有同心圆式感受野，具有给光或撤光中心和拮抗的周围。
- 大神经节细胞称为大细胞或 M 型细胞，有大的感受野并对运动有良好的反应。
- 较小的神经节细胞称为小细胞或 P 型细胞，感受野较小，并对颜色和精细结构作出反应。
- 一小亚群神经节细胞含有色素，对光照有反应。

（吴小华，王 璐 译；钟咏梅，杨雄里 校）

参 考 文 献

1　Boycott, B. B., and Dowling, J. E. 1969. *Philos. Trans. R. Soc. Lond. B, Biol. Sci.* 255: 109-184.

2　Sterling, P., and Demb, J. B. 2003. In *Synaptic Organization of the Brain*. Oxford University Press, New York.

3　Balasubramanian, V., and Sterling, P. 2009. *J. Physiol.* 587: 2753-2767.

4　Masland, R. H. 2001. *Nat. Neurosci.* 4: 877-886.

5　Hecht, S., Shlaer, S., and Pirenne, M. H. 1942. *J. Gen. Physiol.* 25:819-840.

6　Helmholtz, H. V. 1962/1924. *Helmholtz's Treatise on Physiological Optics*. Dover, New York.

7　Zanazzi, G., and Matthews, G. 2009. *Mol. Neurobiol.* 39:130-148.

8　Fuortes, M. G., and Poggio, G. F. 1963. *J. Gen. Physiol.* 46: 435-452.

9　Baylor, D. A., Fuortes, M. G., and O'Bryan, P. M. 1971. *J. Physiol.* 214: 265-294.

10　Dowling, J. E. 1987. *The Retina: An Approachable Part of the Brain*. Harvard University Press, Cambridge, MA.

11　Brown, P.K., and Wald, G. 1963. *Nature* 200: 37-43.

12　Marks, W. B., Dobelle, W. H., and Macnichol, E. F., Jr. 1964. *Science* 143:1181-1183.

13　Matthews, R. G. et al. 1963. *J. Gen. Physiol.* 47:215-240.

14　Pepperberg, D. R. et al. 1993. *Mol. Neurobiol.* 7: 61-85.

15　Nathans, J., and Hogness, D. S. 1984. *Proc. Natl. Acad. Sci. USA* 81: 4851-4855.

16　Baylor, D. A. 1987. *Invest. Ophthalmol. Vis. Sci.* 28: 34-49.

17　Dartnall, H. J., Bowmaker, J. K., and Mollon, J. D. 1983. *Proc. R. Soc. Lond. B, Biol. Sci.* 220:115-130.

18　Schnapf, J. L. et al. 1988. *Vis. Neurosci.* 1: 255-261.

19　Nathans, J. 1987. *Annu. Rev. Neurosci.* 10: 163-194.

20　Nathans, J. 1989. *Sci. Am.* 260: 42-49.

21　Nathans, J. 1999. *Neuron* 24: 299-312.

22　Jacobs, G. H. 2008. *Vis. Neurosci.* 25: 619-633.

23　Deeb, S. S. 2006. *Curr. Opin. Genet. Dev.* 16: 301-307.

24　Deeb, S. S., and Kohl, S. 2003. *Dev. Ophthalmol.* 37: 170-187.

25　Baylor, D. A., and Fuortes, M. G. 1970. *J. Physiol.* 207: 77-92.

26　Luo, D. G., Xue, T., and Yau, K. W. 2008. *Proc. Natl. Acad. Sci.USA* 105: 9855-9862.

27　Baylor, D. A., Lamb, T. D., and Yau, K. W. 1979. *J. Physiol.* 288:589-611.

28　Fesenko, E. E., Kolesnikov, S. S., and Lyubarsky, A. L. 1985. *Nature* 313: 310-313.

29　Ruiz, M. L., and Karpen, J. W. 1997. *Nature* 389: 389-392.

30　Taylor, W. R., and Baylor, D. A. 1995. *J. Physiol.* 483 (Pt 3): 567-582.

31　Stryer, L., and Bourne, H. R. 1986. *Annu. Rev. Cell Biol.* 2: 391-419.

32　yau, K. W., and Nakatani, K. 1985. *Nature* 317: 252-255.

33　Torre, V. et al. 1995. *J. Neurosci.* 15: 7757-7768.

34　Kaupp, U. B., and Seifert, R. 2002. *Physiol. Rev.* 82: 769-824.

35　Stryer, L. 1987. *Sci. Am.* 257: 42-50.

36　Chen, C. K. 2005. *Rev. Physiol. Biochem. Pharmacol.* 154:101-121.

37　Schnapf, J. L., and Baylor, D. A. 1987. *Sci. Am.* 256: 40-47.

38　Rieke, F., and Baylor, D. A. 1998. *Biophys. J.* 75: 1836-1857.

39　Fain, G. L., Matthews, H. R., and Cornwall, M. C. 1996. *Trends Neurosci.* 19: 502-507.

40　Baylor, D. 1996. *Proc. Natl. Acad. Sci. USA* 93: 560-565.

41　Koutalos, Y., and Yau, K. W. 1996. *Trends Neurosci.* 19: 73-81.

42　Morgans, C. W. et al. 1998. *J. Neurosci.* 18: 2467-2474.

43　Baylor, D. A., and Burns, M. E. 1998. *Eye (Lond).* 12 (Pt 3b): 521-525.

44　Chen, J. et al. 1995. *Science* 267: 374-377.

45　Fu, Y., and Yau, K. W. 2007. *Pflügers Arch.* 454: 805-819.

46　Bloomfield, S. A., and Volgyi, B. 2009. *Nat. Rev. Neurosci.* 10: 495-506.

47　Foster, R. G. et al. 1991. *J. Comp. Physiol.* A 169: 39-50.

48　Freedman, M. S. et al. 1999. *Science* 284: 502-504.

49　Berson, D. M., Dunn, F. A., and Takao, M. 2002. *Science* 295: 1070-1073.

50　Hattar, S. et al. 2002. *Science* 295: 1065-1070.

51　Provencio, I. et al. 1998. *Proc. Natl. Acad. Sci. USA* 95: 340-345.

52　peirson, S. N., Halford, S., and Foster, R. G. 2009. *Philos. Trans. R. Soc. Lond., B, Biol. Sci.* 364: 2849-2865.

53　Wang, T., and Montell, C. 2007. *Pflügers Arch.* 454: 821-847.

54　Berson, D. M. 2007. *Pflügers Arch.* 454: 849-855.

55　Boycott, B., and Wässle, H. 1999. *Invest. Ophthalmol. Vis. Sci.* 40:1313-1327.

56　Schiller, P.H. 2010. *Proc. Natl. Acad. Sci. USA* 107:17087-17094.

57　Kolb, H. 1997. *Eye (Lond).* 11 (Pt 6): 904-923.

58　MacNeil, M. A. et al. 1999. *J. Comp. Neurol.* 413: 305-326.

59　Masland, R. H. 2001. *Curr. Opin. Neurobiol.* 11: 431-436.

60　Wässle, H. et al. 1998. *Vision Res.* 38: 1411-1430.

61　Mora-Ferrer, C., and Neumeyer, C. 2009. *Vision Res.* 49: 960-969.

62　Brandstatter, J. H. 2002. *Curr. Eye Res.* 25: 327-331.

63　Shen, Y., Liu, X. L., and Yang, X. L. 2006. *Mol. Neurobiol.* 34: 163-179.

64　Herbst, H., and Thier, P.1996. *Exp. Brain Res.* 111: 345-355.

65　Cellerino, A. et al. 2003. *J. Comp. Neurol.* 467: 97-104.

66　Tkatchenko, A. V. et al. 2006. *Proc. Natl. Acad. Sci. USA* 103: 4681-4686.

67　Rymer, J., and Wildsoet, C. F. 2005. *Vis. Neurosci.* 22: 251-261.

68　Matthews, G., and Fuchs, P. 2010. *Nat. Rev. Neurosci.*11: 812-822.

69　tom Dieck, S., and Brandstatter, J. H. 2006. *Cell Tissue Res.* 326: 339-346.

70　Schmitz, F., Konigstorfer, A., and Sudhof, T. C. 2000. *Neuron* 28: 857-872.

71　Zenisek, D. et al. 2004. *J. Neurosci.* 24: 9752-9759.

72　Heidelberger, R., Thoreson, W. B., and Witkovsky, P. 2005. *Prog. Retin. Eye Res.* 24: 682-720.

73　Kaneko, A., and Hashimoto, H. 1969. *Vision Res.* 9: 37-55.

74　DeVries, S. H. 2000. *Neuron* 28: 847-856.

75　Kikkawa, S. et al. 1993. *Biochem. Biophys. Res. Commun.* 195: 374-379.

76　Masu, M. et al. 1995. *Cell* 80: 757-765.

77　Nakanishi, S. et al. 1998. *Brain Res. Brain Res. Rev.* 26: 230-235.

78　Koike, C. et al. 2010. *Cell Calcium* 48: 95-101.

79　Nomura, A. et al. 1994. *Cell* 77: 361-369.

80　Famiglietti, E. V., Jr., and Kolb, H. 1975. *Brain Res.* 84:293-300.

81　Wässle, H. 2004. *Nat. Rev. Neurosci.* 5: 747-757.

82　Lamb, T. D. 2009. *Philos. Trans. R. Soc. Lond. B, Biol. Sci.* 364:2911-2924.

83　Deans, M. R. et al. 2002. *Neuron* 36: 703-712.

84　pang, J. J. et al. 2010 *Proc. Natl. Acad. Sci. USA* 107: 395-400.

85　Soucy, E. et al. 1998. *Neuron* 21: 481-493.

86　Kaneko, A. 1971. *J. Physiol.* 213: 95-105.

87　Liu, C. R. et al. 2009. *Neuroscience* 164: 1161-1169.

88　Tornqvist, K., Yang, X. L., and Dowling, J. E. 1988. *J. Neurosci.* 8: 2279-2288.

89　Kaneko, A., and Tachibana, M. 1986. *J. Physiol.* 373: 443-461.

90　Schwartz, E. A. 1987. *Science* 238: 350-355.

91　yang, X. L., Gao, E, and Wu, S. M. 1999. *Vis. Neurosci.* 16: 967-979.

92　Deniz, S. et al. 2011. *J. Neurochem.* 116: 350-362.

93　Savchenko, A., Barnes, S., and Kramer, R. H. 1997. *Nature* 390: 694-698.

94　Thoreson, W. B. 2007. *Mol. Neurobiol.* 36: 205-223.

95　Yang, X. F. et al. *Neuroscience* 173: 19-29.

96　Lee, B. B., Martin, P.R., and Grunert, U. 2010. *Prog. Retin. Eye Res.* 29: 622-639.

97　Kuffler, S. W. 1953. *J. Neurophysiol.* 16: 37-68.

98　Kier, C. K., Buchsbaum, G., and Sterling, P. 1995. *J. Neurosci.* 15: 7673-7683.

99　Croner, L. J., and Kaplan, E. 1995. *Vision Res.* 35: 7-24.

100　Kaplan, E., and Shapley, R. M. 1986. *Proc. Natl. Acad. Sci.USA* 83: 2755-2757.

101　Enroth-Cugell, C., and Robson, J. G. 1966. *J. Physiol.* 187:517-552.

102　Benardete, E. A., Kaplan, E., and Knight, B. W. 1992. *Vis. Neurosci.* 8: 483-486.

103　Levick, W. R. 1967. *J. Physiol.* 188: 285-307.

104　Wu, S. M. *Invest. Ophthalmol Vis. Sci.* 2010 51: 1263-1274.

105　Baccus, S. A. 2007. *Annu. Rev. Physiol.* 69: 271-290.

106　Grimes, W. N. et al. *Neuron* 65: 873-885.

107　Baccus, S. A., and Meister, M. 2002. *Neuron* 36: 909-919.

108　Hosoya, T., Baccus, S. A., and Meister, M. 2005. *Nature* 436: 71-77.

109　Fried, S. I., Munch, T. A., and Werblin, F.S. 2002. *Nature* 420:411-414.

110　Munch, T. A., and Werblin, F.S. 2006. *J. Neurophysiol.* 96: 471-477.

111　Rodieck, R. W. 1989. *J. Comp. Neurol.* 285: 18-37.

112　Rodieck, R. W., and Marshak, D. W. 1992. *J. Comp. Neurol.* 321: 46-64.

113　OIveczky, B. P., Baccus, S. A., and Meister, M. 2007. *Neuron* 56: 689-700.

114　Baccus, S. A. et al. 2008. *J. Neurosci.* 28: 6807-6817.

115　Roska, B., and Werblin, F. 2003. *Nat. Neurosci.* 6: 600-608.

116　Berry, M. J., 2nd, et al. 1999. *Nature* 398: 334-338.

117　Shlens, J., Rieke, F., and Chichilnisky, E. 2008. *Curr. Opin. Neurobiol.* 18: 396-402.

118　Maffei, L., and Galli-Resta, L. 1990. *Proc. Natl. Acad. Sci. USA* 87: 2861-2864.

119　Meister, M. Lagnado, L., and Baylor, D. A. 1995. *Science* 270:1207-1210.

120　Meister, M., and Berry, M. J., 2nd. 1999. *Neuron* 22: 435-450.

121　Brivanlou, I. H., Warland, D. K., and Meister, M. 1998. *Neuron* 20: 527-539.

122　Schnitzer, M. J., and Meister, M. 2003. *Neuron* 37:499-511.

123　Sherrington, C. S. 1951. *Man on His Nature.* Cambridge University Press, Cambridge, UK.

建 议 阅 读

一般性综述

Berson, D. M. 2007. Phototransduction in ganglion-cell photoreceptors. *Pflügers Arch.* 454: 849-855.

Chen, C. K. 2005. The vertebrate phototransduction cascade: amplification and termination mechanisms. *Rev. Physiol. Biochem. Pharmacol.* 154: 10l-121.

Dowing, J. E. 1987. *The Retina: An Approachable Part ofthe Brain.* Harvard University Press, Cambridge, MA.

Lamb, T. D. 2009. Evolution of vertebrate retinal photoreception. *Philos. Traans. R. Soc. Lond. B, Biol. Sci.* 364: 29ll-2924.

Lee, B. B., Martin, R R., and Grunert, U. 2010. Retinal connectivity and primate vision. *Prog. Retin. Eye Res.* 29: 622-639.

Schiller, P. H. 2010. Parallelinformation processing channels created in the retina. *Proc. Natl. Acad. Sci. USA* 107: 17087-17094.

Sterling, P., and Demb, J. B. 2003. Retina. In G. M. Shepherd(ed.), *Synaptic Organization of the Brain.* Oxford University Press、New York.

Wässle, H. 2004. Parallel processing in the mammalian retina. *Nat. Rev. Neurosci.* 5: 1-11.

Yau, K. w., and Hardie, R. C. 2009. Phototransduction: motifs and variations. *Cell* 139: 246-264.

原始论文

Baylor, D. A., Lamb, T. D., and Yau, K. W. 1979. The membrane current of single rod outer segments. *J. Physiol.* 288: 589-6 11.

Berson, D. M., Dunn, F. A., and Takao, M. 2002. Phototransduction by retinal ganglion cells that set the circadian clock. *Science* 295: 1070-1073.

Boycott, B. B., and Dowling, J. E. 1969. Organization of primate retina: Light microscopy. *Philos. Trans. R. Soc. Lond. B, Biol. Sci.* 255: 109-184.

Chen, J., Makino, C. L., PeacheB N. S., Baylor, D. A., and Simon, M. I. 1995. Mechanisms of rhodopsin inactivation in vivo as revealed by a COOH-terminal truncation mutant. *Science* 267: 374-377.

Croner, L. J., and Kaplan, E. 1995. Receptive fields of P and M ganglion cells across the primate retina. *Vision Res.* 35: 7-24.

Hattar,S., Liao, H. W., Takao, M., Berson, D. M., and Yau, K-W. 2002. Melanopsin-containing retinal ganglion cells: architecture, projections, and intrinsic photosensitivity. *Science* 295: 1065-1070.

Heidelberger, R., Thoreson, W. B., and Witkovskv. P 2005. Synaptic transmission at retinal ribbon synapses. *Prog. Retin Eye Res.* 24: 682-720.

Kaneko, A. 1970. Physiological and morphological identification of horizontal, bipolar and amacrine cells in goldfish retina. *J. Physiol.* 207: 623-633.

Kaneko, A., Delavilla, R, Kurahashi, T., and Sasaki, T 1994. Role of L-glutamate for formation of on-responses and off-responses in the retina. *Biomed. Res.* 15(Suppl. 1): 41-45.

Kuffler, S. W. 1953. Discharge patterns and functional organization of the mammalian retina. *J. Neurophysiol.* 16: 37-68.

Meister, M., Lagnado, L., and Baylor,D. A. 1995. Concerted signaling by retinal ganglion cells. *Science* 270: 1207-1210.

Schnapf, J. L., Kraft, T. W., Nunn, B. J., and Baylor, D. A. 1988. Spectral sensitivity of primate photoreceptors. *Vis. Neurosci.* 1: 255-261.

Trong, P. K., and Rieke, F 2008. Origin of correlated activity between parasol retinal ganglion cells. *Nat. Neurosci.* 11: 1343-1351.

Zenisek, D., Horst, N. K., Merrifield, C., Sterling, p., and Matthews, G. 2004. Visualizing synaptic ribbons in the living cell. *J. Neurosci.* 24: 9752-9759.

■ 第 21 章
触觉、痛觉和纹理感觉

整个躯体表面覆盖有触觉感受器，在这点上，躯体感觉系统不同于其他感觉系统（其感受器聚集在眼、鼻或耳等器官中）。皮肤感觉系统对于确定形状和纹理，识别、抓握和操控物体，感知温度，引导视觉注意，以及躲避造成痛觉的危险物体都是至关重要的。本章中，我们将描述皮肤与物体接触导致对该物体物理特性识别相关的信息处理过程。对躯体感觉系统功能组构的论述既涉及大鼠、小鼠，也涉及灵长类，对于前者触须特别重要，而对后者，指尖尤为重要。

大多数的躯体感觉神经纤维终止于皮肤不同部位的微小附属结构，包括毛囊 (hair follicles)、触觉小体 (Meissner corpuscle)、梅克尔触盘 (Merkel disk)、环层小体 (pacinian corpuscle)、或 Ruffini 小体 (Ruffini's corpuscle)。还有另一类纤维，其终末没有附属结构，即所谓的游离神经末梢。每一类神经纤维由一种特异的刺激激活，并引起特有感觉。附属结构中的神经终末与触碰、挤压、牵拉或振动相关；游离神经末梢与热或冷、痛觉或痒觉相关。感受器活动和感觉之间的联系，最初是从麻醉动物的研究推测而得，随后通过记录清醒人的手臂单纤维实验又印证了这种联系，而在这些实验过程中，受试者可以明确描述出电刺激纤维引起的感觉。

来自不同功能类别感受器的信号传播到脊髓后，分选到不同的上行通路。所有通路在经过多次中继后到达大脑皮层。虽然伤害刺激能激活特定通路，但疼痛的主观体验比这一通路的活动所产生的单纯感知要复杂得多。因此，一个人的心理状态确实会改变痛苦的程度，这种心理状态包括对疼痛减轻（安慰剂）或者对疼痛加剧的预期（反安慰剂）。这种调节通过内源性的阿片肽机制发生。

在躯体感觉通路的所有水平，神经元按拓扑定位图进行排列。在这幅图中，躯体各部分的空间关系被保留下来：相邻的刺激激活相邻的神经元。这些拓扑定位图是显著畸变的，因为中枢神经系统中较大的区域被用于皮肤上较小的、神经支配更密集的区域。小鼠和大鼠的触须代表区是一个突出的例子。在皮层第四层，触须由一个超大的方块柱代表，称为桶状结构 (barrel)。一个桶状结构中的所有神经元对位于对侧面部的一根触须的运动起反应。在人类和其他灵长类中，指尖受密集的神经支配，为物体的操控提供必需的触觉输入。在躯体感觉皮层，指尖（和嘴唇）的相应放大产生了畸变的皮层代表区。皮层的拓扑图可在发育过程中因操控而发生改变，且一生中都会因感觉辨别作业的训练而发生改变。

有关从皮肤感受器到躯体感觉皮层的感觉信息处理过程已得到细致的分析，用于解释对纹理的感知。大鼠用它们的触须短促地触碰一个物体来识别纹理。触须掠过物体表面的方式，因表面的粗糙程度不同而异。触须的运动方式被感受器神经元转换成锋电位串：表面越粗糙，神经元放电频率越高。这一信号上行到皮层桶状结构，在那里，神经元放电频率决定了动物对纹理的判断。在灵长类中，有两种途径感知纹理。对粗糙纹理特征的感知依赖于一种空间机制：在任何给定的瞬间，粗糙的程度可由相邻感受野的慢适应神经元间放电的对比"快照"来解码；而对精细纹理表面的感知，则由手指沿物体表面运动引起环层小体神经末梢兴奋的放电频率所决定。灵长类对振动的感知机制与触须提取表面特征的机制有诸多共同之处。

从感受器到皮层

皮肤中的感受器

触觉感受器是机械感受器，它将施加于皮肤上的机械能转化为神经系统的语言，也就是动作电位序列。每一种类型的触觉感受器对机械能某些特定的特征敏感，而对所有其他的特征不敏感，认识到这一点是理解躯体感觉第一阶段的关键。其原因是，形态的特化（通常是包裹神经纤维终末的结构）使得这一末梢能选择性地对一个特定类型的刺激作出反应。这些囊状结构因机械刺激而变形，从而将皮肤的形变传递到神经终末（图 21.1）。来自脊髓的单根感觉神经纤维可分支，并支配皮肤上数个到数十个不同的囊状物。由一根神经纤维支配的所有囊状物均属同一类型。

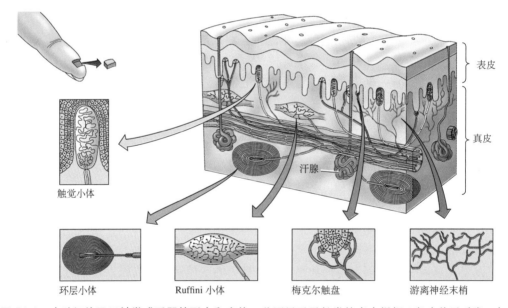

表皮

真皮

汗腺

触觉小体

环层小体 Ruffini 小体 梅克尔触盘 游离神经末梢

图 21.1 皮肤切片显示触觉感受器的形态和定位。此图显示灵长类的真皮组织（意味着无毛发，如手掌的皮肤）。触觉小体、环层小体、Ruffini 小体和梅克尔触盘均为特化的结构，它们能筛选可以兴奋神经末梢的机械能。正如其名称所示，游离神经末梢是未被覆盖的，因此暴露于皮肤组织所释放的物质中。

关于囊状结构如何实现穿过周围的组织而到达神经末梢，**环层小体**就是一个有趣的例子，第 19 章对此有详细的描述。**梅克尔触盘**是另一种感受机械能的结构，它是一种位于指纹脊下的微小上皮细胞，将压缩张力传递到感觉神经末梢。在压力存在期间，其反应是持续的，放电频率与施加到皮肤上的压力成正比[1]。另一个结构即 **Ruffini 小体**，是由压力或者压缩所激活的[2]。这些末梢位于皮肤的深层，在指甲基部、覆盖关节和韧带的组织、手掌等处密度最高[3]。鲁菲尼复合体（包括囊状结构和神经终末）和梅克尔复合体（包括触盘和神经终末）均为慢适应结构，它们传递关于手抓住一个物体的牢固度，或者脚踩在地板上的强度等信息。

嘴唇、手掌、指头、脚底皮肤中的**触觉小体**赋予神经末梢对初始接触及运动超凡的机械敏感性。这一感受器复合体是一种快适应结构，可被低于 50 Hz 的低频振动强烈激活[4]。在表皮层施加局部麻醉药物，会影响触觉小体的神经终末，但不影响环层小体的神经终末，从而减弱了对低频振动的感知，但不影响对高频振动的感知[5]。

感受野是指刺激诱发反应的皮肤区域。触觉小体和梅克尔触盘的感受野很小，直径只有几毫米 (mm)，而环层小体和鲁菲尼小体的感受野直径可达几厘米 (cm)。大多数刺激可一次激活多种类型的感受器，因此，刺激的不同方面的特征由不同类型的神经冲动信号编码[6]。例如，手持一个正在振动的手机时，压力和振动感觉通路是被同步激活的。

毛囊由沿着毛发干和囊壁的不同形态和不同位置的神经终末所组成的一个神经网络支配。图 21.2(A) 显示的是哺乳动物皮肤中的一个小毛囊，图 21.2(B) 则显示了大鼠或者小鼠口鼻上的大触须囊[7]。触须是一种特殊的毛发，这将在本章的后面部分讨论。当毛发被弯折、振动或者拉扯时，神经末梢兴奋。单个神经末梢的选择性是如何根据其在毛囊中的形态和位置而变化的目前仍不清楚。

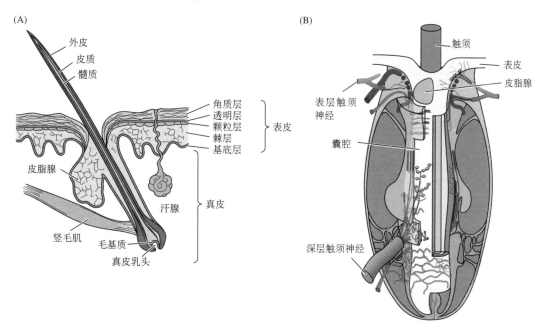

图 21.2 毛囊。(A) 灵长类皮肤毛干和毛囊的示意图。神经终末分布于整个毛囊，并包裹毛发的基底部，对所有的毛发运动产生冲动。肌肉对冷或警觉刺激作出反应时，收缩以竖起毛发。(B) 大鼠或小鼠口鼻大触须的一个特殊毛囊的示意图。神经终末通过表层和深层触须神经进入囊腔，占据许多不同位点，并且其位置可能与使其兴奋的毛发运动的类型（如振动、弯曲、牵拉等）密切相关。在如 (A) 中所示的非特化皮肤毛发中，包裹囊腔的肌肉（未显示）收缩以竖起毛发；但在触须中，这一活动是一个节律性的扫动，用于收集感觉信号。[(B) 图由 Frank Rice 提供。]

另一类感受器是**游离神经末梢**，它不与任何特化的包囊或结构相连（如图 21.1 所示）。通过一系列特化的化学转导机制，游离神经末梢产生冲动，引起痛觉、温度觉、痒觉或愉快觉，详见第 19 章的描述[6,8,9]。

感受器神经元的解剖

感受器神经元有三大组分：①位于脊柱椎孔的背根神经节中的一个神经元胞体；②会聚到背根并投射至脊髓的一个中枢分支；③一个外周分支，与其它神经纤维一起会聚成一条外周神经，并终止形成特化的感受器复合体（如前所述）（图 21.3）。这些外周轴突中最长的是从胞体延伸到脚趾中的感受器末梢，在人类超过 1m，而在长颈鹿超过 3m。

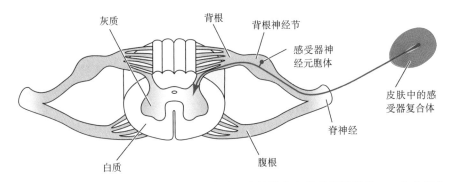

图 21.3　感受器神经元的形态。感受器神经元胞体位于脊柱椎孔中的背根神经节。一个中枢分支汇入背根并投射进入脊髓；一个外周分支和一外周神经中的其他纤维会合，此后，终止为一个特化的触觉感受器复合体；此图例中是一个环层小体。

上述的总结适用于手、脚、臂、腿和躯干皮肤的神经支配。对于面部皮肤的神经支配，它们的胞体位于脑干外侧的三叉神经节（而非背根神经节），神经纤维沿着三叉神经（第五颅神经）投射到皮肤，而这些神经节细胞的中枢突终止于脑干的三叉神经核。

由于感觉神经元要长距离地传导信号，到达第二级神经元的信息传递就不能像光感受器那样由局部电位来完成（见第 19 章），取而代之的是动作电位，它在非常靠近神经末梢的位置产生，并传导经过神经节细胞胞体进入脊髓或脑干。

传入信号引起的感觉

可应用于人类受试者的**显微神经记录术**（micro-neurography）[10] 促进了对触觉的深入了解。将一根细金属微电极穿过手臂皮肤刺入一根神经内，这根神经包含有从手延伸到脊髓的纤维。利用这套装置，研究者就可以记录清醒受试者皮肤受到刺激时的神经冲动，并可同时监测受试者的感觉（图 21.4）。大多数神经纤维只有很少或没有自发活动，仅当皮肤受到刺激时才放电。人类单根神经纤维的感受野及最有效诱发动作电位的刺激类型，与先前在实验动物上得到的结果高度一致[11]。单根神经纤维对一个或者少数几个不同的皮肤位点敏感，敏感区的大小因感受器模态而异。单根神经纤维仅对一种刺激模式敏感，如轻压、低频振动或高频振动[12]。

人体神经生理学优于动物神经生理学之处，在于受试者能够描述他（她）的感觉。得益于此，人们发现了电刺激单根支配机械感受器的神经纤维所引起一种初始（elementary）感觉，就像轻拍、振动或压力的体验。这一感觉就像正发生在该神经纤维的感受野位点。改变冲动产生的频率引起感觉程度的改变。例如，增加刺激频率能够增加感受到的压力的

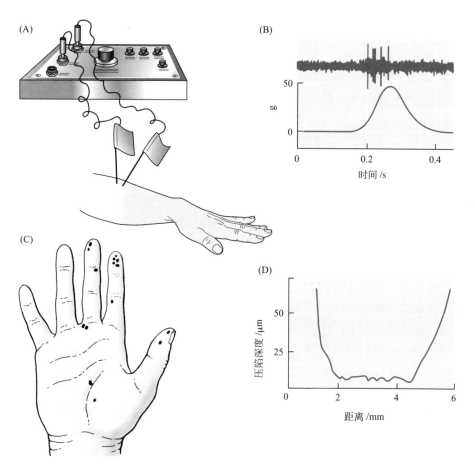

图 21.4　人类神经纤维的显微神经记录术。(A) 实验装置。两根微电极插入桡神经，由导线将电位引入电子放大器。使用两根电极能够测量传导速度。(B) 上图：通过相同的电极，从一外周神经记录到的多个神经元对轻压的反应。在刺激位点，反应单位有重叠的感受野。下图：以克 (g) 为单位的皮肤压陷力的时程变化。(C) 人类手掌中快适应触觉感受器（推测为触觉小体）的感受野。通过记录正中神经的单纤维放电，描画出感受野。每一小点代表了一根纤维的感受野。(D) 引起一个感受器反应所需的压陷程度（以微米为单位）对该作用位点在感受野内的位置作图。具有最大敏感性的区域直径约为 3 mm，在此区域内，仅几微米的压陷深度就足以引起一个反应。在此区域内具有最大敏感性的位点被认为与同一传入纤维各分支末梢所在的位置一致。[(A) 引自 McGlone et al.，2007；(B) 引自 Wessberg et al.，2003；(C) 和 (D) 引自 Johanson and Vallbo, 1983。]

强度。

为了让受试者感觉到痛，需要许多来源于痛相关的游离神经末梢的神经冲动，这一整合过程就是时空总和。阈值之上，痛觉的强度与动作电位的数目相关[13]。

显微神经记录术的研究结果证实了传入纤维感受刺激的专一性，并且确认了单根初级传入神经纤维的活动能够产生有意识的感觉[14, 15]。单根神经纤维的阈值（如引起兴奋冲动所需的皮肤压陷程度）与受试者感受到相同的刺激的阈值一致[15]。由此我们可以推断，与视觉一样，从皮肤到大脑皮层的信号传递是非常可靠的，并且冲动从外周传递进入了一个低噪声的中枢信息处理网络。倘若在没有刺激的情况下，网络是活动的，来自一根神经纤维的冲动就不能被轻易地检测到。当然，单根神经纤维的激活不是通常情况下的操作模式，即接触物体产生时间模式和空间模式都很复杂的活动方式。但是，单根神经纤维承载的信号是构成有意义的躯体感觉的基本元件。

上行通路

　　感受器类型及其模态与传入神经纤维的直径和它的髓鞘化相关。如在第 8 章中所述，直径和髓鞘化决定了传导速度。传导轻触觉 (如非痛觉的) 信号的神经纤维是有髓鞘的，传导速度可高达约 60 m/s。这种类型的神经纤维称为 A-β 纤维。传导痛觉刺激和温度信号的神经纤维，它们的传导速度可上达 2 ~ 10 m/s(A-δ 纤维；有髓鞘)，下至 0.2 ~ 2 m/s(C 纤维；无髓鞘)。显微神经记录术结果表明，A-δ 纤维的活动与快速的扎伤或者刺痛的感觉有关，称为初级痛；而 C 纤维的活动与灼烧或者痒感觉有关，称为次级痛。较快的痛觉纤维 (A-δ) 也与反射相关联，这就解释了为什么你能瞬间将手从壶柄上缩回，而没有感觉到任何被烧灼的感觉 (见第 24 章对这种反射的讨论)。热感受器是由 C 纤维支配的。局部麻醉剂首先阻断的主要是 C 纤维的活动，从而抑制痛觉和温觉感觉，此时触觉敏感性几乎是完整的。

　　躯体感觉系统的一个基本原理是，一连串具有不同功能性质的神经元沿着不同的通路到达丘脑，继而到达大脑皮层。信号行进至脊髓，按感受器的功能类别分别进入两条上行通路中的一条。如附录 B 所示，与诸如触碰和压力感觉相关的神经活动由背侧柱通路传导，与痛觉和温度觉相关的神经活动则通过脊髓丘脑束上行。

　　在中枢神经系统中，躯体感觉冲动的传导不只从神经终末向大脑单一方向传导，相反，中枢神经系统也向反方向传送信息。因此，上行躯体感觉通路受到下行通路的影响 (每一级联层次向下投射至前一层次的中枢)。躯体感觉皮层区密集投射到丘脑、脑干和脊髓相应区域，从而得到传入信号。与视觉系统的情形一样 (见第 2 章和第 3 章)，这些反馈联系的确切功能还不清楚。概括地说，它们调控上行的感觉传递，易化或者抑制传入信息流。反馈效应在时间和空间上高度聚焦。例如，当手臂伸出去拿一个物体时，手部皮肤对于触碰的感知减弱，而当手碰到目标后感知则被放大 [16]。

躯体感觉皮层

　　皮层处理躯体感觉信号的第一阶段发生在前顶叶区，即来自丘脑腹侧核的神经轴突的靶区。在灵长类动物中，来自低阈值的皮肤感受器的输入 (轻压和振动) 投射到沿中央后回顶部的一个从内侧到外侧的条带，即 Brodmann 中的 3b 区 (见附录 C)。皮肤信号传入的第二个目的地是 1 区——一个紧邻 3b 区后部的区域。本体感受器的输入投射到位于躯体感觉区前部边缘的一个从内侧到外侧的条带 (Brodmann 3a 区，正位于运动皮层后面)，以及后部边缘的区域 (2 区)。这些区域一起称为**初级躯体感觉皮层** (SI)，尽管 Kaas[17] 主张只有 3b 区才是初级躯体感觉皮层。这些区域的排列如图 21.5 所示。对于这四个区域是以分级还是平行的方式进行信息处理的尚存在争议。第一种观点认为，1 区和 2 区整合来自 3a 和 3b 区的信号输入，而后产生复杂且更高级别的反应特性。第二种观点认为，这四个区域各自独立地操作来自其各自丘脑的输入。

　　人类 SI 的损伤会导致身体对侧触觉的缺失。尽管某些触觉最终会恢复，但辨别形状和纹理的能力遭到永久性地损伤 [18 ~ 20]。在动物上进行空间局限的损伤，提供了更清楚的对特定细胞组构区感觉功能的了解。局部损伤猴子 3b 区产生最严重的感觉缺失，包括多种触觉功能。1 区切除导致纹理分辨能力丧失，2 区损伤损害分辨物体大小和形状的能力 [21,22]。

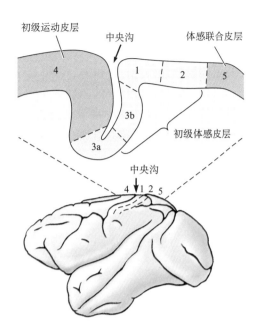

图 21.5　初级体感皮层的组构。初级体感区位于前顶叶皮层，中央沟后方。该图描绘了一只猴子的大脑。细胞组构（矢状切片，上部绘制）包括 3a、3b、1 和 2 区。3b 区接收来自丘脑腹后核中心区的密集输入，接收轻触觉相关的信号。其他躯体感觉区域接收较低密度的丘脑输入，这些输入来自腹后核中心区周边的壳区。与 3b 区类似，1 区也接收轻触觉相关信号，而 3a 和 2 区接收与深部组织和关节相关的信号。4 区和 5 区是接收来自邻近体感皮层密集投射的区域，将这些信息用于不同的功能。4 区是运动皮层的一部分（见第 24 章），而 5 区把躯体感觉信息与其他感觉模态的信息整合，产生一种与环境空间相关的身体感觉。

痛觉及其调控

　　已确认，多个前脑脑区在处理疼痛信号中扮演重要角色，但有关它们各自的特殊作用，自 20 世纪初开始一直存在争议。大多数研究者认为，外侧和内侧神经网络有不同的作用。主要由丘脑和初级体感皮层 (SI) 的外侧区，以及**次级躯体感觉皮层** (SII) 组成的**外侧系统**被认为参与到痛的感觉分辨方面的信息处理过程。该系统详细指明感觉在身体的哪个部位产生，并根据感觉的性质指明产生的原因可能是什么。现已追踪到一个投射到 SI 的痛觉通路，这条通路中的一些神经元确实对有害刺激产生反应[23]。此外，功能性核磁共振成像 (fMRI) 结果显示，SI 活动增强与一个痛程度主观感觉有关[24~26]。然而，神经外科切除 SI 后对痛感知的作用，在不同的受试者之间有明显的差异。

　　主要由丘脑的内侧区、岛叶、前扣带皮层和前额叶皮层组成的**内侧系统**，参与痛的情感、动机方面的信息处理过程[27]。切除皮层的这些区域，显著地降低对有害刺激的主观不愉快感。此外，通过脑成像观察发现，这些区域激活的强度与痛觉引起痛苦程度的判断相关[26]。

　　尽管已确认来自皮肤的"痛觉通路"[28]，但如因此认为沿一条连续通路上传至大脑皮层的一定量的伤害性冲动，将产生一个相应比例的痛感觉则是错误的。相反，一个慢性痛症状甚至可以在皮肤伤害性感受器没有异常活动的情况下存在[29]。一个投入战斗的士兵，甚至可能不会注意到在其他情况下能够产生异常痛的损伤。在一个相反的极端，一个慢性痛症状甚至可以在皮肤伤害性感受器没有异常活动的情况下存在[29]。正是伤害性信号的中枢信息处理，而不是它们单纯的存在，产生了这一感觉和情感性体验。因此，理解疼痛需要理解来自伤害性感受器的一系列冲动是如何被神经系统的其他部分所处理的。同时，正如 Melzack 指出的[30]，痛觉的主观体验比来源于一个感觉器官中的任何其他体验更明显地被社会、文化和个体因素所调控。

　　在 20 世纪 70 年代，脑中内源性阿片受体的发现提示[31~33]脑系统的存在，其正常功能可能就是调控伤害性信号处理过程。在脊髓和中枢神经系统的其他区域，内源性系统通过释放肽类物质（称为**内啡肽**）发挥作用，它们抑制痛觉通路中神经元的活动。内啡肽的名字源自于它们是**内源性**的，且它们的化学结构类似于阿片止痛剂**吗啡**。内啡肽通过三种主要的受体发挥作用：μ、δ 和 κ。可根据这些受体对化学底物的最大亲和力来区分其类型。例如，μ 型阿片受体最有效的激动剂是鸦片碱（吗啡）。

我们能通过控制内源性痛觉调控系统的运行，从而抑制已经超出作为警钟作用的慢性痛吗？我们能降低对成瘾性止痛剂的依赖吗？近期研究表明，**安慰剂**治疗，即不使用药物或功能性治疗使疼痛减轻的暗示方法，甚至能有效减轻手术后的痛觉体验 [34]。安慰剂通过激活阿片受体发挥功能 [35,36]，阻断 μ 型阿片受体可消除安慰剂诱发的痛抑制 [37]。功能性核磁共振成像实验表明，减弱主观痛的暗示的效率，与前扣带皮层和岛叶皮质活动的压抑程度正相关 [38,39]。因此，安慰剂直接作用于通常产生不愉快痛觉体验的神经环路。一个令人惊奇的发现是，负面结果的预期能够引起痛觉的加强，甚至导致对一个正常的无害刺激感觉到痛 [40]。这种**反安慰剂**效应是通过驱动内源性阿片系统朝安慰剂效应的相反方向活动而发生的。

躯体感觉系统的组构以及大鼠和小鼠的纹理感觉

小鼠和大鼠的触须

来自皮肤感受器的冲动最终是怎样导致我们产生对接触物体的感觉（即基本特性的感知）和知觉（即识别感觉的性质和意义）的呢？首先，我们利用小鼠和大鼠触须的感觉通路来解释触觉的组构和功能的基本原理。然后，我们将论述这些原理是如何应用到灵长类的感觉和知觉中的。

小鼠和大鼠在黑暗环境中活动，视觉很差，其生存依赖于触觉。通过触须，它们的大脑建立起对物体的知觉：物体的位置、大小、形状和纹理 [41]。触觉系统的核心是面部每侧一组大约 35 根的长触须，以及可以前后轻拂的茂密毛发（也有更短的、移动性很差的毛发，密集地包围在鼻子和嘴唇周围，动物可以通过它们收集更多的信息）[42]。与物体的接触将激活位于触须毛囊的机械感受器终末，从而诱发产生神经信号 [参见图 21.2(B)]。1912 年，S. Vincent 为了完成她在芝加哥大学的博士论文，首次利用触须来做实验（使用在城里捕捉的大鼠！）[43]。她造了一个高层迷宫，发现当触须被剪掉后，大鼠从迷宫的入口跑到出口所需时间以及出错次数（例如，走进无出路的臂管）都急剧地增高了。在这种状态下，大鼠需要用四肢而非触须去感觉平台的边缘，因此速度变慢了。

放大因子

啮齿类动物触须行为的重要性与其皮肤上神经支配的丰富程度密切相关。触须垫是迄今已有研究中神经支配密度最高的身体皮肤区域——约 200 个三叉神经节神经元支配一个触须毛囊 [44]。如图 21.6(A) 所示，有证据表明，初级躯体感觉皮层比视觉和听觉的初级感觉区占据更大的区域。并且，在初级躯体感觉皮层中，触须的区域大得不成比例。虽然这可以被解释为触须在皮层的代表区相对于躯体其他部位的代表区有更强的放大（即以平方毫米为单位的皮肤投射到平方毫米的皮层表面的比例），但也可以被解释为整个躯体的感受器密度和皮层区之间的保守关系。换句话说，触觉感受器投射到每平方毫米皮层表面的数量是恒定的。因此，受到丰富神经支配的触须毛囊获得了一个很大的区域。

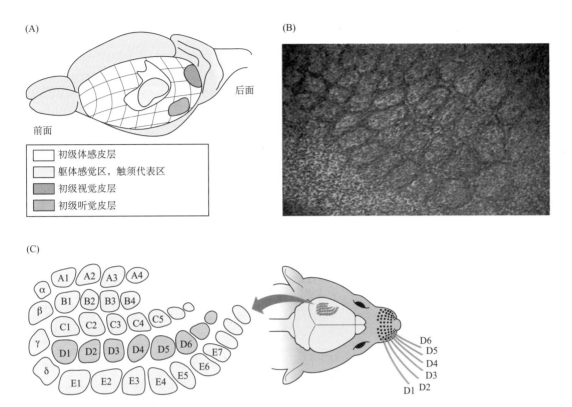

图 21.6　**大鼠和小鼠触须的皮层代表图**。(A) 初级感觉皮层区的相对位置和大小。(B) 在一个经第 IV 层的切线平面的切片上，显示了小鼠体感皮层的桶状结构。深色的环是桶装结构细胞密集的壁。(C) 大鼠左半球桶状结构的排列，每一个桶状结构被其相应的触须标记。右图中，投射到桶状结构 D1～D6 的触须(D1～D6，以全长显示)，其他触须的毛囊以黑点标出。[(B) 引自 Blakemore，1977。]

触须的拓扑定位图和柱状构筑

为了使小鼠躯体感觉皮层的构筑可视化，Woolsey 和 van der Loos[45] 将大脑皮层与皮层下结构分离开来。然后，他们在两块载玻片之间将卷曲的皮层展平，沿切线平面把厚片切开，因而在单个切片上，第 IV 层产生了一个大的水平方向的扩展。组织一经染色，就能看到密集在一起的神经元形成的清晰团簇。35 个团簇呈网格状的排列，就像葡萄酒桶，因此得名**桶状结构** [图 21.6(B)]。Woolsey 和 van der Loos 认为，桶状结构的空间排列是口鼻上触须空间排列的精确复制。因此,他们得出结论,桶状结构区是对侧口鼻触须的定位图。给口鼻上的每一根触须一个标记 (如 D3)，能够容易地与皮层上的一个桶状结构相匹配 (同样是 D3)。在几年的时间里，对于每根触须与它们相对应的皮层桶状结构相联系的推断，从小鼠扩展到大鼠，并得到许多生理学研究的证实[46～49]。因此，桶状结构 D3 中神经元的感受野是以触须 D3 为中心的，即其主触须。围绕主触须的触须也能较小程度地兴奋这些细胞。位于第 IV 层上层和下层的神经元——其从第 IV 层接收它们主要的感觉信息输入，也接收来自主触须的强烈输入[46]。因此，贯穿所有层次的神经元群形成一个与单根触须相关联的皮层柱，作为一个功能单位而被第 IV 层的桶状结构所锚定。

动物面部两根相邻的触须在皮层代表区也是两个相邻的皮层桶状结构，所以桶状结构区组成了一张**拓扑定位图** [图 21.6(C)]。除触须这一特殊情况外，只要感受器之间的空间关系均在该感官的中枢代表区得以保留，通常都将一个脑代表区称为一个"定位图"。专题 21.1 中描述了皮层体感定位图的发现历史。

■专题 21.1　皮层定位图在不同物种间的差异

　　躯体特别敏感区域的扩展的代表区，以及它们在畸变的定位图中的位置，最初是由 Adian 在 20 世纪 20 年代的工作中描述的，这一工作开创了躯体感觉皮层研究的现代纪元。实验通过刺激皮肤位点，同时用放置在皮层表面的电极（铜制的小圆球）记录数以百万计神经元的总和电位来完成。此后，在整个 20 世纪 50 年代，Clinton Woolsey 用此方法继续进行研究，直到微电极方法取而代之。通过比较大量物种皮层的皮肤代表区，这些先驱者们发现了许多令人赞叹的物种特异性的定位图。最近，

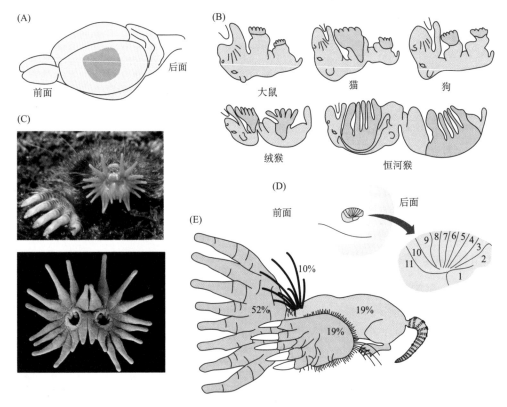

皮层的体感定位图。对天然行为极为重要、受到最丰富神经支配的皮肤区域，与扩展的皮层代表区相关联。(A) 啮齿动物脑的俯视图。体感皮层在大脑半球上的位置（显示为蓝色阴影），是典型的一般哺乳动物的式样。(B) 与 (A) 中相同的观察方向，显示了 5 个物种的皮层定位图，前肢和后肢用阴影表示。从图中我们可以观察到，这些区域在灵长类（绒猴和恒河猴）中扩大。注意这些图没有按动物的大小定标。(C) 一只星鼻鼹鼠。上方：注意为挖掘而形成的前肢形状，以及环绕在口鼻上的手指样触手（"rays"）。下方：鼻子的显微照片，显示分布在中央孔（鼻孔）每侧的 11 根"rays"（总共 22 根）。(D) 另一只星鼻鼹鼠。左：从大脑左半球观察，鼻的代表区显示为蓝色；右：近观鼻代表区，每根"ray"独占一个区域。相邻的"rays"具有相邻的皮层区域。(E) 鼹鼠躯体在体感皮层代表区的示意图。百分比表示与指定躯体部位相对应的初级体感皮层所占的比例。[(B) 引自 Harlow and Woolsey，1985；(C) 承蒙 K. Catania 提供；(D) 和 (E) 引自 Catania,1999；Catania and Kaas,1997；Sachdev and Catania, 2001。]

发现了一个特别引人注目的皮层定位图：环绕在星鼻鼹鼠 (star-nosed mole) 口鼻上的粉红肉质触手 (称为 rays) 的代表区。这些被动物用来寻找蠕虫、受密集神经支配的触手，具有一个庞大的拓扑定位式组构的皮层代表区。

　　皮层柱定位图可以协助组织感觉经验的存储。一个证明来自于如下实验，在这个实验中，首先将大鼠口鼻上的触须剪到只剩一根 [图 21.7(A)]，然后在黑暗中，将动物放在一个平台上，训练它伸出那根未受损的触须，穿过一个间隙去触摸和定位第二个平台，而后跳过去就得到一份奖励。接下来，剪下训练过程中保留的触须，而用胶水将先前剪下的触须固定到另一个触须残根上 [图 21.7(B)]。重新测试时发现，再次完成任务所需用的训练次数，随着训练过的触须和新的 (即贴上的) 触须位点之间的距离的增大而增加 [图 21.7(C)]。此外，任意两根触须位置之间的学习转换，可以由桶状区域定位图内生理活动

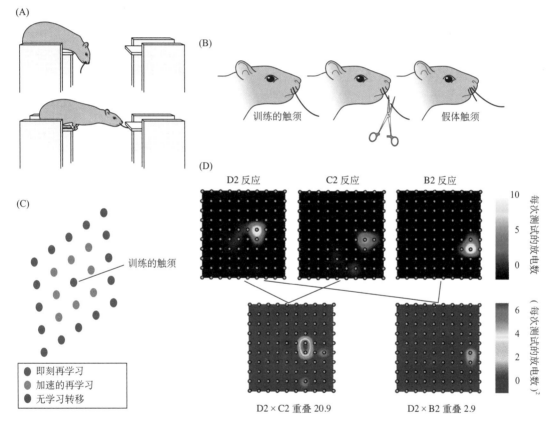

图 21.7　**皮层触须定位图在感觉习得过程中的作用。** (A) 在穿过间隙的任务中，大鼠在黑暗中学习用单根触须接触来辨别一个奖励平台的位置，称为"训练触须"。在图中，大鼠首先屈身进入间隙 (上图)，然后向前伸展躯体接触到目标 (下图)。(B) 受训触须 (左) 被剪下 (中)，将不同的触须固定到离受训触须根一定距离的另一触须根上 (假体触须，右)。(C) 触须网格示意图。大鼠重新习得间隙穿越任务的速度依赖于距离受训触须 (T) 到黏附的新触须位点的距离，表明学习是局部性的。(D) 上方的三个图示意由三根不同触须 (D2、C2 和 B2) 独立、简短的运动引发的动作电位数量 (每次测试的放电数)。反应通过放置在桶状结构皮层的一个 10×10 的微电极网格测得；灰点表明电极位置。下方的两个图显示，在皮层代表区，触须对之间的重叠程度 (D2×C2，和 D2×B2)，这是把每个电极上两个触须的单独反应相乘而计算得到的，因此，反应的刻度是平方 (每次测试放电数的平方)。距离较近的触须对 (D2×C2) 比离得远的触须对 (D2×B2) 在皮层的重叠程度要高。关键的结果表明，任意两根触须代表区皮层重叠的程度，能完美地解释该两根触须位点间的学习转移程度。(引自 Harris et al., 1999。)

的空间分布获得完美的解释 [图 21.7(D)]。这一实验表明，存在一个由感受器的精确拓扑定位控制的感觉记忆轨迹 [50]。

定位图的发育和可塑性

当一个品系的小鼠被培育为拥有不同数量的触须时，桶状结构区的变异与面部触须精确一致。因此，伴随多出来的（或缺失的）触须，在桶状结构区的相应部分长出额外的（或缺失相应的）桶状结构 [51,52]。毁坏初生小鼠的触须囊，将从上行感觉通路的所有定位图中清除该触须的组件 [53]。但在出生几天后，一旦一根触须与它相应的皮层桶状结构之间的解剖学联系建立了，该桶状结构将终生保持稳定。

皮层水平的拓扑定位图不是由无序的输入产生的结果，相反，沿着整个通路，相邻关系都是以一种有序的方式从上游通路接收来的（本章稍前提及的下行反馈投射通路遵守同样的拓扑定位顺序）。每个桶状结构接收来自丘脑腹后内侧核 (ventroposterior medial nucleus) 的一个离散的**类桶形结构** (barreloid) 的信号输入，每个丘脑的类桶形结构接收来自脑干三叉神经核的一个**小桶形结构** (barrelette) 的信号输入，而每个小桶接受来自一根触须的信号输入。在发育过程中，组构群以时间顺序从周边到皮层出现 [54]。

对于一个桶状结构，尽管其主要的输入来自于与其拓扑定位图相对应的触须，但其神经元也对邻近触须的刺激作出反应，尤其是第 IV 层桶状结构上、下功能柱中的神经元，这些输入形成了**周边感受野** (surround receptive field)。在整个生命过程中，来自主触须和周边触须信号输入的权重保持可塑性，可根据动物的感觉经验而发生改变。例如，如果一些触须被剪短，而其他的保持不变，皮层神经元变得对动物所使用的触须反应性更强，而对被剪短的那些触须反应性减小。这种形式的定位图可塑性主要归因于皮层内突触连接的活动依赖性调控 [55 ~ 57]。

皮层体感定位图的可塑性重构同样也发生在触须代表区外的区域。在出生后的前几周，大鼠幼崽花费超过一半的时间进行吮乳行为的习得。哺乳期的母鼠，其代表幼崽吮吸的腹部皮肤的皮层区增加许多倍，当幼崽断奶时又缩小（图 21.8)[58]。这一实验的重要性在于，它证

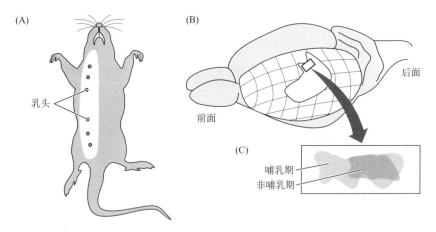

图 21.8　伴随自然触觉经验的体感皮层可塑性。(A) 一只雌鼠的乳腺区。(B) 大鼠大脑，躯体感觉皮层定位图以黄色显示。矩形区域显示了通过微电极采集到的对刺激乳房区产生反应的脑区。(C) 非哺乳期（橙色）和哺乳期（灰色）大鼠采样区中反应面积的轮廓图。专用于接收皮肤乳房区输入的皮层面积在哺乳期显著地扩大。

明了定位图可塑性伴随着感觉经验的变化，而感觉经验的变化是正常生命周期的一部分。

经由触须的纹理感觉：外周机制

　　躯体感觉皮层的地图样组构对于探测刺激的位置是非常必要的。我们可以把躯体拓扑定位组构看成是信号上行到大脑皮层过程中，维持空间信息必需的"基础设施"。然而，一个刺激包含的信息不仅仅只有位置信息。触觉的"质量"与被激活的感受器的类型和相应神经元的活动细节有关。这一部分的讨论将提供神经元活动是如何引发触觉的几个实例。在源自皮肤的许多不同种类的感觉中，我们选择纹理感觉，是因为这样可以在大鼠触须和灵长类指尖的感觉系统之间进行一些有趣的对比；其中一些机制是它们各自独有的，而另一些机制是两者共有的。

　　纹理是根据局部表面材料及其显微几何学定义的。纹理的感知对动物行为非常重要，比如对筑巢材料的选择。大鼠和小鼠以 5 ~ 15 Hz 的频率来回扫动它们的触须，形成优雅的大弧状。这个扫动的动作叫做"挥动"(whisking)，每一个来回叫做"拂"(whisk)。"挥动"是一个主动感知的例子，也就是启动感受器活动而产生感觉信号。当动物整装待发去识别一个物体的纹理时，它们靠近物体，然后用短暂、轻快的"拂"触碰物体的表面 [图 21.9(A)]。为了弄清楚大鼠是如何准确识别纹理的，研究人员训练大鼠在黑暗中接触一种纹理后实施一种动作，接触另一种纹理后实施另一种动作 (例如，根据出现的刺激转向左边或右边的奖赏点)。大鼠的操作是相当快且准确的。在一个简单的任务中，例如，一个纹理是不平整的，另一个则极其光滑，每个触须仅用 1 ~ 3 次触碰，这些大鼠就能分辨纹理的性质[59]。从初次接触到纹理识别的总时间可短至 100 ~ 200 ms。如果物体纹理比较接近，任务变得更困难，大鼠需要更多的训练，而且每次训练需要更长的接触时间。但经过多个训练阶段后，它们将能够分辨甚至人类受试者都难以区分的纹理，例如，在一个光滑表面和一个有着深度为 30 μm、间距 90 μm 的凹槽表面之间进行选择[60]。

　　区分不同物体纹理的能力始于从触须传递的信号。任一给定的"拂"中，许多触须接

(A)　　　　　　　　　　　　　　　　　　　　　(B)

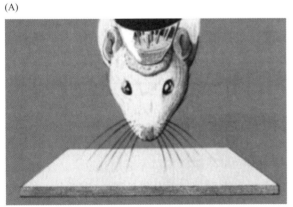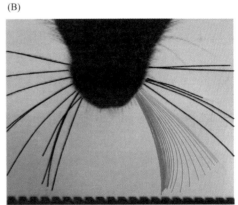

图 21.9　纹理分辨行为。(A) 这幅图描述了大鼠屈身穿过一个间隙并用它的触须触碰一块有纹理的平板。动物头部的电缆传输神经信号到计算机。(B) 显示一张来自高速 (1000 幅 / 秒) 视频中的截图。大鼠口鼻的方向和物体的纹理与 (A) 中的一样。这种纹理包含 V 字形刻痕样的凹槽。通过一系列图片和轨迹，一根触须被追踪，从紫色到浅蓝色在 1 ms 的时间间隔上显示触须所在位置。触须尖在一个凹槽中被阻挡，然后，当大鼠向下一个凹槽方向拂动触须时，触须尖跳起并伸展。类似这种不规则的快速事件，为感受器提供关于纹理的信息。[(A) 由 Marco Gigante 所绘；(B) 引自 Zuo，Perkon，and Diamond，2011。]

触物体表面，但它们貌似以无序的方式进行扫动，在其邻居的前、后经过。这一观察结果表明，在感知纹理感觉的时候，感觉系统没有用触须特异的空间排列。事实上，如果仅有几根触须保持完整（其他的被剪掉），大鼠仍能区分纹理。因此，每根触须似乎各自就能够传递一个高度精确的信息。当在空气中运动时，触须动作是连续和流畅的；但沿着一个物体的表面运动时，触须的轨迹是以混合着高低速度的不规则的跳跃运动为特点[61]，其基本的过程被认为是停滞（stick）与滑动（slip）：触须尖端趋于停在固定地点（即停滞）并弯曲，直到它后部的推力克服摩擦引起的阻力，在这一瞬间，触须跳起伸展（即滑动），并再次受阻[62]。在一个有凹槽的物体表面，触须的运动类似于沿着不规则、粗糙纹理的运动。例如，图 21.9(B) 展示的是单根触须从一块平板的凹槽中释放时的轨迹。因为每种纹理与一个特定的停滞和滑动的轨迹关联，分辨就由此产生了。纹理越粗糙或凹槽越密，这样的滑动发生概率越高，发生时的速度也越快。

在感受器神经元中，放电概率随着触须的速度和加速度的提高而增加[63]。这是因为沿着糙面扫动比沿滑面扫动产生了更高速度的滑动[61,62]，粗糙的纹理被转换成更高频率的神经元放电[59,64]。正如我们将在后面讨论的，动物对于粗糙度的判断将根据感觉通路中的放电频率而变化。

经由触须的纹理感觉：皮层机制

桶状皮层对纹理的辨别至关重要。大鼠可被训练用它们的触须分辨不同颗粒大小的砂纸，但这一能力在破坏桶状皮层后消失[65]。取而代之的是，大鼠开始用它们的前爪触碰和识别纹理。

神经放电频率在不同的纹理感觉中不同。在对这个假设的一个直接测试中，当大鼠对一个接触到的纹理是粗糙还是光滑进行识别时，测量其皮层桶状结构的活动。通过动物移动到位于左侧或右侧的水奖赏出水口来表示测试时它们的选择[59]，训练成功率超过80%。在一轮测试中，当一只大鼠正确地识别刺激时，桶状皮层神经元在粗糙面测试中的平均放电频率高于在光滑面的测试中的平均频率。纹理特异的放电频率就在动物作出选择的瞬间之前出现，提示这一放电活动是导致大鼠识别该刺激的信号。在测试中做出错误决定时，放电频率编码是相反的（即在碰到粗糙纹理时比光滑纹理有较低的放电频率），这意味着大鼠是根据在桶状皮层触须诱发活动的幅度来做出决定的（正确或错误的）。放电活动的空间模式也可能有助于纹理分辨[61,66]，但这一想法很难通过测试动物行为来验证。

灵长类躯体感觉系统的组构和纹理感觉

放大因子

触须是大鼠和小鼠最重要的触觉器官，而在人类和其他灵长类，指尖具有同样的作用。每个指尖有 250 ~ 300 个感觉神经元轴突支配（约与触须的等量）。由于轴突发出分支，并终止在多个感受器结构，机械性刺激感受器在每平方厘米面积的密度可以惊人地超过1000 个。有大量的感受器负责指尖精细的触觉敏锐度，使得盲文专家以超过每分钟 100 个单词的速度阅读，或者威尼斯的吹玻璃工评估他们制作的花瓶的平滑度。

与啮齿类动物触须的神经支配一样，丰富的指尖神经支配密度与扩大的皮层代表区相关联，指尖上 1 cm² 的皮肤在躯体感觉皮层代表区上占据的面积，比肩膀上一个同样面积的皮肤在皮层代表区上占据的面积大 100 倍。在人类中，嘴唇的神经支配密度和皮层放大也很高，这对进食、说话和亲吻的感觉至关重要。

皮肤的拓扑定位图和柱状组构

皮肤某些区域的放大导致著名的畸变皮层定位图。在人类，20 世纪 30 年代在患者身上进行大脑手术时发现了这一现象。当外科医生电刺激一个局部的皮层位点，患者报告了身体上一个特定位置有感觉；触摸皮肤上的那个位置，在同一皮层位点诱发出一个电位[67]。原始示意图，即"胎儿"(homunculus)，准确描述了在冠状平面上身体主要部分的相对位置。此后，诸如面部的精细组构[68]及手指从内侧到外侧的顺序[69,70]等细节通过 fMRI 进行了修正。与小鼠和大鼠触须的皮层代表图一样，"胎儿"是一张拓扑定位图，因为皮肤上的相邻位点被皮层相邻的位点代表。疼痛刺激的信息处理，在上行感觉通路中也同样表现出拓扑定位组构[71]。

20 世纪 50 年代，在麻醉动物中用微电极记录神经簇对精确控制刺激的反应，促成了除基本的皮层躯体定位图外的两个重要进展。其一，Mountcastle 和他的同事在灵长动物躯体感觉皮层首次发现并描述了柱状组构[72]。当电极以与表面垂直的角度刺入皮层，所记录的神经元对同样的感受器群发生反应，并共享皮肤上重叠的感受野（因此，小鼠和大鼠体感皮层的桶状结构是一种特殊形式的柱状组构）。第二，定位拓扑图被更加详细地绘制。3b 区和 1 区（图 21.10）均包含一个沿中央后回排列成细长的内 - 外侧带的定位图（附录 C）；这两个定位图排列成沿细胞构筑的边缘反射的镜像图[73]。因为身体的三维表面被

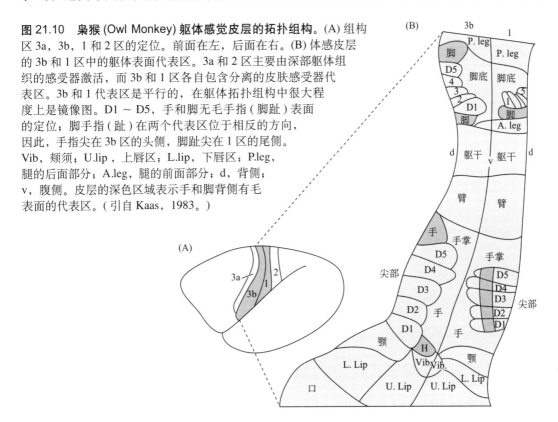

图 21.10　枭猴 (Owl Monkey) 躯体感觉皮层的拓扑组构。(A) 组构区 3a，3b，1 和 2 区的定位。前面在左，后面在右。(B) 体感皮层的 3b 和 1 中的躯体表面代表区。3a 和 2 区主要由深部躯体组织的感受器激活，而 3b 和 1 区各自包含分离的皮肤感受器代表区。3b 和 1 代表区是平行的，在躯体拓扑组构中很大程度上是镜像图。D1 ~ D5，手和脚无毛手指（脚趾）表面的定位；脚手指（趾）在两个代表区位于相反的方向，因此，手指尖在 3b 区的头侧，脚趾尖在 1 区的尾侧。Vib，颊须；U.lip，上唇区；L.lip，下唇区；P.leg，腿的后面部分；A.leg，腿的前面部分；d，背侧；v，腹侧。皮层的深色区域表示手和脚背侧有毛表面的代表区。（引自 Kaas，1983。）

投射到皮层的二维表面，定位图的不连续性是不可避免的。

定位图可塑性

感觉分辨能力能够通过训练得到改善，那么皮层定位图可塑性是否与之相关？在某研究中，猴子被训练来分辨施加在一个指尖的振动频率。在初级躯体感觉皮层上，施加刺激的受训皮肤的代表区显示了一清晰的改变。其空间代表区扩展了 1.5 ~ 3 倍，神经元对振动起反应的时间精确性也提高了[74,75]。在人类，小提琴演奏者有一个扩大的左手指尖的皮层代表区，该手指被用于操控琴弦[76]。熟练使用盲文阅读的盲人，其用于阅读凸起点的指尖有极高的触觉敏锐度，并伴有一个扩大的该手指的皮层代表区[77]。综上所述，皮层拓扑图在整个一生中均表现出对它们的外部世界代表区进行精细调整的惊人能力。一般来说，当行为的重要性由感觉需求的改变或特殊任务的训练所放大时，相应感觉器官的选定部分被分配一个扩大的皮层代表区。处理相关刺激的皮层细胞增加的数目可能与提高的感觉能力相关联，尽管其因果关系很难证明。

经由指尖的纹理感觉：外周机制

指尖触觉不同于触须触觉的一个重要方面在于，我们（灵长类）用双手操控物体，而啮齿类动物不用触须操控物体。指尖为手的运动控制提供了必要的触觉反馈，如剥一个香蕉、握住一支铅笔或系一个钮扣。当我们操控物体时，纹理感觉进行得相当快，并为识别物体和产生合适的运动计划提供必需的信息。例如，纹理是感觉中的一个重要部分，它告诉我们应该抓得多紧以防止物体从我们手中滑落。

灵长类通过指尖感知纹理的机制与通过触须感知的机制有诸多不同。35 个触须囊中的感受器形成一个由 35 个异常敏感的位点组成的不连续网格，而指尖的触觉感受器以一种连续和重叠的片状方式分布。从一个接触点到下一个接触点，触须之间的空间关系是可变的，而指尖的触觉感受器的空间布局是固定不变的。几个方面的证据提示，通过指尖对粗糙纹理特性的感知，确实依赖于一个空间机制：在任一情况下，粗糙的程度由具有相邻感受野的慢适应神经元间放电对比的瞬间空间分布（所谓"快照"，即一个短暂时间窗口中的空间轮廓）来解码。相反，精细纹理表面被感知到的粗糙度，由手指沿纹理表面的运动激活的快速适应环层小体系统的效率决定。我们可以把后一个过程看成是一种振动机制，它似乎不依赖于比较跨越不同感受器的兴奋分布（一种空间机制）。读者可能已经注意到，两种途径中，振动机制与触须怎样提取表面特性的主流观点有许多相同之处。这一情形，以及为探测平滑和粗糙面形成的特征性形态和功能通路，称为纹理知觉的**二元理论** (duplex theory)。二元理论的依据将在以下部分给出。

粗糙纹理　感受器的空间分布赋予灵长类的感觉系统收集信息，并引申出对感知粗糙纹理的特别重要性。这种类型的纹理，其凸出的部分间，中心到中心的距离大于 200 μm，仅仅手指压在物体表面就能分辨出来[78]。这一不需进行手指运动的事实说明，慢适应感受器（推测为梅克尔触盘）是至关重要的外周末梢。这些感受器不需要跨越感受野的运动来激活，但可对施加在其微小感受野上的压力显示出成比例的放电频率增加[2]。粗糙纹理的慢适应编码的更多直接证据来自生理学和心理学的实验，这些实验用高度、直径和中心到中心距离不同的凸点形成刺激[79,80]。人类受试者将刺激的粗糙度评级，这种评级被用来与猴慢适应神经元对同样一组刺激的反应作比较。被评定为最粗糙的刺激，也正是那些在相邻慢适应感受器间引发最大放电频率差异的刺激。为什么相邻感受器放电频率的差异与粗糙度相关呢？如图 21.11 所示，如果表面是粗糙的或者颗粒状的，相邻的感受器吸收不同的力量。相反，如果表面是光滑的，或者相邻的颗粒物间距较小，力量均衡地分布在相邻的感受器上。

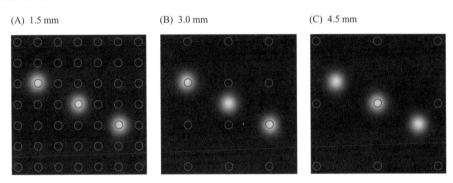

图 21.11　检测粗糙特征的外周机制示意图。 红圈代表一个物体表面规则凸起的特征 (如颗粒物、点状物、尖头物)。凸起物中心到中心的间距在 (A) 中是 1.5 mm，在 (B) 中是 3.0 mm，在 (C) 中是 4.5 mm。每组中，三个慢适应初级传入神经元的感受野由三个浅色的点代表。(A) 中，所有三个神经元均被表面特征所兴奋，因此接触在三者神经元间引起的放电频率差异很小。(B) 中，两个神经元被兴奋，而一个没有，导致放电频率的差异。(C) 中，放电频率也有差异，但三个神经元中只有一个被兴奋。根据放电频率的差异，(B) 的情况下会感觉最粗糙。(引自 Connor and Johnson，1992。)

快和慢适应神经元在感知纹理粗糙度上的分工不是绝对的。有证据表明，触觉小体的快适应感受器也参与粗糙纹理的感知，但其机制仍不清楚。在对振动的反应中，这种类型的感受器放电在位相上的频率偏移达到大约 50 Hz [11,81,83]。一些受试者在沿一个表面移动指尖时，或许用这类振动来识别纹理 [84,85]。

精细纹理　慢适应感受器仅在卵石状物、点状物或脊状物之间的间隔大于 200 μm 的时候发挥作用；如果间距小于 200 μm，每个慢适应感受器将它们感受野中所有不同的触碰平均，放电频率差异的机制不再起作用。因此，感知一个精细颗粒纹理的品质，手指必须沿着其表面移动，其机制依赖于环层小体的放电频率。这一结论来自于多种不同类型的实验 [86]。

第一类实验研究了高频适应对精细纹理感觉的作用。环层小体 (见第 19 章) 可感知 50 ~ 400 Hz 频率范围内的振动，对 250 ~ 300 Hz 范围内的振动敏感度最高 [2]。如果将位于环层小体频带中心频率的正弦振动连续施加到指尖，高频振动敏感性消失，这一适应将导致受试者丧失分辨不同精细纹理的能力，但不影响对不同粗糙纹理的分辨能力。Meissner 快适应感受器对 10 Hz 持续振动的适应并不影响对精细纹理的感知。

为了收集更多的证据，某些实验使用装置来测量指尖与物体表面接触点附近的皮肤振动 (图 21.12)。在每次测试中，受试者被要求比较两个表面的粗糙度。感知到的高粗糙度程度，与环层小体最大敏感性范围内的皮肤振动强度的增加有关；在低于或高于环层小体最大敏感性的频率振动，将导致对粗糙度程度判断的下降 [87]。值得注意的是，当受试者两次接触相同的纹理，如果进行两个分别的刺激，他们在报告中判断为更粗糙的纹理，往往在环层小体感受范围内诱发更强的振动 [86]。

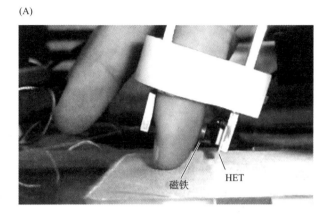

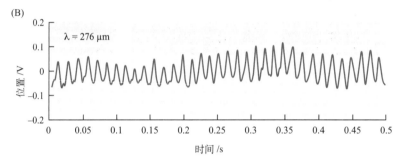

图 21.12　由跨越精细纹理的运动引发的皮肤振动。(A) 实验装置。当指尖在物体表面移动，在皮肤上产生微小的振动。这些振动在手指上传播很短距离，并引发磁铁的振动，其又在霍尔效应传感器 (Hall effect transducer，HET) 中产生一个电流；而后，HET 电流被放大，并贮存在计算机中。(B) 与沿着一有 276 μm 的空间周期的物体表面的运动相关联的传感器读数。振动的频率和幅度随探测的表面的空间周期而变化。能在环层小体频率范围内产生高能量振动的表面被感知为最粗糙。(引自 Bensmaia and Hollins，2003；照片承蒙 S. Bensmaia 提供。)

　　最后一类测试中，加入了人工振动。使板的表面在最佳环层小体频率范围内振动，当受试者触碰它时，即便没有意识到振动本身，也会感觉纹理更粗糙 [88]。

经由指尖的纹理感觉：皮层机制

　　上述实验证据关注外周神经系统对纹理信息的编码。在躯体感觉皮层，快适应和慢适应神经元之间的差别并不那么明显。在接受最强的丘脑输入的躯体感觉皮层——3b 区，神经元的反应是由感受野内的三个组分决定的：①一个独立的、直径几毫米的中央区，当触摸这个区域时，将在一个短暂的延迟后产生兴奋；②周边区域，当触摸这个区域时，在几乎与中央兴奋区同样短的延迟后产生抑制；③当触摸一个短延迟兴奋和抑制叠加的区域，将产生一个具有更长延迟的抑制 [89]。显然，无论何时，接触物体将激活所有三个组分。例如，指尖沿着物体表面移动，神经元的反应不能用三个感受野组分简单加和来预测。尽管如此，已经发现一些神经元，这些神经元的特性能代表纹理特征。首先，已发现某些特殊的神经元，按这些神经元的感受野特性，可以预期当接触粗糙纹理时它们会产生更高频率的放电 (图 21.13)；它们的输出将导致对粗糙度的感知 [89~91]。

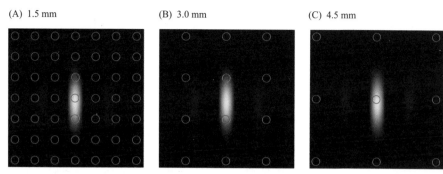

图 21.13 探测粗糙特征的示意图: 皮层机制。如图 21.11 所示, 红圈代表一个物体表面规则凸起的特性 (如颗粒物、点状物、尖头物)。凸起物中心到中心的间距在 (A) 中是 1.5 mm, 在 (B) 中是 3.0 mm, 在 (C) 中是 4.5 mm。物体表面被认为与单个慢适应皮层神经元的感受野相关联。皮层神经元接收来自许多外周感受器的输入, 具有复杂的感受野, 在这种情况下, 一个拉长的兴奋性中央区 (浅色区) 被交替的抑制 (深色) 和兴奋 (浅色) 亚区所包围。(A) 中的纹理在这个神经元诱发了一个弱的反应, 因为点同时落在了感受野的兴奋区和抑制区。(B) 中的纹理形式在神经元产生了强烈的兴奋, 因为两个点落在了中央兴奋区而没有落在两侧的抑制亚区。(C) 中的纹理形式使神经元产生较低程度的兴奋, 因为只有一个点落在了兴奋区。因此, 这个皮层神经元将会对 3 mm 空间范围内的一个纹理产生最强的反应, 其将被感知为粗糙。(引自 Connor and Johnson, 1992。)

来自环层小体神经元的信号同样到达躯体感觉皮层, 其中的一些神经元确确实实被调谐, 从而对与环层小体敏感性峰值相联系的皮肤振动产生最大反应 [4,82,92~99]。因此, 如图 21.12(B) 图所示的沿精细表面运动而出现的振动, 预期能兴奋皮层神经元。

可以肯定的是, 灵长类大脑皮层确实在纹理知觉中发挥作用, 而且, 与大鼠相同, 损伤 SI 会导致粗糙度分辨的严重障碍。值得特别强调的是, 切除 Brodmann 1 区对纹理分辨有一特殊作用 [21,22]。尽管已有证据表明, 被动接收刺激的猴的皮层神经元编码粗糙压力形式以及高频振动, 但尚未测量猴识别物体表面粗糙度时皮层的活动。涉及明确纹理判断的实验, 可使每轮测试的神经输出与知觉联系起来, 这是验证所有关于纹理的神经代表假说的一个必要步骤。

小结

■ 低阈值的机械感受器组成一类皮肤感受器。它们有几种类型, 每一种由围绕神经末梢的特殊结构来定义, 这些结构的形态使得细胞膜对特定性质的机械刺激敏感。

■ 另一类皮肤感受器是游离神经末梢, 由强烈的机械、温度或化学 (疼痛) 刺激激活。

■ 记录和刺激受试者手臂上单根神经纤维的显微神经记录术, 阐明了单个感受器神经元与基本感觉之间的关联。

■ 不同亚模态的皮肤感觉 (轻触觉、致痛触觉、温度觉) 通过分离的解剖路径, 传递到对侧的丘脑核。

■ 初级体感皮层 (SI) 是躯体感觉丘脑核的主要靶区。皮层神经元被皮肤刺激所兴奋, 其损伤导致严重的触觉缺失 (触觉、形状、纹理等)。

■ 痛觉及其情感作用受到社会、文化和个人因素的影响。这些因素通过调控内啡肽的释放与痛觉刺激的信息处理过程相互作用。

■ 在啮齿类动物中, 触须感觉系统的组构的几个基本原理与灵长类触觉系统一致。

- 单个触须毛囊通过一连串的突触接替，到达其单独的皮层柱，称为桶状结构。桶状结构排列成与触须相对应的拓扑定位图；触须定位图占据了大脑皮层的一大片区域。
- 大鼠通过触须接触可分辨不同的纹理。与一个表面接触，引起一个不规则的"停止"和"开始"触须轨迹：每种纹理导致的运动模式是不同的。
- 在灵长类，指尖对许多行为至关重要。它们有高密度的神经支配，并与极度扩展的皮层代表区相关联。
- 皮肤由躯体感觉皮层马赛克状的柱代表。这些柱被排列产生一个畸变的皮肤定位图（指尖和嘴唇有更多的柱）。皮层定位图的编排和其中单个神经元的特性受到感觉经验的修饰。
- 在灵长类，感知纹理有两个途径。粗糙纹理的感知是基于相邻慢适应感受器放电频率的差异，精细纹理表面的感知则基于由快适应环层小体感受器传导的皮肤振动。

（吴杭婧 译；王中峰，张　骏，朱志茹 校）

参 考 文 献

1　Iggo, A., and Muir, A. R. 1969. *J. Physiol.* 200: 763-796.

2　Bolanowski, S. J., Jr. et al. 1988. *J. Acoust. Soc. Am.* 84: 1680-1694.

3　Pare, M., Smith, A. M., and Rice, F. L. 2002. *J. Comp. Neurol.* 445: 347-359.

4　LaMotte, R. H., Mountcastle, V. B. 1975. *J. Neurophysiol.* 38: 539-559.

5　Mahns, D. A. et al. 2006. *J. Neurophysiol.* 95: 1442-1450.

6　Birder, L. A., and Perl, E. R. 1994. *J. Clin. Neurophysiol.* 11: 534-552.

7　Rice, F.L., Mance, A., and Munger, B. L. 1986. *J. Comp. Neurol.* 252:154-174.

8　Ikoma, A. et al. 2003. *Arch. Dermatol.* 139: 1475-1478.

9　Schmelz, M. et al. 2003. *J. Neurophysiol.* 89: 2441-2448.

10　Vallbo, A. B., and Hagbarth, K. E. 1968. *Electroencephalogr. Clin. Neurophysiol.* 25: 407.

11　Jarvilehto, T., Hamalainen, H., and Laurinen, P. 1976. *Exp. Brain Res.* 25: 45-61.

12　Mano, T., Iwase,S., and Toma, S. 2006. *Clin. Neurophysiol.* 117: 2357-2384.

13　Torebjork, E. 1985. *Philos. Trans. R. Soc. Lond., B, Biol. Sci.* 308: 227-234.

14　Johansson, R. S., and Vallbo, A. B. 1979. *J. Physiol.* 297: 405-422.

15　Ochoa, J., and Torebjork, E. 1983. *J. Physiol.* 342: 633-654.

16　Chapman, C. E., and Beauchamp, E. 2006. *J. Neurophysiol.* 96: 1664-1675.

17　Kaas, J. H. 1983. *Physiol. Rev.* 63: 206-231.

18　Weinstein, S. et al. 1958. *J. Comp. Physiol. Psychol.* 51 : 269-275.

19　Schwartzman, R. J., and Semmes, J. 1971. *Exp. Neurol.* 33:147-158.

20　Bohlhalter, S., Fretz, C., and Weder, B. 2002. *Brain* 125: 2537-2548.

21　Randolph, M., and Semmes, J. 1974. *Brain Res.* 70: 55-70.

22　Semmes, J., Porter, L., and Randolph, M. C. 1974. *Cortex* 10: 55-68.

23　Kenshalo, D. R. et al. 2000. *J. Neurophysiol.* 84: 719-729.

24　Davis, K. D. 2000. *Neurol. Res.* 22: 313-317.

25　Apkarian, A. V. et al. 2005. *Eur. J. Pain* 9: 463-484.

26　Christmann, C. et al. 2007. *Neuroimage* 34:1428-1437.

27　Wiech, K., Preissl, H., and Birbaumer, N. 2001. *Anaesthesist* 50: 2-12.

28　Ochoa, J., and Torebjork, E. 1989. *J. Physiol.* 415: 583-599.

29　Namer, B., and Handwerker, H. O. 2009. *Exp. Brain Res.* 196:163-172.

30　Melzack, R. 1973. *The Puzzle of Pain.* Harmondsworth: Penguin Books.

31　Pert, C. B., and Snyder, S. H. 1973. *Science* 179: 1011-1014.

32　Terenius, L. 1973. *Acta Pharmacol. Toxicol. (Copenh.)* 32:317-320.

33　Simon, E. J., Hiller, J. M., and Edelman, I. 1973. *Proc. Natl. Acad. Sci.USA* 70: 1947-1949.

34　Pollo, A. et al. 2001. *Pain* 93: 77-84.

35　Zubieta, J. K. et al. 2005. *J. Neurosci.* 25: 7754-7762.

36　Zubieta, J. K., and Stohler, C. S. 2009. *Ann. N YAcad. Sci.*1156: 198-210.

37　Amanzio, M., and Benedetti, F. 1999. *J. Neurosci.* 19: 484-494.

38　Wager, T. D. et al. 2004. *Science* 303:1162-1167.

39　petrovic, P. et al. 2005. *Neuron* 46: 957-969.

40　Benedetti, F. et al. 2006. *J. Neurosci.* 26: 12014-12022.

41　Diamond, M. E. et al. 2008. *Nat. Rev. Neurosci.* 9: 601-612.

42　Brecht, M., Preilowski, B., and Merzenich, M. M. 1997. *Behav. Brain. Res.* 84: 81-97.

43　Vincent, S. B. 1912. *Behav. Monogr.* 1-82.

44　Welker, E., and van der Loos, H. 1986. *J. Neurosci.* 6: 3355-3373.

45　Woolsey, T. A., and van der Loos, H. 1970. *Brain. Res.* 17: 205-242.

46　Armstrong-James, M., Fox, K., and Das-Gupta, A. 1992. *J. Neurophysiol.* 68: 1345-1358.

47　Simons, D. J. 1978. *J. Neurophysiol.* 41: 798-820.

48　Welker, C. 1976. *J. Comp. Neurol.* 166: 173-189.

49　Petersen, R. S., and Diamond, M. E. 2000. *J. Neurosci.* 20: 6135-6143.

50　Harris, J. A., Petersen, R. S., and Diamond, M. E. 1999. *Proc. Natl. Acad. Sci. USA* 96: 7587-7591.

51　van der Loos, H., and Dorfl, J. 1978. *Neurosci. Lett.* 7: 23-30.

52　van der Loos, H., Dorfl, J., and Welker, E. 1984. *J. Hered.* 75: 326-336.

53　Jeanmonod, D., Rice, F. L., and van der Loos, H. 1977. *Neurosci. Lett.* 6: 151-156.

54　Andres, F.L., and van der Loos, H. 1985. *Anat. Embryol. (Berl.)* 172: 11-20.

55　Diamond, M. E., Armstrong-James, M., and Ebner, F. F. 1993. *Proc. Natl. Acad. Sci. USA* 90: 2082-2086.

56　Diamond, M. E., Huang, W., and Ebner, F. F. 1994. *Science* 265: 1885-1888.

57　Celikel, T., Szostak, V. A., and Feldman, D. E. 2004. *Nat. Neurosci.* 7: 534-541.

58　Xerri, C., Stern, J. M., and Merzenich, M. M. 1994. *J. Neurosci.* 14:1710-1721.

59　von Heimendahl, M. et al. 2007. *PLoS Biol.* 5: e305.

60　Carvell, G. E., and Simons, D. J. 1990. *J. Neurosci.* 10: 2638-2648.

61　Arabzadeh, E., Zorzin, E., and Diamond, M. E. 2005. *PLoS Biol.* 3: e17.

62　Wolfe, J. et al. 2008. *PLoS Biol.* 6: e215.

63　Shoykhet, M., Doherty, D., and Simons, D. J. 2000. *Somatosens. Mot. Res.* 17: 171-180.

64　Lottem, E., and Azouz, R. 2009. *J. Neurosci.* 29:11686-11697.

65　Guic-Robles, E., Jenkins, W. M., and Bravo, H. 1992. *Behav. Brain. Res.* 48: 145-152.

66　Arabzadeh, E., Panzeri, S., and Diamond, M. E. 2006. *J. Neurosci.* 26: 9216-9226.

67　Jasper, H., and Penfield, W. 1954. *Epilepsy and the Functional Anatomy of the Human Brain,* 2nd ed. Boston: Little, Brown and Co.

68　Moulton, E. A. et al. 2009. *Hum. Brain Mapp.* 30: 757-765.

69　Blankenburg, F. et al. 2003. *Cereb. Cortex* 13: 987-993.

70　van Westen, D. et al. 2004. *BMC Neurosci*. 5: 28.

71　DaSilva, A. F.et al. 2002. *J. Neurosci*. 22: 8183-8192.

72　Powell, T, P., and Mountcastle, V. B. 1959. *Bull. Johns Hopkins Hosp*. 105: 133-162.

73　Merzenich, M. M. et al. 1978. *J. Comp. Neurol*. 181: 41-73.

74　Recanzone, G. H., Merzenich, M. M., and Schreiner, C. E. 1992. *J. Neurophysiol*. 67: 1071-1091.

75　Recanzone, G. H. et al. 1992. *J. Neurophysiol*. 67: 1031-1056.

76　Elbert, T. et al. 1995. *Science* 270: 305-307.

77　Van Boven, R. W. et al. 2000. *Neurology* 54: 2230-2236.

78　Harris, J. A., Harris, I. M., and Diamond, M. E. 2001. *J. Neurosci*. 21: 1056-1061.

79　Connor, C. E., and Johnson, K. O. 1992. *J. Neurosci*. 12:3414-3426.

80　Connor, C. E. et al. 1990. *J. Neurosci*. 10: 3823-3836.

81　Freeman, A. W., and Johnson, K. O. 1982. *J. Physiol*. 323: 21-41.

82　Coleman, G. T. et al. 2001. *J. Neurophysiol*. 85: 1793-1804.

83　Lundstrom, R. J. 1986. *Scand. J. Work Environ. Health*. 12: 413-416.

84　Gamzu, E., and Ahissar, E. 2001. *J. Neurosci*. 21 : 7416-7427.

85　Cascio, C. J., and Sathian, K. 2001. *J. Neurosci*. 21:5289-5296.

86　Hollins, M., and Bensmaia, S. J. 2007. *Can. J. Exp. Psychol*. 61: 184-195.

87　Bensmaia, S. J., and Hollins, M. 2003. *Somatosens. Mot. Res*. 20: 33-43.

88　Hollins, M., Fox, A., and Bishop, C. 2000. *Perception* 29:1455-1465.

89　DiCarlo, J. J., and Johnson, K. O. 2000. *J. Neurosci*. 20: 495-510.

90　DiCarlo, J. J., Johnson, K. O., and Hsiao, S. S. 1998. *J. Neurosci*.18: 2626-2645.

91　DiCarlo, J. J., and Johnson, K. O. 2002. *Behav. Brain. Res*. 135:167-178.

92　Hyvarinen, J. et al. 1968. *Science* 162: 1130-1132.

93　Ferrington, D. G., and Rowe, M. 1980. *J. Neurophysiol*. 43: 310-331.

94　Hyvarinen, J., Poranen, A., and Jokinen, Y. 1980. *J. Neurophysiol*. 43: 870-882.

95　Burton, H., and Sinclair, R. J. 1991. *Brain Res*. 538: 127-135.

96　Gardner, E. P. et al. 1992. *J. Neurophysiol*. 67: 37-63.

97　Sinclair, R. J., and Burton, H. 1993. *J. Neurophysiol*. 70: 331-350.

98　Lebedev, M. A., and Nelson, R. J. 1996. *Exp. Brain Res*. 111: 313-325.

99　Zhang, H. Q. et al. 2001. *J. Neurophysiol*. 85:1805-1822.

建 议 阅 读

一般性综述

Apkarian, A. V., Bushnell, M. C., Treede, R. D., and Zubieta, J. K. 2005. Human brain mecha- nisms of pain perception and regulation in health and disease. *Eur. J. Pain* 9: 463-484.

Bolanowski, S. J., Jr., Gescheider, G. A., Verrillo, R. T., and Checkosky C. M. 1988. Four channels mediate the mechanical aspects oftouch. *J. AcousL Soc. Am*. 84: 1680-1694.

Diamond, M. E., Petersen, R. S., and Harris, J. A. 1999. Learning through maps: functional sig- nificance of topographic organization in primary sensory cortex. *J. Neurobiol*. 41: 64-68.

Hollins M., and Bensmaia, S. J. 2007. The coding ofroughness. *Can. J. Exp. Psychol*. 61: 184-195.

Mano T., 1wase S., and Toma, S. 2006. Microneurography as a tool in clinical neurophysiology to investigate peripheral neural traffic in humans. *Clin. Neurophysiol*. 117: 2357-2384.

Melzack, R. 1973. *The Puzzle of Pain*. Harmondsworth: Penguin Books.

Torebjork, E. 1985. Nociceptor activation and pain. *Philos. Trans. R. Soc. Lond., B, Biol. Sci.* 308: 227-234.

原始论文

Arabzadeh E., Zorzin E., and Diamond, M. E. 2005. Neuronal encoding of texture in the whisker sensory pathway. *PLoS Biol.* 3: e17.

Abert T., Pantev C., Wienbruch C., Rockstroh B., and Taub, E. 1995. Increased cortical representation of the fingers of the 1eft hand in string players. *Science* 270: 305-307.

Pollo, A., Amanzio M., Arslanian A., Casadio C., Maggi G., and Benedetti, F. 2001. Response expectancies in placebo analgesia and their clinical relevance. *Pain* 93: 77-84.

Van Boven, R. W., Hamilton, R. H., Kauffman T., Keenan, J. P., and Pascual-Leone, A. 2000. Tactile spatial resolution in blind Braille readers. *Neurologg* 54: 2230-2236.

van der Loos H., and Dorfl, J. 1978. Does the skin tell the somatosensory cortex how to construct a map of the periphery? *Neurosci. Lett.* 7: 23-30.

von Heimendahl, M., Itskovl P. M., Arabzadeh E., and Diamond, M. E. 2007. Neuronal activity in rat barrel cortex underlying texture discrimination. *PLoS Biol* 5: e305.

Wager,T D., Rilling, J. K., Smith, E. E., Sokolik A., Casey, K. L., Davidson, R.J., Kosslyn, S. M., Rose, R. M., and Cohen, J. D. 2004. Placebo-induced changes in fMRI in the anticipation　and experience of pain. *Science* 303: 1162-1167.

■ 第 22 章
听觉和前庭感觉

　　一种声音的涵义源于对其频率成分和时间顺序的分析。听觉毛细胞的频率选择性依赖于它们的电学特性，以及它们在机械调谐的基底膜上的位置。因此，感觉上皮是按音频构筑的。在哺乳动物的耳蜗中，第八对颅神经的每根感觉纤维都支配单个内毛细胞，从而对最佳激活该细胞的音频作出最佳反应。在爬行类、鸟类以及哺乳类动物的内耳中，来自中枢神经系统的传出性反馈信息降低毛细胞的敏感性和频率选择性。某些种类的脊椎动物的毛细胞通过电调谐来实现音频选择。

　　来自耳蜗的传入纤维在脑干内的神经核团中形成突触。次级神经元投射到上橄榄复合体，或者进入到从下丘上行至丘脑内侧膝状核的通路中。初级听觉皮层神经元接受来自双耳的输入，与低级核团相比其编码更为复杂的声音特性。声音定位通过神经元对两耳输入信息进行比较计算而实现。因而，中枢听觉通路包括一套复杂的突触中继和反馈连接，通过这些通路，进行双耳输入对比，或决定声音信号的其他时域和频域特征。

　　头部的位置和移动通过前庭器官感知和转导。前庭器官包括以下组件：三个半规管、椭圆囊和球囊。头部位移或转动引起的液流可以激活这些结构中的毛细胞。前庭信号通过第八对颅神经的感觉神经纤维传递至大脑，但通常不形成意识；它们参与维持躯体的姿势和平衡的自主行为。保持凝视稳定性的一种重要机制就是前庭 - 眼球反射 (VOR)。这种反射由三个神经元组成的反射弧实现，包括感觉神经元、中间神经元和运动神经元。前庭 - 眼球反射通过小脑的调制具有显著的可塑性。

机械感受性的内耳毛细胞，就强度和频率而言，可以对大范围的机械刺激作出反应。耳毛细胞编码的刺激强度范围跨越 6 个数量级。此外，毛细胞所覆盖的动力学范围同样令人印象深刻，从前庭对频率为 0.05 Hz 的头部运动的编码到超过 100 kHz 的声音编码（在鲸鱼和蝙蝠）。然而，在分子水平，所有脊椎动物毛细胞本质上的工作模式是相同的，即毛细胞的静纤毛的偏转引发一个感受器电位，随即释放谷氨酸激活突触后神经元（见第 19 章）。特定毛细胞作出反应的刺激频率和强度的特异范围，在很大程度上决定于它们所嵌入的附属结构。在本章，我们将探讨结构适应性，通过这种适应性可以将特殊刺激转化为毛细胞信号，并且通过更高水平的分析追踪毛细胞信号。我们的焦点主要放在哺乳类的内耳上，但通过对其他脊椎动物的研究也获得不少重要的知识，尤其是在细胞生理水平上。

如图 22.1 所示，内耳迷路包括几个设计精巧、充满液体的管道。耳蜗（来自希腊文 *kochlias*，蜗牛）紧密缠绕的螺旋位于半规管（前庭系统的一部分）三个呈直角分布的圈形结构的腹侧。此外，两个相对较平坦的上皮结构（囊斑）——球囊和椭圆囊，位于中央前庭室内。爬行类、鸟类及哺乳类的迷路比较结果显示，它们的结构与功能具有非常有趣的相关性。这点从 von Bekesy 绘制的图片 [图 22.1(B)、(C)] 可以看得很清楚 [1]。他在 20 世纪早期对内耳功能的研究确定了耳蜗频率选择性的基础。从图 22.1 可知，半规管在爬行类、鸟类及哺乳类的布局是类似的，提示它们在脊椎动物中的功能相似性（检测头部在空间的转动）。与之相对照，哺乳类的螺旋状耳蜗取代了鸟类较短以及爬行类中更短的听觉终末器官。听觉结构这种进化的演变与听觉频率范围密切相关，在龟、鸡和大鼠中分别为 1000 Hz、5000 Hz 和 30 000 Hz。哺乳类更长的螺旋形耳蜗是扩展听觉高频率范围的机制所在。我们将看到，若干细胞特化结构对听到更高频率声音的能力亦有作用。

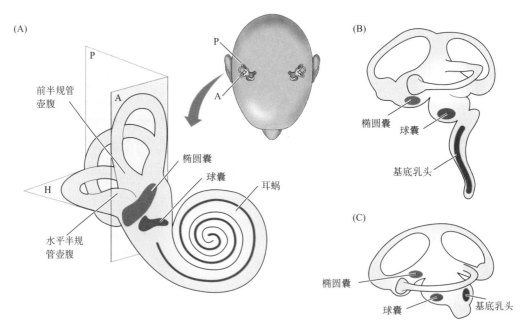

图 22.1 内耳的感觉结构。 哺乳类（人类）(A)、鸟类（鸡）(B) 和爬行动物（龟）(C) 的内耳都有的呈直角排列的半规管和两个囊斑上皮——球囊和椭圆囊。这些结构在所有脊椎动物中其本质是相同的。相反，听觉终末器官（哺乳类的耳蜗）的长度逐级增加，基底乳头在海龟为 1 mm，而鸡为 5 mm，在哺乳类耳蜗长达 30 mm。长度的增加使听觉扩展至更高频率，从 1 kHz 到 5 kHz，再到 20 kHz。[(B)、(C) 引自 von Bekesy, 1960。]

耳蜗毛细胞怎样编码声音频率？这些信号又是如何在听觉系统的更高水平上进行处理？如何进行声音的空间定位？是何种神经计算将内耳的液体运动与头部位置和运动关联起来？我们将从描述感觉器官的结构和功能开始。

听觉系统：编码声音的频率组分

在陆生脊椎动物中，声波进入外耳，振动**鼓膜** (eardrum，**耳鼓**)，经过依靠**听小骨** (ossicles) 的中耳的机械偶联，转化为哺乳动物耳蜗中的流体波 [图 22.2(A)]。液体波转而引发**基底膜** (basilar membrane) 的振动，而基底膜上的**柯蒂氏器** (organ of Corti) 内排列着感觉**毛细胞** (hair cell)。这个过程被 Aldous Huxley 富有诗意地概括为：

Pongileoni 的吹奏和无名小提琴家的演奏振动了大厅的空气，窗户上的玻璃也感受到了振动；在大厅的远端，Edward 勋爵房间中的空气也随之振动起来了。振动的空气惊动了 Edward 勋爵的鼓膜；接着，紧密连接的锤骨、砧骨和镫骨联动，搅动卵圆窗的膜，在耳蜗迷宫内引起极微小的波涛，听神经的毛发状末端就像在汹涌大海中的杂草般颤动，无数模糊不清的奇迹在脑海中展现，Edward 勋爵入迷地低语："巴赫"！[2]

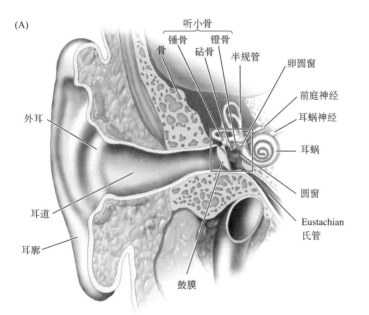

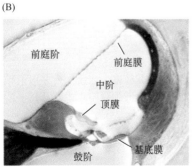

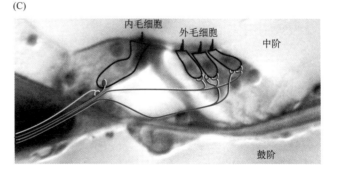

图22.2 耳蜗的结构。(A) 外耳、中耳和内耳：显示鼓膜及其到卵圆窗的骨连接。(B) 耳蜗：显示由前庭膜分隔的中阶 (充满高钾液体的内淋巴)，以及基底膜、内毛细胞 (IHC)、外毛细胞 (OHC) 和顶膜间的结构关系。(C) 毛细胞和胞体位于螺旋神经节的听神经纤维终末形成突触，接近 95% 的传入纤维相对于 IHC 是突触后的。多至 20 根传入纤维与一个 IHC 相联系。OHC 几乎没有传入联系，但它是胆碱能传出神经元的突触后靶位，这些传出神经元是由脑干的橄榄复合体投射而来的。

耳蜗

耳蜗管分为三个部分：充满高钾溶液的**中阶**(scala media)（内淋巴）、被**前庭膜**(Reissner's membrane) 分隔的其上方的**前庭阶** (scala vestibuli)、被毛细胞顶端和其周围支持细胞间的紧密连接与液体空间分隔的**鼓阶** (scala tympani)[图 22.2(B)]。鼓阶和前庭阶充满外淋巴，其成分与脑脊液相同；而中阶的内淋巴液的离子成分和胞质相似，即高钾、低钠和微摩尔浓度的钙离子 [3]。这种独特的细胞外液组成，是由位于中阶侧壁的一种称为**血管纹** (stria vascularis) 的分泌性上皮细胞上的离子转运体建立起来的。

在哺乳动物耳蜗中有两组不同的毛细胞：**内毛细胞** (inner hair cell，IHC) 和**外毛细胞** (outer hair cell，OHC)。它们位于基底膜上的柯蒂氏器内 [图 22.2(B)、(C)]，其感觉毛束投射到覆盖其上的、非细胞组成的、称为**覆膜** (tectorial membrane) 的胶质层。内毛细胞和外毛细胞的位置 (内毛细胞更靠近螺旋状耳蜗的中心轴) 及神经支配方式不同，内毛细胞接受超过 90% 的至耳蜗的传入联系 [4~6]，而外毛细胞是传出神经的突触后靶位 [图 22.2(C)][7]。这种不同的支配方式衍生出了关于这两种细胞功能作用的有趣问题，这将在本章的稍后部分讨论。覆膜覆盖在内毛细胞和外毛细胞的毛束上，覆膜和基底膜的差动运动导致切力，从而门控机械转导通道 (详见第 19 章)。

频率选择性：机械性调谐

听觉信号的解读依赖于分析它们频率组分的能力。在哺乳类耳蜗，这种分析能力部分地依赖于基底膜的机械特性。基底膜的宽度和厚度沿耳蜗管有规律地变化 (图 22.3)。在耳蜗基部，靠近卵圆窗，基底膜窄而有刚性；而在耳蜗顶，基底膜宽而有弹性。von Bekesy 研究了这种结构渐变的效果 [1]，他用散见于耳蜗上的反射粒子的频闪光亮度来显示振动的方式。他观察到，高频声音引起较厚的、较刚性的基底膜的底部最大振动，而低频声音引起较有弹性的顶端膜的最大振动。

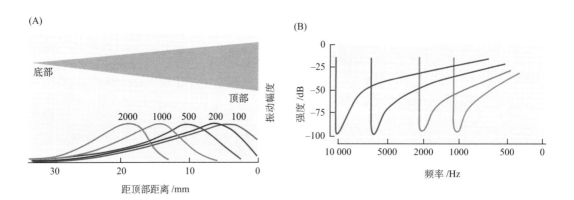

图 22.3　耳蜗调谐。(A) 声波引起的在耳蜗基底膜最大位移的位置取决于其频率。曲线代表在指定频率处的相对位移(100 ~ 2000 Hz)。在低频率时，最大位移在较宽 (更有弹性) 的顶膜附近；较高频率产生的最大位移接近更窄 (更刚性) 的基部。(B) 支配耳蜗不同部位的 4 根第八对颅神经纤维的理想调谐曲线。以引起纤维放电的声强度 [以分贝 (dB) 表示] 对声音刺激的频率作图。纤维的最佳频率 (即需要最小刺激强度的频率) 分别为 1000 Hz、2000 Hz、5000 Hz 和 10 000 Hz。[(A) 引自 von Bekesy，1960；(B) 引自 Katsuki，1961。]

由于基底膜的机械调谐，位于耳蜗基部的毛细胞（最靠近镫骨踏板）优先被高频声音激活，而沿着耳蜗渐远的毛细胞（最近顶部），对渐变的较低频率声音反应最佳 [图 22.3(A)]。所得到的**音频地图** (tonotopic map) 反映了耳蜗传入神经元的刺激需求，这些神经元选择性地支配单个耳蜗毛细胞。耳蜗传入纤维的频率选择性，可由给予多种频率和强度的纯音时记录动作电位来确定。得到的**调谐曲线** (tuning curve) 呈 V 形，纤维最敏感的最佳或特征频率，定义为此纤维最敏感的纯音 [图 22.3(B)]。每根感觉纤维的特征频率由与它连接的毛细胞在耳蜗管中的位置决定。

哺乳类耳蜗毛细胞的电动性

von Bekesy 描述的耳蜗膜频率依赖性振动为耳蜗调谐提供了完美的基础。然而，仔细研究时发现，这些膜的物理学特征不足以解释单个耳蜗传入神经元的高敏感性和敏锐的调谐能力。此外，这种敏锐的调谐能力在生理学上是很脆弱的[8,9]，提示一些耗能的生物过程也参与其中。以下事实可说明这个问题，即耳蜗的外毛细胞通过一个称为**电动性** (electromotility) 的过程对耳蜗振动过程产生积极的贡献。外毛细胞在膜去极化时缩短，在超级化时伸长，好像是微小的肌肉（图 22.4）[10,11]。然而，这些变化不是由肌动 - 肌球蛋白产生的，而是由电压对一种带电的"动力"蛋白即快蛋白 (prestin) 产生的直接作用。快蛋白在外侧基底膜上高水平表达[12]。目前认为，快蛋白的电压依赖性构象变化以某种方式与细胞骨架偶联。外毛细胞的电动性增加了声音刺激时耳蜗隔膜的振动幅度，因而增加了内毛细胞静纤毛的偏转[9]。在这种方式中，外毛细胞通过加入机械能量到基底膜的运动中，提高耳蜗调谐能力（图 22.5）。如果把这个作用看成是耳蜗放大器，令人困惑的耳蜗传出神经支配方式就更加容易理解了。中枢系统可以通过调整放大器的增益，也就是改变毛细胞动力，来调节耳蜗的敏感性。

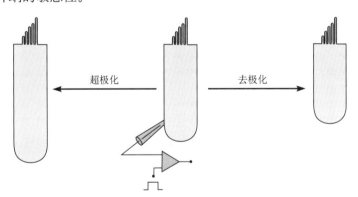

图 22.4　外毛细胞的电动性。利用全细胞膜片记录电极钳制从哺乳类耳蜗中分离的外毛细胞的膜电位。去极化引起细胞缩短；超极化使其伸长。这种长度的变化幅度可达 30 nm/mV。

耳蜗的传出抑制

在哺乳动物脑干中，上橄榄复合体的神经元投射至同侧和对侧耳蜗 [图 22.6(A)][13]。这一通路激活会引起传出突触处乙酰胆碱释放到毛细胞，从而抑制耳蜗传入纤维对声音的反应[14,15]。图 22.6(B) 所示的是一个传出抑制降低耳蜗传入敏感性的例子[16]。有趣的是，传出抑制的最大效应发生在最佳频率附近，这加强了外毛细胞在耳蜗频率选择性中的作用。

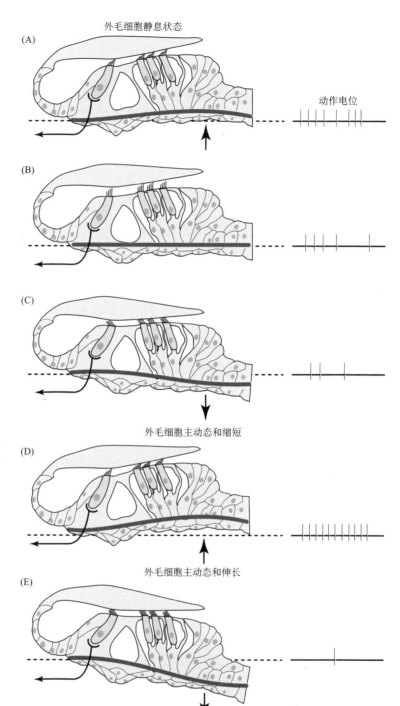

图 22.5　耳蜗隔膜的运动。
在声诱发的液体波中，耳蜗隔膜（基底膜和柯蒂氏器）上下移动。(A) 在声波的稀疏相，基底膜和顶膜上移，导致一个朝向毛束中最长静纤毛的剪切运动，使毛细胞相对于静息状态(B)去极化。(C) 在声波的压力相，基底膜向下运动，引起毛束反向位移，毛细胞相对于静息时超极化。(D) 外毛细胞在去极化时主动收缩，从而加强基底膜的上移。(E) 外毛细胞的超级化使之伸长。净效应是，基底膜因外毛细胞的电动性而运动更大，这反映在和内毛细胞相连的传入纤维的活动方式。此处为图示清楚，运动程度被显著地夸大。

　　传出纤维对声音刺激产生反应，并支配耳蜗内局部区域，因此，反馈抑制是频率特异的 [17,18]。抑制的结果是降低相关频率的耳蜗反应，让耳蜗探测噪声强度的差异，否则耳蜗反应会饱和。换言之，传出抑制增加了在此频率感知的动态范围。传出反馈在保护耳蜗免受强声损害中发挥一定作用 [19]。实际上，传出反馈的强度与强声导致的听损害程度呈负相关 [20]。

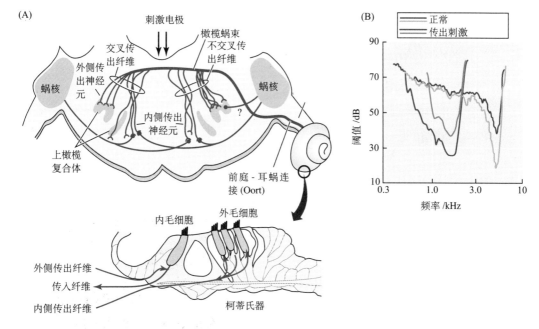

图 22.6　耳蜗的传出抑制。(A) 传出神经元位于上橄榄复合体附近。内侧的传出神经元发出轴突与外毛细胞形成突触，外侧的传出神经元的轴突和在内毛细胞下方的 I 型细胞的传入树突形成突触。(B) 单个耳蜗传入纤维的调谐曲线和抑制效应。在抑制时 (给予第四脑室底的传出轴突电振动)，传入纤维变得较不敏感 (引起一个阈值反应需要更大的声音)。在大幅调谐的纤维上，抑制效应在中间频率最大，因此频率选择性降低了。[(A)、(B) 引自 Warr, Guinan, and White, 1986。]

　　所有脊椎动物的毛细胞受传出调节的支配。细胞内记录最先是在易追踪的标本 (如鱼类的侧线) 上进行的 [21]。在海龟耳中的详细研究表明，激活传出通路，在毛细胞中产生大的超极化抑制性突触后电位 (IPSP)[22]，以期抑制毛细胞对声音的反应。事实上，如图 22.7(A) 所显示的细胞内记录结果，声音敏感性的抑制更为有趣。用三种不同频率的纯音刺激毛细胞：一种对应该细胞的最佳或特征频率，一种更高频，另一种更低频。调整声音强度，使每一种频率的纯音都诱发相同幅度的振荡性感受器电位。给传出轴突一短串电刺激可使细胞超极化，并明显减弱细胞对 220 Hz(特征频率) 声音的反应。在更低和更高声音频率刺激时，激活传出纤维仍导致超极化，但在高频处的电位振荡幅度不变，而在低频处的电位振荡幅度确实被提高了。抑制的这种差异效应导致毛细胞的频率反应增宽 [图 22.7(B)]，本质上和哺乳动物的耳蜗传入去调谐类似 [图 22.6(B)]。海龟耳频率调谐的原理在下节中叙述。

　　有关鸡的毛细胞胆碱能抑制的离子机制业已得到明确 [23,24]。乙酰胆碱受体 (AChR) 是配体门控阳离子通道，介导钠离子和钙离子进入细胞，从而激活钙依赖的钾通道。这种双通道机制产生膜电位的双向改变，以非常大的、持续时间较长的超极化为主。相同的胆碱能抑制机制也在哺乳动物毛细胞中被证实 [25~27]。毛细胞对 ACh 的反应可被 α- 金环蛇毒素拮抗。有充足的证据表明，烟碱型受体基因家族的两个罕见成员 (α9 和 α10)，形成毛细胞的 AChR[28,29]。

　　这种突触抑制解释了外毛细胞上的传出突触是如何压抑耳蜗敏感性的 (耳蜗敏感性以内毛细胞及其相关联的传入神经元的反应为指标)。外毛细胞电动性由快速改变的声音刺

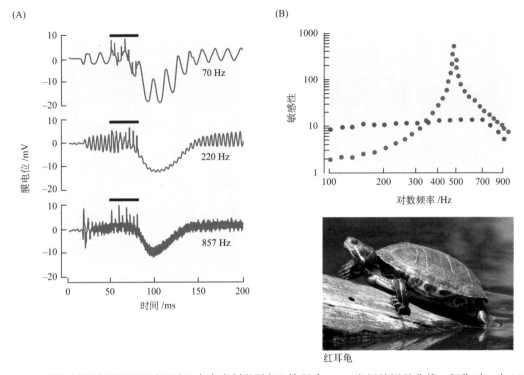

图 22.7 传出刺激对耳蜗毛细胞反应（由声音刺激引起）的影响。(A) 中间的记录曲线：细胞对一个 220 Hz(共振频率) 声音刺激的振荡反应，被一短串的传出刺激 (横线所示) 抑制，细胞超极化。上面曲线：对 70 Hz 声音刺激的反应，刺激的强度调整到使振荡反应幅度与 220 Hz 时相同。传出刺激产生一个超极化，但振荡反应增大而不是减少。下面的曲线：对 857 Hz 刺激的振荡反应 (同样，调整强度使产生的振荡反应幅度与共振频率时相同) 不为传出刺激所改变。(B) 在有 (蓝色) 和无 (红色) 传出刺激的情况下，另一个细胞的敏感性 (以每单位声压的毫伏数表示) 和频率的关系图。传出抑制减少共振频率处的反应，增加低频处的敏感性，因此使调谐变差。[(A)、(B) 引自 Art et al., 1985；图片承蒙 Neil Hardwick/Alamy 提供。]

激所驱动，延长的抑制性超极化就会打断那个驱动力。结果是，抑制作用减少了外毛细胞对耳蜗隔膜振动的主动的机械贡献 [30]，从而降低了内毛细胞的兴奋性。以这种方式，耳蜗传入神经元的敏感性和调谐降低了 [17]。

有趣的是，电动性仅在哺乳动物耳蜗的外毛细胞中发现。快蛋白 (毛细胞运动蛋白) 和 α10(毛细胞 AChR 的组成成分) 在脊椎动物耳进化过程中都经历了纯化选择，结果产生了哺乳动物耳蜗独有的异构形式 [31]。尽管如此，在海龟中，传出抑制产生了相似的调谐缺失 [32]，这提示了在非哺乳动物的毛细胞，一些其他的电压依赖过程提高了频率选择性。

非哺乳类脊椎动物的频率选择性：毛细胞的电调谐

哺乳类听觉扩展的频率范围是基于细胞和结构的特化，从而赋予扩展的耳蜗管敏锐和敏感的机械调谐。尽管非哺乳类脊椎动物基底膜比较短，不能像哺乳动物那样被机械调谐，但在听觉范围内，它们也能完成很好的音频选择性 [33]。Crawford 和 Fettiplace 在海龟上进行的研究表明，机械感觉毛细胞通过一种内在的电学调谐机制进行频率选择 [34]。图 22.8 显示的是在海龟的基底乳头 (听觉感受上皮) 上的一个毛细胞进行的细胞内记录。当给予一个简短的声音刺激 (一个卡塔声)，毛细胞的膜电位经历一次阻尼振荡或在大约 350 Hz

频率的振铃样振动 [图 22.8(A)]。如图 22.8 (C) 频率扫描试验所示，此频率与该毛细胞最敏感的纯音频率相同，在该实验中，给予外耳一个恒定强度的纯音，其频率逐渐地由 20 Hz 增至 1000 Hz，毛细胞的电位反应峰值在 350 Hz 附近。由声音瞬变产生的电位振动和由频率扫描产生的调谐曲线是毛细胞频率选择性的两个等价度量。

图 22.8(B) 显示的是，当用一根微电极向细胞内注入一个方波电流脉冲（一个短暂的电流）时产生的重要结果。产生的电位振动，其频率和衰减速率与一个瞬时声音引起的相同。从这些实验可得出结论：毛细胞的频率选择性依赖于细胞膜的电特性。毛细胞的电学和声音的调谐频率是等同的，并沿着海龟的基底乳头长度有规律地变化，形成调谐检测器的音频排列。

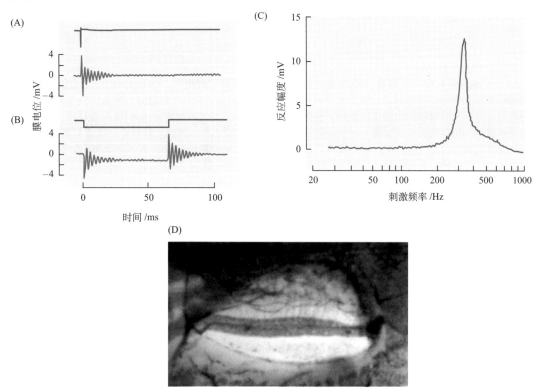

图 22.8　海龟耳蜗中毛细胞的调谐。(A) 短声（上面曲线）对一个毛细胞膜电位的影响（下面的曲线，相对于 –50 mV 的静息膜电位），用细胞内微电极记录。短声在频率约 350 Hz 处产生一个膜电位的阻尼振荡，其起始的峰 - 峰值幅度为 8 mV。(B) 给同一细胞施加一个超极化电流脉冲（上面曲线），在脉冲的开始和终止时产生相同的振荡，表明振荡的频率是毛细胞的固有电特性。(C) 当一个毛细胞具有 (A) 和 (B) 所示的振荡反应，用频率范围在 25 ~ 1000 Hz 的纯音刺激时，感受器电位的峰 - 峰值幅度在约 350 Hz 处有一个锐增的最大值。(D) 分离的海龟内耳用美蓝染色。清晰的椭圆是基底膜，感觉毛细胞（水平蓝色条带）沿着基底膜从低频率到高频率（从左到右）音频音频排列。[(C) 引自 Fettiplace，1987；(D) 承 Paul Fuchs 友情赠送。]

毛细胞的钾通道和电学调谐

细胞膜的什么特性使毛细胞拥有调谐功能？这些特性又怎样来决定不同的调谐频率呢？对蛙的球囊毛细胞的记录结果揭示，电压门控钙通道和**钙敏感的**（或**钙门控的**）**电压门控钾** (BK) 通道之间的相互作用能产生电位振荡[35,36]。海龟耳毛细胞实验证明[37,38]，每个细胞的特征频率是以一种非常精致和直接的方式，即每个细胞上的 BK 钾通道的密度和动力学特征决定的 (图 22.9)。

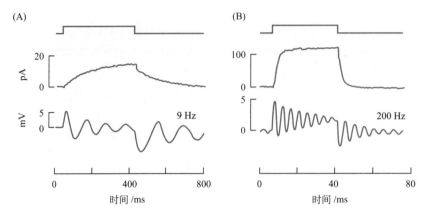

图 22.9   全细胞膜片钳记录测量分离的海龟毛细胞的调谐频率和钾电导。 (A) 中间的记录曲线显示，一个去极化电压指令 (持续时间由上图指示) 诱导的主要由钾离子介导的外向电流。电流缓慢上升至 15 pA 的最大值。一个相同时程的小的电流跃阶，在其开始和终止时，产生共振频率为 9 Hz 的振荡电压反应 (下面的记录曲线)。(B) 在另一个细胞，一个去极化脉冲产生一个更大的、快速上升的外向电流 (中间记录图；注意电流和时间标尺的变化)，表明更快的动力学特性和更大的钾电流密度。对一个小电流脉冲的振荡反应，显示一个伴生的、对 200 Hz 调谐频率的增加 (下面的记录曲线)。[(A) 引自 Fettiplace，1987。]

对低频响应的毛细胞总钾电导较小、激活较慢，从而产生相对缓慢的电位振荡。对高频响应的细胞钾电导较大且激活较快。这些区别也反映在单通道水平 (图 22.10)，慢的 BK 电流由平均开放时间较长的通道产生，而平均开放时间较短的通道产生较快的 BK 电流。由于单通道电导是一样的，高和低频率响应的细胞必须表达不同数量的通道。

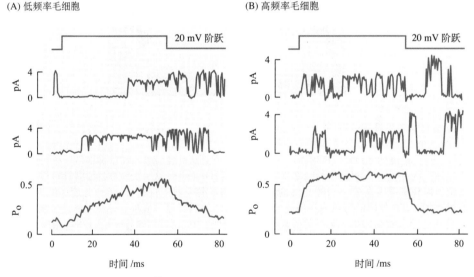

图 22.10   海龟听觉毛细胞单个 Ca^{2+}- 和电压门控钾 (BK) 通道电流。 (A) 一个低频率毛细胞的细胞贴附式膜片钳记录。曲线向上表示通道开放。最下方的曲线是将大量和中间两条曲线相同的记录平均而得。激活和去激活的时程超过 40 ms。(B) 一个高频率毛细胞的细胞贴附式膜片钳记录。平均后的曲线显示，该细胞的单个 BK 通道的激活和去激活速率比图 (A) 中显示的细胞的要快。[(A)、(B) 引自 Art and Fettiplace，1987。]

蛙[39]、海龟[40] 和鸡[41,42] 的毛细胞 BK 通道由一个基因编码，该基因的 mRNA 取决于其复合外显子的选择性剪接。通道不同剪接体具有不同的动力学特征[43]，其他的可变性由附属的 β- 亚基决定。该亚基与通道结合，可减慢通道的门控动力学[44]。虽然 BK 通道在哺乳动物耳蜗上也有表达，但却几乎没有可变剪切[45]，并且在内毛细胞或外毛细胞上均没有电共振存在的证据。但是，和鸟类相似[46]，BK 通道啮齿动物靠近听觉起始位置的耳蜗毛细胞上有表达[47]，而且在较高频率响应的毛细胞上数量更多[48,49]。mRNA 的表达明显先于功能性的通道形成，发育和纯音区域表达方式似乎是在通道蛋白膜定位的水平被调节[50,51]。

听觉通路：毛细胞和第八对颅神经间的信息传递

去极化和超极化感受器电位改变基底外侧膜上毛细胞的电压门控钙通道的开放概率。然后，钙内流改变向突触后传入神经元末梢释放神经递质（谷氨酸）的速率。和视网膜的光感受器及双极细胞类似，毛细胞利用**带状突触**（ribbon synapses）介导紧张性 (tonic) 神经递质释放[52]（图 22.11；也见第 13 章和第 20 章）。即便在没有刺激的情况下，毛细胞的膜电位也是高于电压激活钙通道的门控阈值，因此，谷氨酸持续释放并兴奋传入纤维，产生自发的动作电位。在频率低于 5 kHz 时，耳蜗毛细胞的正弦感受器电位交替地增加和降低递质释放的速率，产生固定位相的突触后放电模式；当频率高于 5 kHz 时，毛细胞的膜时间常数阻止了膜电位的快速改变，由此产生的传入活动只是简单地超过了音调持续存在期间的自发放电频率，并没有周期性的固定位相。

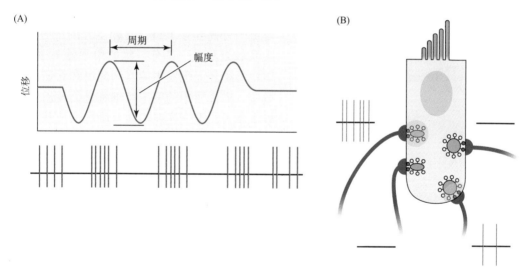

图 22.11　从毛细胞到传入信号。(A)I 型螺旋神经节细胞，作为突触后结构，与一个内毛细胞形成单个的带状突触。带状突触有一个电子密集中心区，其上聚集了约 100 个突触囊泡。用正弦波刺激毛细胞，导致传入神经元的固定位相活动。(B) 与单个内毛细胞相联系的每个传入纤维有不同的放电频率（包括自发和诱发的）。

哺乳类耳蜗的 I 型传入神经元有一个单树突，作为一个带状突触的突触后结构，与一个内毛细胞发生联系[53]。传入动作电位活动通常超过 100 Hz，这就要求带状突触有超凡的聚集和释放囊泡的能力[54～56]。考虑到每个内毛细胞带状突触仅能维系 100～200 个囊泡[57]，仍然难以理解这种情况是如何发生的。更令人吃惊的是，带状突触自发性的神经递质释放似乎是多囊泡的，也就是说，是由多个囊泡同步释放形成的[58]。可能的情况是，带状结构的功能涉及一些独特的蛋白质，这些蛋白质和其他化学突触的释放相关蛋白不同[59,60]。

初级传入神经元的刺激编码

听觉通路的神经信号起始于螺旋状神经节细胞，它们接受来自毛细胞的神经递质，并发出其中央轴突至脑干的耳蜗核。数十年的单纤维记录研究已经把这些初级传入神经的听觉响应进行了分类[61]。每个螺旋状神经节细胞选择性地对该神经元相连的内毛细胞的最适频率反应。每个内毛细胞作为唯一的突触前结构，和一组 I 型传入神经元相关联，其数量取决于细胞在耳蜗上的位置，从 10 ～ 30 不等（图 22.11）。这些传入神经元的听阈和自发放电频率各不相同[53]，从而扩展了耳蜗的动力学范围。据推测，一个内毛细胞的每个带状突触可能有不同的释放特性[62,63]。位于机械调谐基底膜上的内毛细胞的选择性神经支配产生大概 10 000 个左右的传入神经元的阵列，作为**频率标记线列** (frequency-labeled lines)，这是听觉音频组构听觉通路的第一个阶段。除了音调排位 (pitch-is-place) 机制，传入动作电位对声音正弦的固定相位发放，可以用来编码豚鼠中高达约 3 kHz[64] 和草鸮中约 10 kHz 频率[65] 的声音。

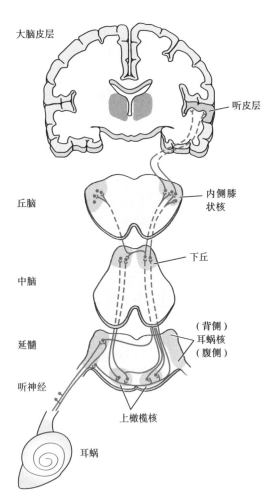

脑干和丘脑

主要的听觉通路如图 22.12 所示。第八对颅神经的听觉纤维向中枢端行进，并发出分支至背侧和腹侧蜗核[66]。第二级神经元的轴突在对侧的外侧丘系上行，支配下丘的细胞（外侧丘系核是其中一部分纤维的中继站）。腹侧蜗核中的神经元也发出侧支到同侧和对侧的上橄榄核，橄榄核中的第三级细胞进而发出上行纤维至下丘。上行通路经由丘脑的内侧膝状核继续前行，到达大脑皮层颞叶横向面的听区。

听觉通路的每个水平都有一定的音频排列。然而，当上行系统到了较高的水平时，单个细胞有着比耳蜗传入神经元中简单的 V 形调谐曲线更为复杂的反应特性。例如，下丘[67]

图 22.12　听觉通路。 示意图显示听觉中枢通路的延髓、中脑和丘脑的横切面，以及大脑皮层的冠状切面。听神经纤维终止于背侧和腹侧耳蜗核，第二级纤维上行至对侧下丘；来自腹侧耳蜗核的纤维也发出侧支至双侧上橄榄核。进一步的双侧相互作用发生在下丘水平。下丘的神经元发出纤维投射到丘脑的内侧膝状核，进而再抵达至听皮层。（引自 Berne and Levy，1988。）

和听皮层 [68] 的某些细胞只在它们特征频率阈值附近兴奋，更大的声强反而抑制其兴奋。

声音定位

听觉系统惊人的敏感性和频率选择性可能是为了提高动物对空间中声音的定位能力进化而来的，其益处是显而易见的。在缺乏视觉或其他信号的情况下，以声波发射的长程信号能使动物发现捕食者或其猎物。然而，与视觉和躯体感觉系统不同，听觉神经上皮不能直接编码位置。取而代之，声音定位是通过对中枢听觉系统的时相和强度的双耳比较计算实现的。因此，听觉通路是相对复杂的，涉及大量的皮层下突触中继，并且几乎每一层次都存在的广泛的交叉。

耳蜗背侧核 (dorsal cochlear nucleus) 主要负责单耳频率分析 [69]，并通过下丘和丘脑的内侧膝状体向对侧的初级听觉皮层 (或 A1) 提供相对直接的音频组构投射。相比之下，**耳蜗腹侧核** (ventral cochlear nucleus) 中的第二级神经元投射至同侧和对侧的脑干上橄榄复合体。**内上橄榄核** (medial superior olive，MSO) 中的大多数神经元可由来自任一耳的刺激所兴奋 (因此命名为 EE 神经元)[70]，但给予一个特征性延迟，即先传一耳，再传至另一耳的双耳声音时，反应最佳。声音在空气中的传播速度是 340 m/s，所以当声音沿双耳轴传入时，由人头部 (直径约为 18 cm) 造成的最大时间差为 0.5 ms，声音越靠前方，时差越小。除了到达时间外，连续的声源还在两耳产生相位差 [71,72]。

外上橄榄核 (lateral superior olive，LSO) 的细胞接受同侧的耳蜗腹核的兴奋性输入 (图 22.13)。对侧的耳蜗腹核的细胞跨过中线投射至**斜方体内侧核** (medial nucleus of the trapezoid body，MNTB) 并形成突触。MNTB 的细胞抑制外上橄榄核的神经元 [73]。因此，外上橄榄核的神经元可被同侧声音兴奋，但被对侧声音抑制，因而被命名为 EI 神经元。这种相互作用有利于检测两耳声音强度的不同。分辨高频声音时双耳可有高达 10 倍的强度差，因此头部起到有效的声阴影作用 [74]。

心理物理学研究表明，定位是通过综合声音到达两耳的时间差和 / 或传入声音的强度来完成的 [75,76]。因此，如果通过耳机给予不同延迟的短声，声音被定位在短声先达到的一侧耳朵。人类可以检测到耳间小至 5 μs 的时间差。考虑到动作电位的时程只有大约 1

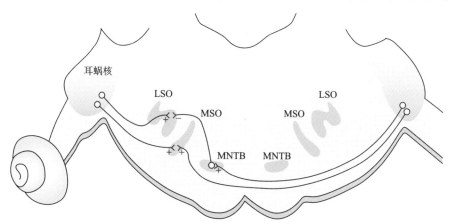

图 22.13 橄榄复合体内的双耳联系。 腹侧耳蜗核的神经元投射到同侧的外侧上橄榄核 (ISO)，以及对侧的斜方体内侧核 (MNTB) 和内侧上橄榄核 (MSO)。因此，MSO 神经元被两侧耳所兴奋，而 LSO 神经元被同侧兴奋，但通过干预 MNTB 的抑制性中间神经元而被对侧抑制。

ms，如此惊人的分辨率再次凸显了精确时序对听觉功能的重要性。假如多个短声同时产生，但强度不同，则声音被定位于有最响短声的一侧耳。位相和强度差随频率的不同而变化。对于人的头部，当声音频率小于 2 kHz 时，两耳位相差较明显；而当声音频率更高时，双耳强度差更显著。

定位声音垂直位置的能力很大程度上依赖于声音的频率组分[77]。外耳和头部并非上下镜像对称的，因此，根据声音是自上而下还是自下而上传向听者，可有区别地反映频率组分[78]。

听皮层

经背侧和腹侧耳蜗核处理的听觉输入上行至听皮层。**初级听皮层** (primary auditory cortex，A1) 位于颞叶上缘，相当于 Brodmann 41 和 42 区 (见附录 C)(图 22.14)。猫的 A1 暴露于脑的侧面，因此，许多联合解剖学和生理学的研究在猫上进行[79]。在麻醉动物上进行的微电极记录结果显示，A1 具有柱状结构，同一垂直轨道上的细胞具有相同的最佳频率[80, 81]。听觉外周结构 (柯蒂氏器) 实质上是个一维的频率图谱，所以，听觉皮层呈现等频的片层结构，沿着它可定位其他的声音方位[82]。

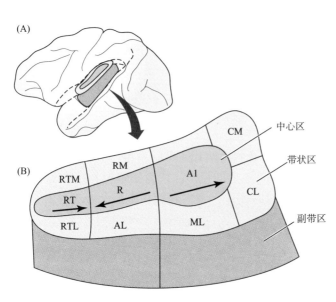

图 22.14　**灵长类的听皮层组构**。(A) 听皮层位于颞叶的上表面，由一个中心区，和其周围的"带"和"副带"区组成，相当于较高水平的联合区域。(B) 灵长类听皮层的中心区包含三个完整的音调拓扑定位图 (箭头所示从低到高的频率梯度)。最尾部的定位图被看成是灵长类的初级听皮层 (A1)。围绕中心区的是带状区，可分为几个区域，其中的一些是音调拓扑定位的，但不像 A1 那么明显。副带是更高级别的听觉联合皮层。A1，初级或中心听觉区；R，喙中心听觉区；RM，喙内侧区；RT，喙颞侧中心听觉区；RTM，RT 内侧；RTL，RT 外侧；AL，前外侧带听觉皮层；ML，内 - 外侧带听觉皮层；CM，尾 - 内侧带听觉皮层；CL，尾 - 外侧带听觉皮层。(引自 Romanski and Averbeck，2009。)

猴的听皮层包含多听觉通路音频地图，从内侧膝状体平行投射至所有这些区域[83]。三个区中最靠后的区域相当于 A1[84]，围绕这一中心的是次级听觉区，它与初级皮层和内侧膝状体的亚区相互联系。因此，在听皮层同时存在串联和平行的信息处理[85]。

类推于其他感觉皮层，人们推测 A1 的音频地图分为几个不同功能区。听皮层有什么样的声音分布特征呢？根据来自双耳的输入是叠加还是抑制，在一个等频片层内的神经元被分成不同的组[86]。尽管还没有听觉空间不间断的的皮层定位图，这种分组反映了在橄榄核中进行的声音定位的双耳计算[82]。而且，也有一些证据表明，在 A1 中编码的强度和带宽存在系统变异[87 ~ 89]，它们的功能意义仍然不明。

　　环境声音，包括发声，由恒定频率成分、调频成分和噪声构成[90]。也就是说，声音对象的识别，不仅依赖于对频率组分的分析，还依赖于对频率组分随时间的变化和不同声音成分的相对时序进行分析。逐渐达成共识的是，许多皮层神经元对种属特异发声或鸣叫的时变成分特别敏感[91]。20 多年以前，Suga 和他的同事通过对回声定位蝙蝠的研究证实了这一原理[92]，最近在其他物种也得到验证[93,94]。人类发声（即说话声）很大程度上由声道的共鸣频率，称之为**共振峰** (formants) 决定。元音由前面两个共振峰的相对频率识别，而辅音则更多地取决于快速的时间转变[91]。

　　理解这些复杂声音的皮层代表区需要更全面的分析方法，如反相相关分析。在这个方法中，单个的皮层神经元的反应可用来检测导致该反应的一个宽带的、随意调节的刺激特征。一个神经元对某些频谱时间特征组合的选择性（称为光谱时间反应函数，或 STRF）由它的偏好速率（如时间调节）和尺度（即频率选择性的的范围）界定。利用这些参数，一个假定的、对元音具有选择性的神经元应有高尺度（窄的频谱带宽）和低速率（短时间调节）。一个编码辅音的神经元应有低尺度（宽带宽）和高速率（快速转变）[95]。

　　听觉信号的处理过程是复杂的[96,97]。行为上，必须把重要的声音从一个丰富可变的声音环境中抽提出来[98]。不仅要对频率组分进行分析，而且传入声音的时序也必须以某种方式进行分析[99]（例如，倒播某人说话的录音产生杂乱声音）。在人类，说话的基本成分（称为**音素，phonemes**）对所有的语言是共同的，是婴儿在选择特定的声音组合成词之前含糊不清地最早发出的声音[100]。这些基本的声音由之前描述过的共振峰和时间转换组成。当一个声音对象，甚至当确定的频率随不同的说话者（比如男性和女性的声音）变化时，一个对听觉感知明显的挑战是识别频率变化的一个特定时间方式。视觉系统包含对裂缝、角落、边缘，以及其他几何形状反应的细胞（见第 3 章），据此类推，我们可能期望在人类听皮层发现对特殊共振峰（或者是音素）反应的较高级别的细胞。然而，和其他感觉不同，听觉信息大量地在皮质下水平进行处理，正如它更复杂的皮质下环路所提示的那样。例如，下丘的神经元传递双耳时间差信号与它们的行为阈值等同[101]。

　　现在的事实是，初级听皮层可以编码相对复杂的听觉特征，甚至完整的听觉感知，而不是和其他初级感觉皮层那样对特征进行分级集合[102]。这种有组织的安排反映了编码刺激的更艰巨性，对这种刺激的感知不像对视觉和触觉那样主要是空间性的。剩下的问题是，是否听皮层分析听觉刺激的组成特性，或者可能被认为是听觉对象的更复杂的特征集合[96]。

前庭系统：编码头部运动和位置

　　内耳含有检测头部运动的装置。三个半规管（一个水平，两个垂直）用来检测头部的成角运动（旋转），而囊斑上皮、椭圆囊和球囊（由听石晶体覆盖）传导直线加速信号（图 22.1）。三个以相互垂直的前庭管排列的方式在所有脊椎动物中是保守的（无颌鱼类除外，如八目鳗只有两个半规管和一个单一的耳石囊斑）[103]。甚至在无脊椎的头足类软体动物（如鱿鱼、章鱼）中都有前庭样器官，称为平衡囊[104]。

　　前庭信息对姿势维持、高效率运动以及凝视的稳定性是必需的。前庭功能，有时被称为"安静感觉"，除非有错误出现时，否则大部分保持在潜意识状态。运动疾病是一种暂时性但普遍有不适当的前庭输入的经历，然而，更严重的、持续时间较长的障碍明显降低生活质量。一个最常见的例子是前庭－眼球反射 (vestibulo-ocular reflex，VOR)，它使人的视线在头部运动时能固定在一个目标上。没有这个反射，诸如驾驶汽车这样的活动是不可能实现的，因为凝视对识别标识和避开障碍是必需的，而在此过程中，汽车和头部是在运动中的 [105]。

前庭毛细胞和神经元

和耳蜗一样，前庭迷路的中央室内充满了高钾内淋巴液，感觉毛细胞的静纤毛束伸入此空间，结果钾离子通过开放的通道进入毛细胞引起去极化。与耳蜗相比，前庭迷路只有一个很小的、负的内淋巴电位 [106]。毛细胞感受器电位被多种电压门控钾通道进一步修饰，这些钾通道在不同类型细胞上的分布是多变的 [107]。与耳蜗类似，毛束中的静息张力使得一小部分传导通道在静息时 (即在无明确的刺激时) 开放。因此，使前庭毛束朝向最高的静纤毛偏转的头部运动，通过打开额外的传导通道导致细胞去极化，而相反方向的偏转通过关闭在静息时开放的通道导致细胞超极化。

前庭毛细胞对运动的反应，很大程度上取决于它们在前庭器官内的位置和方向。无论是前庭毛细胞的高分辨显微照片还是细胞内电记录技术，都不能分辨一个特定的细胞是来自半规管嵴，还是椭圆囊和球囊的囊斑 [108]。而且，毛细胞的结构和功能在每个终末器官中的改变是有拓扑性 [109]。毛细胞有两种类型 (图 22.15)。I 型前庭毛细胞是双耳酒罐状的 (amphora)，并被一个特化的传入神经末梢包围，呈花萼状，这种毛细胞由带状突触释放谷氨酸到花萼结构。II 型毛细胞呈柱状，有带状突触，与传入神经终扣状末梢相邻，而且，它们也是用谷氨酸作为神经递质

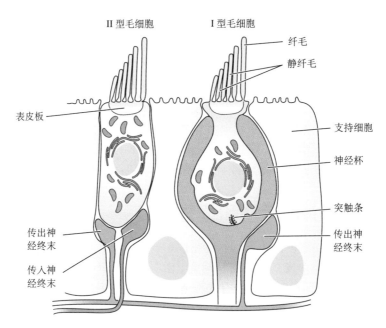

图 22.15　前庭的毛细胞和神经元。在所有前庭上皮中存在有两种毛细胞。I 型细胞是双耳酒罐状的，并被高度特化的花萼传入末端完全包围。II 型细胞更特别，它们呈柱状，并且和终扣传入末端接触。前庭传入神经元也按其形态分类。花萼型传入神经拥有最大直径的轴突，只形成花萼样末端，且多在每个感觉上皮的中心附近发现。终扣型传入神经拥有较小直径的轴突，且多存在于上皮细胞的外周。二态型传入神经形成花萼和终扣两种末端，且点状分布于整个上皮。传出神经元也支配前庭上皮，并直接与 II 型毛细胞接触，也和包围 I 型毛细胞的花萼末端相接触。传出激活导致前庭传入活动兴奋或抑制。

传入纤维和多个毛细胞相关联，并按它们形成的突触末梢类型区分：花萼、终扣和双态（即花萼和终扣）[110]。此外，前庭传入纤维的电学记录显示，根据放电模式，它们又分为规则放电和不规则放电亚型[111]。不规则放电的传入纤维轴突直径更大，并有花萼或双态的末端，它们对头部运动的反应更短暂或具相位性[112]。前庭传入纤维具有高自发放电频率，因此，头部运动可由增加和降低的发放频率来编码。

胆碱能传出神经直接支配 I 型毛细胞的花萼盏，而在 II 型毛细胞则直接支配细胞。依据研究的物种和末端器官，传出反馈可以是抑制的、兴奋的或两者兼有[113]。

球囊和椭圆囊的适宜刺激

囊斑上皮、球囊和椭圆囊通常被认为是耳石器官，因为每个结构都被一种包裹在凝胶状基质中的碳酸钙晶体团所覆盖（图 22.16）。这些耳石存在于内淋巴空间，与毛细胞的静纤毛相接触。头部运动时耳石的惯性负荷会延迟毛细胞相对于头部的运动，从而导致静纤毛偏转。因为椭圆囊在头部直立时，接近于水平面存在，它传递水平运动信号；球囊在头部直立时接近垂直固定，所以它对垂直运动反应最大。在每种情况下，有效的刺激都是直线加速的，恒速不是有效刺激（如我们在汽车行进时感受到的那样）。毛细胞的朝向在每个囊斑上皮中有规律地变化（图 22.16）。在椭圆囊中，每个毛束（和纤毛的位置）的高

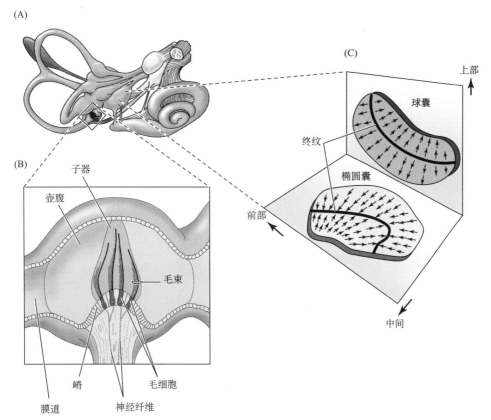

图 22.16　前庭感觉上皮。(A) 内耳的前庭成分包括三个呈垂直布置的半规管和两个囊斑上皮：椭圆囊和球囊。(B) 在每个半规管的基部有一个扩大的部分称为壶腹，在其中容纳感觉上皮，称为嵴。毛细胞的长静纤毛都有相同的朝向，并插入到一个大的胶态帆形结构中，此结构称为壶腹帽。(C) 椭圆囊和球囊是几乎扁平的上皮，其中的毛束朝着（椭圆囊）或者远离（球囊）中央线（微纹）。

边缘从相反的方向指向中线，在球囊中毛束的指向是偏离中心线。因此，线性加速分析必须包括整合来自每个终末器官的正负传入活动的改变，也必须包括来自头部两侧球囊和椭圆囊的输入联合。

半规管的适宜刺激

壶腹嵴即每个半规管扩大的壶腹中的感觉上皮由毛细胞和支持细胞组成。当头转动时，惯性牵拉导致半规管中的液体运动，引起紧贴在整个壶腹上的壶腹帽位移 (图 22.17)。毛细胞细长的静纤毛束向上投射到非细胞的壶腹帽，因此，头部转动动作引起其偏转。如果头部转动持续存在，液体最终跟上了头部的转动，壶腹帽的偏转停止。半规管的液体力学提供了一个特殊的敏感性，它们的毛细胞和传入神经元只传导旋转速度的变化和角的加速信号 (虽然主要的机制由细胞和突触的信息处理补充)[114]。在每个嵴内，静纤毛束的朝向是单向的，因而朝向中央前庭室的液体运动对水平壶腹管是兴奋的，对垂直壶腹管是抑制的 (即降低自发放电)。

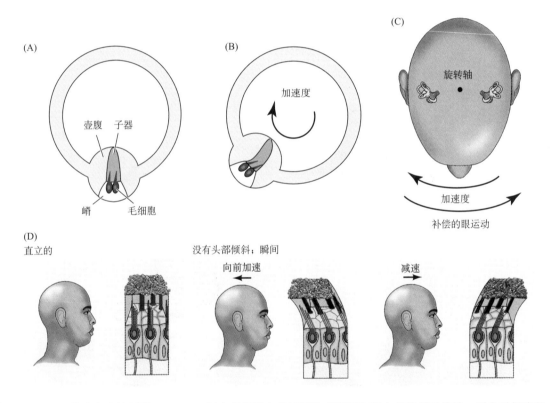

图 22.17　前庭上皮的刺激。(A ~ C) 每个半规管内的液流使壶腹帽和插入的静纤毛偏转，引发毛细胞的感受器电位。两耳的水平半规管为水平方向的旋转提供相反的信号。右前和左后半规管，以及左前 - 右后半规管提供这些方位 (离开垂直头部约 45°) 旋转的相反的信号 (图 21.1)。(D) 囊斑毛细胞的毛束投射到覆盖其上的胶质块中，胶质块内含有碳酸钙晶体 (即耳石)。耳石提供一个惯性负荷，使头的直线加速导致上皮及其上耳石的不同运动，因此，引发每个囊斑中毛细胞的感受器电位。椭圆囊在直立头部时接近于水平面存在，而球囊则是几乎垂直于它，使它们对这些平面上的运动有各自的相对敏感性。箭头指示椭圆囊毛束在水平加速和减速时的偏转方向。然而，所有头部运动都产生影响两种囊斑的运动成分，而且，在每个囊斑中，相反朝向的毛束给予外周信号更大的差异。

前庭 - 眼球反射

前庭 - 眼球反射依赖于一个由三个神经元构成的简单回路，通过这个环路，头部运动引起眼球相同和相反的运动，使得中央凹保持凝视在视觉空间中感兴趣的物体[115]。我们将描述一个特殊例子——水平方向的头部转动。但事实上，任何方向的运动都通过这个机制激活参与成凹的壶腹嵴和囊斑上皮[116]。直立头部的向左转动由一个等量的眼睛右向转动来补偿（图 22.18）。向左的头部转动兴奋左半规管，同时抑制右半规管的活动。左半规管的传入纤维兴奋脑干前庭核中的第二级神经元，后者兴奋动眼核中的运动神经元，依次激活左眼的内直肌，使左眼向右转动。第二级前庭神经元也兴奋右眼外直肌的运动神经元（外展神经核），使右眼向右转动相同的量。因此，左向的头部转动伴随协调的、联合的、相反的运动，使得两眼固定在原来的视觉目标。在右水平半规管中降低的活动引起互补的反向肌肉（左外直肌和右内直肌）活动的减少和舒张。

在正常情况下，前庭 - 眼球反射的增益值为 1。而且，即便仅有一侧耳朵的输入，

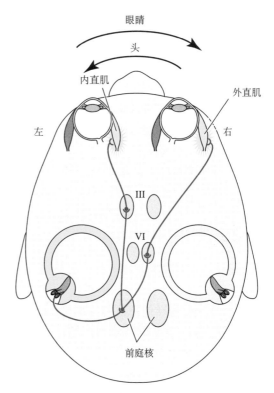

图 22.18 前庭 - 眼球反射。 头部向左的转动引起左水平半规管的兴奋，并抑制其对侧的水平半规管。增加的传入活动导致脑干内的前庭核的主细胞兴奋，依次兴奋同侧内直肌和对侧外直肌的运动神经元，引起眼睛向右转动。净效应是，即使头部偏转，也可保持视线固定在空间中的一点。

反射也能正常地进行。显然，前庭 - 眼球反射的完全丧失会严重地限制正常的生活活动。有一种较轻的损坏，称为上半规管开裂，即在后（上）半规管拱顶部，颅顶的底部骨头变薄或完全缺失[117]。这样的骨缺失导致来自颅内液体的机械能传递到上半规管，因而在半规管平静的情况下兴奋反射眼活动。一个令人不安的后果是，响亮的声音或头部冲击，可能会引起眼球运动和眩晕。例如，淋浴的动作和水声使处于静止的淋浴头似乎开始移动！幸运的是，这种缺失可通过外科手术进行修复。

高级前庭功能

如前所述，前庭功能很大程度上是潜意识的，驱动或调节运动活动，通常不引发意识感觉。然而，异常的前庭输入（运动疾病）或机能失调会打破这种状态，引起眩晕和恶心。幸运的是，在大多数情况下，一个人可适应变化的状态，从而不再眩晕。

前庭 - 眼球反射的适应已得到广泛研究。前庭 - 眼球反射是高度可塑性的，并且对变化的感觉输入平稳地适应，近远双光眼镜配戴者可以证明这一点。事实上，前庭 - 眼球反射的实验操作包括增加或减少透镜，以改变眼睛的焦距，从而改变在眼运动时的视觉场景转换速度。随后，前庭 - 眼球反射增益（即头和眼运动的比率）会随经验发生改变或适应，以便完成合适的补偿。这种可塑性源自小脑对反射的调节[118,119]。小脑皮层（小叶和小节）

中前庭部分的浦肯野细胞直接投射来抑制前庭核的主要神经元。突触效率的改变可以发生在小脑浦肯野细胞，也可以在前庭核的靶神经元[120,121]。正如预测的那样，小脑的损害抑制前庭-眼球反射适应[122]。

前庭感觉如何上升到意识？这个问题很难回答，因为前庭感觉通常包括视觉、本体感觉和触觉刺激[123]。而且，很少有证据表明有特定的前庭神经新皮质存在。相反，前庭信息到达许多皮层联合区域，与视觉、躯体感觉和运动信号结合[124]。这个事实绝对没有减少所谓沉默意识的重要性。除了对有效的运动和视觉分析是必要的，前庭输入在自主反射中也起到重要作用，如协助保持体位改变时的血压和呼吸[125]。已经有人提出，眩晕引起的呕吐可能是为了避开潜在的危险状态[126]。

小结

- 声波由位于耳蜗基底膜上的毛细胞转化为电信号，这些信号经由听神经纤维末梢上的突触传导到中枢神经系统。
- 哺乳动物基底膜是机械调谐的，以便它在基底部对高频和在顶端对低频作出反应。耳蜗膜的机械响应被外毛细胞的电动性所加强。
- 耳蜗的外毛细胞被胆碱能的脑干神经元的传出抑制所支配。传出抑制降低敏感性，并扩展耳蜗传入纤维的频率反应。
- 在低等脊椎动物，频率选择性由毛细胞通过电调谐完成。电压门控钙通道和钙激活钾通道相互作用来增强特定频率

（即每个毛细胞的特征性声音频率）的电位反应。
- 中枢听觉通路，包括皮层，是音调拓扑定位的。听皮层细胞的反应特性是复杂的，表现在双耳的相互作用和依赖音调的时间组合。声音强度和时间定位的双耳对比用来计算声音在空间的定位。这些神经计算由上橄榄核内的突触联系来完成。
- 前庭毛细胞的刺激特异性是由它们周围组织的力学决定的。半规管检测角加速度，而囊斑组织、球囊和椭圆囊检测线性加速度。

（武 懿 译；王中峰，朱志茹 校）

参 考 文 献

1   von Bekesy, G. 1960. *Experiments in Hearing*. Mcgraw-Hill, New York.
2   Huxley, A. 1928. *POint Counter POint*. Harper Collins, New York.
3   Wangemann, P 2006. *J. Physiol*. 576: 11-21.
4   Brown. M. C. 1987. *J. Comp. Neurol*. 260: 591-604.
5   Kiang, N. Y. et al. 1982. *Science* 217: 175-177.
6   Spoendlin, H. 1969. *Acta Otolaryngol*. 67: 239-254.
7   Warr, W. B. 1975. *J. Comp. Neurol*. 161: 159-181.
8   Ashmore, J. 2008. *Phvsiol. Rev*. 88: 173-210.
9   Dallos. P 2008. *Curr. Opin. Neurobiol*. 18: 370-376.
10   Brownell. W. E. et al. 1985. *Science* 227: 194-196.

11　Ashmore, J. F. 1987. *J. Physiol.* 388: 323-347.

12　Zheng. J. et al. 2000. *Nature* 405: 149. 155.

13　Rasmussen. G. 1946. *J. Comp. Neurol* 84: 141-219.

14　Galambos. R. 1956. *J. Neurophysiol.* 19: 424-437.

15　Jasser, A., and Guth, P. S. 1973. *J. Neurochem.* 20: 45-53.

16　Winslow, R. L., and Sachs, M. B. 1987. *J. Neurophysiol* 57: 1002-1021.

17　Wiederhold, M. L., and Kiang, N. Y. 1970. *J. Acoust. Soc. Am.* 48: 950-965.

18　Liberman. M. C. 1988. *J. Neurophysiol.* 60: 1779-1798.

19　Rajan. R. 1995. *J. Neurophysiol.* 74: 598-615.

20　Taranda. J. et al. 2009. *PL oS Biol.* 7: e18.

21　Flock, A., and Russell, I. 1 976. *J. Physiol.* 257: 45-62.

22　Art, J. J., Fettiplace, R., and Fuchs, P A. 1984. *J. Physiol.* 356: 525-550.

23　Fuchs, P. A., and Murrow, B. W. 1992. *J. Neurosci* 12: 800-809.

24　Martin, A. R., and Fuchs, P. A. 1992. *Proc. R. Soc. Lond., B. Biol, Sci* 250: 71-76.

25　Blanchet. C. et al. 1996. *J. Neurosci* 16: 2574-2584.

26　Evans. M. G. 1996. *J. Physiol.* 491: 563-578.

27　Housley, G. D., and Ashmore, J. F. 1991. *Proc. R. Soc. Lond., B, Biol. Sci.* 244: 161-167.

28　Elgoyhen. A. B. et al. 1994. *Cell* 79: 705-715.

29　Elgoyhen. A. B. et al. 2001. Proc. *Natl. Acad. Sci. USA* 98: 3501-3506.

30　Russell, I. J., and Murugasu, E. 1997. *J. Acoust. Soc. Am.* 102: 1734-1738.

31　Franchini, L. F., and Elgoyhen. A. B. 2006. *Mol. Phylogenet. Evol.* 41: 622-635.

32　Art, J. J., and Fettiplace, R. 1984. *J. Physiol.* 356: 507-523.

33　Manley, G. A. 2000. *Proc. Natl. Acad. Sci. USA* 97: 11736-11743.

34　Crawford, A. C., and Fettiplace, R. 1981. *J. Physiol.* 312: 377-412.

35　Hudspeth, A. J., and Lewis, R. S. 1988. *J.Physiol.* 400: 237-274.

36　Lewis, R. S., and Hudspeth, A. J. 1983. *Nature* 304: 538-541.

37　Art, J. J., and Fettiplace, R. 1987. *J. Physiol.* 385: 207-242.

38　Art, J.J., Wu, Y. C., and Fettiplace, R. 1995. *J. Gen, Physiol.* 105: 49-72.

39　Rosenblatt. K. P. et al. 1997. *Neuron* 19: 1061-1075.

40　Jones, E. M., Laus, C., and Fettiplace, R. 1998. *Proc. R. Soc. Lond., B. Biol. Sci.* 265: 685-692.

41　Jiang, G. J. et al. 1997. *Proc. R. Soc. Lond., B. Biol. Sci.* 264: 731-737.

42　Navaratnam. D. S. et al. 1997. *Neuron* 19: 1077-1085.

43　Jones, E. M., Gray-Keller, M., and Fettiplace, R. 1999. *J. Physiol* 518: 653-665.

44　Ramanathan. K. et al. 1999. *Science* 283: 215-217.

45　Lange, P., Grunder, S., and Rusch, A. 2003. *J. Comp. Neurol.* 455: 198-209.

46　Li. Y. et al. 2009. *BMC Dev. Biol.* 9: 67.

47　Kros, C. J. 2007. *Hear. Res.* 227: 3-10.

48　Engel. J. et al. 2006. *Neuroscience* 143: 837-849.

49　Wersinger, E. et al. 2010. *PLoS One.*

50　Kim. J. M. et al. 2010. *J. Comp. Neurol.* 518: 2554-2569.

51　Sokolowski, B. et al. 2009. *Biochem. Biphys. Res. Commun.* 387: 671-675.

52　Matthews G., and Fuchs.P. 2010. *Nat. Rev. Neurosci* 11: 812-822.

53　Liberman. M. C. 1982. *Science* 216: 1239-1241.

54　Frank. T. et al. 2009. *Proc. Natl. Acad. Sci USA* 106: 4483-4488.

55　Griesinger, C. B., Richards, C. D., and Ashmore, J. F. 2005. *Nature* 435: 212-215.

56　Rutherford, M. A., and Roberts. W. M. 2006. *Proc. Natl. Acad. Sci USA* 103: 2898-2903.

57　Sobkowicz. H. M. et al. 1982. *J. Neurosci.* 2: 942-957.

58　Glowatzki, E., and Fuchs, P. A. 2002. *Nat. Neurosci.* 5: 147-154.

59　Safieddine, S., and Wenthold, R. J. 1999. *Eur. J. Neurosci.* 11: 803-812.

60　Roux. I. et al. 2006. *Cell* 127: 277-289.

61　Young, E. D., and Sachs, M. B. 1979. *J. Acoust. Soc. Am.* 66: 1381-1403.

62　Meye, A. C. et al. 2009. *Nat. Neurosci.* 12: 444-453.

63　Grant, L., Yi, E., and Glowatzki, E. 2010. *J. Neurosci.* 30: 4210-4220.

64　Palmer, A. R., and Russell, I. J. 1986. *Hear. Res.* 24: 1-15.

65　Koppl. C. 1997. *J. Neurosci.* 17: 3312-3321.

66　Fekete. D. M. et al. 1984. *J. Comp. Neurol.* 229: 432-450.

67　Ramachandran, R., Davis, K. A., and May, B. J. 1999. *J. Neurophysiol.* 82: 152-163.

68　Sadagopan, S., and Wang, X. 2008. *J. Neurosci* 28: 3415-3426.

69　Matmierca. M.S. 2003. *Int. Rev. Neurobiol.* 56: 147-211.

70　Cant, N. B., and Casseday, J. H. 1986. *J. Comp. Neurol.* 247: 457-476.

71　Buell, T. N., Trahiotis, C., and Bernstein, L. R. 1991. *J. Acoust. Soc. Am.* 90: 3077-3085.

72　Kuwada. S. et al. 2006. *J. Neurophysiol.* 95: 1309-1322.

73　Moore, M. J., and Caspary, D. M. 1983. *J. Neurosci* 3: 237-242.

74　Brungat, D. S., Durlach, N. I., and Rabinowitz. W. M. 1999. *J. Acoust. Soc. Am.* 106: 1956-1968.

75　Blauert, J. 1982. *Scand. Audiol. Suppl.* 15: 7-26.

76　Buell, T N., and Hafter. E. R. 1988. *J. Acoust. Soc. Am.* 84: 2063-2066.

77　May, B. J., and Huang, A. Y. 1996. *J. Acoust. Soc. Am.* 100: 1059-1069.

78　Rice, J. J. et al. 1992. *Hear. Res.* 58: 132-152.

79　Winer, J. A., and Lee, C. C. 2007. *Hear. Res.* 229: 3-13.

80　Merzenich, M. M., Knight, P. L., and Roth. G. L. 1975. *J. NeuroPhysiol.* 38: 231-249.

81　Reale, R. A., and Imig, T. J. 1980. *J. Comp. Neurol.* 192: 265-291.

82　Schreiner, C. E., and Winer, J. A.2007. *Neuron* 56: 356-365.

83　Hackett, T. A., Preuss, T. M., and Kaas, J. H. 2001. *J. Comp. Neurol.* 441: 197-222.

84　Romanski, L. M., and Averbeck. B. B. 2009. *Annu. Rev. Neurosci.* 32: 315-346.

85　Lee, C. C., and Winer, J. A. 2005. *Cereb. Cortex* 15: 1804-1814.

86　Middlebrooks, J. C., Dykes, R. W., and Merzenich, M. M. 1980. *Brain Res.* 181: 31-48.

87　Clarey, J. C., Barone, P., and Imig, T. J. 1994. *J. NeuroPhysiol.* 72: 2383-2405.

88　Heil, P., Rajan, R., and Iwine, D. R. 1994. *Hear. Res.* 76: 188-202.

89　Sutter, M. L., and Schreiner, C. E. 1995. *J. Neurophysioi* 73: 190-204.

90　Kanwal, J. S., and Rauschecker, J. P. 2007. *Front. Biosci.* 12: 4621-4640.

91　Young. E. D. 2008. *Philos. Trans. R.Soc, Lond., B.Biol. Sci* 363: 923-945.

92　Tsuzuki, K., and Suga, N. 1988. *J. Neurophysiol.* 60: 1908-1923.

93　Wang, X., and Kadia. S. C. 2001. *J. NeuroPhysiol.* 86: 2616-2620.

94　Schnupp. J. W. et al. 2006. *J. Neurosci.* 26: 4785-4795.

95　Mesgarani. N. et al. 2008. *J. Acoust. Soc. Am.* 123: 899-909.

96　Nelken, 1., and Bar-Yosef, O. 2008. *Front. Neurosci.* 2: 107-113.

97　Sachs. M. B. 1984. *Annu. Rev. Physiol.* 46: 261-273.

98　Nelken, I., Rotman, Y., and Bar Yosef, O. 1999. *Nature* 397: 154-157.

99　Griffiths. T. D.et al. 1998. *Nat. Neurosci.* 1: 422-427.

100　De Boysson-Bardies. B. et al. 1989. *J. Child Lang.* 16: 1-17.

101 Shackleton. T. M. et al. 2003. *J. Neurosci.* 23: 716-724.

102 Nelken, I. 2004. *Curr. Opin. Neurobiol* 14: 474-480.

103 Lowenstein, O., Osborne, M. P., and Thornhill, R. A. 1968. *Proc. R. Soc. Lond., B. Biol. Sci* 170: 113-134.

104 Williamson, R., and Chrachri, A. 2007. *Philos. Trans. R. Soc. Lond., B, Biol. Sci* 362: 473-481.

105 Land. M. F 2009. *Vis. Neurosci.* 26: 51-62.

106 Marcus. D. C. et al. 2002. *Am. J.Phvslol. cell Phvsiol.* 282: C403-407.

107 Brichta, A. M. et al. 2002. *J. Neurophysiol.* 88: 3259-3278.

108 Eatock, R. A. et al. 1998. *Otolaryngol. Head Neck Surg.* 119: 172-181.

109 Holt, J. C. et al. 2007. *J. Neurophysiol.* 98: 1083-1101.

110 Goldberg, J. M. 2000. *Exp. Brain Res.* 130: 277-297.

111 Eatock, R. A., Xue, J., and Kalluri. R. 2008. *J. Exp. Biol.* 211: 1764-1774.

112 Baird, R. A. et al. 1988. *J. Neurophysiol.* 60: 182-203.

113 Highstein, S. M. 1991. *Neurosci Res.* 12: 13-30.

114 Highstein. S. M. et al. 2005. *J. Neurophysiol.* 93: 2359-2370.

115 Lorente de No. R. 1933. *Arch. Neurol. Psychiatry* 30: 245-291.

116 Cohen, B., Maruta, J., and Raphan: T. 2001. *Ann. N YAcad. Sci.* 942: 241-258.

117 Minor, L. B. 2005. *Laryngoscope* 115: 1717-1727.

118 Ito, M. 1972. *Brain Res.* 40: 81-84.

119 Lisberger, S. G. 2009. *Neuroscience* 162: 763-776.

120 Cullen. K. E. et al. 2009. *J. Vestib. Res.* 19: 171-182.

121 Blazquez, P. M., Hirata, Y., and Highstein, S. M. 2004. *Cerebellum* 3: 188-192.

122 Luebke, A. E., and Robinson, D. A. 1994. *Exp. Brain Res.* 98: 379-390.

123 Angelaki, D. E., and Cullen, K. E. 2008. *Annu. Rev. Neurosci.* 31: 125-150.

124 Angelaki, D. E., Klier, E. M., and Snyder, L. H. 2009. *Neuron* 64: 448-461.

125 Yates, B. J., and Miller, A. D. 1994. *J. Neurophysiol.* 71: 2087-2092.

126 Balaban, C. D. 1999. *Curr. Opin. Neurol* 12: 29-33.

建 议 阅 读

一般性综述

Ashmore, J. 2008. Cochlear outer hair cell motility. *Physiol. Rev.* 88: 173-210. Review.

Dallos P. 2008. Cochlear amplification, outer hair cells and prestin. *Curr. Opin. Neurobiol.* 18: 370-376.

Eatock, R. A., Xue, J., and Kalluri, R. 2008. Ion channels in mammalian vestibular afferents may set regularity of firing. *J. Exp. Biol.* 211(Pt 11): 1764-1774. Review.

Goldberg, J. M. 2000. Afferent diversity and the organization of central vestibular pathways. *Exp. Brain. Res.* 130: 277-297. Review.

Nelken, I. 2008. Processing of complex sounds in the auditory system. *Curr. Opin. Neurobiol.* 18: 413-417. Review.

Robles, L., and Ruggero, M. A. Mechanics ofthe mammalian cochlea. *Physiol. Rev.* 81: 1305-1352. Review.

Schreiner, C., and Winer, J. 2007. Auditory cortex mapmaking: principles, projections and plasticity. *Neuron* 56: 356-364.

Young, E. 2008. Neural representation of spectral and temporal information in speech. *Philos. Trans. R. Soc. Lond., B, Biil. Sci.* 363: 923-945.

原始论文

Crawford, A. C., and Fettiplace, R. 1981. An electrical tuning mechanism in turtle cochlear hair cells. *J. Physiol.* 312: 377-412.

Grant L, Yi, E., and Glowatzki, E. 2010. Two modes of release shape the postsynaptic response at the inner hair cell ribbon synapse. *J. Neurosci.* 30: 4210-4220.

Highstein, S. M., Rabbitt, R. D., Holstein, G. R., and Boyle, R. D. 2005. Determinants of spatial and temporal coding by semicircular canal afferents. *J. Neurophysiol.* 93: 2359-2370.

Holt, J. C., Chatlani, S., Lysakowski, A., and Goldberg, J. M. 2007. Quantal and nonquantal transmission in calyx-bearing fibers of the turtle posterior crista. *J. Neurophysiol.* 98: 1083-1101.

Hudspeth, A. J., and Lewis, R. S. 1988. Kinetic analysis ofvoltage-and ion-dependent conduc-tances in saccular hair cells of the bull-frog, *Rana catesbeiana. J. Physiol.* 400: 237-274.

Nelken, I Rotman, Y., and Bar Yosef,O. 1999. Responses of auditory tortex neurons to structural features of natural sounds. *Nature* 397: 154-157.

Palmer,A. R., and Russell, I. J. 1986. Phase-locking in the cochlear nerve of the guinea-pig and its relation to the receptor potential of inner hair-cells. *Hear. Res.* 24: 1-15.

Ramanathan, K., Michael, T. H., Jiang, G. J., Hiel, H., and Fuchs, P. A. 1999. A molecular mechanism for electrical tuning of cochlear hair cells. *Science* 283: 215-217.

Winslow,R. L., and Sachs, M. B. 1987. Effect of electrical stimulation of the crossed olivo-cochlear bundle on auditory nerve response to tones in noise. *J. Neurophysiol.* 57: 1002-1021.

Zheng, J., Shen, W., He, D. Z., Long, K. B., Madison, L. D., and Dallos, P. 2000. Prestin is the motor protein of cochlear outer hair ceHs. *Nature* 405: 149-155.

■ 第 23 章
感知的构建

　　感觉感受器从外部世界收集的所有信息均存在于周围感觉系统，但神经活动唯有经大脑皮层进一步精细处理后，才产生有意识的经验。在大脑皮层，源源不断流入的感觉信号，从对基本要素的表象，转化为更为复杂的特征的组合。皮层中，现时经验一旦与近期和远期记忆，以及所预期的进行比较，就会显出其意义。从外部世界获取的信息也可为适当的运动输出做准备。这些是如何发生的即为本章的主题。大脑皮层是神经系统中受到研究最多的部分之一，因此，本章的目的并非是要遍览各分支的研究，也非百科全书式地陈述结论，而是对两种形式的神经信息处理进行细致的思考，其一是对施加于皮肤的振动的感知，其二是对视野中的物体的识别。

　　猴可经训练来比较两种频率，设为 f_1 和 f_2，分别指一种触觉振动的基础频率和与其比较的另一触觉振动的频率，两者间隔 1 s 或数秒的延迟。根据前后频率哪个更高：$f_1 > f_2$ 或 $f_1 < f_2$，猴必然产生不同的运动反应。它们的表现与人类受试者在实施相同作业时相似。初级躯体感觉皮层 (primary somatosensory cortex，SI) 的神经元通过其放电频率编码振动频率，较高的振动频率导致较高的放电频率。将记录电极置于快适应神经元组成的皮层功能柱中央，经此电极施加微小电刺激，可在行为作业中替代皮肤受压变形的效果，猴的表现依然像真的接受了施加于皮肤的触觉刺激一样良好。可见，感觉能被人为地输入大脑皮层中。

　　在比较作业中，次级躯体感觉皮层 (secondary somatosensory cortex，SII) 和额叶皮层 (frontal cortex) 中神经元的活动与 SI 神经元活动相比，在几个重要方面有所差别。当振动频率上升时，SI 之外的皮层神经元的放电频率可增可减。当基础刺激呈现之后，SI 神经元的活动不再持续，而 SII 神经元将持续发放一小段时间，额叶神经元的与刺激相关的发放则在整个延迟时程内持续。

　　在比较刺激过程中，SI 神经元显示的放电仅与该刺激相关；相反，SII 和额叶皮层中神经元的活动则取决于比较刺激的振动频率比基础刺激高还是低。这种比较被转化为运动前区皮层 (premotor cortex) 和运动皮层 (motor cortex) 后续的运动操作。

　　在灵长类动物，大脑皮层中对经由枕叶向前进入下颞叶的信息处理流，介导了对视野中物体的识别。破坏这条通路中的组织，可引起物体识别的缺失，谓之失认 (agnosia)。若损伤涉及颞叶腹侧面的一个特定区域，患者会选择性地丧失识别脸的能力。使用功能性磁共振成像 (functional magnetic resonance imaging， fMRI) 对人脑活动的检测，以及对猴单个神经元的检测都表明，在更靠近大脑前侧进行信息处理的神经元，相比位于其后侧的神经元，总是趋于被更复杂的图像所兴奋，这种从后向前的趋势逐渐发展，直至某一阶段神经元十分清晰地被某一物体，而非基本形状所兴奋。在猴和人中，均已经发现了一个似乎专门负责检测和识别脸的脑区。

我们能在不同的视角和光照条件下识别一个熟悉的物体。与这种不变性相关的生理学基础已在某些神经元中发现，这些神经元的放电取决于物体的类别，而非如何观察此物体的细节。这两种特性——激活神经元的图像复杂性，以及神经元反应对于观察条件的不变性，均沿神经通路自后向前的轴线逐渐增强，提示沿此轴线发生着呈等级性的转换。

伴随这种自后向前转换的是一股反向的信号流。这类输入（谓之自上而下）行使三个功能：将注意集中于一个预期的刺激位置或显著的物体特征；激活对图像的回忆；了解倾向于依次出现的视觉图像之间的关联。视觉、触觉、听觉以及其他感觉加工的信号流抵达海马 (hippocampus)，在那里，经验以情景的形式存储起来，而每一情景包含所有该事件的感觉模态的信息。

皮层信息处理的功能是什么？

感觉通路自感受器经数个突触通往丘脑，再从那里通往大脑皮层。感觉信号一旦抵达皮层后会受到怎样的加工处理呢？显然，对这一问题的回答取决于感觉的模态，甚至取决于同一种模态中不同的刺激类型，例如，皮层以截然不同的方法处理言语和音乐 [1]。不过，对于任何感觉输入都有一个普适的回答——皮层内的加工是对基本的感觉信号进行整合和分配，从而使那些信号通过与已贮存知识间的联系而获取意义，并可通过运动行为加以实施。

Whitfield 令人信服地提出了感知构建这一设想 [2]。通过分析听觉系统损伤的行为学效应，他指出，令人惊讶的是，即使在感觉皮层及其相连接的脑区被切除后，动物仍然可以执行精细的感觉辨别作业，其前提是该作业并不要求将"感觉数据"转化为"物体" [2]。他由此假定，即使是感觉皮层已被切除的动物，仍能获取皮层下中枢存在的、与一个刺激的基本物理特征（如音调、波长、振动频率）相关的信息。然而，当要求被试动物赋予简单感觉以其作为物体的本质属性时，就会出现障碍。在其开创性论文的第 146 页，Whitfield 总结道：正是皮层，将各种物理特性转化为对世上凸显其存在的真实事物的感知。他接着说，一旦皮层内的处理将基本感觉特性转化为对已知物体的感知，动物似乎能够将某个问题的结果举一反三，即解决与之紧密相关的另一个问题。这种能力之所以产生，是因为在皮层处理的后期阶段，信息组织为物体和概念，而非一组精细程度或高或低的特征。

本章首先讨论触觉刺激如何编码、如何存储于记忆中，又如何在行为学作业的过程中起作用。在这些实验中所采用的感觉输入相对简单，使我们能对其在皮层的多重水平上的表象得到一幅完整的图像。接着，我们转向视觉系统并提出证据，说明皮层内的处理如何将关于图像的感觉信息转化为对真实世界中的物体和运动的感知。视觉实验所用的刺激更复杂，因此，难以对其神经元表象作出完备的量化。不过，此类研究依然受人瞩目，因为它使我们有可能把大脑功能和感知经验（如辨识脸）之间联系起来，而这些经验对我们的生活是至关重要的。

触觉工作记忆作业及其在初级躯体感觉皮层中的表象

行为学作业

本节论述触觉信息加工，我们将专注于 Ranulfo Romo 及其同事的实验，他们为深入了解神经元活动如何对刺激进行编码，以及这些活动如何导致对刺激的评估作出了贡献。经过训练，猴能辨别按序施加于其一个指尖上的两种机械振动的频率差异 [图 23.1(A)][3,4]。第一种振动的频率为 f_1，第二种振动的频率为 f_2，在不同的测试中均可变化。第一和第二种刺激分别被称为基础和对比刺激。对比刺激结束之后，猴用其闲置的前肢按下反应按钮，表达其"二选一"的决定：

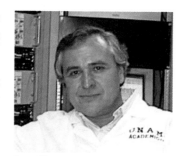

Ranulfo Romo

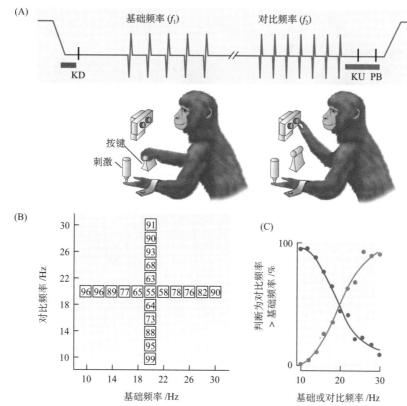

图 23.1 猴执行振动辨别作业及其表现。(A) 上图显示在一次测试中，不同时间点振动探头的位置（y 轴）。下图显示猴接受刺激（左）并在测试结束时作出应答（右）。实验流程如下：首先，机械刺激器下探，在其被束缚的前肢的一手指上产生印痕。猴用闲置的前肢将一按键按下（KD；红条）。随后，猴接受刺激器给出的第一个振动，该振动以基础刺激频率（f_1）上下振荡。经过一段延迟，猴接受以对比频率（f_2）振动的刺激。猴使按键抬起（KU），并按下内侧或外侧（分别为绿和红）的应答按钮（PB），以表明 f_2 比 f_1 高或低（蓝条）。(B) 一组代表性测试的结果。一列水平的方框显示，当对比频率为 20 Hz 时，对此前的各种基础频率作出准确回答的百分比。垂直一列方框显示基础频率为 20 Hz 时，对各种对比频率做出准确回答的百分比。注意，f_1 和 f_2 的差别越大，猴的表现就越好。完整的实验包含了所有可能的基础和对比频率的组合（未显示）。(C) 另一组代表性测试的结果，以曲线显示猴判断对比频率（f_1）高于基础刺激频率（f_2）的百分比。对所有红点，f_2 为 20 Hz，x 轴给出 f_1 的变化值。所有绿点则相反：f_1 为 20 Hz，x 轴给出 f_2 的变化值。这种衡量表现的方式称为心理测量曲线。类似于图中所示的陡峭曲线表示实施作业时表现熟练，为对动物的表现和神经元反应间进行比较提供了一种直接方法。

$f_1 > f_2$ 或 $f_1 < f_2$。在大多数实验中，基础和对比刺激之间的延迟为 1 s，但即使延迟达 10 s，猴仍可执行该作业。f_1 和 f_2 的差别越大，猴的表现就越好 [图 23.1(B) 和 (C)]。

振动感觉在 SI 中的神经元表象

为测试 SI 中神经元如何编码振动频率，以特定的频率和 500 ms 的总时长，用脉冲方式短暂地在猴皮肤上产生印痕 (图 23.2)。这些刺激激活快适应的触觉小体，后者对快速印

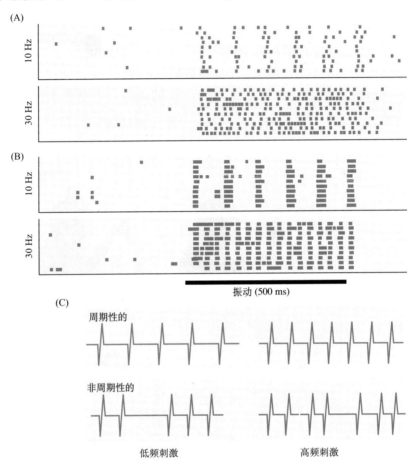

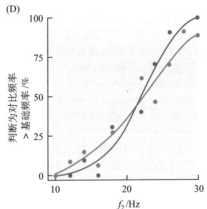

图 23.2　初级躯体感觉皮层 (SI) 中振动频率的神经编码。(A) 对 10 次测试的反应，刺激频率为 10 Hz(上图) 和 30 Hz(下图)。放电时间以蓝色矩形显示。黑色长条表示 500 ms 的时间，刺激在此期间呈现。该神经元的发放周期性较小，但通过放电频率编码振动频率。(B) 另一个神经元的反应，它通过周期性而非放电频率编码振动频率 (因在低振动频率时，每个印痕会产生更多放电)。(C) 周期性 (上) 和非周期性 (下) 的低频 (左) 和高频 (右) 刺激串。(D) 蓝色点、线为按基础频率 20 Hz 一列测试所绘的心理测试曲线 [此类曲线的推演见图 23.1(C)]。绿色点、线称为神经测量曲线，表示一名神经元活动的观察者所能达到的最准确的水平。这里分析的神经元通过放电频率来编码振动频率。对于非周期性刺激，猴的表现与 SI 神经元活动所呈现的表现相似，但这仅限于以放电频率编码振动频率的神经元。锁相的神经元不能编码非周期性刺激。(引自 Salinas et al., 2000。)

痕异常敏感 (见第 21 章)[5]，因此，一串皮肤变形可引起一串动作电位的产生 [6]。

图 23.2 显示各种 SI 神经元对一串刺激的反应。将一微电极阵列植入接受来自所刺激指尖输入的皮层区域，以记录动作电位。50% 以上神经元的放电频率呈现依赖于振动频率的调制：振动频率升高，放电频率也升高 [图 23.2(A)]。大部分神经元的放电与每一次印痕刺激同相 (in phase)，比如，10 Hz 的振动产生锋电位间隔约为 100 ms 的反应 [图 23.2(B)]。两种类型的信号——一串刺激期间锋电位总数和串内的周期性，均携有与振动频率相关的信息。理论上，串内锋电位的周期性所提供的有关基础频率的信息，比其发放速率所提供的更多。凭直觉，我们会认为 SI 上游的中枢皮层区域使用信息量更大的锁相 (phase-locked) 信号，但有两类证据引出了使人惊讶的结论：振动频率其实抽提自放电速率。

第一类证据来自于单次测试时 SI 神经元的活动与猴对相同测试做选择之间的比较。在每一特定的测试中，猴做出准确辨别的几率，与锋电位串的周期性是否高于或低于该测试中平均值无关。相反，有一小群神经元的放电频率却与猴的决定一起波动 [7]。由于放电速率似乎在猴的判断中起了作用，因此，对于关键性编码，放电速率是一个更佳的候选者。

第二类证据更具说服力。在猴使用周期性刺激练习辨别作业数月后，对其呈现非周期刺激，在这种刺激中，印痕以随机时间间隔分隔 [图 23.2(C)]。此时，锁相的神经元发放不规则的锋电位串。如果大脑需要周期性的锋电位串来辨别频率，那么动物的表现应急剧变差。然而，面对周期性和非周期性刺激，猴的表现同样良好。所以说，猴所作的选择，可以 SI 神经元的总发放速率作出预测，而非其周期性 [图 23.2(D)][8]。

一串皮肤印痕刺激时间上的抖动 (temporal jitter) 肯定会影响该刺激的中枢处理 [9 ~ 11]。在此处限定的条件下，我们有理由得出结论：SI 神经元的放电速率构建了对振动频率的感知。

以人工刺激代替振动

研究者们随后测试了直接刺激 SI 细胞 (从而绕过从皮肤到皮层的通路 [12]) 的效应。人工刺激是注入电流 [13]，其频率与其所取代的机械刺激相同 (图 23.3)。在 SI 皮层选择刺激位点，其在指尖上的感受野位于机械刺激探针所在的位置。令人惊讶的是，猴能在基础触觉刺激和对比电刺激之间作出辨别 [图 23.3(A)、(B)]，其准确度与两个刺激均为触觉刺激时相同。当基础刺激为电刺激时，其准确度也不变 [图 23.3(C)]，表明被试动物能够从一个人工输入形成对基础刺激的工作记忆。即使基础和对比刺激同为人工输入，猴所达到的辨别水平仍可接近机械刺激施于指尖时测得的水平 [图 23.3(D)]。

使用直接皮层刺激有助于进一步了解放电周期性的作用。当电刺激为非周期性时，猴的表现保持良好，这表明大脑用来计算振动频率的特征是放电频率，而非时间模式。当刺激位点位于由快适应神经元形成的皮层柱内时，猴对电刺激产生反应 (见第 21 章)；而刺激由慢适应神经元形成的皮层柱则不产生反应。

总而言之，整个认知操作可能是由一个皮层柱中有限数量的神经元所发出的信号所触发。人工感觉的演示对于脑机接口 (brain-machine interface) 这一新领域十分重要 [14]，这一领域的长期目标是将感觉直接植入丧失了感觉通路功能的患者的大脑。

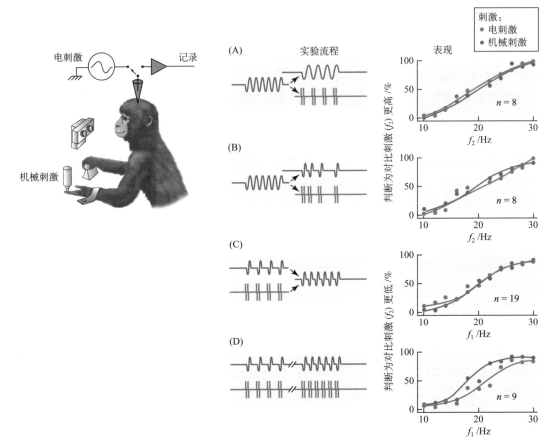

图 23.3　用人工刺激代替振动。 以机械刺激训练后，用成串的簇电流（绿色）代替皮肤刺激，将之注入初级躯体感觉皮层 (SI)，其频率与自然刺激相同。半数的此种测试中，猴比较的是施加在皮肤上的两种机械振动；而在另外的半数测试中，皮层电刺激代替了两个刺激，或其中的一个。左图显示所用到的 4 种实验流程。右图以心理测试曲线显示猴的表现 [作图法如图 23.1(C) 所释]，在所显示的各对应测试中，蓝色点、线表示仅用皮肤刺激，绿色点、线表示仅用电刺激。(A) 所有的刺激均为周期性。对比刺激为机械刺激或电刺激。(B) 基础刺激为周期性，对比刺激为非周期性。对比刺激为机械刺激或电刺激。(C) 所有的刺激均为周期性。基础刺激为机械刺激或电刺激。(D) 所有的刺激均为周期性。电刺激测试中，基础和对比刺激均是人工的。触觉刺激为正弦波形式，或呈成串的机械短脉冲形式。（引自 Romo and Salinas，2003。）

由感觉转换为动作

在作业的各相继阶段 SI 的活动

　　在上述同一组实验中，研究者设计了一种方法，来确定基础刺激、对比刺激呈现期间刺激与神经元放电间关系的特性，以确定二者的延迟。假设神经元的放电速率与刺激呈线性关系，可用以下关系式描述作业中任意相位内的放电速率 (r)：

$$r = b + a_1 f_1 + a_2 f_2$$

式中，b 是背景放电速率（与任何刺激均无关）；f_1 是基础刺激频率；f_2 是对比刺激频率。对于一个给定的神经元，a_1 和 a_2 为系数，它们描述的是，在一次测试过程中，基础和对比刺激期间的刺激频率如何决定神经元的放电速率。参数 a_1 和 a_2 在整个测试过程中是变化的。可通过以下例子来理解其含义。首先考虑频率为 f_1 的基础刺激，其呈现期间，一个神经元的放电。假设在一组含有不同刺激频率的测试中，f_1 每增加 1Hz，神经元的放电速率每秒增加 2 个锋电位。那么对于该作业的这一相位来说，$a_1=2$。在此期间，对比刺激（频率为 f_2）尚未对放电速率起作用，因为该刺激尚未呈现，因此，$a_2=0$（当然，若这只猴正在观察输出刺激的计算机，预期将要来到的刺激则另当别论）。现在，我们考虑同一个神经元在对比刺激期间的放电，若在此期间，f_2 本身每增加 1 Hz 使神经元的放电速率增加 3 Hz，则 $a_2=3$。若在基础刺激期间先前的刺激对放电速率无残存的作用，则 $a_1=0$。然而，在这样一种工作记忆作业中，大脑必定留有近期所发生事件的痕迹。因此可以预测，在对比刺激期间，皮层某些区域神经元的放电受之前刺激 (f_1) 的值的影响。在那样的情况下，a_1 的值非零。

　　图 23.4 说明如何用 a_1 和 a_2 的值表征一个皮层区域中的神经元的活动。图 23.4(A) 显示一次测试中的三个事件：频率为 f_1 的基础刺激，延迟期，频率为 f_2 的对比刺激。图 23.4(B) 显示所测试的第一个皮层区域，即指尖在 SI 中的代表区。图 23.4(C) 显示在该作业的不同阶段一组 SI 神经元的活动。在所有图中，x 轴给出 a_1 的值，y 轴给出 a_2 的值。基础刺激呈现期间 [图 23.4(C) 中左图]，大多数神经元的 a_1 值为正，这是由于当刺激频率增加时，神经元以增加其放电速率的方式来编码 f_1。由于感觉神经元不能按尚未到来的刺激 f_2 来改变其放电速率，故 a_2 的值为零。在延迟期间（中图），a_1 值回归至零，表明基础刺激对神经元发放无残存作用。对比刺激呈现期间（右图），神经元的 a_2 值为正，而 a_1 值仍保持为零。

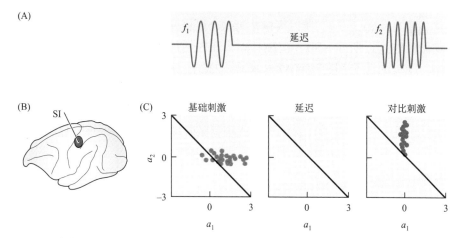

图 23.4　用放电速率系数 a_1 和 a_2 表征 I 皮层神经元的活动。(A) 行为的时间进程。(B)SI 皮层中的记录位点。(C) 在 f_1、延迟期和 f_2 期间，可用 $(a_1 \times f_1)+(a_2 \times f_2)+b$ 表示放电速率。每个点给出一个神经元的 a_1 或 a_2 的值。绿点对应 a_1 较大的神经元（忽略 a_2）；蓝点仅代表 a_2 较大的神经元。在 f_1 期间，a_1 的值大多为正，a_2 值大多为零。延迟期间，a_1 和 a_2 值均为零。f_2 期间，a_2 值大多为正，a_1 值大多为零。若 a_1 和 a_2 值均为零，则点不画出（即中图的情况）。

SI 之外脑区的活动

　　SI 皮层对刺激特征的编码尚不足以完成频率对比作业。在以下各节中，我们将考察紧随 SI 之后处理触觉信号的皮层区域的行为。图 23.5 显示 SI 至 SII 的投射，SII 再投射至

前额叶皮层 (prefrontal cortex，PFC) 的下凸 (inferior convexity)，这个区域在感觉工作记忆作业中起作用[15]。内侧运动前区皮层 (medial premotor cortex，MPC) 接受来自 SII 和 PFC 的输入，此脑区可能参与运动的计划 (motor planning)。M1 则参与运动指令的执行（见 24 章）。

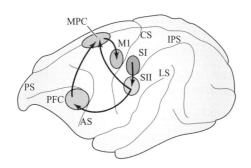

图 23.5　参与振动对比作业的皮层区域。以模式图显示的各皮层区域的位置。箭头表明预测的触觉信息的流动方向。AS，弓状沟；CS，中央沟；IPS，顶内沟；LS，外侧沟；M1，初级运动皮层；MPC，内侧运动前区皮层；PFC，前额叶皮层；PS，主沟；SI，初级躯体感觉皮层；SII，次级躯体感觉皮层。

基础刺激期间，SII 中的神经元显示的反应比 SI 中的要更为复杂 [图 23.6(A)，左]。事实上，当刺激频率增加时，SII 中许多有反应的神经元降低了它们的放电速率。随着振动频率增加，一些神经元的放电速率升高，另一些降低，这种对振动频率的相反依赖性反应反映了从 SI 所接受的信号的一种根本性转化。

基础刺激期间，除初级运动皮层 [M1；图 23.6(B) ~ (C)，左栏] 之外，所有额叶区域均发现有 $a1$ 值或正或负的各种神经元存在。SII 中的潜伏期 (即从刺激开始到反应起始之间的时间) 比 SI 长，在 PFC 和 MPC 变得更长 (未显示)。在这些脑区中，基础刺激呈现期间，感觉区和非感觉区之间并不能划定清晰的解剖学界线。在 M1 中，极少有神经元对首个振动产生反应 [图 23.6(D)，左]，所以可以认为这个区域并不参与此行为的感觉信息处理。

基础刺激后的延迟期间，SII、前额叶皮层和内侧运动前区皮层中的许多神经元保持着与先前振动相关的活动 [图 23.6(A) ~ (C)，中栏]。第二次刺激呈现期间，猴必须：① 判断 f_2 大于还是小于 f_1；② 接着按下适当的应答按钮。因此，比较刺激期间的放电速率的变化 (与频率差 f_2-f_1 相关) 特别重要。这样反应并不见于 SI(见图 23.4)，但在随后所有皮层区域均清楚可见 (图 23.6，第三栏)。在比较刺激阶段的最后 300 ms，这种对 f_2-f_1 的依赖性尤其明显 (红点)。参数 a_1 和 a_2 的值紧密地沿 a_2=-a_1 这条直线分布。参照先前的公式，将 -a_1 取代 a_2，我们得到以下关系式：

$$r=b+a_1f_1+a_2f_2=b+a_1f_1-a_1f_2$$

$$或\ r=b+a_1(f_1-f_2)$$

换言之，如果点出现在直线 a_2=-a_1 附近，那么这意味着该神经元的反应是 f_1-f_2 的函数；这样的神经元似乎能比较 f_2 和 f_1 的大小。

由于作业由不同的时相组成，信号的时程就显得特别有意思了。图 23.7 显示不同脑区中，a_1(绿线) 和 a_2(红线) 值较大 (正或负) 的神经元的比例随时间的变化。其放电可用 a_2=-a_1 描述的神经元的比例以蓝线表示。SI 的放电速率在基础刺激期间以 a_1 表征，在对比刺激期间以 a_2 表征。SII 的放电速率在基础刺激期间以 a_1 表示，并在延迟阶段的最初 500 ms 期间表现出对 f_1 的记忆。对比刺激期间，许多 SII 神经元可仅用 a_2 表征，而另一些则可用 a_2=-a_1 来描述；这些神经元编码基础和对比刺激频率的差异。

图 23.6　以放电速率系数 a_1 和 a_2 表征 SI 之外脑区神经元活动。如图 23.4 所示，绿点表示 a_1 值较大的神经元（忽略 a_2）；蓝点表示仅 a_2 值较大的神经元。左图显示基础刺激期间，中图显示延迟期，右图显示对比刺激期。红点表示计算得到的对比刺激最后 300 ms 期间的系数值。(A) 次级躯体感觉皮层 SII 中记录到的反应。(B) 前额叶皮层 (PFC) 中记录到的反应。(C) 内侧运动前区皮层 (MPC) 中记录到的反应。(D) 初级运动皮层 (M1) 中记录到的反应。基础刺激期间，除 M1 外的所有脑区均对刺激进行编码，但 a_1 值可正可负（与 SI 中不同）。延迟期间，神经元继续表征基础刺激，这也与 SI 中不同。对比刺激期间，许多神经元放电可表用其特性 $a_2 = -a_1$ 表征，这在第二次刺激的最终阶段（如红点所示）尤其如此。（引自 Romo and Salinas,2003。）

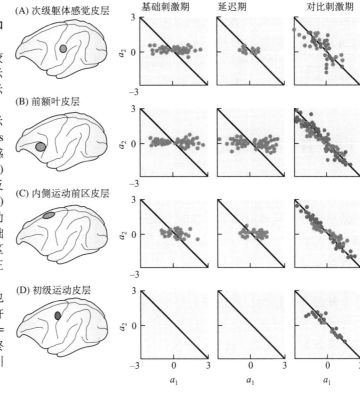

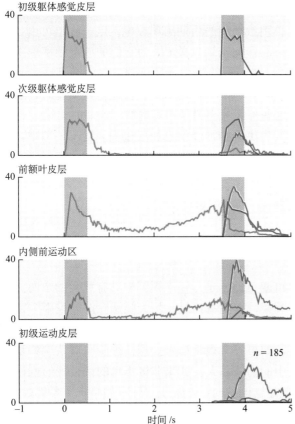

图 23.7　整个测试期间反应参数的时间进程。a_1（绿色）和 a_2（红色）的幅度随皮层位置的不同而变化。蓝线表示的是一类神经元，这些神经元的活动直接表征 f_1 和 f_2 间的比较，而不管两个刺激的值大小如何，（也就是说，放电速率在 $f_2 > f_1$ 或 $f_2 < f_1$ 时均增加）。以产生反应的神经元总数的百分比表示反应大小。（引自 Hernandez et al.,2000,2002；Romo et al.,2002，2004。）

相比 SII 神经元，PFC 神经元对基础刺激表现出更显著的工作记忆，并且对于在对比刺激期间刺激间差异显示更明显的表征。MPC 神经元的特点是，对当前刺激的表征不那么强，但对刺激间的差异的表征很强。运动皮层 M1 的神经元，并不显示对刺激或工作记忆的表征。它们的活动仅与刺激间的差异（即 f_2 比之 f_1）引起的结果相关。正如预料的一样，这些神经元的反应在比较刺激期间起始得较晚，而且延续至猴实际上已按下应答按钮的时间段。

与决策有关的神经元

猴在检测振动频率差别时，特别是当差别很小时，会产生误差。哪种类型的神经元活动与这种错误相关呢？通过比较不同测试（猴的选择分别为正确和非正确的）中各神经元的活动，特别是通过确定活动的差别达到何种程度能够预测错误产生，我们可以对上述问题有深入的了解。这称为神经元的**选择概率指数**（choice probability index）。高的数值意味着，若神经元在某些测试中的活动，与其在做出正确选择的测试中的平均活动不同，则猴有很大可能出错[16]。对此的一种直观的理解是，若一个神经元的选择概率指数很高，那么当这个神经元犯错时，可以说，整个大脑很可能也犯错。已发现 SI 中神经元的选择概率指数较低。通常情况下，无论动物最终的选择正确与否，SI 神经元均能精确地编码刺激（虽然小部分 SI 神经元的放电速率在不同测试间的变异确能预测错误的发生）。额叶皮层神经元的选择概率指数高得多。例如，在 MPC，选择概率指数在延迟期间增大，并在对比阶刺激期间达到峰值。因此，错误选择的产生，通常不依赖于经过 SI 的上行通路中对刺激的错误表征。大多数的错误，似乎源于对 f_1 持续表征的下降，其结果是对 f_1 和 f_2 的错误比较。

较早曾有研究指出，一组神经元在比较刺激期间的后期出现放电，这一放电可用公式 $a_1 = -a_2$ 表示。若这些神经元的活动与猴执行的作业密切相关（因为它们的放电频率取决于 f_2 与 f_1 之差），那你或许会预期，这些神经元将在猴的最终选择过程中起到与其数量不成比例的重要作用。已发现，当这些表征 "$a_2 = -a_1$" 的神经元不能准确编码频率差时，猴极有可能出错，这一结果支持了上述假设。这些神经元出错预示着猴执行作业时出错。

在上述实验中，我们研究了将触觉转变为决策的神经信息加工过程。在下一节中，我们的目标仍然是阐述皮层内转换过程的特征，但这次将以视觉系统为对象。我们将研究两个脑区，其皮层神经元分别表征物体的特征和物体的类别（如人脸）。

灵长类对视觉物体的感知

物体感知和腹侧视觉通路

当要求你描述所看见的景物时，你不可避免地总是专注于视野中具有意义的东西。例如，"我看到讲堂前面有一位衣着整脚的教授，在他身后是一幅大脑示意图的投影"，或者"我看见他正向一个走神的学生掷去一截粉笔"。我们通常不会以照度、对比度、空间频率、波长等这些参数去描绘景物。然而，如果没有视觉信号处理初级阶段对从这些基本特征加以编码，我们不可能最终感知视景中的物体和人。如果非做不可的话，我们也许能罗列出组成视景的一整套基本视觉特征，但是这既费时，又费力。况且，如果光照条件改变，这些特征参数（照度、对比度等）也会随之变化。因此，还是根据你对世界已有的了解来描述同样的视景更方便、快捷。这种描述不随光照条件和视角而变。所以说，虽然视觉世界是由一系列基本的物理学特征构成的，但我们的主观经验是相对的，是一个由人和物所构成的世界。这些人和物由于积累的经验才产生了含义。在本章的这一部分，我们将提出证据，阐述沿枕 - 颞轴线发生的信息处理过程，此过程导致了从特征的感知到物体感知。

在第 2 章和第 3 章，我们描述了从视网膜到枕叶后部，即初级视皮层 (V1 区) 所在处的视觉信息处理过程。事实上，脑对视觉图像的处理并没有终止于此。在人和其他灵长类，信息自 V1 区向外的输出经两条通路：一是沿腹 - 前方向到达颞叶，二是沿背 - 前方向到达顶叶[17]。在本章中，我们主要讨论**腹侧通路** (ventral pathway)，即主司感知、辨别和记忆所见物体的信息流，同时也将阐述**背侧通路** (dorsal pathway) 的一个重要功能——运动感知。

V1 区是一系列视觉信息处理步骤的始发点，这些步骤发生于次级视皮层 (V2 区) 和 V4 区，进而到达到颞叶的腹外侧表面，在那里的一大片称为颞下皮层 (IT, inferotemporal cortex) 的区域，继续存在一种由后向前的信号流。颞下皮层由许多子区域组成；通常，IT 的后部称为 TEO，前部称为 TE；而 TE 的后部和前部又可以进一步分为 TEp 和 TEa 两个小区域 (图 23.8)。我们将会看到，在这一皮层内通路中，越向前远离 V1 区的神经元，越选择性地为更复杂的视觉图像所激活。自从 20 世纪 80 年代以来，研究者为了解腹侧视觉信息通路内的神经信息加工付出诸多努力，我们将介绍其中一些关键的发现。

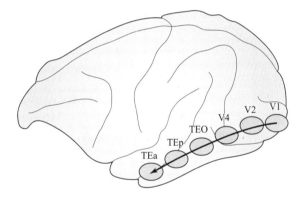

图 23.8　**腹侧皮层内视觉通路**。所示为猕猴脑中的视觉加工区。箭头表示由后至前的信息流向。V1，初级视皮层区；V2，次级视皮层区；V4，第四视皮层区；TEO，颞下皮层后部；TE，anterior part of inferotemporal cortex，即颞下皮层前部；TEa，TE 前部；TEp，TE 后部。部分颞下皮层延伸到颞叶的腹侧表面，此处未示出。椭圆只是示出相应脑区的相对位置，并不代表界限。人脑中也有类似的信息处理流。

物体感知缺陷

Hermann Munk 于 1881 年首先提出所见基本特征和感知物体之间的区别[18](Hermann Munk 是第一个在实验室条件下实施精确的手术切除和严谨的行为学观察的科学家，他在此基础上提出了精辟的见解)。他的研究对象是某些脑区受到损伤的狗，这些脑区包括枕叶后部及其前侧和外侧的区域 (齿状回)。双枕叶切除的狗表现出完全失明，它们会撞到桌子和墙。而那些保留了枕叶，但切除了更前部脑区的狗表现出 Munk 所谓的"心盲"(psychic blindness)——尽管它们不会撞到家具，却不能经视觉认出曾经熟悉的物体。心盲被解释为视觉记忆的丢失，或是存储在枕叶的视觉图像的丢失。

Munk 所述的 "心盲" 与人类的**视觉失认症** (visual agnosia syndromes，agnosia 在希腊语中是知识丢失的意思) 有诸多相似之处。一个著名的病例是一位年轻女性 DF 患者，她在 1988 年因一氧化碳中毒性缺氧产生了脑损伤[19]。由于 DF 的背侧视觉通路仍然完整，她在抓取面前的物体时毫无问题，四处走动时也不会磕磕碰碰。但是，无论用言语还是手势，她都不能表达出物体的大小、形状和朝向。尽管她也能做出与各种物体有关的动作，但并不知道这是些什么物体。脑部扫描表明她的视觉失认症是腹侧通路的损伤所致。

脸失认症 (prosopagnosia) 是一种最引人注目的人类视觉失认症，其患者选择性地失去识别脸的能力。虽然脸失认症患者能意识到确为人脸，即他们知道他们看到的图像的归类，然而，他们难以可靠地辨别人脸，或当他们见到家人、知名人物或其他既往熟知者的脸时，也并无熟悉感。他们尽管难以对新看到的脸形成记忆，但是可习得其他类型的新物体。不过，脸失认症患者可以凭借一些明显的细节（如着装和发型），或一些非视觉特征（如嗓音）认出人来。

有人提出了这样的问题：面部识别的障碍，究竟是特异的、只对面部的失认，还是对中央凹以相同方式扫描所得的、其他类型的图像也具有普遍性？大量的证据表明，颞叶中一处特定区域的损伤能产生的失认是真正选择性地相对于脸的[20]。稍后，我们还将看到，除了产生其他的损伤效应外，按其损毁后引起脸失认症这一标准来看，该脑区可定名为"脸区"(face area)。

激活腹侧通路神经元的图像

猴对复杂视觉刺激反应的发现

在具有里程碑意义的研究中，人们发现位于猕猴下颞叶的神经元选择性地对有行为学意义的物体（如手）产生反应[21,22]。进一步的研究又在颞下皮层发现一部分神经元选择性地对脸的图像有反应[23,24]。这表明，颞叶存在一些神经元，它们似乎看不见光条或光点，却能看到脸和手；激活它们的是物体本身，而非基本视觉特征。

对于人类和猴的社会交往及生存而言，脸的身份（即是谁？）和面部表情（此人想干什么？）是具有重要意义的感知形式。即使是新生婴儿，也更偏爱于脸样的特征组合，而非面部特征的杂乱组合和非生物刺激。这提示，我们对脸的兴趣，至少已部分植入了大脑神经回路[25]。

有关脸的特殊案例

早期研究发现大脑中存在"脸反应"神经元，然而并未发现专门对此类刺激有反应的脑区，这种神经元在其所在的区域只占约 30% 的比例[21,24,26,27]。那么，对这样一个其主要功能是处理此类"脸"图像的脑区是否存在，我们能作何结论呢？这个问题的解决，最早是通过功能性磁共振成像 (functional magnetic resonance imaging, fMRI) （专题 23.1）实现的。使用这一手段，在前颞叶发现了一个区域，"脸"能选择性地提升其 fMRI 信号。根据 fMRI 图像建立了坐标系之后，插入这个区域的电极所记录到的 97% 神经元均对脸（相比其他物体）（无论是对人脸还是对猴脸）有更佳反应（图 23.9）[28]。因此，只要定位精确，就能鉴定出一个真正意义上对脸具有选择性的脑区。另一个设计精巧的实验证明了脸选择性神经元活动与脸感知之间的因果联系。当猴在执行作业，判断具有一定噪声的视觉图像显示的是"脸"还是"非脸"时，研究者通过微电刺激，使其颞下皮层的一小群神经元兴奋。对脸选择性位点的刺激，提高了猴子报告"面前所呈图像为脸"的概率，而对非脸选择性位点的刺激则不具有这种效应。这种效应的大小，取决于刺激位点脸选择性的强弱、所刺激的神经元群的大小及严格的刺激时间点[29]。

(A)
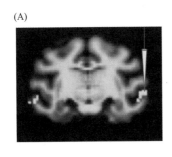

(B)
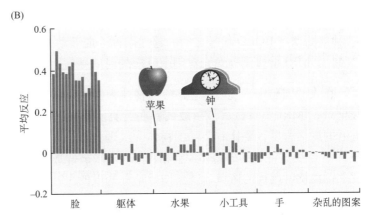

图 23.9 **颞叶中的脸选择性神经元。**(A) 脸图像的呈现在猕猴颞叶中特定区域产生强烈反应。fMRI 实验检测到的高活动水平以黄 - 红色表示。右侧示意图所示为电极插入该脑区。(B) 一旦电极到达目标区，即测量该脑区神经元的反应。刺激图像分为 6 类 (脸、躯体、水果、小工具、手、杂乱的图案)，每类包括 16 个不同图像。长条表示所有 286 个神经元对全部 96 个图片的反应的平均强度。显然，这一脑区内的大多数神经元对脸图像有强反应，而对所有其他类型的刺激图片反应弱得多。对部分非脸图片 (如苹果和钟表) 也产生一些反应，这是因为这些图片含有类似脸的特征。平均反应 (y 轴) 通过计算而得，系每个神经元相对于其最强反应的比例。(引自 Freiwald, Tsao, and Livingstone, 2009。)

■专题 23.1 功能性磁共振成像

　　功能性磁共振成像 (functional magnetic resonance imaging, fMRI) 使执行认知作业时健康受试者的大脑活动可视化，从而改变了神经科学。fMRI 成像所依赖的信号，与大脑活动时的血容量、血氧消耗和血流变化有关。这种方法的主要原理是测量**血氧水平依赖性** (blood oxygen level-dependent, BOLD) 信号。由于神经元内部没有葡萄糖和氧的储备，其活动的增强就需要通过血流快速向其运送更多的葡萄糖和血氧。通过一个称为**血液动力学反应** (hemodynamic response) 的过程，血液流向活动的神经元和星形胶质细胞的速度，要比对不活动的细胞的来得高 (见第 10 章)。这种额外的血液供给，导致激活脑区的静脉中氧合血红蛋白的过剩。fMRI 机器所采集的 BOLD 信号，就是氧合血红蛋白与脱氧血红蛋白的比值。

　　探测 BOLD 信号的物理学原理与磁学有关：氧合血红蛋白与脱氧血红蛋白对施加于 fMRI 设备内的磁场的反应不同，这种对磁场的差异反应，使人们有可能探测处于活动状态的脑组织的血氧供给的增强。

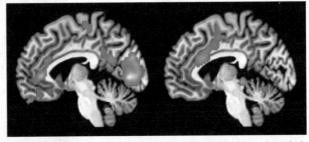

对 20 名受试者 fMRI 扫描平均得到的脑活动图。该图为右脑的中线结构矢状面的扫描。为产生左边的激活信号给予受试者愉悦的视 - 触觉刺激；他们 "看" 着令人赏心悦目的东西 (如丝绸或玫瑰) 的同时，触摸这些物体。为产生右边的激活信号，给予使受试者不适的视 - 触觉刺激；他们 "看" 着令人不悦的东西 (如蠕虫或蛞蝓) 的同时，触摸手感类似于这些东西的实物。BOLD 信号明显高于对照条件的 (中性情绪体验) 区域用彩色显示。注意：两类刺激激活的是不同的脑区，这一现象为深入了解参与愉悦和厌恶情绪的脑区提供了启示。(扫描图来自于 G. Silani。)

神经活动导致的血流变化并不是立即出现的，而是有一个 1 ~ 5 s 的滞后。这种电活动与 BOLD 信号之间的延迟被称为**血液动力学弛豫** (hemodynamic lag)，它限制了 fMRI 能探测神经元对刺激反应的时间精度。FMRI 的空间分辨率约为 1mm。

在人的实验中，枕 - 颞通路参与物体识别的生理学证据主要得自脑成像技术，而非电极记录。fMRI 实验显示，当被试者在看真实物体时，位于枕 - 颞皮层的腹侧通路的一组脑区的激活程度，要比看杂乱的物体、纹理、静态光点图案、连贯移动的光点或光栅时更强 [30]。当受试者看到的物体 (脸和汽车) 逐级破碎成越来越多的方块时，在自后向前的维度上，离枕叶越远的区域，随着图像杂乱程度的上升，其激活程度变得更低。这些结果提示，在腹侧通路上存在一种等级性轴向处理机制，沿此轴向神经元特性改变其敏感性，从对物体局部特征敏感转变为对物体更整体、更全面的表征敏感 [31]。

对被试者呈现不同类型的图像，以激活脑中不同位置的神经元 [32]。对刺激类型的选择性最强的脑区位于腹侧通路的最前端：在观察地点、建筑物和景物时激活的**海马旁区** (parahippocampal place area, PPA) 和在观察脸时激活的**梭形脸区** (fusiform face area, FFA)[33,34]。人们推测，FFA 是人类相当于猴的脸选择性脑区的同源中枢 [28]。

一项出色的 fMRI 实验提示，人类脸选择性脑区的激活是与感知一个真正的脸的动作相关的，并非只是对处理外形、轮廓与脸相似的图像敏感。先让受试者看一幅花瓶 - 人脸视错觉图 (rubin vase-face illusion)，观察时间为 9 s，随后，让受试者报告，感知到的是花瓶还是人脸。在受试者报告感知的是人脸时，在腹侧通路的脸选择性脑区记录到的信号，要明显大于其报告感知为花瓶时的信号 (图 23.10)。事实上，物理刺激本身始终并未发生改变，所以，皮层活动的差异必然与受试者所感知的相关 [35]。

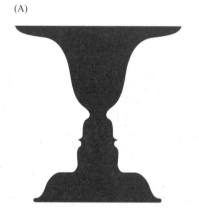
(A)

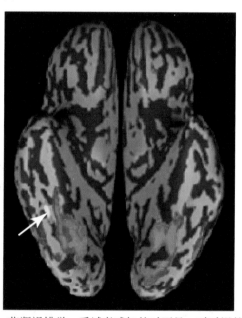
(B)

图 23.10　与脸感知直接相关的脑活动。(A) 人脸 - 花瓶视错觉。受试者感知的时而是一对对视的人脸，时而是中间的一个花瓶，但不可能同时感知到人脸和花瓶。(B) 脑的底视图。当受试者感知到花瓶时，颞叶腹侧表面某些区域出现信号增强，以蓝色表示这些区域；当受试者感知到脸时信号增强的区域以黄 - 橙色表示。箭头所指的黄 - 橙色热点是 FFA。[(B) 引自 Hasson，et al.,2001。]

感知到脸的存在和辨认出此脸的主人的身份是相关的运作，但不等价。有证据表明，FFA 对这两种运作都有贡献。在这个区域，fMRI 信号的幅度与多次测试中脸识别的成功率相关[36]。

感知恒常性和神经元反应恒常性

虽然我们每次看到某一常见的熟悉物体时，均能正确识别，但其投射在视网膜上的像绝不是完全一样的。如果颞叶区的某些神经元的活动确实构成物体识别的基础，人们会期望，这些神经元的反应对观察条件的变化具有一定程度的容限，即观察条件的变化会改变物体的外观，但并不影响其所属的类别。我们能用脑成像方法，证实人颞叶的这种恒常性吗？答案是否定的，因为 fMRI 实验中，每个像素 (voxel，脑容积扫描的成像单位) 所表示的是数千个神经元的激活程度，这一分辨率远不足以研究下颞叶个别神经元的活动。

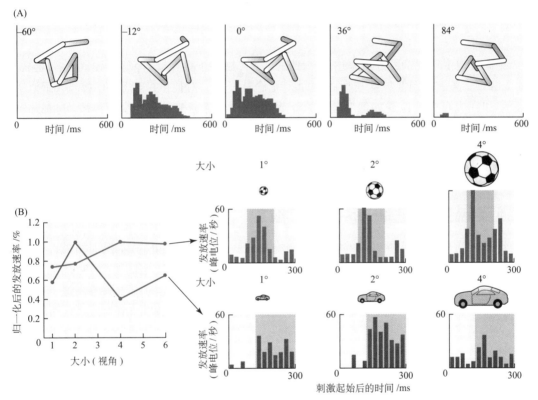

图 23.11　猕猴下颞叶神经元对观视角和刺激大小变化的反应。(A) 每个形状都类似于一个由回形针任意弯曲而成的三维造型。在训练阶段，猴学会识别特定的造型，而观视每一造型均经由一个特定视角。在测试阶段，造型被以多种角度投射到屏幕上，其中有些角度是猴在训练阶段所熟悉的视角，而另一些角度则是陌生的视角。直方图显示了一个神经元在几次测试中的活动的总和，以发放速率随时间的变化表示。在这些测试中，一个熟悉的目标以不同角度的呈现 (水平或垂直方向的转角标注在每幅图上)。刺激起始的时刻记为第 0 ms。当图像以熟悉的视角 (中图；0°) 和以 –12°～ +36° 的转角呈现时，神经元的反应很强。转角很大时，该神经元不再发放，其反应类似于对不熟悉物体的反应。因此可以认为，除非一个造型被转动了很大的角度从而变得不再熟悉，否则神经元总能识别出它。(B) 两个下颞叶神经元对足球和汽车图像的反应 (分别以红色和蓝色表示)。图像的尺寸在不同呈现时随机变化，占据视野中 1°～ 6°。左图显示，即使图像的尺寸发生变化，两个神经元依旧对刺激产生发放，发放水平为最大发放速率的 40%～ 100%。右图显示不同尺寸的两个物体。每一图像下方所示的，是神经元在刺激呈现后 300 ms 内的发放速率 (几次测试的平均值)。(引自 Logothetis, Pauls, and Poggio, 1995; B after Zoccolan, et al., 2007。)

为了绕过 fMRI 方法的空间分辨率的局限性，研究者采用一种**适应程序** (adaptation procedure) 来研究反应恒常性。这种方法的设计思想是：如果某一细胞群体的兴奋与受试者看一特定物体相关，那么，若以高速率重复呈现该物体的图像，其使神经元兴奋的作用将会逐渐减弱，直至达到某个较稳定的低水平。在那种状态下，神经元已经适应了。之后，呈现一个新的图像，如果该图所描绘的仍为同一物体，仅其基本特征 (如大小、对比度或者颜色) 有所改变，那么这一物体还是会被同样的神经元群所处理。因为这些神经元仍处于适应状态，其总体反应是被压抑的。相反，如果新图像所描绘的是另一个不同的物体，它就将激活另一组神经元；因为这些神经元处于非适应状态，所以将出现强反应。

作为一种对观视条件恒常性的测试，研究者向受试者反复呈现某一物体的图像。即使这些图像的大小、视野位置、光照方向乃至观视角均不相同，但受试者颞叶**后梭形区** (posterior fusiform， 与猕猴的下颞叶同源) 的 fMRI 信号继续处于适应状态。相反，如果各图像的观视条件不变，而前后图像所描绘的物体不同，那么这一脑区的神经元的反应就不发生适应。这些结果提示，后梭形区中神经元群的激活只与物体的类别有关，而不依赖于观视条件 [37]。

在猴作电生理记录的分辨率达到单细胞水平，这对于更直接研究反应恒常性是必需的 (图 23.11)。当一幅图像放置在猴眼前时，无论其尺寸、对比度、光照角度、清晰度、空间频率和在视野中的位置如何变化，猴下颞叶中一类特定神经元的反应强度均相似 [38]。这些神经元中有一些，专门在某一特定的脸呈现时 (即使以不同的视角呈现) 兴奋。通过将同一个物体在不同观视条件下呈现，即可获知恒常性的存在 [39, 40]。对于恒常性产生已提出了理论上的阐释，但收集合适的实验数据难度不小 [41, 42]。

背侧皮层内视觉通路与运动检测

到目前为止，我们所讨论的视觉感知均与经腹侧通路处理的物体识别相关，而视觉的另外一个重要的功能就是对运动的分析。运动分析由背侧的大细胞 - 顶叶视觉通路执行 [图 23.12(A)；也参见第 3 章]。大细胞通路中的神经元对运动刺激敏感，这一性质在 V1 和 V2 区仍然保持。背侧通路信号流则从那里通往顶叶。中颞叶 (middle temporal, MT) 皮层又称视区 5(V5)，该区域是背侧通路的一个关键区。MT 位于颞上沟背部的后缘 [图 23.12(B)]。

Newsome 及其同事采用一系列全面而又细致的实验，分析了 MT 区神经元的活动如何让猴实现对运动方向的估算。在很多方面，实验结果与前文述及的振动频率感知的相关研究一致。

实验过程是，首先训练猴对沿特定方向移动的视觉刺激产生反应，同时用微电极对活动神经元进行记录。MT 区也具有视网膜区域映射图 (retinotopic map)[43]，选择性地对运动刺激速度和方向敏感的神经元聚集在一个柱形区域中，此区域内的神经元均具有相似的偏好方向 (preferred direction)[44 ~ 47]。这些神经元对相反方向 (或称零方向，null direction) 的运动反应微弱，甚至完全没有反应。当 MT 区中的一小块区域被神经毒素化学性地损毁后，在视野的相应区域内，对刺激点运动模式的检测能力受损 [48]。

实验显示，猴经过训练后，其双眼能追踪运动目标 (图 23.13)。在这样的猴中，研究者发现 MT 区参与视觉追踪功能 [49]。图 23.13 中的上迹是正常模式的眼球运动：运动目标

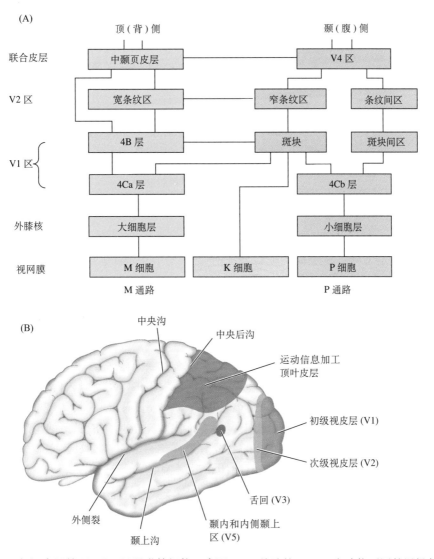

图 23.12　通向视皮层的 M、P、K 通道的组构示意图。 (A) 外膝核 (LGN) 中功能不同的层投射到 V1 区中的不同层。K 层投射到第 2 层和第 3 层的斑块 (blob)。4C 层的 M 和 P 细胞层可能更多与第 2 层和第 3 层的斑块和斑块间区相互作用。斑块较多投射到 V2 的窄条纹 (thin stripe) 区，后者投射至 V4。V2 的宽条纹 (thick stripes) 区接收来自于 V1 的 4B 层的输入，并向 MT(V5) 投射。M 通道似投射至背 (顶) 侧视皮层，在那里进行运动分析。P 通道较多投射到 V4 区，即处理颜色视觉的区域。其他有关视皮层构筑的详细内容已在第 3 章中介绍。(B) 人大脑皮层中，参与视觉信息加工的背侧通路脑区。(引自 Merigan and Maunsell, 1993。)

(始于第 0 s 的轨迹) 被快速扫视 (约 200 ms 后出现的向下偏转) 所捕获，并依靠眼球的精确追踪或平滑跟踪过程使之保持在中央凹位置。然而，在向 MT 皮层的中央凹对应区注射少量神经毒素 (鹅膏蕈氨酸) 之后，猴追踪运动目标的能力明显受损 (如下部所示)。特别是，在快速扫视后的眼球追踪运动，其速度远低于目标移动的速度。这一功能障碍见于图 23.13 的下迹。受损的动物对目标运动速度的低估，也发生在眼动起始的快速扫视阶段。它们定位眼球时所估算的目标的速度，似乎慢于其实际的运动速度。总之，这种损伤扰乱了 MT 区精确估算目标移动速度的能力。

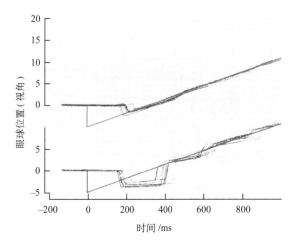

图 23.13　MT 区参与追踪物体的运动视觉。经过训练，猴能追踪运动中的目标（目标的运动轨迹用红线表示），其眼球与目标的相对位置（视角）示于上迹。在出现一次快速扫视使目标进入中央凹后（图中快速下降的眼动轨迹），眼球紧跟目标的轨迹。在 MT 区注入神经毒素后（下迹），起始的快速扫视的幅度过大，超越了目标，而随后的追踪比实际需要的要慢，似乎对目标移动速度的计算出现了错误。（引自 Newsome and Wurtz, 1988。）

　　MT 区究竟是怎样计算运动的呢？如前所述，具有相似偏好方向的细胞聚集成柱状，遍及整个视网膜区域映射图。因此，运动目标的像在视网膜上通过时，必定激活偏好方向与目标运动方向一致的皮层柱。但是，移动的视觉目标不会单单只激活一个皮层柱，更可能的是，它具备一种复杂的运动模式，不同程度地激活许多组方向调谐的神经元。这就需要存在一种提取平均运动矢量的神经计算。

　　Newsome 及其同事通过微电刺激来改变经训练的猴的眼球运动，研究了由多个方向柱所执行的神经计算[50]。柱状组构意味着，微电刺激所影响的细胞具有相似的功能特性。首先用微电极探明一个方向柱的偏好方向，随后，在猴追踪目标的眼动过程中，经此电极注入电流来激活同一个方向柱（图 23.14）。接着，比较无电刺激情况下的追踪性眼动，从而研究视觉运动图（visual motion map）的各成分怎样综合起来。在对照实验中，眼球能紧密地追踪目标 [图 23.14(A)]。当施加电刺激，激活偏好方向与目标运动方向不同的另一MT 柱时，最终的眼动方向介于所刺激细胞的偏好方向和目标实际运动方向之间。电刺激

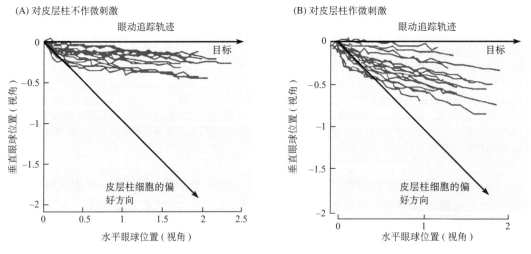

图 23.14　在 MT 区施加电刺激能改变眼动的方向。(A) 记录运动视觉目标诱发的眼动。实验之前，先把一根电极插入 MT 区，该处细胞的偏好方向已经标出。这一偏好方向与目标的运动方向不同。(B) 在 MT 区的这一位置施加电刺激，使眼动方向朝电刺激区域的偏好方向偏移。这些结果提示，视觉运动的方向由 MT 区中多个偏好方向的矢量和决定。（引自 Groh, Born, and Newsome, 1997。）

把猴眼动方向"拉向"了所刺激细胞所关联的方向 [图 23.14(B)]。

我们可以得出结论，最终决定眼动方向的是被激活的各方向柱偏好方向的矢量平均。这些实验的一个显著特征是，猴的行为（眼球运动）是皮层高级中枢进行分析的直接度量。长久以来，人们已经知道类似的矢量平均出现于扫视型眼球运动的产生过程中；也将见于第 24 章介绍的运动皮层中 [51]。

关于 MT 区功能的另一些认识，来自在猴上进行的运动光点刺激实验。在此类实验中依次出现的一对随机光点沿一个方向运动，可能的运动方向有 4 种 [52]。第一个刺激称为样本刺激，它类似于我们在前文指尖振动实验中提到的基础刺激。一段短暂的延迟之后的第二个刺激称为试验刺激，它类似于指尖振动实验中的对比刺激 [图 23.15(A)]。

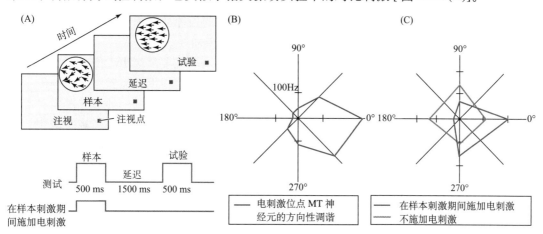

图 23.15　对 MT 区微刺激影响工作记忆作业。 (A) 实验方案示意图。让猴注视一个红色小方块，随后向其呈现一个 500 ms 的随机点刺激（样本）。刺激由沿一个方向运动的点组成，其方向由一概率分布决定，此概率分布的均值处于 4 个主要方向（上、下、左、右）之一。在一个 1500 ms、无图像的延迟之后，再呈现 500 ms 的试验刺激。试验刺激由运动光点组成，这些点的运动方向统一，或与样本刺激相同，或与之相反。猴通过按钮，报告试验刺激的方向是否与样本刺激一致。对每一个样本方向，都有一半试验刺激与其方向相同，另一半试验刺激与其方向相反。在一半测试中，微电刺激在样本刺激期间施加。(B) 在 MT 区内一个样本多单位 (multi-unit) 位点施加微刺激后，该位点的方向调谐特点。将发放速率（动作电位数 / 秒）相对点运动方向作图。此位点细胞的偏好方向为向右下和向右运动。(C) 一组实验的行为学数据。图中所示是猴报告运动方向与样本运动方向一致（对每一可能的样本刺激运动方向）的测试数的百分比。在无刺激的条件下（绿线），猴报告样本与测试方向一致的比例在 4 个方向上都约为 50%，由于确实在一半的实验中测试方向与样本方向一致，故其平均正确率高达约 90%(红线)。当向同一位点 [其调谐曲线示于 (B) 图] 施加微电刺激时，如果试验刺激向右运动，猴在几乎每次测试时都报告样本和试验刺激方向一致；而如果试验刺激向下运动，猴也在大部分测试中报告二者的一致。相反，如果试验刺激向左，则猴几乎从不报告二者的一致。这个结果说明，在呈现样本刺激期间施加的微电刺激，会使猴所感知的运动方向朝被刺激细胞的偏好方向偏移。(引自 Cohen and Newsome, 2004。)

在每次测试结束时，受试猴按下两个按钮中的一个，报告试验刺激与样本刺激的运动方向是否相同。同时，一根用于刺激和记录的电极插入到 MT 区的一个方向柱中，该柱含调谐某一特殊方向的神经元。在无电刺激 MT 区的测试中，猴的表现近乎完美——因样本刺激的方向和与之不匹配的试验刺激间的区别很大（至少为 90°）。在一些测试中，在样本刺激呈现期间对 MT 区施加微刺激，这就严重影响了猴的表现，误导其选择的试验刺激的运动方向与受刺激的方向柱的偏好方向匹配，而非与样本刺激的方向匹配 [图 23.15(B)、(C)]。这一实验表明，为研究者所植入大脑的神经元活动可存储起来，并可供将来比较之用，这与本章前述的振动工作记忆任务中所观察到的非常相似。

从基本特征向感知的转化

特征融合

在上文中我们看到，主司背侧视觉通路运动感知的神经机制，与躯体感觉系统有一定的相似性，现在，我们再次回到对腹侧通路的讨论。在最近的一组研究中，研究者试图了解颞下皮层神经元对复杂形状的反应机制 [53,54]。他们专注于许多此类神经元对二维边界形状的选择性。实验中，他们对颞下皮层后侧 (TEO 区和 TEp 区，参见图 23.8) 的信息处理进行了研究。对于所研究的每个神经元，向猴连续而快速地呈现约 1000 个刺激，这些刺激的形状特征逐步发生细微变化，从而提供了一个既丰富又可量化的数据集。根据神经元对一整组刺激的反应，拟合其调谐曲线。结果发现，图像的各种基本特征 (如有朝向的曲线、轮廓片段等) 组合在一起，共同形成了这些神经元的调谐曲线。

进一步的研究采用了三维形状的刺激物。由于这类实验需要一组更大的、可供使用的刺激，研究者开发出了一种"聪明"的技术，应用这种技术可根据神经元对"上一代"刺激的反应情况不断进化出"新一代"的刺激。新一代的刺激包含此前使神经元产生兴奋的刺激特征的组合。这种方法使实验者能快速地为每个神经元归纳出最优化的刺激形状。主要实验结果显示：下颞神经元编码二维和三维图像的方式是一致的，均集成了一系列复杂的视觉特性，而后者又建立在对较简单的特性整合的基础之上。

信息处理速度

对从图像中抽提意义所必需的运作 (如特征选择、重组、与记忆比较) 是一个让人觉得费时费力的过程，然而，大脑的视觉分析却可以轻松而又快捷地实现。对人类受试者呈现闪烁仅 20 ~ 80 ms 的图像，受试者已能对面前场景的内容做出复杂的判断。受试者能有把握地判断场景中是包含一个动物 (运动反应："通过") 还是不包含 ("禁止")。在另一个不同的作业中，他们能够辨别闪过的图像中是否存在食物。大脑最短需要多少时间，就能抽提这些信息呢？事实上，由于包含反应执行所需的时间，类似"通过"或"禁止"这样的反应度量并不精确。

一种更好的方法是寻找大脑电活动在区分"通过"和"禁止"时出现的最初征兆。这样的实验显示，与"禁止"判断的反应抑制相关的颅电位，在刺激起始约 150 ms 以后变得明显 [55]。考虑到 V1 区的反应发生于刺激起始后的 30 ~ 100 ms [56]，我们可以推断，对图像所含高级内容进行抽提的皮层内处理，可能仅需几十毫秒即可完成。

在猴腹侧通路中已经发现了快速的神经元信息处理，其处理时间与人一致。例如，前颞叶脸选择性脑区的反应，能在刺激起始 130 ms 后，区分出脸和其他类型的图像。同样是这群产生反应的神经元，60 ms 后可以在刺激库中所有脸中鉴别出当前的脸 [28]。

通常，对一幅景物的检测 (相比于脸) 需要更多的时间，所以不能认为对图像的分析总是只需在皮层中一闪而过。以上反应时间的测量结果揭示，人脑能使输入信号快速参考已存储的知识 (例如，执行"通过"和"禁止"作业时，需要把新的图像与记忆库中的动物的印象相比较)，并显示信息处理过程的任一阶段均能快速运行。

编码的形式

我们已经以一种简化的方式来讨论神经编码，即神经元对给定的刺激是否发放动作电位。然而，对神经元发放的研究显示，这种简单化是不精确的。各神经元发放模式的细节是怎样的？神经元又如何协同工作来表征视觉世界？神经元对物体进行表征，究竟是通过其中每一个对外形或特定物体具有选择性的一小群神经元完成的（即稀疏编码），还是通过大量的不太有选择性的神经元的群体活动模式完成的呢（即群体编码）？

这是一个有趣而又富有挑战性的问题。直觉告诉我们，在靠近 V1 区的大脑后部，信息编码是由一大群细胞的活动实现的。既然前部的神经元具有特征选择特性，那么可以预期其对图像的编码模式变得更稀疏——较小比例的神经元是活动的，而其中的每个神经元活动都代表了大量的关于物体的信息。可是，如果当下的刺激与整个一群的偏好刺激相匹配时，又会发生什么情况呢？

对此问题，前面提到的研究猴 FFA 的实验能够提供不少信息[28]。首先，使用 fMRI 技术，在前颞叶鉴定对脸图像产生反应的区域。将电极插入这一有反应的区域进行记录。结果显示，每个神经元对各种各样的脸的反应幅度是不同的，所以，对所呈现脸的确切鉴别是由一群神经元编码的。在给定的测试中，实验者通过分析 94 个神经元的相对反应幅度，能"解码"出呈现于猴眼前的是 96 张脸中的哪一张，正确率达到 74%[28]。

神经元反应幅度的群体分布并不是唯一的编码机制。一项研究发现，猴下颞皮层的神经元是根据其发放时刻来编码有关刺激种类的信息的[57]。很多细胞对人和非灵长类动物的脸有相近的反应幅度，但是对人脸的反应显著地快于对非灵长类动物脸的反应。反应延迟的区别可以用于增强编码能力，也可以通过时间依赖性的调制，增强或抑制关于特定物群的信息。

自上而下的输入

我们关于腹侧通路中的功能性处理的描述，展现了自 V1 向前颞叶的信号的级联式处理，这被称为下游通路。然而，信息也沿从前向后的方向传递，即从额叶皮层和海马传向颞叶，以及从颞叶回到枕叶。所以，在每个信息处理中枢内的神经元，均接受来自下游中枢的神经元的反馈。对这种**自上而下的输入** (top-down inputs)（引入越来越多的术语）功能的了解尚不完全，不过，近期的工作指明了它的某些功能。

fMRI 实验显示，想象或回忆当时未在观察的一个视觉刺激，就可激活 V1 区[58,59]。经颅磁刺激可通过干扰 V1 区活动而干扰视觉回忆，可见，这种神经活动是对视觉记忆的回忆的一个组分[60]。考虑到上述 V1 区活动并非源自视网膜，研究者认为，像这样的"重新激活"的 V1 区活动必然归因于自上而下的信号[60]。

"注意"对皮层信号处理的调制也被认为是一种自上而下的功能。使受试者注意视野中的不同位置，可增强所注意的部位在皮层代表区的 fMRI 信号，而压抑未注意位置相对应的皮层区的 fMRI 信号[61~63]。fMRI 研究还显示，对物体和人脸的注意，会分别增强物体选择性及脸选择性脑区的激活[64~66]。

一个特定图像的出现预示着下一个特定图像将在短时间内出现（比如，先是盘子，后是食物），人与猴都能很容易习得这种联系。自上而下的输入似乎对成对的图像间形成联系具有关键作用。在一项对猴的实验中，当猴学习成对的图形间的关联时，对颞下皮层区

（一个是 TE 区，另一个是 TE 区前方的鼻周区）的神经元作同时的记录[67~69]。

　　即使是以前从未进行过这种实验的动物，其神经元通常也对特异的刺激放电，这使实验者可以选出两个图像，即鼻周区神经元"偏好"的图像 A，以及 TE 区神经元"偏好"图像 B。在训练前，非偏好刺激几乎不能诱发反应。然后，动物开始学习两个图像间的关联：图像 A 被用作图像 B 出现的线索。当猴学会 A 预示 B 出现后，TE 神经元开始对图像 A（即对线索）产生反应。放电的相对时序非常关键。当图像 A 出现时，鼻周区神经元先于 TE 神经元产生反应。之后，当图像 B 出现时，鼻周区神经元后于 TE 神经元产生反应。所以说，TE 神经元通过从后往前的视觉信息流方向，接收关于其偏好刺激 B 的信号。而它们也以从前往后的信息流方向，接收预示刺激 A 将出现的信号。另一些实验证明，在线索回忆中，额叶皮层是自上而下的信息流的源头。

进一步处理

　　海马是位于大脑皮层内侧的结构，经相应的皮层信息处理通路，接收所有感觉模态的输入（见第 16 章）。它编码，然后存贮事件、经验和情景，并对回忆事件的过程非常重要。来自腹侧视觉通路的信息在抵达海马前，在内嗅皮层作进一步处理。

　　在这个层次上，视觉信号是以怎样的形式被表征的呢？这是个十分有意思的问题。玛丽莲·梦露的各色照片，即使其中一些修饰甚多（如在 Andy Warhol 所绘的著名肖像中（注1）），依然能诱发存贮于脑中的、与照片中的主角相关的信息的提取。有趣的是，关于玛丽莲·梦露的相同的概念（或 Pamela Anderson，如图 23.16 所示的实验中）的反应，也能通过其他刺激模态所诱发，比如，读她的名字，或听别人说出她的名字。可见，表征其身份显然是

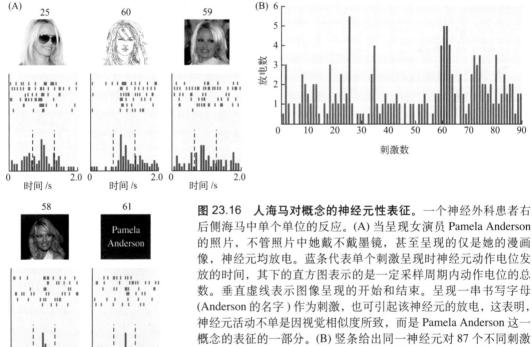

图 23.16　**人海马对概念的神经元性表征**。一个神经外科患者右后侧海马中单个单位的反应。(A) 当呈现女演员 Pamela Anderson 的照片，不管照片中她戴不戴墨镜，甚至呈现的仅是她的漫画像，神经元均放电。蓝条代表单个刺激呈现时神经元动作电位发放的时间，其下的直方图表示的是一定采样周期内动作电位的总数。垂直虚线表示图像呈现的开始和结束。呈现一串书写字母 (Anderson 的名字) 作为刺激，也可引起该神经元的放电，这表明，神经元活动不单是因视觉相似度所致，而是 Pamela Anderson 这一概念的表征的一部分。(B) 竖条给出同一神经元对 87 个不同刺激的放电数。与 Pamela Anderson 相关的刺激（红条）引发最强的反应。该神经元对其他刺激也有放电反应，因此其选择性并不是绝对的。（引自 Quroga et al., 2005。）

与诱发这种表征的感觉模态无关的，那么对于这类的表征，是否存在神经元基础呢？

通过呈现图片、诵读人名和书写人名等各种感觉模态，可发现：①人内侧颞叶的单个神经元，不论诱发其反应的感觉模态是哪种，均选择性地对同一个体产生反应；②这种多模态恒常性的程度，在内侧颞叶中沿着等级结构而增大；③这样的神经元表征在 1 ~ 2 天内即可产生。

这些结果表明，单个神经元能以一种明晰、选择、不变的方式对感知进行编码，即使这种感知是被不同的感觉模态所诱发的。简而言之，如果将这样的神经元反应看成是对环境中存在某一事物的报告，那么，我们会乐于相信，这些神经元正是主观经验的基础。

小结

- 所有关于外部世界的信息在感觉感受器即已存在，但感觉信号只有经大脑皮层细致处理后，才能被感知为具有意义的、真实的物体。
- 对施加在指尖的振动的感觉、感知和判断，被证实是一种有用的实验手段。经过训练，猴能比较两个序列振动（基础和对比刺激）的频率。
- 在 SI 皮层，振动频率由神经元的放电速率编码。
- 基础和对比刺激中的任意一个或两个，都能被施加在躯体感觉皮层一串电脉冲代替。猴对人工刺激的感觉与自然状态下无异。
- SI 中的神经元对基础刺激和对比刺激分开进行编码，并不显现记忆痕迹或对比机制。SII 和额叶皮层中的神经元则携有对基础刺激的记忆痕迹。
- 对比刺激期间，额叶皮层中的神经元对两个刺激间的关系进行明晰的计算。
- 在运动前区，比较的结果转化为对运动动作的准备。运动皮层的神经元并不显

示感觉活动，但执行经传输而来的决定。
- 视觉模态的物体识别依赖于经下颞叶支行的腹侧视觉通路。
- 腹侧通路的损伤会高度特异地造成物体鉴别能力的丧失。
- 人和猴都有针对脸信息处理的专属处理区，这些脑区的活动是感知脸的充要条件。
- 一个物体可激活下颞叶的一个神经元，即使观视条件发生变化，这一特性被称为恒常性。
- 背侧的皮层内通路从枕叶前行到顶叶。沿此通路，MT 区编码视景中物体的运动方向。
- 视觉功能的多级处理虽然运算复杂，但速度惊人。
- 自上而下的输入沿由前至后的方向运行，参与注意、学习，以及在不存在刺激时对早期呈现的图像的回忆。
- 继下颞叶之后，海马继续对物体进行编码，且这种编码是"超模态"的。

（虞 竣，徐国忠 译；翁史钧，杨雄里 校）

参 考 文 献

1 Peretz, I. 2006. *Cognition* 100: 1-32.

2 Whitfield, I. C. 1979. *Brain Behav. Evol.* 16: 129-154.

3 Romo, R. et al. 1997. *Cereb. Cortex* 7: 317-326.

4 Hernandez, A. et al. 1997. *J. Neurosci* 17: 6391-6400.

5 LaMotte, R. H., and Mountcastle, V. B. 1975. *J. Neurophysiol.* 38: 539-559.

6 Powell, T. P., and Mountcastle, V. B. 1959. *Bull. Johns Hopkins Hosp.* 105: 133-162.

7 Salinas, E. et al. 2000. *J. Neurosci* 20: 5503-5515.

8 Hernandez. A. et al. 2000. *Proc. Natl. Acad. Sci USA* 97: 6191-6196.

9 Lak. A. et al. 2010. *Proc. Natl. Acad. Sci. USA* 17: 7981-7986.

10 Lak, A., Arabzadeh, E., and Diamond.M. E. 2008. *Cereb. Cortex* 18: 1085-1093.

11 Godde, B., Diamond, M., and Braun, C. 2010. *Neurosci Lett.* 480: 143-147.

12 Romo, R. et al. 2000. *Neuron* 26: 273-278.

13 Stoney, S. D., Jr., Thompson, W. D., and Asanuma, H 1968. *J. Neurophysiol.* 31: 659-669.

14 Fagg, A. H. et al. 2007. *J. Neurosci.* 27: 11842-11846.

15 Constantinidis, C., Franowicz, M. N., and Goldman-Rakic. P. S. 2001. *Nat. Neurosci.* 4: 311-316.

16 Parker, A. J., and Newsome. W. T. 1998. *Annu. Rev. Neurosci* 21: 227-277.

17 Fellman, D. J., and Van Essen, D. C.1991. *Cereb. Cortex* 1: 1-47.

18 Munk, H. 1881. *Ueber die Functionen der Grosshirnrinde; gesammelte Mittheilungen aus den Jahren 1877-80.* Hirschwald. Berlin.

19 Milner, A. D. et a1. 1991. *Braill* 114: 405-428.

20 Wada, Y., and Yamamoto, T 2001. *J. Neurol. Neurosurg. Psychiatry* 71: 254-257.

21 Desimone. R. et al. 1 984. *J. Neurosci.* 4: 2051-2062.

22 Gross, C. G., Rocha-Miranda, C. E., and Bender,D. B. 1972. *J. Neurophysiol.* 35: 96-111.

23 Rolls. E. T 1984. *Hum. Neurobiol.* 3: 209-222.

24 Perrett. D. I. et a1. 1984. *Hum. Neurobiol.* 3: 197-208.

25 Johnson. M. H. 2005. *Nat. Rev. Neurosci.* 6: 766-774.

26 Perrett, D. I., Rolls, E. T., and Caan, W. 1982. *Exp. Brain Res.* 47: 329-342.

27 Baylis, G. C., Rolls, E. T., and Leonard, C. M. 1987. *J. Neurosci.* 7: 330-342.

28 Tsao, D. Y. et a1. 2006. *Science* 311: 670-674.

29 Afraz, S., Kiani, R., and Esteky, H. 2006. *Nature* 442: 692-695.

30 Grill-Spector,K. et al. 1998. *Hum. Brain Mapp.* 6: 316-328.

31 Lerner,Y. et al. 2001. *Cereb. Cortex* 11: 287-297.

32 Grill-Spector,K., and Malach, R. 2004. *Annu. Rev. Neurosci.* 27: 649-677.

33 Kanwisher,N., and Yovel, G. 2006. *Philos. Trans. R. Soc. Lond., B, Biol. Sci* 361: 2109-2128.

34 Downing, P. E. et al. 2006. *Cereb. Cortex* 16: 1453-1461

35 Hasson, U. et al. 2001. *J. Cogn. Neurosci* 13: 744-753.

36 Grill-Spector, K., Knouf, N., and Kanwisher, N. 2004. *Nat. Neurosci.* 7: 555-562.

37 Grill-Spector, K. et al. 1999. *Neuron* 24: 187-203.

38 Ito, M. et al. 1995. *J. Neurophysiol.* 73: 218-226.

39 Logothetis, N. K. et al. 1994. *Curr. Biol* 4: 401-414.

40 Li, N., and DiCarlo, J. J. 2008. *Science* 321: 1502-1507.

41 DiCarlo, J. J., and Cox, D. D. 2007. *Trends Cogn. Sci* 1 1: 333-341.

42 Booth, M. C., and Rolls, E. T. 1998. *Cereb. Cortex* 8: 510-523.

43 Maunsell, J.H., and Newsome, W. T. 1987. *Annu Rev. Neurosci*. 10: 363-401.

44 Zeki, S. M., 1974. *J. Physiol*. 236: 549-573.

45 Maunsell, J. H. R., and Van Essen, D. C. 1983. *J. Neurophysiol*. 49: 1127-1147.

46 Albright, T D. 1984. *J. Neurophysiol*. 52: 1106-1130.

47 Malonek, D., Tootell, R. B. H., and Grinvald, A. 1994. *Proc. R. Soc. Lond. B. Biol Sci* 258: 109-119.

48 Newsome, W. T., and Pare, E. B. 1988. *J. Neurosci* 8: 2201-2211.

49 Dursteler,R. M., Wurtz, R. H., and Newsome, W. T. 1987. *J. Neurophysiol*. 57: 1262- 1287.

50 Groh, J. M., Born, R. T., and Newsome, W. T. 1997. *J. Neurosci*. 17: 4312-4330.

51 Robinson, D. A., and Fuchs, A. F. 1969. *J. Neurophysiol*. 32: 637-648.

52 Cohen, R., and Newsome. W. T. 2004. *Curr. Opin. Neurobiol*. 14: 1-9.

53 Brincat, S. L., and Connor,C. E. 2004. *Nat. Neurosci* 7: 880-886.

54 Yamane, Y. et a1. 2008. *Nat. Neurosci*. 11: 1352-1360.

55 Thorpe, S. J., Fize, D., and Marlot, C. 1996. *Nature* 381: 520-522.

56 Schmolesky, M. T. et al. 1998. *J. Neurophysiol*. 79: 3272-3278.

57 Kiani, R., Estek, H., and Tanaka, K. 2004. *J. Neurophysiol*. 94: 1587-1596.

58 Ress, D., Backus, B. T, and Heeger, D. J. 2000. *Nat. Neurosci* 3: 940-945.

59 Kastner,S. et al. 1999. *Neuron* 22: 751-761.

60 Kosslyn. S. M. el al. 1999. *Science* 284: 167-170.

61 Brefczynski, J. A., and DeYoe, E. A. 1999. *Nat. Neurosci* 2: 370-374.

62 Macaluso, E., Frith, C. D., and Driver,J. 2000. *Science* 289: 1206-1208.

63 Tootell, R. B., and Hadjikhani, N. 2000. *Nat. Neurosci* 3: 206-208.

64 Avidan. G. et al. 2003. *Neuroimage* 19: 308-318.

65 O'Craven, K. M., Downing, P. E., and Kanwisher, N. 1999. *Nature* 401: 584-587.

66 Wojciulik, E., Kanwisher, N., and Driver, J. 1998. *J. Neurophysiol*. 79: 1574-1578.

67 Naya, Y., Sakai, K., and Miyashita, Y. 1996. *Proc. Natl. Acad. Sci USA* 93: 2664-2669.

68 Tomita. H. et al. 1999. *Nature* 401: 699-703.

69 Naya, Y., Yoshida, M., and Miyashita, Y. 2001. *Science* 291: 661-664.

建 议 阅 读

一般性综述

DiCarlo. J. J., and Cox, D. D. 2007. Untangling invariant object recognition. *Trends Cogn. Sci*. 11: 333-341.

Grill-Spector, K., and Malach, R. 2004. The human visual cortex. *Annu. Rev. Neurosci*. 27: 649-677.

Parker, A. J., and Newsome, W. T. 1998. Sense and the single neuron: probing the physiology of perception. *Annu. Rev. Neurosci*. 21: 227-277.

Romo, R., and Salinas, E. 2001. Touch and go: decision-making mechanisms in somatosensa-tion. *Annu. Rev. Neurosci*. 24: 107-137.

原始论文

Brody, C. D., Hernandez, A., Zainos, A., and Romo, R. 2003. Timing and neural encoding of somatosensory parametric working memory in macaque prefrontal cortex. *Cereb. Cortex* 13: 1196-1207.

Lak, A., Arabzadeh, E., Harris, J., and Diamond, M. 2010. Correlated physiological and perceptu-al effects of noise in a tactile stimulus. *Proc. Natl. Acad. Sci. USA* 17: 7981-7986.

Quiroga, R. Q., Reddy, L., Kreiman, G., Koch, C., and Fried, I. 2005. Invariant visual representa- tion by single neurons in the human brain. *Nature* 435: 1102-1107.

Romo, R., Hernandez, A., Zainos, A., Brody, C. D., and Lemus, L. 2000. Sensing without touch-ing: psychophysical performance based on cortical microstimulation. *Neuron* 26: 273-278.

Tsao, D. Y, Freiwald, W. A., Tootell, R. B., and Livingstone, M. S. 2006. A cortical region consist-ing entirely of face-selective cells. *Science* 311: 670-674.

■ 第 24 章
控制反射、呼吸和运动协调的环路

与感觉系统一样，运动控制的神经组构是分等级性的。较小、较简单的组分整合进入神经系统高级层次上更复杂的环路中。感觉输入、反馈环路和下行运动指令控制脊髓运动神经元，后者支配骨骼肌并形成运动系统的"最后公路"(final common path)。起源于肌梭传入的牵张反射代表了一种基本的自主运动类型。然而，即使在这个水平上，脊髓中间神经元的多种联系对身体两侧屈肌和伸肌产生协调性反射收缩也是必需的。位于中枢神经系统的中枢模式发生器 (central pattern generator) 能产生不依赖于外周反馈的复杂行为。因此，经久不衰的、规律的、自主的呼吸运动源于一种运动程序的作用，这种程序依赖于脑干内指令神经元的节律性活动。同时，呼吸的频率和深度受感觉输入和高级中枢（包括皮层）随意、非随意性指令的调节。行走和奔跑由脊髓和高级中枢内编程化的神经元相互作用介导。这些程序化的神经元相互作用保证了肢体以正确的时相关系进行适当运动。

单纯的随意运动（如将一杯茶送到嘴边）包含了对运动控制的并行组分（即预估和计划）的募集。运动的执行需要确定运动目的地，设计运动轨迹，适当收缩协同肌，而且除手臂外，身体其他部分也要开始运动，以抵消平衡的偏移和重力的作用。与此类似，若头和眼运动（如水平扫视），则必须形成推论性指令，以使意识"眼"中的图像保持静止。在完成平稳且目标导向动作时，为使头部保持直立和身体抵抗重力，均需复杂反馈环路的参与。反馈环路包括了小脑、基底神经节、前庭复合体、丘脑和皮层等结构的相互作用，以及牵张反射。感觉运动的整合在运动皮层、前运动区和顶叶联合皮层内完成，手臂向某一特定方向运动的编码则在皮层的单个神经元水平完成，这些神经元以柱状排列。

小脑受损引起协调和平衡的丧失，但力量或感觉很少变化。影响基底神经节的疾病导致不由自主的、紊乱的运动，或随意运动的减少。由于相应的环路和突触机制极为复杂，运动控制的很多方面仍然不清楚。

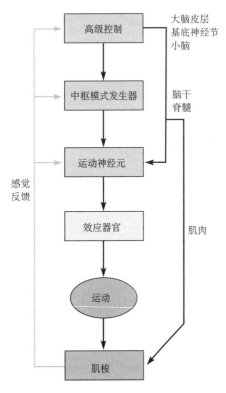

图 24.1 运动系统组构的示意图。肢体肌肉受脊髓运动装置中运动神经元和中间神经元控制。位于脊髓和脑干的中间神经元组成了指导运动装置的中枢模式发生器。运动输出由大脑皮层、基底神经节和小脑进行计划和改善。在运动控制的每个水平，感觉输入起到引发、告知和调控运动输出的作用，而且其本身也受到更高水平指令的影响。

动。

同感觉系统一样，运动系统遵循使任务简化的组织原则。首先，运动控制是分级实现的。实施的运动任务越复杂，参与的中枢也越高级（图24.1）。第二个重要原则是，运动指令的输出通过反馈不断更新和调节。由基底神经节、前庭器官和小脑形成的负反馈及正反馈环路均对皮层运动程序的时序控制和协调至关重要。运动系统的另一个复杂性是，肢体、躯干或头部的每个运动都发生在重力场中，它能改变大脑对身体空间构型的感知。因此，随意运动（如抬起一条腿）启动之前必须进行收缩运动以补偿预期的重力效应。

本章中，我们首先描述负责脊髓反射的突触组构和脊髓运动神经元的性质，然后描述脊髓和脑干内的神经

对于水蛭或鱼游泳、猫头鹰或猫捕捉老鼠、熊或小孩骑自行车、黑鸟鸣叫或者迪特里希·菲舍尔 - 迪斯考(Dietrich Fischer Dieskau)唱"冬日漫游"("Die Winterreise")这些动作，身体的肌肉必须以协调的方式快速、连续地活动。甚至执行简单运动也需要复杂的机制，更不用说骑自行车这类较复杂运动，揭示这些机制是神经生物学家面临的一个重要挑战。分析你的手指如何指向远比分析你如何感知一个运动物体更困难，原因在于：在一个感觉系统中（如视觉），你能跟踪信号从感受器接受开始，随后扩布至第二、第三或第四级突触，进入皮层，皮层神经元随之将关于刺激（如视野中的面孔）的抽象信息编码成神经冲动（见第 23 章）。这个递进过程开始简单，随后变得越来越复杂。相反，你无法简单地自上（皮层）而下跟踪运动系统中的信号，从而发现身体的随意运动是如何完成的，更不必说如何启动了。通过研究肌肉、运动神经元和简单反射等可以较容易地了解运动系统的最终事件，但作用于它们的下行指令来自于脊髓水平以上的多个不同中枢，这些中枢之间通过复杂的伺服环路(servo loops) 相互作用。我们具有将拇指与同一手的其他手指快速交替的能力，其中枢机制包含运动程序的编码和多个独立下行系统的协调活动。未来对上述事件的理解能力依赖于我们所掌握的知识，即运动系统的组成部分（脊髓、脑干、前庭器官、大脑皮层、小脑和基底神经节）如何协调活动以计划和执行运

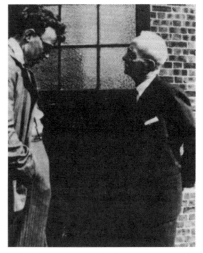

20 世纪 30 年代中期 C. S. Sherrington 和他的一位学生 (J. C. Eccles) 在一起。

元群如何产生节律性、协调性的呼吸运动和行进运动。接下来，我们讨论来自运动皮层、前庭器官、小脑、基底神经节的下行控制。然而，高级动物的大脑如何做出手臂运动的决定，或者如何引发随意运动，则是未来工作需要解决的重要问题。

在很久以前，艾德里安 (Adrian，他的名字在前面的章节中多次出现) 就以精炼的语言提出了关于运动系统的问题：① "中枢神经系统的主要功能是发送信息到肌肉，使身体从整体上有效地运动。为此，每块肌肉的收缩必须实现精确的调控"[1]；② "通过特定肌肉和脑内运动区的特定神经元群，我们可以学习一种技巧性运动。但是，学会了这个动作之后，我们可以通过完全不同的肌肉和神经元群来完成这个运动：当学会了用手指写名字之后，我们用脚趾夹持铅笔也可以完成；当我们了解三角形的形状之后，我们可以画一个小三角形或者大三角形……"[2]。

运动单位

Sherrington 把脊髓运动神经元称为**最后公路** (final common path)，因为所有与运动或姿势有关的神经通路都聚集于此。脊髓中主要的运动神经元称为 α 运动神经元。较小的运动神经元称为 γ 运动神经元，参与调节肌梭敏感性，这将在稍后讨论 (注意：α 和 γ 的命名源于早期神经传导速度的分类，见第 8 章)。一个 α 运动神经元支配一群肌纤维，运动神经元和它的靶纤维共同组成一个功能单元，称为**运动单位** (motor unit)。一个运动单位中的肌纤维的量从数个 (如用于屈、伸手指的肌肉) 到数千个 (如大的肢体近端肌肉) 不等。

当一个运动神经元放电时，与之相连的所有肌纤维收缩。运动的平稳性和精确性是通过改变参与收缩的运动单位的数量和时序而实现的 [3]。当整块肌肉收缩时，一个运动单位的活动并不明显，就像小的抖动。这是因为它们各自的激活并非同步，肌肉的弹性使收缩变得平稳。例如，猫比目鱼肌中的 25 000 条肌纤维由 100 个 α 运动神经元支配。因此，整块肌肉的一次收缩，能通过**募集** (recruitment) 的运动单位多少而分为 100 个不等的级别。

骨骼肌纤维的收缩不具有均质性：一些收缩速度较快的纤维也较容易出现疲劳。传导缓慢、抗疲劳的纤维 [又称之为红肌 (red muscle)] 依赖有氧代谢产生能量，而快速收缩纤维 [或称之为白肌 (white muscle)] 则依赖糖酵解。任何给定运动神经元的激活方式与它所支配肌纤维的性质相匹配。

运动神经元的突触输入

协调运动的产生需要募集和精细控制运动神经元，这要求多种因素以合适的顺序和适当的平衡发挥作用。因此我们并不奇怪，一个运动神经元平均接受数以千计的突触输入 [4] [见图 1.13(A)]，这些突触输入传递高级中枢和外周感受器的指令。到达细胞的突触输入产生兴奋性和抑制性突触后电位 (EPSP 和 IPSP)，其中突触前抑制选择性地调制输入信号的效率。当运动神经元充分去极化时，神经冲动在细胞的特殊部位——**轴丘** (axon hillock) 产生 (见第 8 章)。

目前对于运动神经元上突触传递的机制，以及兴奋性与抑制性突触间的相互作用了解较多 [5,6]。其中，一种重要的兴奋性输入由肌梭产生 (见第 19 章)。Ia 型传入纤维与运动神经元可建立单突触兴奋性连接。Mendell 和 Henneman[7] 通过记录支配特定肌肉 [**运动终池** (motor pool)] 的所有运动神经元发现，来自一块肌肉的每条 Ia 传入纤维向多达 300 个

运动神经元 (事实上支配该肌肉的所有神经元) 提供输入 [8]。

胞内注射辣根过氧化物酶 (HRP) 可直接观察单根 Ia 传入纤维的分支模式。经标记的 Ia 传入纤维轴突沿脊髓喙 - 尾轴广泛分支，与运动终池内的细胞建立联系 [图 24.2(A)]。对辣根过氧化物酶标记的传入纤维进行仔细的观察，可绘出其与各个运动神经元的连接 [图 24.2(B)]。解剖学上，Ia 传入纤维向神经元的会聚十分精细，每根传入纤维在树突丛上形成 2 ~ 5 个连接 [9]。对于一个给定的运动神经元，所有 Ia 纤维与其建立的连接倾向于出现在树突丛的相同的区域，虽然它们与胞体的电学距离并不一定相同 [10]。令人惊奇的是，单个轴突侧支提供所有这些连接，而同一轴突的其他分支从旁经过，支配其他的运动神经元。

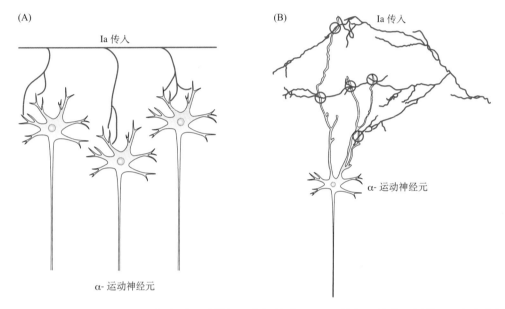

图 24.2　牵张感受器传入纤维与脊髓运动神经元之间的联系。(A) 单根肌梭传入纤维 (Ia) 向多个运动神经元发出分支。(B) 更详细的观察显示，传入纤维从多个树突分支上通过，提示可能的突触连接位点 (红色圆圈)。这种类型的神经支配方式，可以用组织学标记物，如辣根过氧化物酶 (HRP)，标记传入纤维和运动神经元而观察到。(引自 Burke and Glenn，1996。)

运动神经元中的单元性突触电位

单根 Ia 传入纤维的一次冲动只在运动神经元中产生一个很小的单突触兴奋性电位 (约 200 μV)，这相当于平均 4 ~ 7 个突触连接中共释放 1 个或 2 个量子递质产生的效应 (并不是每个突触终扣在每次冲动中都释放一个量子)。Kuno [11] 首次对递质释放进行了定量测量。他分离出背根中小的感觉神经束，并记录了刺激单根 Ia 传入纤维所产生的电位 [12]。200 μV 数量级的单个电位对运动神经元的放电模式基本没有影响，但它们能在活动的短暂爆发期间进行叠加，从而产生一个累积的去极化，这个过程称为**时间总和** (temporal summation)[图 24.3(A)]。此外，对于像比目鱼肌这样的肌肉，进行足够的牵拉能激活所有 50 个 Ia 牵张感受器，使得与运动神经元树突不同区域构成突触的所有输入产生**空间总和** (spatial summation)[图 24.3(B)]。多个兴奋性和抑制性突触输入的整合决定一个运动神经元是否达到动作电位的阈值。

图 24.3　时间和空间的总和。(A) 单根 Ia 传入纤维上的一个动作电位，在一个运动神经元上产生一个仅有几分之一毫伏的突触电位 (mV；蓝色曲线)。当突触前纤维快速爆发三个连续动作电位，突触电位 (棕色曲线) 叠加在前一个的下降相。因此，它们累加为一个较大的去极化——时间总和。(B) 一块肌肉 (如猫的比目鱼肌) 可能多达 50 个肌梭，以及相等数量的 Ia 传入纤维。这些纤维以发散的形式与运动终池内大多数神经元相联系。因此，50 根 Ia 传入纤维会聚于每个运动神经元上。对肌肉的一次强有力的牵拉能激活所有的 Ia 传入纤维 (图中只显示了一部分)；每个兴奋性突触后电位 (EPSP) 通过空间总和叠加起来，使运动神经元去极化。

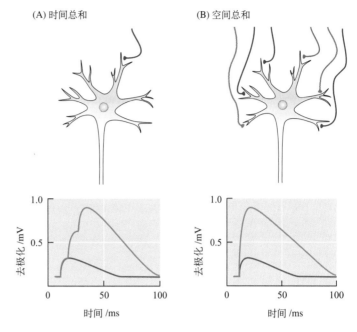

(A) 时间总和　　(B) 空间总和

大小原则与分级收缩

运动单位如何被募集以产生平稳的、分级的运动？如前所述，通过募集更多的运动神经元并增加它们的发放频率可加强收缩力。然而，进一步的精细调节是通过募集不同大小的运动神经元来完成的。小胞体和小轴突运动神经元支配相对较少的肌纤维，因此它们的激活仅引起肌张力小幅增强。轴突直径较大的运动神经元与许多肌纤维建立联系，从这些神经元传来的神经冲动使肌张力大幅增加。当发生收缩时，小的运动单位先发放，产生肌张力的小幅增加。随着收缩力的增强，大的运动单位被募集，每一个都产生逐渐增强的张力[13]。精细的分级控制由此实现，使小的或大的运动更有效地产生。运动神经元的有序募集称为**大小原则** (size principle)。

例如，在猫的比目鱼肌中，一个小运动神经元的发放可增加约 5g 张力，而一个更大的运动单位可产生大于 100 g 的张力。所有运动单位发放所产生的最大收缩力可超过 3.5kg。显然，收缩接近其最大值时，小运动单位的参与相对无效；低水平收缩时，大运动单位的发放会干扰精细运动。运动单位按照逐渐增大的顺序募集，这一事实意味着，每个增加的运动单位使已有张力增加相对固定的分数 (约 5%)。

运动单位的募集为原有肌张力增加一个固定分数而非一个绝对增量，这一原理也反映在运动的感知方面。我们按照支撑物体所需的肌肉力量来判断重量，而且我们可以轻易地区分 2 g 和 3 g 的差异，但无法区别 2002 g 和 2003 g。正如 Weber-Fechner 关系中阐述的那样 (见第 19 章)，这再次表明相对变化非常重要。确实，我们对世界的感知大多是根据同样的方式决策的，并且依之而行。你并不介意花 2003 美元买一件正常售价为 2002 美元的东西，但若花 3 美元买 2 美元的邮票，你将非常愤怒。

运动神经元的细胞特性如何有助于解释大小原则呢？我们假设，支配一块肌肉的所有运动神经元接受相同的突触输入。突触电流在每个神经元中产生的电压变化依赖于输入阻抗，而输入阻抗是细胞大小的函数 (图 24.4)。如第 8 章所述，输入阻抗与细胞半径成反比。

因此，任何给定的突触电流在较小的神经元中产生更大的电压变化，使它们比大的神经元更易达到阈值。随着感觉输入的增加，越来越大的运动神经元将达到阈值。

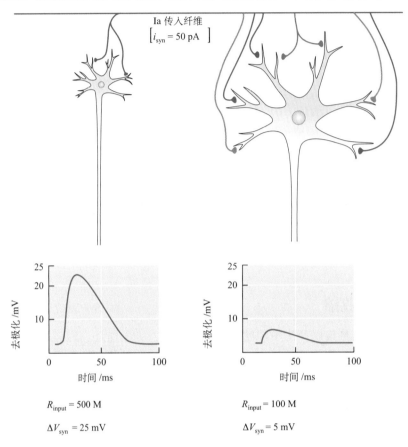

图 24.4　大小原则。 流入一个运动神经细胞的电流产生一个与输入阻抗 (r_{input}) 成正比的膜电位改变。输入阻抗与细胞半径成反比，因此等量的突触电流 (i_{syn}) 使较小的运动神经元产生更大的去极化 ($\Delta V = i_{syn} r_{input}$)（见第 8 章）。左边的小运动神经元和右边的大运动神经元，两者接受来自相同 Ia 纤维的输入。突触电流 [在两个细胞中是相同的 (50 pA)] 在较小的运动神经元产生较大的去极化。

脊髓反射

交互支配

　　肢体的运动由协同工作的肌群协调收缩产生，这些肌群称为**协同肌** (agonist)。起相反作用的肌肉称为**拮抗肌** (antagonist)。**伸肌** (extensor muscle) 开放或伸展关节，抵抗重力；**屈肌** (flexor muscle) 关闭或弯曲关节，将肢体拉向身体。当肌肉牵拉（如敲击髌骨肌腱产生膝跳反射）产生牵张反射（见第 1 章）时，伸肌肌梭的初级感觉末梢变形，在 Ia 型传入纤维引发冲动并传向脊髓。这些冲动产生单突触兴奋，返回被牵拉肌肉的 α- 运动神经元，引起反射性收缩。

　　伸肌收缩的同时伴随着支配拮抗性屈肌的 α- 运动神经元受抑制。这种现象的出现是因为 Ia 传入纤维激活了抑制拮抗肌 α- 运动神经元的脊髓中间神经元 [图 24.5(A)]。"一个肌群兴奋的同时其拮抗肌被抑制"这一原理由 Sherrington 首次描述，并称之为**交互支**

配 (reciprocal innervation)[14]。在这一分析中，我们强调膝反射是因为它的简单性。但是，参与躯体运动的反射活动通常由分级的张力增加所引发，而不是由锤子突然产生的、所有牵张相关感觉末梢的同步输入所引发。

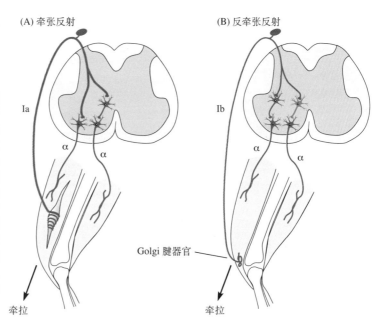

图 24.5　脊髓反射突触连接的组构。图中显示脊髓横切面，蓝色表示抑制性中间神经元。(A) 在牵张反射中，牵拉肌梭产生冲动，后者沿着 Ia 型传入纤维到脊髓，并使支配同一块肌肉的 α- 运动神经元产生单突触兴奋。冲动也兴奋中间神经元，反过来抑制支配拮抗肌的运动神经元。(B) 牵拉或者肌肉收缩拉动肌腱，在 Golgi 腱器官的 Ib 传入纤维上产生冲动。Ib 纤维抑制支配同一肌肉的运动神经元。

　　为简单起见，图 24.5 省略了许多通路。例如，来自肌梭的较小的 II 型传入纤维的发放主要通过中间神经元使反射增强[15]。Lundberg、Jankowska 及同事对这些脊髓内联系进行了详细研究[16]。抑制性中间神经元也被 **Golgi 腱器官** (Golgi tendon organ) 激活。Golgi 腱器官的感觉末梢包埋在肌腱 - 肌肉接头附近[17][图 24.5(B)]。它们的传入纤维定名为 Ib 型，以此与初级肌梭传入纤维相区别。这些牵张感受器与骨骼肌串联。被动牵拉使其发放冲动，但其对肌肉收缩更敏感，后者是引起发放的主要刺激。1 条或 2 条肌纤维的收缩 (使张力增加约小于 100 mg) 可引起一次剧烈的发放。来自腱器官的轴突激活中间神经元，后者反过来抑制支配原肌肉的 α- 运动神经元。因此，它们的活动与肌梭传入纤维的活动是相反的[18～20]。

　　总之，牵张反射潜在机制有几类。首先，来自肌梭的 Ia 和 II 型传入纤维激活支配它们自身肌肉的运动神经元引起肌肉收缩。与此同时，传入冲动通过中间神经元的传递抑制拮抗肌的活动。最后，肌肉收缩本身激活了 Ib 传入纤维，抑制运动神经元以终止进行中的活动。

中枢神经系统对肌梭的控制

　　肌梭内包含特化的收缩元件，称为**梭内肌纤维** (intrafusal muscle fiber)(见第 19 章)，这使肌肉的感觉反应十分复杂。一组直径 2 ～ 8 μm 的运动神经纤维 (图 24.6) 兴奋可引起这些肌纤维的收缩，这些神经纤维称为**梭状运动纤维** (fusimotor fiber) 或 γ 传出纤维[21, 22]。必须指出，肌梭内的收缩单元并非不间断地从一端行向另一端 (图 24.6)。它们收缩时拉紧肌梭中部的胶状区域 (感觉神经末梢嵌入此处)，从而在 I 和 II 组传入神经纤维上产生感觉冲动。还需注意的是，即使肌肉产生几千克的负荷，梭内肌也不承载负荷，这与梭外肌明显不同，保证了当它们被 γ- 运动神经元刺激时可进行精确的分级收缩。原则上，脊髓的指令可使一个梭内肌纤维缩短 50%，并且确实可达到预期结果。与此相反，一个通过 α- 运动神经元给梭外肌的简单运动指令不能确保收缩达到一个精确的长度。构成肌肉的梭外肌的收缩程度不仅依赖于运动指令，还依赖于它所要承载的负荷。

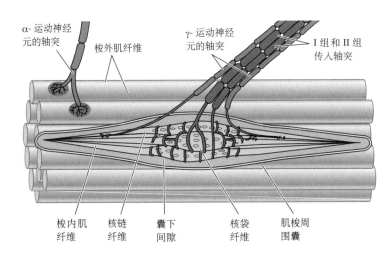

图 24.6　哺乳动物的肌梭。哺乳动物的肌梭神经支配示意图。由小的梭内肌纤维组成的肌梭嵌在肌肉中。肌肉的主体由较大的肌纤维构成，受 α- 运动神经元的支配。γ- 运动纤维（或梭状运动纤维）支配梭内肌纤维，I 和 II 组传入纤维将肌梭的感觉信息传到脊髓。注意：梭内肌纤维的中央区域由细胞核组成，而且可收缩组织并非从肌纤维的一端延续到另一端。结果，当梭内肌纤维在肌梭的任意一端收缩时，感觉末梢都会被牵张。（也见图 19.5）。

　　Kuffler、Hunt 和 Quillian 设计的一系列精确而高技术难度的实验有力地证明了梭状运动纤维的作用 [23]。他们刺激麻醉状态下猫腹根内投向肌梭的梭状运动 γ- 纤维，并同步记录来自同一肌梭的单根背根感觉纤维的电活动。对梭状运动纤维的刺激使感觉活动增强，但整体肌张力并无增加。γ- 梭状运动神经元的冲动串要么加速肌肉牵拉引起的感觉发放，要么在松弛的肌肉产生感觉发放。

　　γ- 运动系统的功能是什么？肌梭发放的输出调节实现什么功能？当整块肌肉被拉伸时，梭内肌纤维也被拉伸，在传入纤维上产生冲动 [图 24.7(A)]。相反，α- 运动神经元刺激引起梭外肌收缩时，梭内肌松弛使中部区域去负荷并终止感觉发放 [图 24.7(B)]。因此，关于肌肉长度的信息不再被传到中枢神经系统，大脑就无法得知收缩指令是否被正确执行。当产生收缩时，脊髓激活 γ- 运动神经元和 α- 运动神经元 [24, 25]，梭内肌纤维与整体肌肉协调收缩使它们免于松弛并保持感觉发放 [图 24.7(C)]。中枢神经系统保证了来自收缩肌肉的信息流不被中断。如第 19 章所述，感觉感受器的输出控制不只局限于肌梭，也发生在其他感觉系统，包括耳和无脊椎动物的牵张感受器。

　　肌梭的运动神经支配可看成是一个增益控制系统，它连续地校正肌梭的长度以维持其在所有肌长度下的敏感性。目前，尚缺少关于高级中枢的下行控制如何调节 γ- 运动神经元放电的详细信息。

　　图 24.8(A)[26] 显示了一个 α- 和 γ- 运动神经元共激活的例子（也见图 24.10）。图中记录

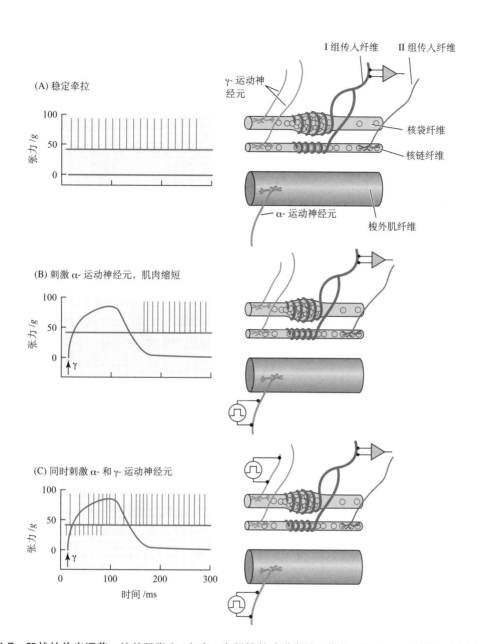

图 24.7　肌梭的传出调节。梭外肌张力（红色）和肌梭的感觉发放（蓝色）记录。(A) 刺激 γ- 运动纤维引起肌梭收缩，在传入纤维上产生放电。(B) 刺激支配主体肌肉的 α- 纤维引起肌肉收缩，减小梭内肌纤维上的牵拉，感觉纤维停止放电。(C) 当 α- 和 γ- 运动纤维均被刺激时，肌梭的张力保持不变，感觉纤维的放电不受干扰。

的是呼吸过程中吸气肌肌梭传入的放电。如图所示，吸气肌肌梭的感觉性放电实际上在肌肉收缩变短的吸气期最高，而不是在肌肉舒张的呼气期间。这一明显的矛盾可用 α- 和 γ- 运动神经元共激活，并使梭内肌纤维的收缩过多地补偿了梭外肌纤维的缩短这一事实来解释。因此，当用局部麻醉剂选择性阻断 γ- 运动神经元时 [图 24.8(B)]，感觉纤维只在呼气期放电，此时吸气肌被拉伸。

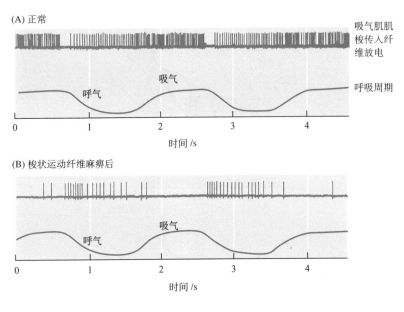

(A) 正常

吸气肌肌梭传入纤维放电

呼气   吸气   呼吸周期

时间 /s

(B) 梭状运动纤维麻痹后

呼气   吸气

时间 /s

图 24.8 α- 和 γ- 呼吸运动神经元的共激活。(A) 呼吸周期中对一吸气肌肌梭的胞外动作电位记录(下迹，红色)。首先让人惊讶的是，吸气肌肌梭的感觉发放在吸气时最高，而此时肌肉在缩短而非牵张。这个现象是由于同步激活了支配肌梭的 γ- 梭状运动纤维。(B) 用普鲁卡因选择地阻断梭状运动纤维后，肌梭以被动方式活动，呼气过程中肌肉被牵拉，感觉发放频率增高。与预期一致，吸气时肌肉缩短，感觉发放停止。(引自 Critchlow and Euler，1963。)

大的 α- 和小的 γ- 运动神经元**共激活**的证据也见于手指运动实验。即使在关节不移动的随意等长收缩中，肌梭传入纤维的发放仍然增加[19]。不止一种类型的 γ- 传出系统已经被鉴定，这是肌梭机制的另一个复杂性。一些特定的 γ- 运动神经元增加肌梭传入的动态反应 (即对牵张速率的反应)，而其他的 γ- 运动神经元则增加肌梭传入的静态反应 (即牵张的程度)[27]。

显然，肌梭的运动神经支配使动作电位的向中性排放不再简单地作为肌肉长度指示器 (图 24.8)。处于拉伸状态的无肌梭运动纤维活动的肌肉所产生的高频肌梭放电，能与处于缩短状态的、具有活跃的肌梭运动纤维活动的肌肉所产生的肌梭放电相同。事实上，肌梭发放确实可以提供关于肢体和手指的空间位置信息，这仅仅是因为中枢神经系统连续地监控和调节肌梭运动纤维正在进行的活动[28]。设想你的手和臂被命令拿起一个杯子并端到嘴边，且不能把水洒出来。如果杯子比预期重，则需要更强的收缩。神经系统在每一时刻都必须校正肌肉如何较好地补偿负荷，同时必须监控运动轨迹上的速度和位置以及剩余的距离。γ- 系统的伺服机制及其经校正后的、至梭内纤维的输出使得闭眼情况下肌肉收缩也可完美地调控。还要注意的是，肌肉收缩过程中肌梭放电可增强作用于 α- 运动神经元的反射驱动，从而协助目的性运动。

有趣的是，某些骨骼肌不含肌梭，且仅接受 α- 运动神经元的控制，如负责眼球运动的眼外肌[29]。反馈是视觉性的，而施加于肌肉上的负荷是恒定的且互不相关 (除了重力的较小作用[30])。

屈肌反射

肌肉活动的复杂组合包括多个关节，且有时疼痛刺激引起不止一个肢体的参与。最简单的活动称为**屈肌反射** (flexor reflex)。例如，当踩到一个尖锐物、小腿碰到凳子或者接触一个热炉子时它被激活。伤害性刺激的位置和强度的不同均可影响这个反应的复杂性，但有两个一致的特征：①受影响的肢体主要是通过弯曲而远离伤害性刺激；②如果必要的话，承重被转移至对侧肢体。该反射的传入来源于皮肤的伤害性感受器和触觉感受器的反

应 [31]。运动由脊髓中间神经元形成的兴奋性网络和抑制性网络之间的相互作用决定，二者分别作用于接受刺激一侧的屈肌和伸肌运动神经元。若承重需要转移，对侧同时出现的伸肌兴奋和屈肌抑制也参与运动（图 24.9）。这种突触活动发生于脊髓节段水平，并为来自高位中枢的输入所补充，高位中枢参与平衡维持和介导适当的持续运动或终止运动。

在缺乏高级控制机制的情况下，脊髓反射将不可避免的发生波动：当屈肌收缩时，它会牵拉拮抗它的伸肌；如果没有占优势的控制机制，伸肌会随之收缩以致重新牵拉屈肌；等等。实际上，高位中枢（如基底神经节，见下述）的主要功能是保障平稳运动，防止痉挛、震颤和阵挛的发生。这些症状见于下行传导束损伤的患者。

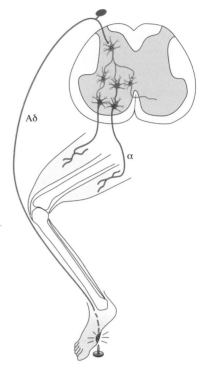

图 24.9　屈肌反射是肢体回缩的反射。本例示踩到图钉后产生的屈肌反射。Aδ，痛觉纤维的兴奋，通过屈肌运动神经元的多突触兴奋和伸肌的抑制（蓝色的中间神经元是抑制性的），导致大腿抬起（突触连接没有显示）和膝关节屈曲。使对侧腿伸展以支撑身体的对侧联系亦未显示。

协调运动的产生

简单反射与协调的、节律性的运动有重要区别。对于一些模式化的运动而言，感觉反馈并非必要条件。例如，在鸟鸣的过程中，肌肉运动按照一个快速、有序的顺序进行，反馈环路没有足够的时间来发挥作用 [32]。在分析前一个音调之前，下一个指令已从中枢神经系统发出。切除水蛭或蟑螂的中枢神经系统并剥夺所有的感觉输入，它们仍能继续产生形成游泳或行走的节律性冲动模式。在整体的动物行为中，自动**中枢模式发生器** (central pattern generator) 的存在并不意味着外周反馈的作用完全可以被忽视 [33]。以一只正在行走的猫为例，若其足背在摆动相时接触到一个小树枝（图 24.14），猫会将足优雅的抬到树枝上方。感觉反馈的作用是根据机体需要和对外界产生的非预期挑战做出反应，以调整正在进行的运动程序。

我们将用两个例子——呼吸和行走，来阐述哺乳动物中枢神经系统的中枢模式发生器是如何产生协调运动的。

呼吸的神经控制

呼吸肌不停地节律性收缩保证了氧气和二氧化碳在血液和肺之间的交换，直至生命终结。为了确保正常新生儿和早产儿在出生的一刻即开始呼吸，胸廓的程序性呼吸运动在胚胎时期（显然没有氧气摄入）已经形成。呼吸节律是持续且不衰减的：你可以通过绝食来自杀，但无法决定不再呼吸。然而，这种自主行为受感觉反馈的调控，而且在有限的范围内可由意愿控制。

膈肌和两组拮抗性肌肉负责将空气吸入和排出肺。吸气时，膈肌收缩，肋间外肌使胸廓提升（图 24.10）。结果胸腔体积增大，肺扩张使空气进入肺。呼气由膈肌舒张和肋间内肌收缩完成。胸部和腹部的其他肌肉也在不同程度上起作用，这取决于动物的姿势，以及呼吸的频率和深度[34]。图 24.10(B) 显示了麻醉状态下猫的呼吸肌节律。每块肌肉的活动通过张力换能器记录，肌肉的电活动通过埋在肌肉内的电极线记录 [即**肌电图** (EMG)]。如图所示，吸气肌和呼气肌收缩都伴随着爆发性的电位，这提示运动单位的放电；显然，这两套肌肉的收缩是异相的。

(A) 呼吸时胸廓的运动

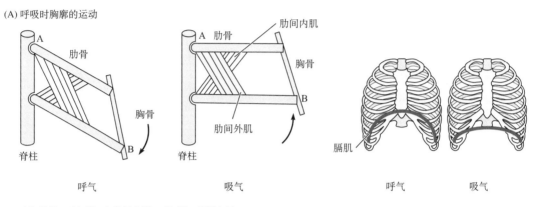

(B) 肋间外肌 (吸气肌) 和肋间内肌 (呼气肌) 的肌电图

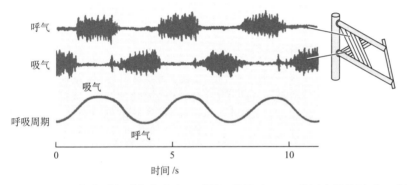

图 24.10　**吸气和呼气过程中胸廓及呼吸肌的运动。**(A) 肋间内肌的活动 (呼气过程中使肋骨下降) 和肋间外肌的活动 (吸气过程中使肋骨升高)。膈肌收缩导致肺扩张。(B) 针形电极记录的猫呼吸肌活动。肋间外肌和肋间内肌的发放是不同步的。

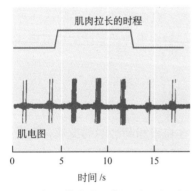

图 24.11　**吸气肌的牵张反射。**在吸气过程中，从一小块肌肉 (提肋肌) 记录到的肌电图 (EMG) 显示动作电位的爆发，肌肉收缩。牵拉肌腱使肌肉伸长，通过增加运动单位的反射驱动力而增加每次爆发放电的冲动数目，但不改变呼吸频率。(引自 Hilaire, Nicholls, and Sears, 1983。)

与肢体肌肉一样，牵张反射通过维持运动神经元的兴奋性在运动中起作用。当肋间内肌和肋间外肌在中枢神经系统指令下交替牵拉时，它们的 Ia 传入纤维高频率放电。这些冲动在同名的运动神经元 (即支配同一块肌肉的运动神经元) 形成兴奋性突触电位，并通过抑制性中间神经元形成对拮抗肌运动神经元的抑制。图 24.11 显示了牵拉吸气肌 (提肋肌) 肌腱对肌纤维放电活动的影响。动物每一次吸气在肌电图上都显示一次峰电位爆发。当肌肉被拉长时，活动增强，但基本呼吸节律几乎不变。

如图 24.8 所示，来自肌梭的传入发放保持在一个高频率，即使在肌肉主动收缩时亦是如此，这是由梭状 γ- 运动传出纤维的活动所致 [26]。梭状运动纤维的活动预设了在半个周期中肌梭长度的预期变化值。若一个意料之外的气道阻塞阻止了预期的运动，肌梭的感觉末梢就会被牵拉而放电，并且增加呼吸运动神经元的兴奋。

呼吸模式发生器位于何处？它是如何产生呼吸节律的？[35] 脑桥和延髓中存在神经元池，它们在吸气或呼气过程中放电，以兴奋和抑制相应的呼吸运动神经元 [35]。例如，吸气时，支配肋间外肌（吸气肌）的运动神经元被延髓或脑桥等高级中枢产生的密集的 EPSP 去极化，引起动作电位的爆发。吸气相被同一区域内呼气神经元到吸气神经元的抑制性电位爆发终止 [36]。

图 24.12 显示的是从新生负鼠中枢神经系统分离记录的一个具有节律性活动的脑干神经元的例子 [37]。图 24.12(B) 的上迹是延髓内单个神经元的胞外记录，显示周期为 2s 的神经冲动短暂爆发；在下迹中，从胸部腹根所作的记录显示，支配吸气肌的运动神经元以相同的频率发生相应的节律性放电，并略有延迟。

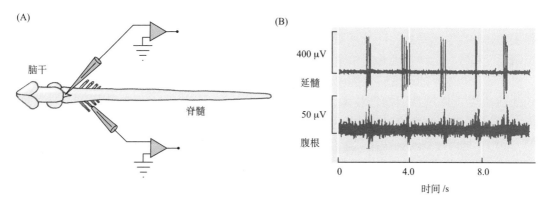

图 24.12　从新生负鼠中枢神经系统分离的脑干神经元记录到的呼吸节律 (A)。(B) 两个脑干细胞有规律地发放，爆发间期为 2 s。同时记录支配膈肌的腹根显示与之相应的呼吸运动神经元的发放。(图片承 D. J. Zhou and J. G. Nicholls 提供)

原则上，吸气和呼气神经元的节律性激活可通过两条途径实现：①脑干内的神经元具有像心肌细胞一样的内在节律性；②节律可能源于脑干神经元网络中兴奋性和抑制性突触活动。在一个节律性活动的神经元网络中，吸气指令神经元会关闭呼气神经元，后者会及时去抑制，并抑制吸气神经元，如此循环往复。内源性爆发性发放的起搏神经元 (pacemaker neurons) 已在新生大鼠延髓腹侧一个称为前包钦格复合体 (pre-Botzinger complex) 的区域内发现 [35]。St. John 的实验表明，这些起搏神经元可能与喘息相关，而与正常呼吸不相关 [38]。

目前，一个主要的技术问题是如何记录一个脑区中整群神经元的活动。我们可以用电极测量整群神经元中小部分的活动，或整群神经元的平均活动，但这会污损细节。一个可供选择的方法是，在吸气和呼气过程中，用光学方法一个接一个地同步检测脑干中大群神经元的活动 [39](见第 1 章和第 3 章)。图 24.13 显示应用钙成像技术研究呼吸神经元放电的一个例子。这些结果表明，吸气神经元和呼气神经元是混杂在一起的，而不是存在于两个完全分隔的区域。多方面的证据进一步表明，节律性的产生可能来自于神经网络的特性，而非仅由起搏细胞驱动。但是，脑干呼吸指令神经元的兴奋性和抑制性联系至今尚未追踪到。

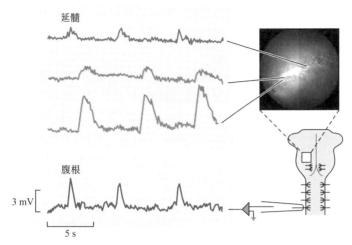

图 24.13　在一个分离自 20 天胎鼠的脑干 - 脊髓标本（用钙敏感染料染色）上，喙侧延髓的荧光变化（上面的 3 条曲线）和整合的向膈肌传递的腹根爆发性发放活动（下迹）。右侧是一张荧光照片和一根电极连于颈部腹根的实验标本模式图，黑方框显示实验记录的大致位置。利用光学技术从喙侧延髓神经元记录的吸气（上迹，蓝色）和呼气（第二和第三条，绿色）相关的荧光变化。根据它们各自的光学记录，彩色线与延髓细胞对应。

　　影响呼吸节律的一个重要因素是动脉血中的二氧化碳水平。当二氧化碳水平降低时，呼吸频率和深度降低；相反，二氧化碳水平升高则使呼吸增强。这种效应依靠来自颈动脉和主动脉的化学感受器，以及延髓内二氧化碳敏感的神经元和胶质细胞的信息传入[40,41]。控制吸气和呼气运动神经元的单个延髓神经元的放电模式已被证明受到二氧化碳的影响。二氧化碳稳态水平的改变转化为中间神经元放电频率的明显变化，从而影响呼吸运动神经元的活动[42]。通过基因操作技术，Champagnat[43]、Brunet[44] 及同事发现，一个特殊的基因，即 *phox 2b*，与发育过程中产生对二氧化碳水平升高起反应的神经元有关。敲除小鼠的 *phox 2b* 基因导致动物在高二氧化碳环境中呼吸不再加深加快。

　　从日常经验可知，呼吸的调节依赖于随意指令和感觉输入。当你闻到肯德基炸鸡的味道时，你可以深吸一口气；当你唱"阿伊达"（"Celeste Aida"）的时候，可以维持一段长时间的呼气；或在一个令人厌恶的卫生间里，你可以摒住呼吸。尽管中枢节律发生器保证了经久不衰的节律，但并非完全自主。目前，虽然已知谷氨酸和 γ- 氨基丁酸 (GABA) 起重要作用，但我们仍不清楚呼吸节律是否源于脑干神经元的内在节律性、神经网络特性，或二者兼有。

行进

　　在脊椎动物，行进的一个显著特征是连续且模式化的肢体运动。图 24.14 所示一只行走中的猫，左后肢首先抬离地面，然后是左前肢、右后肢和右前肢。这个顺序使前肢提供稳定性，而后肢推动动物前行。后肢所产生的侧拐趋势由前肢抵消，从而避免转圈，且保证运动径直向前。这个运动顺序在脊椎动物中十分常见，包括鳄鱼、大鼠、猫和象（但不包括鱼）。甚至在有 6 条腿的非脊椎动物（如蟑螂）中也发现有类似的顺序模式。在行进中，每条腿执行一个由两种时相组成[46]的基本跨步动作：①摆动相，此期肢体向后方伸展，弯曲，抬离地面，摆向前方，再次伸展并接触地面；②支撑相，在此期间肢体与地面接触，并相对于躯体所行进的方向向后运动。

　　图 24.14 和图 24.15 显示，随着速度的提高，猫的步态发生了明显的变化。当猫在行走时，在任一时刻只有一条腿抬离地面。当速度加快至小跑时，两条腿同时抬离地面——一条前腿和对侧的一条后腿。再快至奔跑时，两前肢和两后肢交替离开地面。速度的增加伴随着每条腿在地面停留时间（支撑相）的缩短。因此，随着猫以更快的速度运动时，每条腿在

弯曲、抬高和向前移动之前都伸展更短的时间，如此的一个循环见于图 24.15。从慢走到奔跑的所有不同速度中，当每条腿向前摆时，腿抬离地面的时间改变很小。大量的证据显示，在发育过程中，内在的运动程序是遗传上预先决定和自发出现的，与经验无关[47]。

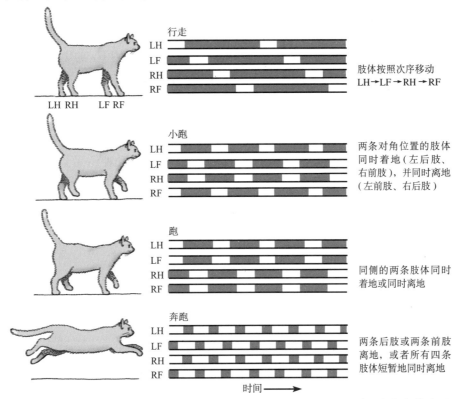

图 24.14　**猫的跨步方式**。猫在行走、小跑、跑和奔跑时的不同行进步态模式。白色条带表示足离开地面的时间（摆动相，此时屈肌运动神经元兴奋）。蓝色条带表示脚接触地面的时间（支撑相，此时伸肌运动神经元兴奋）。行走过程中，四肢按次序移动，先一侧，后另一侧。小跑时用的是一种不同的肢体间协调模式：对角线位置的肢体一起抬起。在跑步时，节律再次改变，同侧的肢体同时抬起。更快的是奔跑，先是后肢，然后是前肢同时离地。IF，左前肢；LH，左后肢；RF，右前肢；RH，右后肢。（引自 Pearson，1976。）

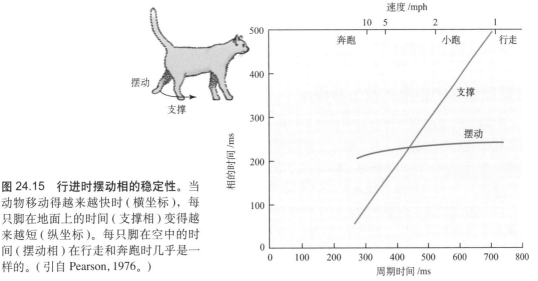

图 24.15　**行进时摆动相的稳定性**。当动物移动得越来越快时（横坐标），每只脚在地面上的时间（支撑相）变得越来越短（纵坐标）。每只脚在空中的时间（摆动相）在行走和奔跑时几乎是一样的。（引自 Pearson, 1976。）

早在 1911 年，Graham Brown[48] 发现猫行走运动中必需的基本回路似乎具有半自主性（也见于 Guertin[49]）。当胸部脊髓被横断后，猫的两条后腿仍可交替地抬起和放下。

Shik 和 Orlovsky[50]（在当时的苏联）、Nistri[51]、Grillner[52] 及同事的实验提供了中枢机制参与产生协调的行走运动的证据。Shik 及同事在实验中把猫的脑干上部横切，动物仍可站立，但不能自发地行走和跑步。如图 24.16 所示，一只脑干被横切的猫被固定，它的足接触运动中的跑步机。通过电极将一个连续的、频率为 30 ~ 60 Hz 的电刺激施加于楔状核（即中脑运动区）时，猫出现行走运动。刺激电极略有偏离（小至 0.3 mm）就无法诱导行走反应。动物行走中，前肢的支撑相和摆动相，以及肌电图记录均显示正常。以相同频率的更大电流刺激中脑运动区引起腿部肌肉推力的增加。但是，尽管电刺激强度可以影响行走运动的力度，若跑步机的速度保持恒定，则动物步伐的频率并不改变。在海龟分离的脊髓节段[53] 和大鼠脊髓切片上[54]，负责动物游泳和行走的运动神经元上也可诱导出节律性放电。虽然这样的离体脊髓标本具有产生行进模式所必需特质的中间神经元[55]，但从行走到小跑、到跳跃的转换机制仍不清楚。

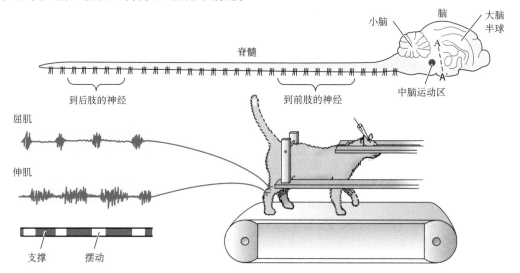

图 24.16　脑干切断 (A ~ A') 后，猫在跑步机上的行进。这样的动物无法自主行走。电刺激中脑运动区 (MLR) 使动物在跑步机上行走。行进活动相关的肌电图由置于肢体肌肉中的电极记录。行走或奔跑的速度取决于跑步机的速度。增加刺激强度或刺激频率使肢体运动的强度增加（正如动物上坡行走），但行进速度不变。（引自 Pearson, 1976。）

感觉反馈和中枢模式发生器程序

呼吸和行走的自主性具有明显的相似性。对于这两种运动，一个中枢程序命令合适的肌群按预定的顺序收缩。对于脑干的呼吸神经元，驱动力依赖于环境中的二氧化碳。在走路或奔跑过程中，腿部交替运动的驱动力依赖于中脑运动区谷氨酸能、去甲肾上腺素能、多巴胺能和 5- 羟色胺能神经元发出的下行刺激[57]。

虽然外周感受器的感觉输入对于呼吸或行走运动的产生并非必需，但其在这两种运动的调节中发挥重要作用。感觉反馈调控节律的频率和程度，使之与动物每时每刻的需要相一致。因此，呼吸的频率和深度取决于血液 pH 和二氧化碳水平，后者由主动脉和颈动脉体的感受器感知；肺内的牵张感受器也参与节律调节[56]。类似地，肌肉和关节的感受器在调节行进速度方面起到关键作用。例如，图 24.16 的实验显示，中脑运动区给予恒定电刺激时，加快跑步机的速度，猫的行进从行走到小跑，再到奔跑。跑步机以更快的速度运行时，感觉反馈明显地控制脚步的频率[57]。随着支撑相缩短，跑步机上向后移动的腿以更快的速度伸张。因此，到达传入信号引发摆动相（在摆动相里腿抬起并向前摆）所需的时间就越少。与预期一致，切断背根消除了对跑步机不同速度的反应，但不影响电刺激诱发的行走。传入反馈也被证实控制人类步态[58]。

下行运动控制的组构

至此，对运动系统的分析已经介绍了关于由肌肉产生的运动是如何被引发和控制的实验发现。肌梭的复杂性使得那些内容不太容易理解，更不必说梭外肌纤维和梭内肌纤维的共激活这样的概念了。然而，这些讨论使我们对运动控制有了大致的了解。相反，以下部分将具体描述来自皮层、红核、基底神经节和前庭器官的下行通路，以及它们之间、它们和小脑之间的相互联系，但并不提供可验证的、适当的假说来解释协调平稳、无震颤的身体随意运动是如何引发和调节的。此外，必须介绍另一个复杂的观点，即一个运动的计划通常需要适当的补偿性肌肉收缩以维持平衡，而那些肌肉运动必须在动作开始之前被启动。

术语

本书中已经强调过，解剖学知识是理解神经系统生理学的前提。然而，解剖学、影像和毁损本身不能充分解释复杂的功能（如那些参与协调随意运动的功能）。尽管如此，如果要讨论功能，认识这些结构的名称并了解它们的位置还是必要。对于不熟悉神经系统的读者来说，像内侧前庭脊髓束这样的名词，似乎与高能物理学家使用的名词一样让人迷惑不解。所幸的是，解剖学家们命名纤维传导束时坚持了严格的标准。一条通路的命名首先依照它的起始点（如在脑干中的前庭核），然后是它的终点（脊髓）。如果两条或更多同样起点的通路在脊髓中运行，它们各自的具体位置被标明为内侧或外侧、腹侧或背侧。附录 C 列出的术语表示关于中枢神经系统主轴的方向，例如"喙侧"、"前侧"和"腹侧"。

脊髓以上的运动神经元控制

图 24.17 显示了下行到运动神经元的主要通路（也见附录 C）。根据它们的解剖学和生理学功能，这些通路可以分为两大组：外侧和内侧。

外侧运动通路

位于脊髓外侧的传导通路主要与时相运动和精细操作有关，如握持和弹钢琴。**皮质脊髓侧束** (lateral corticospinal tract) 起源于大脑皮层运动区和运动前区（位于中央沟前）(Brodmann 4 区和 6 区；见附录 C)，以及大脑皮层中央后体表感觉区 (3 区) 的一小带（图 24.18)。起源于这些区域的锥体细胞的纤维向下经过内囊和大脑脚到达延髓锥体，继而大部分纤维穿过中线（交叉），在脊髓外侧继续下行。外侧皮层脊髓束的轴突 [也称为**锥体束** (pyrimidal tracts)] 主要终止于脊髓外侧灰质的运动神经元和中间神经元。此传导通路的一个重要特征是，许多皮层下行的纤维含有直接终止于控制指（趾）肌肉的运动神经元的

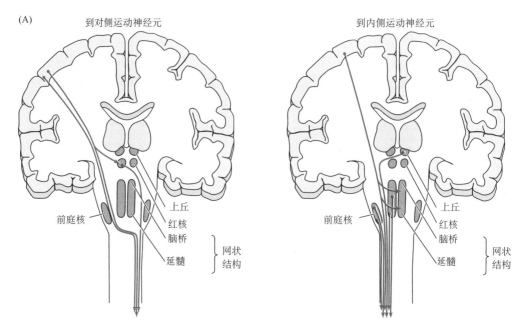

图 24.17　脊椎动物中枢神经系统支配外侧运动神经元（蓝色）和内侧运动神经元（橙色）的主要运动通路，显示在大脑半球冠状切面、延续到脑干和脊髓的纵切面模式图上。(A) 大脑皮层初级运动区中的细胞，发出轴突到对侧脊髓，形成外侧皮层脊髓束，并与红核有侧支联系。红核细胞的轴突跨过中线，并沿红核脊髓束下行。外侧束主要通过单突触和多突触的神经支配外侧运动神经元 [它们支配远端肌肉；见 (B 图)]。其他的皮层纤维不交叉，形成腹侧皮层脊髓束，并向脑干核发出侧支。维持姿势相关的肌肉主要由脑干运动区通过源自脑桥和延髓网状结构的网状脊髓束支配。前庭脊髓束起源于前庭核，顶盖脊髓束起源于上丘。(B) 支配上部躯干的运动神经元的组构，显示于脊髓颈段的横切面。肩和臂的肌肉代表区大多在内侧，而手部肌肉的代表区大多在外侧。伸肌运动神经元分布于近灰质的边缘；屈肌运动神经元的分布更靠近中央。

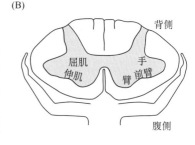

终末分支[60, 61]。在人类和其他灵长类动物，离断外侧皮层脊髓束主要引起独立运动手指的能力丧失，以及执行精细触觉的运动能力受损[62]。

　　红核脊髓束 (rubrospinal tracts) 起源于红核（图 24.17），在下降至脊髓前穿过中线交叉，终止于中间神经元，偶尔终止于与外侧运动系统相关的运动神经元。红核中的细胞按躯体拓扑排列，并接受来自运动皮层和小脑的兴奋性输入。虽然红核脊髓束的确切功能仍不清楚，但它可能与皮层脊髓束的很多功能重复，并组成一条来自皮层的平行通路[63]。在灵长类，红核脊髓束的损伤几乎没有明显的影响，但红核脊髓束和皮层脊髓束均离断后，前后肢位置的协调受到严重损害[64]。

内侧运动通路

　　位于内侧的下行传导束向伸肌运动神经元提供输入，这些运动神经元主要与持续性活动有关，如支撑和姿势的调整。除了一小部分未交叉的腹侧皮层脊髓束，下行的轴

突主要起源于脑干 (图 24.17)。内侧传导通路包括**腹侧皮层脊髓束** (ventral corticospinal tract)、外侧和内侧**前庭脊髓束** (vestibulospinal tracts)、**脑桥** (pontine) 和延髓的**网状脊髓束** (reticulospinal tracts)，以及**顶盖脊髓束** (tectospinal tract)。外侧前庭脊髓束的细胞起源 (顾名思义) 位于外侧前庭核。每个外侧前庭核接受同侧前庭器官的输入，特别是来自迷路的椭圆囊 (见第 19 章)。此束沿脊髓下行而不交叉，向支配姿势相关肌肉的内侧运动神经元提供输入：向伸肌提供单突触兴奋性输入，而向屈肌提供双突触抑制性输入，此束参与姿势维持和伸肌 (即抗重力肌) 紧张性的调节。脑桥网状脊髓束沿同侧下行，终止于脊髓节段的中间神经元，后者转而向内侧伸肌运动神经元提供双侧兴奋。延髓网状脊髓束沿双侧下行，向支配肢体近端肌肉的运动神经元提供抑制性输入。

　　另外两个内侧脑干传导通路终止于颈髓和上部胸髓水平，并与躯体上部和上肢的姿势有关，尤其与头部的位置相关。内侧前庭脊髓束源自内侧前庭核细胞，后者转而从半规管和颈部肌肉的牵张感受器接受输入[65]。此束沿同侧下行至中段胸髓水平，与角加速过程中颈部和上肢的姿势调节相关。被盖脊髓束起源于上丘，并在下行至上颈部水平之前交叉。这一通路介导头和眼的定向，使之朝向视觉和听觉目标。

运动皮层和随意运动的执行

　　图 24.18 和图 24.19 显示起源于大脑皮层初级 (M1) 和次级运动区的皮层脊髓束。位于中央后回的躯体感觉皮层也参与运动控制[66, 67]。中央前回运动区的运动细胞有序地排列形成一个肌肉组构的躯体拓扑模式。与躯体感觉皮层 (见第 21 章) 一样，人体的运动代表区图谱也是扭曲的，脸和手的代表区相对躯干代表区并不成比例。

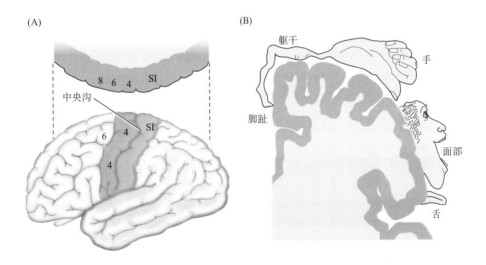

图 24.18　大脑皮层的运动代表区。(A) 大脑皮层表面的侧面观。运动由大脑皮层第 4 区 (包括皮层脊髓束的起源细胞) 内的细胞激活引起，第 4 区即初级运动皮层 (M1)。运动系统还包括第 6 区 (前运动区)，延伸至半球的内表面。绿色条带是初级体感皮层 (SI，见第 21 章)。(B) 大脑半球沿中央沟前方的冠状切面图。人体肌肉系统以一种有序而扭曲的方式表示，腿和脚在半球的内表面，头在最外侧。代表手的大片区域表示参与控制手指操作的神经元数量。

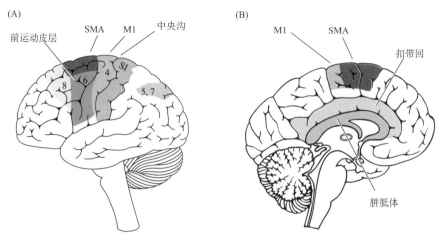

图 24.19　联合运动皮层。(A) 初级运动皮层和联合运动皮层位于中央沟前方的 Brodmann 4 区（初级运动皮层）和 6 区（前运动皮层和辅助运动区，或 SMA）内。额叶眼区位于 8 区。初级躯体皮层、SI(3、1、2 区），尤其是联合躯体感觉皮层（5 区和 7 区），产生指令用于运动的计划。(B) 大脑半球内表面。扣带运动区位于扣带回与初级运动区和辅助运动区的内延部之间。

　　Fritsch 和 Hitzig 于 1870 年通过刺激动物大脑皮层而产生运动首次揭示了躯体运动图[68]。人类的躯体运动代表区则由 Penfield 及其同事在神经外科手术的过程中首次绘制[69]。用短暂的电击对皮层表面进行局部刺激，躯体局限区域（如手指）产生运动。肌肉收缩的位置取决于刺激电极的位置。通过无创记录技术，如功能性磁共振成像 (fMRI)，也得到类似的运动皮层定位图[70, 71]。

　　次级或联合运动皮层由位于 M1 前方并略偏向外侧的前运动皮层 (Brodmann 6 区)，以及同样位于 M1 前方的辅助运动区组成（图 24.19）。这两个区域（与 M1 相似）都具有躯体拓扑性组构，并接受来自感觉联合皮层（后顶叶皮层 5 区和 7 区）的输入[72]。前运动皮层受到小脑的显著影响，辅助运动区与基底神经节相联系（见下文）。电刺激前运动皮层和辅助运动皮层诱发的运动较为复杂（如伸和抓的动作），且经常双侧出现（见第 21 章）。功能性磁共振成像 (fMRI) 在人脑的这两个区域均可观察到运动相关的活动（图 24.20）。这两个区域都以躯体拓扑的方式投射到初级运动皮层。

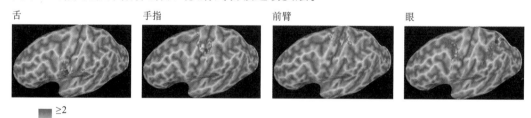

图 24.20　当受试者运动舌头、手指、前臂和眼时，人初级运动皮层的功能性磁共振 (fMRI) 成像。 伪色表示信号强度，红色最强。皮层激活模式与由电刺激获得的类似。（引自 Meier et al., 2008。原始数据由 M. S. Graziano 提供。）

运动定位图意味着什么？

　　运动定位图的首次发现，颠覆了对于运动是如何产生和控制的观点。运动初看起来似乎被一个畸变的侏儒 (distorted homunculus) 所控制，这个侏儒代表了控制各肌肉收缩的固定模式。然而，现在看来这个想法过于简单了。这个观点源于用电流来人工刺激神经元。视觉系统具有类似的问题。因此，关于视野在 17 区投射的知识是通过闪烁亮光刺激得到的。尽管这对于理解视觉信息处理的第一步是必要的，但其自身并不能揭示柱状构筑、神经元功能群组，或者运动和朝向优势的重要性。

单位记录、fMRI 和经颅磁电刺激 (transcranial magnetic electrical stimulation) 等技术已经表明，运动皮层定位图是可塑的，外周损伤后可发生改变，这种改变也可以是为习得新技巧而进行训练的结果 [73,74]。所以，在 M1 或者前运动皮层的运动定位图并非一成不变，即一个微小区域总是控制一群特定的肌纤维群 [75]。运动系统的研究留下的一个重要任务是，使其达到视觉系统已经达到的研究水平。我们将显示，在初级运动区中相同特性的神经元聚集成柱。正如检测运动的一个面或特定方向的神经元出现于初级视觉皮层以外的视觉区一样，与运动计划作出决定相关的、具有复杂特性的神经元发现于脑内的前运动皮层。到目前为止，参与运动计划的神经元群组、作出决定的神经元群组和激活合适肌群的神经元群组之间没有清楚的边界，更不用说运动学习了。与本书的其他章节一样，在随后的段落中我们选择性给出几个例子，在细胞水平描述参与手和手臂运动的运动皮层功能组构。

细胞活动和运动

在运动皮层中，与运动启动和执行相关的神经元活动是怎样的呢？M1 中单个神经元可诱发单个肌肉的收缩吗？能决定特定肌群的收缩强度吗？能控制一个关节的移动幅度，或者使身体的部分向特定方向移动吗？这些问题是由 Evarts[76,77] 提出的，他在清醒的猴执行经训练过的腕部运动时记录了运动皮层锥体束细胞的活动 (图 24.21)。

在这个实验，以及随后描述的其他实验中 (也见于第 21 章和第 23 章)，电极被长期植入皮层，通常是几周，甚至几年 [78]。而且，动物作出一个正确选择时得到奖赏。通过对腕部施加负载来对抗弯曲或伸展，Evarts 可以在各个方向分解运动所需力量。早期结果相当明确，单个神经元的放电与弯曲或伸展相联系。然而，它们的放电频率与执行运动所需的力量有关。皮层细胞的这一行为与它们所投射的脊髓运动神经元并无差异。随后实验发现，这种特殊类型的行为是直接终止于脊髓运动神经元的皮层脊髓束细胞所特有的 [60]。其他类型的细胞表现出更为复杂的行为，这取决于所施加的负荷或肢体的起始位置。

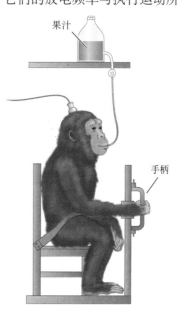

果汁

手柄

图 24.21　记录与腕部运动相关细胞活动的实验装置。先训练猴学会把手柄移动到指定位置。猴坐在椅子上，前臂放在一个槽中。猴通过腕部的弯曲或伸展，在不同档之间向右或向左转动手柄。用负重系统或力矩马达 (未显示) 给手柄加上负载来对抗弯曲和伸展。对于视觉导向运动，手柄位置示于显示屏上。当猴将手柄放在指定位置时，它得到果汁作为奖赏。单个运动单位的活动用置于脑适当区域的微电极进行记录，电极放置通过固定于颅骨上的微操纵器来实现。

手臂运动方向相关的皮层细胞活动

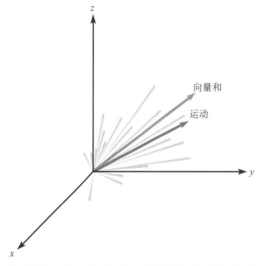

图 24.22 运动皮层对运动的编码。 皮层神经元的最优方向显示于三维坐标中。在经过训练的肢体运动期间，每个神经元的活动以一个向量表示，其长度与它的发放频率成正比。该神经元群的向量和 (P) 由箭头表示，其方向与运动的方向 (M) 相似。(引自 Georgopoulos，Schwartz, and Kettner，1986。)

伸手去抓一个想要的东西需要一系列精密的神经计算。被抓的物体和它的空间位置首先通过视觉辨认。然后目标的位置必须与手的位置进行比较，并计算出一个轨迹将它们联系起来。最后，空间轨迹必须转化成肌肉的协调收缩，使手移至空间的那个位置。值得一提的是，往往有许多轨迹可以达到相同的目标——想想我们的肩、肘和腕的组合。最舒适或最快速的方式必须被选出来。Georgopoulos 及同事研究了皮层神经元组织这样的三维运动的方式[79 ~ 81]。对于正在执行视觉引导手臂运动的猴，他们用多电极记录了运动皮层许多单个单位的活动。当向一个特定方向运动 (向左、右、上或下) 时，初级运动皮层手臂代表区的神经元以最大频率放电。最优方向 (preferred directions) 并非绝对，这些神经元的放电随着伸出角度的改变而减少。而且，最优方向还随肢体的起始位置或姿势而变化。在一系列实验中分析了 2385 个记录位点，其中 985 个 (41.3%) 具有方向性调谐。

图 24.22 显示了当手臂移向它的目标时，单个单位的放电强度和优选方向。一个神经元集群的活动决定了运动轨迹。其活动的结果 (以箭头表示) 编码一个方向，等价于所有参与活动的神经元最优方向的向量和。尤为有趣的是，具有相同优选方向的神经元在皮

(A)

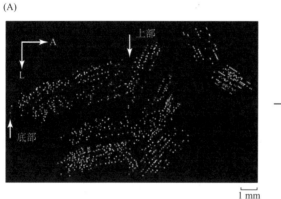

(B)

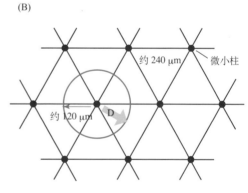

图 24.23 运动皮层内，对运动方向起反应的神经元定位。 (A) 猴沿 x、y 或 z 轴某个特定方向做三维运动所诱发的活动，用一个点来代表。颜色代表球面上的向量，以运动角度的余弦值表示。蓝色、品红色、绿色、灰色、蓝绿色、红色、白色和黄色点，每个点对应图 24.22 中一个特定运动方向。(B) 此模式图将每个柱的中心 (即微小柱) 显示为一个点，向量显示为蓝箭头。每个柱的中心直径大约 30 μm，而柱的直径大约 240 μm。注意：运动柱都是聚集在一起的而不是随机分布的。具有相同最优方向的微小柱出现在二聚体或三聚体中。(引自 Georgopoulos et al., 2007。图片承 A. P. Georgopoulos 提供。)

层纵深方向聚集成柱 [图 24.23(B)]。位于柱中央的细胞根据运动的精确角度而放电 [图 24.23(B) 中蓝箭头所示]，而接近柱边缘的神经元放电在优选角度运动中呈现较大变异。柱宽 50 ~ 100 μm，柱间距 200 μm，呈格状规整排列。Georgopoulos 及其同事们提出，神经元优选的、钟形的方向调谐曲线 (tuning curve) 是丘脑对特定柱的兴奋性输入产生的结果，随后由局部中间神经元介导兴奋性和抑制性混合输入。在运动皮层得到的这些结果，使人想起运动的视觉目标定位在视觉皮层的中部颞叶区 (MT) 的方式 (见第 3 章和第 22 章)。

运动的更高级控制

运动的更高级组织再次与视觉系统类似 (见第 2 章和第 3 章)。因此，虽然对于视皮层神经元柱如何对一个刺激的方向和运动产生选择性反应已有相当了解，但我们还不知道整个图像如何拼凑在一起。与之类似，虽然我们有了关于运动皮层神经元柱如何向特定方向移动臂部的信息，但是计划、学习或决定这个动作的细胞机制仍不清楚。以下关于反馈机制、眼动、预期机制 (anticipatory mechanism) 和镜像细胞 (mirror cell) 的描述，简要总结了关于运动区采用高级控制机制的概念演进，以及它们与感觉系统的相互作用。

第一个问题是关于外周反馈在执行随意运动中的作用。对清醒受试者进行的实验表明，它起重要作用但并非必需。因此，切断背根后，猴仍能移动手臂。但是，即使运动控制是完整的，肢体也倾向于废用。Marsden 及其同事[82] 研究了一名男性患者手工操作的运动情况。该患者患有影响背根的严重周围神经疾病，导致传入神经阻滞。他的手的力量几乎不受影响，而且手指、手和前臂能进行精确的随意运动。当然，他无法判断物体的重量。而且，他无法完成日常生活中的简单动作，如端茶杯、用笔写字或系衬衫扣子。如果没有视觉反馈，他也无法维持肌肉收缩超过 1 s 或 2 s。

注视和追踪物体时的眼睛运动是说明运动执行中反馈是必需的一个典型例子。眼动代表了一个与感知相关的运动控制的行为系统，给一个可控的输入，就可以精确测量输出。感觉信息的传入来自前庭器官和眼本身。当头转动或者追踪移动物体时，眼通过协调的方式运动以保持物象。当头移动或转动时，由于眼的移动是有限的，它们慢慢地转向相反的方向，并快速返回。这个快速的偏转就是**扫视** (saccades)(前庭器官，尤其是半规管在扫视运动中的作用已经在第 22 章讨论过)。扫视和其他运动的一个基本特征是，运动系统会确保身体动作的效应被中和。因此，在进行视觉运动时，我们无法感觉到跳跃型眼球运动。视网膜上的物像是固定的，而且我们无法意识到由扫视产生的视觉刺激[83~85]。如果你转头，周围环境似乎并未转动。但是，如果轻轻地用你的手指按住一只眼的眼角，物像就会移动(小心点做，我们可不赔偿损伤！)。两眼之间运动的差别是什么呢？当神经系统发出指令让眼外肌收缩时，它们忠实地执行命令 (记住，前已提及，眼外肌需要克服的负荷实质上是恒定的，而且相对不受重力的影响[29])。与此同时，来自计划行动中枢的推理性指令传到视觉中枢；这些保证了运动程度可以预期，且视网膜上的运动感知被消除。当用一个手指压住眼睛时，则没有这样的预期信息提供给视觉系统。

预期信息在控制身体运动中也起重要作用。如果抬起一条腿，你的重心将偏移。若没有进行校正，你将会跌倒。在运动产生后进行校正是无效的，或者说是无用的。

图 24.24 显示的内容是，手臂在意愿的作用下抬起之前，身体对侧的肌肉适当地收缩以保持平衡[86]。在图 24.24 所示的实验中，正常受试者被要求在听到声音后抬腿 45°。整

个身体的运动被追踪、照相、分析，同时记录肌肉收缩的肌电图。图 24.24(C) 下迹记录的是身体对侧，在抬腿之前它已经开始升高。预期补偿和推测放电的重要性由 Sommer 和

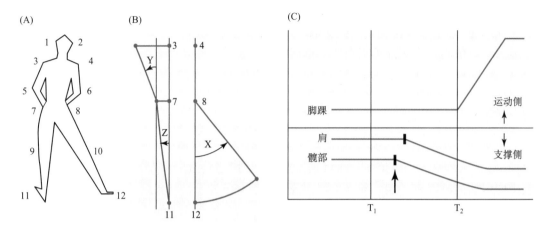

图 24.24   对于抬起身体一侧腿的动机做出反应的补偿运动。(A) 显示了抬腿，数字表示通过动态分析 (预先摄影，pre-video) 来分析运动得到的点。(B) 模式图显示躯干的姿势校正。(C) 最初的运动预期性发生在身体的对侧 (见箭头)，在腿抬起之前。(引自 Lee et al., 1995。)

Wurtz 所描述：

　　我们做的每个运动激活我们自己的感觉感受器，从而给大脑提出一个问题：虚假的、运动相关的感觉必须与真正重要且代表外界环境的感觉输入区别开来。这样的环路传送每个运动指令的副本 (即预测放电) 到处理感觉输入的脑区[87]。

　　当考虑运动控制的更高级方面时，感觉系统和运动系统之间的界限就消失了。例如，在一个任务中，动物对一个特定的振动频率作出反应，并执行正确的运动 (见第 23 章)。前运动皮层中的神经元编码振动本身及将要出现的运动反应。另一例子，在猴和人的前额叶皮层中，某些细胞 [称为**镜像神经元 (mirror neuron)**] 的活动与运动的观察和设计有关。因此，Rizzolati 及其同事们证明，当猴执行一个动作 (如抓一根棍子) 和他观察另一只猴做同样的动作时，相同的神经元产生发放[88]。这些镜像细胞似乎在通过复制别人的动作来学习如何运动时发挥作用 (也见第 23 章)。Romo 及其同事的工作提供了另一个例子，神经元的活动依赖于感觉分辨、学习和记忆[89]，具体将在第 23 章讨论。

小脑和基底神经节

　　本部分论述两个协调身体运动的结构 (小脑和基底神经节)。它们对精确运动、防止震颤和痉挛是必需的，并参与运动学习。

小脑

　　小脑的主要解剖特征如图 24.25 和附录 C 所示。小脑通过与前运动皮层和前庭系统的广泛联系参与运动控制[90, 91]。它通过脑干运动核来影响脊髓的运动装置。尽管最近的实验提供了小脑功能的分子和细胞机制的重要信息，但是 50 年前，Adrian[2]（又一次提到此人！）对小脑功能的清晰总结至今似乎仍是优雅、清楚和准确的：

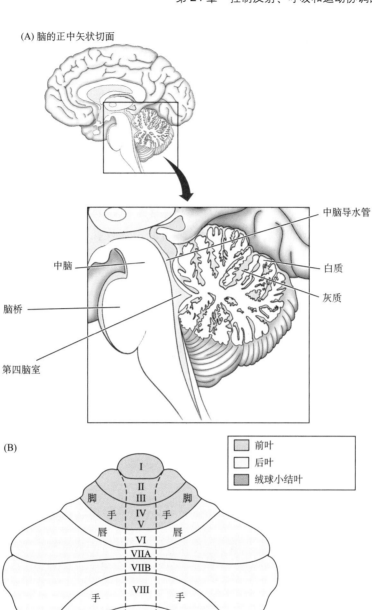

(A) 脑的正中矢状切面

中脑

脑桥

第四脑室

中脑导水管

白质

灰质

(B)

前叶
后叶
绒球小结叶

脚　脚
手　手
唇　唇

手　手

脚　脚　脚　脚

I
II
III
IV
V
VI
VIIA
VIIB
VIII
IX
X

图 24.25　小脑的位置和主要结构。(A) 显示小脑与中脑和脑干的位置关系。(B) 显示在小脑前、后叶上的躯体拓扑代表区。

　　小脑具有即时且非意识的功能。不论肢体做什么运动，它都能保持身体的平衡，并且保障肢体可以做它们被要求做的任何事情。它的活动表明，在执行意识的决定中，通过神经系统机制可以做非常复杂的事情。如果我决定抬起手臂，一个信息从一侧大脑半球的运动区被派送到脊髓，并且这个信息的副本传至小脑。在小脑，这个信息与其他感觉冲动相互作用，结果是辅助指令传到脊髓，以便在需要的时候，合适的肌肉准确参与进来。这两个方面的因素抬起了我的手臂，并保持我的身体不倾斜。小脑能得来自肌梭和压力感受器的所有信息，所以它可以发挥必要的作用，防止信息交通阻塞和不良协调。如果小脑受损，正常的时序被打乱，肌肉参与的要么过早，要么太晚，或施加错误的力量。这项工作需要非常精细，特别是当身体必须平衡在双腿上，用手臂进行所有形式的运动时。但这是在意识下达指令后神经系统机制的调控而完成的。小脑与制订总体计划没有任何关系。切除小脑不会影响感觉和思考，但我们必须知道，此时我们的肢体不再受到完全的控制，我们也不得不相应地设计好我们的活动。

小脑的联系

小脑接受本体、前庭和全身的其他感觉输入，还接受来自运动皮层和联合皮层的大量投射。这些多样的联系使得它在执行皮层提供的运动计划过程中，可以将真实的或预期的活动进行比较[92, 93]。图 24.26 显示投射至小脑和从小脑发出的传入和传出通路。

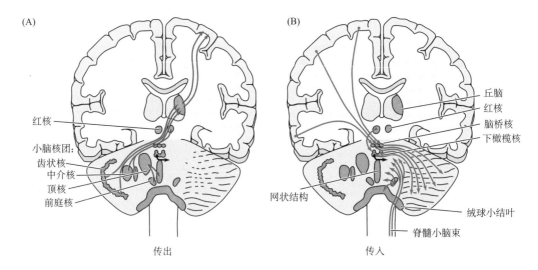

图 24.26　小脑的传出和传入通路，显示了小脑与位于其下的核团、大脑半球、脑干和脊髓的位置关系。(A) 小脑的输出（红色）经齿状核、中介核和顶核。齿状核的纤维经丘脑的腹外侧核和部分腹后外侧核支配对侧的运动皮层。中介核投射到对侧红核。顶核投射到前庭核和脑桥延髓网状结构，对内侧运动系统起作用。(B) 来自大脑皮层广泛区域的纤维，经脑桥核到达小脑外侧半球（蓝色）。来自红核的输入经下橄榄核的中继。更内侧处，小脑接受脊髓小脑束的广泛输入。绒球小结叶由前庭核提供输入。

外侧半球接受来自大脑皮层广泛区域的输入（通过脑桥的中继核团）和红核的输入（通过下橄榄核）。绒球小结叶接受来自前庭核的输入[94]。小脑皮层内侧区域接受来自脊髓所有节段水平的本体感觉和皮肤感觉的输入。鉴于此，Sherrington 称小脑为"本体感觉系统的头部神经节"[95]。

小脑的一个基本特征是纤维投射以高度有序的方式排列。因此，感觉输入在小脑皮层形成多重躯体代表区，并且这些代表区重叠于相同区域的运动代表区之上。从神经连接上可以看出这样的事实，姿势和姿态主要受到来自位于小脑中线部位细胞输出的影响，而精细运动依靠更靠外侧的细胞输出。

小脑皮层的唯一输出是**浦肯野细胞 (Purkinje cell)** 的轴突，它们全是抑制性的。浦肯野细胞的轴突投射至深部小脑核团、前庭神经核的细胞，而且是以有序的方式投射（图 24.26）。从绒球和小结（前庭小脑）发出的纤维直接投射至前庭神经核，其余的纤维按照从内至外跨过整个小脑的顺序投射至深部核团。位于小脑皮层中线部位的浦肯野细胞投射至顶核，后者投射至前庭神经核和网状结构，从而影响前庭脊髓束和网状脊髓束，亦即与姿势和平衡有关的内侧运动系统。位于更外侧的浦肯野细胞投射至中间核，位于最外侧的投射至齿状核[96]。这些核团通过丘脑腹外侧核向运动皮层发出输出。它们主要影响外侧运动系统，从而影响与精细运动有关的肌肉系统。中间核也投射至红核。在每个小脑皮层区，都保持躯体定位的顺序，而且通过每个核团的投射也继续保持这种顺序。

小脑皮层的突触组构

在中枢神经系统的区域中，很少有像小脑那样，传入轴突和输出的功能联系已被追踪得如此全面[97]。在完整的标本和切片上，许多技术（包括解剖和分子研究）及光学和电学记录，均已用于揭示神经联系的方式和它们的生理学机制。

Ramóny Cajal 揭示了小脑的细胞构筑[98]，随后应用光学和电子显微镜进行了详细研究。小脑皮层由三层组成（图 24.27）。最内层聚集着 $10^{10} \sim 10^{11}$ 个**颗粒细胞**（granule cell），其

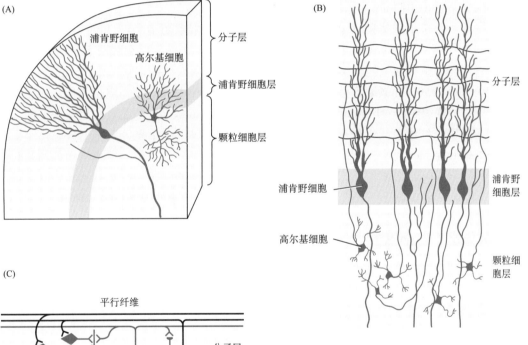

图 24.27　小脑的突触组构。(A) 和 (B) 从两个方向显示浦肯野细胞的树突分支：沿平行纤维方向及与其垂直的方向。小脑皮层进一步分为颗粒细胞层、浦肯野细胞层和分子层。红色细胞是兴奋性的，蓝色细胞是抑制性的。小脑皮层到小脑深部核团唯一的输出，是浦肯野细胞的抑制性轴突。(C) 深部核团神经元的轴突形成小脑的输出通路。苔状纤维的输入兴奋颗粒细胞，后者的轴突上升至分子层形成一个平行纤维网络。平行纤维在浦肯野细胞、星状细胞、篮状细胞和 Golgi 细胞的树突形成兴奋性突触。攀缘纤维与浦肯野细胞形成兴奋性突触联系。攀缘纤维和苔状纤维均与小脑深部核团内的细胞建立兴奋性联系。

数量接近神经系统中所有其他细胞之和！它们发出轴突至最外层（分子层），形成一个平行纤维（parallel fiber）系统，每条纤维沿小脑叶延伸数毫米。颗粒细胞层还有高尔基细胞（Golgi cell），它们与颗粒细胞形成抑制性突触。

小脑皮层第二层被浦肯野细胞占据。如前所述，这些细胞的轴突构成小脑皮层的唯一输出纤维。浦肯野细胞的树突延伸至小脑皮层的外分子层，并发出分支与平行纤维束成直角。平行纤维与浦肯野细胞远端树突的棘状突起建立兴奋性突触联系。如图 24.26 所示，浦肯野细胞沿小脑叶排成一排，平行纤维从其中穿过，很像架在电线杆上的电话线。据估计，每个浦肯野细胞接受大于 200 000 个平行纤维的输入。

每根平行纤维排列成束状的浦肯野细胞，这些细胞沿着小脑叶伸展，并以一种有序的方式投射到其下方的小脑核团。这种排列的意义在于：一束浦肯野细胞可以囊括一个区域内的所有来自肌梭和关节的输入（如上肢肩、肘和腕关节），从而为协调复杂的运动提供一个可能的躯体代表区。平行纤维的长度足以连接投射至邻近深部核团的浦肯野细胞。因此，不同的核团可以通过协调的方式发挥作用。皮层结构的第二层还含有**星状细胞**（stellate cell）和**篮状细胞**（basket cell），它们从远处的平行纤维向浦肯野细胞发出抑制性输入，这种排列与感觉系统中的侧抑制类似。

从皮质－脑桥中继站和感觉系统传来的信息通过**苔状纤维**（mossy fiber）流入小脑，这些纤维与颗粒细胞、高尔基细胞和深部核团的神经元建立兴奋性突触联系[99]。苔状纤维兴奋平行纤维（颗粒细胞的轴突），在浦肯野细胞中产生简单锋电位（simple spike）。这些锋电位以 50 ~ 150/s 的频率连续发生，这与其他神经元中普通的动作电位类似。相反，源于下橄榄核的**攀缘纤维**（climbing fiber），与 1 ~ 10 个浦肯野细胞的胞体和近端树突建立广泛的联系。攀缘纤维对浦肯野细胞具有强烈的兴奋作用[100]，并产生大的平台电位而引起复杂锋电位（complex spike）[101]。这一活动涉及树突上的钙动作电位，造成钙内流和长时程压抑[102, 103]。多方面证据表明，在经典条件反射中条件刺激是通过简单锋电位（由苔状纤维诱发）传递，而非条件刺激的传递则是由复杂锋电位（由攀缘纤维诱发）介导。

小脑做什么？如何做的？

很多专著和期刊是专门关于小脑的。一种谨慎的观点是，在 2009 年一篇关于小脑的结构与功能的综述中必须包含以下的陈述：

虽然对于"小脑做什么、如何做"尚无一致看法，但对小脑的结构和功能的一些原理已有很好的了解[90]。

电学和光学记录结果表明，当猴在清醒状态下执行经训练过的运动时，小脑在计划和执行眼、身体的整体协调运动方面是必需的。此外，我们习以为常的行为，比如端一个杯子到嘴边或者坐下，首先必须要学习。损毁小脑后所产生的效应支持"小脑在运动学习中起作用"的想法。在小脑突触（如平行纤维和浦肯野细胞间、苔状纤维和小脑核团之间）中普遍存在的长时程抑制和长时程增强（见第 16 章），为运动学习提供了可能的机制[104]（也见 Welsh et al.[105]）。毁损实验和临床疾病支持小脑在学习、运动调控和高级认知功能中发挥关键作用的观点。然而，这方面的文献范围太广，本章不一一描述（见 Strick et al.[106] 和 Thach[107]）。

不管是由疾病引起还是先天发育所致，患者中大多数的小脑病变是弥散的而非局灶性的，且伴随平衡和运动控制相关的体征及综合征[108]。从它们与前庭系统的联系可推知，绒球和小结的局部病变导致平衡和眼运动的紊乱，以及躯体运动紊乱。小脑病变的共同特征是运动中的**意向性震颤** (intention tremor)，即出现在手部，从小的、节律性和无目的的颤抖开始，并不断加强。这种震颤与基底神经节病变所致的静止性震颤不同（见后）。

在本章的前面部分我们已经指出，下行控制到脊髓中间神经元和运动神经元的一个主要功能是防止震荡的产生。原则上，缺少下行控制时震荡是不可避免的，因为每块肌肉的收缩会激活它的拮抗肌的牵张感受器。小脑必须分辨从身体外面来的感觉输入和由中枢神经系统产生运动的次级感觉[87]。它预测运动指令的在感觉方面的结果，然后，通过内反馈把合适的运动指令传递到肌肉。

基底神经节

组成基底神经节的核团在运动调控中起重要作用。小脑主要与身体的位相运动有关（如扫视和手指指向），而基底神经节的主要功能是调节姿势、对抗震颤和保持静态肌肉收缩。基底神经节的神经元可同时激活主动肌和拮抗肌，这个机制适合稳定关节（如膝关节）[109]。基底神经节也协助终止运动和运动学习。Kandel 及同事[110]甚至提出，基底神经节可能在精神分裂症的发生中有一定作用。这里，我们仅提供一个对大量有关基底神经节结构和功能的文献的简要总结和指南（见文献[111～113]）。

基底神经节由位于大脑半球外部皮层下的核团组成，主要结构是**尾状核** (caudate nucleus) 和**壳核** (putamen)[两者合称为**新纹状体**，neostriatum]，以及**苍白球** (globus pallidus) 外侧和内侧部（图 24.28）。两个中脑结构——**黑质** (substantia nigra) 和**丘脑底核** (subthalamic nucleus)，与基底神经节有传入和传出联系，属于该环路的一部分。黑质多巴胺能神经元（见第 14 章）投射到纹状体（黑质纹状体通路）。黑质神经元释放多巴胺，多巴胺抑制一些神经元，兴奋另外一些神经元，对纹状体的总体效应是兴奋性的[114]。纹状体接受来自大脑皮层，特别是中央前回的广泛投射。基底神经节的主要输出来自苍白球，

图 24.28　基底神经节。大脑半球的冠状切面，接脑干和脊髓的纵切面。基底神经节包括尾状核、壳核和苍白球（外侧部和内侧部）。另外两个核团——黑质和丘脑底核，与基底神经节有着广泛的相互联系，有时也把它们作为基底神经节的一部分。基底神经节的输入主要来自皮层（左侧，蓝色）。基底神经节的输出进入丘脑的腹前核和腹外侧核，这两个核团转而投射至大脑皮层（右侧，红色），完成皮层反馈环路。还有传出通路经过脑桥脚核投射到前庭核和延髓网状结构。

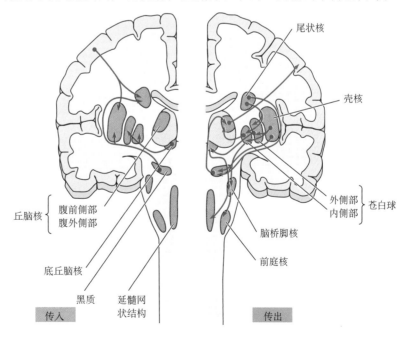

尾状核

壳核

外侧部
内侧部 } 苍白球

脑桥脚核

前庭核

丘脑核 {

腹前侧部
腹外侧部

底丘脑核

黑质

延髓网状结构

传入　　　传出

直接投射到丘脑的腹外侧核和腹前核 (与接受小脑输入的区域相重合)，并返回到皮层。基底神经节通过这一复杂的反馈环路调节运动[115]。

　　基底神经节的突触传递和整合具有高度的可塑性。长时程增强 (LTP) 和长时程抑制 (LTD) 发生于纹状体中等棘突投射神经元 (medium spiny projection neuron) 的谷氨酸能突触[116]。基底神经节的突触传递也受气体分子一氧化氮 (NO) 所调控，NO 作为一个局部神经递质，由神经元释放并在局部扩散[117]。因为是气体，NO 的释放依赖于神经元中的合成速率，合成 NO 的神经元约占纹状体神经元总数的 2%[118]。在基底神经节，NO 的主要作用是通过第二信使系统兴奋性地调节突触传递的效率 (见第 14 章)。

基底神经节的环路

　　尾状核和壳核在基底神经节的信息输入阶段行使功能 (图 24.29)。壳核接受中央沟周围的感觉运动带的输入，因此它的活动与运动有直接的关系。尾状核接受额叶皮层的支配，并参与高级认知过程。这种平行排列是基底神经节在认知、情感及运动信息处理中作用的基础。尾状核和壳核的 GABA 能神经元投射到苍白球，并抑制其活动。苍白球的神经元也是抑制性的[119]，它们向腹前核和腹外侧核的丘脑神经元释放 GABA。因为苍白球的神经元持续发放，它们连续地抑制从丘脑到皮层的兴奋信息流[109]。在苍白球中，与腕部运动相关的单个神经元的放电频率，相对地不受腕的位置、运动速度或腕的负荷的影响，相反，对这类神经元最强的刺激是突然运动，在经历一个延迟后，产生一个明显的频率增加。Mink 和 Thach[109] 推测，苍白球细胞的放电与解除关节固定中起作用的"维持机制"(holding mechanisms) 有关，从而使运动得以发生。打个比方，延迟发放就像在坡上发动汽车，松开手刹只能在已经给车轮施加动力之后。下面是基底神经节功能联系的简化流程：

皮层活动增加 ⟶ 兴奋尾状核和壳核 ⟶ 抑制苍白球 ⟶ 丘脑去抑制 ⟶ 丘脑皮层通路活动增加 ⟶ 激活皮层。

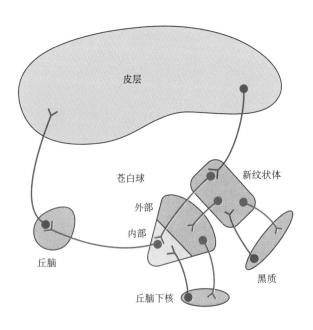

图 24.29　基底神经节的功能环路。 皮层中的谷氨酸能神经元兴奋新纹状体 (尾状核和壳核) 的 GABA 能细胞。纹状体神经元投射到外侧苍白球 (间接通路) 和内侧苍白球 (直接通路)，抑制那些核团中的 GABA 能神经元。内侧苍白球的 GABA 能神经元投射到丘脑，并抑制它。黑质的多巴胺能神经元对纹状体的净效应是兴奋性的。丘脑底核的谷氨酸能神经元被来自外侧苍白球的投射所抑制，并兴奋内侧苍白球的 GABA 能神经元。兴奋性神经元显示为红色，抑制性神经元为蓝色。气体分子一氧化氮在纹状体、伏隔核、丘脑下核和黑质内是一个重要的调节性递质。

基底神经节疾病

基底神经节在运动控制中的重要性体现在影响其功能的神经退行性疾病会产生严重后果[120]。James Parkinson 于 1817 年描述了"震颤麻痹"。**帕金森病** (Parkinson's disease) 的特征是：持续的静止性震颤（搓丸状），由于同步激活拮抗肌导致的肌张力增高，运动引发和终止困难，以及一旦引发后运动迟缓。在涉及从一个活动切换到另一活动的任务中，缺陷尤为突出。

帕金森病发生的一个关键因素是黑质多巴胺能神经元变性。但是，多巴胺不能直接用于患者以对抗缺陷，因为它不能通过血脑屏障并且具有严重的外周副作用。取而代之，常规的治疗是口服一种多巴胺的前体左旋多巴 (L-DOPA)，左旋多巴可透过血脑屏障，并被黑质神经元利用以合成多巴胺。简而言之，帕金森病中多巴胺的缺失降低了纹状体的活动，结果其对苍白球的抑制减弱。苍白球放电增加抑制了丘脑的神经元，后者转而减少了向运动皮层的兴奋性输入。其结果是运动减少，即这种疾病的主要症状。

临床上另一种重要的基底神经节疾病是**亨廷顿病** (Huntington's disease)，它是一种基因决定的疾病，其标志是自发的、间断的运动。因而给了这个病取了另一个名字，即亨廷顿舞蹈病（来源于希腊语"舞蹈"一词）[121]。患者在 20 多岁或 30 多岁出现典型的综合征和体征，这是由于支配外侧苍白球的纹状体神经元变性所致。

尽管神经系统损伤和疾病所导致的行为变化为了解正常功能提供了主要的线索，但它们无法揭示机制。可以肯定的是，基底神经节和小脑组织、协调和参与了运动学习，但这是如何实现的，目前还不清楚。

小结

- 一个运动单位由一个 α- 运动神经元和它所支配的骨骼肌纤维构成。
- 肌梭传入纤维与支配其原肌肉的所有运动神经元建立分散的突触联系。
- 肌肉收缩从小的运动单位开始，逐渐发展到大的运动单位（运动募集的大小原则）。
- 牵张反射兴奋协同肌，并通过抑制性中间神经元抑制拮抗肌。
- 肌梭对牵张的敏感性受 γ- 运动神经元（梭状运动神经元）的激活调节，这些神经元引起梭内肌纤维收缩。
- 在程序性运动中，α- 和 γ- 运动神经元共激活持续地调节肌梭，以保持其敏感性。
- 痛觉刺激引起的屈肌反射和交叉伸肌反射包含了运动所需的肢体间协调的组分。
- 内侧和外侧脊髓运动神经元池分别支配躯干和远端肢体的肌肉。
- 呼吸和行进提供了源自中枢神经系统中模式发生器的运动程序的例子。
- 初级运动皮层（或 M1）位于中央沟前面，具有躯体拓扑定位图。
- M1 中许多神经元按方向选择性聚集成柱。
- 协调运动的计划包括预期的调整，这种调整涉及肌肉收缩对反馈机制的效应。
- 小脑通过与皮层间的反馈，以及经红核和脑干核团的下行指令，计划和执行运动命令。小脑损伤扰乱协调性。
- 基底神经节向大脑皮层提供负反馈。基底神经节疾病的后果反映了反馈环路的复杂模式，后者是其功能基础。

（王霄汉　译；王中峰，陈全辉，胡志安　校）

参 考 文 献

1 Adrian, E. D. 1959. *The Mechanism of Nervous Action*. University of Pennsylvania Press, Philadelphia.

2 Adrian, E. D. 1946. *The Physical Background of Perception*. Clarendon, Oxford, England.

3 Kanning, K. C., Kaplan, A, and Henderson, C. E. 2010. *Annu. Rev. Neurosci* 33: 409-440.

4 Brannstrom, T. 1993. *J. Comp. Neurol.* 330: 439-454.

5 Eccles, J. C. 1981. *Appl. Neurophysiol.* 44: 5-15.

6 Hultborn, H. 2006. *Prog. Neurobiol.* 78: 215-242.

7 Mendell, L. M., and Henneman, E. 1971. *J. Neurophysiol.* 34: 171-187.

8 Lucas, S. M., and Binder,M. D. 1984. *J. Neurophysiol.* 51: 50-63.

9 Brown, A. G., and Fyffe, R. E. W. 1981. *J. Physiol.* 313: 121-140.

10 Burke, R. E., and Glenn, L. L. 1996. *J. Comp. Neurol.* 372: 465-485.

11 Kuno, M. 1971. *Physiol. Rev.* 51: 647-678.

12 Kirkwood, P. A., and Sears, T. A. 1982. *J. Phvsiol.* 322: 287-314.

13 Henneman, E., Somjen, G., and Carpenter, D. O. 1965. *J. Neurophysiol.* 28: 560-580.

14 Sherrington, C. S. 1906. *The Integrative Action of the Nervous System*. 1961 ed. Yale University Press, New Haven, CT.

15 Marchand- Pauvert, V. et al. 2005. *J. Phvsiol.* 566: 257-271.

16 Bannatyne, B. A.et al. 2009. *J. Physiol.* 587: 379-399.

17 Crago, R E., Houk, J. C., and Rymer,W. Z. 1982. *J. Neurophysiol.* 47: 1069-1083.

18 Matthews, P. B. C. 1972. *Mammalian Muscie Receptors and Their Central Action*. Edward Arnold, London.

19 Edin, B. B., and Vallbo, A. B. 1990. *J. Neurophysiol.* 63: 1307-1313.

20 Windhorst, U. 2007. *Brain. Res. Bull.* 73: 155-202.

21 Eccles, J. C., and Sherrington, C. S. 1930. *Proc. R Soc. Lond. B* 106: 326-357.

22 Leksell, L. 1945. *Acta Physiol Scand.* 10(Suppl. 31): 1-84.

23 Kuffler,S. W., Hunt, C. C., and Quilliam, J. R 1951. *J. Neurophysiol.* 14: 29-51.

24 Sears, T A. 1 964. *J. Physiol.* 174: 295- 315.

25 Allen, T. J., Ansems, G. E., and Proske, U. 2008. *Exp. Physiol.* 93: 391-398.

26 Critchlow, V, and von Euler,C. 1963. *J. Physiol.* 168: 820. 847.

27 Durbaba, R. et al. 2003. *J. Physlol.* 550: 263-278.

28 Smith, J. L. et al. 2009. *J. Appl. Physiol.* 106: 950-958.

29 Daniel, P. 1946. *J. Anat.* 80: 189-193.

30 Pierrot- Deseilligny, C. 2009. *Ann. N YAcad. Sci.* 1164: 155-165.

31 Sherrington, C. S. 1910. *J. Physiol* 40: 28-121.

32 Konishi, M. 2004. *Ann. N Y Acad. Sci.* 1016: 463-475.

33 Briggman, K. L., and Kristan, W. B. 2008. *Annu. Rev. Neurosci* 31: 271-294.

34 Da Silva, K. M. C. et al. 1977. *J. Physiol.* 266: 499-521.

35 Feldman, J. L., Mitchell, G. S., and Nattie, E. E. 2003. *Annu. Rev. Neurosci* 26: 249-266.

36 Davies, J. G., Kirkwood, P A and Sears, T.A. 1985. *J. Physiol.* 368: 63-87.

37 Nicholls, J. G. et al. 1990. *J. Exp. Biol.* 152: 1-15.

38 St. John, W. M. 2009. *Philos. Trans. R Soc. Lond. B. Biol. Sci.* 364: 2625-2633.

39 Muller, K. J. et al. 2009. *Philos. Trans. R. Soc. Lond. B. Biol. Sci.* 364: 2485-2491.

40 Spyer, K. M.,and Gourine, A. V. 2009. *Philos. TranS. R. Soc. Lond. B. Biol. Sci.* 364: 2603-2610.

41　Huckstepp, R. T. et al. 2010. *J. Physiol.* 588: 3901-3920.

42　Eugenin, J., and Nicholls, J. G. 1997. *J. Physiol.* 501: 425-437.

43　Champagnat, J. et al. 2009. *Philos. Trans. R. Soc, Lond. B. Biol. Sci* 364: 2469-2476.

44　Dubreuil, V. et al. 2009. *Philos. Trans. R. Soc. Lond. B. Biol. Sci* 364: 2477-2483.

45　Cifra, A. et al. 2009. *Philos. Trans. R. Soc. Lond. B, Biol, Sci* 364: 2493-2500.

46　Pearson, K. 1976. *Sci. Am.* 245: 72-86.

47　Dasen, J. S., and Jessell, T. M. 2009. *Curr. Top. Dev. Biol.* 88: 169-200.

48　Brown, T. G. 1911. *Proc. R. Soc. Lond. B,* 84: 308-319.

49　Guertin, P. A. 2009. *Brain Res. Rev.* 62: 45-56.

50　Shik, M. L., and Orlovsky, G. N. 1976. *Physiol. Rev.* 56: 465-501.

51　Taccola, G., and Nistri, A. 2006. *Crit. Rev. Neurobiol.* 18: 25-36.

52　Kozlov, A. et al. 2009. *Proc. Natl. Acad. Sci. USA* 106: 20027-20032.

53　Guertin, P. A., and Hounsgaard, J. 1998. *Neurosci Lett.* 245: 5-8.

54　Ballerini, L. et al. 1999. *J. Physiol.* 517: 459-475.

55　Dougherty, K. J., and Kiehn, O. 2010. *Ann. N Y Acad. Sci.* 1198: 85-93.

56　Mörschel, M., and Dutschmann, M. 2009. *Philos. Trans. R Soc. Lond. B. Biol. Sci* 364: 2517-2526.

57　Pearson, K. G. 2008. *Brain Res. Rev.* 57: 222-227.

58　Nielsen, J. B., and Sinkjaer, T. 2002. *J. Electromyogr. Kinesiol.* 12: 213-217.

59　Lemon, R. N. 2008. *Annu. Rev. Neurosci.* 31: 195-218.

60　Cheney, D. R., and Fetz, E. E. 1980. *J. Neurophysiol.* 44: 773-791.

61　Rouiller, E. M. et al. 1996. *Eur. J. Neurosci.* 8: 1055-1059.

62　Lawrence, D. G., and Kuypers, H. G. J. M. 1968. *Brain* 91: 1-14.

63　Zelenin, P. V. et al. 2010. *J. Neurosci.* 30: 14533-14542.

64　Kennedy, P R. 1990. *Trends Neurosci* 13: 474-479.

65　Kaspar, J., Schor R. H., and Wilson, V. J. 1988. *J. Neurophysiol.* 60: 1765-1768.

66　Rizzolatti, G, and Wolpert, D. M. 2005. *Curr. Opin. Neurobiol.* 15: 624-625.

67　Fogassi, L., and Luppino, G. 2005. *Curr. Opin. Neurobiol.* 15: 626-631.

68　Fritsch, G., and Hitzig, E. 1870. *Arch. Anat. Physiol. Wiss. Med.* 37: 300-332.

69　Penfield, W., and Rasmussen, T. 1950. *The Cerebral Cortex of Man. A Clinical Study of Localization of Function.* Macmillan, New York.

70　Porro, C. A. et al. 1996. *J. Neurosci* 16: 7688-7698.

71　Rijntjes, M. et al. 1999. *J. Neurosci* 19: 8043-8048.

72　Preuss, T. M., Stepniewska, l., and Kaas, J. H. 1996. *J. Comp. Neurol.* 371: 649-676.

73　Ward, N. S., and Frackowiak, R. S. 2004. *Cerebrovasc. Dis.* 17(Suppl 3): 35-38.

74　Blake, D. T., Byl, N. N., and Merzenich, M. M. 2002. *Behav. Brain Res.* 135: 179-184.

75　Scott, S. H. 2008. *J. Physiol.* 586: 1217-1224.

76　Evarts, E. V. 1965. *J. Neurophysiol.* 28: 216-228.

77　Evarts, E. V. 1966. *J. Neurophysiol.* 29: 1011-1027.

78　Krüger, J. et al. 2010. *Front. Neuroeng.* 3: 6.

79　Georgopoulos, A. R., Schwartz, A. B., and Kettner, R. E. 1986. *Science* 243: 1416-1419.

80　Georgopoulos, A. R et al. 2007. *Proc. Nail. Acad. Sci USA* 104: 11068-11072.

81　Merchant, H., Naselaris, T., and Georgopoulos, A. R 2008. *J. Neurosci.* 28: 9164-9172.

82　Rothwell, J. C. et al. 1982. *Brain* 105: 515-542.

83　Wurtz, R. H. 2008. *Vision Res.* 48: 2070-2089.

84　Land, M. F 2009. *Vis. Neurosci* 26: 51-62.

85 Watson, T. L., and Krekelberg, B. 2009. *Curr. Biol*. 19: 1040-1043.

86 Lee, R. G. et al. 1995. *Can. J. Neurol. Sci.* 22: 126-135.

87 Sommer,M. A., and Wurtz, R. H. 2008. *Annu. Rev. Neurosci* 31: 317-338.

88 Cattaneo, L., and Rizzolatti, G. 2009. *Arch. Neurol*. 66: 557-560.

89 Romo, R., Hernandez, A., and Zainos, A. 2004. *Neuron* 41: 165-173.

90 Glickstein, M., Strata, P., and Voogd, J. 2009. *Neuroscience* 162: 549-559.

91 Glickstein, M., Sultan, F, and Voogd, J. 2011. *Cortex* 47: 59-80.

92 Thach, W. T., Goodkin, H. G., and Keating, J. G. 1992. *Annu. Rev. Neurosci*. 15: 403-442.

93 Llinás, R., Leznik, E., and Makarenko, V. l. 2002. *Ann. N YAcad. Sci*. 978: 258-272.

94 Tan, J., Epema, A. H., and Voogd, J. 1995. *J. Comp. Neurol*. 356: 51-71.

95 Sherrington, C. S. 1933. *The Brain and Its Mechanism*. Cambridge University Press, London.

96 Habas, C. 2010. *Cerebellum* 9: 22-28.

97 Ito, M. 1984. *The Cerebellum and Neural Control*. Raven, New York.

98 Ramón y Cajal, S. 1995. *Histology of the Nervous System*. 2 vols. Oxford University Press, New York.

99 Rokni, D., Llinas, R., and Yarom, Y. 2008. *Front. Syst. Neurosci* 2: 192-198.

100 Ito, M., and Simpson, J. l. 1971. *Brain Res*. 31: 215-219.

101 Foust, A. et al. 2009. *Neuroscience* 162: 836-851.

102 Miyakawa, H. et al. 1992. *J. Neurophysiol*. 68: 1178-1189.

103 Zagha, E. et al. 2010. *J. Neurophysiol*. 103: 3516-3525.

104 Coesmans, M. et al. 2004. *Neuron* 44: 691-700.

105 Welsh, J. P. et al. 2005. *Proc. Nail. Acad. Sci USA* 102: 17166-17171.

106 Strick, P. L., Dum, R. P., and Fiez, J. A. 2009. *Annu. Rev. Neurosci*. 32: 413-434.

107 Thach, W. T. 2007. *Cerebellum* 6: 163-167.

108 Dietrichs, E. 2008. *Acta Neurol Scand. Suppl*. 188: 6-11.

109 Mink, J. W., and Thach, W. T. 1991. *J. Neurophysiol*. 65: 330-351.

110 Simpson, E. H., Kellendonk, C., and Kandel, E. 2010. *Neuron* 65: 585-596.

111 Graybiel, A. M. 2008. *Annu. Rlev. Neurosci*. 31: 359-387.

112 Kreitzer, A. C., and Malenka, R. C. 2008. *Neuron* 60: 543-554.

113 Kreitzer, A. C. 2009. *Annu. Rev. Neurosci*. 32: 127-147.

114 Surmeier, D. J. et al. 2007. *Trends Neurosci*. 30: 228-245.

115 Mink, J. W., and Thach, W. T. 1993. *Curr. Opin. Neurobiol*. 3: 950-957.

116 Lovinger, D. M. 2010. *Neuropharmacology* 58: 951-961.

117 Garthwaite, J. 2008. *Eur. J. Neurosci*. 27: 2783-2802.

118 Del Bel, E. A. et al. *Cell Mol. Neurobiol*. 25: 371-392.

119 Rav- Acha, M. et al. 2005. *Neuroscience* 135: 791-802.

120 DeLong, M., and Wichmann, T. 2009. *Parkinsonism Relat. Disord*. 15(Suppl. 3): S247-240.

121 Gil. J. M., and Rego, A. C. 2008. *Eur. J. Neurosci* 27: 2803-2820.

建 议 阅 读

一般性综述

Briggman, K. L., and Kristan, W. B. 2008. Multifunctional pattern-generating circuits. *Annu. Rev. Neurosci*. 31: 271-294.

Cattaneo, L., and Rizzolatti, G. 2009. The mirror neuron system. *Arch. Neurol*. 66: 557-560.

Georgopoulos, A. P., and Stefanis, C. N. 2007. Local shaping of function in the motor cortex: motor contrast, directional tuning. *Brain Res. Rev.* 55: 383-389.

Glickstein, M., Strata, P., and Voogd, J. 2009. Cerebellum: history. *Neuroscience* 162: 549-559.

Hultborn, H. 2006. Spinal reflexes, mechanisms and concepts: from Eccles to Lundberg and beyond. *Prog. Neurobiol.* 78: 215-242.

Konishi, M. 2004. The roleofauditory feedback in birdsong. *Ann. N Y Acad. Sci.* 1016: 463-475.

Kreitzer,A. C. 2009. Physiology and pharmacology of striatal neurons. *Annu. Rev. Neurosci.* 32: 127-147.

Lemon, R. N. 2008. Descending pathways in motor control. *Annu. Rev. Neurosci.* 31: 195-218.

Pearson, K. G. 2008. Role of sensory feedback in the control of stance duration in walking cats. *Brain Res. Rev.* 57: 222-227.

Sherrington, C. S. 1906. *The Integrative Action of the Nervous system,* 1961 Ed. Yale University Press, New Haven, CT.

Sommer, M. A., and Wurtz, R. H. 2008. Brain circuits for the internal monitoring of movements. *Annu. Rev. Neurosci.* 3l: 317-338.

St John, W. M. 2009. Noeud vital for breathing in the brainstem: gasping-yes, eupnoea- doubtful. *Philos. Trans. R. Soc. Lond. B, Biol. Sci.* 364: 2625-2633.

Taccola, G., and Nistri, A. 2006. Oscillatory circuits underlying locomotor networks in the rat spinal cord. *Crit. Rev. Neurobiol.* 18: 25-36.

Thach, W. T. 2007. On the mechanism of cerebellar contributions to cognition Cerebellum 6: 163-167.

原始论文

Bannatyne, B. A., Liu, T. T., Hammar, I., Stecina, K., Jankowska, E., and Maxwell, D. J. 2009. Excitatory and inhibitory intermediate zone interneurons in pathways from feline group I and II afferents: difierences in axonal projections and input. *J. Physiol.* 587: 379-399.

Coesmans, M., Weber, J. T, De Zeeuw,C. I., and Hansel, C. 2004. Bidirectional parallel fiber plasticity in the cerebellum under climbing fiber control. *Neuron* 44: 691-700.

Durbaba, R., Taylor,A., Ellaway,R H., and Rawlinson, S. 2003. The influence of bag$_2$ and chain intrafusal muscle fibers on secondary spindle afferents in the cat. *J. Physiol.* 550: 263-278.

Eugenin, J., Nicholls, J. G., Cohen, L. B., and Muller, K. J. 2006. Optical recording from respira- tory pattern generator of fetal mouse brainstem reveals a distributed network. *Neuroscience* 137: 1221-1227.

Georgopoulos, A. P., Merchant, H., Naselaris, T., and Amirikian, B. 2007. Mapping of the preferred direction in the motor cortex. *Proc. Natl. Acad Sci. USA* 104: 11068-11072.

Henneman, E., Somjen, G., and Carpenter,D. O. 1965. Functional significance of cell size in spinal motoneurons. *J. Neurophysiol.* 28: 560-580.

Kuffler,S. W., Hunt, C. C., and Quilliam, J. P. 1951. Function ofmedullated small-nerve fibers in mammalian ventral roots: Efferent muscle spindle innervation. *J. Neurophysiol.* 14: 29-51.

Meier, J. D., Aflalo, T N., Kastner,S., and Graziano, M. S. A. 2008. Complex organization of human primary motor cortex: a high-resolution fMRI study. *J. Neurophysiol.* 100: 1800-1812.

Rochat, M. J., Caruana, F., Jezzini, A., Escola, L., Intskirveli, I., Grammont, F, Gallese, V., Rizzolatti, G., and Umiltà, M. A. 2010. Responses of mirror neurons in area F5 to hand and tool grasping observation. *Exp. Brain Res.* 204: 605-616.

Romo, R., Hernandez, A., and Zainos, A. 2004. Neuronal correlates of a perceptual decision in ventral premotor cortex. *Neuron* 41: 165-173.

Smith, J. L., Crawford, M., Proske, U., Taylor, J. L., and Gandevia, S. C. 2009. Signals of motor command bias joint position sense in the presence of feedback from proprioceptors. *J. Appl. Physiol.* 106: 950-958.

Welsh, J. P., Yamaguchi, H., Zeng, X. H., Kojo, M., Nakada, Y., Takagi, A., Sugimori, M., and Llinás, R. R. 2005. Normal motor learning during pharmacological prevention of Purkinje cell long-term depression. *Proc. Natl. Acad. Sci. USA* 102: 17166-17171.

第6部分

神经系统的发育与再生

在阅读关于神经元信号、感知觉和运动功能的内容时，自然而然地产生的问题是，发育过程中神经系统形成的原理是什么，以及它是如何被经验和损伤所修饰的。第 25 章是关于胚胎神经系统发育的原理，对高度复杂结构从其产生的细胞和分子机制水平进行描述。在中枢和周围神经系统的形成中选择了一些例子，显示关键分子是如何发挥重要作用的。

一个逻辑性的问题是关于动物出生后，丰富经验在脑形成中的作用。在第 26 章，我们描述了在出生后第一个月，在了解视觉、听觉和嗅觉经验发展方面已经取得的巨大进展，它不仅影响神经系统的行为，而且影响其结构。

一个明显重要的相关问题是，损伤后神经系统修复其自身的可能性。在第 27 章，我们描述了在损伤后，周围神经纤维能够再生，恢复其功能；相反地，中枢神经系统轴突则不能再生修复，原因还不清楚。

■ 第25章
神经系统的发育

　　在发育过程中，细胞获得特异的神经元性状，建立有序而又精确的突触连接。这一过程受两类因素的影响：一类是细胞的内在特性（它们的表型、细胞质内的遗传特性、基因表达的变化模式）；另一类则是胚胎时期的细胞周围环境（细胞间的诱导性和营养性相互作用、引导细胞迁移和轴突生长的分子信号、细胞间的特异性识别，以及活动依赖的连接精细化）。对无脊椎动物（如果蝇）的研究，已被用于阐明许多具有普遍意义的发育机制。在本章中，我们将讨论脊椎动物的结构（如脊髓、自主神经系统、大脑皮质）是如何形成的，以及通过一些精选的实验来例示神经发育的细胞和分子机制。除了理解"如此复杂的结构是如何装配起来的"这一问题本身所具有的魅力之外，关于神经系统发育的知识对认识和治疗许多疾病也是非常有用的。

　　脊椎动物神经系统的发育开始于早期胚胎背侧外胚层中神经板的形成。神经板通过卷曲形成神经管和神经嵴。中枢神经系统 (CNS) 的神经元和胶质细胞，是由主要分布在神经管室管膜区的前体细胞分裂产生的。有丝分裂后的神经元从室管膜表面迁移开，形成成年神经系统的灰质。在神经系统发育期间的每个区域中，细胞的命运按前后轴、背腹轴和局部发育模式受到限制。神经系统中一个节段的特征，由一系列沿前后轴和背腹轴呈一定模式表达的基因所决定。

　　神经嵴细胞形成周围神经系统 (PNS)。一个神经嵴细胞所采取的表型由其周围环境的信号分子决定。因此，在发育早期，将一个区域的神经嵴细胞移植到另一个区域后，其命运将与新区域相适应。

　　为与其靶标建立突触联系，神经元伸展出轴突，其顶端的生长锥用于探索环境。已鉴定出两类对生长锥移动很重要的基质：①细胞黏附分子 (cell adhesion molecule，CAM)，其作用是允许一个神经元沿着另一个神经元生长；②细胞外基质分子 (extracellular matrix molecule，ECM)，其作用是允许轴突黏附在基质上。生长锥的导向由近程和远程的吸引及排斥信号分子控制。化学吸引分子引诱轴突至与其形成突触的最终靶细胞，或到达中间靶细胞 [如路标细胞 (guidepost cell)]。化学排斥分子阻止轴突进入不恰当的区域。发育过程中，轴突突起的投射范围，常常比成年时期广泛得多；突触形成很快，再通过营养性和活动依赖性机制进行修剪，形成成体的模式。

　　中枢神经系统发育的一个共同特征是，在发育初始期过度产生神经元，随后是一段细胞死亡期。神经元的死亡受到营养性物质竞争的调节。这些营养性物质单独或协同起来以维系特定神经元群体的生存。

发育：概述

神经元相互之间，以及神经元与周边组织之间的有序连接，是发挥正常功能的先决条件。为了建立发育过程中神经系统的精确构筑，必须产生准确数量和类型的神经元，占据其合适的位置，并与恰当的靶细胞形成突触。例如，要使牵张反射能够进行，位于背根神经节的 Ia 类传入感觉神经元，必须发出一根轴突终止于肌梭的合适区域，并发出另一根轴突向中枢走行，与支配包含此肌梭的肌肉的运动神经元形成突触。这一根向中枢走行轴突的其他分支，或终止于脊髓的中间神经元，或沿脊髓背索走行并支配背索核内的细胞。此外，感觉和运动神经元的数量必须与肌肉的尺寸及其所含的肌梭数量相匹配。

当人们思考上述例子时，会产生种种疑问：前体细胞如何获得它们的神经元或胶质细胞特性？什么线索引导神经元到达正确的位置？在无数种的可能选择中，什么机制使神经元伸出轴突到达特定靶标并形成突触？首先，装配 $10^{10} \sim 10^{12}$ 个细胞和不计其数的突触，是由非常少的基因 (仅 30 000 左右) 所控制，表明基因以组合的方式决定细胞特性。此外，整体线路图计划 (overall wiring plan) 需要在发育的关键期，甚至是成年期维持可塑性，以便能够形成、修饰或除去突触——如通过改变了的活动模式 (见第 26 章)。

与发育、突触形成、神经专一性、效率变化等相关的所有问题涉及的范围太广，无法在一个章节里描述 (更全面的述评见文献 [1~3])。我们的目标是以 2 或 3 节课的内容，对神经发育过程提供一个简明的、有内在联系的阐述，而不是该领域的完整课程。但是，这存在其固有的困难，即如何为不熟悉胚胎发育基本原理的读者，展示身体里最复杂结构的发育？为此，我们选择针对发育中在结构、细胞和分子水平的几个问题，而不是尝试讨论发育过程中形成的所有结构和已经鉴定的所有相关分子。在两个简短的部分之后 (针对在基因水平如何使细胞变得彼此不同的问题，以及需要先描述在发育过程中发生了什么，再涉及如何发生的问题)，按发育的顺序对精选的主题展开讨论，从神经外胚层的诱导和早期神经形态形成开始，然后是描述神经组织的区域特异性，决定神经元和胶质细胞个体特性的因子，最后讨论轴突的生长、靶细胞的神经支配和突触形成的机制，以及生长因子和竞争性互动在塑造神经系统最后形式中的作用。

遗传学一致性与细胞类型多样性

从单个细胞克隆出完整动物的能力提供了非常有力的证据 [4,5]，表明发育胚胎中的细胞都含有同样的基因。而在大量不同的神经元、胶质细胞及其他细胞间的生化差异，反映了在不同细胞类型之间特异基因活动的定性与定量差别。这些差别在多个水平得以实现，从**转录调节** (transcriptional regulation)(特异性基因转录为 mRNA 的程度)，到不同基因编码的蛋白质的**翻译后修饰** (post-translation modification)(如磷酸化、糖基化、泛素化)[6~8]。在任何给定的细胞中，哪些基因被转录取决于呈现的转录因子组合方式，也取决于染色质的状态 (DNA 及其相结合的蛋白质)。**转录因子** (transcription factor) 是与每个基因关联的特异性调节 DNA 序列相结合的蛋白质，它们激活或抑制基因的转录，这一过程部分依赖于存在的其他转录因子。

两个主要的进展，使我们在解释发育现象分子机制方面的能力迅速提高。第一个是用以精确和特异性地监测与操作基因表达技术的发展。第二个是人们发现，在整个动物王国中介导神经发育的机制和分子惊人地相似。例如，就像第 1 章中提到的，引导发育中的鸡、小鼠或人的眼形成的基因与调节果蝇 (*Drosophila melanogaster*) 眼形成的基因相类似[9]；而且在果蝇或线虫的发育胚胎和神经系统中具有调节模式形成功能的基因，常常在鸡、斑马鱼和小鼠中存在同源基因。不幸的是，不同物种间发育调节基因的这一保守性，使学生和研究者都产生了一样的混淆，因为在不同实验体系中独立发现的同源基因，被给予了混乱的、不同的名字 (见专题 25.1)。

■专题 25.1　早期发育和神经发生的保守信号通路

　　这里列出的信号通路仅是在神经发生、发育与生理学的其他方面发挥功能的许多通路中最著名的一部分。相同的通路在发育中反复使用，常常在不同物种胚胎的不同时间、不同部位发挥不同的功能。在单一物种内，每条通路常常有多种版本。

　　这一列表远不完整 (神经发育各个方面所必需的其他分子在正文中出现时被命名)。此外，除了它们的转录作用外，Wnt 和 TGFβ 通路可能还产生转录非依赖作用，例如，通过影响靶细胞的蛋白质磷酸化状态，其他未在本表中的信号分子，可能完全在细胞质水平发挥作用。

　　专业术语是在分子水平对发育感兴趣的学生所面临的一个主要问题。近年来，科学家们已经鉴定了许多基因和基因产物，它们对细胞的生存、生长和分化，对轴突延伸和导航，对突触形成和修饰均很重要。这些蛋白质和基因，基于它们的发现历史和发现者的喜好而被命名。同样的分子可能被以相同或不同有机体为研究对象的不同研究者给予多个名称。例如，转化生长因子 β(TGF-β) 及其相关分子最初被鉴定为影响脊椎动物细胞增殖和肿瘤发生的蛋白质。另一个也是在脊椎动物中发现的，被称为骨形态发生蛋白 (BMP) 的分子家族，被证明与 TGF-β 密切相关。脊椎动物 TGF-β 这一超家族中的其他成员被称为抑制素 (inhibin)、激活素 (activin) 和 Vg-1，而在果蝇中两个基因被分别命名为 *decapentaplegic* 和 *glass bottom boat*。

　　更多细节，学生应查阅广泛的书籍和述评 (见参考文献[1, 2])。

配基	受体
维甲酸 (retinoic acid，RA)	维甲酸受体 (retinoic acid receptor, RAR 和 RXR)

作为维生素 A(视黄醛) 的衍生物，RA 是一个很容易弥散通过细胞膜的疏水小分子。因此，其受体是核蛋白而不是膜蛋白。当缺乏 RA 时，RAR-RXR 异二聚体与特异性 DNA 元件结合，募集抑制靶基因转录的其他蛋白质。当 RA 与异二聚体结合时，抑制成分被转录激活成分所替代。

Hedgehog(Hh 或 Sonic)	Patched-Smoothened 复合物

Hedgehog 是一种与跨膜受体结合的分泌性弥散蛋白，间接阻止一种名为 Cubitus interruptus(Ci 或 Gli) 的胞质靶蛋白的裂解。当 Hh 信号缺乏时，Ci 裂解，并抑制其靶基因的转录；在 Hh 存在时，Ci 不裂解，而且激活其靶基因转录。

配基	受体
TGF-β/BMP/Activin 等	受体丝氨酸 / 苏氨酸激酶 (receptor serine/threonine kinase, RS/TK)

与分泌性弥散蛋白质配基的结合，引起一个跨膜 RS/TK 磷酸化另一个 RS/TK。它们磷酸化后接着磷酸化一个被称为 SMAD 的胞质蛋白质家族。磷酸化的 SMAD 结合到相关蛋白，形成的复合物被转运入细胞核内，调节靶基因的转录。

成纤维细胞生长因子 (Fibroblasst growth factor, FGF) 等	受体酪氨酸激酶 (receptor tyrosine kinase，RTK)

由可弥散的配基和跨膜受体组成的一个非常庞大的家族。与 RS/TK 受体一样，配基的结合促使受体二聚化。然而，此通路中，受体的活化触发一个激酶级联，使一个蛋白质的磷酸化激活下一个蛋白质的磷酸化，一直向下游进行。除了一个或多个转录因子最后通过发生磷酸化并活化之外，级联中间的激酶可能也磷酸化其他的胞质蛋白，从而产生了不依赖任何转录调节的效应。

Wingless/Int-1(Wnt)	Frizzled

Wnts 也是一个分泌性的、可弥散的蛋白家族。它通过与跨膜受体结合，间接调节靶细胞中其下游靶标在胞质内的水平而发挥作用。这里关键的靶分子是 β- 连环蛋白，它在细胞表面与一个细胞黏附蛋白 (钙黏着蛋白) 相互作用，从而发挥结构性的作用。当缺乏 Wnt 信号时，胞质中所有的游离 β- 连环蛋白被一个蛋白复合物磷酸化，进而被降解。Wnt 信号间接抑制该复合物的活性。胞质 β- 连环蛋白增加和自由进入胞核，参与基因转录的调节。

Delta/Serrate/Lag-2(DSL)	Notch

　　与其他信号通路不同，DSL 配基和 Notch 受体都是跨膜蛋白。因此，DSL-Notch 信号需要信号与接收细胞的直接接触。在此通路中，被配基激活的受体使最后一些蛋白水解过程逐级进行。结果导致 Notch 的细胞内结构域 (NICD) 从细胞膜游离出来，从而能够进入细胞核，参与基因转录的调节。

细胞命运图谱提供了正常发育的表述

　　许多发育研究的好的起始问题是，胚胎形成过程中，感兴趣的细胞是什么时候、在什么地方出现的。回答这样的问题的过程，称为**细胞命运图谱绘制** (cell fate mapping)。在一些受到偏爱的实验物种，凭借从一个胚胎阶段到下一阶段中能够被识别的细胞，我们可以跟踪细胞增殖、迁移和分化的模式。例如，线虫 (Caenorhabditis elegans) 仅有大约 300 个神经元，它的胚胎是透明的，且发育很快。所以，每个细胞的分裂都可以在显微镜下看见 [10,11]。对于包括脊椎动物在内的更为复杂的胚胎，既可以在早期标记单个细胞，也可以在发育晚期观察其所产生子代细胞的类型。这种细胞命运图谱绘制的方法已被引入到水蛭胚胎。细胞内追踪剂，如荧光葡聚糖或辣根过氧化物酶 (HRP)，在显微条件下被注射入单个细胞，通过活体胚胎或胚胎染色后追踪技术使被标记的细胞可视化 (图 25.1)[12]。现在，相当多的实验通过注射或电穿孔转染编码荧光蛋白指示剂 [如**绿色荧光蛋白** (green fluorescent protein，GFP)] 基因的 DNA 结构物，或创造表达这些蛋白的转基因动物 [13 ~ 16]。这类实验允许我们鉴定胚胎中的前体细胞，而这些细胞将在成体中枢神经系统形成感觉细胞、中间神经元和运动细胞。

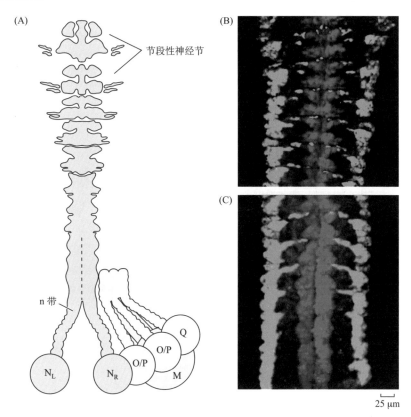

图 25.1　水蛭发育中的谱系追踪。(A) 水蛭胚胎中神经节发生的示意图。早期发育中, 常规的细胞分裂产生尾部的生长锥，包含 5 对双侧的节段性干细胞，称为 M、N、O/P 和 Q 型端细胞 (左侧只显示了 N 型端细胞)。通过反复的不对称分裂，端细胞产生了细胞柱 (带)，并沿腹侧中线融合，在前后方向上形成节段。为建立节段性神经组织，包括节段性神经节的特异神经元的命运图谱，端细胞被注射谱系追踪剂，如耦合入高分子质量葡聚糖的荧光染料 (防止追踪剂从缝隙连接弥散)。(B, C) 两侧 N 型端细胞被注射耦合罗达明的葡聚糖 (红色) 和两侧 Q 型端细胞被注射耦合荧光素的葡聚糖的胚胎图片。结果显示：① 与脊椎动物的胚胎一样，水蛭节段呈头尾方向分化；② 从一个节段到另一个节段，每个谱系的细胞命运分布是高度保守的；③ 腹侧神经节中的大多数细胞，起源于腹侧大多数 N 型端细胞谱系，但在每个节段都有少数神经元，是从外侧和背侧谱系向腹侧迁移而来的。(引自 Shain et al., 2000。)

已证明的脊椎动物 CNS 细胞谱系研究非常有用的其他方法，包括通过应用外科和显微外科技术产生的胚胎或成年嵌合体中的遗传学标记细胞，进行命运图谱的绘制，这些标记细胞包括单细胞移植 [17,18]，以及将经过特殊的基因工程方法改造的病毒感染发育中的动物的中枢神经系统细胞 (图 25.2)。为了后一个目的，构建的病毒必须永久性整合入宿主细胞的染色体，并在有丝分裂过程中随着宿主染色体的复制而复制 [19]。因此，病毒编码的信息在连续的细胞分裂过程中没有被稀释，且是一个合适的编码标记 (如 GFP)，能够在任何时期检测到。假设感染的细胞数量很少，我们可以得到结论：发育晚期发现的染色细胞是一个克隆，是单个祖细胞的子代。例如，如图 25.2 显示，发育早期注射逆转录病毒后成年视网膜中子代细胞的分布。

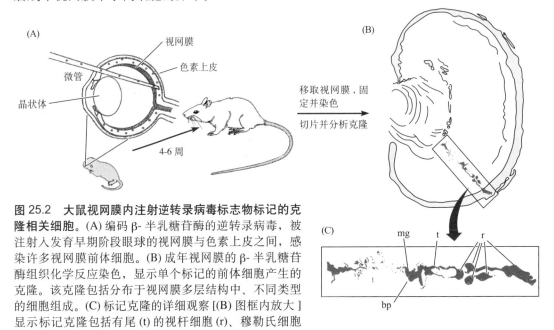

图 25.2 大鼠视网膜内注射逆转录病毒标志物标记的克隆相关细胞。(A) 编码 β- 半乳糖苷酶的逆转录病毒，被注射入发育早期阶段眼球的视网膜与色素上皮之间，感染许多视网膜前体细胞。(B) 成年视网膜的 β- 半乳糖苷酶组织化学反应染色，显示单个标记的前体细胞产生的克隆。该克隆包括分布于视网膜多层结构中、不同类型的细胞组成。(C) 标记克隆的详细观察 [(B) 图框内放大] 显示标记克隆包括有尾 (t) 的视杆细胞 (r)、穆勒氏细胞 (mg) 和双极细胞 (bp)。(引自 Turner and Cepko，1987。)

神经系统的早期形态发生

在脊椎动物胚胎形成的早期，原肠胚中形成神经系统的区域是胚胎外表面称为**外胚层** (ectoderm) 的一层细胞 (图 25.3)。外胚层中的细胞受生长因子的影响，包括由外胚层细胞自己分泌的骨形态发生 (BMP) 蛋白家族的两种蛋白质 :BMP-2 和 BMP-4。尽管这样称呼，但在这里，它们促进表皮组织形成，同时抑制神经分化 [20,21]。然后，原肠胚中一个被称为 Spemann **组织者** (Spemann organizer) 的特定区域，释放弥散性的信号蛋白质混合物，阻断这些 BMP 生长因子的作用。Spemann 组织者是在两栖类的卵中的名称，它在鸡中被称为

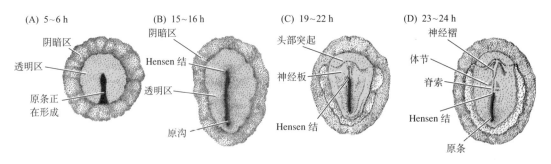

图 25.3 脊椎动物胚胎早期形态形成。鸡胚发育第一天的背面观。(A)5 ～ 6 h：原条的形成和伸长。(B)15 ～ 16 h：原沟和 Hensen 结的形成。(C)19 ～ 22 h：头部突起和神经板的形成。(D)23 ～ 24 h：神经褶、脊索和中胚层体节的形成。(引自 Gilbert，2000。)

Hensen 结 (Hansen's node)(原结)，而在哺乳动物的胚胎中简单地被称为结 (node)。这一 BMP抑制成分的混合物，包括卵泡抑素、noggin 和 chordin 蛋白 [22]。一旦 BMP 的作用被阻断，促进神经分化的信号级联就会在细胞上靠近组织者的部位被启动，从而促进神经分化，其结果就是**神经板** (neural plate) 形成。

　　神经板是神经外胚层细胞延伸形成的一层细胞，神经系统将由其形成。神经板边缘增厚，形成**神经褶** (neural fold)。神经褶在中线融合，形成中空的**神经管** (neural tube)(图 25.4)。神经管唇的融合失败，会产生临床上命名为脊柱裂 (在尾端脊髓) 和无脑畸形 (前

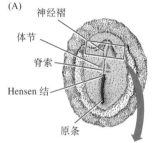

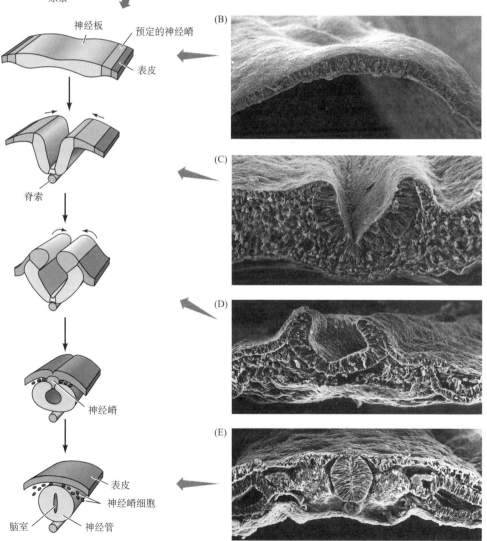

图25.4　鸡胚胎中神经管的形成。(A)神经胚形成示意图。(B ～ E) 神经管形成的扫描电镜图片。(B) 神经板，由外胚层背侧区域中的细胞延伸形成。(C) 神经沟，由神经上皮细胞延伸形成，并为间充质细胞所围绕。(D) 神经褶，由扁平的表皮细胞覆盖。(E) 神经管的表面由表皮覆盖，两侧分布有体节，底部是脊索。(引自 Gilbert，2000；电镜照片承 Tosney KW 友情提供。)

脑发育不能）的情况。神经褶唇部的部分细胞，平行迁移到神经管和表皮外胚层的下方之间，这些细胞形成**神经嵴** (neural crest)。神经嵴细胞从神经管迁移出来，形成几种周围细胞：神经元，感觉、交感与副交感神经系统的卫星细胞，肾上腺髓质细胞，表皮的色素细胞，头部的骨骼和结缔组织。

前面描述的观察结果说明了神经发育的两个关键原则。第一，原结细胞分泌一些因子，极大地影响邻近细胞和结构的命运。利用这种方式，一群细胞通过分泌一个信号而诱导邻近细胞群的变化。在胚胎中，这种相互作用是可能的，因为扩散的距离很短。第二，单一分子，如 BMP 能够在不同系统（骨和神经系统）的发育中发挥作用。发育的这些特点在本章中将反复出现。

沿头尾轴和背腹轴的发育模式

神经发育的一个关键特征是，其产生了各种各样的结构。理解肾脏或肝脏的一个区域是如何发育的，可为全面了解整个器官是如何形成的提供思路。但在大脑就不同，沿着头尾轴和背腹轴，均显示了极大的区域差异，更不用说作为一个整体的神经系统。尽管基本原理是类似的，但产生眼、小脑和脊髓时需要不同的步骤。随着发育的进行，神经管的前部（头端或喙端）形成了一系列的膨大、缩窄和弯曲，由此形成了解剖学上定义的脑（图 25.5）。神经管的尾部保持相对简单的管状结构，形成脊髓。果蝇（黑腹果蝇）胚胎中的大多数基因 [包括许多**发育调节基因** (developmental regulatory gene)] 在脊椎动物都有发挥类似功能的**同源物** (homolog)(从昆虫和脊椎动物的祖先遗传下来的相同基因)。这些发现极大地促进了对脊椎动物脑的神经组织区域特化的研究。一种能够提供无脊椎动物（如黑腹果蝇）所具有的许多优势的脊椎动物标本，是由 Streisinger 引入的斑马鱼 *Danio rerio* [23]。这种动物是半透明的，且繁殖很快；在胚胎发育的整个过程中，可以在显微镜下观察到单个细胞的分裂和生长，并且能够诱导和维持其突变 [24]。

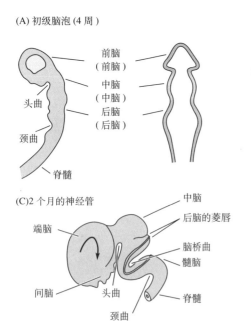

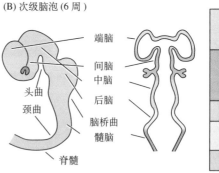

图 25.5　早期的人脑发育。发育期脑的侧面观和相对应的、通过脑泡水平切面的示意图。(A) 在发育 4 周，人 CNS 由 3 个原始脑泡构成。(B) 在发育 6 周，5 个次级脑泡能够分辨出来。彩色区域产生的结构在伴随的表格中列出。(C) 到 2 个月时，一系列的弯曲、缩窄和膨大形成脑的不同区域。进一步的发育主要是端脑呈 "C" 型的快速生长（箭头）。(引自 Nolte，1988。)

发育调节基因通常编码**转录因子** (transcription factor)，它是与 DNA 结合的蛋白质产物，因而影响其他基因的表达水平，或者编码**信号通路** (signaling pathway) 组分，通过这种方式影响其他细胞。发育的特征表现为，常常在一个或多个信号通路的调控之下，许多不同转录因子在不同时期、不同胚胎部位的顺序性和等级性表达。每个转录因子影响（通常是多个）其他基因的表达，包括其他的转录因子。神经元、胶质细胞及其他细胞进行特化的主要因素，是它们所表达转录因子的特异性组合。

头尾轴发育模式和后脑的分节

对于神经系统是以怎样的模式沿头尾轴发育的，脊椎动物的后脑和前脑提供了很好的例子。与脊椎动物脑其他部分不同，胚胎期**后脑** (rhombencephalon) 具有明显的节段性结构。每个节段显示出相同的神经元分化模式。但是，从一个节段到另一个节段，模式又以特殊的方式被修饰（图 25.6）。已鉴定了一些基因，它们在发育早期阶段的表达模式与后脑的节段边界相关（图 25.6）[25]。这些基因分为两类：①第一类由决定每个节段命运的基因组成。

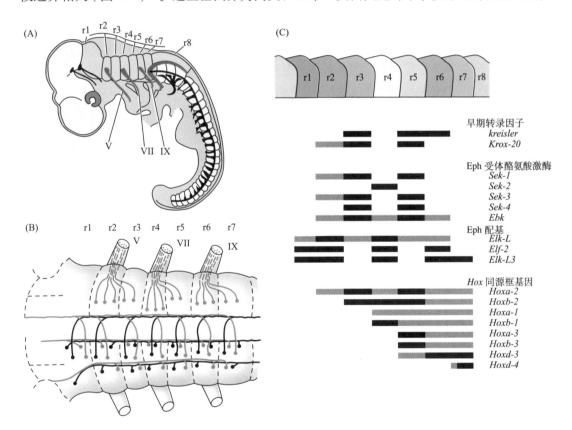

图 25.6　脊椎动物后脑发育成明显的节段性结构。(A)3 天鸡胚模式图（侧面观），显示了后脑的菱脑节 (r1 ~ r8) 的节段性排列。(B) 在 3 天鸡胚后脑的菱脑节 r1 ~ r7 的细胞组构模式（背面观）。网状神经元（绿色和黑色）和分支运动神经元 (branchiomotor neuron)（橘色）以节段性的重复形式出现。运动神经元发出轴突进入第 V、VII 和 IX 脑神经。(C) 在脊椎动物后脑的菱脑节 r1 ~ r8，基因呈节段性表达。灰色带表示基因所在的菱脑节及单个基因的表达强度，黑色线条表示高水平表达。早期转录因子、Eph 家族受体酪氨酸激酶和 Eph 配基建立菱脑节的节段性模式。同源框基因 *Hox* 以节段特异性方式决定每个菱脑节内细胞的命运。资料来源于鸡和小鼠。[(A)、(B) 引自 Keynes and Lumsden，1990, Lumsden and Krumlauf，1996；(C) 引自 Lumsden and Krumlauf，1996。]

这些基因中的许多都属于高度保守的 *Hox* 家族。②第二类中的某些基因，建立了重复节段单位的整体构筑。该类别的一些基因编码转录因子 (*kreisler*，*Krox-20*)；另外一些基因则编码受体酪氨酸激酶或它们的配基。受体酪氨酸激酶是跨膜蛋白，当配基结合在其细胞外结构域时，其细胞内激酶域被激活，使细胞内靶标蛋白的酪氨酸残基磷酸化。

　　作为**同源异型基因** (homeotic genes) 的例子，*Hox* 基因首先在果蝇中被鉴定，当这些基因突变后，引起身体一部分变化，从而组装成为身体的另一个部分 [**异位同型形成** (homeosis)[26]；关于该问题的更近期讨论见参考文献 [27]]。例如，一个被称为 *proboscipedia* 的著名的果蝇同源异型突变，使触须装配出了一条腿。对果蝇的研究显示，一些同源异型基因沿染色体呈串联排列，反映了远古的基因副本。这些基因起源于单一的远古基因的标志是，它们都共享一个称为**同源结构域** (homeodomain) 的 60 个氨基酸的 DNA 结合 motif，它由称为**同源异型盒** (homeobox) 的 DNA 序列编码。可以推测，在基因组中有许多含同源异型盒的转录因子基因。它们多数都不是同源异型基因的保守簇的一部分，且与同源异型无关。*Hox* 基因用来特指，原始的果蝇簇中的基因及其在其他有机体中的近亲同系物。一个有趣的发现是，*Hox* 基因的这些排列 (合称为 *Hox* 簇) 在动物间是广泛保守的。它们在沿头尾轴的区域特性形成中发挥关键作用。值得注意的是，在果蝇，不同 *Hox* 基因表达模式的前端边界与它们沿染色体在簇内的排列之间呈线性关联 (co-linear relationship)。这种线性特点在不同物种间也是保守的 [28,29]。

　　在鸡、斑马鱼和啮齿类动物后脑，观察到 *Hox* 基因表达呈节段性模式，表明 *Hox* 基因在脊椎动物发育中发挥模式主导基因作用，并产生适应胚胎后脑特殊的头尾位置结构。细胞移植、基因敲除和基因错表达的研究证据与上述想法一致 [30 ~ 32]。另外的支持证据是，发现人 *Hox* 基因和其他模式基因的突变，导致相应中枢神经系统区域的功能异常 [33,34]。下一个重要的问题是，什么决定了 *Hox* 基因的表达模式？答案并不完全清楚。一个因素是从轴旁中胚层的**维甲酸** (retinoic acid) 信号与菱脑节 4 的信号中心的**成纤维细胞生长因子** (fibroblast growth factor，FGF) 的联合作用 [35,36]。同样有趣的是，越来越多的证据表明，染色质状态的变化 (如可逆的、DNA 及其相关组蛋白的共价修饰) 在 *Hox* 簇区域沿染色体扩展，有序地活化和抑制 *Hox* 基因的转录 [37]。

除了 *Hox* 蛋白外，另外两个同源域转录因子，分别由 *ems*(empty spiracles) 和 *otd*(orthodenticle) 基因编码，也调节果蝇头部的节段发育。它们的脊椎动物同系物——*emx* 和 *otx*，在前脑发育中发挥主要作用。研究者特别感兴趣的是 *emx* 和 *otx* 突变的功能性结果。*Emx* 突变引起皮质结构的严重缺陷，而 *otx* 缺乏则会引起癫痫 [38]。*Emx* 在发育期小鼠脑中的分布见图 25.7。需要注意的是，基因的表达局限在前脑区域，并在中脑边界处突然停止。

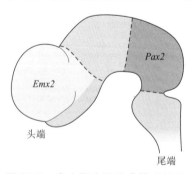

图 25.7　发育期小鼠脑中模式基因 *Emx2* 和 *Pax2* 的表达。*Emx2* 在产生前脑的区域出现，而 *Pax2* 则局限在后脑。基因的表达是局限的，并明确地在边界处停止。*Emx2* 基因的缺乏产生前脑的严重畸形。(图片承 Mallamaci A. 友情提供。)

脊髓的背腹轴发育模式

　　脊椎动物神经系统沿背腹轴也存在像头尾轴一样的分化。沿发育中神经管的腹侧中线，是一条带状的特异性胶质细胞，称为**底板** (floor plate)(见下文)。靠近神经管**基底部的** (basal) 区域，产生运动神经元。更多的背侧翼区则产生中间神经元。最背侧区域形成**顶板** (roof plate) 和**神经嵴** (neural crest)。

　　腹侧区域的特化很大程度上依赖于 **Sonic hedgehog** 信号蛋白[39]。Sonic hedgehog 最初由紧靠神经管腹侧的脊索细胞产生和分泌。神经管腹侧的细胞比其他部位的细胞接受了更高水平的 Sonic hedgehog 蛋白，从而被诱导为底板细胞，随后，它们自身产生和分泌 Sonic hedgehog 蛋白[40]。其结果是在神经管建立了 Sonic hedgehog 的腹背浓度梯度，腹侧区域浓度最高。在神经管内，接受不同水平 Sonic hedgehog 蛋白的细胞被诱导表达不同的同源域转录因子，这些转录因子的不同反过来使得沿脊髓腹背轴不同类型细胞的分化发生特异化[41,42]。因此，额外的脊索产生额外的底板 [图 25.8(A) 和 (B)]，而如果缺乏脊索，需要最高浓度 Sonic hedgehog 蛋白的底板与运动神经元的发育就会失败 [图 25.8(C) 和 (D)][43]。

(A)

(B)

(C)

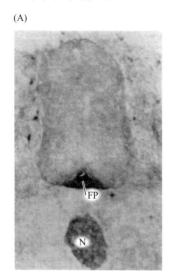
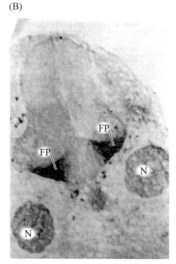
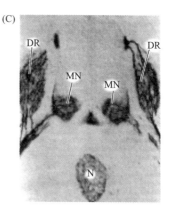

(D)

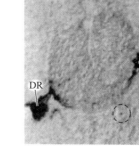

图25.8　在脊髓发育中，脊索 (N) 诱导底板 (FP) 和运动神经元 (MN) 形成。(A，B) 抗体特异性标记辨认底板细胞 (FP)。(A) 正常鸡胚。(B) 增加第二个脊索 (N) 诱导了第二个底板。(C,D) 抗体特异性标记辨认底板细胞、运动神经元和背根节细胞 (DR)。缺乏脊索 (虚线圈)，底板和运动神经元亦缺乏，背根向腹侧移位。(引自 Placzek et al., 1991。)

　　在底板细胞释放 Sonic hedgehog 蛋白建立其腹背浓度梯度的同时，早期发育的其他过程导致顶板细胞在神经管背侧形成。顶板产生 BMP 和 Wnt 蛋白的背腹浓度梯度[44]，这些背腹浓度梯度决定了发育中脊髓背侧区域 (如感觉区域) 的分化 (关于 Sonic hedgehog、Wnt 和 BMP 信号通路的详细资料见参考文献[37,42,45])。

　　后脑节段和神经管模式的例子阐明了一般性原则：沿胚胎头尾轴和背腹轴上不同信号 (通常是分泌的信号分子) 的组合使细胞向与它们位置相适应的假定特殊命运的方向特异化 (图 25.9)。特异性分化是通过表达转录因子的特异性组合而实现的，它们决定了 CNS 的区域特性[46]。因此，任何一个因子能诱导完全不同的效应，这依赖于它在胚胎的什么部位表达。例如，在脊髓，Sonic hedgehog 诱导运动神经元的产生；但在后脑，它诱导产生 5- 羟色胺能和多巴胺能神经元；在前部中脑，它诱导产生眼球运动神经元[47,48]。

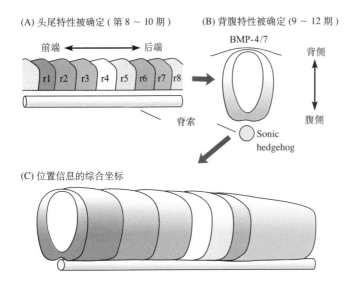

(A) 头尾特性被确定（第 8 ～ 10 期）

前端 ←——→ 后端

r1 r2 r3 r4 r5 r6 r7 r8

脊索

(B) 背腹特性被确定（9 ～ 12 期）

BMP-4/7

背侧

腹侧

Sonic hedgehog

(C) 位置信息的综合坐标

图 25.9　脊椎动物后脑的位置信息坐标系可通过两个步骤建立。(A) 首先，前后位置被编码，例如，通过表达 *Hox* 基因。(B) 接下来，背腹位置通过中线信号梯度被编码，如 Sonic hedgehog 和 BMP-4/7。(C) 合成的位置信息二维坐标系限制了获得多潜能前体细胞命运的所有信息。

细胞增殖

大脑皮层 (cerebral cortex) 含有数以十亿计的神经元和胶质细胞，如我们在第 3 章中描述的那样，它们形成多层结构。接下来的部分，我们将描述皮质发育的重要特征，即细胞**增殖** (proliferation) 和**迁移** (migration)[49]。

室管膜区细胞增殖

确定一个细胞什么时候和在哪儿产生的一种技术是将胸腺嘧啶脱氧核苷类似物（如氚化胸腺嘧啶或溴代脱氧尿嘧啶核苷，BrdU）瞬时引入活体胚胎[50,51]。上述分子仅整合到暴露时刻处于 DNA 合成期（S 期）的细胞的 DNA（不是 RNA）。因此，在注射后立即检测组织，就有可能检测到标记，并确定细胞分裂发生的部位和时间；而且，这些信息与注射后晚些时间的观察结果（如下）相结合，使我们可以推测标记细胞是如何迁移的[52,53]。图 25.10 显示了神经元和胶质细胞产生时事件的重建顺序。神经管的壁最初由单个的、快速分裂的细胞层组成；每个细胞伸出突起从管腔或**脑室的** (ventricular) 边缘延伸到外表面或**软脑膜** (pial)[图 25.10(A)]。当细胞随细胞周期进展时，细胞核通过胞浆在脑室和软脑膜表面之间来回移动，这个过程称为**动态性核迁移** (interkinetic nuclear migration)。一旦细胞核返回到达脑室表面，细胞就失去与软脑膜表面的联系，继而发生分裂。接下来，两个子代细胞可能进入下一个分裂周期，或者可能一个（或两个）子代细胞从室管膜区迁移出来，形成神经元或胶质细胞。

大多数将变成神经元的细胞是有丝分裂后细胞，这意味着它们不再分裂（但也有例外，见下述）。另一方面，胶质细胞前体细胞即使到达其最终部位也能分裂。随着越来越多的有丝分裂后细胞产生，增殖减慢，神经管增厚，形成一个三层的结构：最内层的**室管膜区** (ventricular zone)（继续增殖的部位）、中间的包含迁移神经元胞体的**外套层** (mantle zone)、由神经元的延长轴突组成的表面**边缘区** (marginal zone)[图 25.10(B)]。这种三层结构在脊髓和延髓保留下来。在其他区域如大脑，神经元向软脑膜表面迁移，进入边缘区形成**皮质板** (cortical plate)，成熟后形成成年皮质 [图 25.10(C)、(D) 见后]。

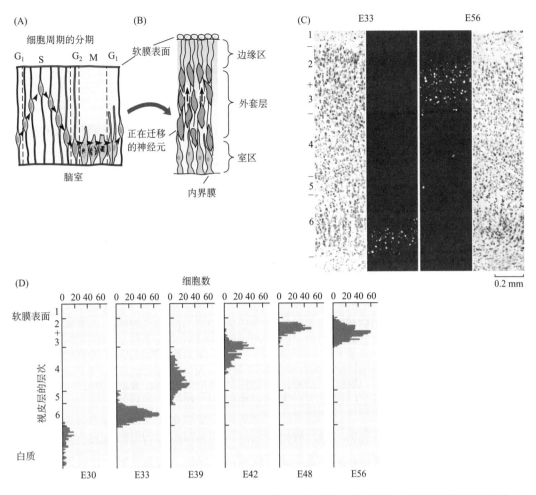

图25.10　**猫皮质的神经管壁分化和神经发生。**(A)原始神经管细胞中的细胞核位置随细胞周期而变化(G_1，细胞周期的第一个静止期；S，DNA 合成期；G_2，第二个静止期；M，有丝分裂期)。(B) 细胞发展到有丝分裂后，从室管膜区向外迁移，形成外套层。细胞突起组成边缘区。(C) 示在胚胎第 33 天 (E33) 或 56 天 (E56) 注射 ^{3}H- 胸腺嘧啶脱氧核苷后，成年猫的视皮层切片的放射自显影照片。用甲酚紫染色的同一切片的明视场显微照片显示，强标记细胞在 E33 注射后位于第 6 层，而在 E56 注射后位于第 2、3 层。(D) 直方图显示了在 E30 和 E56 之间不同时间标记细胞的分布情况，图中显示视皮层神经发生是从内向外的模式。(引自 Luskin and Shatz, 1985a；显微照片承 Luskin MB 友情提供。)

放射状胶质介导的细胞增殖

在脑皮质发育过程中产生神经元的另一机制涉及胶质细胞的参与。当神经管的三层结构形成时，室管膜区的大部分细胞失去原来到达软脑膜表面的突起。但是，一种被称为放射状胶质的细胞亚类 (通过其表达的特异性分子标记物进行鉴定，见第 10 章) 可以维持它们的突起，从室管膜区一直延伸到边缘区的整个发育中的脑皮质厚度。Kriegstein 及其同事证明了放射状胶质产生神经元前体 [54]。因此，将来发育为神经元的细胞是从未成熟的放射状胶质细胞出芽脱落而形成的 (图 25.11)(放射状胶质细胞不要与图 25.10 中显示的神经元前体的胞质突起相混淆)。从胚胎尸体解剖获得的人脑皮质中，类似于放射状胶质的细胞也能产生神经元 [55]。

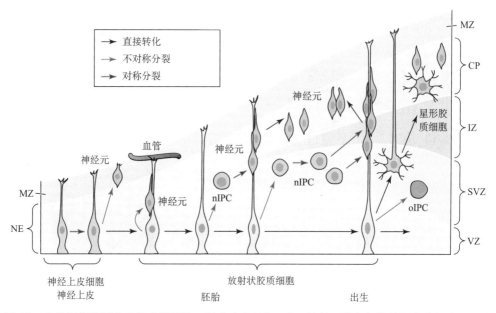

图 25.11 由放射状胶质产生脑皮质细胞。 随着发育早期（左）神经元从起初的神经上皮细胞经历动态性核迁移（棕色细胞，左）而发生，放射状胶质亦产生另外的细胞（淡蓝色，中间）。克隆分析显示，一些神经元产生时即是放射状胶质的直接子代细胞。另一些情况下，放射状胶质的直接子代细胞作为神经元中间祖细胞(nIPC)，经历额外的分裂循环。在哺乳动物，大部分放射状胶质最终分化为星形胶质细胞（右）。CP，皮质板；IZ，中间区；MZ，边缘区；oIPC，少突胶质细胞中间祖细胞；SVZ，室管膜下区；VZ，室管膜区；NE，神经上皮。（引自 Kriegstein and Alvarez-Buylia，2009。）

在成年哺乳动物的 CNS，放射状胶质细胞（有一些例外，如分布在视网膜和小脑的细胞）转化为星形胶质细胞。然而，在非哺乳类的脊椎动物，数量巨大的放射状胶质细胞一直维持到成年。这种差别与哺乳和非哺乳脊椎动物之间的成年皮质在神经发生（见后述）和再生能力方面具有巨大差异有关（见第 26 章）[56]。

神经元什么时候停止分裂？成年神经发生

与胶质细胞不同，绝大部分神经元在发育过程中形成后，到成年动物不再分裂。然而，多潜能干细胞能够产生神经元 [57]。在某些种属的成年哺乳动物，新形成的神经元持续性地添加到海马、嗅球和嗅黏膜 [58]。研究显示，这种新的细胞源于所谓的具有自我更新能力的**神经干细胞** (neural stem cell)，它们不仅已经从成年动物的脑室壁，而且也从海马中分离得到 [59,60]。神经干细胞能够产生神经元、少突胶质细胞和星形胶质细胞（甚至还有血管内皮细胞 [61]）。体内嗅球中持续产生的神经元，来源于侧脑室壁的室管膜最内层（最初的室管膜区的遗迹）缓慢分裂的干细胞 [62]。每次分裂后，一个子代细胞进入室管膜下区，变为**祖细胞** (progenitor cell)。祖细胞分裂形成未成熟神经元，向喙侧迁移到嗅球，分化为中间神经元并整合入已有的环路中。令人期待的是，干细胞有可能最终被用来产生神经元或胶质细胞，以治疗神经系统疾病或脊髓损伤。

在鸣鸟，Nottebohm 及其同事发现，某些重要类型的神经元在整个成年期均发生增殖。在金丝雀，一个被称为高音中枢 (high vocal center, HVC) 核团的脑区在歌鸣（一种雄性的特异行为）的获得和记忆中发挥关键作用 [63,64]。这一脑区受激素调控，而且在雄性比雌性

发育得更好 (图 25.12)。在雄性，新生神经元募集到 HVC 的高峰时间是在神经元死亡期后的秋季和春季。这一时期正好是雄性为下一个繁殖季节修饰它们歌鸣的时候。神经元死亡的时期与睾酮水平降低一致；而当睾酮水平升高时，募集达到高峰。给予雌性金丝雀一定量的睾酮，使 HVC 新神经元的募集增加，而且诱发雌性歌鸣。在这种雄激素化的雌性中，HVC 核团及其他与歌鸣产生有关的结构变大。雌、雄金丝雀中的 HVC 新神经元均接受合适的突触传入，并发出轴突到达合适的靶。这些重要的观察结果提示，新的神经元不仅在成年鸣鸟脑内不断产生，而且能被整合入复杂的环路，以便为如鸟鸣一样复杂的行为提供重塑的物质基础。

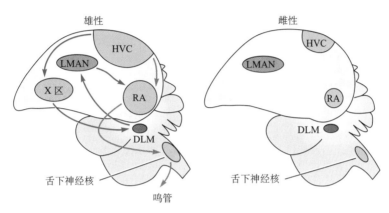

图 25.12　禽类脑的性别双态现象。 在鸣鸟中参与歌鸣产生的主要脑区和通路示意图。高音中枢 (HVC)、原纹状体增强核团 (robust nucleus of the archistriarum, RA) 和舌下神经核形成了后部的中央运动通路 (绿色箭头)。HCV、X 区、丘脑的中间背外侧核 (medial dorsolateral nucleus of the thalamus, DLM) 和前新纹状体的外侧巨细胞核团 (lateral magnocellular nucleus of the anterior neostriatum, LMAN) 形成了前通路 (红色箭头)。雄鸟中 HCV、舌下神经核和 RA 明显较大；雌鸟脑中未观察到 X 区。

　　根据神经元被添加到成年哺乳动物海马这一结果，新的问题是新神经元是否也被添加到成人大脑皮质。有证据显示，对于啮齿类甚至猴，确实有新的皮质神经元产生。这引起了广泛而公开的关于成人大脑皮质中新生神经元的可能功能的推测，但相关的研究遭到了质疑[66,67]。解决上述问题的一个新的决定性的方法在两个实验系列中得以实施[68,69]。在第一组实验中 (图 25.13)，Bhardwaj 及其同事利用了分裂细胞在 DNA 复制过程中，^{14}C 整合进入 DNA 后将持续存在于细胞的整个生命过程这一事实进行研究。在 1955 ~ 1963 年的核武器实验中，环境中的 ^{14}C 急剧增加，并且整合进入了食品中。结果可以预期，在那段时间出生的人的皮质神经元中的 ^{14}C 水平将升高。对尸检获得的人脑进行加速剂质谱分析测定皮质的 ^{14}C 标记确认了上述情况。然而，在 1963 年的禁止核试验条约之后，环境中的 ^{14}C 水平急剧下降 (注意：这一快速下降反映了碳的生物地球化学循环的稀释作用，而不是放射活性的衰变——^{14}C 的放射活性半衰期 >5000 年)。因此，如果新的 (未标记的) 皮质细胞是成年期产生的话，我们可以预期在 1955 ~ 1963 年出生的人皮质中 ^{14}C 水平会逐年降低。确实，这一情况发生在胶质细胞和血管内皮细胞，这是原来的 ^{14}C 标记细胞逐渐被低 ^{14}C 水平的细胞所代替的结果。然而，神经元中未发现这种 ^{14}C 水平的下降，因为 1963 年前出生的这些人的成年期皮质神经元中 ^{14}C 水平在其整个生命期间都很高。这表明成年皮质中少有 (如果有的话) 新神经元的产生。

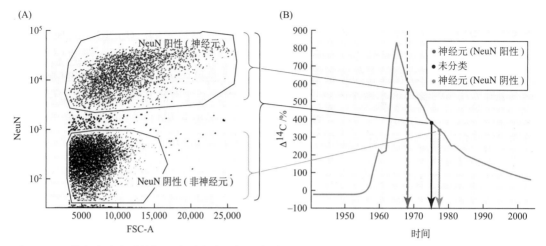

图 25.13 成人大脑皮质神经元分裂失败。与出生时间相关的人皮质中，检测神经元和非神经元细胞中的 ^{14}C 放射活性。(A) 应用流式细胞术对成人大脑新皮质神经元 (NeuN 阳性，红色) 和非神经元 (NeuN 阴性，绿色) 的细胞核进行鉴定、分离和分群。(B) 在 1955 ~ 1963 年，由于核武器实验，空气中的 ^{14}C 水平急剧升高，随后降低 (蓝线)。首先通过联系细胞 DNA 中和空气中的 ^{14}C 水平 [(A) 和 (B) 中的导向线]，可以推测细胞群体的产生时间，接下来查询 x 轴上的年龄 (垂直箭头)。个体的年龄由虚线指示。前额叶皮质中所有细胞的平均年龄比单个个体的年龄小 (黑色圈和箭头)，表明有细胞更新。非神经元细胞的日期 (绿色圈和箭头) 表明它们更年轻，而神经元 (红色圈和箭头) 大约与单个个体的年龄一样。这些结果和其他结果 (见文中) 表明胶质细胞和内皮细胞继续分裂，而皮质神经元不分裂。FSC-A，向前弥散通道 A(forward scatter channel-A)。(引自 Bhardwaj et al.，2006。)

第二个明显不同的实验系列得到了类似的结果。患有局部癌症的临终患者，没有扩散到脑，亦未使用影响大脑皮质的药物治疗，他们自愿接受脑室内注射溴代脱氧尿嘧啶核苷 (BrdU)。如前所述，当细胞在有丝分裂准备期复制 DNA 阶段，而不是在成熟的有丝分裂后细胞时期，BrdU 整合进入细胞 DNA，且能够用抗体标记检测。在尸检时，发现这些自愿者的胶质细胞和内皮细胞被标记，而神经元未被标记。因此，成人皮质很少产生新的神经元，这与其他区域如海马或者啮齿类的皮质不同。

迁移

皮质神经元的迁移

已经经历了最后分裂的皮质神经元前体细胞，穿过发育 CNS 的整个厚度，迁移到达它的最后目的地[70]。就如前面提到的，皮质内的迁移可以通过在发育的特殊时期，应用脉冲式的 ^{3}H 胸腺嘧啶脱氧核苷或 BrdU 标记正在进行 DNA 合成的细胞来进行研究。有丝分裂后的细胞不被标记，而在脉冲之后继续分裂的细胞，标记物将在随后的 DNA 合成周期和细胞分裂中被稀释。但是，经历它们自身最后的 DNA 合成周期的任何细胞，即在脉冲期间进行最后一次分裂的有丝分裂后神经元将维持高度标记。因此，在特殊时期产生的神经元的命运能够被确定，方法是将胚胎在那时暴露在一个标记脉冲，随后在晚些时间应用放射自显影技术或免疫组化技术确定标记细胞的位置[50]。

上述实验显示了在发育的大脑皮质中，神经元产生的时间与其最后位置之间的关系；特殊的是，发育过程按从内向外的模式进行[52]。位于皮质最深层的神经元最先产生。那些填充越表面位置的神经元产生的时间越晚，它们迁移通过更深层的细胞到达它们位于皮质内预期的目的地。这些神经元的前体细胞沿**放射状胶质细胞** (radial glial cell) 迁移而通过皮质（见图 25.10）。随着神经管壁变厚、室管膜区细胞的持续分裂和神经元在套层及皮质板的聚积，放射状胶质细胞的突起变得延长。根据大脑和小脑发育的光镜和电镜研究，Rakic 及其同事[71] 推测神经元沿放射状胶质细胞支架移动，到达它们在皮质内的合适位置（图 25.14）。在突变小鼠和培养细胞的研究[72] 支持上述结论。介导神经元迁移的蛋白质包括命名为 astrotactin 的神经糖蛋白[73,74] 和细胞外基质黏附分子（后面讨论）。细胞迁移和

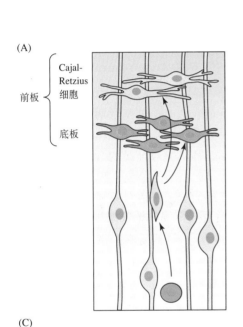

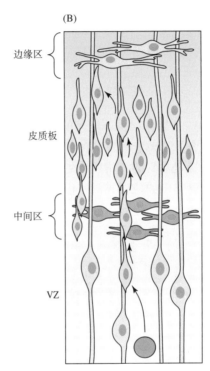

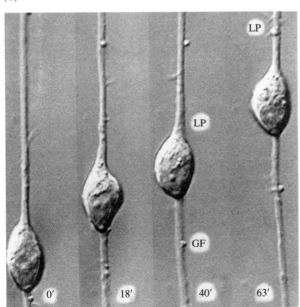

图 25.14　神经元迁移通过发育的皮质板。(A) 在早期阶段，神经元前体细胞从室管膜区向软脑膜方向移动（箭头）。它们产生了下板层细胞（在中间区）和分泌颤蛋白的 Cajal-Retzius 细胞。(B) 神经元前体细胞跨过所有更早产生的细胞，沿放射状胶质细胞向 Cajal-Retzius 细胞迁移并停止于此。因此，皮质中最早产生的细胞位于深部（第 5、6 层），而更晚产生的细胞位置更靠近表面（第 2、3 层）。(C) 在不同时间，神经元前体细胞沿放射状胶质细胞的移动。与放射状胶质细胞类似的细胞也产生神经元。VZ，室管膜区。[(C) 引自 Hatten，1990。]

轴突向外生长的细胞生物学机制 (见后述) 是类似的 [75]，二者均主要依赖于以肌动蛋白为基础的微丝细胞骨架。

神经元也有不沿放射状胶质细胞爬行迁移的。例如，大脑皮质的形成涉及大量神经元的切向迁移 (特别是分泌 GABA 的星状细胞)，在发育中从一个皮质区侧向进入邻近的区域 [76,77]。

另外一个值得注意的没有放射状胶质细胞的迁移的例子是，表达促性腺激素释放激素 (GnRH) 的一群神经元。它们的前体细胞从周围迁入 CNS(见第 17 章)[78]。GnRH 细胞从嗅窝 [外胚层起源，或称**嗅基板** (placode)，产生嗅上皮] 沿先前建立的轴突通道向下丘脑转移。Kallmann 综合征患者 (嗅基板的一种遗传性疾病) 表现出嗅觉的缺陷，也有的表现为嗅觉缺失 [79,80]，其原因是嗅前体细胞和 GnRH 细胞向它们在下丘脑目的地的迁移失败。

Reeler 小鼠皮层的遗传学异常

突变小鼠 *reeler*(因其显示不均匀的步态而命名) 显示了神经元的最终位置是如何由胞外信号决定的。在 *reeler* 小鼠的发育皮质中，神经元的跨越迁移失败 [81]。因此，它们在成年时期的相对位置是颠倒的：早期产生的神经元终止于最表层，而那些晚期产生的神经元终止于深层。尽管它们的位置异常，但这些错位的神经元获得了形态学表型，而且建立了与它们产生时期相适应的连接。因此，皮质神经元的形态和其突触连接的性质在神经元产生时就被决定了，而且能够独立于其位置表现出来。*reeler* 表型是脑皮质和其他部位的多个突变的结果。*reeler* 基因的产物是称为**颤蛋白** (reelin) 的大分子细胞外基质糖蛋白 [82,83]。它表达于脑皮质边缘区浅层的 **Cajal-Retzius 细胞** (Cajal-Retzius cell)(见图 25.14)[84]。有证据显示，这些浅层细胞产生的颤蛋白提供了阻止迁移的信号 ("请所有的细胞从放射状胶质细胞上走下来")；同时，颤蛋白也有其他功能 [85]。

细胞表型的决定

下面的内容是关于细胞一旦到达其最终目的地，建立细胞特性即**表型** (phenotype) 的顺序。哪个前体细胞、什么机制决定它将成为神经元或者胶质细胞？对神经元，什么因子决定其递质及其表面的受体？将显示的是细胞间 (细胞外因子) 的诱导性相互作用，与细胞起源的细胞谱系 (细胞内因子) 一样对神经元命运的决定很重要。

神经元和胶质细胞谱系

为了决定哪个前体细胞产生胶质细胞或不同类型的神经元，做了如下的实验：将病毒注入新生大鼠眼中。在动物达到成年后，视网膜包含成簇的染色细胞，常常既有胶质细胞又有几种类型的神经元 [86]。因此，出生时视网膜中单个的祖细胞既产生了神经元又产生了胶质细胞 (见图 25.2)，而且没有证据显示啮齿类视网膜具有产生特异类型神经元的特异性谱系。

大量的研究显示，在高度规律的昆虫眼中，不同类型的细胞也来源于未决定命运的细胞谱系 (见第 18 章)[87,88]。甚至，祖细胞对外在信号发生反应。对细胞周围环境和内在能力呈现反应的信号都随时间变化，产生了一系列不同的细胞类型 [89,90]。

相反地，在大脑皮质做类似实验时，既包含神经元又包含胶质细胞的克隆很少，提示在病毒感染时，在皮质的室管膜区已经存在独立的神经元祖细胞群体和胶质细胞祖细胞群体。而且，克隆还倾向于包括专门的锥体细胞或非锥体细胞，提示这些谱系在神经发生的早期就分支了[91]。一般地，这一结果也与简单系统如水蛭、昆虫中的室神经索（作为与眼对立的）一致，在简单系统中显示单个特定神经元起源于高度定型的谱系[92～94]。

周围神经系统递质选择的调节

在周围神经系统，细胞谱系、神经元产生时间、局部线索都会影响交感神经元的命运，包括决定特异性递质如乙酰胆碱 (ACh) 或去甲肾上腺素的分泌。这样的问题已经由 Le Douarin、Weston 和其他人在鸡和鹌鹑进行了研究[95～97]。

沿神经轴不同位置的神经嵴细胞产生周围神经系统的不同类型的细胞 [图 25.15(A)]。为了研究是否起源于神经嵴的细胞表型在发育早期就确定或在晚期能够被改变，Le Douarin 及其同事将鹌鹑胚胎细胞移植到宿主鸡胚 [图 25.15(B)]。移植细胞能够通过鹌鹑和鸡细胞之间的细胞学差异进行辨认。当从神经嵴一个区域来源的供体细胞移植入宿主胚胎的不同区域时，供体细胞呈现了适应宿主新位置的命运。例如，位于 12 节段的细胞的正常目标是变成交感神经节细胞，分泌去甲肾上腺素作为它的递质。但是，当将 12 节段的细胞移植到 18 ～ 24 节段时，细胞变为了嗜铬细胞，分泌肾上腺素。

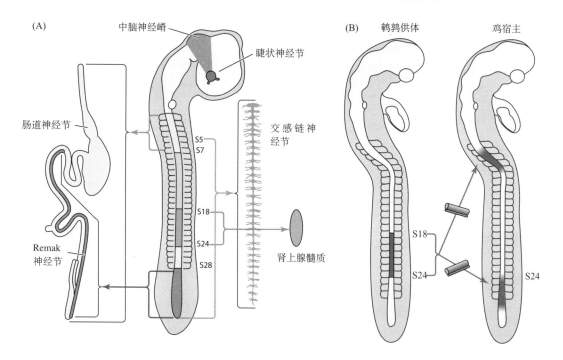

图 25.15　神经嵴细胞的命运由环境线索决定。(A) 神经嵴细胞产生不同的周围神经节。睫状神经节由中脑神经嵴来源的细胞迁移形成（浅褐色三角形）。胃肠道的 Remak 神经节和肠道神经节由来源于迷走神经 (1 ～ 7 体节) 和神经嵴腰骶区 (S28 体节的尾端) 的细胞形成。交感神经链来源于 S5 尾端的全部神经嵴区域。肾上腺髓质由 S18 ～ S24 的嵴细胞迁移而来。(B) 如果将来自于鹌鹑供体的 S18 ～ S24 的嵴细胞（其目标是形成肾上腺髓质）移植到宿主鸡胚的迷走或腰骶区域，它们将呈现适应新区域的命运，迁移到胃肠道的 Remak 神经节和肠道神经节。(引自 Le Douarin, 1986。)

神经递质的选择变化也发生于正常发育中。例如，支配汗腺的交感神经元最初合成去甲肾上腺素，但在出生后的第二和第三周，它们受其靶标相关的因子的诱导合成乙酰胆碱[98]。培养的交感神经节细胞被用来探讨神经递质转换的机制。从新生大鼠颈上神经节分离、在缺乏其他细胞类型的培养体系中生长的神经元，包含酪氨酸羟化酶，合成儿茶酚胺[99]。但是，与心肌细胞或汗腺一起生长的神经元停止合成儿茶酚胺，转而开始合成胆碱乙酰转移酶和乙酰胆碱。为了清楚地证明这一变化发生在单个细胞，将单个神经元培养在心脏细胞微岛上（图 25.16）[100]，神经元快速地伸出突起，并与心脏细胞建立突触联系。最初，这些突触完全是肾上腺素能的，但是，几天以后，细胞开始既释放 ACh 又释放去甲肾上腺素。最后，这种神经传递完全变成了胆碱能的。从心脏条件培养液中鉴定了一个诱导交感神经元分化为胆碱能的因子[101]。证实活性分子是白血病抑制因子 (LIF)，其特征为具有诱导免疫系统细胞分化能力的蛋白质。有证据表明，在体内，LIF 与其相关分子一起介导了支配汗腺的交感神经元的递质从去甲肾上腺素向乙酰胆碱的转化[102]。

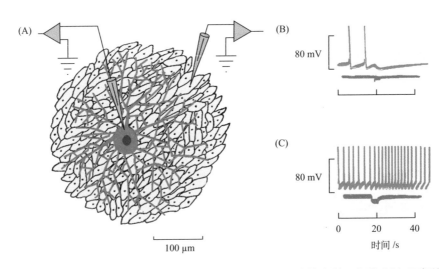

图 25.16 交感神经节来源的单个神经元培养在心脏细胞上，其形成的突触既释放 ACh 又释放去甲肾上腺素。(A) 包含单个交感神经元的微结构生长在心肌细胞岛上。(B) 神经元中一串简短的冲动（10 Hz，下线中的偏离）对心肌细胞自发性活动产生了抑制效应，其原因是由于释放了 ACh（上线）。(C) 添加 10^{-7} mol/L 的阿托品阻断抑制性的乙酰胆碱反应，显示了兴奋性效应，原因是释放了去甲肾上腺素。（引自 Furshpan et al.，1976。）

发育中受体的改变

除了递质的转变，发育中的细胞也可能改变其表达的受体。一个例子（在第 5 章已经提过）是烟碱型乙酰胆碱受体（由 5 个亚单位组成：$\alpha\alpha\beta\gamma\delta$），它分布在未成熟肌纤维表面。运动神经的到达在运动终板诱导了 ACh 受体的成簇的和其亚单位组成的改变，即 γ 亚单位被 ε 替代。这一形成新蛋白的转换使由运动神经到达所诱导的转录发生变化（也见第 27 章）。

产生受体功能发育变化的另一个方式是称为 **RNA 编辑** (RNA editing) 的过程。这一现象的例子是一类被称为 AMPA 受体的兴奋性谷氨酸受体（见第 11 章）。有 4 个 AMPA 受体基因 (*GluA1* ~ *GluA4*)，每个基因编码一个形成离子通道环的关键位点的天冬酰胺残基。

当由未编辑的 mRNA 编码的 GluA 亚单位完整地组装为 AMPA 受体时，它们显示了明显的钙通透性[103]。但是，从胚胎发育期间开始延续到成年，一个被称为 RNA 上的腺苷脱氨基酶 (ADAR2) 的 **RNA 编辑酶** (RNA editing enzyme) 修饰了 GluA2 mRNA，在关键位点翻译出精氨酸残基替代了原来的天冬酰胺[104,105]。而且，一个这样的天冬氨酸转换为精氨酸的编辑相关的 GluA 亚单位的存在，显著地减少了受体复合体的钙通透性[102]。奇怪的是，目前还不清楚为什么在胚胎发育中需要那些未编辑的受体——基因工程表达编辑前的 GluR2 亚单位的小鼠在发育中并没有明显的缺陷[106]。另一方面，编辑 GluA2 来编码一个钙不通透 (calcium-impermeant) 通道是必需的，因为 GluA2 编辑障碍与营养不良性侧索硬化 (ALS) 导致的出生后致死率、早期开始的癫痫和运动神经元死亡有关[107,108]。

　　在发育中没有受体或递质变化时，递质作用的变化也有可能发生。Cherubini 及其同事[109,110]证明在出生后的早期阶段，海马中间神经元分泌的 GABA 发挥兴奋性递质作用。在大鼠仅约 12 天时，GABA 才引起类似成年期的超级化和抑制效应 (图 25.17)。此时，受体和递质都没有变化。相反地，关键性差异是细胞内的氯离子水平在未成熟的突触后神经元比成熟神经元高，原因是在未成熟神经元存在内向型氯转运体 NKCC1(见第 9 章)[111]。随着细胞内 Cl⁻ 浓度升高，GABA 门控通道开放导致 Cl⁻ 向外流动和细胞的去极化。在发育晚期，这些神经元中的 NKCC1 被外向型氯转运体 KCC2 替代。结果，细胞内 Cl⁻ 浓度变低，GABA 的超级化反应显现。证据表明，由 GABA 产生的兴奋和点燃在神经环路正在建立期间的连接形成中发挥了部分作用[112]。

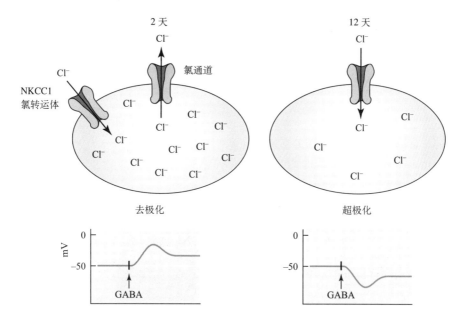

图 25.17　GABA 是发育中的一种去极化递质。生后 2 天，大鼠海马 CA3 神经元受 GABA 和抑制性突触输入作用而去极化。在早期阶段，由 GABA 引起的氯通道开放允许负电荷离子排出。到 12 天时，GABA 和抑制性输入的效应已经逆转，与成年一样，在正常静息电位水平产生超级化 (Cl⁻ 的内向流动)。超级化变化是由细胞内氯浓度减少引起的。在 2 天时，因为内向性氯转运体 (NKCC1) 活性而使细胞内 Cl⁻ 浓度很高，实际上，在 12 天时 NKCC1 活性即消失。(引自 Cherubini，Gaiarsa and Ben-Ari，1991。)

轴突向外生长和生长锥导航

生长锥、轴突延长和肌动蛋白的作用

Ramón y Cajal 第一个认识到**生长锥** (growth cone) 作为轴突导向反应和向靶标延伸的区域 (图 25.18)。生长锥位于轴突尖端，它们伸缩形成大片薄膜，称为板状伪足 (lamellipodia)；或形成细长突起，称为丝状伪足 (filopodia)，距离可达数十微米，朝向各个方向展开[113～115]。丝足可能黏附在底物上，此时，回缩的作用是将生长锥从该方向拉回。肌动蛋白细胞骨架动力学 (如聚合作用、去聚合作用、与非肌纤维肌球蛋白的相互作用) 对丝状伪足和板状伪足的突起产生和回缩发挥作用，就像生长锥锥体向前移动一样 (图 25.19)。板状伪足和丝状伪足均富含丝状的肌动蛋白；抑制肌动蛋白聚合的试剂，如真菌毒素细胞松弛素 B 可使生长锥固定不动。现在可得到很多关于神经向外生长机制的信息。就像我们已经了解的递质释放 (见第 13 章) 和许多其他的细胞过程一样，细胞质内短暂、局部的钙水平升高，在生长锥的调节事件中很重要[116,117]。

(A)

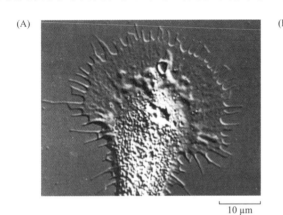

10 μm

(B)

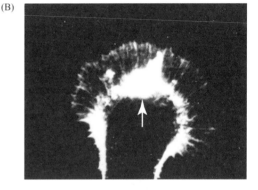

(C)

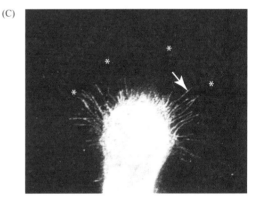

图 25.18　生长锥的形态学。(A) 应用微分干涉相差显微术观察到的生长锥。(B) 结合罗丹明的鬼笔环肽清晰显示丝状肌动蛋白分布的荧光图片。肌动蛋白丝在生长锥周围沿丝足或微小突起成线性排列；自由排列的细丝常在靠近中央区域聚集 (箭头)。(C) 应用抗微管抗体和荧光素标记的第二抗体显示了微管蛋白的分布。微管聚集在轴突，它们的大多数终止于生长锥的中央区域；部分 (箭头) 向生长锥边缘 (星号) 延伸。(引自 Forscher and Smith，1988；显微照片承 S.J.Smith 友情提供。)

细胞和细胞外基质黏附分子与轴突的外向生长

细胞黏附分子 (cell adhesion molecule, CAM) 是跨膜或膜相关糖蛋白，通过给生长锥延伸提供合适的环境而介导轴突的外向生长。它们的特征是其细胞外侧部分的结构性 motif 与免疫球蛋白 (Ig) 的恒定区结构域和纤维黏连素的 III 型结构域类似。这一 Ig 超家族的成员包括神经 CAM(N-CAM)、神经胶质 CAM(NgCAM)、瞬时轴突糖蛋白 -1(TAG-1)、髓鞘相关糖蛋白 (MAG) 和结肠直肠癌缺损 (DCC)[118～120]。这些分子介导细胞 - 细胞黏

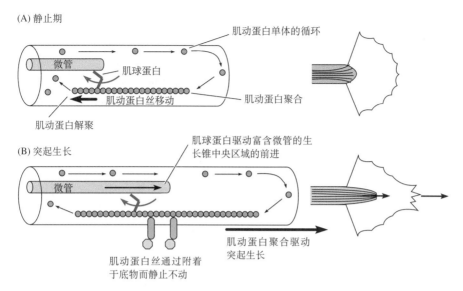

图 25.19　以肌动蛋白为基础的生长锥运动模式。(A) 静止期生长锥的横切 (左) 和顶面观 (右)。与微管附着的肌球蛋白给肌动蛋白丝的向后运动提供动力，同时，肌动蛋白丝在生长锥的顶端边缘经历连续的聚合作用，而在中央则经历解聚作用。(B) 生长锥的突起生长过程中类似的图片。肌动蛋白丝通过附着在底物上而保持固定不动。此时，肌动蛋白的聚合作用引起生长锥的突起生长，同时，肌球蛋白循环使微管向前移动，使生长锥的中央区域向前延伸。(引自 Suter et al., 1998。)

附，或者通过**嗜同种的结合** (homophilic binding)(如一个细胞的 N-CAM 与另一个细胞的 N-CAM 结合)，或者通过**嗜异种的结合** (heterophilic binding)(如一个细胞的神经细胞黏附分子 [NrCAM] 与另一个细胞的 TAG-1 结合)。CAM 的另一个家族的例子是 N- 钙黏着蛋白 (N-cadherin)，它介导嗜同种的、钙依赖的细胞黏附 [120]。在培养细胞中，N-CAM 和 N- 钙黏着蛋白的表达促进细胞的聚集、轴突的延伸 (在细胞上而不是在细胞外基质底物上)，以及生长的轴突结合在一起形成束。

　　细胞外基质 (ECM) 黏附分子 (extracellular matrix adhension molecule)，如层粘连蛋白、纤维粘连蛋白、结合腕蛋白 (黏蛋白，tenascin)、肌链抗原 (cytotactin) 和基底膜蛋白多糖 (perlecan)，是发育中的胶质和间充质细胞和成年周围神经系统的 Schwann 细胞分泌的糖蛋白。ECM 蛋白也为神经突起的延伸提供合适的底物 [121]。例如，水蛭神经元直接种植在塑料培养皿上时，其突起仅生长几个微米，而将其种植在包被了层粘连蛋白的塑料培养皿时，其突起延伸超过数百微米 [122]。ECM 分子通过一个称为整合素 (integrins) 的受体家族与细胞相互作用。整合素跨越了细胞膜，将 ECM 蛋白与胞内的肌动蛋白细胞骨架联系起来，从而调节细胞形态和迁移。另外，ECM 引起的整合素受体活化激活了细胞内调节细胞生长、增殖和分化的信号通路 [123]。

　　抗体干扰研究显示，生长锥很少依赖单一底物来支持其运动；在胚胎的一个特殊的分子生态系统里，数种细胞和 ECM 的黏附分子可能影响神经突起的外向生长。支持某一类迁移细胞或生长锥生长的线索可能被其他体系忽视或避免 [124]。

生长锥导向：靶标依赖性和靶标非依赖性导航

　　一个细胞的轴突能够延伸达 1 m 甚至更长 (长颈鹿或鲸的还要长得多)，并与包含许多潜在靶标的区域内合适细胞形成突触。在发育过程中，轴突周围环境的线索引导它沿特殊通路前行。

细胞外线索如何引导生长锥呢 [125]？ Ramón y Cajal 最初提出了轴突导向的化学吸引模型。根据这一模型，生长锥沿其靶标释放的分子浓度梯度导航。当从神经细胞胞体到其靶标的距离较短时，能够解释直接的轴突外向生长。例如，Lumsden 和 Davies[126] 研究了从小鼠头部的三叉神经节向邻近的上皮组织的轴突生长，这个距离小于 1 mm。（这些轴突最后产生了触须的感觉神经支配，见第 21 章）。如果将发育中的三叉神经节放置在培养的周围组织来源的几个组织块附近，神经突从神经节向合适的靶标生长而忽视其他组织。只有当从胚胎取材的时间是正常神经支配发生时期时，靶标上皮的组织块才对轴突外向生长发挥效应。

相反地，脊髓的运动轴突向肢体合适区域生长的能力不依赖于其靶标肌的存在。通过在发育早期移除产生肢体肌结构的组织这一方式证明了这点 [124,127]。运动轴突从脊髓正常地延伸，长入肢体，形成肌神经的合适模式——所有这些都发生在缺乏肌的情况下。因此，引导运动轴突到达正确目的地的因子，并不是由轴突最终支配的肌所提供。

路标细胞介导的靶向依赖性导航

当神经元到它的靶标的距离超过数百微米时，它的通路可能会被中间靶标标记。例如，从发育中的蝗虫肢体的感觉细胞来源的生长锥，在向 CNS 延伸的过程中，在方向上会突然发生变化（图 25.20）。这个变化（转角）发生在生长锥与所谓的**路标细胞** (guidepost cell) 接触时 [128,129]。这样的行为提示，与路标细胞（这种细胞通常是未成熟的神经元）的相互作用，在改变生长锥的方向中起重要作用。这一现象可通过在生长锥到达之前，应用激光切除的方法移除路标细胞来证明，此时轨迹的适当改变并不出现。

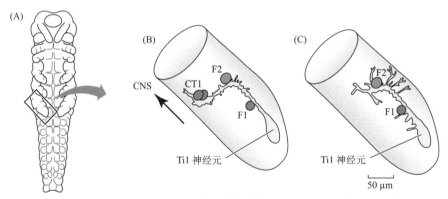

图 25.20　周围神经元的生长锥依赖路标细胞导航通过蝗虫的肢体 (A)。(B) 在正常胚胎，Ti1 神经元的轴突在向 CNS 的线路上遇见一系列路标细胞：F1、F2 和 2 个 CT1 细胞。(C) 如果在发育早期杀死 CT1 细胞，Ti1 神经元在 F2 细胞部位形成一些轴突分支，生长锥向错误方向延伸。（引自 Bentley and Caudy, 1983。）

生长锥能够与路标细胞发生突触联系。例如，从哺乳动物视觉系统的外侧膝状体 (LGN) 来源的轴突，在它们的突触靶标（如第 4 层的锥体细胞）形成前到达了发育的皮质板。膝状体的轴突与板下神经元形成突触联系，此神经元产生得早，位于发育皮质板的深部，在出生后很快消失 [130,131]。几周后，当第 4 层的锥体细胞到达它们在皮质的位置时，膝状体的轴突放弃与板下神经元形成的突触联系，侵入皮质，建立神经分布的成年模式。如果局部应用神经毒素清除发育早期的板下神经元，LGN 的轴突生长穿过发育的视皮质，视觉优势柱形成失败[132]。

生长锥沿浓度梯度导航

在细胞培养中对生长锥行为的研究表明，细胞和细胞外基质黏附分子不提供远程的导向线索。例如，生长锥既不顺着或逆着细胞和基质黏附分子的浓度梯度延伸，也不利用不同表面黏附力度的差异进行导航。黏附分子对生长锥的作用是促进或抑制其生长[133,134]。然而，生长锥的远程导向涉及沿可弥散因子的浓度梯度的导航。

将生长锥导向其目的地的分子机制的好例子是脊椎动物脊髓中央联合处的中间神经元。在发育早期，这些位于脊髓背侧部分的感觉中间神经元延伸轴突，通过中线向腹侧生长，然后沿脊髓纵行走向它们位于脑干和丘脑内的靶标（见第 21 章）[135]。

脊髓中央联合处的这些中间神经元的轴突，最初被 netrin-1 蛋白吸引到腹侧中线，netrin-1 是由形成神经索腹侧中线的基板细胞所释放的可弥散的化学引诱物［图 25.21(A)]][136,137]。Netrin-1 是分泌性蛋白家族成员，其特征是其结构域与层黏素 -1(laminin-1) γ 链的氨基末端结构域同源[136,138]。在不同环境下可发挥排斥或吸引作用的 netrin 同系物也参与了果蝇和线虫的轴突导向，该家族的第一个成员是在这里被发现的，并命名为 unc-6[139]。Netrin-1 的背腹浓度梯度通过与细胞表达的受体的相互作用吸引生长的轴突，如前已述，该受体是结肠癌缺损 (DCC)，且是细胞黏附分子。

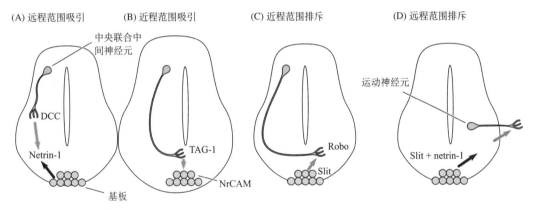

图 25.21　远程和近程范围的化学引诱物和化学排斥物引导了脊椎动物脊髓的发育轴突。(A)netrin-1 作为远程范围的化学引诱物，是由基板的细胞分泌（蓝色），弥散（黑色箭头），与其受体位于中央联合神经元（橘色）生长锥上的结肠直肠癌缺损 (DCC) 受体结合并吸引它们（绿色箭头）。(B) 在中央联合神经元轴突生长锥上的 TAG-1 与基板细胞的 NrCAM 结合。这一近程范围的化学引诱物（绿色箭头）促进中央联合轴突生长锥延伸穿过基板。(C) 当它们穿过中线时，中央联合生长锥上的 TAG-1 被环行交叉 (roundabout, robo) 替代，robo 与基板细胞的 slit 结合。这一近程范围的化学引诱物（红色箭头）防止轴突再穿过基板。(D)slit 和 netrin-1 从基板弥散（黑色箭头），与运动神经元（蓝色）生长锥上的受体相互作用并排斥它们（红色箭头）。这一远程范围的化学排斥物帮助引导运动轴突向远离脊髓的方向生长。

基板产生化学引诱物这一事实，通过单独培养或与基板组织块一起培养背侧脊髓的方法进行了证明。如图 25.22 所示，中央联合神经元的轴突特异性地向基板生长，即使将组织分开几百微米。这一距离对生长锥的丝足延伸来说太远了。类似地，中央联合神经元被引诱向分泌 netrin-1 的细胞集落 (图 25.22，中)，但不受不分泌 netrin-1 的对照细胞的影响 (图 25.22，右)。

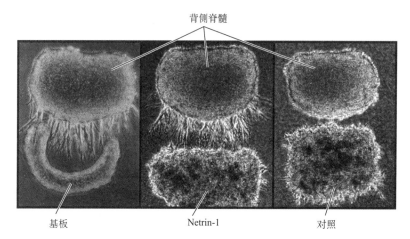

背侧脊髓

基板　　　　　　Netrin-1　　　　　　对照

图 25.22　Netrins 及其受体发挥远程范围的引诱和排斥作用。(A) 从胚胎大鼠来源的背侧脊髓组织块 (每幅图的上部分) 分别与一块基板组织 (左)、分泌重组 netrin-1 的 COS 细胞集落 (中) 或对照 COS 细胞 (右) 共培养的显微照片。基板和 netrin-1 均从背侧脊髓组织引诱中央联合神经元轴突丛大量的、方向性的外向生长。(引自 Tessier-Lavigne et al.，1988；Kennedy et al.，1994；显微照片承 M. Tessier-Lavigne 友情提供。)

在引诱向基板方向后，中央联合神经元轴突生长锥穿过腹侧中线到达对侧 [图 25.21 (B) 和 (C)]。下述的两个细胞表面黏附分子的相互作用促进了这一穿越过程：表达在中央联合轴突表面的 TAG-1 和表达在基板细胞上的 NrCAM。当轴突穿越时，它们从基板细胞接收到信号，停止合成 TAG-1，而开始合成 robo 蛋白 [137,138]。Robo 是另一个由基板细胞释放的称为 slit 蛋白的受体。Slit-robo 相互作用，排斥中央联合中间神经元生长锥。TAG-1-NrCAM 接触引诱的缺失和 slit-robo 近程范围的排斥的获得可防止中央联合轴突再穿越中线 [robo 的基因命名源自于果蝇敲除该受体的功能突变。在突变胚胎，排斥信号丢失，发育神经索的生长锥穿越和再穿越中线。增多的中央联合神经可组装出一个交通环路或环行交叉 (round-about) [140]。当引诱中央联合神经元的生长锥时，netrin-1 与 slit 协同排斥运动神经元生长锥。这些远程范围的排斥作用引导运动轴突离开脊髓而向周围延伸 [图 25.21(D)] [141]。

最初作为化学排斥物的另一个蛋白质家族是 semaphorins [142]。最早从蝗虫鉴定和应用于轴突导向的 semaphorins 被认为是化学排斥物，是从脊椎动物的 semaphorins 类似物 collapsin-1 被纯化，且显示它引起培养细胞生长锥的缩回或塌陷，进而在组织块培养中介导远程范围的轴突排斥后认识到的。Neuropilins 是 semaphorins 高度保守的受体 [143]。神经突起的外向生长抑制剂 -A(Nogo-A) [144] 是与少突胶质细胞和 CNS 髓鞘有关的另外一个生长抑制蛋白，将在第 27 章讨论。

生长因子和神经元的存活

发育神经系统的细胞死亡

神经系统发育的一个显著特征是许多细胞产生后就死亡。例如，在无脊椎动物，变形过程中发生的广泛变化包括许多神经元的程序性细胞死亡 [凋亡 (apoptosis)][145]。但是，在发育的无脊椎动物和脊椎动物的神经系统，细胞死亡也发生在缺乏这种显著形态学变化时 [146]。神经元的过量产生，紧接着一段时间的细胞死亡，是发育过程的共同模式。部分死亡神经元甚至还没有建立任何突触或可能支配了不合适的靶标。但是，大多数细胞显示已经到达或者支配了合适的靶标。一个重要的发现是，mRNA 或蛋白质合成的抑制剂防止了神经元的正常死亡 [147]。因此，凋亡是一个激活细胞的内源性自杀系统的过程。细胞内的 DNA 和蛋白质降解是一个被称为 **caspases** 的蛋白裂解酶家族的合成或激活的结果 [148]。

脊椎动物神经元凋亡的范围依赖于靶标组织的大小 [149]。Hamburger 及其同事证明，当在发育肢体的肌纤维首先形成突触连接时，发出轴突到肢体的运动神经元中的 40% ~ 70% 发生死亡。种植额外的肢体可减少死亡的运动神经元比例，而移除肢芽则促进运动神经元死亡。这些结果提示运动神经元竞争其靶标组织提供的一些**营养物质** (trophic substance)。

除了细胞死亡外，另一个被称为突触重组 (synaptic reorganization) 的过程，使轴突到达其靶标后的神经支配模式精细化，且形成突触连接。突触重组的过程必须有轴突和突触数量减少，伴随着保留下来的连接的重组，达到成年模式。就像细胞死亡那样，突触重组也涉及竞争有限的营养因子供应，这些营养因子随后描述。

神经生长因子

被鉴定的第一个营养物质是作用在感觉和交感神经元的神经生长因子 (NGF)。在最早的实验中，Levi-Montalcini、Cohen 及其同事第一个证明了 NGF 促进培养神经元突起的外向生长 [150]。他们进一步证明 NGF 也是神经元存活所必需的。当在新生小鼠使用抗体阻断 NGF 的作用时，几乎所有的交感神经元死亡，而副交感神经系统没有受影响，背根神经节仅比正常略小。接下来的实验中，证明在发育更早的胚期，背根神经节感觉神经元的生存同样需要 NGF。在成年，尽管 NGF 仍然是生存所必需的 [151 ~ 153]，但 NGF 的抗体对两个细胞群的影响都较少。多个研究组对 NGF 的观察开创了一个研究 NGF 作用的分子机制的时期，包括 Levi-Montalcini、Shooter [154] 和 Barde [155] 研究小组。他们的研究揭示了 NGF 及其结合的受体的特征，以及随后的代谢事件。

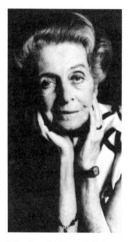

Rita Levi-Montalcini

NGF 是细胞生存所必需的，这一事实提示它直接或间接作用于细胞体上。当胚胎交感神经元生长在三室培养容器时 (图 25.23)，放置神经元的中间小室必须先包含 NGF 以使细胞存活 [图 25.23(A)][156]。但是，当神经突起到达侧室后，只要侧室里含有 NGF，若从中间小室移除 NGF，细胞仍保持存活 [图 25.23(B)]。将一侧侧室中的 NGF 移除，会引起该侧神经突起溃变 [图 25.23(C)]。这些结果表明，NGF 的营养效应是由生长终末诱发的影响细胞核的信号所介导。NGF 的逆行运输发生在从神经终末向胞体方向，但不清楚这一运输是否为生存所必需 (见 Campenot[157])。

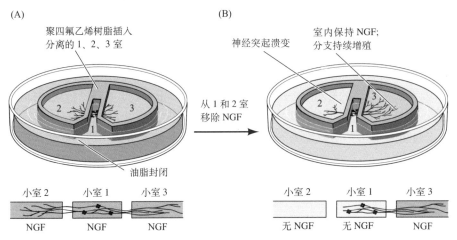

图 25.23 NGF 和细胞培养中生长的交感神经节细胞的轴突分支的存活。(A) 从新生交感神经节分离的神经元种植在中间小室，在聚四氟乙烯树脂 (Teflon) 分隔器下发出神经突起进入邻近小室；所有小室都包含 NGF。(B) 在最初的外向生长发生之后，从小室 1 移除 NGF 20 天，没有发生明显效应，因为神经元被侧室里的神经突起终末逆向运输的 NGF 所支持。从小室 2 移除 NGF，引起进入这里的神经突起溃变，而在包含 NGF 的小室里的神经突起保留下来。(引自 Campenot，1982。)

与许多分泌性蛋白一样，NGF 最初转录为较长的多肽 (pro-NGF)，随后裂解为成熟形式 [158]。通常认为，这些信号因子只有成熟形式是具有活性的。但是，现在发现，不仅 NGF 的两种形式都具有活性，而且它们通过作用于三种不同共受体 (TrkA、p75NTR 和 sortilin) 的配对组合，显示出相反的生物学作用 [159 ~ 161]。成熟 NGF 高亲和性地结合单独的 TrkA，或者与 p75NTR 组合的 TrkA 结合，促进细胞存活和分化。相反地，ProNGF(NGF 前体) 与 sortilin 和 p75NTR 的复合体结合，促进凋亡。两个生长因子受体 (TrkA 和 p75NTR) 启动细胞生存、凋亡和生长的细胞内途径显示在图 25.24。因此，用 Feng 及其同事的话说 [159]，"……神经元生存和死亡之间的选择，可能就是 ProNGF 的裂解和非裂解之间的精细平衡，以及细胞表面的 TrkA 或 p75NTR/sortilin 受体复合体的表达水平的精细平衡。"

中枢神经系统的 NGF

NGF 不是周围神经系统独有的。在 CNS 也发现一群 NGF 敏感细胞 [162, 163]。它们是位于基底前脑特别是基底核的胆碱能神经元。它们的轴突支配大脑皮质和海马 (见第 12、14 章)。如果在成年大鼠切断这些轴突，这些胆碱能神经元则会死亡。但是，如果将 NGF 注入 CNS，那么，这些轴突被切断的胆碱能神经元则会存活下来。胆碱能标记物染色的细胞数量随着年龄的增长而下降，大鼠的水迷宫或其他空间记忆任务的能力也是如此。如果将 NGF 注入老年大鼠，能够被染色的细胞数量增加，大鼠的空间学习任务行为得到改善 [164]。这些研究表明，CNS 神经元的存活和生长很可能依赖类似于周围神经系统的因子。现在，很多研究在进行中，以便在分子水平评价那些可能引起精神障碍的缺陷，如阿尔茨海默病，该病的表征之一就是供应皮质的胆碱能神经元死亡 [165]。

神经营养因子和生长因子的其他家族

脑中存在着其他营养因子。一个例子是脑源性神经营养因子 (BDNF)，已经显示它促

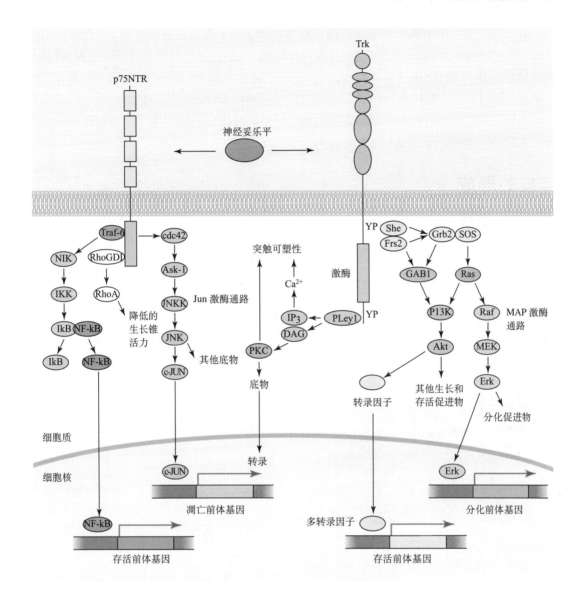

图 25.24 **神经营养因子与 Trk 和 p75NTR 受体的相互作用及复杂的细胞内信号通路**，其中部分在该图中进行图解说明。两个受体影响细胞存活、凋亡和分化。p75NTR 通路调节促进神经元凋亡的一些基因和调节生长锥运动的其他基因的活化。Trk 受体调节促进神经元分化、神经突起外向生长和存活的主要信号通路。(引自 Reichardt，2006。)

进培养的背根神经节神经元的存活和拯救体内的这些神经元的自然死亡 (见后述)[166～168]。BDNF 与 NGF 具有高度同源性。NGF 和 BDNF 共同定义了称为**神经营养因子** (neurotrophins) 的家族 [2]。这个家族的其他因子包括 NT-3、NT-4/5、NT-6 和胶质源性神经营养因子 (GDNF)[169, 170]。在发育早期，感觉神经元支配其周围靶标之前，背根神经节和三叉神经节的神经嵴细胞及感觉神经元的增殖、分化和存活需要 BDNF 或 NT-3 [171]。在这个早期阶段，神经营养因子由神经元自身和间充质组织提供，导致感觉轴突生长。晚期，当它们的轴突到达靶标后，感觉神经元开始表达 NGF 受体，其存活变为依赖靶标源性的 NGF[172]；神经营养因子特别是 BDNF 也显示促进突触传递，以及通过调节离子通道的表达而增加或降低神经元兴奋性 [173～175]。

除了神经营养因子外，其他类型的神经营养性蛋白 (许多来源于肌肉) 已经被证明能够维持运动神经元存活。它们包括胰岛素样生长因子 (IGF)、睫状神经营养因子 (CNTF)、胰岛素样生长因子 1(IGF1) 和胆碱能分化因子 (CDF)[也称为白血病抑制因子 (LIF)][176]。当注入胚胎时，这些蛋白质拯救那些可能死亡的运动神经元。但是，包括缺乏一种或多种这些蛋白质及其受体的突变小鼠的多方面证据提示，并没有明确的单个因子对发育中运动神经元的存活发挥作用 [177]。

连接的形成

视网膜顶盖联系的建立

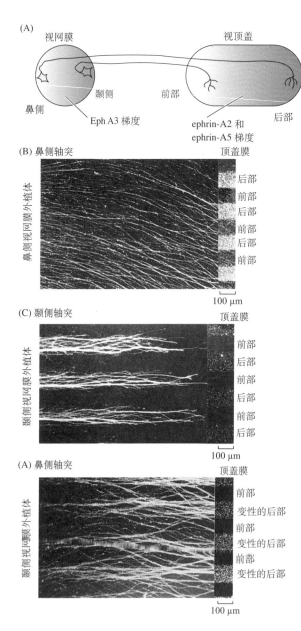

前期描述的生长锥诱向机制引导轴突向其靶标生长，此后，如何将每条轴突与其特异性靶标细胞匹配的问题仍不清楚。视网膜节细胞的轴突向中脑靶标的生长，提供了信号方面的例子，这些信号能使组织中的特异性神经支配模式建立起来。

发育中，在鸡视网膜的颞部或后部的节细胞轴突生长，支配顶盖前部的神经元；而那些起源于视网膜鼻侧或前部的节细胞轴突则支配顶盖后部的神经元 (图 25.25)。Bonhoeffer 及其同事的实验证明，轴突通过排斥作用防止颞侧轴突的生长锥进入顶盖后部，

图 25.25　鸡视顶盖神经支配的相互排斥作用的功能。(A) 鼻侧视网膜节细胞支配顶盖后部的神经元；颞侧视网膜节细胞支配顶盖前部的神经元。在视网膜节细胞有一个 Eph A3 受体酪氨酸激酶的鼻颞方向的浓度梯度，在顶盖有一个 Eph 受体配基 ephrin-A2 和 ephrin-A5 的前后浓度梯度。颞侧节细胞轴突通过 Eph 受体及配基的相互排斥作用而避免进入顶盖后部。(B) 在细胞培养中，鼻侧视网膜节细胞的轴突等同地在包被了顶盖前部或后部细胞膜的路径上生长。(C) 颞侧视网膜节细胞轴突更喜欢生长在顶盖前部细胞膜上。(D) 颞侧视网膜的节细胞轴突等同地生长在这个顶盖前部细胞膜上和变性的顶盖后部细胞膜上，表明正常情况下，它们被顶盖后部细胞膜的热敏感成分排斥。[(B) 和 (D) 引自 Walter，Henke-Fahle and Bonhoeffer，1987；(C) 引自 Walter et al.，1987；显微照片承 F. Bonhoeffer 友情提供。]

从而划分出它们的领地 [178,179]。培养的视网膜节细胞被允许长入其表面包被了纯化的顶盖前部或顶盖后部细胞膜的平行路径。鼻侧视网膜的节细胞轴突等同地长入两种细胞膜 [图 25.25(B)]。但是，颞侧轴突更倾向于长入包被了前部细胞膜的路径 [图 25.25(C)]。然而，当后部细胞膜被加热变性后，颞侧轴突不再显示任何倾向 [图 25.25(D)]。因此，它们倾向于前部路径的原因，可能不是由于受前部细胞膜的吸引，更可能是受后部细胞膜的排斥。奇怪的是，当不提供细胞膜供选择时，视网膜节细胞轴突快速在任一底物上延伸。

在视顶盖 [或哺乳动物的 <u>上丘</u> (superior colliculus)] 中发挥这一相互排斥作用的分子，是一个被称为 Eph 激酶的受体酪氨酸激酶家族及其配基 (称为 ephrins)[180,181]。视顶盖内的 Ephrin-A2 和 ephrin-A5 表达时间是在视网膜顶盖联系的形成期间，而且它们的浓度以从前向后递增的方式增加。Eph A3 受体以相应的鼻颞浓度梯度在视网膜节细胞轴突上表达。当整合入脂质体并添加到生长的颞侧视网膜节细胞轴突的培养液中时，ephrins A2 和 A5 引起生长锥脱离底物并回缩 [182]。

地形学投射的另一个轴是视网膜的背腹轴映射到顶盖的内外侧方向的位置。这种模式是由一个不同的配基和受体家族即 EphB/ephrin-B 家族实现的。成为背腹 / 内外侧方向匹配基础的细胞和分子原理更复杂。吸引性和排斥性相互作用都参与了此过程，并依赖于配基和受体的水平。这些主要的映射机制的扰乱，显示了这些配基受体信号系统及其他配基受体信号系统 (如其他 ephrins 和 Ephs;Wnt 配基及其 Frizzled 受体) 在精细调节组织的神经支配模式形成方面的重要性。模式的后期精细改进通过活动依赖性机制完成 [183](也见第 26 章)。

突触形成

脊椎动物骨骼肌的神经肌连接为研究突触形成的细胞和分子机制提供了一个很好的样本。突触形成的第一步发生很快。Mu-ming Poo 及其同事证明，当运动轴突的生长锥靠近肌管 (即未成熟的肌纤维) 时，由于生长锥释放 ACh 而引起去极化电位 (图 25.26)[184]。接

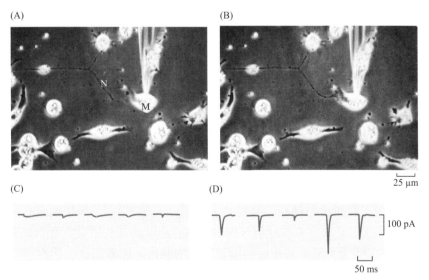

图 25.26　在运动轴突和肌细胞之间的功能性突触连接的快速形成。(A,B) 在非洲爪蟾的神经元 - 肌细胞培养条件下，电记录开始 (A) 和结束 (B) 时生长的神经突起 (N) 及梭形肌细胞 (M) 的相差照片。(C,D) 肌细胞的全细胞膜片钳记录。自发性突触电流在接触 1 min 内 (C) 就能够记录到，而且到 18 min 时 (D) 强度增加几倍。(引自 Evers et al., 1989。)

触时，量子级 ACh 自发性释放的速率快速升高，由刺激轴突而激活的突触电位的大小也快速增大。因此，在数分钟内，功能性突触连接就建立了。在第 27 章，我们分析了命名为 agrin 蛋白的特征和功能，该蛋白质是运动神经元轴突靠近肌纤维时所释放的。Agrin 引起突触后结构形成和 ACh 受体在运动终板聚积[185]。

CNS 中参加突触形成的因子目前并未完全了解，但与跨膜蛋白相互作用的至少还有两个家族——**neuroligins** 和 **neurexins**，它们在化学性突触的功能发育中可能发挥关键作用[186,187]。由非神经元表达或连接在小珠上的 neuroligins 作用于神经元时，诱导突触前特性的形成；而 neurexins(与 agrin 具有类似的细胞外结构域) 在类似情况下则诱导突触后特性的形成。

多神经元支配的修剪和剔除

一旦突触形成和支配靶标的神经元群体通过细胞死亡受到限制后，存活神经元的轴突就相互竞争突触领地。这一竞争通常会导致最初形成的一些终末分支和突触的丢失，这一过程称为**修剪** (pruning)[188]。修剪确保特殊神经元群体的恰当和完全地支配其靶标。在某些情况下，修剪也提供了改正错误支配的机制；在其他情况下，它似乎反映了建立通路的策略。

一个竞争性修剪的明确的例子发生在发育的骨骼肌。在成年，每个运动神经元支配一组多达 300 个的肌纤维，形成一个运动单位 (见第 24 章)，但是，每个肌纤维仅由一根轴突支配。然而，在发育的骨骼肌，运动神经元大量分支，所以，每个肌纤维受到几个运动神经元轴突的支配 (图 25.27)，这一现象称为**多神经元支配** (polyneuronal innervation)[189,190]。在每个发育的肌纤维，多个轴突的突触终末散布在每个独立的位点，结合到 ACh 受体和突触后结构其他成分的聚集地。随着发育进展，轴突分支被剔除直到成年模式形成。这一过程不涉及神经元死亡 (神经元死亡发生在较早的发育阶段)，仅每个运动神经元支配的肌纤维数量减少。

多神经元支配的剔除由在肌细胞上形成突触间隙的不同运动神经元轴突之间的竞争介导。一个典型的例子来自于对大鼠脚趾上一块较小肌肉的研究[191]。在发育早期，所有支配该肌的运动轴突除保留一支外均被切断，保留下来的轴突展开并支配肌内的许多纤维。此时，在多运动神经元支配的剔除正常发生期间，没有突触的消失。当缺乏竞争时，生存下来的运动神经元维持了与它所支配的每个肌纤维的接触。

神经元活动和突触剔除

神经元活动在突触剔除中发挥了作用，同时影响了轴突终末之间竞争的速率和数量。通过植入电极刺激支配肌肉的神经，会提高突触剔除的速率[192]。如果通过在神经周围的套囊内应用河豚毒素阻断动作电位或通过抑制突触传递从而减少活动，那么，突触剔除的速率就减慢[193]。在接受两根不同神经的轴突输入的肌肉，能够阻断一根神经的冲动而不影响另一根[194]。在这样的情况下，失活的轴突处于竞争劣势，因为阻断的神经轴突比正常运动单位支配的面积要小，而活化神经中的轴突则比正常的支配更多数量的纤维。

活动依赖性竞争也适于单个运动轴突的分支水平[195]。如果通过局部应用 α- 银环蛇毒素而使成年神经肌连接的一个很小区域失活，连接的失活区域就会被剔除。但如果所有连

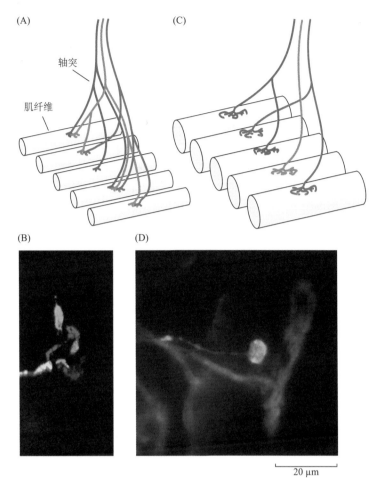

图 25.27　在脊椎动物神经骨骼肌连接处的多神经元支配和剔除。(A) 在胚胎发育过程中，运动轴突分支支配多个肌纤维，每个肌纤维由数个运动轴突支配（多神经元支配）。(B)E18 小鼠神经肌连接的荧光显微照片示两个轴突终末的分布，每个用亲脂探针标记 (dil 红色，diA 绿色）。在多神经元支配期间，支配某个特殊肌纤维的所有运动轴突的终末树列在单一突触部位。(C) 出生后，由于轴突分支回缩而致多神经元支配被剔除，使每个肌纤维受单一运动轴突支配。(D) 多神经元支配剔除期间小鼠神经肌连接的荧光显微照片。与 (B) 中一样，支配连接的两个轴突被标记。一个轴突的所有终末（绿色）被剔除，轴突正在退出。（显微照片承 J.W.Lichtman 友情提供。）

接都被抑制了，就不会出现剔除了。

在 CNS 通路发育期间，对突触靶标存在类似的竞争。一个例子是视皮层中的视觉优势柱的形成（见第 26 章），LGN 的轴突传递从两个眼来源的信息，最初在皮质第 4 层广泛重叠，随后分成了左眼柱和右眼柱[196]。这里，从两个眼来源的终末的活动模式在决定竞争程度方面发挥关键性作用。可能的推测是，修剪可能是通过竞争靶源性营养因子如 NGF 或 BDNF 的有限数量而发生的。

神经特化和发育的一般思考

在理解神经细胞如何分化、找到其靶标和建立突触联系方面已经取得重要进展。但是，当我们仔细思考那些应该完成了的命运决定的数量与特异性，以及那些形成神经系统网络时应该形成了的连接时，问题似乎很可怕。一个常用的类比可能是非常有价值的。让我们假设我们不知道邮政系统是如何工作和设计的。关于神经系统的书籍中的一章书稿（没有附图说明），要从意大利的 Trieste 邮寄到美国马萨诸塞州的 Sunderland，几天以后即可到达。它是如何到达那儿的呢？作者仅知道最近的邮箱，甚至连他所在街区的邮局都不知道。从邮箱收集邮件的邮政工人知道邮局；在那里处理邮件的职员也不知道 Sunderland 在哪里，但知道如何将邮件包裹运送到机场，等等，逐步到达正确的国家、城市、街道、房屋，最后到达正确的人。如果这还不够，补充这章的附图从 Berkeley 和 Baltimore 各自邮寄到同一目的地，它们几乎与从 Trieste 邮寄的那章书稿同时到达。同样地，其他邮件通过同一邮箱和邮局运向不同方向，到达不同的目的地。

这一类比的明显特征是，尽管初看时问题似乎完全令人迷惑不解，但我们能够通过按照邮件的邮寄步骤，一步一步到达目的地，从而解决这个邮政迷局。这将显示一些邮政组织的逻辑和设计（虽然没有显示设计者的身份）。在任何一步，仅有限数量的指示被执行和有限数量的机制发挥作用。

神经特化的一些方面可能没有太多不同。视网膜节细胞向眼后部发出其轴突，与视网膜其他区域来源的纤维共同在眼后部折转进入视神经。视交叉是下一个选择点，在这里，进入视神经束的决定可能以局部化学信号为基础而作出，从而引导两边的纤维都向右侧 LGN 的左边行走。在 LGN 内，视网膜的节细胞轴突可能依据排斥分子的浓度梯度而排列它们自己并支配其靶标。膝状神经元的轴突同样以相当简单的路径到达它们在皮质内的靶标，并沿着与板下神经元形成短暂联系的路径停下来。因此，在视网膜节细胞和视皮质神经元之间形成特异性连接，这一似乎复杂的任务能够被分解成一系列相对简单、独立的事件，其中的每一个事件塑造下一个事件。这一总原则也应用于甚至更复杂的问题，如当有机体从受精卵发育时，视网膜节细胞、所有的其他类型神经元和非神经元细胞是如何确定合适的数量和位置的。

小结

- 在脊椎动物胚胎发生过程中，蛋白质从组织者 (organizer) 弥散，诱导神经板形成，神经板边缘向上皱褶形成神经管。
- 在脊椎动物 CNS，发育神经元的命运按照头尾位置和背腹位置而特化。
- *Hox* 基因决定了后脑的头尾特征。
- 沿着神经管的长度，Sonic hedgehog 蛋白（由脊索和底板产生）和骨形成蛋白（从顶板弥散）的浓度梯度分别调节腹侧和背侧神经命运。
- 在神经管腹侧表面，细胞快速分裂。有丝分裂后的神经元和胶质祖细胞从神经管的腹侧表面迁移出来，形成 CNS。
- 在哺乳动物大脑皮质，发育按从内向外的模式进行。最深的皮质层神经元是最早产生的。
- 在成年鸟和哺乳动物 CNS 内的神经干细胞的分裂持续产生新神经元。在成人，新神经元在海马而不在大脑皮质产生。
- 神经元的迁移沿放射状胶质细胞和由细胞表面及细胞外基质的成分标记的路径进行。
- 细胞的基本特性是由细胞谱系和诱导性相互作用决定的。
- 神经嵴细胞从神经褶边缘起源，从神经管迁移出来，形成周围神经系统、色素细胞、头部的骨。
- 交感神经元合成的递质是由其周围环境决定的。
- 生长的轴突顶端扩展形成生长锥。
- 细胞表面和细胞外基质的黏附分子通过近程范围的吸引和排斥机制而引导生长锥。
- Netrin 和 semaphorins 作为远程范围的化学吸引和排斥物对不同类型的轴突发挥作用，这一作用依赖于它们的生长锥表面表达什么受体。
- 当运动神经元生长锥与肌细胞接触时，

功能性突触传递在几分钟内就建立了。
■ Ephrins 和受体酪氨酸激酶 Eph 家族通过化学排斥机制影响路径寻找、细胞迁移和细胞混合。
■ 神经元的存活与分化依赖于营养因子。
■ 程序性神经元死亡（凋亡）是神经发育

的基本特征。
■ 突触连接一旦建立，就通过修剪来确保对靶标的恰当和完整的神经支配。修剪是通过轴突终末之间对靶源性营养物质的活动依赖性竞争而实现的。

（姚忠祥 译；胡志安 校）

参 考 文 献

1　Gilbert, S. F. 2010. *Developmental Biology,* 9th Ed. Sinauer,Sunderland, MA.

2　Sanes, D. H., Reh, T. A., and Harris, W. A. 2011. *Development of the Nervous System,* 3rd Ed. Academic Press, Burlington, VT.

3　Price,D. J. et al. 2011. *Building Brains: An Introduction to Neural Development,*Wiley Blackwell, Oxford, UK.

4　Gurdon, J. B., and Melton.D. A. 2008. *Science* 322: 1811-1815.

5　Takahashi, K., and Yamanaka. S. 2006. *Cell* 126: 663-676.

6　Port, F., and Basler, K. 2010. *Traffic* 11: 1265-1271.

7　Mabb, A. M., and Ehlers, M. D. 2010. *Annu. Rev. Cell. Dev. Biol.* 26: 179-210.

8　Nguyen, M.D., Mushynski, W.E., and Julien, J. P. 2002. *Cell. Death Differ.* 9: 1294-1306.

9　Gehring, W. J., Kloter,U., and Suga, H. 2009. *Curr. Top. Dev. Biol.* 88: 35-61.

10　Brenner, S. 1974. *Genetics* 77: 71-94.

11　Hobert, O. 2010. *WormBook.* 4: 1-24.

12　Weisblat, D. A. et al. 1980. *Science* 209: 1538-1541.

13　Chalfie, M. et al. 1994. *Science* 263: 802-805.

14　Giepmans, B. N. et al. 2006. *Science* 312: 217-224.

15　Sive, H. L., Grainger,R. M., and Harland, R. M. 2010. *Cold Spring Harb. Protoc.* Dec 1.

16　Puzzolo, E., and Mallamaci, A. 2010. *Neural Dev.* 5: 8.

17　Rossant, J. 1985. *Philos. Trans. R. Soc. Lond., B, Biol. Sci.* 312: 91-100.

18　Ho, R. K. 1992. *Dev. Suppl.* 65-73.

19　Cepko, C., and Pear,W. 1996. *Curr. Protoc. Mol. Biol.* Sec. III , Unit 9. 9. J. Wiley & Sons, Inc.

20　Sasai, Y.1998. *Neuron* 21: 455-458.

21　Little, S. C., and Mullins, M. C. 2006. *Birth Defects Res. C Embryo Today* 78: 224-242.

22　Hemmati-Brivanlou, A., and Melton, D. 1997. *Annu. Rev. Neurosci.* 20: 43-60.

23　Streisinger,G. et al. 1981. *Nature* 291: 293-296.

24　Viktorin, G. et al. 2009. *Dev. Dyn.* 238: 1984-1998.

25　Lumsden, A., and Krumlauf, R. 1996. *Science* 274: 1109-1115.

26　Bateson, W. 1894. *Materials for the Study of variation:Treated with Special Regard to Discontinuity in the Origin of Species.* Macmillan and Co., New York.

27　Schmltt, S. 2003. *Hist. Philos. Life Sci.* 25: 193-210.

28　Soshnikova, N., and Duboule, D. 2009. *Epigenetics* 4: 537-540.

29　Duboule, D. 2007. *Development* 134: 2549-2560.

30　Capecchi, M. R. 1997. *Cold Spring Harb. Symp. Quant. Biol.* 62: 273-281.

31　Morrison, A. D. 1998. *BioEssays* 20: 794-797.

32　Rhinn, M. et al. 2005. *Development* 132: 1261-1272.

33　Boncinelli, E., Mallamaci, A., and Broccoli, V. 1998. *Adv. Genet.* 38: 1-29.

34　Mallamaci, A. 2011. *Prog. Brain Res*. 189: 37-64.

35　Hernandez, R. E. et al. 2004. *Development* 131: 4511-4520.

36　Moens, C. B., and Prince, V. E. 2002. *Dev. Dyn*. 224: 1-17.

37　Tschopp, P., and Duboule, D. 2011. *Dev. Biol*. 351: 288-296.

38　Cipelletti, B. et al. 2002. *Neuroscience* 115: 657-667.

39　Roelink, H. et al. 1995. *Cell* 81: 445-455.

40　Yamada, T. et al. 1991. *Cell* 64: 635-647.

41　Wilson, L., and Maden, M. 2005. *Dev. Biol*. 282: 1-13.

42　Briscoe, J. 2009. *EMBO J*. 28: 457-465.

43　Placzek, M. et al. 1991. *Development* 113(Suppl. 2): 105-122.

44　Simon, H., Hornbruch, A., and Lumsden, A. 1995. *Curr. Biol*. 5: 205-214.

45　Port, F., and Basler, K. 2010. *Traffic* 11: 1265-1271.

46　Danjo, T. et al. 2011. *J. Neurosci*. 31: 1919-1933.

47　Ericson, J. et al. 1995. *Cell* 81: 747-756.

48　Ye, W. et al. 1998. *Cell* 93: 755-766.

49　Clowry, G., Molnár, Z., and Rakic, P. 2010. *J. Anat*. 217: 276-288.

50　Angevine, J. B., Jr., and Sidman, R. L. 1961. *Nature* 192: 766-768.

51　Puzzolo, E., and Mallamaci, A. 2010. *Neural Dev*. 5: 5-8.

52　Rakic. P. 1974. *Science* 183: 425-427.

53　Luskin, M. B., and Shatz, C. J. 1985. *J. Comp. Neurol*. 242: 611-631.

54　Noctor, S. C. et al. 2001. *Nature* 409: 714-720.

55　Hansen, D. V. et al. 2010. *Nature* 464: 554-561.

56　Campbell, K., and Gotz, M. 2002. *Trends Neurosci*. 25: 235-238.

57　Okita, K., Ichisaka, T, and Yamanaka. S. 2007. *Nature* 448: 313-317.

58　Kornack, D. R., and Rakic, P. 1999. *Proc. Natl. Acad. Sci. USA* 96: 5768-5773.

59　Reynolds, B. A., and Weiss, S. 1996. *Dev. Biol*. 175: 1-13.

60　Kelsch, W., Sim, S., and Lois, C. 2010. *Annu. Rev. Neurosci*. 33: 131-149.

61　Wurmser, A. E. et al. 2004. *Nature* 430: 350-356.

62　Luskin, M. B. 1993. *Neuron* 11: 173-189.

63　Nottebohm, F., 1989. *Sci. Am*. 260: 74-79.

64　Adar, E., Nottebohm, F., and Barnea, A. 2008. *J. Neurosci*. 28: 5394-5400.

65　Lledo, P. M., Alonso, M., and Grubb, M. S. 2006. *Nat. Rev. Neurosci* 7: 179-193.

66　Rakic, P. 2002. *J. Neurosci*. 22: 614-618.

67　Vessal, M., and Darian-Smith, C. 2010. *J. Neurosci*. 30: 8613-8623.

68　Bhardwaj, R. D. et al. 2006. *Proc. Natl. Acad. Sci USA* 103: 12564-12568.

69　Rakic, P. 2006. *Science* 313: 928-929.

70　Marín, O., and Rubenstein, J. L. 2003. *Annu. Rev. Neurosci*. 26: 441-483.

71　Rakic, P. 1981. *Trends Neurosci*. 4: 184-187.

72　Hatten, M. E., Liem, R. K. H., and Mason, C. A. 1986. *J. Neurosci*. 6: 2676-2683.

73　Zheng, C., Heintz, N., and Hatten, M. E. 1996. *Science* 272: 417-419.

74 Wilson, P. M.et al. 2010. *J. Neurosci*. 30: 8529-8540.

75 Marin,O. et al. 2010. *Cold Spnnq Harb. Perspect. Biol*. 2: a001834.

76 O'Rourke. N. A. et al. 1995. *Development* 121: 2165-2176.

77 Govek, E. E., Hatten, M. E., and Van Aelst, L. 2010. *Dev. Neurobiol*. Dec 7.

78 Wray, S., Grant, P., and Gainer, H. 1989. *Proc. Natl. Acad. Sci. USA* 86: 8132-8136.

79 Wray,S. 2010. *J. Neuroendocnnol*. 22: 743-753.

80 Sarfati, J., Dodé, C., and Young, J. 2010. *Front. Horm. Res*. 39: 121-132.

81 Caviness, V. S., Jr. 1982. *Dev. Brain Res*. 4: 293-302.

82 D'Arcangelo. G. et al. 1997. *J. Neurosci* 17: 23-31.

83 Förster, E. et al. 2010. *Eur. J. Neurosci*. 31: 1511-1518.

84 Meyer, G. 2010. *J. Anat*. 217: 334-343.

85 Zhao, S., and Frotscher, M. 2010. *Neuroscientist* 16: 421-434.

86 Turner, D. L., and Cepko. C. L. 1987. *Nature* 328: 131-136.

87 Ready, D. E et al. 1976. *Dev. Biol*. 53: 217-240.

88 Sanes, J. R., and Zipursky, S. L. 2010. *Neuron* 66: 15-36.

89 Cepko, C. L. et al. 1996. *Proc. Natl. Acad. Sci. USA* 93: 589-595.

90 Randlett, O., NOrden, C., and Harris, W. A. 2011. *Dev. Neurobiol*. 71: 567-583.

91 McConnell. S. K. 1995. *Neuron* 15: 761-768.

92 Weisblat, D. A., and Shankland, M. 1985. *Philos. Trans. R. Soc. Lond., B, Biol. Sci*. 312: 39-56.

93 Kramer, A. P., and Weisblat, D. A. 1985. *J. Neurosci*. 5: 388-407.

94 Doe, C. Q., Kuwada, J. Y., and Goodman, C. S. 1985. *Philos. TranS. R. Soc. Lond., B, Biol. Sci*. 312: 67-81.

95 Weston, J. 1970. *Adv. Morphogenesis* 8: 41-114.

96 Dupin, E., Ziller,C., and Le Douarin, N. M. 1998. *Curr. Top. Dev. Biol*. 36: 1-35.

97 Teillet, M. A., Ziller,C., and Le Douarin, N. M. 2008. *Methods Mol. Biol*. 461: 337-350.

98 Francis, N. J., and Landis, S. C. 1999. *Annu. Rev. Neurosci*. 22: 541-566.

99 Mains, R. E., and Patterson, P. H. 1973. *J. cell Biol*. 59: 329-345.

100 Furshpan, E. J. et al. 1976. *Proc. Natl. Acad. Sci. USA* 73: 4225-4229.

101 Yamamori, T. et al. 1989. *Science* 246: 1412-1416.

102 Stanke, M. et al. 2006. *Development* 133: 141-150.

103 Hollmann, M., Hartley,M., and Heinemann, S. 1991. *Science* 252: 851-853.

104 Seeburg, P. H. et al. 2001. *Brain Res*. 907: 233-243.

105 Rueter, S. M. et al. 1995. *Science* 267: 1491-1494.

106 Kask, K. et al. 1998. *Proc. Natl. Acad. Sci. USA* 95: 13777-13782.

107 Brusa, R. et al. 1995. *Science* 270: 1677-1680.

108 Kwak, S., and Kawahara, Y.2005. *J. Mol. Med*. 83: 110-120.

109 Cherubini, E., Gaiarsa, J. L., and Ben-Ari, Y. 1991. *Trends Neurosci*. 14: 515-519.

110 Lagostena, L. et al. 2010. *J. Neurosci*. 30: 885-893.

111 Tyzio, R. et al. 2011. *J. Neurosci*. 31: 34-45.

112 Cherubini, E. et al. 2011. *Mol Neurobiol* 43: 97-106.

113 Lowery,L. A., and Van Vactor, D. 2009. *Nat. Rev. Mol. Cell. Biol*. 10: 332-343.

114 Grumbacher-Reinert, S., and Nicholls, J. 1992*J . Exp. Biol*. 167: 1-14.

115 Gallo, G., and Letourneau, P. C. 2004. *J. Neurobiol*. 58: 92-102.

116 Roehm, P. C. et al. 2008. *Mol. Cell. Neurosci*. 37: 376-387.

117 Hutchins, B. I., and Kalil, K. 2008. *J. Neurosci*. 28: 143-153.

118 Shapiro, L., Love, J., and Colman, D. R. 2007. *Annu. Rev. Neurosci*. 30: 451-474.

119 Togashi, H., Sakisaka, T, and Takai, Y. 2009. *Cell Adh. Migr.* 3: 29-35.

120 Hansen, S. M., Berezin, V, and Bock, E. 2008. *Cell. Mol. Life. Sci.* 65: 3809-3821.

121 Durbeej, M. 2010. *Cell Tissue Res.* 339: 259-268.

122 Grumbacher-Reinert, S., and Nicholls, J. G. 1992. *J. Exp. Biol.* 167: 1-14.

123 Denda, S., and Reichardt, L. F. 2007. *Methods Enzymol.* 426: 203-221.

124 Bonanomi, D., and Pfaff, S. L. 2010. *Cold Spring Harb. Perspect. Biol.* 2: a001735.

125 Kolodkin, A. L., and Tessier-Lavigne, M. 2010. *Cold Spring Harb. Perspect. Biol.* 3: 10. 1101/cshperspect. a001727.

126 Lumsden, A. G. S., and Davies,A. M. 1986. *Nature* 323: 538-539.

127 Phelan, K. A., and Hollyday,M. 1990. *J. Neurosci* 10: 2699-2716.

128 Bentley,D., and Caudy,M.1983. *Cold Spring Harb. Symp. Quant. Biol.* 48: 573-585.

129 Shen, K., Fetter, R. D., and Bargmann, C. I. 2004. *Cell* 116: 869-881.

130 Shatz, C. J., and Luskin, M. B. 1986. *J. Neurosci.* 6: 3655-3658.

131 Luskin, M. B., and Shatz, C. J. 1985. *J. Neurosci.* 5: 1062-1075.

132 Kanold, P. O., and Shatz, C. J. 2006. *Neuron* 51: 627-638.

133 McKenna, M. P., and Raper, J. A. 1988. *Dev. Biol.* 130: 232-236.

134 Isbister, C. M., and O'Connor, T. P. 1999. *J. Neurosci.* 19: 2589-2600.

135 Tessier-Lavigne. M. et al. 1988. *Nature* 336: 775-778.

136 Kennedy, T. E. et al. 1994. *Cell* 78: 425-435.

137 Dickson, B. J., and Gilestro, G. F. 2006. *Annu. Rev. Cell Dev. Biol.* 22: 651-675.

138 Chen, Z. et al. 2008. *Neuron* 58: 325-332.

139 Hedgecock, E. M. et al. 1990. *Neuron* 4: 61-85.

140 Seeger, M. et al. 1993. *Neuron* 10: 409-426.

141 Brose, K. et al. 1999. *Cell* 96: 795-806.

142 Derijck, A.A., Van Erp, S., and Pasterkamp, R. J.2010. *Trends Cell Biol.* 20: 568-576.

143 Fujisawa, H. 2004. *J. Neurobiol.* 59: 24-33.

144 Liu, B. P. et al. 2006. *Philos. Trans. R. Soc. Lond., B, Biol. Sci.* 361: 1593-1610.

145 Truman, J. W., Thorn, R. S., and Robinow, S.1992. *J. Neurobiol.* 23: 1295-1311.

146 Buss, R. R., Sun, W., and Oppenheim, R. W. 2006.*Annu. Rev. Neurosci.* 29: 1-35.

147 Martin, D. P. et al. 1988. *J. Cell Biol.* 106: 829-844.

148 Ryan, C. A., and Salvesen, G. S. 2003. *Biol. Chem.* 384: 855-861.

149 Hollyday, M., and Hamburger,V. 1976. *J. Comp. Neurol.* 170: 311-320.

150 Levi-Montalcini. R. 1982. *Annu. Rev. Neurosci.* 5: 341-362.

151 Gorin, P., and Johnson, E. M. 1979. *Proc. Natl. Acad. Sci. USA* 76: 5382-5386.

152 Crowley, C. et al. 1994. *Cell* 76: 1001-1011.

153 Smeyne. R. J. et al. 1994. *Nature* 368: 246-249.

154 Shooter, E. M. 2001. *Annu. Rev. Neurosci.* 24: 601-629.

155 Tucker, K. L., Meyer, M., and Barde,Y.A. 2001. *Nat. Neurosci.* 4: 29-37.

156 Campenot, R. B. 1977. *Proc. Natl. Acad. Sci. USA* 74: 4516-4519.

157 Campenot, R. B. 2009. *Results Probl. Cell. Differ.* 48: 141-158.

158 Greene, L. A., and Shooter,E. M. 1980. *Annu. Rev. Neurosci* 3: 353-402.

159 Feng, D. et al. 2010. *J. Mol. Biol.* 396: 967-984.

160 Schecterson, L. C., and Bothwell, M. 2010. *Dev. Neurobiol.* 70: 332-338.

161 Reichardt, L. F. 2006. *Philos. Trans. R. Soc. Lond., B, Biol. Sci.* 361: 1545-1564.

162 Gage, F. H. et al. 1988. *J. Comp. Neurol.* 269: 147-155.

163　Mufson, E. J. et al. 2003. *J. Chem. Neuroanat.* 26: 233-242.

164　Fischer,W. et al. 1991. *J. Neurosci.* 11: 1889-1906.

165　Capsoni, S., and Cattaneo, A. 2006. *Cell. Mol. Neurobiol.* 26: 619-633.

166　Barde, Y-A. 1989. *Neuron* 2: 1525-1534.

167　Ernsberger, U. 2009. *Cell Tissue Res.* 336: 349-384.

168　Tettamanti, G.et al. 2010. *Gene* 450: 85-93.

169　Kalb, R. 2005. *Trends Neurosci.* 28: 5-11.

170　Airaksinen, M. S., and Saarma, M. 2002. *Nat. Rev. Neurosci.* 3: 383-394.

171　Farinas, I. et al. 1996. *Neuron* 17: 1068-1078.

172　Davies, A. M., and Lumsden, A. 1990. *Annu. Rev. Neurosci.* 13: 61-73.

173　Lagostena, L. et al. 2010. *J. Neurosci.* 30: 885-893.

174　Tongiorgi, E. 2008. *Neurosci. Res.* 61: 335-346.

175　Kovalchuk, Y., Holthoff, K., and Konnerth,A. 2004. *Curt. Opin. Neurobiol.* 14: 558-563.

176　Wu, W. et al. 2003. *J. Neurotrauma* 20: 603-612.

177　Taylor, A. R. et al. 2007. *J. Neurosci.* 27: 634-644.

178　Walter, J. et al. 1987. *Development* 101: 685-696.

179　Walter, J., Henke-Fahle, S., and Bonhoeffer, F. 1987. *Development* 101: 909-913.

180　Drescher,U. et al. 1995. *Cell* 82: 359-370.

181　Feldheim, D. A., and O'Leary, D. D. 2010. *Cold Spring Harb. Perspect. Biol.* 2: a001768.

182　Cox, E. C., Muller, B., and Bonhoeffer, F 1990. *Neuron* 4: 31-37.

183　Baker, M. W., Peterson, S. M., and Macagno, E. R. 2008. *DeV. Biol.* 320: 215-225.

184　Evers, J. et al. 1989. *J. Neurosci.* 9: 1523-1539.

185　Reist, N. E., Werle, M. J., and McMahan, U. J. 1992. *Neuron* 8: 865-868.

186　Craig, A. M., and Kang, Y.2007.*Curr. Opin. Neurobiol.* 17: 43-52.

187　Sudhof, T. 2008. *Nature* 455: 903-911.

188　Luo, L., and O'Leary, D. D. 2005. *Annu. Rev. Neurosci.* 28: 127-156.

189　Redfern, P. A. 1970. *J. Physiol.* 209: 701-709.

190　Brown, M. C., Jansen, J. K., and Van Essen, D. 1976. *J.Phvsiol.* 261: 387-422.

19l　Betz, W. J., Caldwell, J. H., and Ribchester, R. R. 1980. *J. Physiol.* 303: 265-279.

192　Thompson, W. 1983. *Nature* 302: 614-616.

193　Brown, M. C., Hopkins, W. G., and Keynes, R. J. 1982. *J. Physiol.* 329: 439-450.

194　Ribchester,R. R., and Taxt, T. 1983. *J. Physiol.* 344: 89-111.

195　Balice-Gordon, R. J., and Lichtman, J. W. 1994. *Nature* 372: 519-524.

196　Wiesel, T. N. 1982. *Nature* 299: 583-591.

建 议 阅 读

一般性综述

Brenner, S. 1974. The genetics of *Caenorhabditis elegans*. *Genetics* 77: 71-94.

Briscoe, J. 2009. Making a grade: Sonic hedgehog signalling and the control of neural cell fate. *EMBO J.* 28: 457-465.

Buss, R. R., Sun, W., and Oppenheim, R. W. 2006. Adaptive roles of programmed cell death during nervous system development. *Anna. Rev. Neurosci.* 29: 1-35.

Clowry, G., Molnar, Z., and Rakic, P. 2010. Renewed focus on the developing human neocortex. *J. Anat.* 217:

276-288.

Ernsberger, U. 2009. Role of neurotrophin signalling in the differentiation of neurons from dorsal root ganglia and sympathetic ganglia. *Cell Tissue Res*. 336: 349-384.

Gehring, W. J., Kloter,U., and Suga, H. 2009. Evolution of the *Hox* gene complex from an evolutionary ground state. *Curr. Top. Dev. Biol*. 88: 35-61.

Gilbert, S. F. 2010. *Developmental Biology,* 6th ed. Sinauer, Sunderland, MA.

Kalb, R. 2005. The protean actions of neurotrophins and their receptors on the lire and death of neurons. *Trends Neurosci*. 28: 5-11.

Kiecker, C., and Lumsden, A. 2005. Compartments and their boundaries in vertebrate brain development. *Nat. Rev. Neurosci*. 6: 553-564.

Le Douarin, N. M. 2008. Developmental patterning deciphered in avian chimeras. *Dev. Growth Differ*. 50(Suppl. 1): S11-28.

Levi-Montalcini, R. 1982. Developmental neurobiology and the natural history of nerve growth factor. *Annu. Rev. Neurosci*. 5: 341-362.

Lowery,L. A., and Van Vactor,D. 2009. The trip of the tip: understanding the growth cone machinery. *Nat. Rev. Mol. Cell Biol*. 10: 332-343.

Mallamaci, A. 2011. Molecular bases of cortico-cerebral regionalization. *Prog. Brain Res*. 189: 37-64.

Marín, O., and Rubenstein, J. L. 2003. Cell migration in the forebrain. *Annu. Rev. Neurosci*. 26: 441-483.

Mufson, E. J., Ginsberg, S. D., Ikonomovic, M. D., and DeKosky, S. T. 2003. Human choliner-gic basal forebrain: chemoanatomy and neurologic dysfunction. *J. Chem. Neuroanat*. 26: 233-242.

Price, D. J., Jarman, A. P., Mason, J. O., and Kind, P. C. 2011. *Building Brains: An Introduction to Neural Development,* Wiley Blackwell, Oxford, UK.

Rakic, P. 2006. Neuroscience. No more cortical neurons for you. *Science* 313: 928-929.

Randlett, O., Norden, C. and Harris, W. A. 2010. The vertebrate retina: A model for neuronal polarization *in vivo*. *Dev. Neurobiol*. 6: 567-583.

Rubenstein, J. L. 2010. Three hypotheses for developmental defects that may underlie some forms of autism spectrum disorder. *Curr Opin. Neurol*. 23: 118-123.

Sanes, D. H., Reh, T. A., and Harris, W. A. 2011. *Development of the Nervous System,* 3rd ed. Academic Press, Burlington, VT.

Schecterson, L. C., and Bothwell, M. 2010. Neurotrophin receptors:Old friends with new partners. *Dev. Neurobiol*. 70: 332-338.

Shooter, E. M. 2001. Early days of the nerve growth factor proteins. *Annu. Rev. Neurosci*. 24: 601-629.

Truman, J. W., Thorn, R. S., and Robinow,S. 1992. Programmed neuronal death in insect development. *J. Neurobiol*. 23: 1295-1311.

原始论文

Adar, E., Nottebohm, F., and Barnea, A. 2008. The relationship between nature of social change, age, and position of new neurons and their survivalin adult zebra finch brain. *J. Neurosci*. 28: 5394-5400.

Bhardwaj, R. D., Curtis, M. A., Spalding, K. L., Buchholz, B. A., Fink, D., Björk-Eriksson, T., Nordborg, C., Gage, E H., Druid, H., Eriksson, P. S. et al. 2006. Neocortical neurogenesis in humans is restricted to development. *Proc. Natl. Acad. Sci. USA* 103: 12564-12568.

Campenot, R. B. 2009. NGF uptake and retrograde signaling mechanisms in sympathetic neurons in compartmented cultures. *Results Probl Cell Differ*. 48: 141-158.

Cherubini, E., Griguoli, M., Safiulina, V., and Lagostena, L. 2011. The depolarizing action of GABA controls early network activity in the developing hippocampus. *Mol. Neurobiol*. 43: 97-106.

Cox, E. C., Muller,B., and Bonhoeffer,F 1990. Axonal guidance in the chick visual system: Posterior tectal membranes induce collapse of growth cones from the temporal retina. *Neuron* 4: 31-47.

Drescher,U., Kremoser,C., Handwerker,C., Loschinger, J., Noda, M., and Bonhoeffer, F. 1995. In vitro guidance of retinal ganglion cell axons by RAGS, a 25 kDa tectal protein related to ligands for Eph receptor tyrosine kinases. *Cell* 82: 359-370.

Ericson, J., Muhr,J., Placzek, M., Lints, T., Jessell, T. M., and Edlund, T. 1995. Sonic hedgehog induces the difierentiation of ventral forebrain neurons: A common signal for ventral patterning within the neural tube. *Cell* 81: 747-756.

Evers, J., Laser,M., Sun, Y-A., Xie, Z-P., and Poo, M-M. 1989. Studies of nerve-muscle interactions in *Xenopus* cell culture: Analysis of early synaptic currents. *J. Neurosci*. 9: 1523-1539.

Gallo, G., and Letourneau, P. C. 2004. Regulation of growth cone actin filaments by guidance cues. *J. Neurobiol*. 58: 92-102.

Hansen, D. V., Lui, J. H., Parker,P. R., and Kriegstein, A. R. 2010. Neurogenic radial glia in the outer subventricular zone of human neocortex. *Nature* 464: 554-561.

Kennedy,T. E., Serafini, T, de la Torre, J. R., and Tessier-Lavigne, M. 1994. Netrins are diffusible chemotropic factors for commissural axons in the embryonic spinal cord. *Cell* 78: 425-435.

Lumsden, A. G. S., and Davies, A. M. 1986. Chemotropic effect of specific target epithelium in the developing mammalian nervous system. *Nature* 323: 538-539.

Puzzolo, E., and Mallamaci, A. 2010. Cortico-cerebral histogenesis in the opossum *Monodelphis domestica:* generation of a hexalaminar neocortex in the absence of a basal proliferative compartment. *Neural Development*. 5: 5-8.

Rakic, P. 1974. Neurons in rhesus monkey visual cortex: Systematic relationship between time of origin and eventual disposition. *Science* 183: 425-427.

Seeburg, P. H., Single, F., Kuner,T., Higuchi, M., and Sprengel, R. 2001. Genetic manipulation of key determinants of ion flow in glutamate receptor channels in the mouse. *Brain Res*. 907: 233-243.

Thompson, W. 1983. Synapse elimination in neonatal rat muscle is sensitive to pattern of muscle use. *Nature* 302: 614-616.

Wray,S., Grant, P., and Gainer, H. 1989. Evidence that cells expressing luteinizing hormone- releasing hormone mRNA in mouse are derived from progenitor cells in the olfactory placode. *Proc. Natl. Acad. Sci. USA* 86: 8l32-8136.

Zheng, C., Heintz, N., and Hatten, M. E. 1996. CNS gene encoding astrotactin, which supports neuronal migration along glial fibers. *Science* 272: 417-419.

■ 第 26 章
感觉系统的关键期

　　本章介绍视觉使用和废用对新生幼猫及猴视觉系统的影响。Wiesel 和 Hubel 的实验已显示，生命早期的视觉输入在视皮层神经元的结构和功能形成过程中起了至关重要的作用。在出生时，视网膜、外侧膝状核 (外膝核，LGN) 及视皮层神经元的感受野均与成年动物相类似。然而，新生动物初级视皮层 (V1) 的第 4 层却有显著的区别。在该区域，来自双眼外膝核的轴突所支配的区域相互重叠，而不是分开的。其结果是，新生视皮层中的第 4 层神经元由双眼所驱动。在出生后的最初 6 周，成年动物的模式就确立了。来自双眼外膝核的轴突分聚，使第 4 层的细胞仅对一侧眼的视觉刺激起反应。如果一侧眼接收到更强的视觉输入，它就会占据另一侧眼在视皮层中的投射区域。在出生后最初的 3 个月内，封闭一侧眼睑会使该侧眼变盲，并使其丧失驱动皮层细胞的能力。由夺视眼所支配的皮层柱和外膝核轴突萎缩，同时，由正常未夺视眼所支配的皮层柱扩张。这些结果提示，在生命的早期存在双眼支配区域的竞争。封闭成年动物眼睑对皮层柱的结构或视觉刺激反应并无作用。

　　生后不久封闭眼睑导致的双眼夺视实验，或将新生动物一侧眼肌切断导致的斜视实验，为双眼间的竞争提供了证据。当双眼都不占优势时，柱状结构发育正常，然而，皮层中的每个神经元仅被单眼所驱动。有实验表明，用河豚毒素 (TTX) 阻断双侧视神经的冲动眼优势柱则不再分聚，这一结果显示了活动在竞争中的作用。合适的感觉传入对于听觉系统的发育也是必要的。草鸮通过视觉和听觉定位它们的猎物。外部世界的视觉和听觉定位图早在出生时就已在视顶盖正常地对齐。当用棱镜使双眼的视觉输入发生位移时，幼鸮会适应这种外部世界听觉和视觉定位图的不匹配，经过几天乃至几周，顶盖听觉神经元的感受野会偏移以适应已移位的视觉定位图。一旦去除棱镜，视野又突然移位，而听觉感受野则随时间缓慢回复。过了关键期，这种听觉感受野调整就不再发生了。如果将草鸮饲育在一种丰富多彩的环境中，使其感觉经验丰富，则使定位图对齐的关键期延长。感觉剥夺实验对于研究高级脑功能的发育是有意义的。

在前面的章节中，我们曾强调指出，高度特异的连接对神经系统正常地行使功能是必需的。本章显示，神经元间连接的发育和精细调节在出生时并未完全。例如，幼猫在出生时双眼是闭合的，而不像幼猴那样一出生就能视物。如果打开眼睑，用光照射眼，其瞳孔收缩，但动物似乎是全盲的[1]。有证据表明，到了第 10 天，幼猫才有视觉征象，之后开始能辨认物体和图案。如把幼猫放在完全黑暗的环境中饲养，则瞳孔反射仍然发生，但它们仍是盲的。另一方面，把成年猫在黑暗中饲育很长时间，一旦见光，它便能马上看见物体。这些结果提示，在生命的早期有一个脆弱的关键期。人们可能会直觉上认为，像脊髓或瞳孔反射的环路，应该是由遗传决定的，而控制复杂功能环路的发育可能需要持续地与环境相互作用。那么，遗传因素和经验对皮层发育各有何种相对贡献？当发育结束时，皮层环路稳定下来的机制是什么？

在本章里，我们将显示幼猫和新生猴的视觉系统最初是在出生前由内在遗传基因驱动的神经分化决定的。此后，在一段短暂但清楚界定期间，视觉经验使神经元回路变得更精细，从而使成长中的动物获得最佳视觉能力。我们先聚焦于由第 2 章和第 3 章中所述材料逻辑引申的工作，之后显示，对视觉经验在未成熟视觉系统形成中的作用的研究，为分析其他感觉回路的可塑性（特别是鸟类和哺乳动物的听觉系统）作了铺垫。

新生猴和幼猫的视觉系统

关于成年猫和猴视知觉神经元连接的组构已经知之甚多。皮层的一个简单细胞选择性识别一种界定清楚的视觉刺激，诸如在某一眼视野的特定区域内一个垂直朝向的窄光条的运动。这种反应之所以能发生，是因为视网膜与外膝核至皮层细胞有着精细而有序的连接（见第 2 章和第 3 章）。很自然，人们会问，细胞以及它们的此类连接是在新生动物中已经存在，还是在发育过程中的视觉经验使然？如果是后一种情况，生命早期的视觉刺激将指导或优化原已存在的一群神经元连接。

为研究动物出生时的原初视觉，将猴在出生后或剖腹产后立即放在一个无光照的环境中，待动物长大到一定阶段后才开始研究。为了防止该段时间内的形状视觉，需要把眼睑缝合起来，或在角膜上覆以半透明的、可使影像模糊但透光的罩子。用相同的方法研究了猫、大鼠及白鼬出生后几周的原初视觉[2~5]。

新生动物皮层细胞的感受野和反应特点

新生猴是有视觉的，并能注视物体，其皮层神经元的反应在很多方面与成年动物类似。例如，对初级视皮层 (V1) 单个细胞所作的记录发现，这些细胞不为弥散光所驱动。与成年动物一样，当有特定朝向的光条或暗条照在视网膜一定区域时，细胞放电最佳[2]，在先前没有视觉经验的动物上作记录，刺激朝向的范围与成年动物没有区别，感受野也组织成拮抗性的、由双眼驱动的"给光"和"撤光"区。此外，当电极斜向插入皮层时，则朝向偏爱发生有规律的顺序改变（图 26.1）。如图 26.1 显示，特征性的风车形朝向偏爱定位图（见第 3 章）在出生时已存在，所有的朝向都是同等表达的[4]。

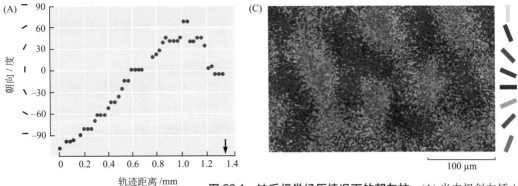

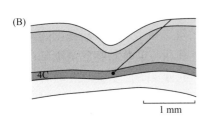

图 26.1　**缺乏视觉经历情况下的朝向柱。**(A) 当电极斜向插入 17 日龄幼猴（其双眼在出生后 2 天即被缝合）的皮层时，所遇到的朝向柱感受野的轴朝向。当柱被横穿过时，感受野朝向逐渐变化，说明正常的朝向柱在视觉原初动物中已存在。红点来自同侧眼，蓝点来自对侧眼。(B) 黑点标记损毁位置，其位于第 4 层中的电极轨迹终点。(C) 用成像法显示 14 日龄幼猫（其双眼睑在出生时被缝合）的朝向柱。彩条（右）表示刺激的朝向。注意，风车型图案已经存在了。[(A) 和 (B) 引自 Wiesel and Hubel, 1974; (C) 引自 Crair, Gillespie and Stryker, 1998; 显微图承蒙 M. C. Stryker 提供。]

新生猴及幼猫的眼优势柱

出生时初级视皮层 (V1) 各层大多数的细胞已为双眼所驱动，有些细胞为一眼较好地驱动，另一些细胞由另一眼较好地驱动，还有些细胞则被两眼相同地驱动。图 26.2 显示的是未成年和成年猴按眼优势的情况皮层各层神经元反应的分布。

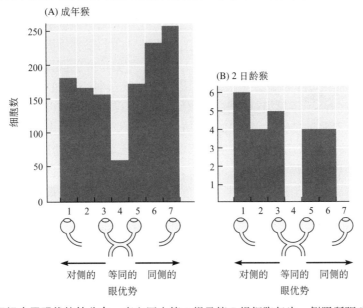

图 26.2　**新生猴视皮层眼优势的分布。**直方图中第 1 组及第 7 组细胞仅为一侧眼所驱动（同侧或对侧），其他细胞都接受来自双侧眼的输入。在第 2、3、5 及 6 组细胞，都是一侧眼占优势。在第 4 组细胞，双侧眼具有同等的影响。(A) 正常成年猴。(B) 正常 2 日龄猴。(引自 Wiesel and Hubel, 1974。)

眼优势的程度可以方便地用直方图来表示。按对刺激一眼或另一眼发生反应的放电频率，把神经元分为 7 组 (见第 3 章)。大多数细胞对任一眼的适宜光照皆反应。图 26.2 中的第 1 组及第 7 组细胞仅对施加于一侧眼的视觉刺激发生反应，而第 2 ~ 6 组细胞则对双眼皆有反应。

图 26.2(A) 和 (B) 的直方图是相似的，眼优势在皮层各层细胞均显示出一定的范围。但这些直方图并未揭示新生猴及成年猴第 4 层细胞的特性所存在的显著而重大的区别。在第 4 层中，新生猴的细胞可为两侧眼所驱动；经过 6 周的发育，第 4 层细胞仅为一眼所驱动[6]。在第 4 层之外，新生猴皮层细胞的反应与成年猴的相似之处，仅是有些细胞放电不那么活跃或阙如。

眼优势柱的出生后发育

LeVay、Wiesel 和 Hubel[7](还有 Rakic[8,9]，见下一节) 发现，成年动物和新生动物的膝状核向 V1 区第 4 层的投射在解剖学上具有显著而重大的差别。与成年动物已清晰分聚的外膝核终末相反，新生猫投射到第 4 层中的外膝核纤维末梢的分支广泛重叠 (图 26.3)。每侧眼支配区域相重叠的结果是，在第 4 层的未成熟神经元对双眼而非单侧眼刺激起反应[7]。同样，在猴出生后的最初 6 周内，第 4 层中外膝核细胞的轴突萎缩形成更小的分支，就像被修剪过似的。以这种方式，皮层第 4 层分隔的区域就确定了，每个区都仅由单只眼所支配 (图 26.4)。在发育过程中，视通路的外膝核内早期也发生了相类似的变化[10,11]。当视神经纤维从双眼长入外膝核，它们的分支范围在分别进入特定层之前广泛重叠。在出生前已开始的眼优势柱，以及外膝核各层出生后的早期发育，也发生在完全黑暗中饲养的动物。外膝核轴突在第 4 层内的回缩使我们回想起新生鼠神经肌肉突触发育的情形。在出生时，每个运动终板由大量运动神经元所支配，但在几周后大多数轴突回缩，留下每一根肌纤维只接受一个运动神经元的支配 (见第 25 章)。

(A) 17 日龄幼猫

第 4 层

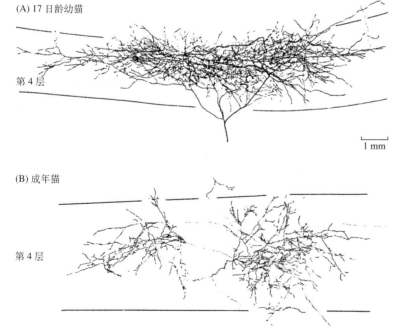

1 mm

图 26.3 从外膝核发出的轴突的分支模式与年龄相关。(A) 通过注射辣根过氧化酶，标记 17 日龄幼猫的一根轴突终止于第 4 层。轴突分布在视皮层第 4 层广泛的连续的区域内。(B) 在成年猫，外膝核轴突终止在两个分离的小束内，中间由来自另一侧眼的未标记的纤维所隔开。(引自 Wiesel, 1982。)

(B) 成年猫

第 4 层

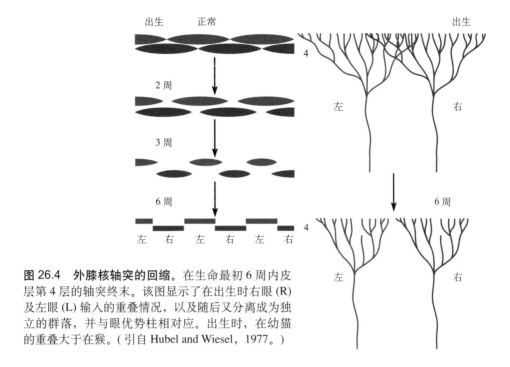

图 26.4　**外膝核轴突的回缩**。在生命最初 6 周内皮层第 4 层的轴突终末。该图显示了在出生时右眼 (R) 及左眼 (L) 输入的重叠情况，以及随后又分离成为独立的群落，并与眼优势柱相对应。出生时，在幼猫的重叠大于在猴。（引自 Hubel and Wiesel，1977。）

生命早期异常视觉经验的作用

本节将叙述三类实验，其中大部分是由 Hubel 和 Wiesel 首先开展的。在这些实验中，动物被剥夺了正常视觉刺激 [6,13]。他们研究了下列情况对神经细胞生理反应和视觉系统结构的影响：①封闭一侧或双侧眼的眼睑；②阻止形状视觉，但让光进入眼；③让光及形状视觉正常，但在一侧眼造成人工斜视。这些操作会导致皮层解剖和功能的显著异常。

眼睑封闭后的致盲

当在生命的最初 2 周内缝合一侧眼睑，猴及幼猫仍能正常发育，并使用其未被手术的眼。在第 1 ~ 3 个月末打开动物手术眼而封闭其正常眼时，很明显的是，动物先前被夺视的眼是盲的。例如，幼猫会撞上物体、跌下桌子 [6,14]。但并没有任何证据证明该眼有生理缺陷。眼的瞳孔对光反射是正常的，作为眼整体电活动指标的视网膜电图也是正常的，从夺视动物的视网膜神经节细胞上所做的记录也显示，它们的反应无变化，其感受野也正常。

单眼夺视后皮层细胞的反应

虽然单眼夺视后外膝核细胞的反应相对无变化 [15]，但皮层细胞的反应却有显著改变 [6,16,17]。当在视皮层做电记录时，很少有细胞能被封闭眼所驱动。即便那些有反应的细胞，其大多数的感受野也是异常的，然而，由未夺视眼所驱动的细胞的反应是正常的。图 26.5 显示，从生命最初几周封闭一眼的猴及幼猫的细胞上所得到的眼优势直方图。

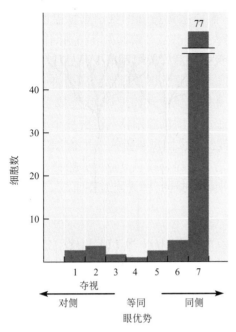

图 26.5 **封闭一眼引起的损伤。** 生后 21 ~ 30 天封闭右眼的猴的眼优势的分布。尽管在随后的 4 年中保持双眼视觉，但大多数皮层神经元对夺视眼刺激无反应。(引自 LeVay，Wiesel and Hubel，1980。)

弥散光及形状对保持正常反应的相对重要性

至此所叙述的结果提示，在生命的最初几周内，如果一侧眼未被正常使用，其功能会衰退，它对视皮层不再有效。这种深远的变化是由封闭眼睑这样一种相对细微的操作所引起，而未切断任何神经。对正常视反应的发育及维持来说，什么条件是重要的？是否有弥散光就足够了？

封闭眼睑减少了到达视网膜的光量，但并未消除光。在新生猫上进行的一系列实验证明，形状视觉而非仅仅光的存在，才是阻止皮层连接异常发育所必需的。把一个塑料眼罩(像一个乒乓球)放在角膜上来代替封闭眼睑，此眼罩阻止了形状视觉，但允许光线进入。所有这些猫的夺视眼都是盲的[14]，并且皮层细胞也不再会被夺视眼所驱动。在这种条件下，不论视网膜或者外膝核的反应都无明显的改变。

夺视后外膝核神经元的形态变化

猫及猴外膝核细胞都是分层排列的，每一层主要由一侧或另一侧眼所支配(见第 2 章)。在封闭眼睑后皮层出现明显异常的动物，外膝核细胞起初看起来仍属正常，但在封闭一侧眼睑后，其在形态上发生了显著的变化：细胞比由未夺视眼支配的那几层细胞要小得多[15]。细胞尺寸的减小程度取决于眼睑封闭的持续时间。但令人惊奇的是，萎缩细胞只显示出轻微的生理缺陷。多方面的证据均表明，外膝核细胞的大小可能反映其在皮层中的分支程度[18,19]。

夺视后皮层的形态变化

封闭眼的形态学结果在视皮层 V1 区第 4 层中(外膝核纤维有序地终止在该层)表现得特别明显[7,20]。封闭猴的一侧眼睑，并将放射活性物质注入该眼，皮层放射自显影图显示了眼优势柱的变化。在眼睑封闭后，接受封闭眼投射的眼优势柱的宽度明显变小。与此同时，接受正常眼输入的优势柱与在正常成年猴上见到的优势柱相比，宽度则相应增加。图 26.6 比较了正常和在第 2 周封闭眼并持续封闭 18 个月的动物的眼优势柱，可清楚看到封闭眼的优势柱明显萎缩。这些变化表明，由正常眼激活的外膝核轴突持有或侵占了由较弱的、夺视的邻眼所失去的那些皮层区。这些结果与第 4 层细胞上所做的生理观察相一致。几乎所有的细胞皆仅由未被夺视的眼所驱动。皮层的某些特征，如在第二级视皮层 (V2) 由细胞色素氧化酶染色的交替条纹的模式[21]，对夺视都没有像 V1 区的第 4 层那样易受影响[22]。

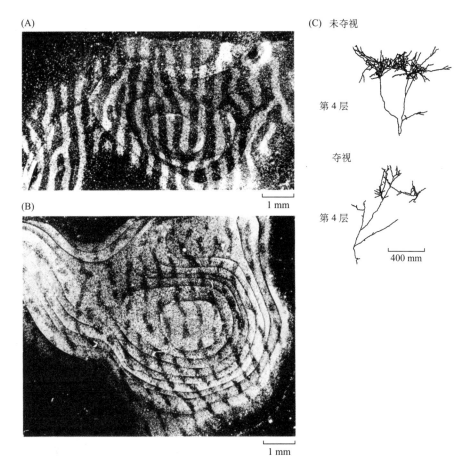

图 26.6　封闭一侧眼后第 4 层内的眼优势柱。 (A) 正常成年猴。10 天前在右眼注射放射性脯氨酸 - 岩藻糖混合物。第 4 层显示出相等宽度的明暗交替条纹。在右侧半球第 4 层内放射性标记的外膝核轴突表现为细小的白色颗粒，形状成柱。介于其中的暗带相对应另一眼的传入。这一图像是用由第 4 层平行切面的放射自显影图重构而成的。(B) 右眼在 2 周龄时被封闭的 18 月龄猴第 4 层重构图。放射性物质被注入正常的左眼。白色细颗粒表示由未夺视眼驱动的第 4 层中的柱，它比正常的要大。由封闭眼所支配的柱（黑色）比正常的要窄。(C) 幼猫（其一侧眼已被封闭 33 天）第 4 层内被标记的外膝核轴突终末。与未夺视眼相比，夺视眼外膝核轴突的终末分支显著减少。[(A)、(B) 引自 Hubel, Wiesel, and LeVay, 1977; (C) 引自 Antonini and Stryker, 1993b。]

对封闭眼睑易感性的关键期

当封闭成年猫或猴的一侧眼睑后，并未看到异常的结果 [6,7]。即使把动物的单眼封闭一年以上，皮层细胞仍能够继续正常地为双眼所驱动，并显示出正常的眼优势直方图。不仅如此，在把成年猴的一眼完全剜去后，当用放射自显影或者其他染色法观察时，虽然外膝核中有萎缩，但第 4 层的结构仍然正常。这一发现表明，与未成熟动物上所观察到的变化相比，成年动物第 4 层对变化有显著的抵抗作用。

猴对眼睑封闭最敏感是在生命的最初 6 周 [6,7,20]。在那一阶段的任何时候（其敏感峰在 1 周龄）[23]，如果封闭一侧眼数天，眼优势及柱构筑都会发生实质性变化。在随后的几个月中（直至 12 ~ 16 个月时），则需数周的眼睑封闭才能引起眼优势直方图或第 4 层内柱宽的明显变化。再往后，甚至用手术剜去眼也不会引起变化。

　　幼猫对眼睑封闭的最敏感期缩短为出生后第 4 或第 5 周 [24,25]。在生命最初的 3 周左右，封闭眼的作用甚微。这并不令人惊奇，因为在正常情况下，幼猫的眼在最初 10 天是闭合的。但在第 4 和第 5 周，敏感性突然加了。在这个年龄段只需封闭短短 3 ～ 4 天，即可导致夺视眼驱动细胞数的大量减少。图 26.7 显示同窝动物相比较的实验。在这个例子中，在生后 23 天和 30 天时开始封闭眼 6 天和 8 天 [图 26.7(A)、(B)] 引起的效应，与生后单眼夺视 3 个月相当。对眼睑封闭的易感性在关键期过后即下降，约在 3 月龄时完全消失 [图 26.7(C)]。然而，关键期可因为将幼猫饲养于黑暗环境中而被延长 [26,27]。因此，对单眼封闭的易感性被证明在 6 月龄时仍可存在，就好像刺激驱动的活动是完成眼特异性皮层联系所必需的。然而有证据表明，将幼猫暴露于光亮环境下数小时，就足以阻止关键期的这种延长。

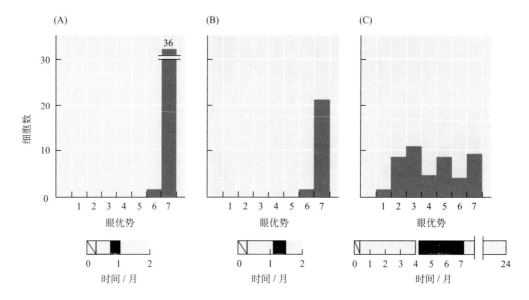

图 26.7　幼猫的关键期。直方图显示了同窝幼猫在不同年龄期封闭右眼时视皮层的眼优势。眼封闭的时间示于直方图下方。(A) 在 23 日龄时，缝合眼睑 6 天。(B) 在 30 日龄时，缝合眼睑 9 天。(C) 在最初 4 个月，右眼是睁开的，然后封闭 3 个月，再打开眼直到 2 岁，然后进行记录。(引自 Hubel and Wiesel, 1970。)

关键期中的恢复

　　在关键期内眼睑封闭，之后可能恢复到何种程度呢？即使将成年猫和猴的夺视眼在随后打开数月或者数年，损害仍然存在，仅有少许或者没有恢复。因此，动物的夺视眼仍是盲的，柱是萎缩的，眼优势直方图是扭曲的。在单眼封闭动物，打开夺视眼，而封闭正常眼 (图 26.8)，这称为**逆转缝合** (reverse suture)。假如这一措施在关键期内施行，会导致视觉恢复 [7,28,29]。猴及幼猫开始能够再次使用原来的夺视眼看东西，但它们的另一眼变盲。伴随这些变化，眼优势直方图发生转换，即新打开的眼驱动大多数细胞，而最初几周打开的眼 (现在封闭了) 却不能。此外，由放射自显影揭示的第 4 层解剖模式显示出相应的变化：由原来封闭眼支配的萎缩区扩大了，占据另一眼的位置 [图 26.8(C)]。

　　由这些实验可以得出的结论是：①在正常动物的关键期内，支配皮层第 4 层的外膝核纤维回缩，使每一眼支配相似程度的区域；②在关键期内封闭一侧眼的眼睑，会导致不同等的回缩；③在关键期内作逆转缝合，会引起外膝核轴突发芽，从而一侧眼能重新捕获它

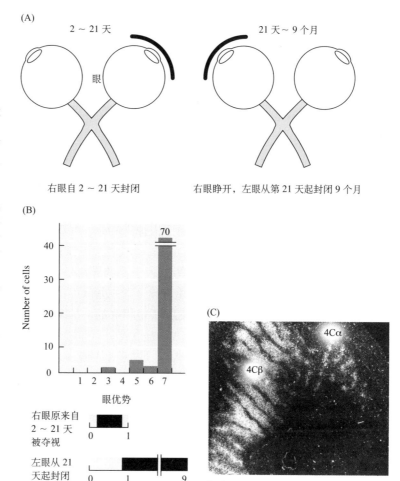

图 26.8 逆转缝合对猴眼优势直方图及柱组构的影响。(A) 直方图显示了猴的柱结构。实验程序如下，在出生后第 2 ~ 21 天封闭右眼，之后打开右眼，而从第 21 天到 9 个月封闭左眼。(B) 眼优势直方图显示，几乎所有的细胞仅被原来夺视的右眼所驱动。实际上没有任何皮层细胞被左眼所驱动。如果双侧眼在第 21 天时保持睁开，直方图会发生逆转。与此相应，被左眼所驱动的纤维重新占据它们曾失去的皮层细胞。(C)4Cβ 层及 4Cα 层的皮层切向切面。由右眼所标记的带在 4Cβ 层中扩大，即使它曾被剥夺光照达 19 天。在最初几天，由右眼支配的柱在扩大前已经萎缩。在其他层，如 4Cα 层，恢复得并没有这样好。（引自 LeVay, Wiesel, and Hubel, 1980。）

曾经失去的细胞（图 26.9）[30]。如果推迟至成年期，逆转缝合便无作用。例如，在 1 岁龄时对猴进行逆转缝合，原来夺视眼所标记的柱仍是萎缩的。

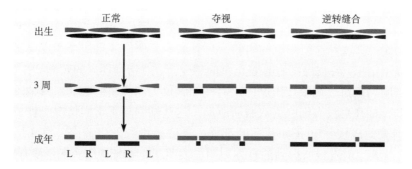

图 26.9 眼封闭效应的小结。到 6 周时，正常猴皮层第 4 层内的眼优势柱已经确定了。封闭眼睑引起夺视眼所支配的外膝核纤维过度回缩。由睁开眼所支配的那些纤维回缩比通常要少，因此其在皮层第 4 层中的柱比成年动物正常的更大。在关键期内作逆转缝合后，原来被夺视的眼能够重新捕获第 4 层中它曾失去的区域。（引自 Hubel and Wiesel, 1977。）

维持视觉系统功能性连接的必要条件

在此阶段，人们可能试图做出这样的结论：视觉通路中活动的简单丧失是干扰皮层神经元正常反应的主要因素。毕竟，皮层细胞是由外形和形状而非弥散光所驱动。因此，在缺少形状视觉时，皮层活动就会停止。接下来的讨论显示，必定存在着比活动丧失更微妙的其他原因，特别是来自双眼的冲动活动竞争性相互作用能决定皮层的联系。

双侧眼睑封闭及竞争的作用

下面的实验提供了第一个线索，表明视觉诱发活动的丧失并不足以解释神经元活动的改变。封闭新生或剖腹产的早产猴的双眼[2,6]。依据前述的讨论，人们可能会猜测，此时皮层细胞将不为任一眼所驱动。然而令人惊奇的是，在双侧眼封闭 17 天或者更长时间后，大多数细胞仍可被合适的光照所驱动，简单或者复杂细胞的感受野大部分也是正常的。朝向的柱状组织与对照组的相似（图 26.1）。主要的异常是出现相当一部分不能够被双眼驱动的细胞。此外，有些自发活动的细胞完全不能被驱动，而其他一些细胞则不需要有特定朝向的刺激。然而，每只眼所支配的皮层区是相等的，其模式类似于正常成年猴上所看到的，即在第 4 层，细胞仅被一侧眼所驱动，当用放射自显影术或细胞色素氧化酶标记时，注有清晰的界限。幼猫双眼封闭会引起类似的效应，不过更多的皮层细胞仍然由双眼驱动，第 4 层中的外膝核轴突分支并不萎缩[30]。与此同时，外膝核细胞在各层内皆萎缩（尺寸的缩小约为 40%）。

从这些实验中可得出这样的结论：从封闭单侧眼所预期的异常效应中，有一部分（并非所有的效应）可由封闭双眼而减小或逆转。就好像是来自双眼的输入在皮层细胞争夺代表区，当一眼封闭时，竞争就变得不对等了。

斜视的效应

上述讨论中所描述的异常效应，是由缝合眼睑或用半透明罩使之丧失形状视觉所产生的。斜视儿童会变成单眼盲，受此启发，Hubel 和 Wiesel 把幼猫和新生猴一侧眼的肌肉切断，产生人工斜视[6,31]，该眼的光轴于是偏离正常。在此情况下，对每侧眼的光照及形状刺激仍保持不变，但视觉却不对称了。

起初的结果看上去令人失望，因为几个月后，接受手术动物的双眼视觉似乎是正常的，Hubel 和 Wiesel 打算放弃这组艰难的实验。尽管如此，他们还是记录了皮层细胞的活动，并总是得到以下结果：各皮层细胞有着正常的感受野，对精确朝向的刺激产生明确的反应。但几乎每个细胞均仅对一侧眼作出反应；有些细胞仅为同侧眼所驱动，其他一些细胞仅为对侧眼所驱动，却几乎没有细胞为双眼所驱动。这些细胞与正常的情况一样，仍按眼优势及视轴的方向聚集成柱[32]。正如预期的那样，外膝核没有发生萎缩，第 4 层的柱状构筑也没有变化。从人工斜视猴所得到的直方图明显表明，皮层细胞几乎完全没有双眼代表区。使图像移位以产生变化的关键期与单眼夺视时的关键期相似。

这些实验提供了这样一个例证，即其中所有光学的常用参数即光量、形状和刺激模式都是正常的，唯一的变化是图像不能落在两个视网膜的相应区域上。双眼输入协调性的缺乏似乎是使外膝核至皮层投射缺少双眼会聚的重要因素，就好像双眼的同源感受野必须彼此对齐,才能使兴奋同时发生。下述的实验进一步支持了这个设想。

在其生命最初的 3 个月内,用一个不透明塑料罩将幼猫的双眼隔日交替地盖住,使双眼在不同时间内接受总量相同的视觉经历[31]。其结果与斜视实验所得到的相同,证明细胞主要由一侧或另一侧眼所驱动,而不是被双眼所驱动。因此,正常双眼性的维持不仅取决于传来冲动的总量,也取决于不同传入纤维活动在空间及时间上合适的重叠。

朝向偏好的变化

逻辑上引申的一个问题是,把动物饲养在仅能看到一个朝向的环境中,是否会改变皮层细胞的朝向偏好。Carlson、Hubel 和 Wiesel 所采用的实验方法中既包含竞争,也含有夺视[33]。缝合新生猴的一侧眼睑,除了当它把头放在架子上时(图 26.10),动物保持在黑暗中。当它的头保持垂直时,猴可用其未被缝合的眼看到垂直的条纹。因为猴每次把头正确放入托架时都可以得到橙汁,故它的头常常执行处于这个位置的动作。这样,在关键期内,一侧眼接受不到视觉传入,而另一眼仅看到垂直条纹。在生后的第 12 ~ 54 天,接受 57 h 的视觉经历,皮层活动被发现处于正常水平,对于各种朝向反应的细胞皆如平常一样排列成柱状。正如所预期的,睁开的眼倾向于占优势。

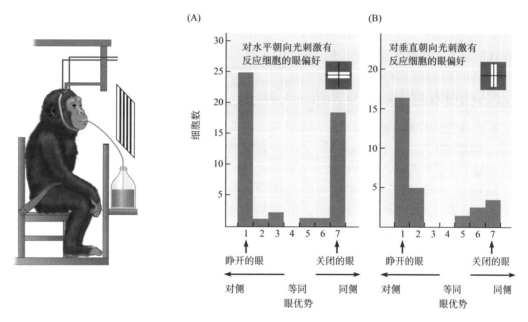

图 26.10 **视觉经历改变猴的皮层细胞的朝向偏好。** 把猴放在暗室中。在第 12 天封闭右眼。每当猴把头放入托架(确保其头部不倾斜),它可得到橙汁。同时,它也可以用左眼看到垂直的条纹。在 12 ~ 54 天之间,猴暴露在视觉刺激下共有 57 h,其仅有的视觉经历是,左眼看到垂直线图像,右眼什么也看不到。(A)54 天后,右眼重新打开,当水平朝向的光刺激照射在屏幕上时,由左眼或右眼驱动的皮层细胞产生同等的反应。在这个直方图中,除了不存在双眼细胞外,对水平方向来说没有明显的夺视效应。(B) 用垂直方向刺激时,一直保持睁开看见垂直条纹的左眼对驱动皮层细胞有效得多。直方图与单眼夺视后所见相似。这些结果提示,对于双眼都未见过的水平刺激而言,竞争是对等的,而对于垂直刺激则是不对等的(有利于左眼,睁开眼)。(引自 Carlson, Hubel, and Wiesel, 1986。)

当进行朝向偏好的测试时,得到了如图 26.10 所示的结果。当刺激是水平线时,双眼都能很好地驱动细胞。但左眼(睁开的眼)对垂直条纹有效得多。对这个结果的可能解释是:

在关键期内两眼都未看到水平线或水平边缘。因此，对水平刺激而言，相当于双眼都是封闭的，也就是说，竞争是对等的。而对于垂直刺激来说，睁开的眼具有丰富的经验，在某种意义上"俘获"了垂直朝向柱内以前由夺视眼驱动的那些细胞。Bonhoeffer 及其同事们对饲养在条纹环境中的幼猫的研究得到了类似的结果[34]。

没有竞争时传入纤维的分聚

迄今为止所叙述的实验说明了这样一个构成原理，即双侧眼在外膝核和初级视皮层 V1 区中争夺连接及支配区域，而且一开始机会大体上是相等的。通过采用一种不同的方法，Radic 及其同事们研究了发育过程中具有确定特征的相邻细胞群是如何在无竞争的情况下找到它们的终末及靶细胞的[35]。

正如第 3 章所述，大细胞 (M) 及小细胞 (P) 系统在外膝核和视皮层内占据着不同的层区。Radic 及其同事们用染出单个 M 及 P 轴突的方法揭示，在发育过程中，当它们一开始进入外膝核时，轴突即正确地到达 M 及 P 层，并在那里形成各自特征性的、不重叠的分支。M 纤维仅终止在外膝核第 1、2 层，而 P 纤维仅终止于第 3、4、5 及 6 层，从不越层。因此，我们可以推测，当双眼在发育中形成其神经元连接时，对于提供视觉世界的相似信息的输入，竞争是起作用的；相反，M 及 P 系统传递截然不同类型的信息，它们的连接 (如参与视区 2 中斑块和 / 或条纹形成的连接)[21]，发育的原则是"竞争并不重要"。另一个神经元连接的形成不需要竞争的例子是幼猫视皮层朝向图谱的发育[36]。

冲动活动对发育中的视觉系统的影响

在幼猫进行的实验研究证明了冲动活动在修饰突触连接形成中的作用。当双侧眼睑被封闭，或动物在完全黑暗中饲育时，冲动在视觉通路中的传导并没有完全停止。神经元继续自发放电，眼优势柱在第 4 层中发育成分聚的区域。

Stryker、Shatz 及其同事们的实验表明[37,38]，这种来自双眼的、大约相等的自发活动对正常发育是至关重要的。把阻断动作电位的河豚毒素 (TTX) 注射于新生猫的双眼之中。将毒素清除几天后，从视网膜经外膝核至皮层的视觉通路的冲动传导恢复。但是，来自两眼的输入不能在外膝核中分聚进入分开的层内 (图 26.11)。而且，视皮层第 4 层的细胞，

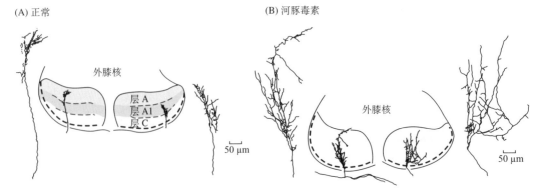

(A) 正常　　　　　　　　　　　　　　　(B) 河豚毒素

外膝核　　层 A　层 A1　层 C　50 μm　　外膝核　50 μm

图 26.11　用河豚毒素消除电活动对终止在外膝核内的视神经纤维分支的影响。(A) 在正常幼猫，用辣根过氧化物酶标记的视神经终末局限在其终止的单层中。(B) 在胚胎期内，施加河豚毒素 16 天，被标记的轴突显示出更大的分支，它们并不局限在单个的层内。(引自 Sretavan, Shatz, and Stryker, 1988。)

像在新生动物那样，仍被双眼所驱动；由放射自显影术所显示的眼优势柱，类似于新生动物的模式，有广泛的重叠，而无清晰的界限。因此，在任何放电都不存在的情况下，视神经纤维不能在外膝核分聚，外膝核的纤维也不能在皮层第 4 层内发生正常的回缩。

用 TTX 阻断皮层的活动也可修饰封闭眼睑对眼优势柱的影响（图 26.12）。在幼猫关键期内剥夺一眼的光刺激及形状刺激时，把 TTX 注入其皮层[39]。在清除 TTX 后，即使一眼曾被剥夺，皮层细胞仍能对两眼的刺激产生反应。同样，在没有活动时也不发生回缩。Stryker 及其同事们进行了类似的实验，他们用药物抑制皮层神经元放电，但保留外膝核传入纤维的功能[40]，结果发现，突触后活动在回缩中也起了一定的作用。因此，并不单是传入活动的量才是重要的，也取决于突触活动能否有效驱动皮层神经元。

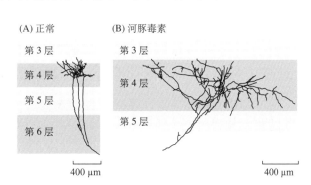

图 26.12　增加的外膝核纤维分支。(A) 在双眼施加河豚毒素后，终止在视皮层第 4 层的一个被标记的外膝核纤维正常分支 (30 日龄动物)。(B) 双眼施加河豚毒素 12 天的幼猫，被标记的外膝核纤维 (29 日龄动物)。该神经元轴突覆盖了大得多的皮层区域。(引自 Antonini and Stryker, 1993a。)

在发育过程中无传入冲动时的同步自发活动

用 TTX 所做的实验提示，视觉通路中的动作电位活动对于分类排列轴突到它们适宜的靶细胞是必需的。如果缺乏正在进行的活动，轴突在外膝核中仍会扩展数层，并跨过皮层眼优势柱的界限。正如我们所看到的，在出生时发育已进展到相当的程度。在黑暗的子宫内，在幼猫或猴看到任何东西之前，以及在光感受器实施功能之前，外膝核神经元的层次及皮层柱已可以辨认。这意味着早期的发育不需动作电位活动即可进行，还是该系统的内在冲动活动引导着发育呢？ Maffei 及其同事们证实，在子宫内已有同步成簇的动作电位沿着视神经传播[41]。

Meister、Baylor 及其同事们发现，在从未成熟的雪貂和胎猫分离出的视网膜上，相邻的神经节细胞具有周期性同步放电[42]。在这些实验中，视网膜被放在由 61 根电极组成的阵列小盒内。每一根电极就有可能鉴别出多达 4 个不同神经节细胞的发放。这类型的记录显示出一种有序的活动形式：从一个神经节细胞到另一神经节细胞掠过视网膜。图 26.13 就显示了一个例子。小黑点表示神经节细胞的位置，更大的蓝点表示动作电位发放的位置，点的大小表明放电频率。连续的小框由间隔 0.5s 的采样获得。活动波约在 3s 时间内扩布过整个视网膜。通常情况下，这些波反复发生，中间隔以约 2s 时程的静息期。Wong[43] 报道了类似的细胞内钙浓度瞬时变化的波样传播，并认为这些传播可能在电活动的同步化中发挥作用。有证据表明，胆碱能神经元、星爆无长突细胞及电耦合，在未成熟的视网膜神经节细胞产生协调放电的过程中起到了部分作用[44~46]。下面还将会显示，内在活动的波也发生在处于发育过程的耳蜗中。

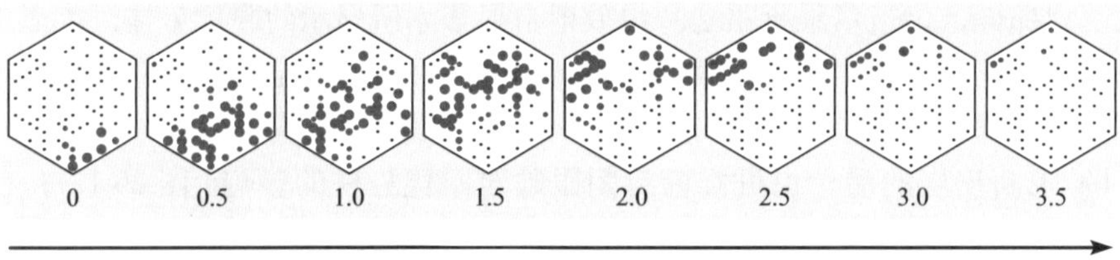

图 26.13 冲动活动波沿新生白鼬分离视网膜的扩布。 分离的视网膜置于记录电极上，而电极以规则的阵列排列，包埋于小皿中。小黑点代表 82 个视网膜神经元的位置。大蓝点表示有电活动的神经元，其大小与放电频率成正比。每个小框代表相继的 0.5 s 间隔时间的平均活动。在 8 个小框所代表的时间内 (3.5 s)，动作电位从一小群细胞开始，缓慢扩布，跨越整个视网膜。在短时间后又开始了一个新的活动波，接着是另一个，每次扩布都沿着不同的方向。在发育的这个阶段，白鼬的光感受器对光尚无反应。(引自 Meister et al., 1991。)

γ- 氨基丁酸 (GABA) 和营养分子在柱构筑发育中的作用

眼优势柱的精细修饰涉及兴奋性的丘脑皮层输入与 GABA 能抑制性皮层中间神经元间的相互作用。把地西泮 (diazepam)——一种 GABA_A 受体正性调质，慢性微电泳到猫视皮层，会降低皮层神经元的双眼视觉性，并扩大解剖学上界定的眼优势柱[47]。下调 GABA_A 受体会产生相反的作用。类似地，缺乏 GABA 合成酶谷氨酸脱羧酶 65kDa (GAD65) 的基因敲除小鼠缺少眼优势柱可塑性，而向皮层微电泳地西泮可恢复可塑性[48]。皮层可塑性可能涉及一种特异亚型的 GABA 能中间神经元。生后早期的视觉经历影响小清蛋白阳性的 GABA 能神经元在视皮层锥体细胞上的突触形成[49]。十分引人注目的是，把胚胎抑制性神经元移植入小鼠视皮层 (在生后 10 天)，会延长眼优势可塑性的时间至生后 43 天，比生后 28 天就正常结束的关键期要长 2 周[50]。这些发现表明，抑制性中间神经元对于维持眼优势柱的发育期是重要的。这个假说也从细胞外基质 (ECM) 在突触稳定与大脑可塑性中的作用方面得到支持[51]。在眼优势关键期的末期，细胞外基质中大量外周神经网络在小清蛋白阳性细胞 (被认为是 GABA 能抑制性中间神经元) 周围发育。在成年期大鼠，酶降解细胞外基质能恢复视皮层眼优势可塑性[52]。因此推断，生长的细胞外基质外周神经网稳定抑制性突触，从而稳固界定眼优势的兴奋性 / 抑制性平衡。

影响皮层结构形成与维持的经验驱动机制，可能需要某些分子信号为轴突领航和为突触连接提供营养支持。Maffei 及其同事们首先为此提供了实验证据，证明神经营养因子，如神经生长因子 (NGF) 和脑源性神经营养因子 (BDNF)，能阻止封闭单侧眼睑对发育中的大鼠视系统的作用[53, 54]。他们提出的假设是，轴突若不能从靶细胞获得足够量的营养性分子，并且撤回它们的连接，在夺视时柱就缩小 (见第 25 章)。将外源 NGF 注入此区域可使突触连接得以维持，从而防止柱的缩小，而注入抗 NGF 的抗体则阻止此作用。此外，在发育中的视觉系统，NGF 抗体引起细胞萎缩并延长关键期，就好像 NGF 正常的营养作用被拮抗一样[55]。BDNF 在皮层可塑性中也有一定作用。通过转基因，使小鼠皮层 BDNF 过表达，会加速抑制性突触的形成，并加快优势柱关键期的起止时间[56]。

躯体感觉和嗅觉系统的关键期

胡须柱 (whisker barrels) 构成了啮齿动物躯体感觉皮层的一个显著特征，其在数量和排列上与啮齿动物口鼻部的大胡须毛囊精确对应 (见第 21 章、第 23 章)。如果一根胡须在生命早期被剪除，柱就不会发育形成 [57]。然而在动物出生 4 天后，这样的外周损伤就不再会改变皮层柱了 [58]，提示三叉神经通路的结构可塑性有一个敏感期 [59]。人们可能认为，这样的基本过程就像躯体感觉定位图形成一样，以某种方式由内在信号驱动，且较少依赖感觉经验来引导。事实上，用 TTX 阻断外周动作电位并不干扰皮层柱形成 [60]。同时，在生命最初 3 天 (而非此之后) 胡须被修剪的大鼠，尽管整个皮层结构看似正常，但其柱内树突结构发生改变。到成年后，这些大鼠表现出感觉分辨能力的减弱和社会互动能力的降低 [61]。至今尚不清楚，这种早期改变如何与在成年柱皮层突触组构所见的经验依赖的可塑性关联 [62]。

诚然，正常结构发育需要感觉输入的另一个系统是嗅觉。封闭未成年大鼠的一侧鼻孔会阻止嗅球的正常发育 [63]。在未成年大鼠，嗅脑的每个嗅神经球是由表达多种嗅觉受体蛋白的嗅觉受体神经元轴突支配。然而，到成年后，每个嗅神经球由表达同一气味受体蛋白的神经轴突支配 (见第 19 章)。阻断未成年小鼠一侧鼻孔，阻止对嗅神经球的这种轴突支配分选发生。与其他感觉神经系统连接的精选依赖于电活动，不同的是，嗅脑的形成依赖于 G 蛋白偶联信号级联的其他方面。在气味激活的环腺苷酸门控通道缺失，以及嗅觉受体神经元电失活的小鼠，嗅球正常发育 [64]。然而，嗅神经的发育依赖于环磷酸腺苷 (cAMP) 的产生，当合成酶腺苷环化酶 3 被破坏时，嗅神经发育会被严重扰乱 [65]。

听觉系统的感觉剥夺和关键期

听觉系统是感觉经历在发育中发挥作用为人熟知的例子。在生命的最初几年中，语言是最易习得，这点已有共识。事实上，对于一些非母语的语音分辨，有一个感知敏感性的早期缺失。例如，讲日语的孩童会失去他们初始辨别 "R" 与 "L" 音的能力 [66]。临床研究表明，儿童说话或语言延迟与他们听力缺失的严重程度之间有一个明确的关联 [67]。人类语言的极端重要性进一步推动了对听觉系统发育可塑性的研究。

动物研究已聚焦在用过多或过少的选择性声音频率环境暴露来操控皮层的音域定位图，这一过程伴有相应皮层代表区的扩大或者缩小 [68]。例如，年幼大鼠暴露于一种持续的、纯的音调会扩大这种频率在皮层的代表区 (图 26.14)。音域皮层定位图可塑性 (对接近阈

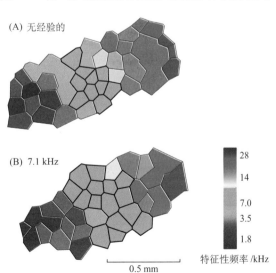

(A) 无经验的

(B) 7.1 kHz

28
14
7.0
3.5
1.8

特征性频率 /kHz

0.5 mm

图 26.14　幼年大鼠听觉皮层音域图谱的可塑性。一只无经验大鼠和一只从出生后 9 ~ 30 天暴露在 7.1kHz 音调脉冲下大鼠的代表性皮层音域图谱。每个多边形对应一个记录位点，而记录的神经元的特征性频率对应颜色代码。灰色区域的特征性频率范围是 7.1 kHz ± 0.2 个八音度。注意在音调暴露的动物中，7.1 kHz 频率附近扩大了的代表区 (引自 Sanes and Bao, 2009, 修自 Han et al., 2007。)

值的音调）局限在出生后第 11 ~ 13 天的简短时间内 [97]，但对更复杂的声音特征的敏感时期，如调音带宽和时间编码，在稍后逐渐出现 [70,71]。

对更低水平听觉通路的发育研究已经显示，它们与视觉系统中发生的事件是相类似的。就像发育中的视网膜，在未成熟耳蜗中，初级传入神经元自发的簇状放电在听觉产生前就已发生 [72 ~ 74]。Bergles 及其同事们揭示了构成这种早期自发活动的细胞机制，并显示这种自发活动依赖于感觉毛细胞的神经递质释放（图 26.15）[75]。感觉毛细胞不是由声音（直到生后 12 天，中耳一直被阻塞），而是由邻近的支持细胞释放的 ATP 诱导去极化的。和在视网膜一样，兴奋波沿耳蜗扩布，引起细胞内钙升高，触发 ATP 释放，从而兴奋邻近的支持细胞。因此，ATP 介导的兴奋导致邻近毛细胞和它们的突触后传入被协调有序地激活。自发活动的支持细胞扮演一个暂时性的上皮细胞，称为克利克尔氏器。像耳蜗传入神经自发的簇状发放一样，该器官在听觉开始之前便消失了 [76]。

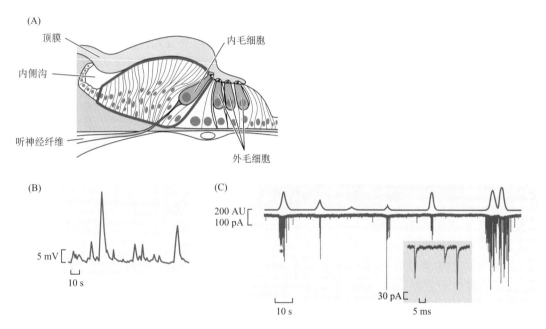

图 26.15　发育中耳蜗的自发嘌呤信号。(A) 幼年大鼠（出生后 7 天）柯蒂氏器（螺旋器）图。克利克尔氏器 (Kölliker's organ)（轮廓为红色）暂时充填大部以后将成为内侧沟的空间。内毛细胞被其周围细胞释放的 ATP 激活。(B) 大鼠出生后 7 天，在耳蜗的一个支持细胞上记录到的膜电位的缓慢变化。(C) 支持细胞中 ATP 驱动的慢波 [上面的曲线：光密度的任意单位 (arbitrary units，AU)] 兴奋毛细胞，使其释放谷氨酸到传入神经纤维上。下面的曲线是在一个传入树突上的作的电压钳记录。由支持细胞释放的 ATP 触发内耳毛细胞簇状的谷氨酸能突触电流。插图为星号标记区域突触电流的详细情况。(引自 Tritsch et al.，2007。)

耳蜗神经核活动调节突触形成

Ryugo、Niparko 及其同事们用耳蜗植入（专题 26.1）恢复听力的方法，研究了在先天性失聪的猫中感觉活动对脑干神经元突触结构的影响 [77]。他们把注意力集中在 Held 末球，这个末球是由耳蜗的输入纤维在脑干耳蜗核细胞形成的大的突触连接。在失聪的幼猫（小于 6 月龄），末球的突触囊泡数量少于正常，且显现扩大的突触后致密区。当用耳蜗植入物恢复功能性的听觉时，这些形态的改变被逆转 (图 26.16)。失聪动物耳蜗核细胞的皱缩也被耳蜗植入物所逆转[78]。

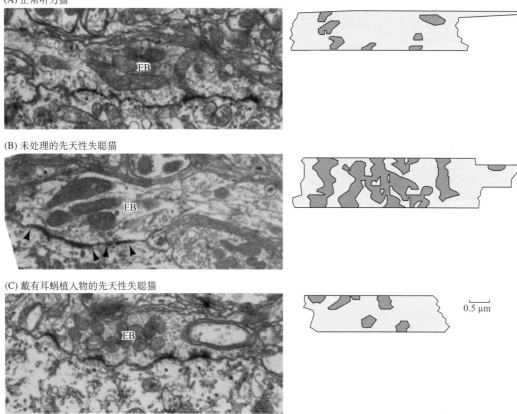

(A) 正常听力猫

(B) 未处理的先天性失聪猫

(C) 戴有耳蜗植入物的先天性失聪猫

0.5 μm

0.5 μm

图 26.16　**耳蜗核的突触可塑性。**(A) 正常听觉猫的终末球 (EB) 突触的电镜图。(B) 未处理的先天性失聪猫和接受 3 个月由耳蜗植入物电刺激的先天性失聪猫的终末球 (EB) 突触 (C) 的电镜图。所有显微图均收集自 6 月龄的猫。有听觉和经处理的猫展现出点状的、弧形的突触，且附近有突触囊泡 (星号)。相反，未经处理的失聪猫的突触较大、较平，多数无突触囊泡 (箭头)。象征释放位点的 Held 终末球突触后致密区，用三维软件通过一系列断面重建，然后旋转 (右侧所示图例)。这些图片展示了在听觉神经末梢下的丛状分枝的细胞膜表面。阴影区域代表了重建的突触。先天性失聪的猫展现出肥大的突触，然而被刺激的失聪猫则展示出具有正常形态与分布的突触。(引自 Ryugo et al., 2005。)

■**专题 26.1　耳蜗植入物**

　　听力丧失是人类所经历的最为常见的感觉缺陷[79]。暴露于耳毒性复合物、损伤水平的声音 (在工作场所或其他地方) 以及与年龄相关的听力丧失 (老年性耳聋)，使得在 50 岁以上人群中大约 25% 的人听阈显著提高。此外，1‰ ~ 3‰ 的儿童生来就有明显的听力丧失，其中 40% 被确定为严重失聪[80]，这些人中的一半有遗传基础[81]。外部助听器能够部分减轻听力丧失症状。但直到 20 世纪后期，严重的失聪基本上是无法治疗的。随着耳蜗植入物的出现，这一情况变化巨大[82]。截止到 2009 年 4 月，全世界大约 20 万人已经接受了耳蜗植入物[83]。在最好的病例中，一个耳蜗植入物能提供令人印象深刻的功能恢复，例如，使成年失聪者使用电话，或是使生命第 1 或 2 年就戴耳蜗植入物的失聪儿童得到适龄的学校教育。

耳蜗植入物由一系列插入耳蜗中的电极组成。一个外部麦克风与分析仪把声音分解成其频率组分，并把每个频带中的能量转换成植入电极上的一系列电脉冲。每个电极激活附近的螺旋状神经节细胞——模仿频率标记的语言线索，并通过感觉毛细胞的突触提供给听觉耳蜗。图示了两个不同音节"ah"和"choo"对耳蜗植入物的激活。元音音节"ah"会激活植入物远端的电极，朝向耳蜗低频的方位；"choo"要从高频摩擦音（如辅音）开始，因而激活更近于插入在耳蜗基底部的高频电极。

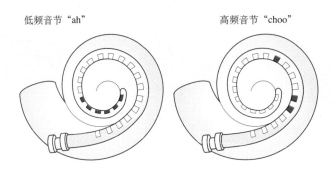

尽管获得了关于分子环境局部差异，以及有关神经元内在特性的信息，我们依然不能够全面理解调节皮层关键期的分子机制，也无法解释为什么视皮层中的连接会比视网膜或脊髓中的更加容易受到影响。神经营养因子（一个神经调质的主体）、抑制性中间神经元和细胞外基质的成分都被考虑作为控制皮层可塑性的因素[84]。随着 DNA 芯片被用来检测发育中和改变经验后的基因表达，仍然会有更多的候选物浮出水面[85,86]。另一动机是确定是否成年皮层保留或能够重新获得可塑性的要素，使其可以修复或纠正发育的紊乱。对鸟类的比较研究提供了相当可观的关于脑可塑性的知识，从鸣鸟的学习[87]到决定成年草鸮中枢可塑性的条件。

草鸮听觉系统的关键期

在关键期内，神经的组构对环境经验尤其敏感，过了这段时期，同等时间的感觉暴露在脑环路中不再产生同等的改变。关键期以最佳适应环境的方式来形成一个动物的神经系统，因此，期望这些变化是相对永久的。然而，新的证据提示，出于环境改变的需要，即使是已建立的环路的基本方面也可能被修饰[88]。Knudsen 及其同事们在草鸮上所做的实验证实了这种适应性[89]。早期的听觉经验以频率依赖的方式引导草鸮的视顶盖神经元的听觉空间定位[90]，因而产生的听觉空间图必须与视觉世界对齐，使得草鸮能以最佳效率定位并捕获小鼠。以下的论述将展示，改变视觉输入如何影响草鸮的听觉系统的代表区。

草鸮能极其精确地定位声源[91]。它们通过转动头部，直到耳间时间差为零，来进行水平定位（见第 22 章）。垂直定位是通过非对称的两耳拍打来完成的，一耳收集上面的声音，另一耳收集下面的声音，所以，头部向上或向下倾斜，直到两耳的声音强度相等。确定小鼠的位置及行动路径的另一个指标是由双眼提供的。图 26.17 显示，在正常的成年草鸮,视觉和听觉空间的神经元图谱在视顶盖中是精确对齐的(顶盖相应于哺乳动物的上丘)。这些图谱通过以下方法绘制:从不同位置发出声刺激,以及从不同部位来的光刺激显示于视野,测定引起顶盖各神经元的反应。

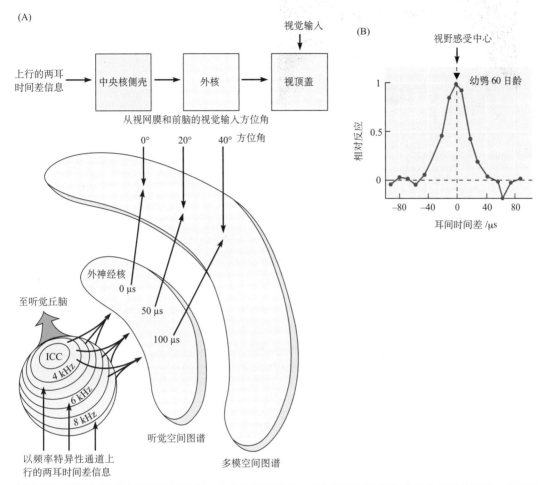

图 26.17　**听觉和视觉空间图谱的重叠**。在草鸮视顶盖中,(A) 显示了至视顶盖的上行听觉通路。下丘的内 (ICC) 和外 (ICX) 侧神经核的听觉神经元是按音调拓扑排列的。它们投射至视顶盖,仍保持着有序的排列。听觉空间图谱取决于声音到达两耳的时间差。听觉和视觉图谱是彼此对齐的。因此,在标以"0 μs"位置上记录的神经元对于加在鸟正前方的视觉和听觉刺激有反应。ITD,两耳间的时间差。(B)60 日龄的幼鸮对两耳时间差反应的图像。两个声音间的时间差表明此声音位于左侧或右侧。对两声音之间的时间差为 0 μs 起反应的神经元,当刺激加在动物的正前方时,其放电最强,对应于视野正中的视觉感受野。从草鸮左侧或右侧来的声音到达两耳时有一个延迟,激活具有不同反应曲线的神经元,其峰值偏离 0 μs,与用光刺激测得的对齐。[(A) 引自 Knudsen, 1999;(B) 引自 Feldman and Knudsen, 1997。]

将棱镜置于幼鸮双眼前,使其视野向左或者向右偏移 23° [图 26.18(A)][92,93]。其结果是,视野在视网膜上以及因此在顶盖区的成像发生位移,使得视觉图谱和听觉图谱不再对齐 [图 26.18(B)、(C)]。在随后的 6 ~ 8 周中,听觉空间图谱发生移动,直到它与新的、发生移位的视觉图谱准确对齐。其结果是,尽管带了棱镜,草鸮仍能将其眼睛定位于声音的方向。当摘去草鸮双眼上的棱镜,视觉和听觉图谱又错位了。假如草鸮小于 200 日龄,则听觉图谱可以第二次移动,与原来的视觉图谱对齐。其他测试显示,草鸮一旦在生命早期学会适应棱镜,也能在成年期重新建立这些连接,这与以前没有过同样经历的动物是不一样的[94]。

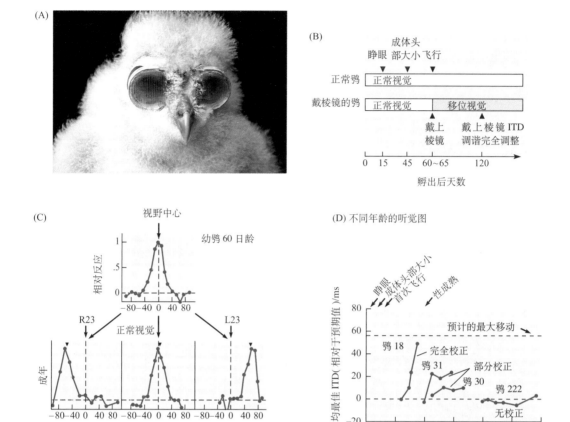

图 26.18　**听觉感受野的移动**。在关键期内使用棱镜后，(A) 给幼鸮戴上棱镜，使其视野向右偏 23°(或向左偏，随镜片而异)。(B) 将棱镜安置在草鸮眼上的时期。(C) 对不同的两耳时间差声音的反应调谐曲线。在正常的 60 日龄幼鸮，其神经元反应与图 26.17 所示类似。两耳的时间差 (ITD) 为 0 μs 对应于视野的中心。成年鸮 (120 日龄) 戴棱镜后调谐曲线移位。视觉感受野向左或向右偏移 23°。此时，听觉神经元的最佳反应 (小箭头) 发生在与偏移视野相应的 ITD。听觉和视觉图谱重新又对齐。(D)3 个未成熟鸮听觉调谐曲线位移的时间进程。成年鸮 (鸮 222) 没有表现出纠正效应。[(A) 承蒙 E. Knudsen 提供 ; (B) 引自 Feldman and Knudsen, 1997; (C)、(D) 引自 Brainard and Knudsen, 1998。]

生命早期丰富感觉经历的影响

　　由于生命早期神经连接及结构的灵活性，使大脑易受感觉剥夺的影响。很自然，人们会问，关键期内经历丰富多彩和更充实的生命早期是否能增强皮层功能呢？实际上，评估这种结果的试验是很难设计的。首先，新生动物需要有大量时间与其母亲在一起。其次，很难确切地知道，对野生的幼鸟、大鼠、小鼠或者猴来说，什么是特别丰富而又愉悦的刺激。

　　Brainard 和 Knudsen[95] 在前述视野移位的草鸮上，发现了丰富多彩的早期生活引起的一种超出预期的有趣效应。在第二组实验中，他们重复了以前的程序，但在草鸮的饲养方法上有一个重要的改进——不像以前那样把幼鸮关在笼子里，而是让它在生后最初几周与其他鸮一起生活在空中，可到处飞翔。这些有丰富多彩经验的草鸮，它们如往常一样证实，生命早期视野移位的效应在顶盖中可被校正，即听野重新对准视野的新位置。当移去年幼动物的棱镜，听野仍可像以前一样在皮层内移回到原来的位置，从而使听觉和视觉反应相匹配。然而，与更早期的实验相比，现在这种重排也可发生在超过 200 天之后，而此时，草鸮已成熟为成年动物。因此丰富多彩的早期环境延长了听觉系统适应性的时间。

即使是成年，**行为相关性** (behavioral relevance) 也对大脑可塑性有着深远的影响[96]。通常成年鸮不适应异位的棱镜的作用。然而，成年鸮不得不捕获活的小鼠 (而不是单纯接受死的小鼠)，会部分适应戴在眼上使视野移位的棱镜 (图 26.19)。成年鸮戴有移位的棱镜并被喂食死的小鼠 10 周后，其视皮层被盖测得的耳间时间差 (ITD) 基本上没有改变。然而，当戴移位棱镜的成年鸮在 10 周时间被迫捕食活的小鼠，其视被盖的耳间时间差比预期最大值 (略小于幼年) 偏移约一半。尤其明显的是，所有成年鸮都有其他一致的经验，包括在开放的鸟舍中飞行。猎捕的另一影响是把一个奖赏 (食物) 和神经环路中期望的改变偶联在一起，强调动机在脑可塑性中是一个重要参数。

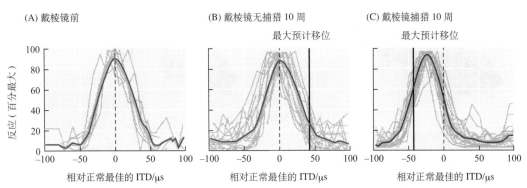

图 26.19　棱镜经历的作用。 捕猎或者不捕猎成年草鸮视被盖的耳间时间差调谐。负的耳间时间差，标示左耳主导的耳间时间差。该图显示的是源自同一鸟所有采样位置的耳间时间差调谐曲线。灰线是源自单个位点的曲线；红线是群体均值。(A) 棱镜经历前收集的数据。(B) 戴有右侧移位棱镜而无捕猎经历 10 周时间后所收集的数据。(C) 数据收集于同一鸮在经历左侧移位棱镜并捕猎 10 周后。当鸮不得不捕获活的猎物时，耳间时间差调谐移位会更大、更一致。(引自 Bergan et al., 2005。)

行为条件反射的影响已在大鼠听觉皮层定位图中被显示。大鼠初级听觉皮层频率代表区的一般敏感期是在生后第 11 ～ 13 天[97]。然而，奖赏性条件反射能够改变成年动物的频率定位图[98]。当成年大鼠被训练去分辨特定频率或特定强度的声音时，在听觉皮层那些参数的代表区会发生实质性的移动 (图 26.20)。尽管所有动物接受相同的声音暴露，只有奖赏 (如动机) 成分获得了皮层代表区。

改变成年皮层的能力，对于克服损伤，或对抗退行性变和发育紊乱具有潜在的重要意义。啮齿类动物眼优势可塑性可被各种操作所加强，这包括酶降解细胞外基质、药理学增强抑制、黑暗环境暴露，或者通过 5- 羟色胺能或胆碱能输入调节 (见综述[99])。不断累积的证据表明，经历依赖的可塑性对更高级的皮层功能会持续到更大的年龄。人们可以期待，在不同的时间涉及的分子和细胞机制也将不同[88,100]。

人类的关键期及其临床意义

动物皮层发育在生命早期的易感性使人们回想起对人所做的临床观察。很早以前人们就知道，即使患者已失明多年，摘去成年人云雾状的或不透明的晶状体 (或白内障) 可使视觉恢复。相反，发生在新生儿或者早产儿的白内障，过去常导致失明。在 Hubel 和

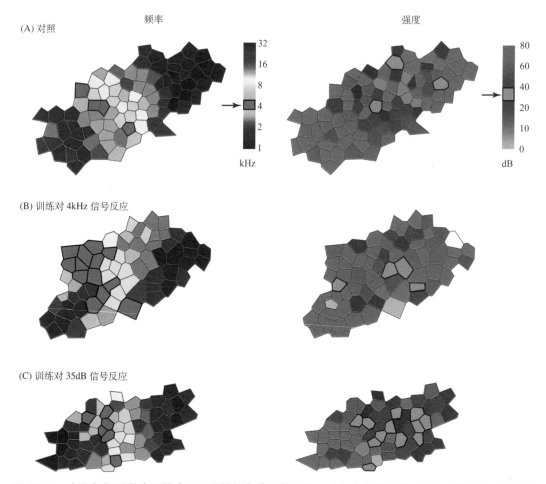

图 26.20　大鼠初级听觉皮层的皮层图谱的任务特异性重组。 成年大鼠被训练对特定音域频率或特定音调强度发生反应。用多单位记录来定性整个初级听觉皮层的最佳频率与最佳强度水平。每个多边形代表单个记录位点。(A) 显示了频率（左侧）或强度（右侧）对照图。4 个灰色多边形对应于 4kHz，3 个蓝色多边形选择对应于 35dB 强度。色彩标尺显示在右侧。(B) 被训练对 4kHz 频率信号起反应的大鼠，显示了这一频率代表区的扩大（左侧，灰色多边形），但 35dB 或最佳强度频率代表区没有增加（右侧，蓝色多边形）。(C) 被训练对 35dB 强度信号起反应的大鼠，表现出这一强度代表区的扩大（右侧，蓝色多边形），但在 4kHz 频率代表区没有明显改变（左侧，灰色多边形）。注意，皮层大部分区域对 80dB 声音反应最佳（右侧区，绿色多边形），而接受 35dB 训练的作用已大大减少了 80dB 的最佳区（右侧区，最下底排）。（引自 Polley et al., 2006。）

Wiesel 的实验之前，医生往往在较晚的时期摘除儿童的白内障，因为他们认为那时适于接受手术，其结果是导致永久性失明，再无恢复的可能性[101]。近来，新生儿的白内障摘除手术尽可能早地进行，视觉完全恢复的前景良好[102,103]。第二个临床意义是现已改良的用来治疗儿童内外斜视的措施。常规的做法是尽量长时间地遮住好眼，以鼓励其使用弱眼。有证据表明，对遮住的眼会产生严重的损伤，严重程度取决于遮眼发生在儿童的什么年龄及遮眼持续多长时间[104]。长时间的遮眼现在已不再作为常规的治疗手段。临床观察提示，最大的敏感性发生在婴儿出生后一年，但关键期时长根据视觉的不同方面而异[105]。

　　与动物实验平行的研究，已扩展至尸体大脑组织的解剖学研究。使用细胞色素氧化酶法染色尸检人体大脑组织视皮层第 4 层显示，单眼夺视引起的眼优势柱变化与在猴或者猫上看到的相似。Horton 和 Hocking[21] 在 1 周龄时由于肿瘤而手术摘除一只眼后长大的人，研究了其初级视皮层染色的模式。正如预期的那样，尸体大脑的第 4C 层染色是均匀的，而不像正常受试者或成年时摘去一只眼的受试者上所看到的那样，双侧眼都各有清晰的支配区域。同样，正如依据动物研究所预测的那样，一个在 2 岁时（关键期结束后）发生斜视而一直未作矫正的患者，在 79 岁去世后做尸检时，未见其柱的宽度有所变化[106]。

　　耳蜗植入物的研制说明，通过发掘脑的随变化的感觉输入重组的能力，可以获得巨大的益处。这种假体可以恢复失去感觉毛细胞后的功能性听力。植入物由一系列插入耳蜗管的电极组成（专题 26.1）。一个外部拾声器把声波转换成它们的组分频率，并按音调高低分布**纯音域**（tonotopically）施加至插入的电极，转而激活附近螺旋神经节细胞。尽管这些设备仍在不断地改进，但与它们所取代的成千上万的毛细胞的选择性信号相比，即便其最佳性能，也是非常受限制的。尽管如此，耳蜗植入物能够使先前已具备口语能力的成年失聪者进行语音理解（甚至通过电话理解）[107]。更令人难忘的是，在生命早期给予耳蜗植入物的完全失聪的儿童所完成的表现，一部分人已经达到了其同龄的语言技能[108]。在 18 月龄与 5 岁龄给予耳蜗植入物的儿童的纵向研究表明，越早接受植入物的儿童，语言理解与表达的发育越好。同样，如同动物研究预测的那样，更好的结果与更广泛的亲子互动、社会经济状况有关。甚至看似很少的听力缺乏也会有长期后果。例如，儿童慢性中耳感染会导致持久的双耳听力缺陷。

　　有大量文献报道，在各种动物中，其他复杂的行为过程也显示有敏感期。在狗的行为研究表明，当出生后第 4 ～ 8 周的关键期内由人照看，它们比那些一直与人类隔绝的动物容易驯服和顺从得多[109]。印记（imprinting）是另一个众所周知的例子。Lorenz 曾证明[110]，鸭子会跟随它孵化出壳后第一天出现的任何一个运动物体，并且在整个一生中都会这样做，好像那是它真正的母亲。同样，斑状燕雀这类鸟会鸣叫的曲调，其模式取决于幼时关键期内听到的曲调[87]。特定种类的鸟会记住并重现在其生命早期听到的适宜的曲调（非不适宜的曲调），尽管它们也许会暴露于复合曲调中，尝试不同的曲调，甚至会保存这已摒弃的曲调的记忆[111]。

　　动物发育的关键期似乎对应于感觉或能力发生显著修饰的时期。为什么生命早期的可塑性是如此显著？发育中的脑不仅必须形成其本身，而且必须能成为外部世界、机体及其运动的表征[112]。例如，眼必须长成正确的大小，以便使远处的物体能通过松弛的晶状体聚焦在视网膜上。不同的新生儿的双眼分开不同的距离，但它们必须一起运动。这似乎还不够，在生命的最初几个月或几年中，肢体的长度、头颅的直径有显著的变化，以致身体的模样也发生显著的变化。像 Knudsen 对草鸮的实验中看到的那样，对不同功能的脑图谱必须是始终对齐的。从脑可塑性的动物研究得到的知识将指导未来的治疗策略吗？当然希望这样，因为交流与社会行为的缺陷有如此令人沮丧的后果[113]。事实上，推想剥夺人类高级功能的作用是饶有趣味的。正如 Hubel 所说[13]：

　　　　人们可以想像，对于将来最令人兴奋的可能是，将这类工作扩展至感觉系统之外的其他系统去。实验心理学家和实验精神病学家都强调早期经历对随后的行为模式的重要性——在生命早期，社会接触的剥夺或其他的异常情感因素的存在，是否可能会导致脑的某些尚未被研究部分的连接的恶化或扭曲呢？

　　发现这些行为问题的生理基础看来是一个遥远的，但并非是不可企及的目标。

小结

- 在许多方面，新生猴及幼猫的感受野和皮层构筑与成年动物相类似。
- 在生命的最初6周，皮层第4层内源自外膝核的传入轴突是重叠的，细胞由双眼驱动，而非单侧眼驱动。
- 出生后存在大约3个月的关键期。此时，封闭一侧眼睑会引起结构和功能的改变。
- 封闭一侧眼睑引起该眼变盲。皮层细胞不再为夺视眼所驱动，其眼优势柱萎缩。
- 在关键期之后，封闭一侧眼睑或剜去一侧眼并不改变皮层构筑。

- 关键期内封闭双侧眼睑或诱发斜视并不会引起眼优势柱改变，但却阻止双眼反应。这些结果提示，双侧眼在视皮层内竞争细胞。
- 在感觉功能开始之前，感觉外周的内源性自发活动定型皮层的组构。
- 皮层抑制性中间神经元是确立和关闭皮层关键期的关键因素。
- 草鸮视-听觉整合的可塑性可被生命早期的丰富经验或行为动机所增强。

（杨晓芳 译；王中峰，胡　波 校）

参 考 文 献

1　Riesen, A. H., and Aarons, L. 1959. *J. Comp. Physiol. Psychol*. 52: 142-149.

2　Wiesel, T. N., and Hubel, D. H. 1974. *J. Comp. Neurol*. 158: 307-318.

3　Hubel, D. H., and Wiesel, T. N. 1963. *J. Neurophysiol*. 26: 994-1002.

4　Crair, M. C., Gillespie, D. C., and Stryker, M. P. 1998. *Science* 279: 566-570.

5　Chapman, B., Stryker, M. P., and Bonhoeffer, T. 1996. *J. Neurosci*. 16: 6443-6453.

6　Wiesel, T. N. 1982. *Nature* 299: 583-591.

7　LeVay, S., Wiesel, T. N., and Hubel, D. H. 1980. *J. Comp. Neurol*. 191: 1-51.

8　Kuljis, R. O., and Rakic, P. 1990. *Proc. Natl. Acad. Sci. USA* 87: 5303-5306.

9　Rakic, P. 2006. *Cereb.Cortex*. 16(Suppl 1): i3-i17.

10　Rakic, P. 1977. *Philos. Trans. R. Soc. Lond., B, Biol. Sci*. 278: 245-260.

11　Shatz,C. J. 1996. *Proc. Natl. Acad. Sci. USA* 93: 602-608.

12　Bernstein, M., and Lichtman, J. W. 1999. *Curr. Opin. Neurobiol*. 9: 364-370.

13　Hubel, D. H. 1988. *Eye, Brain and Vision*. Scientific American Library, New York.

14　Wiesel, T. N., and Hubel, D. H. 1963. *J. Neurophysiol*. 26: 1003-1017.

15　Wiesel, T. N., and Hubel, D. H. 1963. *J. Neurophysiol*. 26: 978-993.

16　LeVay, S., Stryker, M. R, and Shatz, C. J. 1978. *J. Comp. Neurol*. 179: 223-244.

17　Wiesel, T. N., and Hubel,D. H. 1965. *J. Neurophysiol*. 28: 1029-1040.

18　Guillery, R. W., and Stelzner, D. J. 1970. *J. Comp. Neurol*. 139: 413-421.

19　Humphrey, A. L. et al. 1985. *J. Comp. Neurol*. 233: 159-189.

20　Hubel, D. H., Wiesel, T. N., and LeVay, S. 1977. *Philos. Trans. R. Soc. Lond., B, Biol. Sci*. 278: 377-409.

21　Horton, J. C., and Hocking, D. R. 1998. *Vis. Neurosci*. 15: 289-303.

22　Hensch, T. K. 2004. *Annu. Rev. Neurosci*. 27: 549-579.

23　Horton, J. C., and Hocking, D. R. 1997. *J. Neurosci*. 17: 3684-3709.

24　Malach, R., Ebert, R., and Van Sluyters, R. C. 1984. *J. Neurophysiol*. 51: 538-551.

25　Hubel, D. H., and Wiesel, T. N. 1970. *J. Physiol*. 206: 419-436.

26　Cynader, M., and Mitchell, D. E. 1980. *J. Neurophysiol*. 43: 1026-1040.

27　Daw, N. W. et al. 1995. *Ciba Found. Symp*. 193: 258-276；discussion 322-254.

28　Blakemore, C., and Van Sluyters, R. C. 1974. *J. Physiol*. 237: 195-216.

29　Kim, D. S., and Bonhoeffer, T. 1994. *Nature* 370: 370-372.

30　Antonini, A. et al. 1998. *J. Neurosci*. 18: 9896-9909.

31　Hubel, D. H., and Wiesel, T. N. 1965. *J. Neurophysiol*. 28: 1041-1059.

32　Lowel, S., and Singer, W. 1992. *Science* 255: 209-212.

33　Carlson, M., Hubel, D. H., and Wiesel, T. N. 1986. *Brain Res*. 390: 71-81.

34　Sengpiel, F., Stawinski, P., and Bonhoeffer, T 1999. *Nat. Neurosci*. 2: 727-732.

35　Meissirel, C. et al. 1997. *Proc. Natl. Acad. Sci. USA* 94: 5900-5905.

36　Godecke, I., and Bonhoeffer, T. 1996. *Nature* 379: 251-254.

37　Stryker, M. P., and Harris, W. A. 1986. *J. Neurosci*. 6: 2117-2133.

38　Sretavan, D. W., Shatz, C. J., and Stryker, M. P. 1988. *Nature* 336: 468-471.

39　Reiter, H. O., Waitzman, D. M., and Stryker, M. P. 1986. *Exp. Brain Res*. 65: 182-188.

40　Hata, Y., Tsumoto, T, and Stryker, M. P. 1999. *Neuron* 22: 375-381.

41　Maffei, L., and Galli-Resta, L. 1990. *Proc. Nail. Acad. Sci. USA* 87: 2861-2864.

42　Meister, M. et al. 1991. *Science* 252: 939-943.

43　Wong, R. O. 1999. *Annu. Rev. Neurosci*. 22: 29-47.

44　Feller, M. B. 2009. *Neural Dev*. 4: 24.

45　Zhou, Z. J. 1998. *J. Neurosci*. 18: 4155-4165.

46　Brivanlou, I. H., Warland, D. K., and Meister, M. 1998. *Neuron* 20: 527-539.

47　Hensch, T. K., and Stryker, M. P. 2004. *Science* 303: 1678-1681.

48　Hensch, T. K. et al. 1998. *Science* 282: 1504-1508.

49　Chattopadhyaya, B. et al. 2004. *J. Neurosci*. 24: 9598-9611.

50　Southwell, D. G. et al. 2010. *Science* 327: 1145-1148.

51　Fawcett, J. 2009. *Prog. Brain Res*. 175: 501-509.

52　Pizzorusso, T. et al. 2002. *Science* 298: 1248-1251.

53　Berardi, N., and Maffei, L. 1999. *J. Neurobiol*. 41: 119-126.

54　Pizzorusso, T. et al. 1994. *Proc. Nail. Acad. Sci. USA* 91: 2572-2576.

55　Capsoni, S. et al. 1999. *Neuroscience* 88: 393-403.

56　Huang, Z. J. et al. 1999. *Cell* 98: 739-755.

57　Van der Loos, H., and Woolsey, T. A. 1973. *Science* 179: 395-398.

58　Rebsam, A., Seif, I., and Gaspar, P. 2005. *J. Neurosci*. 25: 706-710.

59　Erzurumlu. R. S. 2010. *Exp. Neurol*. 222: 10-12.

60　Henderson, T. A., Woolsey, T. A., and Jacquin. M. F. 1992. *Brain Res. Dev. Brain Res*. 66: 146-152.

61　Lee, L. J. et al. 2009. *Exp. Neurol*. 219: 524-532.

62　Lebedev, M. A. et al. 2000. *Cereb. Cortex*. 10: 23-31.

63　Zou, D. J. et al. 2004. *Science* 304: 1976-1979.

64　Lin, D. M. et al. 2000. *Neuron* 26: 69-80.

65　Chesler, A. T. et al. 2007. *Proc. Natl. Acad. Sci. USA* 104: 1039-1044.

66　Werker, J. F., and Tees, R. C. 2005. *Dev. Psychobiol*. 46: 233-251.

67　Schonweiler, R., Ptok, M., and Radu, H. J. 1998. *Int. J. Pediatr. Otorhinolaryngol*. 44: 251-258.

68　Sanes, D. H., and Bao, S. 2009. *Curr. Opin. Neurobiol*. 19: 188-199.

69　Han, Y. K. et al. 2007. *Nat. Neurosci.* 10: 1191-1197.

70　Insanally, M. N. et al. 2009. *J. Neurosci.* 29: 5456-5462.

71　Razak, K. A., Richardson, M. D., and Fuzessery, Z. M. 2008. *Proc. Natl. Acad Sci. USA.* 105: 4465-4470.

72　Lippe, W. R. 1994. *J. Neurosci.* 14: 1486-1495.

73　Jones, T. A. et al. 2007. *J. Neurophysiol.* 98: 1898-1908.

74　Walsh, E. J., and McGee, J. 1987. *Hear Res.* 28: 97-116.

75　Tritsch. N. X. et al. 2007. *Nature* 450: 50-55.

76　Tritsch, N. X., and Bergles, D. E. 2010. *J. Neurosci.* 30: 1539-1550.

77　Ryugo, D. K., Kretzmer, E. A., and Niparko, J. K. 2005. *Science* 310: 1490-1492.

78　Lustig, L. R. et al. 1994. *Hear Res.* 74: 29-37.

79　Lustig, L. R. 2010. In *The Oxford Handbook of Auditory Science: The Ear.* Oxford University Press, New York. pp. 15-47.

80　Smith, R. J. et al. 2005. *Lancet* 365: 879-890.

81　Morton, N. E. 1991. *Ann. N Y Acad.* Sci. 630: 16-31.

82　Moller, A. R. 2006. *Adv. Otorhinolaryngol.* 64: 1-10.

83　NIDCD. 2011. *NIDCD Fact Sheet: Cochlear Implants.* National Institute on Deafness and Other Communication Disorders. Publication No. 11-4798. //www. Nidcd. nih. gov/.

84　Tropea, D., Van Wart, A., and Sur, M. 2009. *Philos. Trans. R. Soc. Lond., B, Biol. Sci.* 364: 341-355.

85　Lyckman, A. W. et al. 2008. *Proc. Natl. Acad. Sci. USA* 105: 9409-9414.

86　Majdan, M., and Shatz, C. J. 2006. *Nat. Neurosci.* 9: 650-659.

87　Mooney, R. 2009. *Curr. Opin. Neurobiol.* 19: 654-660.

88　Keuroghlian, A. S., and Knudsen, E. I. 2007. *Prog. Neurobiol.* 82: 109-121.

89　Knudsen, E. I. 1999. *J. Comp. Physiol. A* 185: 305-321.

90　Gold, J. I., and Knudsen, E. I. 1999. *J. Neurophysiol.* 82: 2197-2209.

91　Moiseff, A. 1989. *J. Comp. Physiol. A* 164: 637-644.

92　Knudsen, E. I., and Knudsen, P. F. 1990. *J. Neurosci.* 10: 222-232.

93　Feldman, D. E., and Knudsen, E. I. 1997. *J. Neurosci.* 17: 6820-6837.

94　Knudsen, E. I. 1998. *Science* 279: 1531-1533.

95　Brainard, M. S., and Knudsen, E. I. 1998. *J. Neurosci.* 18: 3929-3942.

96　Bergan, J. F. et al. 2005. *J. Neurosci.* 25: 9816-9820.

97　de Villers-Sidani, E. et al. 2007. *J. Neurosci.* 27: 180-189.

98　Polley, D. B., Steinberg, E. E., and Merzenich, M. M. 2006. *J. Neurosci.* 26: 4970-4982.

99　Morishita, H., and Hensch, T. K. 2008. *Curr. Opin. Neurobiol.* 18: 101-107.

100　Hooks, B. M., and Chen, C. 2007. *Neuron* 56: 312-326.

101　Francois, J. 1979. *Ophthalmology* 86: 1586-1598.

102　Lloyd, I. C. et al. 2007. *Eye(Lond).* 21: 1301-1309.

103　Hamill, M. B., and Koch, D. D. 1999. *Curr. Opin. Ophthalmol.* 10: 4-9.

104　Daw, N. W. 1998. *Arch. Ophthalmol.* 116: 502-505.

105　Lewis, T. L., and Maurer, D. 2005. *Dev. Psychobiol.* 46: 163-183.

106　Horton, J. C., and Hocking. D. R. 1996. *Vis. Neurosci.* 13: 787-795.

107　Fallon, J. B., Irvine, D. R., and Shepherd, R. K. 2008. *Hear Res.* 238: 110-117.

108　Niparko, J. K., and Marlowe, A. 2010. In *The Oxford University Handbook of Audtory Science: The Ear.* Oxford University Press, New York. pp. 409-436.

109　Fuller, J. L. 1967. *Science* 158: 1645-1652.

110　Lorenz, K. 1970. *Studies in Animal and Human Behavior.* Harvard Press, Cambridge, MA.

111　Prather, J. F. et al. 2010. *J. Neurosci*. 30: 10586-10598.

112　Singer,W. 1995. *Science* 270: 758-764.

113　Blakemore, S. J. 2010. *Neuron* 65: 744-747.

建 议 阅 读

一般性综述

Adams, D. L., and Horton, J. C. 2009. Ocular dominance columns: enigmas and challenges. *Neuroscientist* 15: 62-77.

Daw, N. 2006. *Visuaf development,* 2nd ed. Springer, New York.

Erzurumlu, R. 2010. Critical period for the whisker-barrel system. *Exp. Neurol*. 222: 10-12.

Hanganu-Opatz, I. 2010. Between molecules and experience: role of early patterns of coordinated activity for the development of cortical maps and sensory abilities. *Brain Res. Rev* 64: 160-176.

Hensch, T. K. 2004. Critical period regulation. *Annu. Rev. Neurosci*. 27: 549-579.

Hooks, B. M., and Chen, C. 2007. Critical periods in the visual system: changing views for a model of experience-dependent plasticity. *Neuron* 56: 3l2-326.

Hubel, D. H., and Wiesel, T. N. 2005. *Brain and visual perception*. Oxford University Press, New York.

Keroughlian, A., and Knudsen, E. 2007. Adaptive auditory plasticity in developing and adult animals. *Prog. Neurobiol*. 82: 109-121.

Sanes, D., and Bao, S. 2009. Tuning up the developing auditory CNS. *Curr. Opin. Neurobiol*. 19: 188-199.

Tropea, D., Van Wart, A., and Sur, M. 2009. Molecular mechanisms of experience-dependent plasticity in visual cortex. *Philos. Trans. R. Soc. Lond., B, Biol. Sci*. 364: 341-355.

Wiesel, T N. 1982. The postnatal development of the visual cortex and the influence of environment. *Nature* 299: 583-591.

原始论文

Antonini, A., Gillespie, D. C., Crair, M. C., and Stryker, M. P. 1998. Morphology of single geniculocortical afferents and functional recovery of the visual cortex after reverse monocular deprivation in the kitten. *J. Neurosci*. 18: 9896-9909.

Bergan, J. F., Ro, P., Ro, D., and Knudsen, E. I. 2005. Hunting increases adaptive auditory map plasticity in adult barn owls. *J. Neurosci*. 25: 9816-9820.

Brainard, M. S., and Knudsen, E. I. 1998. Sensitive periods for visual calibration of the auditory space map in the barn owl optic tectum. *J. Neurosci*. 18: 3929-3942.

Carlson, M., Hubel, D. H., and Wiesel, T. N. 1986. Effects of monocular exposure to oriented lines on monkey striate cortex. *Brain Res*. 390: 71-81.

Chattopadhyaya, B., Di Cristo, G., Higashiyama, H., Knott, G. W., Kuhlman, S. J., Welker, E., and Huang, Z. J. 2004. Experience and activity-dependent maturation of perisomatic GABAer- gic innervation in primary visual cortex during a postnatal critical period. *J. Neurosci*. 24: 9598-9611.

de Villers-Sidani, E., Chang, E. F., Bao, S., and Merzenich, M. M. 2007. Critical period window for spectral tuning defined in the primary auditory cortex(A1)in the rat. *J.Neurosci*. 27: 180-189.

Hensch, T. K., and Stryker, M. P. 2004. Columnar architecture sculpted by GABA circuits in developing cat visual cortex. *Science* 303: 1678-1681.

Horton, J. C., and Hocking, D. R. 1996. An adult-like pattern of ocular dominance columns in strlate cortex of newborn monkeys prior to visual experience. *J.Neurosci*. 16: 1791-1807.

Hubel, D. H., and Wiesel, T.N. 1965. Binocular interaction in striate cortex of kittens reared with artificial squint. *J. Neurophysiol.* 28: 1041-1059.

Hubel, D. H., Wiesel, T. N., and LeVay, S. 1977. Plasticity of ocular dominance columns in monkey striate cortex. *Philos. Trans. R. Soc. Lond., B, Biol. Sci.* 278: 377-409.

Knudsen, E. I., and Knudsen, P. F. 1990. Sensitive and critical periods for visual calibration of sound localization by barn owls. *J. Neurosci.* 10: 222-232.

LeVay,S., Wiesel, T. N., and Hubel, D. H. 1980. The development of ocular dominance columns in normal and visually deprived monkeys. *J. Comp. Neurol.* 191: 1-51.

Lebedev,M. A., Mirabella, G., Erchova, I., and Diamond, M. E. 2000. Experience-dependent plasticity of rat barrel cortex: redistribution of activity across barrel-columns. *Cereb. Cortex* 10: 23-31.

Meissirel, C., Wikler, K. C., Chalupa, L. M., and Rakic, P. 1997. Early divergence of magnocellular and parvocellular functional subsystems in the embryonic primate visual system. *Proc. Natl. Acad. Sci. USA* 94: 5900-5905.

Meister, M., Wong, R. O., Baylor,D. A., and Shatz, C. I. 1991. Synchronous bursts of action potentials in ganglion cells of the developing mammalian retina. *Science* 252: 939-943.

Popescu, M. V., and Polley, D. B. Monaural deprivation disrupts development of binaural selectivity in auditory midbrain and cortex. *Neuron* 65: 718-731.

Ryngo, D. K., Kretzmer,E. A., and Niparko, J. K. 2005. Restoration of auditory nerve synapses in cats by cochlear implants. *Science* 310: 1490-1492.

Tritsch, N. X., Yi, E., Gale, J. E., Glowatzki, E., and Bergles, D. E. 2007. The origin of spontaneous activity in the developing auditory system. *Nature* 450: 50-55.

Wiesel, T. N., and Hubel, D. H. 1963. Single-cell responses in striate cortex of kittens deprived of vision in one eye. *J. Neurophysiol.* 26: 1003-1017.

Yang, J. W, Hanganu-Opatz, I. L., Sun, J. J., and Luhmann, H. J. 2009. Three patterns of oscilla-tory activity differentially synchronize developing neocortical networks in vivo. *J. Neurosci.* 29: 9011-9025.

■ 第 27 章
损伤后突触连接的再生

当脊椎动物神经系统的轴突被切断时，远端部分发生变性。随着时间的推移，其细胞体及其靶细胞也发生变化。这些变化是由于控制神经元分化和生存的分子在轴突中的转运被中断，以及神经元电活动的模式发生改变所致。去神经后，脊椎动物的骨骼肌纤维在其整个表面都表达乙酰胆碱 (ACh) 受体，并变得对乙酰胆碱更加敏感。对去神经的肌肉施加直接的电刺激，导致对乙酰胆碱的敏感区域回缩到原来的终板区域。肌肉活动的效应由钙内流和细胞内第二信使的激活而介导。不同于受神经支配的肌肉纤维，去神经的肌肉在其整个长度的任何地方均可接受新的神经支配。去神经的肌纤维也诱发附近未损坏的神经末梢生长出新的分支。神经细胞被剥夺其突触前输入后，它们对递质也变得超敏感，从而引起附近的神经末梢长芽。在成年哺乳动物的外周神经系统中，受损的轴突可再生，恢复感觉和运动功能，并由施万细胞和基底膜引导回皮肤和肌肉中。集聚蛋白 (agrin) 是一种由运动神经末梢在再生和发育过程中分泌的大分子蛋白质，触发肌肉细胞中突触后特化组分的分化。

受损的中枢神经系统 (CNS) 轴突再生长并支配适当靶细胞的能力，在不同种属动物之间有很大差别。在无脊椎动物（如水蛭）和较低等脊椎动物（如蛙），其中枢神经系统的轴突在损伤后能再生，并与其原来的突触伙伴精确地重新连接。与之相反，在成年哺乳动物的中枢神经系统，轴突损伤后不能再生和修复，其神经元只能在较短距离内萌发新的轴突并形成新的突触。然而，这些神经元的轴突可以穿过外周神经移植物而伸展很长的距离，并重建突触连接。胎儿期和新生的哺乳动物中枢神经系统确实可以再生，但在经历一个关键时期后，其修复能力丧失。移植入成年中枢神经系统的胚胎神经元和神经干细胞经过分化，伸出轴突，能适当地整合入已有的突触环路中。这种移植技术为改善中枢神经系统损伤和神经退行性疾病引起的功能缺损提供了希望。

　　许多动物的神经系统具有非凡的能力，能以高度的特异性重建因损伤而离断的突触连接。早在 20 世纪 20 年代，Matthey 首先证明了中枢神经系统神经元具有再生能力，他将蝾螈的视神经切断，发现蝾螈的视觉在几周内恢复了[1]。从 20 世纪 40 年代开始，Sperry、Stone 和他们的同事，利用视神经具有再生能力的优势，揭示了中枢神经系统内特异的连接是如何形成的。他们在蛙和鱼上进行的关于视网膜和中脑顶盖神经纤维之间连接的再生实验，为再生过程中神经元是选择性支配其靶细胞，而非先随机形成连接随后再重组的观点提供了支持[2]（见第 25 章）。随后，在水蛭、蟋蟀、螯虾的研究表明，无脊椎动物的单个已鉴定神经元的轴突，在切断后能找到原来的突触伙伴，并精确地与之形成连接，而忽略其他多种可能的靶位的存在[3]。相反，成年哺乳动物中枢神经系统轴突被切断后，连接的再生通常是不完整的，甚至完全缺失[4]。

　　本章首先讲述外周轴突损坏后所发生的变化，然后论述运动神经元与骨骼肌纤维之间的连接非常适合研究损伤后再生的基本机制。最后，我们思考的问题是，为什么哺乳动物中枢神经系统通常不能发生再生。

外周神经系统的再生

瓦勒氏变性和碎片的清除

　　如果脊椎动物外周神经的感觉或运动轴突被切断，就会发生一系列特征性的变化（图 27.1）。该轴突的远端部分变性，同时近端部分的一小段也变性。原已形成神经远端段髓鞘的施万细胞去分化并增殖，同时伴有巨噬细胞从血液向损伤部位募集。在损伤处，作为促进轴突再生的第一步，巨噬细胞清除和移除碎片（包括髓鞘）。在几个小时内，新的轴突芽在近端段的顶端周围出现，并开始再生。19 世纪后期的解剖学家 Augustus Waller 首先描述了这个现象，因而称为**瓦勒氏变性** (Wallerian degeneration)[15, 16]。轴突切断后，胞体和细胞核肿胀，细胞核从其处在胞体中央的典型位置移到偏心位置，同时，有序排列的内质网 [**尼氏物质** (Nissl substance)] 变得分散。由于尼氏物质可被常用的碱性染料明显染色，它的分散引起染色密度下降，称为**染色质溶解** (chromatolysis)。染色质溶解也发生在中枢神经系统切断后的轴突中。再生的外周轴突重新与靶细胞建立联系后，胞体恢复其原来的形态。如果外周神经的再生失败，许多运动神经元和背根神经节的感觉神经元就会死亡。存活的自主神经节细胞变得对乙酰胆碱不敏感，细胞缩小。在成年哺乳动物中枢神经系统（见下一节），神经元无法与其靶标重新建立联系时，其反应是多样的。例如，切断视神经中的轴突后，视网膜神经节细胞迅速死亡[7,8]；而在切断运动神经元的轴突后，神经元依然可以存活。

切断轴突后的逆向跨突触效应

　　切断轴突后，向损伤细胞提供突触输入的突触前神经元也会发生变化。例如，切断鸡、大鼠、小鼠或豚鼠的一个自主神经节细胞的轴突，对该神经节细胞的突触输入则变得不那么有效[9,10]。一部分原因是由于去轴突细胞对神经递质乙酰胆碱的敏感性降低了。此外，逆向跨突触效应引起许多突触前终末从去轴突细胞回缩，并使其余终末释放的递质量子减少（图 27.2）[11]。因此，一个神经细胞的损伤会改变它"保持"其突触前输入的能力。

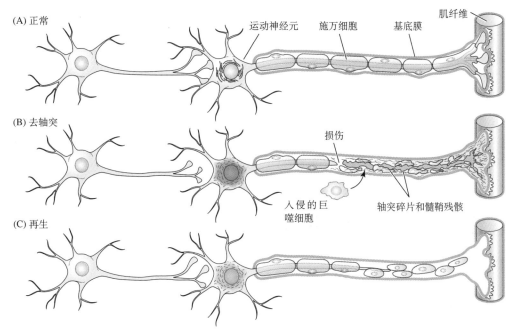

图 27.1 去轴突后的退行性变化。(A) 成年脊髓动物的一个典型的运动神经元。(B) 去轴突后，神经终末 (即轴突的远端段)和轴突近端段的一小段发生变性。施万细胞去分化、增殖，同时伴随小胶质细胞和巨噬细胞的入侵，吞噬轴突和髓鞘的残留物。这个被切断轴突的神经元的染色质溶解，突触前终末回缩，同时突触前和突触后细胞都可能发生退行性变化。(C) 轴突沿着神经内膜管中的施万细胞和包围着原来轴突的基底膜鞘再生。

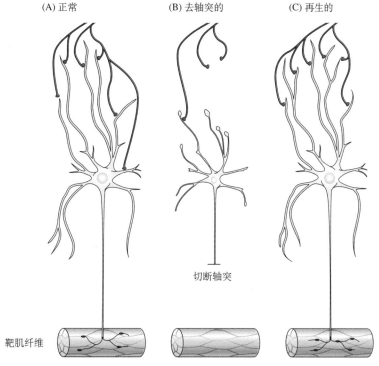

图 27.2 去轴突的自主神经节细胞萎缩，并失去轴突前输入。(A) 正常神经元。(B) 去轴突后几天内，神经元萎缩，许多树突显示很大的膨体，许多突触前终末从树突上回缩，剩余的终末释放较少量的递质。(C) 如果神经节后轴突再生，并重新支配其外周靶标，则细胞和突触输入均恢复。(引自 Purves，1975。)

Rotshenker 在蛙和小鼠的运动神经元上展示了另一种逆向跨突触效应[12]。当切断动物一侧的一根运动神经后，来自切断轴突神经元的信号可以穿过脊髓扩布，影响另一侧未受损的运动神经元。那些完整的运动神经元的轴突终末长芽，并在相应的肌肉中形成额外的突触。支配其他肌肉的运动神经元并不受影响。

去轴突的某些效应（染色质溶解、细胞萎缩和死亡），是由靶位组织产生并沿着轴突逆向运输到胞体的营养性物质的丢失而产生的[13]。神经生长因子 (NGF) 对感觉和交感神经元的效应就是很好的例子，这曾在第 25 章中讨论过。因此，在豚鼠自主神经节，切断轴突的效应可以通过皮下连续数天注射 NGF 抗体，或在节后细胞中阻断轴突逆行运输来模拟。相反，若在神经节细胞上施加 NGF，则可有效预防切断轴突的效应[14]。

去神经对突触后细胞的影响

去神经的肌细胞膜

19 世纪末叶，人们发现，去神经的骨骼肌显示某些特征性改变，如发生被称为**纤颤** (fibrillation) 的自发、异步收缩。尽管大多数产生纤颤的自发动作电位都源自原先的终板区[16]，但纤颤是由肌细胞膜本身而不是由 ACh 发动的[15]。在大鼠、豚鼠或兔的实验中，纤颤可在去神经后的第 2 ~ 5 天发生，而猴和人则在去神经一周后才发生。

纤颤发生前或开始时，哺乳动物的肌纤维变得对许多化学物质超敏感。这意味着，兴奋一块肌肉所需的物质浓度降低数百甚至上千倍。例如，与有神经支配的哺乳动物正常骨骼肌相比，去神经的骨骼肌对 ACh 的敏感性提高约 1000 倍，而且无论是将 ACh 直接加入浸浴液中还是注入供应该肌肉的动脉中均如此[17]。去神经的肌肉中的动作电位也发生了变化，变得对河豚毒素 (TTX，一种阻断钠通道的河豚科鱼的毒素) 更耐受 (见第 7 章)。这种变化是由于重新出现了对河豚毒素耐受的钠通道，它是未成熟肌肉中钠通道的主要形式[18]。在去神经的肌肉中还发生了另一些变化，如肌纤维逐步萎缩 (即消瘦)[19]。

去神经或肌肉持续不活动后新的乙酰胆碱受体 (AChR) 的出现

去神经的肌肉对乙酰胆碱的超敏感性，可以用 ACh 受体数量的增加和分布的变化来解释。在记录膜电位时，从细胞外微电极以离子电泳释放的方式，向肌肉表面一些小区域施加 ACh 可以证实这种效应。在受正常神经支配的蛙、蛇或哺乳动物的肌肉，只有终板区域 (神经纤维形成突触的位置) 对 ACh 是敏感的；肌膜的其他区域只有很低的敏感性 (见第 11 章)。在去神经后，对 ACh 敏感的区域扩大，最终整个肌纤维表面几乎均一地对 ACh 敏感 (图 27.3)[20]。在哺乳动物中，这个过程约需一周时间；在蛙的肌肉中，这个变化较小，需要更长的时间[21]。

Katz 和 Miledi 的实验首先证实，突触外区域出现的受体并不是简单地从原来的终板区迁移而来的。他们把蛙的肌肉切成两段，用物理的方法把含细胞核的片段从原来的终板上分离出来。结果显示，含核的部分存活下来且对 ACh 的敏感性更高[22]，因此，新的 ACh 受体是在去神经肌肉的接头外区域重新合成的。

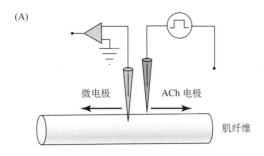

(A)

微电极　　　ACh 电极

肌纤维

(B) 正常

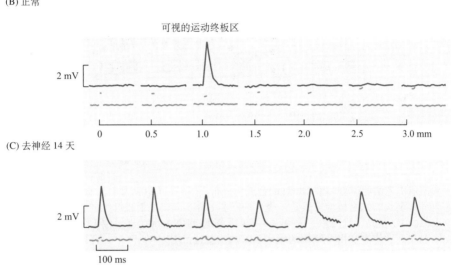

可视的运动终板区

2 mV

0　　0.5　　1.0　　1.5　　2.0　　2.5　　3.0 mm

(C) 去神经 14 天

2 mV

100 ms

图 27.3　猫肌肉去神经后出现新的乙酰胆碱受体 (AChR)。(A) 沿着一个肌纤维表面，在不同的位置用充满 ACh 的玻璃电极脉冲施加 ACh，同时用胞内微电极记录膜电位。(B) 在受完整的神经支配的肌纤维上，反应仅见于终板附近。(C) 去神经 14 天后，肌纤维沿其整个长度均对 ACh 有反应。(引自 Axelsson and Thesleff，1959。)

去神经肌肉上受体的合成和降解

　　研究 ACh 受体的分布和更新，一种非常适用的技术是用放射性 α- 银环蛇毒素标记 ACh 受体，这种毒素强烈且高特异性地结合 ACh 受体。将正常的和去神经支配的肌肉浸浴在该毒素中，且在有终板和无终板区域测量结合的情况，证实去神经后受体结合位点的分布和数量发生了变化 [23,24]。在正常的肌肉中，突触后膜上结合位点的密度大约是 10^4 个 /μm^2，而在无终板区域则小于 10 个 /μm^2。在去神经后，突触外区域的受体位点增加到 10^3 个 /μm^2，而在突触区域的密度几乎无变化。

　　去神经肌肉中受体数目的增加是由于受体的合成增多 [23,25]。因此，新的 ACh 受体的出现速率在去神经后明显增加，而且，在器官培养的肌肉上，阻断蛋白质合成的物质 (如放线菌素和嘌呤霉素) 阻止突触外区域受体密度的增加。Northern blot 分析和原位杂交实验都证明，只有那些直接位于终板下的很少量的细胞核才合成 ACh 受体亚基 mRNA；相反，在去神经的肌纤维中，整个长度上所有的细胞核均转录 ACh 受体基因 (图 27.4)[26]。

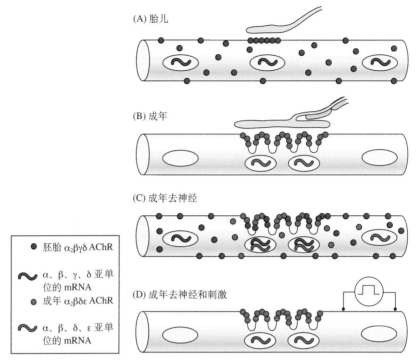

(A) 胎儿

(B) 成年

(C) 成年去神经

图例：
- ● 胚胎 $\alpha_2\beta\gamma\delta$ AChR
- 〰 α、β、γ、δ 亚单位的 mRNA
- ● 成年 $\alpha_2\beta\delta\varepsilon$ AChR
- 〰 α、β、δ、ε 亚单位的 mRNA

(D) 成年去神经和刺激

图 27.4　大鼠肌肉乙酰胆碱受体 (AChR) 的合成和分布。(A) 在胚胎肌肉中，AChR 的 α、β、γ 和 δ 亚基 mRNA 在肌纤维全长的细胞核均有表达。受体的胚胎 $\alpha_2\beta\gamma\delta$ 形式见于肌纤维的整个表面，并且在神经支配的部位聚集。(B) 在成体肌肉中，α、β、δ 和 ε 亚基的 mRNA 只在直接位于终板下的细胞核内表达。受体的成体形式高度集中在接头皱褶的嵴中。(C) 在去神经的成体肌肉中，直接位于终板下的细胞核表达 α、β、δ 和 ε 亚基；剩下的所有细胞核重新表达胚胎模式的亚基。胚胎 AChR 见于整个肌纤维的表面（产生去神经超敏感性），包括突触后膜；受体的成年形式限于终板区。(D) 如果直接刺激去神经的肌肉，AChR 表达的模式与有神经支配的肌纤维类似。(引自 Witzemann，Brenner and Sakmann，1991。)

　　去神经也同样影响 ACh 受体的亚基组成和降解速率。在成熟的肌肉中，接头和接头外的 AChR 含有一个 ε- 亚基，其半衰期约 10 天 [27, 28]。去神经后，留在终板上含有 ε- 亚基的受体的半衰期降至 3 天。重新受神经支配，或增加胞内 cAMP 浓度并随后激活蛋白激酶 A 之后，ACh 受体更新再一次减缓 [29]。

　　在去神经的肌肉中，合成的新受体（无论是突触区域的还是突触外的）与胚胎肌肉中的受体相似（见下面和第 5 章）。它们包含一个 γ- 而不是一个 ε- 亚基，代谢半衰期为 1 天 [30～32]。

肌肉失活在去神经超敏感性中的作用

　　切断一根神经是如何导致新受体出现的呢？ Lømo 和 Rosenthal[33] 通过阻断大鼠神经传导研究了这个问题。他们用一个套囊将麻药或白喉毒素局部应用于离肌肉有一小段距离的神经干上，使神经冲动不能通过这个有套囊的神经干进行传导，肌肉变得失活了。刺激阻断区远端的神经，可像通常一样产生收缩，微终板电位仍正常产生，表明突触传递完整。但在神经阻断 7 天后，肌肉变得超敏感（图 27.5）。其他的实验证明，当在肌肉上长时间施加箭毒或 α- 银环蛇毒素阻断神经肌肉传递时，接头外出现新的受体。这些结果说明，去神经后的超敏感性是由肌肉突触激活的丧失所致 [34,35]。

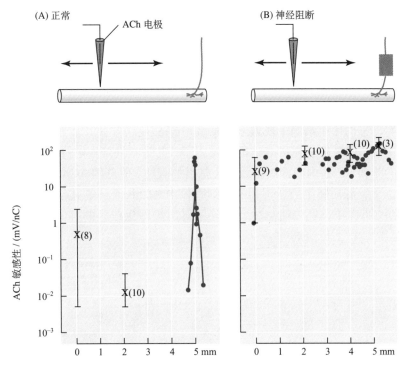

图 27.5　新的乙酰胆碱受体 (AChR)。阻断大鼠肌肉的神经传导后出现新的乙酰胆碱受体 (AChR)。(A) 在正常肌肉中，ACh 敏感性局限于终板区域 (附近 5 mm 处)。(B) 肌肉的神经被局部麻醉 7 天后，ACh 敏感性分布于整个肌纤维表面。敏感性用从微电极中注射每纳库伦的电荷引起的去极化毫伏 (mV) 数值表示 (见第 9 章)。叉号和竖条分别表示若干 (见括号内数字) 相邻肌纤维敏感性的平均值和范围。(引自 Lømo and Rosenthal，1972。)

　　肌肉活动本身作为控制超敏感性的的一种因素，其重要性已被实验证实。在这些实验中，经永久性植入电极直接刺激去神经的肌肉，在重复地直接刺激肌肉几天后，敏感区域又变得局限了，重新恢复到只有突触区域对 ACh 敏感 [图 27.6 和图 27.4(D)][33]。而在纤颤

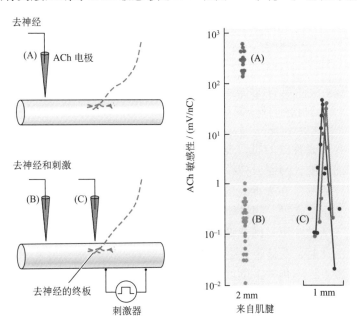

图 27.6　在去神经的大鼠肌肉中，直接刺激肌纤维引起的超敏感性的翻转。(A) 在去神经 14 天后，肌纤维的突触外区域敏感性增加。(B) 在去神经后 7 天内，肌肉未受任何刺激，之后的 7 天接受间断的刺激。这种处理翻转了去神经的突触外区域的超敏感性。(C) 同一肌肉的两条受刺激纤维在靠近去神经支配的终板区的 ACh 敏感性。高敏感性在受刺激的肌肉内局限于这一区内。(引自 Lømo and Rosenthal，1972。)

肌肉中，由于自发活动的频率太低，以至于不能逆转去神经对 ACh 受体分布的效应[15]。

钙在去神经肌肉超敏感性产生中的作用

肌肉活动的缺失究竟是如何导致超敏感性产生的呢？胞内钙的变化似为关键因素（图 27.7)[36]。有神经支配的肌肉的电活动导致经电压激活钙通道的钙内流，胞内钙浓度的增加激活蛋白激酶 C，进而使肌细胞生成素 (myogenin) 磷酸化，并使其活性受到抑制。肌细胞生成素是一种诱导 AChR 亚基基因表达的转录因子，也调节肌肉分化的其他方面[37]。因此，在受神经支配的肌肉中，钙内流抑制了 AChR 基因的表达，使总的 AChR 保持在低水平（特异性诱导直接位于突触后膜下数量不多的肌细胞核中 AChR 表达的其他信号，将在后面讨论）。在不活动的肌肉中，钙内流减少，消除了对肌细胞生成素的抑制作用，导致 AChR 表达的增加。

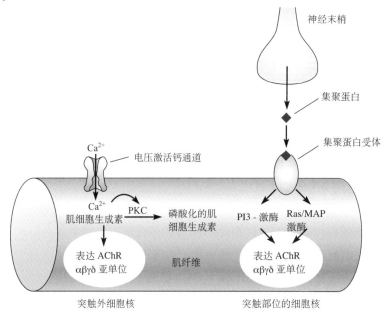

图 27.7 钙和神经因子控制乙酰胆碱受体 (AChR) 的合成。 在脊椎动物的骨骼肌纤维的突触外区域，经电压激活钙通道的钙内流激活蛋白激酶 C(PKC)，后者使肌细胞生成素磷酸化，并使之失活。在突触处，集聚蛋白（图 27.15）从神经末端释放，并与其受体相互作用，从而激活磷脂酰肌醇 3- 激酶 (PI3K) 和 Ras/分裂素 (mitogen) 活化蛋白激酶 (Ras/MAPK) 通路，导致 AChR 的 α、β、γ、δ 和 ε 亚基的表达。其他一些神经元的信号抑制 γ 亚基的表达。

在去神经的肌肉中，AChR 半衰期的变化也是肌肉活动降低的结果。受体降解速率增加的程度，与因去神经而麻痹的肌肉，以及在神经上连续施加河豚毒素导致失活的肌肉相似。相反，在去神经的肌肉上直接给予电刺激，会使突触位点上 ACh 受体的更新速率恢复到正常水平。同样地，经电压激活钙通道的钙内流在其中发挥了重要作用[31,36,38]。

活动并不是维持骨骼肌中受体正常补给的唯一因素。对部分去神经肌的实验表明，无活动时，受体也发生缓慢的变化，这些变化本身也发挥明显的作用。例如，在蛙缝匠肌纤维上，不止一个位点受到神经支配。如果切断肌肉内的神经分支使部分肌肉去神经，超敏感性仅发生在去神经的肌纤维部位。但这些纤维并非失活，而是自始至终保持收缩[21]。

去除突触输入后外周神经细胞的超敏性

关于去神经对递质受体在神经元上分布的影响，已在蛙和鸡的自主神经节细胞上进行了研究。在活的蛙心，可以看到副交感神经的神经元存在于透明的房间隔膜中，这极大地方便了在细胞表面的不同位点施加 ACh。这些细胞没有树突，突触是在胞体上形成的 [图 27.8(A)]。像骨骼肌纤维一样，在这些神经元的表面也只有一些特定的位点（与突触前末梢相对应）对神经递质 ACh 敏感 [39]。当用免疫荧光显微术检测 AChR 的分布时，发现每个神经节细胞上约有 30 个大而密集的 AChR 簇分布于突触部位，而有超过 100 个小的突触外 AChR 簇散在分布于整个细胞表面 [图 27.8(B)][40]。总计约 20% 的受体是分布在突触外部位的 [41]。

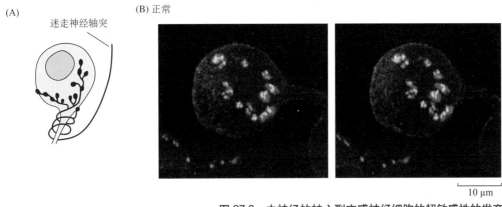

(A)

迷走神经轴突

(B) 正常

10 μm

(C) 假手术

(D) 去神经 20 天后

10 μm

图 27.8　去神经的蛙心副交感神经细胞的超敏感性的发育。(A) 迷走神经的轴突支配副交感神经节细胞，在整个细胞表面散在地形成终扣。(B) 正常动物的一个神经节细胞的立体双标的免疫荧光显微照片，抗体标记乙酰胆碱受体 (AChR；绿色) 和突触囊泡 (红色)。大且致密的 AChR 簇位于突触位点；超过 100 个小的突触外 AChR 簇分布于整个细胞表面的其余部分。(C, D)AChR 抗体标记的假手术 (C) 和去神经 20 天后 (D) 的神经节细胞的图片。去神经引起 AChR 突触簇数量的减少，小的突触外 AChR 簇则显著增加，从而产生超敏性。(引自 Wilson, Horch and Sargent，1996; 显微照片承蒙 P. B. Sargent 提供。)

为了研究去神经的效应，切断蛙的支配心脏的双侧迷走神经，并让其恢复 [42,43]。从去神经后的第 2 天开始，迷走神经末梢和神经节细胞之间的突触传递快速衰退。同时，神经元膜表面对 ACh 敏感的区域增加。去神经后 4 ~ 5 天，在神经节细胞表面任何地方施加 ACh，均引起膜的去极化，但细胞的其他方面均正常，其原因不是 AChR 数量的改变，而是其分布发生了变化 [图 27.8(C)、(D)][44]。去神经使突触 AChR 簇的数量减少了 90%，并引起散布在细胞表面的小的突触外 AChR 簇的数量增加 2 ~ 3 倍。去神经也引起乙酰胆碱酯酶水平下降，因而对 ACh 的敏感性增加了。如果允许原来的神经纤维长回去，敏感区就会又局限于突触部位处 [43]。在鸡和蛙的其他一些神经节中，去神经对细胞表面的 AChR 数量或分布的影响很小，甚至没有影响。

正常肌肉和去神经肌肉对新的神经支配的易感性

在成年哺乳动物和蛙，有神经支配的肌纤维不会接受其他神经的支配 [46]。因此，如把一个切断的运动神经放置在有神经支配的肌肉上，在肌纤维上不会形成额外的新终板。相反，神经纤维会向周围生长，可在去神经或受损伤的肌纤维上形成新终板。在发育过程中，生长锥和肌纤维的接触是随机的（参见 Kummer, Misgeld 和 Sanes, 2005 [48]）；与此不同，损伤后新形成的神经支配通常发生在原来的终板处。再生的轴突似乎是由原轴突的神经内管（图 27.1），以及覆盖在原轴突终末上的施万细胞突起引导到最初的突触部位的（见第 10 章）[49]。然而，如果将被切断的神经置于离去神经支配的终板足够远处的话，在肌肉上也可形成一个全新的终板。这意味着，神经纤维可在一个从未受神经支配的区域形成突触，并可在此区域诱导突触前和突触后的特化。

同样，通过阻断神经冲动传导或施加肉毒杆菌毒素使大鼠肌肉变得超敏感后，其他的神经纤维也可在其上面形成额外的多余突触 [46, 49]。去除阻断后，这两种神经中的每一根均能产生突触电位，引起肌肉收缩。相反，当直接刺激去神经肌肉时，它能够接受额外神经支配的能力连同其超敏性一起消失。当 ACh 受体被 α- 银环蛇毒素或箭毒阻断时，去神经的大鼠和爪蟾肌肉都可发生神经再支配 [50,51]，因此，肌肉对 ACh 的超敏感性不是发生神经支配的先决条件。

施万细胞和小胶质细胞在损伤后轴突生长中的作用

外周神经系统的施万细胞为轴突再生提供了一个有利的环境 [52]，并且在轴突损伤后施万细胞会增殖。如果一个外周神经被挤压而不是切断，则神经内膜管和环绕轴突的施万细胞基底膜均保存完好（图 27.1），此时，轴突会在它们原来的神经内膜管中再生，并被引导到它们原来的靶位。如果在神经被切断时，神经内膜管受到破坏，再生的轴突则会随机进入神经的远端部分，并经常被引导到不恰当的靶位。施万细胞的促生长作用是由于其分泌营养因子、表达细胞黏附分子和整合蛋白，以及产生细胞外基质成分（如层粘连蛋白）所致 [53]。例如，实验证实，在坐骨神经受到损伤后，随着轴突外周部分的变性，增殖的施万细胞合成高水平的脑源性神经营养因子 (BDNF) 和神经生长因子 (NGF)（图 27.9）[54]。因此，当运动、感

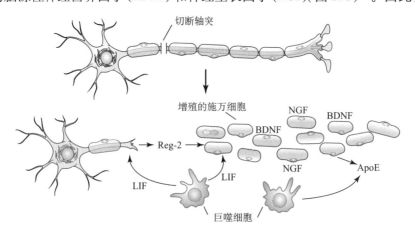

图 27.9　**施万细胞促进脊椎动物外周神经系统中轴突的再生。**轴突切断后，它的远端及髓鞘发生变性并被吞噬。施万细胞的增殖受到两种细胞因子的刺激：巨噬细胞来源的白血病抑制因子 (LIF) 和轴突终末来源的 Reg-2。LIF 可增强 Reg-2 的表达。增殖的施万细胞合成两种神经营养因子：脑源性生长因子 (BDNF) 和神经生长因子 (NGF)。它们被低亲和力的 BDNF/NGF 受体维系于细胞表面，帮助维持轴突的再生，并引导它们至其靶标。施万细胞和巨噬细胞还合成载脂蛋白 E(Apo E)，Apo E 有助于促进神经元的存活和轴突的再生。

觉和交感神经轴突长回到它们的外周靶位时，施万细胞暂时地为这些轴突提供 BDNF 和 NGF。有趣的是，这些去神经的施万细胞表面也表达大量低亲和力的 NGF/BDNF 受体，可能是为了在沿着再生轴突行走的路径上"维持"它们所产生的 NGF 和 BDNF 水平。随着再生的进行，施万细胞停止产生 NGF 和 BDNF，并再一次形成髓鞘以包绕轴突。

由施万细胞和巨噬细胞合成的载脂蛋白 E(ApoE)，也聚集在受损外周神经的远端，并与施万细胞基底膜相关联（见图 27.11）[55,56]。载脂蛋白 E 通过抗氧化损伤而发挥保护作用，促进神经元的健康和存活，它也促进神经轴突生长和黏附。促进施万细胞增殖的因素包括细胞因子、白血病抑制因子和分裂素 [57]。小胶质细胞（在第 8 章中讨论）也参与损伤后修复 [58]。它们快速迁移到受伤的部位，清除碎片，并给轴突提供促生长分子 [59]。

去神经诱导的轴突长芽

去神经肌肉不仅可以接受神经支配，而且它们还主动地诱导未受损的神经萌芽出新的终末分支。例如，如果一块肌肉被部分去神经，剩余的轴突终末将长芽，并支配去神经的肌纤维（图 27.10）[60]。伴随着 ACh 受体合成和降解的调节，肌肉的失活触发了这个过程。如果用一个充满河豚毒素的套囊阻断神经动作电位的传导，或者用肉毒杆菌毒素或 α- 银环蛇毒素阻断神经肌肉传递，从而防止肌肉活动，那么，就会发生神经长芽和过度支配。终末的施万细胞在调节轴突终端长芽中发挥了重要作用（见第 10 章）[61~63]。除了运动神经元外，感觉神经元的轴突也可以长芽以供应去神经支配的区域。例如，在水蛭，通过注射蛋白酶杀死某个特定的感觉神经元，可诱导轴突长芽进入皮肤的去神经区域。然而，仅仅是那些具有相同感觉特征的细胞轴突才能够生长进入去神经支配的区域 [64]。

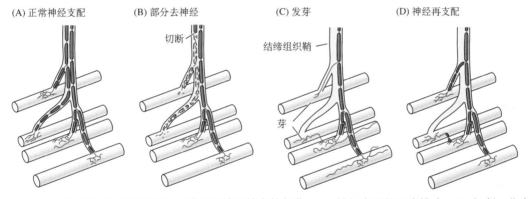

图 27.10　哺乳动物骨骼肌在部分去神经后神经终末的长芽。(A) 神经支配的正常模式。(B) 切断一些支配肌肉的轴突而使一些肌纤维失去神经支配。(C) 沿着未受损的运动神经元的终末前轴突，轴突从终末和郎飞结处长芽，去支配去神经的肌纤维。(D)1 ~ 2 个月后，已与空白终板接触的芽保留下来，其他的芽消失。（引自 Brown，Holland and Hopkins，1981。）

恰当和不恰当的神经再支配

要完全恢复功能，再生的轴突必须与它们原来的靶位重新建立连接。Langley 的经典实验证明，再生的哺乳动物自主神经节前的轴突可以重新支配合适的节后神经元。选择性地重新建立连接的机制之一是轴突之间的竞争。在被不恰当的轴突再支配的蝾螈肌肉中，正常神经重建其连接后，外来的突触将会被清除 [65]。在成年哺乳动物，外来的神经如果设法到达肌纤维，就可以像原来的神经一样有效地支配肌纤维[52,66]。关于不恰当连接引起的后果的研究可以追溯到1904年，Langler和Anderson清楚地观察到猫的肌肉可以被交感神经胆碱能节前纤维支配[67]，而通常这些节前纤维是与神经节的细胞形成突触的（见第17章）（当然，那个时候还不知道ACh是由节前纤维释放的递质，甚至还不知道递质的存在）。在蛙和大鼠的骨骼肌上，自主神经也形成类似的突触[68]。在这些实验中，尽管出现了异常的神经支配，但神经和肌肉的许多特性都保持不变。

然而，肌肉的特性也可因外来神经的支配而发生明显的改变。蛙的慢和快骨骼肌纤维具有明显不同的特性。慢纤维的神经支配是弥散性的，具有特征性的精细结构，不会再次产生神经冲动或引起肌挛缩。去神经后，慢纤维可以重新获得神经支配，这些神经分散在终板处支配挛缩肌，此时，慢纤维能够传导动作电位和引起肌挛缩[69]。哺乳动物的慢和快肌纤维都产生可传播的动作电位，并被称为慢挛缩和快挛缩。Eccles、Eccles、Buller和他们的同事在实验中切断幼猫和大鼠的支配快、慢骨骼肌的神经，并将这两种神经互换，此时，肌肉被不恰当的神经再支配，从而使慢挛缩的肌肉变快了，快挛缩的肌肉变慢了[71,72]。导致这种转变的一个主要因素是神经纤维中神经冲动的模式不同及其所导致的肌肉挛缩的不同——支配慢和快挛缩肌纤维的运动神经元往往以不同的频率发放冲动[73]。

基底膜、集聚蛋白和突触特化的形成

目前，关于神经如何在它的靶位上形成突触的唯一例子是在神经肌肉接头上观察到的。在神经肌肉接头部位，有一个结构在神经肌肉突触的再生中发挥关键作用，它就是位于神经终末和肌膜之间的**突触基板** (synaptic basal lamina)。突触基板由浓染的胞外基质组成，其成分主要是蛋白多糖和糖蛋白。如图27.11(A)中所示，基板包绕肌肉、神经终末和施万细胞，并深入到突触后膜的皱褶中。

McMahan、Wallace和他们的同事开展了系列精细的研究，观察了突触基板对神经和肌肉分化的影响[74~77]。他们研究的关键，是利用蛙的一种易于操作、十分薄的肌肉——

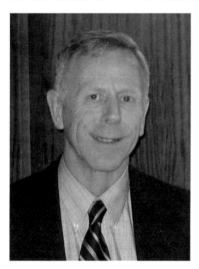

Bruce Wallace，集聚蛋白的共同发现者，前一版神经生物学——从神经元到脑的共同作者。

皮胸肌，在这种肌肉中，终板的位置高度有序，且在活的肌肉中易于观察到。第一步，通过切断神经和肌纤维，或反复地使用在液氮中冷却的黄铜棒，杀死神经支配区中的细胞[图27.11(B)]。几天内，受损区肌纤维中的部分，连同神经终末，发生变性，并被吞噬，但基板鞘仍然完好无损[图27.11(C)]。原来的神经肌肉接头的位置，可以由肌肉基板鞘的特殊形态和在接头处的施万细胞来辨认，也可通过检测乙酰胆碱酯酶来确认，因为实验几周后乙酰胆碱酯酶仍然浓集在突触间隙和皱褶的基底板中。

肌肉受损2周后，新的肌纤维在基板鞘内形成，并被再生的轴突终末接触，此时，当神经受到刺激时可引起肌肉发生收缩。几乎所有的再生突触都精确地定位于以乙酰胆碱酯酶为标记的原来的突触位点上。因此，与突触基板相关的信号标明了再生突触形成的位置。

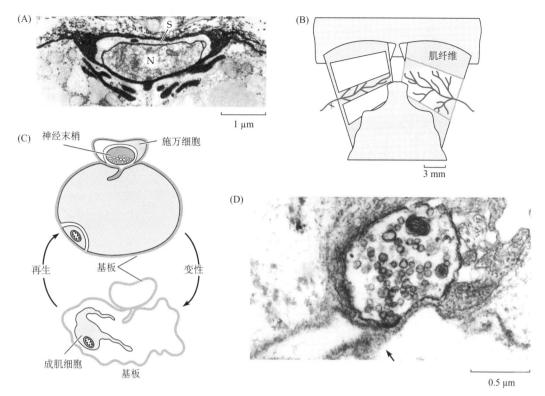

图 27.11　**基板与突触的再生。**(A) 蛙的正常神经肌肉突触的电镜图，用钌红染色来显示深入突触后皱褶并包围施万细胞 (S) 和神经终末 (N) 的基板。(B) 皮胸肌示意图，显示用冰冻 (右) 或切除 (左) 使肌纤维损伤的区域。(C) 冰冻导致神经肌肉接头的所有细胞单元变性并被吞噬，只留下肌纤维的基板鞘和完整的施万细胞。由再生的轴突和肌纤维重建了新的神经肌肉接头。(D) 神经和肌肉受损，用 X 射线阻止肌纤维的再生。在没有肌纤维的情况下，轴突再生，与原来的突触位点接触，以深入接头皱褶的基板的突起 (箭头所示) 为标志并形成活性区。(引自 McMahan，Edgington and Kuffler，1980；显微照片承蒙 U. J. McMahan 提供。)

为了进一步研究与突触基板相关信号的本质，将肌肉损伤，压损神经，并用 X 射线照射阻断肌纤维的再生。此时，再生的轴突生长至乙酰胆碱酯酶标记的基板上的原突触位点处，在与接头内的基板恰好相对的区域，形成递质释放活性带。所有这些变化都是在没有突触后靶细胞的情况下发生的 [图 27.11(D)]。

在一组平行的实验中发现，成年蛙的突触基板中包含有一个触发再生肌纤维突触后特化区分化的因子。像先前描述的那样使肌肉受损，但把神经切掉一长段，以阻止重新支配的发生。当新

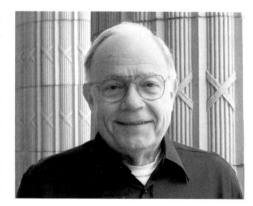

U. J. McMahan

的肌纤维在基板鞘中再生时，它们形成接头褶皱，并恰在肌纤维与原突触基板接触的那一位点，形成 ACh 受体和乙酰胆碱酯酶的聚集 (图 27.12)。因此，稳定地与突触基板相关联的信号，能在再生肌纤维和神经终末中同时触发突触特化区的形成。

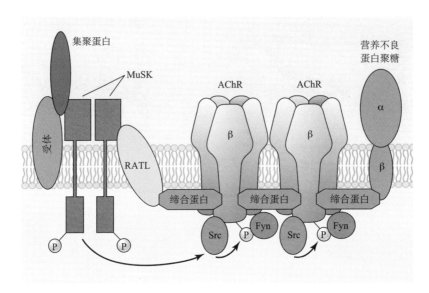

图 27.12　集聚蛋白与其受体 (LRP4) 的相互作用激活 MuSK。MuSK 触发肌细胞中乙酰胆碱受体 (AChR)、缔合蛋白和营养不良蛋白聚糖聚集的突触后特化区的分化。集聚蛋白的结合也引起 MuSK 的酪氨酸自身磷酸化，并激活细胞内酪氨酸激酶 Src 和 Fyn。激活的 MuSK 通过一个未经确认的跨膜蛋白 RATL，募集缔合蛋白，进而募集 ACh 受体，使得 ACh 受体 β 亚基酪氨酸残基和营养不良蛋白聚糖发生磷酸化。许多其他的突触后成分通过与营养不良蛋白聚糖相互作用而聚集（未显示）。

集聚蛋白的鉴定

为了鉴定突触基板中触发突触后分化的分子，McMahan、Wallace 和他们的同事从电鳐 (*Torpedo californica*) 的电器官中制备了含基板的提取物 [78]。这种电器官是从接受非常致密的胆碱能神经支配的胚胎期肌肉衍生而来的，它类似于一个巨大的运动终板阵列，能产生强大的电流以击晕动物。从正常的骨骼肌纤维中无法分离出相关分子，因为与整个肌肉的表面相比，终板的区域太小了。当把从电鳐中纯化的提取物加到培养的肌纤维，它们模拟了突触基板对再生肌纤维的影响，即它们在 ACh 受体积聚处诱导突触特化区的形成，同时还诱导形成另一些突触后装置的组分（图 27.13 和图 27.14；也见图 27.12）[78]。提取物

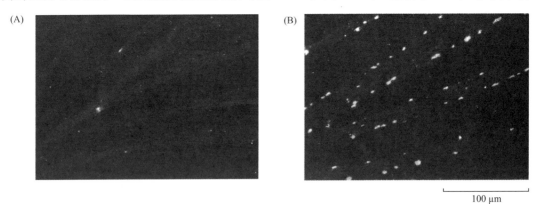

100 μm

图 27.13　集聚蛋白引起乙酰胆碱受体 (AChR) 在培养的鸡肌管中的聚集。肌管的荧光显微照片，用罗丹明偶联的 α- 金环蛇毒素标记 ACh 受体。(A) 在对照肌管的表面，受体的分布密度较低。(B) 与集聚蛋白孵育过夜后，形成 ACh 受体的积聚斑，同时还形成突触后装置的其他组分。（引自 McMahan and Wallace，1989。）

中的活性成分称为**集聚蛋白** (agrin)，已被纯化，其特性也已阐明，编码它的 cDNA 已从鸡、大鼠和电鳐中克隆[79]。

　　原位杂交和免疫组化研究的结果显示，集聚蛋白由运动神经元合成并沿其轴突运输，在轴突末梢被释放后，诱导发育中的神经肌肉接头处的突触后装置的分化[80]。集聚蛋白自身整合入突触基板中，可协助维持成年动物的突触后装置，并触发再生过程中突触后装置的分化。

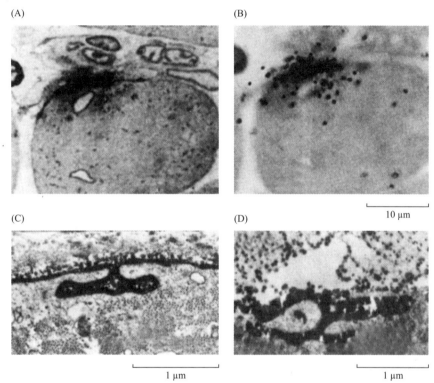

图 27.14　在没有神经支配时，ACh 受体和乙酰胆碱酯酶聚集在再生肌纤维上的原突触位点处。肌肉如图 27.11(B) 所示被冷冻，并设法使神经不能再生。新肌纤维在基底膜鞘中形成。(A，B) 放射自显影的光镜图，显示一条再生肌肉，对此肌肉进行乙酰胆碱酯酶染色，以标记原突触位点 [(A) 图的聚集处]，并用放射性 α- 金环毒素孵育以标记 ACh 受体 [(B) 图聚集的银颗粒]。(C) 在用 HRP-α- 金环蛇毒素标记的再生肌肉中原突触位点的电镜图。ACh 受体的分布为致密的 HRP 反应产物表明，它勾画了肌纤维的表面和接头皱褶。(D) 用乙酰胆碱酯酶染色标记再生肌肉中原突触位点的电镜图。原来的乙酰胆碱酯酶在肌肉被冰冻时就已永久性失活。因此，致密的反应产物是由于再生的肌纤维在原突触位点处合成并聚集的乙酰胆碱酯酶。[(A)、(B) 引自 McMahan，Edgington and Kuffler，1980；(C) 引自 McMahan and Slater，1984；(D) 引自 Anglister and McMahan，1985；显微照片承蒙 U. J. McMahan 提供。]

集聚蛋白在突触形成中的作用

　　关于集聚蛋白在突触形成中的作用，更多的证据是通过比较发育和再生的神经肌肉突触而得来的。在发育早期，和去神经的肌肉相似，ACh 受体弥散分布在还未被神经支配的肌管表面。当一个运动神经元的生长锥接近肌管时，由于 ACh 的释放而在肌细胞上诱发出去极化电位[81, 82]，一个功能性的突触连接在几个小时内就可建立起来。ACh 受体和乙酰胆碱酯酶聚集在轴突末梢下[83]。详细的形态学和生理学实验证明，运动神经元轴突与发育中的肌细胞表面是随机接触的，并不预先存在 ACh 受体簇[47,84]。随着时间的推移，ACh 受体

的 γ- 亚基被 ε- 亚基取代 (图 27.4 和第 5 章)，肌纤维非突触部位的受体密度也降低[35]。

　　产生这些变化的信号不是 ACh。在有箭毒或 α- 银环蛇毒素存在的培养物中，ACh 和它的受体之间的相互作用被阻断，此时，ACh 受体仍然聚集在轴突终末下。在正常发育过程中，和去神经支配的肌肉恢复神经支配一样，正是由运动神经终末释放的集聚蛋白，触发了突触位点的受体、乙酰胆碱酯酶和突触后装置的其他成分的聚集[78]。在集聚蛋白诱导的特化区中聚集的其他蛋白质还包括 ARIA(神经调节蛋白 neuregulin 家族的成员之一)，以及受体蛋白 ERBB-2、 ERBB-3 和 ERBB-4[85]。最初认为，肌肉中 ERBB 受体的激活可能是 ACh 受体亚基聚集的可能机制。然而，在 Aria 基因敲除的小鼠，仍然可以形成正常的神经肌肉突触[86,87]。

　　在 McMahan 和他同事们的其他实验中，将编码神经集聚蛋白的 cDNA 转染到大鼠去神经的比目鱼肌中。转染后，肌纤维的接头外区域表达并分泌神经集聚蛋白。此外，它们形成了典型的突触特化，包括膜内折和 ACh 受体在远离原来突触位点的聚集[88]。

集聚蛋白的作用机制

　　集聚蛋白是单一基因通过不同剪切方式产生的同型异构体[81]。运动神经元、肌细胞和施万细胞均表达集聚蛋白，但只有运动神经元表达的集聚蛋白亚型具有诱导突触后分化的能力。集聚蛋白是一个大分子的肝素硫酸蛋白多糖，具有与其受体 (LRP4)、层粘连蛋白、肝素结合蛋白、α- 营养不良聚糖、肝素、整合素相互作用的结构域 (图 27.15)[89]。

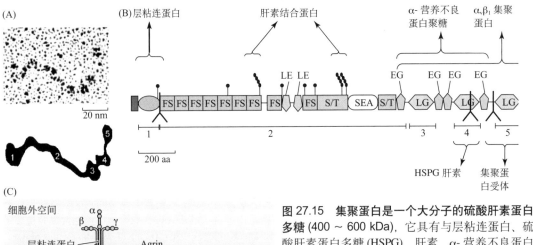

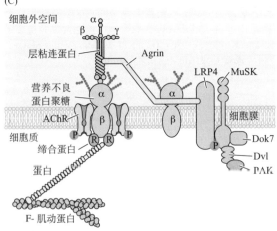

图 27.15　集聚蛋白是一个大分子的硫酸肝素蛋白多糖 (400 ～ 600 kDa)，它具有与层粘连蛋白、硫酸肝素蛋白多糖 (HSPG)、肝素、α- 营养不良蛋白聚糖、整合素、肝素结合蛋白，以及能引起乙酰胆碱受体 (AChR) 聚集的集聚蛋白受体 (LRP4) 相互作用的结构域。(A) 旋转阴影后的集聚蛋白电镜显微照片。(B) 鸡的集聚蛋白结构及其结合结构域示意图。分子的结合区域在 A 图中被标识为球形区域 (1, 3 ～ 5) 和伸展区域 (2)。(C) 图示集聚蛋白与 LRP4 受体及其下游分子的关系。EG，表皮生长因子样结构域；FS，卵泡抑素样结构域；LE，层粘连样结构域；LG，层粘连 G 样结构域；SEA，海胆精子蛋白、肠激酶和集聚蛋白中发现的 motif；S/T，富含丝氨酸和 / 或苏氨酸结构域。(引自 Denzer et al., 1998；显微照片承蒙 M. Ruegg 提供。)

有能力诱导突触后特化形成的序列位于 C 端结构域（图 27.16）。利用同源重组技术阻断小鼠表达集聚蛋白，由此证明了集聚蛋白在神经肌肉接头形成中的基本作用[90,91]。在这种集聚蛋白敲除的小鼠中，肌纤维是正常的，轴突也可以生长进入发育的肌肉，但不能形成神经肌肉连接（集聚蛋白敲除的动物最终因呼吸衰竭而死亡）。在肌肉特异性受体激酶 (MuSK) 敲除的小鼠也观察到了类似的表型[92]。在集聚蛋白和 MuSK 缺失的突变小鼠，均发生突触前特化的缺失，提示在发育过程中，突触前分化是由肌细胞释放并对集聚蛋白反应的逆向信号所触发[93]。

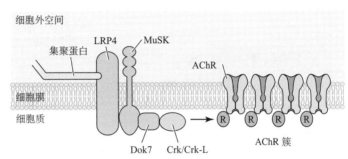

图 27.16 遗传学证实的对神经肌肉突触结构形成和乙酰胆碱受体在运动终板聚集的关键性分子。（图承蒙 M. Ruegg 提供。）

由集聚蛋白启动的事件顺序如下：首先，集聚蛋白与其受体 LRP4 结合，刺激 MuSK，导致这两个蛋白质的磷酸化[94,95]。然后，磷酸化的 MuSK 与适配器蛋白 Dok7 相互作用[96]。集聚蛋白 LRP4 受体、MuSK 或 Dok7 的突变，在培养的肌细胞中防止了集聚蛋白诱导的 ACh 受体簇的形成，并防止了胚胎小鼠神经肌肉接头的形成[92,96,97]。尽管有证据显示，另一个适配器蛋白 Crk 与 MuSK 有相互作用，但 LRP4/MuSK/Dok7 复合体的下游信号通路仍不清楚[98]。最终，缔合蛋白 (rapsyn)[99] 募集了 ACh 受体的聚集。即便有证据表明，在成年肌肉，与突触基板恒定相关的分子能在再生的轴突中诱导活性区的形成，但在再生的运动轴突，对突触前神经终末分化的了解甚少（图 27.11）[78]。

哺乳动物中枢神经系统的再生

成年哺乳动物中枢神经系统再生能力有限。主轴突干被切断后，不会有轴突的再生和功能的恢复。然而，也可以清楚地看到，中枢神经系统的神经干被切断后，轴突在合适的环境中能再长出几厘米，并与合适的靶位形成突触[100~103]。

神经胶质细胞和中枢神经系统的再生

中枢神经系统内限制轴突再生的最重要因素，是其胶质细胞提供的直接微环境（见第 10 章）。一些实验提供了中枢神经系统胶质细胞具有抑制性作用的线索。首先，中枢神经系统的轴突被切断后，在通常的情况下虽然不会再生长，但运动神经元（胞体位于脊髓中）能够再生出被切断的外周轴突（图 27.17）。同样，感觉神经元的轴突能再生长到它们在外周的靶位，但在中枢神经系统，同样的切断却不能再生。的确，在切断背根后，感觉神经轴突向脊髓再生，但一旦长到作为中枢神经系统表面边界的星形胶质细胞突起处，就停止生长了。而且，外周的轴突不会进入由中枢神经系统胶质细胞构成的视神经移植物中[104]。这些发现提示，中枢神经系统的胶质细胞主动地抑制了生长。

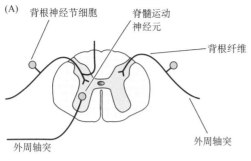

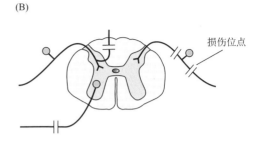

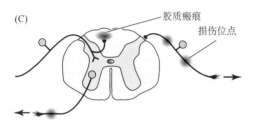

图 27.17　**感觉和运动神经元的轴突能够在外周但不能在中枢神经系统中再生**。(A) 在哺乳动物中枢神经系统中的运动神经元、背根神经节感觉神经元和它们的轴突突起。(B) 轴突损伤的位置。(C) 再生的程度。背根神经节细胞和运动神经元的轴突，穿过外周神经的损伤处和背根（蓝色）再生。然而，再生的背根纤维在它们到达脊髓表面边界的星形胶质细胞突起时即停止生长。背根神经节感觉神经元的轴突，也不能穿过中枢神经系统损伤处形成的胶质疤痕（红色）而再生。

　　另一方面，当把背根神经节的神经元以一种损伤非常小的方式注射到中枢神经系统的白质神经干中时，这些神经元通常在白质中伸展其轴突很长一段距离，侵入灰质，并形成终末分支[105]。因此，当不存在损伤诱发的胶质细胞反应时，成年神经元的轴突再生不会被中枢神经系统胶质细胞的接触所阻止。

　　当中枢神经系统中的神经干受损时，星形胶质细胞、小胶质细胞、脑膜细胞和少突胶质前体细胞聚集在受损处，形成胶质瘢痕。这些细胞产生多种分子，包括自由基、一氧化氮、花生四烯酸衍生物和许多蛋白多糖，它们抑制轴突生长[106, 107]。

　　此外，有实验表明，来自于成熟的中枢神经系统的少突胶质细胞，在其表面有一种被称为 Nogo-A 的蛋白质，它是 reticulon 基因家族的成员之一[108]。Nogo 与一个特异的受体 (Nogo-66 受体) 结合，在体外诱导生长锥的长时间塌陷，并抑制神经突起的生长[103, 109]。用单克隆抗体中和 Nogo 的活性后，轴突能再生并穿过脊髓的损伤部位。虽然在这种条件下的再生程度仍很小，但部分运动功能够被恢复[110]。

　　这些研究结果提示，中枢神经系统神经元的再生失败，可能是由于 Nogo 和其他分子 [如髓鞘相关糖蛋白 (MAG) 和髓鞘碱性蛋白] 的作用。但抑制这些分子的活性就期望完全解释这种现象似乎也不大可能[111]，因为无髓鞘轴突（在脊髓很丰富）也不能再生[112, 113]。此外，在敲除生长抑制分子的转基因动物，再生仍然不能发生。

　　再生的另一个问题是，由星形胶质细胞在脊髓损伤数天、数周后产生的胶质瘢痕[105,106]。然而，很清楚的是，受损轴突的生长在损伤后数小时内就开始了。在中枢神经系统，这个初始的生长在几微米内就失败了，除非它被设法增强。因此，脊髓损伤后，瘢痕可能是再生失败的结果，而不是再生的主要障碍[115]。

施万细胞搭桥和再生

　　施万细胞为中枢神经系统神经元轴突的生长创造了有利的环境。例如，当把外周神经的片段移植到小鼠或大鼠脊髓的断端之间，纤维生长越过并填充间隙[116]。移植物由施万细胞和结缔组织组成，且外周轴突已变性。同样，把培养的施万细胞移植入脊髓，也促进生长。这一作用可以通过对施万细胞进行基因工程处理而加强，这种经处理的施万细胞产生超过正常量的神经营养因子[117]。将成鞘胶质细胞注射到被切断的脊髓断端或皮质脊髓束电损伤处，同样也增强轴突的再生[118, 119]。成鞘胶质细胞只见于嗅觉系统中。在整个成年时期，在嗅觉系统中新生的神经细胞，均可将轴突伸展到中枢神经系统。

　　采用如图 27.18 所示的搭桥的方法，观察到了一种惊人的效果[120]。将一段坐骨神经的一端植入脊髓，另一端接入神经系统较高的部位（脊髓上部、延髓或丘脑）。现在甚至可以实现从皮层至中枢神经系统的其他部位或肌肉的搭桥。几周或几个月后，移植段就和正常的神经干一样，充满着有髓鞘和无髓鞘的轴突。这些神经元发放冲动，而且在移植处上方或下方施加电刺激时，细胞表现为电兴奋或抑制。把桥切断，并将切口浸入辣根过氧化物酶或其他标记物中，能标记出细胞的源头，并能描绘出它们的分布地图 [图 27.18(B)]。这样的追踪实验显示，在已长了几厘米的桥中，轴突是从胞体位于中枢神经系统的神经元发出的。通常地，只有那些胞体离桥的距离小于几毫米的神经元才有轴突进入桥内。同样，离开桥的轴突在进入中枢神经系统后，只能生长一小段距离就会终止。

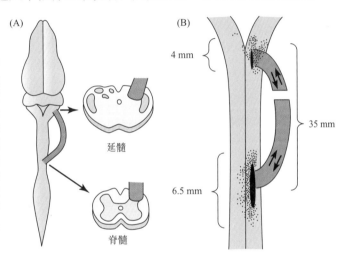

图 27.18　延髓和脊髓间塔桥使中枢神经系统神经元生长到达更远的距离。搭桥的移植物由成年大鼠坐骨神经的片段构成，其中轴突已变性，留下施万细胞。它们的作用是作为中枢轴突沿之生长的通道。(A) 移植物插入的位置。(B) 切断移植物，在断端处应用 HRP 来标记神经元。在 7 只大鼠，用 HRP 逆行运输标记出了 1472 个神经元胞体的位置。大多数发出轴突伸入移植物中的细胞，它们的位置靠近插入点处。（引自 David and Aguayo，1981。）

延髓

脊髓

4 mm

35 mm

6.5 mm

　　并非所有的中枢神经系统神经元都将其轴突伸展到合适的环境中。例如，若切断成年动物的小脑浦肯野细胞的轴突，细胞不一定能存活，而且没有轴突重新生长[121, 122]，即使将小片胚胎小脑移植至切断的轴突邻近处，情况也一样。然而，其他的小脑细胞轴突很容易长入这样的移植物。因此，再生不仅取决于允许生长和促进生长的条件，也依赖于神经元的内在特性。被切断的浦肯野细胞轴突不能再次长出，这与轴突切断后参与轴突生长的蛋白质不能上调有关，而与髓鞘的存在无关[123]。

哺乳动物中枢神经系统内再生轴突的突触形成

　　哺乳动物中枢神经系统内再生的轴突能定位正确的靶位，并形成功能性突触吗？对再生的视网膜神经节细胞轴突的实验表明，答案是肯定的[124]。如果切断视神经，并在眼和上丘之间插入一段外周神经桥，穿过桥生长的视网膜神经节细胞轴突能伸展到其正确靶位、分支并形成突触（图 27.19）。再生的突触在其靶细胞的正确区域形成，在电镜下可以看到其结构正常，而且具有功能，如用光照射眼睛，能驱动突触后细胞的活动。然而，尽管有少量相反的报道，实际上只有极少数轴突能成功通过移植物到达它们的正确靶标。

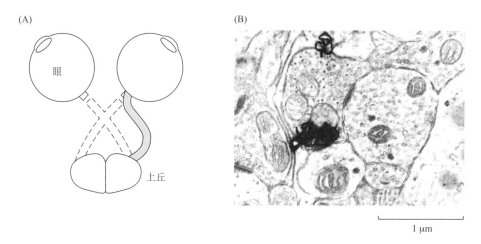

图 27.19　在成年大鼠视网膜和上丘间通过移植外周神经重新形成连接。(A) 视神经被切断，并且其中一根被一段 3 ~ 4cm 长的腓肠肌 (黄色) 取代。在眼内注射顺向示踪剂，或记录闪光照射在视网膜上时上丘神经元的反应，测试神经是否再生。(B) 放射自显影的电子显微镜图，显示在上丘中一根再生的视网膜神经节细胞轴突的终末。在脑固定和切片前 2 天，将 [³H] 标记的氨基酸注射入眼中；由从注射眼转运来的放射性标记蛋白所曝光的银颗粒，标出神经节细胞轴突终末。再生的终末看上去与对照动物中所见相似；终末充满圆形的突触囊泡，形成不对称突触。(引自 Vidal-Sanz，Bray and Aguayo，1991；显微照片承蒙 A. J. Aguayo 提供。)

未成熟哺乳动物中枢神经系统的再生

与成年动物相比，未成熟哺乳动物的中枢神经系统为再生提供了一个更有利的环境 [4, 123]。例如，若把新生负鼠的脊髓压损或切断，几天内轴突就生长穿过损伤处，而且通过损伤区的神经传导也恢复，即便是从动物中取出脊髓进行体外培养时，情况也一样 [125 ~ 127](图 27.20 和图 27.21)。在培养的胚胎大鼠或小鼠脊髓，也获得类似的结果。甚至在完全横断新生负鼠的脊髓后，长时间存活也导致相当精确的再生，以及出色的功能恢复。例如，感觉轴突直接在运动神经元上重建突触连接 (图 27.21)，此时，动物能协调地行走、游泳和攀爬。

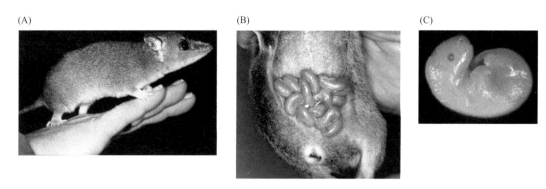

图 27.20　南美负鼠 (*Monodelphis domestica*)(A) 的早产出生的状态 (B，C)，大致相当于 15、16 天的小鼠胚胎。全部的中枢神经系统 (CNS) 可移出并维持培养超过一周时间。(引自 Nicholls and Saunders，1996。)

(A)

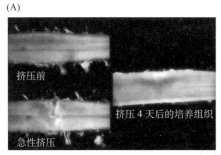

挤压前

急性挤压

挤压 4 天后的培养组织

0.5 mm

(B)

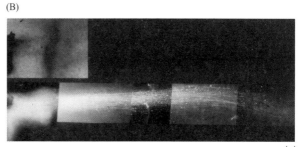

100 μm

(C)

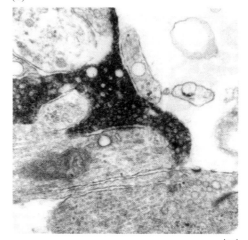

100 nm

图 27.21　8 日龄负鼠的脊髓损伤后，分离出的中枢神经系统轴突的再生。(A) 一侧脊髓损伤前后，整体培养的负鼠脊髓。挤压伤 4 天后就检测不到损伤了。(B) 荧光染料 Dil 标记损伤后 5 天轴突的生长，明场（上）和荧光显微镜（下）图片。注意大量的纤维和它们广泛并快速穿越损伤区的生长。(C) 辣根过氧化物酶 (HRP) 标记的感觉轴突，损伤 6 天后在运动神经元上形成突触。[引自 Nicholls and Saunders，1996；电子显微照片 (C) 承蒙 J. Fernandez 提供。]

在生命早期的再生发生有一个关键期。9 日龄的负鼠脊髓损伤后可以再生，而 12 日龄则不能。9 日龄负鼠脊髓的一个惊人特征是缺乏髓鞘，而且所含胶质细胞数量少。同样，如果鸡胚的脊髓在开始形成髓鞘前被横断，其中枢神经系统的神经元可再生[128]。

因为可以比较可再生（第 9 天）或不可再生（第 12 天）的脊髓中 RNA 的表达，新生负鼠为鉴别促进或抑制脊髓再生的分子提供了便利条件。Mladinic 和她的同事们[129,130]通过 PCR、cDNA 芯片、Northern blot、免疫细胞化学和原位杂交方法测定了 RNA 在第 9 天和第 12 天之间的变化。促进生长的分子及其受体在再生的脊髓中（第 9 天）过量表达。相反，抑制生长的分子及其受体在不能再生的第 12 天出现。这些分子的种类众多，这并不奇怪，因为在出生后第 9 ～ 12 天发生了广泛的发育变化[131]。在第 9 天过表达的候选分子包括细胞因子、有丝分裂原活化蛋白激酶和层粘连蛋白受体等（仅举了几个例子），所有这些分子均能促进神经突起的存活或生长。在第 12 天过表达的分子包括抑制性分子或诱导细胞死亡的分子，如髓鞘碱性蛋白、reticulon、膜连蛋白、信号素和 ephrins[130] 等。下一步的工作将是分别或联合研究这些分子，从而确定是否转染促生长分子可使 12 天后发生再生，或相反的，是否存在一个抑制剂在 9 天内阻止再生。对于这样的实验，可通过一个简单的电穿孔技术，将质粒注射到发育过程中脊髓的一个选定区域。目前，还不知道哪些分子或有多少不同的分子参与启动和防止跨越损伤区的突起生长。

神经移植

人类最具折磨性的疾病是那些导致中枢神经系统神经元自发性退变的疾病，如帕金森病、阿尔茨海默病、亨廷顿病。在成年，大多数神经细胞是有丝分裂后细胞；对于替换已丧失的神经元，目前还没有任何已知的生理学机制。一种细胞替代的途径是移植胚胎神经细胞到成年大脑中[132]。与成体中枢神经系统的神经元移植后就死亡的情况不同，从胚胎和新生动物中提取的细胞，在植入成体中枢神经系统灰质后可以存活，并可以生长（图27.22），此时，它们可以分化、长出轴突和释放递质。

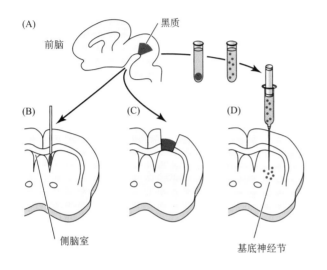

图 27.22　**移植胚胎组织至成年大鼠脑中的过程**。从黑质组织中分离富含多巴胺的细胞 (A)，注射入侧脑室中 (B)，或移植入基底神经节上方的皮层腔内 (C)。另一种方式是把分离的黑质细胞的悬液直接注射入基底神经节 (D)。这样的胚胎细胞可存活、长芽，并分泌递质。（引自 Dunnett，Björklund and Stenevi，1983。）

　　移植实验的一个实例是将神经元移植入大鼠的基底神经节，这些大鼠的黑质中含多巴胺的神经元被预先毁损（这种神经元的丢失以某种方式模拟人类的帕金森病的缺陷）（见第14 和第 24 章）[133]。在正常动物中，中脑的黑质多巴胺能神经元支配参与程序化运动的基底神经节细胞（见第 24 章及附录 C）。如果损伤大鼠一侧的这一多巴胺通路，会造成运动的紊乱，动物对应激或某些药物处理的反应是向损伤侧旋转。将未成熟动物的黑质多巴胺神经元移植至受损侧基底神经节后，这种不对称运动消失[133]。超微结构研究显示，移植的神经元伸出轴突到其周围区域，并和宿主神经元形成突触。通过移植干细胞以修复脊髓损伤的许多尝试正在进行中[134,135]。

　　移植后功能恢复的程度依赖于突触连接重建的程度[136,137]。将胚胎内嗅皮层移植到内嗅皮层受损的成年大鼠中，移植物中的神经元生长以重新支配海马的失去传入神经的区域，形成突触连接，并部分地改善空间记忆的缺损[138]。和部分去神经支配的肌肉一样（见上述），成年动物海马受损后可重新获得神经支配，存活的神经元发出新的侧枝以重建功能性环路[139]。

　　一个引人注目的成功移植的例子是，移植的胚胎小脑浦肯野细胞很好地整合在被移植的成年浦肯野细胞变性(*pcd*)小鼠中。*pcd* 突变小鼠的小脑浦肯野细胞在出生不久即变性（图27.23）[140]。Sotelo 和他的同事将小脑原基的分离细胞或组织片移植至成年 *pcd* 突变小鼠的小脑中。供体的浦肯野细胞从移植物迁移至原为变性浦肯野细胞所占据的位置。细胞的迁移是沿着宿主的伯格曼放射状胶质细胞进行的，移植物诱导这些胶质细胞重新表达参与引导浦肯野细胞的蛋白质。在 2 周内，许多移植细胞形成类似于正常浦肯野细胞的树突分支，攀缘纤维形成的突触（首先在细胞体，然后在近端的树突），平行纤维支配远端的树突。刺激攀缘纤维和苔藓纤维后，在这些细胞可记录到特征性的突触电位。然而，植入的细胞很少能与宿主小脑深部核团的正常靶标成功地建立突触连接，取而代之的是支配附近的供体深部核团的神经元，这些神经元在移植物的残余部分存活下来。尽管如此，这样的实验表明，移植细胞在很大程度上能整合入成年宿主的突触回路。

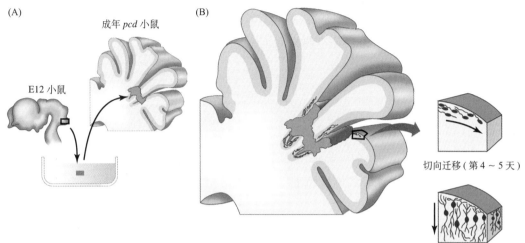

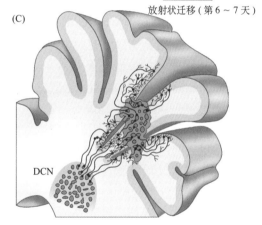

图 27.23 移植胚胎小脑组织（显示为红色）至成年浦肯野细胞退变 (pcd) 小鼠后，小脑回路的重建。pcd 小鼠是浦肯野细胞在出生后不久就变性的突变种。(A) 从第 12 天的胚胎 (E12) 中得到的小脑原基组织块，移植至 2 ~ 4 个月龄的 pcd 小鼠的小脑中。(B) 移植后 4 ~ 5 天，浦肯野细胞从移植处切向地沿小脑表面迁移。移植后 6 ~ 7 天期间，浦肯野细胞沿伯格曼胶质细胞呈辐射状地向内迁移，穿过宿主的分子层。(C) 离宿主深部小脑核团 (DCN)600mm 以内的供体浦肯野细胞，将轴突伸入 DCN，并与其特异性靶标形成突触联系。远离宿主 DCN 的供体浦肯野细胞和移植物的供体 DCN 细胞形成联系。(引自 Sotelo and Alvarado-Mallart，1991。)

人类脊髓损伤的治疗前景

目前仍不知道是什么原因导致大多数中枢神经系统损伤后再生的失败。寻找抑制内源性生长抑制因子的途径是研究的一个热点。另一热点是，开发神经干细胞系，提供潜在、便捷的胶质细胞和神经元来源，并可通过基因工程操控这些细胞的特性（见第 25 章）。这些进展，结合改良的移植技术，为改善中枢神经系统损伤和神经退行性疾病造成的功能缺陷带来了希望。

尚有两点必须牢记在心中，它们之所以重要，是因为那些患有脊髓损伤的患者对这些非常关心。我们在这里提到它们，是因为本章中参阅的许多文献以一种乐观的口吻结尾，而且提示新的和有效的治疗方法是指日可待的。首先，如果或者已经开发出了一个有效的治疗方法，几乎可以肯定的是，它仅适用于修复急性脊髓损伤。期望一个先前脊髓横断 2 年（或者 2 个月）的人恢复行走和感觉，是超出合理希望的，因为到那时，脊髓远端部分已发生了大范围的退行性改变。而且，每一次治疗都可能有副作用，也许是非常严重的。

其次，尽管研究者的乐观确实有助于研究的推进，但没有人可以预测需要多长时间才能将一个可靠的治疗手段转化为可临床应用。没有一个人（即使是那些作出乐观预测的科学家也不能）可以确切地说出到底需要几个星期、几个月、几年、几十年或更长的时间。修复脊髓确实比修复一台计算机要难几百万倍。尽管时间不是一个科研工作者所关心的，但却是患者最关心的。截瘫患者产生的虚假希望（常常）导致他们不能适应他们本来有可能适应的新情况。神经学家证实，如果一种治愈手段貌似即将来临，对脊髓损伤患者就有一个诱惑，使得他们逃避密集的、持续的身体和心理康复，而这些康复对是否可以在余生内充实地生活是必须的。

小结

- 当脊椎动物神经系统的一根轴突被切断，其远端部分变性。去轴突的胞体可能会发生染色质溶解或死亡。

- 支配去轴突的神经元的许多突触前终末会回缩。

- 在去神经骨骼肌纤维中，新的 ACh 受体被合成并分布到突触外区域，使肌肉对 ACh 超敏感。去神经支配的神经元也对受损突触前轴突释放的递质超敏感。

- 肌肉活动是决定受体数量与分布的一个重要因素。肌肉活动也影响 ACh 受体降解和更新的速率。

- 在成年哺乳动物或蛙中，受神经支配的肌肉不接受其他额外的神经支配。相反，神经纤维会在去神经或损伤的肌纤维上形成新的突触。

- 部分去神经的肌肉和神经元引起附近未受损神经元萌芽出新的分支，并形成新的突触。

- 在外周神经系统，施万细胞为轴突再生提供了特别适合的环境。

- 包绕肌纤维的基板鞘上的突触部分与称为集聚蛋白的分子相关联。集聚蛋白是由运动神经元合成的蛋白质多糖，并由运动神经元轴突末端释放。集聚蛋白变得与突触基板相关联，诱导突触后特化区的形成。

- 成年哺乳动物的中枢神经系统具有有限的再生能力。

- 当以外周神经移植物的形式移植或以细胞悬液的形式注射到损伤部位时，施万细胞为哺乳动物中枢神经系统轴突再生创造了有利的环境。

- 再生发生在未成熟的哺乳动物中枢神经系统中。

- 当胚胎或新生动物的神经元，以及从神经干细胞系衍化来的神经元及胶质细胞被移植到成年哺乳动物中枢神经系统中后，可以存活并生长。

- 移植的细胞能整合入已存在的突触回路中，并部分地恢复正常的功能。

（苗艳颖 译；王中峰，姚忠祥 校）

参 考 文 献

1   Matthey. R. 1925. *C. R Soc. Biol*. 93: 904-906.

2   Sperry, R. W. 1963. *Proc. Natl. Acad Sci USA* 50: 703-710.

3   Anderson, H., Edwards, J. S., and Palka, J. 1980. *Annu. Rev. Neurosci*. 3: 97-139.

4　Mladinic, M., Muller, K. J., and Nicholls, J. G. 2009. *J. Physiol.* 587: 2775-2782.

5　Coleman, M. P., and Freeman, M. R. 2010. *Annu. Rev. Neurosci.* 33: 245-267.

6　Rotshenker, S. 2009. *J. Mol. Neurosci* 39: 99-103.

7　Aguayo, A. J. et al. 1996. *Ciba Found. Symp.* 196: 135-144.

8　McKernan, D. P., and Cotter,T. G. 2007. *J. Neurochem.* 102: 922-930.

9　Brenner, H. R., and Martin, A. R. 1976. *J. Physiol.* 260: 159-175.

10　Simões, G. F, and Oliveira, A. L. 2010. *Neuropathol. Appl Neurobiol.* 36: 55-70.

11　Matthews, M. R., and Nelson, V. H. 1975. *J. Phvsiol.* 245: 91-135.

12　Rotshenker, S. 1988. *Trends Neurosci.* 11: 363-366.

13　Campenot, R. B. 2009. *Results Probl Cell. Differ* 48: 141-158.

14　Nja, A., and Purves, D. 1978. *J. Physiol.* 277: 55-75.

15　Purves, D., and Sakmann, B. 1974. *J. Physiol.* 239: 125-153.

16　Belmar, J., and Eyzaguirre,C. 1966. *J. Neurophysiol.* 29: 425-441.

17　Brown, G. L. 1937. *J. Physiol.* 89: 438-461.

18　Kallen, R. G. et al. 1990. *Neuron* 4: 233-342.

19　Guth, L. 1968. *Physiol. Rev.* 48: 645-687.

20　Axelsson, J., and Thesleff, S. 1959. *J. Physiol.* 147: 178-193.

21　Miledi, R. 1960. *J. Physiol.* 151: 1-23.

22　Katz, B., and Miledi, R. 1964. *J. Physiol.* 170: 389-396.

23　Fambrough, D. M. 1979. *Physiol. Rev.* 59: 165-227.

24　Salpeter, M. M., and Loring, R. H. 1985. *Prog. Neurobiol.* 25: 297-325.

25　Scheutze, S. M., and Role, L. M. 1987. *Annu. Rev. Neurosci.* 10: 403-457.

26　Fontaine, B., and Changeux, J. P. 1989. *J. Cell Biol.* 108: 1025-1037.

27　Salpeter, M. M., and Marchaterre, M. 1992. *J. Neurosci.* 12: 35-38.

28　Sala, C. et al. 1997. *J. Neurosci.* 17: 8937-8944.

29　Xu, R., and Salpeter, M. M. 1995. *J. Cell. Physiol.* 165: 30-39.

30　Mishina, M. et al. 1986. *Nature* 321: 406-411.

31　Shyng, S. -L., Xu, R., and Salpeter, M. M. 1991. *Neuron* 6: 469-475.

32　O'Malley, J., Moore, C. T, and Salpeter, M. M. 1997. *J. Cell Biol.* 138: 159-165.

33　Lømo, T., and Rosenthal, J. 1972. *J. Physiol* 221: 493-513.

34　Berg, D. K. ,and Hall. Z.W. 1975. *J. Physiol.* 244: 659-676.

35　Witzemann, V, Brenner, H. -R., and Sakmann, B. 1991. *J. Cell Biol.* 114: 125-141.

36　Sakuma, K., and Yamaguchi, A. 2010. *J. Biomed. Biotechnol.* 2010: 721219.

37　Macpherson, P. C., Cieslak, D., and Goldman, D. 2006. *Mol. Cell. Neurosci.* 31: 649-660.

38　Caroni. P. et al. 1993. *J. Neurosci.* 13: 1315-1325.

39　Harris, A. J., Kuffler, S. W., and Dennis, M. L. 1971. *Proc. R. Soc. Lond., B, Biol. Sci.* 177: 541-553.

40　Wilson Horch, H. L., and Sargent, P. B. 1996. *J. Neurosci.* 16: 1720-1729.

41　Sargent, P. B., and Pang, D. Z. 1989. *J. Neurosci.* 9: 1062-1072.

42　Kuffler, S. W., Dennis, M. J., and Harris, A. J. 1971. *Proc. R. Soc, Lond., B,Biol. Sci.* 177: 555-563.

43　Dennis, M. J., and Sargent, P. B. 1979. *J. Phvslol.* 289: 263-275.

44　Sargent. P B. et al. 1991. *J. Neurosci.* 11: 3610-3623.

45　Wilson Horch, H. L., and Sargent, P. B. 1995. *J. Neurosci.* 15: 7778-7795.

46　Jansen, J. K. S. et al. 1973. *Science* 181: 559-561.

47　Lin, S. et al. 2008. *J. Neurosci.* 28: 3333-3340.

48　Kummer,T. T., Misgeld, T, and Sanes, J. R. 2006. *Curr. Opin. Neurobiol.* 16: 74-82.

49　Son, Y. J., and Thompson,W. J. 1995. *Neuron* 14: 125-132.

50　Cohen, M. W. 1972. *Brain Res*. 41: 457-463.

51　Van Essen, D., and Jansen, J. K. 1974. *Acta Physiol. Scand*. 91: 571-573.

52　Fawcett, J. W., and Keynes, R. J. 1990. *Annu. Rev. Neurosci*. 13: 43-60.

53　Madduri, S., and Gander, B. 2010. *J. Peripher. Nerv. Syst*. 15: 93-103.

54　Meyer, M. et al. 1992. *J. Cell Biol*. 119: 45-54.

55　Skene, J. H. R, and Shooter, E. M. 1983. *Proc. Natl. Acad. Sci. USA* 80: 4169-4173.

56　Fullerton, S. M., Strittmatter,W. J., and Matthew, W. D. 1998. *Exp. Neurol*. 153: 156-163.

57　Banner, L. R., and Patterson, P. H. 1994. *Proc. Natl. Acad. Sci. USA* 91: 7109-7113.

58　Gitik M., Reichert, F, and Rotshenker, S. 2010. *FASEB J*. 24: 2211-2221.

59　Samuels, S. E.et al. 2010. *J. Gen. Physiol*. 136: 425-452.

60　Brown, M. C., Holland, R. L., and Hopkins, W.G. 1981. *Annu. Rev. Neurosci*. 4: 17-42.

61　Son, Y. J., and Thompson, W. J. 1995. *Neuron* 14: 133-141.

62　Love, F. M., Son, Y. J., and Thompson, W. J. 2003. *J. Neurobiol*. 54: 566-576.

63　Hayworth, C. R. et al. 2006. *J. Neurosci*. 26: 6873-6884.

64　Blackshaw, S. E., Nicholls, J. G., and Parnas I. 1982. *J. Physiol*. 326: 261-268.

65　Dennis, M. J., and Yip, J. W.1978. *J. Physiol*. 274: 299-310.

66　Bixby, J. L., and Van Essen, D. C. 1979. *Nature* 282: 726-728.

67　Langley, J. N., and Anderson, H. K. 1904. *J. Physiol*. 31: 365-391.

68　Grinnell, A. D., and Rheuben, M. B. 1979. *J. Phvsiol*. 289: 219-240.

69　Miledi, R., Stefani, E., and Steinbach, A. B. 1971. *J. Physiol*. 217: 737-754.

70　Buller, A. J., Eccles, J. C., and Eccles, R. M. 1960. *J. Physiol*. 150: 417-439.

71　Close, R. I. 1972. *Physiol. Rev*. 52: 129-197.

72　Pette, D.2001. *J. Appl. Physiol*. 90:　1119-1124.

73　Salmons, S., and Sreter, F. A. 1975. *J. Anat*. 120: 412-415.

74　Sanes, J. R., Marshall, L. M., and McMahan, U. J. 1978. *J. Ceil Biol*. 78: 176-198.

75　Burden, S. J., Sargent, P. B., and McMahan, U. J. 1979. *J. Ceil Biol*. 82: 412-425.

76　McMahan, U. J., and Slater. C. R. 1984. *J. Cell Biol*. 98: 1453-1473.

77　Anglister, L., and McMahan, U. J. 1985. *J. Ceil Biol*. 101: 735-743.

78　McMahan, U. J., and Wallace, B. G. 1989. *Dev. Neurosci*. 11: 227-247.

79　Bowe, M. A., and Fallon, J. R. 1995. *Annu. Rev. Neurosci*. 18: 443-462.

80　McMahan, U. J. 1990. *Cold Spring Harb. Symp. Quant. Biol*. 50: 407-418.

81　Evers, J. et al. 1989. *J. Neurosci*. 9: 1523-1539.

82　Dan, Y., Lo, Y., and Poo, M. M. 1995. *Prog. Brain Res*. 105: 211-215.

83　Sanes, J. R., and Lichtman, J. W. 1999. *Annu. Rev. Neurosci*. 22: 389-442.

84　Anderson, M. J., and Cohen, M. W. 1977. *J. Physiol*. 268: 757-773.

85　Fischbach, G. D., and Rosen, K. M. 1997. *Annu. Rev. Neurosci*. 20: 429-458.

86　Escher, P. et al. 2005. *Science* 308: 1920-1923.

87　Rimer, M. 2010. *J. Biol. Chem*. 285: 32370-32377.

88　Cohen, I. et al. 1997. *Mol. Cell. Neurosci*. 9: 237-253.

89　Denzer, A. J. et al. 1998. *EMBO J*. 17: 335-343.

90　Gautam, M. et al. 1996. *Cell* 85: 525-535.

91　Burgess, R. W. et al. 1999. *Neuron* 23: 33-44.

92　DeChiara, T. M. et al. 1995. *Cell* 83:　313-322.

93　Noakes, P.G. et al. 1995. *Nature* 374: 258-262.

94 Kim, N. et al. 2008. *Cell* 135: 334-342.

95 Zhang, B. et al. 2008. *Neuron* 60: 285-297.

96 Okada, K. et al. 2006. *Science* 312: 1802-1805.

97 Weatherbee, S. D., Anderson, K. V, and Niswander, L. A. 2006. *Development* 133: 4993-5000.

98 Hallock, P. T. et al. 2010. *Genes Dev.* 24: 2451-2461.

99 Moransard, M. et al. 2003. *J. Biol. Chem.* 278: 7350-7359.

100 Dusart, I. et al. 2005. *Brain Res. Brain Res. Rev.* 49: 300-316.

101 Bunge, M. B. 2008. *J Spinal Cord Med.* 31: 262-269.

102 Afshari, F. T., Kappagantula, S., and Fawcett, J. W. 2009. *Expert Rev. Mol. Med.* 11: e37.

103 Huebner, E. A., and Strittmatter, S. M. 2009. *Results Probl. cell Differ.* 48: 339-351.

104 Aguayo, A. J. et al. 1978. *Neurosci. Lett.* 9: 97-104.

105 Davies, S. J. A. et al. 1997. *Nature* 390: 680-683.

106 Camand, E. et al. 2004. *Eur. J. Neurosci.* 20: 1161-1176.

107 Kuzhandaivel, A. et al. 2010. *Neuroscience* 169: 325-338.

108 Schwab, M. E., and Caroni, P. 1988. *J. Neurosci* 8: 2381-2393.

109 Fournier, A. E., GrandPre, T., and Strittmatter, S. M. 2001. *Nature.* 409: 341-346.

110 Schnell, L., and Schwab, M. E. 1990. *Nature* 343: 269-272.

111 Silver, J. 2010. *Neuron* 66: 619-621.

112 Hu, F., and Strittmatter,S. M. 2004. *Semin. Perinatol.* 28: 371-378.

113 Griffin, J. W., and Thompson, W. J. 2008. *Glia* 56: 1518-1531.

114 Fitch, M. T, and Silver, J. 1999. In *CNs Regeneration: Basic Science and Clinical Advances*. Academic Press, San Diego. PP. 55-88.

115 Rolls, A., Shechter,R., and Schwartz, M. 2009. *Nat. Rev Neurosci.* 10: 235-241.

116 Richardson, P. M., McGuinness, U. M., and Aguayo, A. J. 1980. *Nature* 284: 264-265.

117 Menei, P et al. 1998. *Eur. J. Neurosci.* 10: 607-621.

118 Li, Y., Field, P. M., and Raisman, G. 1998. *J. Neurosci.* 18: 10514-10524.

119 Raisman, G. 2007. *C. R. Biol.* 330: 557-560.

120 David, S., and Aguayo, A. J. 1981. *Science* 214: 931-933.

121 Zagrebelsky, M. et al. 1998. *J. Neurosci.* 18: 7912-7929.

122 Carulli, D., Buffo, A., and Strata, P. 2004. *Prog. Neurobiol.* 72: 373-398.

123 Bouslama-Oueghlani, L. et al. 2003. *J. Neurosci* 23: 8318-8329.

124 Bray, G. M. et al. 1991. *Ann. N Y Acad. Sci.* 633: 214-228.

125 Nicholls, J., and Saunders, N. 1996. *Trends Neurosci.* 19: 229-234.

126 Varga, Z. M. et al. 1995. *Eur. J. Neurosci.* 7: 2119-2129.

127 Saunders, N. R. et al. 1998. *J. Neurosci.* 18: 339-355.

128 Keirstead, H. S. et al. 1995. *J. Neurosci.* 15: 6963-6974.

129 Mladinic, M. et al. 2005. *Cell. Mol. Neurobiol.* 25: 405-424.

130 Mladinic, M. et al. 2010. *Brain Res.* 1363: 20-39.

131 Lane, M. A. et al. 2007. *Eur. J. Neurosci.* 25: 1725-1742.

132 Björklund, A. 2000. *Novartis Found. Symp.* 231: 7-15.

133 Thompson, L. H., and Björklund, A. 2009. *Prog. Brain Res.* 175: 53-79.

134 Sahni,V., and Kessler, J. A. 2010. *Nat. Rev. Neurol.* 6: 363-372.

135 Rossi, S. L., and Keirstead, H. S. 2009. *Curr. Opin. Biotechnol.* 20: 552-562.

136 Aimone, J. B., Deng, W., and Gage, F H. 2010. *Trends Cogn. Sci.* 14: 325-337.

137 Björklund, A. 1 991. *Trends Neurosci.* 14: 319-322.

138 Zhou, W., Raisman, G., and Zhou, C. 1998. *Brain Res.*788: 202-206.

139 Deller,T. et al.2006. *Adv. Exp. Med. Biol.* 557: 101-121.

140 Sotelo, C. et al. 1994. *J. Neurosci.* 14: 124-133.

建 议 阅 读

一般性综述

Aimone, J. B., Deng, W., and Gage, F. H. 2010. Adult neurogenesis: integrating theories and separating functions. *Trends Cogn. Sci.* 14: 325-337.

Bunge, M. B. 2008. Novel combination strateggies to repair the injured mammalian spinal cord. *J. Spinal Cord Med.* 31: 262-269.

Deller, T, Haas, C. A., Freiman, T. M., Phinney, A., Jucker, M., and Frotscher, M. 2006. Lesioninduced axonal sprouting in the central nervous system. *Adv. Exp. Med. Biol.* 557: 101-121.

Dusart, I., Ghoumari, A., Wehrle, R., Morel, M. P., Bouslama-Oueghlani, L., Camand, E., and Sotelo, C. 2005. Cell death and axon regeneration of Purkinje cells after axotomy: challenges of classical hypotheses of axon regeneration. *Brain Res. Brain Res. Rev.* 49: 300-316.

Huebner, E. A., and Strittmatter, S. M. 2009. Axon regeneration in the peripheral and central nervous systems. *Results Probl. Cell Differ.* 48: 339-351.

Madduri, S., and Gander, B. 2010. Schwann cell delivery f neurotrophic factors for peripheral nerve regeneration. *J. Peripher. Nerv. Syst.* 15: 93-103.

Mladinic, M., Muller, K. J., and Nicholls. J. G. 2009. Central nervous system regeneration: fromleech to opossum. *J. Physiol.* 587: 2775-2782.

McMahan, U. J. 1990. The agrin hypothesis. *Cold Spring Harb. Symp. Quant. Biol.* 50: 407-418.

Pette, D. 2001. Historical Perspectives: plasticity of mammalian skeletal muscle. *J. Appl. Physiol.* 90: 1119-1124.

Raisman, G. 2007. Repair of spinal cord injury by transplantation of olfactory ensheathing cells. *C. R. Biol.* 330: 557-560.

Silver, J. 2010. Much Ado about Nogo. *Neuron* 66: 619-621.

原始论文

Björklund, A., Dunnett, S. B., Stenevi, U., Lewis, N. E., and Iversen, S. D. 1980. Reinnervation of the denervated striatum by substantia nigra transplants: Functional consequences as revealed by pharmacological and sensorimotor testing. *Brain Res.* 199: 307-333.

Burden, S. J., Sargent, P. B., and McMahan, U. J. 1979. Acetylcholine receptors in regenerating muscle accumulate at original synaptic sites in the absence of the nerve. *J. Cell Biol.* 82: 412-425.

David, S., and Aguayo, A. J. 1981. Axonal elongation into peripheral nervous system "bridges" after central nervous system injury in adult rats. *Science* 214: 931-933.

Fournier, A. E., GrandPre, T., and Strittmatter, S. M. 2001. Identification of a receptormediating Nogo-66 inhibition of axonal regeneration. *Nature* 409: 341-346.

Kim, N., Stiegler, A. L., Cameron, T. O., Hallock, P. T., Gomez, A. M., Huang, J. H., Hubbard, S. R., Dustin, M. L., and Burden, S. J. 2008. Lrp4 is a receptor for agrin and forms a complex with MuSK. *Cell* 135: 334-342.

Lin,S., Landmann, L., Ruegg, M. A., and Brenner, H. R. 2008. The role of nerve-versus muscle- derived factors in mammalian neuromuscular Junction formation. *J. Neurosci.* 28: 3333-3340.

Lømo, T., and Rosenthal, J. 1972. Control ofACh sensitivity by muscle activity in the rat. *J. Physiol.* 221: 493-513.

Love, F M., Son, Y. J., and Thompson, W. J. 2003. Activity alters muscle reinnervation and terminal sprouting by reducing the number of Schwann cell pathways that grow to link synaptic sites. *J. Neurobiol.* 54: 566-576.

Rotshenker,S. 2009. The role of Galectin-3/MAC-2 in the activation of the innate-immune function of phagocytosis in microglia in injury and disease. *J. Mol. Neurosci.* 39: 99-103.

Samuels, S. E., Lipitz, J. B., Dahl, G., and Muller, K. J. 2010. Neuroglial ATP release through innexin channels controls microglial cell movement to a nerve injury. *J. Gen. Physiol.* 136: 425-452.

Saunders, N. R., Kitchener, P, Knott, G. W, Nicholls, J. G., Potter,A., and Smith, T. J. 1998. Development of walking, swimming and neuronal connections after complete spinal cord transection in the neonatal opossum, *Monodelphis domestica. J. Neurosci.* 18: 339-355.

Schwab, M. E., and Caroni, P 1988. Oligodendrocytes and CNS myelin are nonpermissive substrates for neurite growth and fibroblast spreading in vitro. *J. Neurosci.* 8: 2381-2393.

第 7 部分

结论

■ 第 28 章
悬而未决的问题

本书每出一新版，我们对神经细胞如何产生电信号、它们间如何通讯、它们如何协同起作用、在发育过程中它们又如何连接起来等问题，都有越来越深入的了解。在过去几年中，通过新的分子生物学技术、遗传学技术和成像技术，在这些方面已经取得了重要的进展。然而，似乎难以揣测未来将会有何种新技术发展起来，而因此又会产生什么样的新问题。本书初版在 1976 年问世时，很少人能预测会用定向突变的方法来研究门控电流，应用荧光蛋白来对转基因动物特定神经元群进行标记，或用光学方法显示活体脑的功能柱。许多现时尚无法着手研究的问题，将需要现在还无法想象的技术和进展才能给予回答。

对于本书下一版问世时有可能引入的新概念，我们能作什么预测呢？一个合理的估计是，在细胞和分子水平工作的基础科学家，与认知神经科学家和临床神经病学家之间会有更加紧密、有力的合作，这对于了解与感知、运动、睡眠和记忆有关的脑的高级整合功能将有重要意义。人们也能够期望，随着对神经系统基本知识的增长，将会使病因未知、还不能有效处理的神经系统疾病得以防治和缓解。

关于神经系统和脑的悬而未决的问题，迥然不同于物理学、化学，乃至一般来说生物学中的那些问题。不仅是本书的读者能指出我们知识和理解上的重大缺陷，连科学圈之外的人也知道，我们并不了解高级功能（如意识、学习、睡眠）的机制，不了解协调运动如何产生，甚至不了解一个人如何随意地弯曲其手指。而同一个人，即使是睿智而又受到良好教育的，在相对论、粒子物理学、化学反应或遗传学等领域，要指出尚需探索的问题恐怕要难得多。这种显而易见而对人类又有重要意义的悬而未决的问题大量存在，正因如此，神经科学在今天才变得如此吸引人。

我们在日常生活中常常不去留意脑是如何实施其功能的。为演示这一点，让我们以打网球这样的运动为例。一位网球高手，如 Roger Fedeler（费德勒），看到他的对手击球时，能迅速计算出球在何处着地，又将回跳得多高。球可能正在以 100 km/h 的速度飞行，但他能准确地冲向球的落点，伸出其手臂，用其网球拍的正中击中该球，而且用力恰到好处，把球准确地送至对方场地的边线（利用了他记住的对方反手的弱点），所有这一切都是在瞬息间完成的。我们还可以随手列举其他例子，如鱼鹰如何潜水捉鱼、青蛙如何用舌头抓苍蝇，或蜜蜂如何在特定的花上吮蜜。在所有这些例子中，必需的功能，如呼吸、心率、胃肠道的控制，必须时刻与机体的需要相适应。把目标从庞杂的背景中辨认出来，必须计划好高度协调的运动，使之发动并进行调节，最后付诸实施。为此，必需的神经元连接必定以某种方式早已形成。此外，与维持生命活动有关的功能，如呼吸、心率、胃肠道的控制，则必须时刻与机体的需要相适应。

在以下各节中，我们选择了一些神经科学中悬而未决的问题，这些问题可能在将来着手解决，并与本书强调的主题特别有关。

神经元功能的细胞和分子研究

在过去几年中，关于通道、受体、递质、转运蛋白、第二信使及突触部位的长时程变化的新信息与日俱增，今天提出的悬而未决的问题在您读到本书时可能已经有了答案。

对介导通道的开启、关闭和失活具有关键意义的结构变化仍不清楚。另一个仍处于研究早期的重要问题是，分子怎样转运至神经元那些精细的区域，如钠通道怎样转运至朗飞氏结、受体怎样转运至树突棘、突触囊泡怎样转运至突触前终末的活化带等。可以以神经肌肉接头处突触后特化区的形成为例：虽已经鉴定了触发关键分子定位的信号（参见第 27 章中关于聚集蛋白的讨论），但在中枢神经系统中神经元如何形成突触的细胞和分子机制仍不清楚。

对于众所瞩目的一些问题，如与学习和记忆相关的长时程增强和长时程压抑，已经进行了大量的实验，作了细致的分析，试图揭示其机制。对于记忆的贮存和提取是否还存在别的机制？说到记忆的提取，目前尚无严谨的假说可以解释我们如何在需要时记起旅馆房间的号码或母亲的生日，更不用说我们对产生意识的神经机制的一无所知，不管这种意识是产生于一条乞食的狗或是一名阅读本书的读者。

物质的细胞间转移在功能上的重要性

许多实验表明，在神经元之间，如自视网膜经外侧膝状核至视皮层，存在着氨基酸或蛋白质的跨突触转移。这种转移是肯定发生的，但我们对其转移的机制或功能意义，还缺乏关键的信息。小分子的细胞间转移也发生在由缝隙连接相连的细胞之间（见第 8 章）。有证据提示，细胞间转移是控制生长和发育的一种机制。一个相关的问题是胶质细胞在神经元信号运作中的作用（第 10 章），特别是从定量上看胶质细胞在其与神经元交流中所起的作用，以及这种交流对功能的重要性。

发育和再生

尽管取得了令人瞩目的进展，但神经元如何选择其确切的靶细胞仍不清楚。现在人们能在分子水平上去着手研究以下一些问题：神经轴索向靶细胞的定向生长，生长的终止，通过选择性修剪和细胞死亡使连接变得精致等。同时，对于连接的那种非凡的精细的配制（如肌梭在脊髓运动神经元上的传入纤维的终末）是如何实现的，我们仅能做些猜测。在每立方毫米组织中，有数千个神经元，在合适的部位，如何有选择地支配合适的运动神经元？通过什么机制，相同的感觉神经元在延髓的特殊的神经元上形成递质释放特性很不相同的突触？至于哺乳动物中枢神经系统损伤后的再生问题，尽管对促进和抑制轴索生长的分子机制的了解已经有了可观的进展，但对为何不能再生的原因仍不清楚。

另一个重要问题是在生命早期经验对发育的影响，特别是对于关键期对高级功能（包括情绪状态和个性）成熟的影响，我们几乎一无所知。

用遗传学方法了解神经系统

很难预测遗传技术革命性的变化对阐明脑功能会带来何种影响。现时采用的转基因动物（其中某些已知基因已改变或已被敲除），提供了一种强有力的工具，但由于功能存在冗余性，而且又有无法预期的副作用，对实验结果的解释十分困难，由此影响了其应用。随着人类基因组计划的完成，人们正在揭示在疾病和发育中发生变化的候选基因和分子。分析这大群信息，在重要的和无关紧要的方向作出分析，是繁复的任务。遗传疾病（如亨廷顿病）的研究是说明这一问题内涵的佳例。亨廷顿病突变的基因能通过对罹病家族的连锁分析而加以鉴定[2]。虽然亨廷顿病基因序列的改变早已得到鉴定，但其蛋白质的功能仍不清楚。同样，编码电压门控钙通道的基因突变伴有家族性偏头痛和小脑共济失调[3]。但是，在机制上还没有找到两者间清楚的联系。朊蛋白在正常脑中含量甚丰，在发生构象变化时产生传染性海绵样脑病（最广为人知的是牛海绵样脑病，或疯牛病），甚至对这样重要的分子，既不了解其正常的功能，对通过食用感染的脑而导致皮层组织感染的机制也没有完整的信息[4]。人们长远的希望是，将会创制一些遗传疗法来处理这些疾病，以及引起视网膜变性的某些原因。目前遗传疗法正在黄斑变性和视网膜色素变性患者身上进行临床试验[5]。尽管如此，值得指出的是，对如亨廷顿病，以及其他早已确定的单基因疾病（如囊性纤维化，一种上皮阴离子转运体的缺损，其遗传原因发现于约 25 年前[7]）治疗对策的设计，进展缓慢，这提示，开发出有效的基因疗法可能得假以时日。

从正面来看，人类（和动物）遗传突变的研究，与人类基因组计划所提供的信息相结合，已经有力地推进了基础神经科学。在第 14 章中阐述的控制睡眠和食欲的整个促醒素（orexin/hypocretin）系统的发现是其中一例。从小处看，M 通道的分子结构只是通过对人类遗传性癫痫的遗传分析才得以阐明[8]。显然，应用已知的遗传信息，借助小干涉 RNA 和短 hairpinRNA(siRNA,shRNA)，将继续对某些单个蛋白质功能提供新信息。遗传学知识也能导致技术的重大进展，例如，对几种神经元有可能进行颜色编码[9]，刺激这些神经元或使之安静，在位记录它们在脑中的活动[10]。这些技术对厘清脑中的功能连接网络甚有价值[11]。

感觉和运动整合

对于数量庞大的、无明显功能的神经元，我们的了解有着严重的缺陷，特别是数量远多于有髓鞘纤维的无髓鞘纤维。本书所举的例子是，为数众多（不下 20 种）的无长突细胞亚型怎样在视网膜的信息加工中起作用。另一个例子是来自肌梭的 II 群传入纤维在脊髓功能中的作用。

协调运动的发动和控制机制代表了一类已取得进展、但仍悬而未决的问题。由于无创伤成象和刺激技术的发展，人们现在能获得脑活动的详细图象。但是，早在 50 多年前，Adrian 就做过令人惊叹的、颇有见地的评论，他指出（参见第 24 章），一旦你已经学会了写你的名字，你立即能用脚趾握住笔来写[3]。对于把这样的程序从一种效应系统转移至另一种效应系统的能力，我们还不能提供解释。

同样，对于感觉系统来说，阐明整合（如一只牛蛙或一头菊芋的完整图像）的神经机制，现在我们仍然力有未逮，更不要说关于外部世界的整合了。当这种讨论达到这一阶段时，一个可怕的"侏儒"常会现身——指作者以生动的笔调假想出来的、在脑中存在着某个细胞或小人，它实际上在看着我们之所见。嘲笑这种概念（指我们对整合机制所知有限）似乎是时髦的举止，是世故练达的标志。尽管如此，侏儒还真有一种有用的功能：它表示并不断提醒我们自己对皮层高级功能的无知。一旦找到答案，它即会像"燃素"这个概念一样自然死亡。我们还无法用计算机来取代它。

除了我们知识上这些明显的鸿沟外，体温、血压和肠功能精细控制的机制也仍然是黑箱。脑与免疫系统的相互作用是另一个活跃地进行研究的重要领域，它仍然处于其早期，还有许多悬而未决的问题。

数学建模和计算神经科学代表着另一些领域，这些领域紧密地依赖于对通道、膜、单个神经元、突触和网络的特性所进行的测量。Hodgkin-Huxley 方程完备地描述了产生动作电位所发生的通透性变化，取得了巨大的成功。迄今为止，在其他领域中还没有任何一项类似的工作所取得的成功可与之比拟。一个主要理由是，对于复杂过程（如突触可塑性和整合）的建模所需资料还不完整。例如，在 NMDA 受体或传导阻滞发现之前，人们如何能希望对皮层回路建模呢？还有多少这样的机制有待发现呢？（重要的是，记住 Hodgkin-Haxley 模型，虽常称之为模型，但实际上并非是一个理论模型：那些方程是从精确的测量和曲线拟合推演而得的）。

节律性

在本书中论及的神经元节律性，包括呼吸节律、昼夜节律，以及小脑、海马、丘脑、脊髓中神经元放电的周期性。除了几种情况外，如龙虾的胃肠神经节和水蛭的游泳，我们对于放电模式的产生或规律性机制还缺乏详细的信息。此外，像脑电图的 α 波和 β 波那样著名现象中的电流振荡实施何种功能，也均不清楚。

临床神经病学对脑研究的推动

多年来，神经病学不仅与神经生物学密切不可分，而且也为研究脑高级功能与脑结构的相关提供了唯一的方法。早年的神经病学家的成功之处在于，他们应用自然发生的某些实验病例细心地把症状和损伤相关起来，从而描述各个脑区的功能。考虑到通过损伤来评估功能有可能落入陷阱，他们的成就尤使人惊叹。拥有现在所具备的新技术，如磁共振成像 (MRI) 和正电子发射断层扫描术 (PET)，神经生物学家第一次能直接对损伤加以定位和观察，在活体脑中追踪其进程，并对与皮层高级功能相关的脑区做出推断。空间和时间分辨率的改进似乎已近在咫尺，这就使人们能实时地在微米和微秒的水平上跟踪产生决定、感知，或导致记忆贮存的神经元事件序列。

关于 Phineas Gage 的戏剧性故事，突出地说明了利用损伤和缺损来分析脑功能所存在的长处和陷阱[14]。1848 年，正在美国佛蒙特州铁路当一名建筑工人领班的 25 岁的 Gage 遭遇了一次严重的脑损伤。当他敲打铁钎把炸药的引信装进岩石时，炸药爆炸了，一下子使铁钎捅穿了他的前颅。Gage 只是短暂地丧失了意识，接着便能坐立起来和说话。使医生惊讶的是，他复原得很快，在 12 年多的时间里能相对正常的生活。但是 Gage 的个性发生了显著的改变。他本来是一个安静、认真、勤奋、细心的工人，讨人喜欢，事故后却变成了一个好大声嚷嚷、吹牛、急躁和无法安静的夸夸其谈的人。当时，人们对感觉皮层、运动皮层，视觉或听觉皮层均一无所知，但神经病学研究即已显示，前额皮层是与人的举止、个性这样一些最高级功能相关联的。

在确定参与高级功能的特定脑区方面，还可以举出一些在 19 世纪所做的神经病学观察作为例子，Broca 和 Wernicke 的观察是其中一例。他们把语言缺陷与因血管意外或肿瘤而损伤的皮层区域相关起来。甚至当人们还不知道精细的脑区时，临床学家和神经心理学家已经能有把握地定义像长期记忆和短期记忆这样的过程，并将二者加以分离。

一侧 (通常是右侧) 顶叶损伤所产生的影响，乍一看来，是高度违背直觉的，很难理解。罹有这样损伤的患者，不再能意识到身体有两侧、外部世界有两侧。身体的左侧不再存在，患者不再意识到其左手是他自己的。当要求右侧顶叶损伤患者画一朵雏菊时，所有的花瓣均在右侧；画自行车轮时，所有辐条的情况也一样[15]。显示于图 28.1 的是一位右利手、

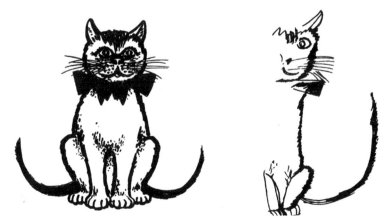

图 28.1　右图系一名右侧顶叶大面积损伤的患者所绘的猫的图画。仅绘出图的右半侧，所有左半侧的细节均视而不见。这种缺陷通常见于此类损伤之后。(引自 Driver and Halligan，图画承 J.Driver 提供，1991)。

罹有顶叶损伤的 61 岁的患者所绘的一幅猫的图画。需要强调的是，这些均是真正的神经病学缺损，而非患者的神经质反应。这种临床观察表明，我们的内部世界，似乎是如此的完整、如此之单一、如此之完备，但实际上却是由基本的单元组成的，这些单元融合起来，形成了一个统一体。

随着通过脑扫描成像及对语言、操作的精心设计的测试所获得的资料变得更加丰富，人们能够预期，对高级功能的探索将会更多依赖于来自认知神经科学和神经病学的贡献。此外，随着对人脑认识的进展，从 Katz 及其同事的工作可以清楚看到，对低等动物（如龙虾、果蝇）的遗传学研究也能解释高级功能（如特异的分子在攻击行为中的作用）。

基础神经科学对神经病学的推动

在基础和应用神经科学之间，很清楚地存在着一条双向路。分子生物学技术和遗传技术，已经开始在诊断诸如视网膜神经胶质瘤和亨廷顿病这样的疾病中起作用，而用遗传工程化的细胞来进行治疗的可能性也正在肌肉营养不良症、帕金森病和脊椎损伤中广泛地进行研究。神经外科医生们正把复杂、高级的电生理技术用于单个神经元记录、埋藏电极（如用于膀胱控制）、无创伤刺激、设计人工假体来取代失去的功能等。但是，开发似乎是比较简单的技术，如长期植入电极选择性刺激神经元以缓解疼痛或诱发运动，困难重重。在未来，人们无疑将可能以相似于植入人工耳蜗的方式，为视觉受损者制造出有效的人工假体（见第 27 章）。进而，人们最终能截取中枢神经系统或脑的信号，用于在麻醉的肌肉产生协调的运动。

本书描述的实验中，有一个例子能说明基础神经科学的研究如何能有助于为严重的疾病提供新的治疗方案。按照 Hubel 和 Wiesel 对新生猫和猴的感觉剥夺的研究结果，一位患有白内障的新生儿，显然应该尽快将其白内障摘除，这已经使无数婴儿免于失明。这可不是这些研究者在最初进行视皮层感受野的实验时所想到的结果。

对于大多数影响人类的神经系统疾病（如阿尔茨海默病或肌萎缩性侧索硬化症），我们对其根本病因还一无所知，或所知甚少，也没有有效的治疗措施。人们可能会争辩，最好是把用于基础神经科学的钱投资于应用科学或神经病学。但是，直接去发现治愈这些疾病的方法，是否就肯定比试图揭示神经系统是如何工作的更好呢？在强调应用研究更甚于基础生物学研究的情况下，至少可以说其结果总是使人失望的。例如，前苏联建立并支持了从事生理学和药理学应用研究的庞大的研究所，每个所都有几百名研究人员。研究者从事一项研究如果只是因为对其科学问题感兴趣并欣赏其完美，就会被认为是"资产阶级"而不被允许的。但是，在苏联存在期间，却没有开发出一种新药用于常规临床实践的。

事实上，研究神经科学的最佳理由，是真正揭示人和动物的神经系统是如何活动的。如果通过这种研究，我们对疾病状态是什么出了问题以及如何治愈它们有更好的认识，那将是一种丰厚的褒奖。当然，想努力去与可怕的疾病作抗争对于一名科学家是一种高尚的动机，但要是缺乏基本知识则很少会成功。只引述一个例子，Katz 及其同事对蛙神经肌肉传递的革命性的实验最初并非是为治愈重症肌无力的希望所驱动的。但是，没有他们的工作，对于这种疾病我们都不会有很粗浅的认识，也不会有现代的治疗对策。Helmholtz 是我们在本书中常提及的一位学者，他在 1862 年曾说过："在科学的探索中，追求急功近利者总是无功而返"[17]。

进展的速度

虽然关于脑和意识的书籍以惊人的速度问世，但是随意声称难度极大的问题的答案已近在咫尺，肯定是对这一领域帮倒忙。例如，如果人们考虑打网球所必需的神经回路，那么在 1996 年就作以下预言似乎有点操之过急了 (在《科学》杂志 (Science) 的一篇社评中)：" 神经发育的主要原理将在本世纪末被发现 " [18]。科学家和期刊编辑都有这样一种自然的乐观倾向，往往向人们提供希望：许多难题即能迎刃而解。曾经不时声称，为治愈脊髓损伤只需 7 年或 10 年 (早在 15 年之前！)。虽然这样的喧染对于在该领域耕耘的神经科学家可能是一种很好的鼓励，但对于患者，如果他们未能在设定的时间内被治愈，其影响是灾难性的。不幸，情况常常就是这样 [19]。

结论

面对范围如此广泛的动物行为，从蚁的导航至学生读一本教科书，我们应十分清楚，阐明神经系统如何工作，无疑是一个极其诱人，又引人入胜、而且永无止境的任务。

从历史可以作出明显的推论：病症治疗的方法常常在不意中产生于对一时原本是为解决很不相同的问题的实验。进而，对自然认识的增长本身就是一个富有价值的目标，没有这个目标，合乎逻辑地对神经病学问题进行防治只能部分地付诸实现。就此而言，对于任何特定的课题，在承担时几乎不可能去确定其 " 相关性 "。诚然，当问及一个研究计划的 " 意义 " 时，最坦率的回答通常是十分简单的： " 不知道！ "

除疾病的治疗外，社会从了解神经系统的发育和功能所获得的收益将远超过今日的想象。

(杨雄里 译)

参 考 文 献

1　Shallice, T., and Cooper, R. P. 2011. *The Organization of Mind*. Oxford University Press, Oxford England.

2　Ross, C. A., and Tabrizi, S. J. 2011. *Lancet Neurol*. 10: 83-98.

3　Pietrobon, D. 2010. *Pflügers Arch*. 460: 375-393.

4　Weissmann, C. 2009. *Folia Neuropathol*. 47: 104-113.

5　Vugler, A. A. 2010. *Retina* 30: 983-1001.

6　O'Sulliva, B. P., and Freedman, S. D. 2009. *Lancet* 373: 1891-1904.

7　Kerem, B. et al. 1989. *Science* 245: 1073-1080.

8　Jentsch, T. J. 2000. *Nat. Rev. Neurosci*. 1: 21-30.

9　Livet, J. et al. 2007. *Nature* 450: 56-62.

10　Knöpfel, T. et al. 2010. *J. Neurosci* 30: 14998-15004.

11　Gradinaru, V. et al. 2009. *Sciene* 324: 354-359.

12　Adrian, E. D. 1946. *The Physical Background of Perception*. Clarendon, Oxford, England.

13　Lisman, J. E. et al. 2010. *Biol. Psychiatry* 68: 17-24.

14　Harlow, J. M. 1868. *Publ. Mass. Med. Soc*. 2: 328-334.

15　Driver, J., and Halligan, P. W. 1991. *Cogn. Neuropsychol*. 8: 475-496.

16　Fernández, M. de L. et al. 2010. *PLoS Biol*. 8: e100541.

17   Brasch, F. E. 1922. *Science* 55: 405-408.

18   Raff, M. 1996. *Science* 274: 1063.

19   Krauthammer, C. 2000. *Time* February 14: 76.

建 议 阅 读

Adams, R. D., Victor, M., and Ropper, A. H. 2009. *Principles of Neurology,* 9th ed. McGraw-Hill, New York.

Fernández, M. de L., Chan, Y. B., Yew, J. Y., Billeter, J. C., Dreisewerd, K., Levine, J. D., and Kravitz, E. A. 2010. Pheromonal and behavioral cues trigger male-to-female aggression in *Drosophila. PLoS Biol.* 8: e1000541.

Hawkins, J., and Blakeslee, S. 2004. *On Intelligence.* Times Books, New York.

Pietrobon, D. 2010. CaV2.1 channelopathies. *Pflügers Arch.* 460: 375-393.

Ross, C. A., and Tabrizi, S. J. 2011. Huntington's disease: from molecular pathogenesis to clinical treatment. *Lancet Neurol.* 10: 83-98.

Shallice, T., and Cooper, R. P. 2011. *The Organization of Mind.* Oxford University Press, Oxford England.

Weissmann, C. 2009. Thoughts on mammalian proin strains. *Folia Neuropathol.* 47: 104-113.

■ 附录 A
电路中的电流

　　要理解以下介绍的电路，需要掌握几个基本概念。对我们来说，描述电路的基本特性，并解释它们如何以相应于神经回路的方式进行工作就足够了。初次读电路图有时会遇到一些困难，主要是因为电路中所涉及的力和运动看起来很抽象。因此，在这领域里的许多先驱者也肯定会面临同样的困难。鉴于这些上个世纪发明的术语主要是与流体运动相关的，这些词汇，如"current"（电流），"flow"（流动），"potential"（电位、电势），"resistance"（电阻、阻力）和"capacitance"（电容、容量）在电学和水力学上都同样适用。水力学中的复杂问题可以通过对等效电路的解答来求解，这一事实例示两种系统间的相似性。

　　图 1 显示简单电路和水力系统间的类比。首先，需要有能量源使电流（或水流）流动。在水力环路中，这一来源是泵；在电路中，这一来源是电池。其次，在这样的系统中，水或电荷既不产生也无丧失。因此，如果在水力环路中没有水的加入或丧失，那么，在 a、b 和 c3 点水的流速是相同的。同样，在等效回路中电流在相应的 3 点也是相同的。在两个环路中都有若干个阻力（电阻）阻碍水流（或电流）的流动。在水力环路中，这种阻力是通过细管引起的；同样，电线越细对电流的阻力越大。

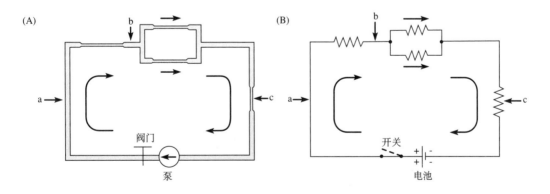

图 1　水力环路和电路。(A、B) 为相应的水流回路和电流回路。电池相当于在恒定电压下运转的泵，开关相当于水流环路中的阀门，电阻相当于水管中的紧口。

描述电流的术语和单位

描述流速的单位在某种程度上是可以选择的。例如，虽然在某些条件下用 ml/h 更合适，你也能用每分钟流过管子多少立方英尺的水来表示流速。电流通常用库仑 / 秒或安培 (简写为 A) 来测量。1 库仑等于 6.24×10^{18} 个电子携带的电荷。在电路和方程式中，电流通常用 I 或 i 来表示。就像水的流动，电流也是个向量，就是说它有特定的方向。流向常用箭头表示，如图 1 所示，总是假设电流是由电池的正极流向负极。

那么电流的正和负究竟意味着什么呢？在这里水力学的类比无助于对此的说明。但是考虑一下将电流通过一种化学溶液是很有帮助的。例如，把两根铜线浸入硫酸铜溶液中，并分别连在电池的正负极上。溶液中的铜离子从正极铜线经溶液沉积于负极铜线。简言之，阳离子的运动符合传统规定的电流方向：从线路的正流向负。同时，硫酸根离子以相反方向运动，沉积于正极铜线上。所规定电流的方向是正电荷在电路中运动的方向；负电荷向相反的方向流动。

为解释电流的能源和电位的意义，水力学系统又变得很有用。

在回路中压力相同的两部分之间没有净流动。在回路中总压力是驱动泵时所消耗的能量所提供。在该图所示的电路中，电"压力"或电位是由储存化学能的电池所提供的。液压的测量单位是 g/cm^2 (克 / 平方厘米)；电压的单位是 V(伏特)。

在图 2 中列举了应用在电路示意图中的符号，及并联和串联电路中元件的排布。顾名思义，电压表是测量电位的，相当于水流系统中的压力计；安培表用来测量电路中电流，相当于流量计。

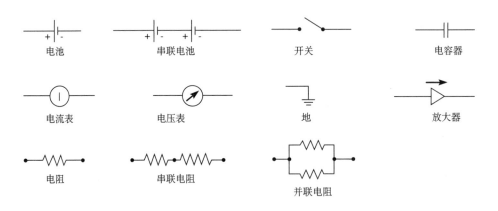

图 2   电路图中的符号。

欧姆定律和电阻

至少在理想条件下，在水力系统中流经系统的水流量随压力而增加。决定压力和流速之间关系的因素是水管本身的特性——阻力。窄的长管比粗的短管的阻力大。同样，电路中的电流取决于电阻。又细又长的导线的电阻比又粗又短的导线的电阻大。如果电流通过一种离子溶液，溶液越稀其电阻越大。这是因为没有多少离子可以承载电流。对于电线这类导体，电流和电位差之间的关系可以用 18 世纪 20 年代欧姆提出的欧姆定律来描述。欧姆定律指明：流经一导体的电流量与施加于导体两端的电压 (V) 相关，$I = V/R$。常数 R 为导线的电阻。如果 I 以 A 为单位，V 以 V 为单位，那么 R 的单位就是欧姆 (Ω)。电阻的倒数叫电导，用来衡量电流流经导体的难易程度。电导 $g = 1/R$，单位是西门子 (S)。所以欧姆定律也可以写成 $I = gV$。

欧姆定律在理解电路中的应用

只要电流与电压的关系图是一直线，欧姆定律就适用。在欧姆定律适用的任何电路或电路中的任何一部分，等式中 3 个变量只要知道其二，便可算出第 3 个变量。例如，

1. 我们能使已知电流通过一片神经细胞膜，测量电位变化，然后计算出膜电阻 ($R = V/I$)。

2. 如果已知细胞膜的电阻，并测量一未知电流产生的电位差，便能计算出该未知电流 $I(I=V/R)$。

3. 如果我们经膜通已知电流并知道其电阻，则能计算电位变化 ($V = IR$)。

另外还有两条简单但重要的法则 (Kirchoff's 定律) 应提及：

1. 封闭电路中所有电池电压的代数和等于所有 IR 电压降的代数和。图 3B 示一例：$V = IR_1 + IR_2$ (这也是能量守恒定律的表述)。

2. 流向任一接点的所有电流的代数和为零。例如，图 4 中的 a 点，$I_总 + IR_1 + IR_3 = 0$，就是说，$I_总$(流入量)$= -IR_1 - IR_3$(流出量)。(这就是说，电路中的任一点不会产生电荷，也不会使电荷消失)。

让我们仔细地查看图 3 和图 4 中的电路，这些电路为构建细胞膜模型是必需的。图 3A 中 10V 电池连接一个 10Ω 的电阻。开关 S 可开启或关闭，以此来截断或接通电流。施加于电阻 R 的电压为 10V；所以，据欧姆定律，用电流表测出的电流强度 I 是 1.0A。图 3B 中，电阻换成 R_1 和 R_2 两个串联电阻。根据 Kirchoff 第一定律，流入 b 点的电流等于流出 b 的电流。因此，同一电流必须流经两个电阻。根据 Kirchoff 第二定律，$IR_1 + IR_2 =$

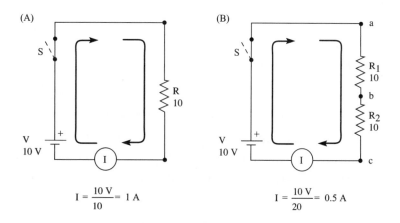

图 3　应用于简单电路的欧姆定律。(A) 电流 $I = (10V)/(10\Omega)=1A$，(B) 电流 $I = (10V)/(20\Omega)=0.5A$，跨每个电阻的电压为 5V。

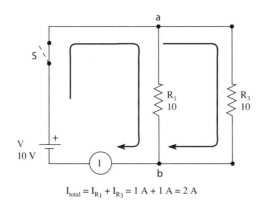

$$I_{total} = I_{R_1} + I_{R_3} = 1\,A + 1\,A = 2\,A$$

图 4 并联电阻。当 R_1 和 R_2 并联时，跨每个电阻的电压降为 10V，总电流为 2A。

$V(10V)$。由此得出电流 $I = V/(R_1+R_2) = 0.5A$。相对 c 点 ,b 点的电压为 5V; 相对于 b 点 ,a 点的电压为 5V。注意，因为只有一条电流通路，总电阻 R 总就是两个电阻之和，即

$$R_总 = R_1 + R_2$$

若如图 4 所示，我们加一个也是 10Ω 的电阻，这次是并联而不是串联，那么情况又怎样呢? 在此环路中，两个电阻 R_1 和 R_2 为电流提供了两个独立的途径。他们两端的电压都是 10V，所以相应的电流应是:

$$IR_1 = V/R_1 = 1A$$
$$IR_3 = V/R_3 = 1A$$

因此，为满足第一 Kirchoff 定律的话，必须有 2A 的电流达到 a 点，2A 的电流离开 b 点。那时电流表的读数是 2A。现在 R_1 和 R_3 的综合电阻，$R_总 = (10V)/(2A) = 5\Omega$，或每一电阻的一半。如果考虑一下水力学的类比，这是可以理解的: 平行的两管的阻力比单独一管小。在并联电路中电导相加 $g_总 = g_1+g_2$ 或 $1/R_总 = 1/R_1+1/R_3$。

如果我们推广到任何 (n) 个电阻，串联的电阻简单相加:

$$R_总 = R_1 + R_2 + R_3 + \cdots + R_n$$

在并联时的它们的倒数相加:

$$1/R_总 = 1/R_1 + 1/R_2 + 1/R_3 + \cdots + 1/R_n$$

将电路分析应用于细胞膜模型

图 5(A) 显示的电路与用于表示神经细胞膜的电路相似。注意两个电源共同驱使电流围绕电路同向流动，R_1 和 R_2 是串联的。在 b 和 d(分别代表细胞膜的内外两点) 间的电位差是多少呢? 在 a 和 c 之间跨两个电阻的总电位是 150mV，c 端为正极。因此在 a 和 c 两点之间经电阻流过的电流是 150mV/100 000Ω=1.5μA。当 1.5μA 的电流流经 a 和 b 两点间 10 000Ω 的电阻时，产生一个 15mV 的电压降，a 相对于 b 为正。因此，细胞膜内外的电压差为 100mV-15mV=85mV。通过考虑经 R^2 的电压降 (1.5μA × 90 000Ω=135mV)，并把它与 V^2 的相加，我们可得到同样的结果 (135mV-50mV=85mV)。这必定如此，因为在 b 点和 d 点之间的电位只有惟一值。

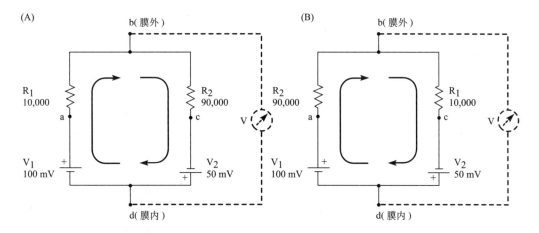

图5　神经细胞膜的模拟电路。在 A 与 B 中，电阻 R_1 和 R_2 互换；其他部分均相同。电池 V_1 和 V_2 串联。在 (A) 中，b 点 (膜外) 相对于 d 点 (膜内) 为正，85mV；而 (B) 中是 -35mV。这些电路表明，即使电池 (代表离子平衡电位) 不变，电阻如何使膜的电位改变。

　　在图 5(B) 中，R_1 和 R_2 已交换位置。由于电路中总电阻相同，所以电流也必定相同，即 1.5μA。现在经 R_2 两边的电位降为 90 000 Ω × 1.5μA=135mV，a 相对于 b 为正。跨细胞膜电位为 100mV-135mV=-35mV，膜外为负；从流经 R_1 的电流当然也能得到相同的结果。这一简单的电路例示了膜生理学中十分重要的一点：当电池不变时，跨膜电位随电阻的变化而变化。图 5A 所示电路中膜电位的一般表达式能简单地推导如下：

$$V_m = V_1\text{-}IR_1$$

因 $I=(V_1+V_2)/(R_1+R_2)$：

$$V_m = V_1\text{-}\frac{(V_1 + V_2)R_1}{R_1 + R_2}$$

经整理：

$$V_m = V_1\text{-}\frac{V_1R_2/R_1 - V_2}{1 + R_2/R_1}$$

电容和时间常数

　　在图 3 和图 4 描述的电路中，通过对开关的控制，同时产生瞬时的电流和电位的变化。电容器把时间元件引进了对电流的考虑。电容器积累并储存电荷，当电路中存在电容器时，电流和电压就不再同时改变。电容器由两片极板 (通常由金属制作) 组成，为一绝缘体 (空气、云母、油或塑料) 所分隔。当电压加在两极板间时 (见图 6(A))，电荷瞬间经外部电路由一极板位移至另一极板。然而一旦电容器完全充电，就没有进一步的电流了，因为电流无法通过绝缘体。电容器的电容 (C) 被定义为每伏特电压作用在电容器时，所能储存的电荷 (q)：

$$C=q/V$$

　　电容的单位是库仑 / 伏特或法拉 (F)。电容器极板越大，两极板越接近，其电容越大。

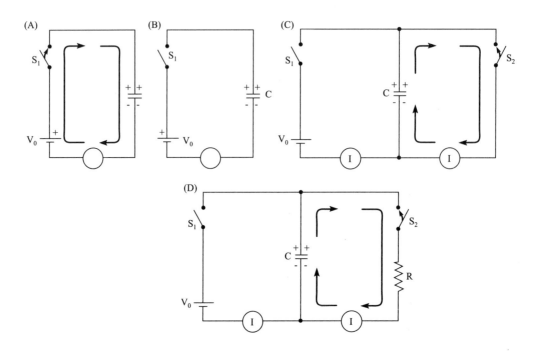

图6   电路中的电容器。 A，B 和 C 是没有电阻的理想化电路。当 (A) 中 S_1 关闭时，电容器瞬间充电至电压为 V_0。如之后 S_1 打开 (B)，电容器仍存在电位。关闭 S_2 后 (C)，电容立即放电，(D) 中的电容器经 R 放电。最大放电电流 $I=V_0/R$。

1 法拉的电容器是十分巨大的；通常用的电容在微法拉 (µF) 范围内或更小。

当图 6(A) 中开关关闭，在极板上出现瞬间的电荷分离。储存在电容器中的电荷量是与它的电容和所加电压 (V_0) 大小呈正比。在 (B) 图中，当开关打开时（如 B），电容器上的电荷仍保持着，两极板间电压 (V) 也保持着。（人们经常莫名其妙地被已关上电源的电器所电击，这是因为电路中的一些电容器可能仍带电。）如图 6(C) 所示，当用第二个开关使之短路，电容器能放电。同样，电流是瞬间的，使电容器上的电荷和电压回到 0。如果电荷流经一电阻 (R，见图 6(D)) 放电，则放电就不再是瞬间的了。这是因为电阻限制了电流流动。如果电容器上的电压为 V，根据欧姆定律，最大电流为 $I = V/R$。如果电路中没有电阻，那么电流将变得无限大，放电时间将变得无限短；如果 R 很大，放电过程将需要很长时间。任一给定时间的放电速率 (dq/dt) 是在该特定时间流过的电流。换言之，$dq/dt=-V/R$（负号是因为电荷随时间而减少），其中 V 最初等于电池的电压，随电容器的放电而减小。因 $q=CV$，$dq/dt=CdV/dt$，从而我们能写出 $Cdv/dt=-V/R$，或

$$dV/dt=-V/RC$$

上式说明，电容器电压减少速率与残留的电压成正比。随着电压降低，放电速率也降低。比例常数，$1/RC$，是该过程的速度常数：RC 是其时间常数。在自然界中这种过程不断地发生。例如，浴缸排水的速度随深度的（即排水的压力）下降而减少。在这种情况下，放电的过程可由一个指数函数来描述：

$$V=V_0e^{-t/\tau}$$

其中 V_0 是电容器上的初始电荷，时间常数 $\tau=RC$。同样，如图 7 所示，当电容器通过

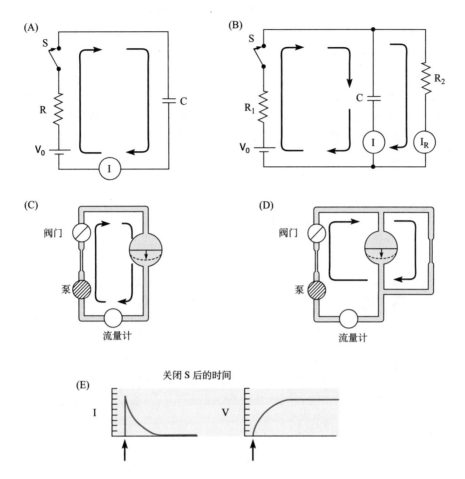

图 7　**电容器充电**。在 (A) 中，电容器充电速率受限于电阻，初始速率为 $I=V_0/R$。在 (B) 中，电容器的充电速率依赖于电路中两个电阻。在 (E) 中，电容电流和跨电容器电压显示为时间的函数。只有当电容器充分充电时，即无更多的电流流入电容器时，电压才达到其最终值。(C) 和 (D) 是 A 和 B 电路的相似的水力学类比。

一个电阻充电时，那么充电过程需有限的时间。电容器两极板间的电压增加直至达到电池电压，不再有进一步电流流动。充电过程呈上升指数型，时间常数 $\tau=RC$：

$$V=V_0(1-e^{-t/\tau})$$

这些例子显示了电容器的另一特性。只有当电压变化时，才有电流流入或流出电容器：

$$I_c=dQ/dt=CdV/dt$$

如果电容器两边的电压稳定 ($dV/dt=0$)，电容电流 (I_c) 为零。换言之，对于稳恒电位差，电容有无限大的电阻；对于快速变化的电压，电容有低电阻。图 7(B) 显示了电流通过电容器与电阻并联的一个电路，图 7(E) 显示了电容电流和电压的时间进程。

电路中电容器的特性可由图 7(C) 所示更复杂的水力学类比系统加以说明。电容器由一个弹性隔膜表示，隔膜处于充满液体的小室中。阀门打开后，液体从小室一侧被泵至另一侧。由泵产生的压力使隔膜凸出。液体一直在流动，直至由于隔膜的弹性，提供大小相等、方向相反的压力，此后就没有更多的液体流动了，小室也就充满了。如果旁边放一根水管，如图 7(D) 所示，有些液体流经水管，有些仍用于使隔膜膨胀。隔膜膨胀的速率取决于水管的阻力和小室的容量。如果水管阻力很高，那么对于给定量的水流，在其两端间的压力差将相对较大。在这种情况下，隔膜膨胀变大，也需要较长时间达到平衡。同样，如果小室容量较大，在充灌过程中更多的液体要被分流，达到稳定状态需要更长的时间。因此，系统的特征性时间常数由电阻和电容的乘积决定。

当电容器并联时（如图 8(A) 所示），总电容增加。所储存的总电荷是储存在各电容器中电荷之和：$q_1+q_2=C_1V_0+C_2V_0$ 或 $q_总 = C_总 V_0$，其中 $C_总 = C_1+C_2$。相反，电容串联时，电容减少（如图 8(B)），该关系式与对于并联电阻的关系式相同：其倒数相加。总之，对于并联的 n 个电容器：

$$C_总 = C_1+C_2+C_3 + \cdots + C_n$$

对于串联的 n 个电容器：

$$1/C_总 = 1/C_1+1/C_2+1/C_3 + \cdots + 1/C_n$$

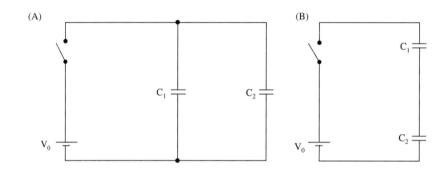

图 8 电容器并联 (A) 和串联 (B)。

（禹永春 译）

■ 附录 B
低分子质量递质合成及失活的代谢途径

以下几页中的图示概括了部分低分子质量递质最主要的代谢途径，这些递质包括乙酰胆碱、GABA、谷氨酸、多巴胺、去甲肾上腺素、肾上腺素、5- 羟色胺和组胺。甘氨酸、嘌呤、NO 和 CO 未包括在内，对它们的合成或降解似不存在神经元特异性途径。对于代谢途径中的每一步，分子结构中将被修饰的部分以阴影加以强调。以下综合性书籍可提供更详细的内容：

Berg, J. M., Tymoczko, T., and Stryer, L. B. (eds.) 2011. *Biochemistry*, 7th ed. W. H. Freeman, New York.

Brunton, L. L., Chabner, B. S., and Knollmann, B. C. (eds.) 2011. *Goodman and Gilman's The Pharmacological Basis of Therapeutics*, 12th ed. McGraw-Hill, New York.

Siegel, J., Albers, R. W., Brady, S. T., and Price, D. L. (eds.) 2006. *Basic Neurochemistry: Molecular, Cellular, and Medical Aspects*, 7th ed. E.sevier Academic Press, Burlington, MA.

乙酰胆碱 (ACh)
合成

胆碱乙酰转移酶

$H_3C-C(=O)-S-CoA$ 乙酰辅酶 A + $HO-CH_2-CH_2-\overset{+}{N}-(CH_3)_3$ 胆碱 ⇌ $HS-CoA$ 辅酶 A + $H_3C-C(=O)-O-CH_2-CH_2-\overset{+}{N}-(CH_3)_3$ 乙酰胆碱

降解

乙酰胆碱酯酶

$H_3C-C(=O)-O-CH_2-CH_2-\overset{+}{N}-(CH_3)_3$ 乙酰胆碱 $+ H_2O$ ⇌ $H_3C-C(=O)-O^-$ 乙酸 + $HO-CH_2-CH_2-\overset{+}{N}-(CH_3)_3 + H^+$ 胆碱

γ - 氨基丁酸 (GABA)
合成

谷氨酸脱羧酶

$^+H_3N-CH(COO^-)-CH_2-CH_2-COO^-$ 谷氨酸 → $^+H_3N-CH_2-CH_2-CH_2-COO^-$ γ - 氨基丁酸 (GABA) ， CO_2

降解

GABA α- 氧代谷氨酰胺转氨酶

$^+H_3N-CH_2-CH_2-CH_2-COO^-$ γ - 氨基丁酸 (GABA) → $O=CH-CH_2-CH_2-COO^-$ 琥珀酸半醛

（α- 酮戊二酸 → 谷氨酸）

琥珀酸半醛脱氢酶

→ $^-OOC-CH_2-CH_2-COO^-$ 琥珀酸

（$H_2O + NAD^+$ → $H^+ + NADH$）

谷氨酸

合成

$$^+H_3N-\overset{\overset{\displaystyle H}{|}}{\underset{\underset{\displaystyle COO^-}{|}}{C}}-CH_2-CH_2-\overset{\overset{\displaystyle O}{\|}}{C}-NH_2 \quad + \ H_2O \quad \xrightarrow{\text{谷氨酰胺酶}} \quad {}^+H_3N-\overset{\overset{\displaystyle H}{|}}{\underset{\underset{\displaystyle COO^-}{|}}{C}}-CH_2-CH_2-\overset{\overset{\displaystyle O}{\|}}{C}-O^- \quad + \ NH_4^+$$

谷氨酰胺 谷氨酸

降解

$$^+H_3N-\overset{\overset{\displaystyle H}{|}}{\underset{\underset{\displaystyle COO^-}{|}}{C}}-CH_2-CH_2-\overset{\overset{\displaystyle O}{\|}}{C}-O^- \quad + \ NH_4^+ \quad \xrightarrow[\substack{ATP \quad ADP+P_i}]{\text{谷氨酰胺合成酶}} \quad {}^+H_3N-\overset{\overset{\displaystyle H}{|}}{\underset{\underset{\displaystyle COO^-}{|}}{C}}-CH_2-CH_2-\overset{\overset{\displaystyle O}{\|}}{C}-NH_2 \quad + \ H^+$$

谷氨酸 谷氨酰胺

儿茶酚胺：多巴胺

合成

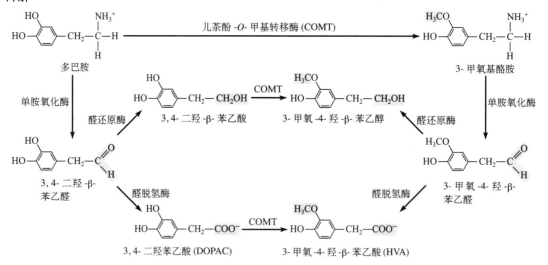

降解

儿茶酚胺：去甲肾上腺素和肾上腺素

合成

多巴胺　多巴胺 -β- 羟化酶　Cu²⁺　O₂ + 抗坏血酸（还原态）　H₂O + 抗坏血酸（氧化态）　去甲肾上腺素　苯乙醇胺 -O- 甲基转移酶　S- 腺苷蛋氨酸　S- 腺苷高半胱氨酸　肾上腺素

降解

去甲肾上腺素　儿茶酚 -O- 甲基转移酶 (COMT)　间甲去甲肾上腺素

单胺氧化酶　醛还原酶　3,4- 二羟 - 苯乙二醇　COMT　3- 甲氧 -4- 羟苯乙二醇 (MHPG)　醛还原酶　单胺氧化酶

3,4- 二羟 - 苯乙醛醇　醛脱氢酶　3,4- 二羟扁桃酸 (DOMA)　COMT　3- 甲氧 -4- 羟扁桃酸（香草扁桃酸；VMA）　醛脱氢酶　3- 甲氧 -4- 羟苯乙醛

5- 羟色胺 (5-HT；血清素)

合成

色氨酸　色氨酸 -5- 单加氧酶　O₂ + 四羟生物蝶呤　H₂O + 二羟生物蝶呤　5- 羟色氨酸　芳香族 -L- 型氨基酸脱羧酶　CO₂　5- 羟色胺

降解

5- 羟色胺　单胺氧化酶　H₂O + O₂　NH₄⁺ + H₂O₂　5- 羟吲哚乙醛　醛脱氢酶　H₂O + NAD⁺　H⁺ + NADH　5- 羟吲哚乙酸　醛还原酶　H⁺ + NADPH　NADP⁺　5- 羟吲哚乙醇

组胺

合成

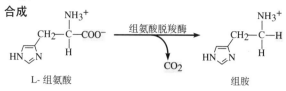

L- 组氨酸　　　　组氨酸脱羧酶　　　　　　组胺

降解

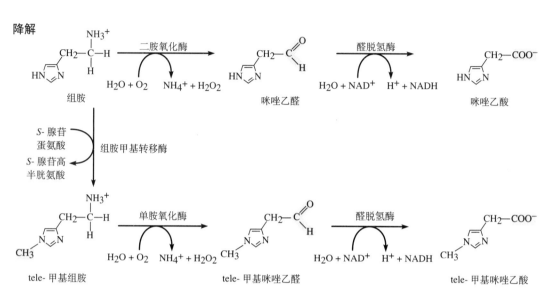

生物胺的降解

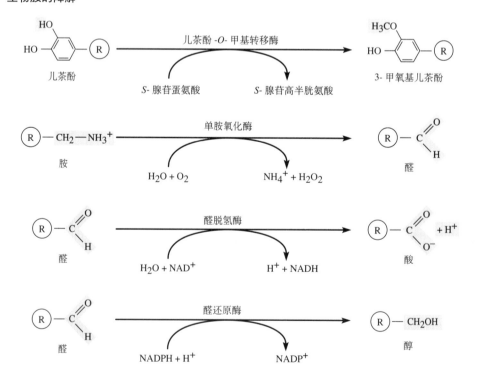

■ 附录 C
脑的结构和通路

    以下各图显示在不同的断面上脑的不同侧面观，其目的不在于提供详细图谱，而在于为与书中内容相关的专业术语提供直观的印象；因此，图中只标出了关键的界标和结构。以下综合性书籍提供更详细的解剖学内容：

Carpenter, M. B. 1991. *Core Text of Neuroanatomy*, 4th ed. Williams and Wilkins, Baltimore.

Martin, J. H. 2003. *Neuroanatomy: Text and Atlas*, 3rd ed. Mcgraw-Hill Medical, New York.

Nolte, J. 2008. *The Human Brain: An Introduction to Its Functional Anatomy*, 6th ed. Mosby-Year Book, St. Louis.

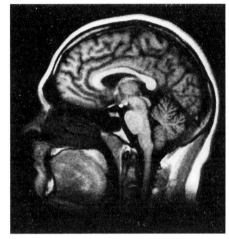

活体人脑的磁共振图像（矢状切面）。General Electric Company 版权所有，1984，获准复制。

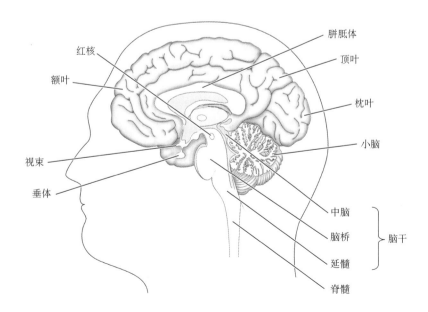

侧面观

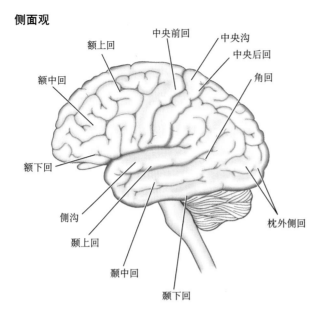

俯视

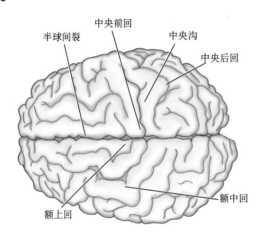

仰视

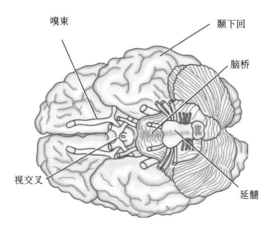

方向性术语

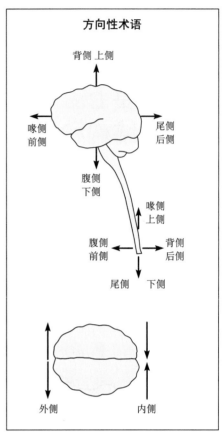

切片平面

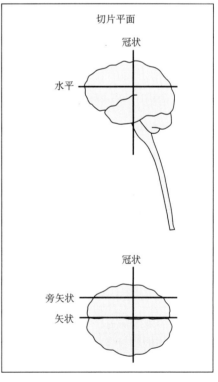

大脑皮层解剖分区编号
(Brodmann 区)

运动和感觉功能的定位

侧面观

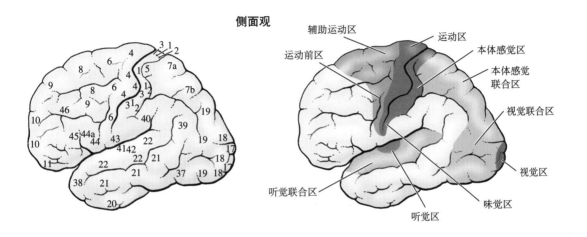

矢面观

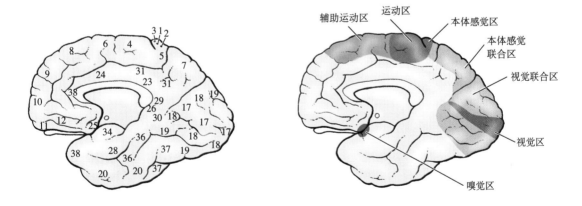

矢状切面

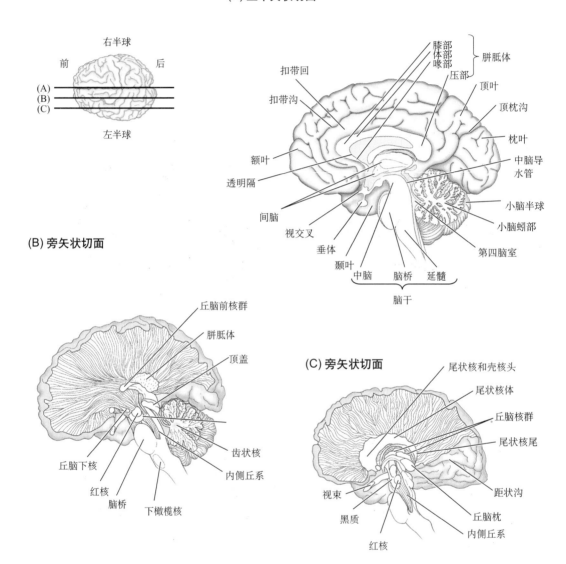

(A) 正中矢状切面

右半球

前　后

(A)
(B)
(C)

左半球

扣带回
扣带沟
额叶
透明隔
间脑
视交叉
垂体
颞叶

膝部
体部
喙部
压部
} 胼胝体

顶叶
顶枕沟
枕叶
中脑导水管
小脑半球
小脑蚓部
第四脑室

中脑　脑桥　延髓
脑干

(B) 旁矢状切面

丘脑前核群
胼胝体
顶盖

丘脑下核
红核
脑桥
下橄榄核

齿状核
内侧丘系

(C) 旁矢状切面

尾状核和壳核头
尾状核体
丘脑核群
尾状核尾
距状沟
丘脑枕
内侧丘系

视束
黑质
红核

水平切面

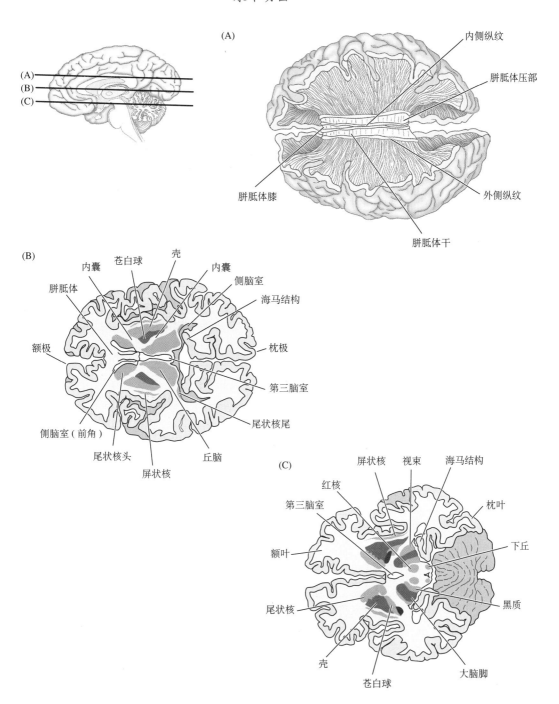

(A)

内侧纵纹

胼胝体压部

胼胝体膝

外侧纵纹

胼胝体干

(B)

内囊

苍白球

壳

内囊

侧脑室

胼胝体

海马结构

额极

枕极

第三脑室

侧脑室（前角）

尾状核尾

尾状核头

屏状核

丘脑

(C)

屏状核

视束

海马结构

红核

枕叶

第三脑室

额叶

下丘

尾状核

黑质

壳

大脑脚

苍白球

冠状切面

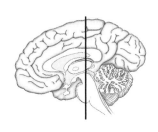

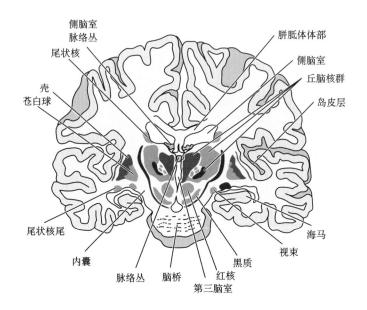

小脑 顶面观

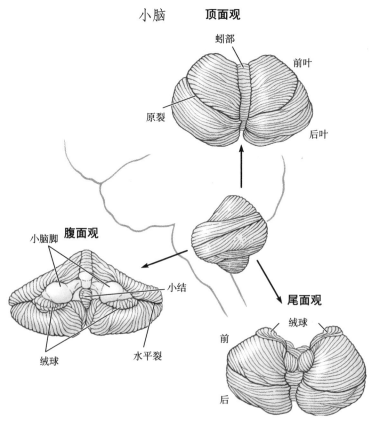

主要感觉通路

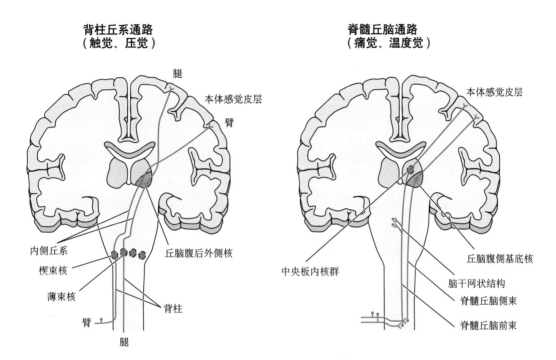

背柱丘系通路
（触觉、压觉）

脊髓丘脑通路
（痛觉、温度觉）

腿

本体感觉皮层

臂

内侧丘系

楔束核

薄束核

丘脑腹后外侧核

臂

背柱

腿

本体感觉皮层

中央板内核群

丘脑腹侧基底核

脑干网状结构

脊髓丘脑侧束

脊髓丘脑前束

颈部脊髓横切面

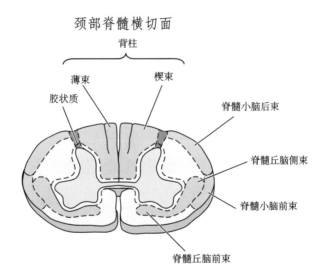

背柱

薄束

楔束

胶状质

脊髓小脑后束

脊髓丘脑侧束

脊髓小脑前束

脊髓丘脑前束

主要运动通路

下行至脊髓的神经束

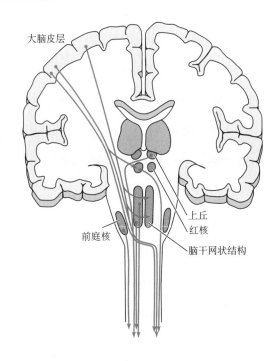

大脑皮层

上丘
红核

前庭核

脑干网状结构

颈部脊髓横切面

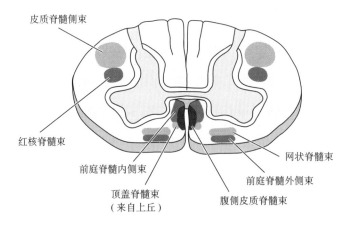

皮质脊髓侧束

红核脊髓束

前庭脊髓内侧束

顶盖脊髓束
（来自上丘）

网状脊髓束

前庭脊髓外侧束

腹侧皮质脊髓束

（李耕林 译）

■ 术语汇编

以下对术语的定义适用于本书正文。因此，*兴奋、适应和抑制*都具有其他含义，这些含义未包括在内。

关于递质的结构式参见附录 B。

关于解剖学术语参见附录 C。

- acetylcholine 乙酰胆碱 (ACh)：脊椎动物运动神经元、节前自主神经元及各种中枢神经系统通路所释放的递质。

- acetylcholine receptor 乙酰胆碱受体 (ACh 受体)：结合 ACh 的膜蛋白，分两类。nicotinic ACh receptor 烟碱型 ACh 受体 (nAChr): 被烟碱激活，由 5 个多肽亚基组成，激活后它们形成阳离子通道；muscarinic ACh receptor 毒蕈碱型 ACh 受体 (mAChr): 被毒蕈碱激活，含单个蛋白分子，通过 G 蛋白偶联一个或多个胞内第二信使系统。

- A channel A 通道：一类电压激活钾通道。

- action potential 动作电位：沿轴突或肌纤维传播的、全或无的、再生性瞬时电位变化。

- activation 激活：①动作电位的引发；②离子通道开放概率的增加。

- active transport 主动转运：逆电化学梯度的离子或分子运动。

- primary active transport 初级主动转运：消耗代谢能量。

- secondary active transport 次级主动转运，消耗其他离子(通常是钠离子)由电化学梯度所提供的能量。

- active zone 活性区：突触前神经终末上的区域，其特征是膜内表面有致密染色物质，且有突触囊泡聚集；被认为是递质释放的部位。

- activity 活性：溶液中某物质的有效浓度。因物质与不溶性颗粒的相互作用，其活性小于其实际浓度。

- adaptation 适应：感觉神经元对持续刺激反应的下降。

- adenosine 5-triphosphate 三磷酸腺苷 (ATP)：一种通用的代谢产物；末端磷酸键的水解为许多胞内反应提供能量；在磷酸化反应中作为磷酸基的供体；也见于肾上腺素能和胆碱能突触囊泡中；在脊椎动物交感神经元和一些中枢神经元所形成的突触中作为递质。

- adenylyl cyclase 腺苷酸环化酶：催化从 ATP 合成环化 AMP 的酶。

- adequate stimulus 适宜刺激：感觉感受器最为敏感的刺激能量形式。

- adrenergic 肾上腺素能的：释放去甲肾上腺素为递质的神经元。

- afferent 传入纤维：朝中枢神经系统传送冲动的轴突，也叫初级传入纤维。
- afterdepolarization potential 后去极化电位 (ADP)：由于膜电导的持续性改变，在一个或多个动作电位之后伴随的去极化电位。
- afterhyperpolarization potential 后超极化电位 (AHP)：由于膜电导的持续性改变，在一个或多个动作电位之后伴随的超极化电位。
- agonist 激动剂：激活受体的分子。
- agnosia 失认：对现实世界事物（如物体、人、声音、形状或气味）识别能力的缺失，尽管保留感知事物基本特性的能力。
- agrin 聚集蛋白：由运动神经元产生，嵌入运动终板细胞外基质处，引起突触后特化的蛋白。
- angstrom 埃：长度单位 1×10^{-10}m，用字母 Å 表示。
- γ-aminobutyric acid γ- 氨基丁酸 (GABA)：一种抑制性神经递质。
- amphipathic 两亲性的：含亲水和疏水性氨基酸基团不同区域的。
- ampulla 壶腹：前庭器官中半规管上的感觉区。
- anion 阴离子：带负电荷的离子。
- annulus 环节：形态学上细分的一段体壁，像一个圆周环，可见于水蛭及其他环节动物上。
- antagonist 拮抗剂：阻止受体激活的分子。
- anterograde 顺向：从神经元胞体至轴突终末方向。与逆向相反。
- antibody 抗体：一种免疫球蛋白分子。
- anticholinesterase 抗胆碱酯酶剂：胆碱酯酶抑制剂（如新斯的明和依色林）；它们能阻止 ACh 的水解而使其作用延长。
- apoptosis 凋亡：又称为细胞程序性死亡，由细胞外或者细胞内的因素触发特定酶级联反应引起细胞的自身破坏。
- astrocyte 星形胶质细胞：脊椎动物中枢神经系统中的一类胶质细胞。
- asymmetry current 不对称电流：参见 *gating current*。
- area centralis 中央区：猫视网膜中视锐度最高的区域，含视锥。
- augmentation 增强：一串重复刺激引起的神经末梢递质释放的增加，增强可持续数秒。
- autonomic nervous system 自主神经系统：脊椎动物神经系统中支配黏膜、皮肤、平滑肌、腺体和心脏的部分，分为两类：交感和副交感。
- axon 轴突：神经元传送冲动的突起，通常跨越长距离。
- axon hillock 轴丘：胞体上轴突的起始区；通常是冲动始发部位。参见"起始段"。
- axonal transport 轴浆运输：一些蛋白质、细胞内颗粒和细胞器沿轴突的转移。
- axoplasm 轴浆：轴突的胞内组分。
- axoplasmic flow 轴浆流：轴浆整体沿轴突的运动，轴浆运输的一种形式。
- axotomy 轴突切断术：切断轴突。
- ball and chain model 球链模型：一种解释电压激活通道的失活机制的模型，具体指一个氨基酸链拴住一个球形氨基酸摆动到开放的通道口，堵住通道孔使通道失活。
- barrelette 小桶形结构：大鼠和小鼠脑干中联接面部单根触须的神经细胞群，接受感觉神经元的输入并投射至丘脑类桶。
- Barreloid 类桶形结构：大鼠和小鼠丘脑的躯体感觉区中连接面部单根触须的神经细胞

群，接受小桶的输入并投射至皮层桶状结构。见 *cortical barrel*。

- **basal lamina 基板**：体内包绕神经和肌纤维等多种组织的、含糖蛋白和蛋白聚糖的胞外基质。

- **basilar membrane 基底膜**：柯蒂氏器置于其上的非细胞成分的薄膜，声音引起其振动后驱使毛细胞静纤毛的运动。

- **biogenic amine 生物胺**：包括去甲肾上腺素、肾上腺素、多巴胺、5- 羟色胺和组胺等几种生物活性胺的总称。

- **bipolar cell 双极细胞**：从胞体发出两个主要突起的神经元；在脊椎动物视网膜中，位于光感受器和神经节细胞之间。

- **blobs 斑块**：猴视皮层中排列规则的神经元小的集群；被细胞色素氧化酶染色，主要对颜色刺激产生反应。

- **blood-brain barrier 血脑屏障**：特指物质限制性进入脑内神经元和胶质细胞。

- **botulinum toxin 肉毒杆菌毒素**：阻断脊椎动物运动神经终末释放递质的一种细菌毒素，也称为肉毒毒素。

- **bouton 终扣**：突触中突触前神经纤维终末小的膨大；递质释放的部位。

- **brain-machine interface 脑机接口**：神经系统与外部设备或者计算机之间的直接连接通路，目的是协助、改善或修复人的感觉运动功能。

- **Brodmann's areas Brodmann 区**：大脑皮层区域，由德国解剖学家 K. Brodmann 根据神经元的形态和结构分区并编号。也参见附录 C。

- **α-bungarotoxin α- 银环蛇毒素**：来自银环蛇毒液的毒素；以高亲和力与烟碱型 ACh 受体结合。

- **calcium ATPase 钙 ATP 酶**：消耗 ATP 水解所提供的能量，逆电化学梯度跨细胞膜转运钙离子的分子。

- **calcium wave 钙波**：在表皮和胶质细胞中胞内钙浓度升高引起的去极化，通过细胞间的缝隙连接传播，ATP 可通过胶质细胞膜上的通道渗出。

- **calmodulin 钙调蛋白 (CaM)**：细胞内蛋白与钙离子结合形成的钙 - 钙调蛋白，并作为其他蛋白的胞内信使信号。

- **cannabinoid 大麻素**：从植物大麻中提取的一种化合物，作用于大麻素受体，该受体属于 G 蛋白偶联受体家族。还包括模拟其功能的相关化合物。参见 *endocannabinoid*。

- **capacitance current 电容电流**：电压改变时在细胞膜上流过的瞬变电流，使膜电容重新充电以达到新的膜电位。

- **carrier molecule 载体分子**：参与跨膜转运离子或其他分子的分子。

- **catecholamine 儿茶酚胺**：对含儿茶酚环和胺基的分子的通称，典型的有多巴胺、去甲肾上腺素和肾上腺素。

- **cation 阳离子**：带正电荷的离子。

- **cDNA(complementary DNA) 互补 DNA**：以 mRNA 为模板、由逆转录酶合成的 DNA。

- **cell fate 细胞命运**：一个细胞及其子代所有的可测量属性，也就是基因表达模式、分化和增殖。

- **cell lineage 细胞谱系**：由前体细胞产生的任何特定细胞或细胞群组的细胞分裂模式。

- **centrifugal control 离中控制**：中枢神经系统发出的轴突对外周感觉器官功能的调节。

- cerebrospinal fluid 脑脊液 (CSF)：充满脑室和脑脊膜间隙的清液。参见蛛网膜下腔；脑室。
- charybdotoxin 卡律蝎毒素 (CTX)：蝎毒中能阻断钾通道的毒素。
- chemotransduction 化学转导：在外界化学物质的刺激下，感觉神经元发生的电位变化。
- chimera 嵌合体：由实验得到的胚胎或器官，由来自两种或更多不同遗传来源的细胞所构成。
- choice probability index 选择概率指数：由单个神经元的反应来精确预测行为反应的一种定量方法。当某个神经元所测得的反应指数很高时，这个神经元很可能对所产生行为有一定作用。
- cholinergic 胆碱能的：释放乙酰胆碱为递质的神经元。
- cholinesterase 胆碱酯酶：把乙酰胆碱水解成乙酸和胆碱的酶。
- choroid plexus 脉络丛：血管丰富的突起折叠，深入脑室并分泌脑脊液。
- chromaffin granules 嗜铬颗粒：见于肾上腺髓质细胞中的大囊泡，含肾上腺素（通常也含去甲肾上腺素）、ATP、多巴胺 β- 羟化酶和嗜铬粒蛋白。
- clone 克隆：①单个细胞的所有子代；②从含多种细胞或基因的初始群体中分离出感兴趣的细胞或基因。
- cochlea 耳蜗：含听觉感受装置的骨质小管。
- compound eye 复眼：非脊椎动物眼睛的结构，由感受器、支持细胞和晶状体组成，每个小眼均可对外界成像。不同动物小眼的数目有差异，飞蛾中可达到 30 000 个。
- conductance 电导 (γ 或 g)：电阻的倒数，衡量导电能力的量度；对于细胞膜或离子通道，衡量对一种或多种离子通透性的量度。
- cone 视锥：辨别颜色的视网膜光感受器细胞。
- connexin 连接蛋白：能组装成连接子的蛋白质家族。
- connexon 连接子：横跨两相邻细胞间空间的膜通道，连接两细胞的胞质。参见 *gap junction*。
- contralateral 对侧的：身体另一侧的。
- co-transmission 共传递：两种不同的化学递质从同一神经元或神经末梢中释放和活动。
- convergence 会聚：多个突触前神经元在同一突触后神经元上形成突触。
- cortical barrel 皮层桶状结构：与特异外周感觉结构（如面部触须）相联系的皮层神经元桶状集合。
- cortical column 皮层柱：从软膜表面向里伸展的皮层神经元集合，这些神经元具有共同的特性（如感觉模态、感受野位置、眼优势、朝向和运动敏感性）。
- coulomb 库伦：电荷单位。
- coupling potential 耦合电位：经电突触从另一细胞扩布来的电流在一细胞中产生的电位变化。
- critical period 关键期：神经系统成熟中的一段时间，此时神经活动会形成永久的联系。
- crustacean 甲壳动物：甲壳纲中的所有种，包括有硬壳的节肢动物，如龙虾、蟹、藤壶和虾。
- curare 箭毒：阻断烟碱型 ACh 受体的一种植物提取物。见 *tubocurrine*。
- dalton 道尔顿 (Da)：分子质量单位，数值上等于一个碳原子质量的 1/12；通常成千表示，或千道尔顿 (kDa)。
- deactivation 去活：通道对刺激的反应，使开放概率降低。

- delayed rectifier 延迟整流通道：膜去极化后经短暂延迟而激活的一类钾通道。
- dendrite 树突：神经元突起，特化为突触后受体区域。
- depolarization 去极化：静息膜电位幅值朝零的方向减小。
- desensitization 失敏：在配体长时程或反复施加后受体反应降低。
- diacylglycerol 二酰甘油 (DAG)：由磷酯酶 C 催化水解磷脂而生成的一种胞内第二信使。DAG 激活蛋白激酶 C。
- dishabituation 去习惯化：行为的一种，指的是当暴露在一个更强的刺激中时，神经元对较弱刺激的敏感性会从原先的适应中恢复。
- divalent 二价的：带两个正电荷或两个负电荷的。
- divergence 辐散：轴突分支与多个神经元形成突触。
- domain 结构域：①多肽的一个特定区域，例如，电压依赖钠通道中 4 个重复区域中的一个；②一种物质（如 Ca^{2+}）通过膜通道进入胞内后占用的区域。纳米级结构域大约几十纳米，微米级结构域大约几百纳米。
- dopamine 多巴胺：某些自主神经节和中枢神经系统神经元释放的递质。
- dorsal root ganglion 背根神经节：沿着脊柱分布的有荚膜包裹的感觉细胞体簇。神经节中的神经元将身体的信号传递给脊髓。
- driving force 驱动力：一种离子经膜通道运动时的平衡电位与膜电位之差。
- ectoderm 外胚层：胚胎中最外层的细胞，起源于早期发育（原肠胚形成）的细胞运动，通常形成成体动物的表皮和神经组织。
- efferent 传出纤维：从中枢神经系统向外传导冲动的轴突。
- γ-efferent fiber γ-传出纤维：驱动梭内肌纤维的、有髓鞘的细运动轴突。参见肌梭运动神经元。
- EGTA：乙二醇双乙胺醚四乙酸。一种高亲和力的钙结合化合物。
- electrical coupling 电耦合：从一个细胞到另一个细胞电势变化的传播，通常由电流通过缝隙连接的流动产生。
- electrochemical gradient 电化学梯度：作用在离子上的由静电力和扩散力所产生的跨膜势能差。
- electroencephalogram 脑电图 (EEG)：通过头皮上的外部电极对脑电活动的记录。
- electrogenesis 电生成：由离子电荷跨膜的主动转运引起膜电位的一个附加增量。
- electrogenic pump 生电泵：跨细胞膜主动转运离子，其时电荷的净转移对膜电位产生直接影响。
- electromotility 电动性：耳蜗外毛细胞在电压驱动下的运动。
- electromyogram 肌电图 (EMG)：通过外部电极对肌肉活动的记录。
- electroretinogram 视网膜电图 (ERG)：通过眼部的外部电极记录到的对光电位变化。
- electrotonic potentials 电紧张电位：人工施加电流产生的局部分级阈下电位，其特性决定于细胞的被动电学性质。
- equilibrium 平衡：因无电化学梯度而使离子不作跨细胞膜移动的一种状态。
- endocannabinoids 内源性大麻素：神经系统中的一类信使，可作为胞内信使刺激大麻素受体。见 cannabinoids。
- endocytosis 内吞：膜与部分细胞外液一起内化的过程，其时膜内陷并脱离细胞膜而形成囊泡。

- endoderm 内胚层：胚胎中最内层的细胞，起源于早期发育（原肠胚形成），其在成熟个体中典型地形成内脏和其他内部组织。

- endorphins 内啡肽：化学结构类似于阿片的一种内源性的肽，可作为神经递质。

- endoplasmic reticulum 内质网：一种含有钙的亚细胞成分，并且可以由三磷酸肌醇激活而释放钙。

- endothelial cells 内皮细胞：作为血管内衬的细胞层。

- end plate 终板：脊椎动物骨骼肌纤维的突触后区域。

- end plate potential 终板电位 (EPP)：突触前神经终末释放 ACh 在骨骼肌纤维上所引起的突触后电位变化。

- enkephalins 脑啡肽：由五个氨基酸残基组成的小的神经肽，作用于阿片样受体。见 *opioids*。

- ependyma 室管膜：作为脑室和脊髓中央管内衬的细胞层。

- epinephrine (adrenaline) 肾上腺素：肾上腺髓质分泌的激素；它的某些作用跟交感神经的相似。

- equilibrium potential 平衡电位：一种通透离子被动进出细胞的净总量为零时的膜电位。

- eserine 依色林：一种抗胆碱酯酶剂；也叫毒扁豆碱。

- excitation 兴奋：趋向于产生动作电位的过程。

- excitatory postsynaptic potential 兴奋性突触后电位 (EPSP)：突触前神经终末释放的兴奋性递质所产生的神经元突触后膜去极化。

- exocytosis 胞吐：突触囊泡与突触后神经终末膜融合，并排空递质分子到突触间隙中的过程。

- explant 外植体：放在培养剂中的一块组织。

- extracellular matrix 胞外基质：包绕并分隔细胞或组织的糖蛋白和蛋白聚糖框架。

- extrafusal 梭外的：组成骨骼肌的肌纤维（即不在感觉肌梭内的）。

- facilitation 易化：先前的突触活动所引起的神经终末递质释放的增加。

- farad 法拉 (F)：电容单位；更普遍使用的是微法 ($\mu F = 10^{-6} F$)。

- faraday 法拉第 (*F*)：每摩尔一价离子所带电荷的库仑数 (96 500)。

- fasciculation 成束化：①神经元突起聚集而成束；②集群中肌纤维的自发收缩。

- fate mapping 命运图谱：决定胚胎内的结构或组织特异细胞在发育后期生成何种产物的过程。

- fetus 胎儿：哺乳动物相对后期的胚胎。

- field axis orientation 感受野轴朝向：对于视系统中的简单皮层细胞，感受野长轴的角度（如水平、垂直、倾斜等）。

- formants 共振峰（构型成分）：基本语言元素的频率组分。

- filopodia 丝状伪足：由细胞质膜或生长锥形成的一种细小的突起，含有肌动蛋白、辅助蛋白和膜蛋白，能感觉胞外环境，并对之作出反应。

- fovea 中央凹：视网膜中央凹陷，由细长视锥组成；视觉分辨率最高的区域。

- free nerve ending 游离神经末梢：终端位于皮肤的一种感觉神经纤维，不被任何附属结构包裹。

- functional magnetic resonance imaging 功能磁共振成像 (fMRI)：一种在 20 世纪 90 年代发展起来的检测方法，用于测量与人、动物脑或脊髓神经元活动相关的血氧变化。

- fusimotor 肌梭运动神经元：支配肌梭内肌纤维的运动神经元。

- G protein G 蛋白：与鸟苷酸结合并激活胞内信使系统的受体偶联蛋白。

- ganglion 神经节：离散的神经细胞集合

- gap junction 缝隙连接：两细胞之间的接触区，其中相邻细胞膜间隙减小到 2 nm 左右，并有连接通道穿过。参见 *connexon*。

- gate 门控：通道开关的机制。

- gating current 门控电流：通道开关时细胞膜内的电荷移动。

- gene expression 基因表达：由 DNA 转录为 mRNA，并由 mRNA 翻译为蛋白质。

- glia 胶质细胞：参见 *neuroglia*。

- glioblast 成胶质细胞：一类分裂中的细胞，其子代将发育成胶质细胞。

- glutamate 谷氨酸：脊椎动物中枢神经系统中许多兴奋性突触释放的递质。

- glutamatergic 谷氨酸能：释放神经递质谷氨酸的神经元。

- glycine 甘氨酸：脊髓和脑干中许多抑制性突触释放的递质。

- glycoprotein 糖蛋白：含糖残基的蛋白。

- Golgi tendon organ Golgi 腱器官：肌腱中能被肌肉牵张或收缩激活的感觉单元。

- gray matter 灰质：中枢神经系统中一部分，主要由神经元胞体和纤细的终末组成，与主轴突束（白质）相对应。

- group I afferents I 型传入纤维：由肌肉发出的传导速率在 80～120 m/s 间的感觉纤维。

- group Ia Ia 组：由肌梭发出的 I 型传入纤维。

- group Ib Ib 组：由 Golgi 腱器官发出的 I 型传入纤维。

- group II afferents II 型传入：由肌梭发出的传导速率在 30～80 m/s 之间的感觉纤维。

- growth cone 生长锥：生长中轴突伸展的前端。

- gustation 味觉：对味道的感觉。

- habituation 习惯化：一种行为，指对重复施加的特定刺激的反应逐渐减弱。

- hair cells 毛细胞：一种感觉细胞，静纤毛弯曲引起其膜电位变化；实现听觉转导、前庭刺激转导和鱼侧线器官中振动的转导。

- hair follicle 毛囊：发根所在的具有丰富的神经支配的皮肤结构。

- heterosynaptic 异突触的：一个突触的活动会影响另一突触行为。

- hisamine 组胺：脊椎动物中枢神经系统少数神经元释放的递质。

- homology 同源性：两条核苷酸序列碱基对相同程度，或两条多肽序列氨基酸的相同程度。

- homosynaptic 同突触的：一突触的活动影响其自身随后功能的。

- horseradish peroxidase 辣根过氧化物酶：追踪神经元突起或细胞间空间时用作组织化学标志物的一种酶。

- hydropathy index 亲水性指数：衡量氨基酸或氨基酸序列在水中的不溶性，也即对脂环境倾向性的量度。

- hydrophilic 亲水的：有相对较高水溶解度的；极性的。

- hydrophobic 疏水的：有相对较低水溶解度的；非极性的。

- 5-hydroxytryptamine 5- 羟色胺 (5-HT)：参见 *serotonin*。
- hyperpolarization 超极化：膜电位由静息值增加，倾向于降低兴奋性。
- hypocretins 促醒肽：参见 *orexins*。
- immunohistochemistry 免疫组织化学：利用抗体定位细胞和组织中的蛋白质。抗体附有荧光基团、电子致密颗粒或产生电子致密物沉积的酶，因而在显微镜下可见 (也称为免疫细胞化学)。
- impulse 冲动：参见 *action potential*。
- inactivation 失活：使电压激活的通道失去功能来响应膜电位的变化。
- inhibition 抑制：一个神经元对另一神经元的作用，倾向于阻止后者引发冲动。
- postsynaptic inhibition 突触后抑制：由细胞通透性改变介导，保持膜电位远离阈值。
- presynaptic inhibition 突触前抑制：由终止于兴奋性突触的抑制性纤维终末介导，减少递质释放。
- initial segment 初始段：靠近细胞体的轴突区域；通常是冲动始发的部位；参见 *axon hillock*。
- input resistance 输入阻抗 (r_{input})：通过将电流注入细胞或纤维而测得的阻抗；对于圆柱体纤维 $r_{input}=0.5\sqrt{r_m r_i}$。
- *in situ* hybridization 原位杂交：用反义寡聚核苷酸探针标记组织来显现特定蛋白 mRNA 分布的技术。
- inositol-1,4,5-triphosphate 1,4,5－三磷酸肌醇 (IP_3)：由磷脂酶 C 催化水解磷脂酰肌醇而产生的一种胞内第二信使。IP_3 触发胞内钙库的钙释放。
- integration 整合：神经元综合会聚其上的各种兴奋性和抑制性影响，并形成一个新的输出信号的过程。
- intercellular clefts 细胞间隙：相邻细胞膜间狭窄而充满液体的空隙；通常约 20 nm 宽。
- interneuron 中间神经元：既不是纯粹的感觉神经元，也不是纯粹的运动神经元，而是连接其他神经元的神经元。
- internode 节间区：神经轴突在两个 Ranvier 结之间有髓鞘的部分。
- intrafusal fiber 梭内纤维：肌梭内的肌纤维；其收缩引发或调制感觉放电。
- ion channel 离子通道：参见 *channel*。
- ionophoresis 离子电泳：通过在微电极内注入电流而喷出离子；用来以很高的时间和空间分辨率施加荷电分子。也拼写为 iontophoresis。
- ionotropic receptor 离子型受体：由神经递质或者其他化学配体打开的离子通道，如烟碱型乙酰胆碱受体。
- ipsilateral 同侧的：在身体的同一侧。
- inhibitory postsynaptic potential 抑制性突触后电位 (IPSP)：由突触前终末释放抑制性递质而产生的神经元电位变化 (通常是超极化)。
- intracellular recording 胞内记录：用纤细的微电极插入细胞内，记录完整细胞的膜电位。
- invertebrate 无脊椎动物：没有脊柱的动物。
- *in vitro* 体外：指在活的完整有机体外研究生物学过程。
- *in vivo* 体内：指在活的完整有机体内研究生物学过程。
- inward rectifier 内向整流通道：允许钾离子跨膜内流而不允许其外流的一类钾通道。

- isotypes 同型：同一家族的基因产物，但氨基酸序列不同 (如来自脑和肌肉的电压激活钠通道)。

- jellyfish green fluorescent protein (GFP) 水母绿色荧光蛋白：一种来自水母的蛋白，当它在神经元中表达时可以使其发出荧光。

- kilodalton 千道尔顿 (kDa)：1000 道尔顿。

- kiss-and-run 吻 - 逸型胞吐：一种递质释放机制。突触小泡与神经末梢短暂结合形成融合孔，然后直接返回到细胞质中。

- laminin 层粘连蛋白：一种主要的胞外基质糖蛋白；体外能促进神经突生长。

- lateral geniculate nucleus 外侧膝状体：小的膝状核；丘脑的腹后侧部分，是视觉通路的中继站。

- leak current 漏电流：静息状态下的离子通道中通过的微小而稳定的电流，当细胞膜电位偏离其静息电位时出现。

- length constant 空间常数 $\lambda = \sqrt{r_m/r_i}$：轴突或肌纤维上的局部分级电位衰减到原大小 $1/e$ 所跨过的距离 (通常以毫米表示)。

- ligand-activated channel 配体激活通道：一种通过离子或分子与其外部或内部受体区域结合而激活的通道。

- long-term potentiation 长时程增强 (LTP)：由先前的突触激活产生的突触电位幅度的增加，持续几小时或更长。

- long-term depression 长时程压抑 (LTD)：由先前的突触激活产生的突触电位幅度的减小，持续几小时或更长。

- magnocellular pathways 大细胞通路：视觉系统中，投射到皮层不同区域的大的神经节细胞和外膝核细胞，对运动和小的对比度变化尤其敏感。

- Mauthner cell Mauthner 细胞：鱼和两栖类中脑中的大神经细胞，长度可达 1 mm。

- M Channel M 通道：一类电压激活钾通道，由乙酰胆碱通过毒蕈碱型受体使其失活。

- mechanotransduction 机械传导：机械力转换成感受器神经元电压变化的过程。

- Meissner's corpuscle 触觉小体：浅表皮肤中的快适应机械感受器。

- melanopsin 视黑质：位于视网膜中光敏感神经节细胞中的感光色素，参与调节昼夜节律和瞳孔对光反射。

- membrane capacitance 膜电容 (Cm)：细胞膜存储和分离电荷的能力，通常的测量单位为 $\mu F/cm^2$。

- membrane channel 膜通道：跨细胞膜的允许离子或分子通过的水相通道，由单一的大蛋白或一组多肽亚基构成。

- membrane resistance 膜电阻 (Rm)：细胞膜的特性，用来反映离子跨越细胞膜的难度，测量单位为 $ohm\ cm^2$；为电导的倒数。

- membrane time constant 膜时间常数 (τ)：衡量局部分级电位的增强或衰减率的参数，其数字与膜电阻和膜电容的乘积相等。

- Merkel's disc 梅克尔触盘：表皮的慢适应机械感受器。

- mesoderm 中胚层：在胚胎中间层的细胞，出现于胚胎早期发育阶段 (原肠胚时期)，发育为成人的肌肉和其他内脏器官。

- metabotropic receptor 代谢型受体：可以通过与其他膜蛋白，如 G 蛋白的相互作用来对神经元产生影响的一种神经递质受体。

- microfilament 微丝：基于肌动蛋白形成的动态聚合体，参与动物的两种主要细胞骨架系统之一的构建。参见 *microtubule*。

- microneurography 显微神经记录术：一种通过在（通常在手臂处）神经束内插入金属微电极来测量人类受试者皮肤的电活动的方法。

- microglia 小胶质细胞：中枢神经系统内游离的巨噬细胞样细胞，聚集在损伤部位，吞噬细胞碎片。

- microtubule 微管：细胞骨架的一种组分，轴突中较为显著，由管蛋白单体聚合而成。

- miniature end-plate potential 小终板电位 (MEPP)：突触前终末自发释放单量子递质引起的神经肌肉突触处的微小去极化。

- modality 模态：感觉的类别（如触觉、视觉、嗅觉等）。

- monoclonal antibody 单克隆抗体：从单株转化的淋巴细胞产生的抗体分子。

- monovalent 一价的：带一个正电荷或一个负电荷的。

- monosynaptic 单突触的：从一个神经元至下一神经元的直接通路，只涉及一个突触。

- motorneuron 运动神经元：支配肌纤维的神经元。

  α- 运动神经元支配梭外肌纤维。

  γ- 运动神经元支配梭内肌纤维。

- motor unit 运动单位：单个的运动神经元及其支配的肌纤维。

- MRI 磁共振成像：提供脑结构的高分辨率图像。以前被称为核磁共振成像。

- mRNA(信使 RNA)：从 DNA 转录而来的核苷酸多聚体，可作为蛋白质合成的模板。

- multimeric 多聚的：由一个以上多肽亚基组成的（如五聚体的乙酰胆碱受体）。

- homomultimeric 同聚多亚基的：由相同亚基组成。

- heteromultimeric 异聚多亚基的：由不同亚基组成。

- muscarinic 毒蕈碱型的：参见 *acetylcholine receptor*。

- muscle spindle 肌梭：骨骼肌中纺锤形（梭形）结构，含细肌纤维和牵张激活的感受器。

- mutagenesis 突变形成：基因改变，所形成的产物不同于其自然存在或野生型的。

- myelin 髓鞘：神经膜细胞或胶质细胞融合的膜所形成的包绕轴突的高阻抗外鞘。

- myoblast 成肌细胞：分裂中的一类细胞，其子代将发育成肌细胞。

- myotube 肌管：由成肌细胞融合而形成的发育中的肌纤维。

- neostigmine 新斯的明：一种乙酰胆碱酯酶抑制剂，也称为 prostigmine。

- neurite 神经突：神经元突起（轴突或树突），特指细胞培养中的神经元突起。

- neuroblast 成神经细胞：分裂中的一类细胞，其子代将发育成神经元。

- neuroglia 神经胶质细胞：神经元周围的非神经元卫星细胞。在哺乳动物中枢神经系统中，主要分为星形胶质细胞和寡突胶质细胞；在外周神经中卫星细胞叫施万细胞。

- neurokinins 神经激肽：一类作用于神经激肽 (NK) 受体的神经肽。P 物质为其中之一。

- neuromodulator 神经调质：神经元释放的、调节突触传递效能的物质。

- neuropeptides 神经肽：存在于神经系统，充当神经递质或者神经激素的肽类。

- neuropil 神经纤维网：由轴突、树突和突触构成的网状结构。

- neurotransmitter 神经递质：参见 *transmitter*。

- nicotinic 烟碱型：参见 *acetylcholine receptor*。

- nocebo 反安慰剂：一种虚假或模拟的医学干预，与安慰剂的作用相反，由于悲观的预期，在没有服用具有药效的物质的情况下，患者体验到痛感的大幅度增强。
- nociception 伤害性感受：由感觉神经元产生的伤害性的痛性刺激信号。参见 *placebo*。
- nociceptive 伤害性感受的：感受伤害性 (组织损伤或疼痛的) 刺激的。
- node of Ranvier 郎飞氏节：有髓鞘轴突上以一定间隔发生的无髓鞘局部区域。
- noise 噪声：离子通道随机开关引起的膜电位或膜电流波动。
- norepinephrine (noradrenaline) 去甲肾上腺素：多数交感神经终末所释放的递质。
- ocular dominance 眼优势：一眼相对于另一眼更有效地驱动视皮层简单细胞或复杂细胞。
- Ohm's law 欧姆定律：联系电流 (I) 和电压 (V) 及电阻 (R) 的定律；$I = V/R$。
- Olfaction：嗅觉。
- oligodendroglia 寡突胶质细胞：脊椎动物中枢神经系统中的一类胶质细胞，形成髓鞘。
- ommatidium 小眼：存在于无脊椎动物复眼内的独立感光单元，通常包括晶状体、光感受器和色素细胞。
- open channel block 开放通道阻断：用物理障碍阻断通过开放通道的离子流，如通道口的大分子。
- opiate 阿片：特指从鸦片罂粟种子囊汁液中提取的产物。
- opioid 阿片样物质：作用类似于阿片的直接作用化合物，能被纳洛酮特异性地拮抗。
- opioid 阿片样物质：作用类似于阿片的直接作用化合物，作用于阿片受体 (一类 G 蛋白偶联受体，为吗啡及相关化合物所激活)。
- optic chiasm 视交叉：视神经交叉的部位。在猫和灵长类动物，视网膜内侧发出的纤维交叉而传送至对侧的外侧膝状核。
- optogenetics 光遗传学：一种通过表达光敏感离子通道来利用光照选择性激活或抑制神经元的方法。
- orexins 促醒肽：调节睡眠与摄食的下丘脑神经肽，又被称为降食欲肽。
- organ of Corti Corti 器：耳蜗的感觉上皮。
- otolithic membrane 耳石膜：在球囊和椭圆囊内，一种包含黏附于承重毛细胞上的碳酸钙晶体的非细胞组成的胶状基质。
- ouabain 哇巴因：G- 毒毛旋花苷，特异性地阻断钠 - 钾 ATP 酶的一种糖苷。
- oval window 卵圆窗：耳蜗管和中耳之间的膜状分隔，通过骨质连接接受来自鼓膜的听觉震动。
- overshoot 超射：动作电位峰值处膜电位的逆转。
- oxytocin 催产素：作为中枢神经递质调节社会行为的下丘脑激素，分娩过程中，催产素进入血液可引起子宫收缩。
- Pacinian corpuscle 环层小体：对震动敏感的快适应机械感受器；分布在深层皮肤和其他组织中。
- parvocellular pathways 小细胞通路：视觉系统中投射到视皮层不同区域的小的视网膜神经节细胞和外膝核细胞；参与颜色检测和细节辨别。
- parasympathetic nervous system 副交感神经系统：自主神经系统的一部分，由中枢神经系统颅段和骶段发出。
- patch clamp 膜片钳：一种新技术，使小片膜封接到微电极尖端，记录通过单个膜通道电流。

- peptidase 肽酶：通常被称为蛋白酶，将神经肽的前体蛋白催化生成为神经肽。
- permeability 通透性：膜或通道的性质，能使物质进出细胞。
- PET scan PET 扫描：参见 *positron emission tomography*。
- phagocytosis 吞噬：内吞并降解外来或变性物质。
- phenotype 表型：动物的物理特征。
- phoneme 音位：语言的基本声音元素。
- phosphatidylinositol-4,5-bisphosphate (also known as PIP₂) 磷脂酰肌醇 -4,5- 二磷酸（又名 PIP₂）：一种磷酸肌醇 (q.v)，调节多种膜离子通道及转运蛋白的活性。经磷脂酶 C 催化水解，产生二酰基甘油和肌醇 1,4,5- 三磷酸。
- phosphoinositides 磷酸肌醇：包含肌醇磷脂的膜磷脂。
- phospholipase C; phospholipase A2 磷酸脂酶 C，磷脂酶 A2：水解磷脂的酶。
- phosphorylation 磷酸化：一个或多个磷酸根离子以共价键与一分子（如通道蛋白）结合。
- placebo 安慰剂：一种虚假或模拟的医疗干预，由于乐观的预期，在没有给予具有药效的药物或有效手术的情况下，患者体验到症状的大幅度减轻。
- polar 极性的：有分离的带正电荷区域和带负电荷区域的分子。参见 *hydrophilic*。
- polysynaptic 多突触的：涉及一系列突触连接的通路。
- positron emission tomography 正电子发射断层扫描术：绘制脑活动区域的技术。以发射正电子的同位素标记葡萄糖；通过探测正电子发射确定葡萄糖摄取的位点。
- postmitotic 有丝分裂期后的：不再进行分裂的细胞。
- posttetanic potentiation 强直后增强 (PTP)：一串反复刺激后神经终末递质释放的增加。PTP 可持续数分钟。
- prosopagnosia 脸失认症：失认症的一种，识别人脸的功能受到损伤，而识别其他物体的能力依然正常。参见 *agnosia*。
- protease 蛋白酶：通过拆分两个氨基酸间的肽腱连接而水解蛋白分子的酶，也被拼写为 *proteinase*。
- protein kinase 蛋白激酶：使蛋白磷酸化的酶。
- protein phosphatase 蛋白磷酸酶：从蛋白上切下磷酸残基的酶，也被拼写为 *proteinase*
- pump 泵：主动转运机制。
- pyramidal cell 锥体细胞：任何有长的顶树突和短的基树突的神经元，这种形态为许多皮层神经元所特有。
- quantal release 量子释放：突触前神经终末以多分子小包（量子）分泌递质。
- quantal size 量子大小：一个量子所含递质分子数。
- quantum 量子：存在于突触前囊泡内的神经递质的数量，囊泡被释放后，产生一个微小的突触电位。
- quantum content 量子含量：一个突触反应中的量子数。
- receptive field 感受野：受到刺激能影响一神经元动作电位发放的外周区域。对视觉通路中的细胞，感受野指光照能影响神经元活动的视网膜区域。
- receptor 感受器（或受体）：①与感觉转导有关的神经终末或附属细胞；②细胞膜上能与特殊化学物质结合的分子：直接偶联受体，跨膜的形成离子通道的分子；间接偶联受体，激活 G 蛋白的分子，G 蛋白能直接或通过第二信使途径调节通道或泵的活动。

- receptor potential 感受器电位：由适宜刺激引发的感受器中局部分级电位变化；转导过程的电学标志。

- reciprocal innervation 交互支配：神经元之间互相连接，使兴奋一组肌肉的通路抑制拮抗的运动神经元。

- rectification 整流作用：膜或膜通道的性质，使离子电流在一个方向流动比另一方向流动更容易。

- reflex 反射：由感受器激活而诱发的非随意运动或其他反应，涉及中枢神经系统一个或多个突触的传导。

- refractory period 不应期：absolute refractory period 绝对不应期，一个动作电位之后刺激不能诱导第二个动作电位的一段时间。relative refractory period 相对不应期，绝对不应期后引发第二个动作电位的阈值增加的一段时间。

- resting potential 静息电位：在静息状态下稳恒的跨膜电位。

- retinotectal 视网膜顶盖的：指视网膜神经节细胞到视顶盖的投射。

- retrograde 逆向：从轴突终末到胞体方向。

- retrovirus 反转录病毒：使用 RNA 替代 DNA 编码遗传信息的病毒。在一个宿主细胞内，反转录病毒必须首先将其基因组反转录为 DNA。

- reversal potential 逆转电位：化学递质不产生电位变化时的膜电位值。

- ribbon synapse 带状突触：毛细胞和视网膜细胞内专门用于持续递质释放的活性区。

- rhodopsin 视紫红质：视网膜视杆内的感光色素。

- Ringer's solution Ringer 液：含 NaCl、KCl 和 $CaCl_2$ 的盐溶液；以 Sidney Ringer 命名。

- RNA editing RNA 编辑：转录后 mRNA 上一个密码子为另一个密码子所替换。

- rod 视杆：对弱光敏感的视网膜光感受器。

- round window 圆窗：鼓阶与中耳的膜状分隔。

- Ruffini's capsule Ruffini 复合体：皮肤深层的慢适应机械感受器。

- saccule 球囊：前庭器官中感受头部垂直加速度的部分。

- saltatory conduction 跳跃传导：沿有髓鞘轴突传导时，动作电位前缘从一个 Ranvier 结跳跃至另一 Ranvier 结。

- scala tympani, scala media, scala vestibuli 鼓阶，（耳蜗管）中阶，前庭阶：耳蜗中充满液体的小室。

- Schwann cell 神经膜细胞：外周神经系统中的卫星细胞，形成髓鞘。

- second messenger 第二信使：形成第二信使系统一部分的分子。

- second messenger system 第二信使系统：胞外受体被占位所引发的胞内一系列分子反应，导致功能性反应，如膜通道的开启或关闭。

- segmentation 分节：在胚胎发生过程中，躯体沿头尾轴界分成若干相似单元的变化。

- semicircular canal 半规管：前庭器官中感受头部旋转运动的环状管，其内充满淋巴液。

- Sensitization 敏感化：较强刺激之后，继续给予标准化的弱刺激，出现反应增强的现象。

- serotonin 血清素：亦称 5- 羟色胺或 5-HT，是一种神经递质。

- siemen(S) 西门子 (S)：电导的单位；欧姆的倒数。

- size principle 大小原理：随着肌肉收缩强度增加，运动单位由小到大有序募集。

- site-directed mutagenesis 定点突变：改变一个基因使得产物在特定位置有一个或多个氨基酸被替换。
- sodium-potassium ATPase 钠 - 钾 ATP 酶：利用 ATP 水解释放的能量，逆电化学梯度跨膜转运钠、钾的一种分子。
- sodium-potassium exchange pump 钠 - 钾交换泵：钠 - 钾 ATP 酶。
- soma 胞体：细胞体。
- somatotopic 躯体定位的：相对于身体轮廓或身体某一部分以有序的方式组织起来的。
- specific resistance 比阻抗：①每平方厘米细胞膜的阻抗；②横截面为 1 cm^2、长度为 1 cm 的胞质的阻抗。
- stem cell 干细胞：可以分裂产生亲本细胞的细胞，以及具有一或更多类型分化潜能的细胞，如神经元或血细胞。
- stereocillia 静纤毛：毛细胞顶部表面发出的各种长度的特化微绒毛（毛细胞顶部表面发出的各种长度的特化微纤毛）。
- Steady state 稳态：细胞中溶质的被动获得或丢失恰好由主动转运所平衡，从而保持胞浆成分恒定的状态。
- striate cortex 纹状皮层：也叫 17 区或视区 1；以肉眼可见的 Gennari 纹为标志的枕叶初级视觉区。
- subarachnoid space 蛛网膜下腔：包绕大脑的两层结缔组织蛛网膜和软脑膜之间的充满脑脊液的空间。
- Substance P P 物质：神经激肽（神经肽）家族中，由 11 个氨基酸构成的成员。
- subunit 亚基：多聚蛋白的基本构建单位，如膜通道蛋白；通常是单个多肽。
- summation 总和：突触电位的相加。时间总和，按顺序叠加，每个电位与之前的相加；空间总和，细胞不同部位所产生电位的相加；例如，从一树突丛的不同分支扩布到轴丘的电位的相加。
- superfamily 超家族：有相似结构和功能的一组基因产物家族（如配体激活离子通道）。
- supersensitivity 超敏感性：靶细胞对化学递质反应的增强，如在去神经后。
- sympathetic nervous system 交感神经系统：自主神经系统的一部分，由中枢神经系统胸段和腰段发出。
- synapse 突触：神经元之间形成的功能性接触；由 Sherrington 定名。
- synaptic cleft 突触间隙：化学突触中突触前后细胞膜之间的空隙，递质在此扩散。
- synaptic delay 突触延迟：突触前神经冲动和突触后反应之间的时间差。
- synaptic vesicles 突触囊泡：突触前神经终末中膜围成的小囊。其中，有致密芯的囊泡含儿茶酚胺和 5- 羟色胺；透明囊泡可能贮藏其他递质。
- tectorial membrane 耳蜗覆膜：耳蜗中覆盖在柯蒂氏器上的一层非细胞成分的纤维胶质膜，与毛细胞的静纤毛相接触。
- tetraethylammonium 四乙胺 (TEA)：季胺化合物，能选择性地阻断神经元和肌纤维上的某些电压激活钾通道。
- tetanus 强直反应：一串动作电位或由此产生的持续肌肉收缩。
- tetrodotoxin 河豚毒素 (TTX)：河豚鱼的毒素，能选择性地阻断神经元和肌纤维上的电压激活钠通道。

- threshold 阈值：①引发冲动时的膜电位或去极化的临界值；②产生感觉所需的最小刺激。

- tight junction 紧密连接：相邻细胞膜外小叶之间发生融合的部位，形成 5 层的连接。其中呈点状的称之为密闭斑，呈环状的称之为密闭带。这种完全的连接防止物质通过细胞间的胞外间隙。

- tip link 顶端链接：连接毛细胞上相邻静纤毛顶端的纤细的胞外纤维。

- tonotopy 音调定位：耳蜗和听觉系统较高中心内，不同声音频率分开处理的方式。

- topographic map 定位图：大脑中感觉表征的图示，按此图，感觉器官中相邻部位的神经元投射到大脑的相邻部位。

- transcription 转录：以 DNA 为模板合成 mRNA。

- transcription factor 转录因子：通过结合基因组 DNA 的特定调节序列，易化或压抑目标基因转录的蛋白质。

- transducer 换能器：把能量从一种形式转化成另一种形式的装置（如微音器、光电池、扩音器或电灯）。

- transducin 转导蛋白：介导光转导的 G 蛋白。

- transgenesis 转基因：通过暂时或永久性的导入一种新的基因，改变细胞或生物体性质的过程。

- translation 翻译：以 mRNA 为模板合成蛋白质。

- transmitter 递质：由突触前神经终末释放的化学物质，能影响突触后细胞膜，通常是对一种或多种离子的通透性的增加。

- transporter 转运体（转运蛋白）：介导离子或分子跨膜转运的蛋白质。

- tubocurarine 筒箭毒碱：从箭毒中分离的一种生物碱。

- tuning 调谐：感受器（如耳蜗毛细胞）只对特定频率范围内刺激作出反应的性质。

- utricle 椭圆囊：前庭器官中感受头部水平加速运动的部分。

- varicosity 曲张体：沿轴突的膨胀小体，递质从此处释放。

- vasopressin 血管升压素：调节社会行为的下丘脑神经肽，释放进血液时可以促进肾脏对水的重吸收，亦称抗利尿激素 (ADH)。

- ventricles 脑室：脑内由室管膜细胞作内衬并充满脑脊液的空腔。

- ventricular zone 脑室带：脊椎动物发育中的神经上皮靠近神经管（后来的脑室）空腔的区域，细胞增殖在此进行。

- vertebrate 脊椎动物：有脊柱的动物。

- vestibular ocular reflex 前庭眼球反射：包含从前庭感受器到控制眼外肌的运动神经元的三级神经元所构成的反射，作用是在头部运动时保持视觉的固定。

- voltage clamp 电压钳：快速改变膜电位至希望值，使之保持不变，同时测量跨膜电流的技术；由 Cole 和 Marmont 设计。

- voltage-sensitive channel 电压敏感通道：因膜电位的变化而导致激活或失活的通道。

- whisker barrels 触须桶：躯体感觉皮层中与面部触须相关的柱状结构。

- white matter 白质：中枢神经系统中呈白色的部分；由有髓纤维束构成。参见灰质。

- whole-cell patch recording 全细胞膜片钳记录：用膜片钳电极，通过细胞膜上的开口记录整个细胞的膜电流。

■ working memory 工作记忆：神经网络暂时保存的信息，可经监视或操控，以指导正在进行的作业。

（邓琴琴，李允允，张　弓，张平平，盛文龙 译；翁史钧，杨雄里 校）

■ 索引

离子型受体 , 207,228,240,264,309
犁鼻骨感受器神经元 , 459
利莫那班（一种大麻素受体拮抗剂）
连接蛋白 , 155-156,193,195,231
连接后褶 , 210-211
连接子 , 145,155-157
联合（皮层）区 , 37,64-65,592,598
联合型长时程压抑 , 367,371,373,380-381
联合型长时程增强 , 373,375
脸失认症 , 558
脸识别 , 561
亮氨酸 , 55,89,91,186
量子 , 482
量子大小 , 281-282,285
量子假说 , 282-283,285-286
量子内容 , 303
磷酸二脂酶 , 243
磷酸脂酶 C, 732
磷脂酰次黄嘌呤核苷酸 - 特异性磷脂酶 C, 262
磷脂酰肌醇 -4, 5- 二磷酸 , 253
磷脂酰肌醇 , 253
漏电流 , 105,122,127-128,130
颅神经 , 389-390,502,523,533
绿色荧光蛋白 , 9,224,256,266,314
氯 - 碳酸氢根交换 , 167
氯 , 13,73,90-91,103,105
氯丙嗪 , 91
氯平衡电位 , 115,123-124, 225, 288,457
氯受体（谷氨酸门控的）, 90
氯通道 , 13,73,105,113,122-123

M

MOD-1 受体 , 90
Munc18-1 调节蛋白 , 296
Müller 细胞 , 9,178,183,192
M 通道，钾的~ , 141,152,256,321,394
M 细胞 , 51-52,58
蚂蚁和蜜蜂的导航 , 411
吗啡 , 312,331,506
脉络丛 , 169,196-197,724
慢适应感受器 , 447
盲点 , 26,472
猫 , 29-30,32-33,35-36,39
毛喉素 , 251-252
毛束 , 451
毛细胞 , 10,166,169,254,265
毛细胞的电动性 , 527-528,542
毛细胞的突触小池 , 452
毛细胞机械转导的门控弹簧假说 , 454
毛细血管 , 177,181-182,196,198-199
梅克尔触盘 , 499-501,514
梅克尔复合体 , 501

迷走神经 , 139,209
蜜蜂的磁场敏感性 , 409,418,436
免疫组织化学技术 , 314
敏感化 , 428
模式识别 , 34
膜电位 , A4–A5
膜片钳记录 , 12
目标识别中的海马旁区 , 560

N

N- 钙黏着蛋白 , 633
Nernst 方程 , 81
NK 受体 , 330
NMDA 型谷氨酸受体 , 316,376
Notch 受体 , 614
内侧膝状核 , 523,534
内侧运动前区皮层 , 554-555
内啡肽 , 331,353,746
内淋巴 , 451-452,526,538
内皮细胞，和血脑屏障 , 196
内向整流钾通道 , 82,102,104-105,246
内源性大麻素 , 239,241,259,745
内质网 , 159,163,171,173,184
钠 - 钙 - 钾交换系统 , 165
钠 - 钙交换系统 , 171
钠 - 钾 - 氯转运 , 165
钠 - 钾 ATP 酶 , 159-160
钠 - 钾交换泵 , 160
钠电导 , 118,122,125
钠电流 , 118
钠平衡电位 , 717
钠通道 , 13, 745,749,754
钠通道的绞链区 , 137
钠通道的糖基化 , 96
囊泡重摄取和再循环中的网格蛋白 , 300-301, 303
囊性纤维变性 , 715
脑垂体 , 301
脑电图 , 13,192,329,716,725
脑啡肽 , 312,324,331-332,336
脑干 , 52,225-226,274,287,309
脑干的小桶形结构 , 510
脑脊液 , 196-198,351,526,723
脑源性神经营养因子 , 484,638,666,690
尼氏物质 , 682
逆向运输 , 684
逆转电位 , 218
鸟苷酸环化酶 , 188,260-262
啮齿类的触须 , 441,499-501
颞皮层 , 64
颞下皮层 , 557-558,566-567
颞叶 , 373-374,534,736

颞叶后梭形区 , 562

O

Omega 电流 , 136
Otx 突变 , 620
欧姆定律 , 79,146
耦合率 , 232

P

Pax2 基因 , 620
PDZ 蛋白 , 229-230
Poisson 分布 , 283-285
P 物质 , 242,309,750,754
P 细胞 , 51-52
帕金森病 , 309,327,603,702,718
攀缘纤维 , 380-381
旁分泌信号 , 262
胚胎发育 , 226,612,618,631,643
配体激活通道 , 74-7586,91,102
皮层板状结构 , 622
皮层复杂神经元 , 20-21,34
皮层脊髓束 , C8
皮层躯体定位图 , 513
皮肤感受器 , 499,504,506
偏振光 , 409
胼胝体 , 63-64,197,295
平衡电位 , 80,725,745,746
平均开放时间 , 73-76,221
平行纤维 , 262,381,599-600
葡萄糖水平 , 促醒肽能神经元作为～的传感器 , 333-334

Q

牵张反射 , 196,441
牵张感受器 , 154,224,310
牵张激活通道 , 74
前列腺素 , 463
前脑 , 505
前体细胞 , 22,108
前庭脊髓束 , 589,591,599
前庭阶 , 526
前庭系统 , 301,524,537,596
前运动皮层 , 592
浅青紫链霉菌中的钾通道 , 100
强啡肽 , 331-332
强直放电模式 , 394
强直后增强 , 37,369,383
桥连蛋白 , 230
丘脑的类桶形结构 , 510
球囊 , 451,524
屈肌 , 578,582-583
躯体感觉皮层 , 51,55,187

躯体感觉皮层的定位图 , 510
躯体感觉皮层的桶状结构 , 504
躯体感觉系统 , 32,499
去极化 , 10,14-18,39,72
去极化诱发的对抑制的压抑 , 260
去甲肾上腺素 , 167-169,172,194,239
去神经支配的超敏感性 , 684,686,688
去神经支配的肌肉 , 685,696,702
去神经支配肌肉的纤颤 , 684
去习惯化 , 421,428-430,725
全细胞膜片钳记录 , 11-12,128,755
醛还原酶 , B4
醛脱氢酶 , B4
犬尿酸 , 355

R

Reeler 小鼠 , 628
Renshaw 细胞 , 310,317
Retzius 细胞 , 432,627-628
RGS 蛋白 , 243
RIBEYE 蛋白 , 302,484
Robo 蛋白 , 636
Ruffini 复合体 , 733
Ruffini 小体 , 499-500
Ryanodine 受体 , 376
染色质溶解 , 682-684
热感受器 , 504
人类基因组计划 , 715
容积传递 , 263,320,323
肉毒杆菌毒素 , 282,690-691,723

S

Schild 方程 , 214
Shaker 钾通道 , 99,101,105
Siemens 单位 , A3
SK 通道 , 104
Slit 蛋白 , 636
SNARE 蛋白 , 295-296
Sonic hedgehog 蛋白 , 621
Spemann 组织者 , 616
三叉神经 , 326,502
三叉神经节 , 502,634,639
三磷酸肌醇 , 230,254,258,260,262
三磷酸鸟苷 , 244,354,480
三磷酸腺苷 , 103,159,233,252,309
三磷酸腺苷受体 , 103,329-330,387
色氨酸 , B3,351
色氨酸羟化酶 , 350
色觉 , 26,32,58,64-65
色盲 , 471,477
僧帽细胞 , 7
沙漠蚁 , 409,411-414,417

■ 译者后记

From Neuron to Brain(《从神经元到脑》)是神经生物学的一本经典之作,自 1975 年首版问世以来,以其清晰的条理、独特的视角和流畅的文字,受到这一领域研究人员和学生的欢迎。该书第 2 版的中译本最初见于 1991 年(《从神经元到脑》,张人骥、潘其丽译),其第 4 版则由我和同事们翻译,征得原作者同意,易名为《神经生物学——从神经元到脑》,2003 年由科学出版社出版,迄今印数已达近万册,在我国有广泛影响,已成为神经生物学工作者和学生案头常备的参考书。这次推出的是 2012 年问世的第 5 版。

1978 年中国改革开放伊始,我在已故冯德培院士的推荐下,阅读了该书的初版,立即为之所吸引;30 余年前我漏夜通读全书的情景至今历历在目。20 世纪 80 年代初我滞日期间又读了该书的日译本。回国后恰逢作者 John Nicholls 访问原中国科学院上海生理研究所,我们就该书的若干章节和相关问题畅谈了许久。之后我们又曾在世界各地多次相遇,遂成朋友。20 世纪末,我得悉第 4 版正在定稿,即与 John 商谈翻译事宜,旨在把这本优秀的著作介绍给广大的中国同行和学生们。John 对中国有特殊的感情,近 30 年来见证了我国神经生物学研究的迅速发展;他对我的建议极表赞同,以多种方式予以热情支持,并最终促成了原出版商 Sinauer 公司与科学出版社的合作。

面对神经生物学的迅猛发展,在第 4 版付梓后不久,作者即考虑作进一步的修订,在保持其特色的同时,特别注意将这一领域的新进展与基础知识结合起来。经过数年的辛勤劳作,呈现崭新面貌的第 5 版于 2012 年初问世。在此期间,我和 John 保持着密切的联系,商议新版翻译事宜。在科学生涯接近尾声之际,我想以这种方式为中国神经科学的发展从一个侧面略尽绵薄之力,同时,无可讳言,我也想以此作为我与 John 之间 30 年友谊的一种纪念。

我在复旦大学的同仁和学生们对我此议积极响应。我特别高兴的是,第三军医大学胡志安教授和青岛大学医学院陈蕾教授接受了我的邀请,组织了高水平的团队共谋此事;他们在翻译过程中显示了扎实的学术根底,以及对中、英文的良好把握。为了保证科学上的准确和文字的流畅,所有译文均经资深的教授们校阅,我本人则在付梓之前又参照原书通读了全部译文。如果读者对第 5 版中译本的译文质量给予肯定的评价,自然是全体译者之功,而若有任何错讹、疏漏,应归于我本人学力之不逮。

由于历史原因和文化背景,中、英文表达方式差异不小,英、中文的转换是门大学问。尽管我们尽可能用规范的汉语来表达原意，但在文字的流畅性方面不能十分满意，我们将诚恳地倾听读者的指教。还有一点需要说明的是，有许多专业名词目前尚无通用的译名，我们或者在中译名后注上原文，或者直接标上原文不作翻译，以免误导。

在本书行将付印之前，我谨向我的合作者、副主译胡志安、钟咏梅、王中峰、翁史钧、陈蕾、蒋正尧教授深表谢意，他们一丝不苟的敬业精神是全书质量的保证。我同样感谢参与此事的诸位年轻的同仁和学生，他们是（以姓氏笔画为序）：王霄汉、王璐、邓琴琴、刘斐、刘磊磊、李允允、李倩、杨晓芳、吴小华、吴杭婧、汪书越、张弓、张平平、武懿、苗艳颖、郑超、徐国忠、盛文龙、虞竣（以上为复旦大学），朱志茹、张骏、陈全辉、陈芳、胡波、姚忠祥、夏建霞（以上为第三军医大学），马泽刚、陈文芳、周宇、姜宏（以上为青岛大学），他们所显现的能力和认真精神令人感佩。

最后，译者要向科学出版社生物分社王静社长致以特别谢意，在本书第 4 版和第 5 版中译本的出版方面，我们的合作长达十余年，没有她的创意、热情，我们将无法遂愿，而本书现在达到的印刷、编排的高质量，无疑应归诸于她所领导的团队踏实、细致的工作。

杨雄里　谨识
2013 年秋于复旦大学神经生物学研究所